中华医学会结核病学分会　组织编写

中国结核病年鉴

（2019）

CHINESE YEARBOOK
OF TUBERCULOSIS

主　编　唐神结　李　亮　高　文　许绍发

人民卫生出版社

·北　京·

图书在版编目（CIP）数据

中国结核病年鉴 . 2019 / 唐神结等主编 . —北京：
人民卫生出版社，2020.7
ISBN 978-7-117-30191-6

I . ①中… Ⅱ . ①唐… Ⅲ . ①结核病 —防治 —中国 —
2019—年鉴 Ⅳ . ①R52-54

中国版本图书馆 CIP 数据核字（2020）第 114766 号

人卫智网	www.ipmph.com	医学教育、学术、考试、健康， 购书智慧智能综合服务平台
人卫官网	www.pmph.com	人卫官方资讯发布平台

中国结核病年鉴(2019)
Zhongguo Jiehebing Nianjian (2019)

主　　编：唐神结　李　亮　高　文　许绍发
出版发行：人民卫生出版社（中继线 010-59780011）
地　　址：北京市朝阳区潘家园南里 19 号
邮　　编：100021
E - mail：pmph @ pmph.com
购书热线：010-59787592　010-59787584　010-65264830
印　　刷：三河市宏达印刷有限公司（胜利）
经　　销：新华书店
开　　本：787×1092　1/16　　印张：31
字　　数：754 千字
版　　次：2020 年 7 月第 1 版
印　　次：2020 年 7 月第 1 次印刷
标准书号：ISBN 978-7-117-30191-6
定　　价：89.00 元
打击盗版举报电话：010-59787491　E-mail：WQ @ pmph.com
质量问题联系电话：010-59787234　E-mail：zhiliang @ pmph.com

中国结核病年鉴（2019）编辑委员会

《中国结核病年鉴》是由中华医学会结核病学分会组织、中国结核病年鉴编辑委员会编纂出版的一部公开、全面、客观、详实地反映我国及国际结核病防治事业发展变化情况的大型实时性、史料性工具书,对展示成绩、总结经验、促进交流、启迪创新发挥着非常重要的作用。

《中国结核病年鉴》自 2015 年首卷问世以来,至本卷已编纂五卷。五年来,承蒙各级组织与领导的不断鼓励和支持、各位专家和广大读者的厚爱与建议以及出版单位的努力与协作,得以连续出版并不断完善与提高。审视走过的五年历程,你会发现成长的足迹清晰而坚定,努力的决心愈加激越澎湃。

《中国结核病年鉴》编辑出版的目的与意义具体而鲜明:全面、准确、及时地向国内外读者反映中国与世界各国结核病学科领域每个年度取得的成就和进展,为医疗、教学、科研工作提供必要的资料和信息,同时也记载结核病学科领域科技发展的历史轨迹,为祖国的医学宝库增添连续性的史料性图书。《中国结核病年鉴》的编纂具有重大历史意义,将载入我国结核病防控的史册。

《中国结核病年鉴》编辑出版的方针和目标科学而翔实:作为结核病防治行业的一部大型综合性年鉴,注重信息密集、资料权威,是集学术性、实用性、史料性为一体的专业性工具书,是记载结核病防治行业发展繁荣面貌的编年史,更是我们全行业用智慧和汗水创造的光辉结晶。年鉴采用分类编辑法,内容涵盖国内外结核病基础、临床和控制等领域的年度最新进展;编写力求创新,既反映中国特色,又展现国际水平,国际国内,世界大同;既突出诊治,也重视防控,防治一体,医防融合;既彰显学术成就,也描叙工作实录,林林总总,各有侧重。年鉴以高、中级医务人员为主要读者对象,对各类、各级医务人员和卫生管理人员亦皆适用,可用较少的时间获取大量的信息。

五年春风化雨,五年春华秋实。五年来,每一卷年鉴都凝聚了作者们和编辑人员的辛勤劳动和心血,也寄托了广大读者的希望。《中国结核病年鉴》如百卉之萌动,在新时代的火热实践中锻炼成长为医苑新花,作为各类图书馆、阅览室的必备,作为医务人员特别是结核病防治工作者的必读,已经在学术界产生了一定影响,得到国内外的认可,受到广大读者的欢迎。《中国结核病年鉴》编辑出版的成效及影响显著而深远。

聚力健康中国,放飞无"核"梦想。编辑委员会深知,站在新的起点,唯有不忘初心,按照既定方针与目标,以不停顿、不止步的智慧和勇气,加强学习、积累经验、增长才干,再出征一往无前,再开启传奇篇章。编辑委员会更深知,同作者、读者风雨同舟、血脉相通,是我们战胜一切困难、不断取得成功的根本保证。要把作者、读者放在最高位置,虚心向作者、读者学习,真心对作者、读者负责,热心为作者、读者服务,接受作者、读者监督。相信在社会各界的大力支持与作者、读者的共同不懈努力下,《中国结核病年鉴》必将不断苗壮成长,在浩渺的医林独树一帜。

2019年，是新中国成立70周年，也是我国"十三五"结核病防治规划即将迈入收官之年的关键时刻，2019年的中国结核病防治领域繁花似锦，精彩纷呈。2月，中国代表赴巴西参加第四次金砖国家结核病研究网络会议。3月，以"开展终结结核行动，共建共享健康中国"为宣传主题的世界防治结核病日宣传活动在全国各地广泛开展，世界卫生组织结核病/艾滋病防治亲善大使彭丽媛参加活动。5月，国家卫生健康委等8部委联合印发《遏制结核病行动计划（2019—2022年）》。6月，由中华医学会、中华医学会结核病学分会主办，苏州市第五人民医院承办，首都医科大学附属北京胸科医院等多家机构共同协办的2019年全国结核病学术大会在江苏苏州市召开。大会主题为"结核病诊疗：规范、精准、融合"。本次大会是国内结核病学领域规模最大、最权威、学术质量最高的学术会议之一，投稿总数达866篇，参会人数超过2300人。来自国内外结核病专家、学者和同仁们就结核病的临床诊疗、基础研究和预防控制等方面进行了广泛而又深入的交流与探讨。年会期间，还举办了"中华人民共和国成立七十周年结核病优秀人物"先进事迹学习交流活动，表彰了200名长期奉献在结核病防治事业一线的优秀专家。7月，全国结核病防治工作会议在北京召开。9月，第五届"国际结核病论坛"和第五届"中国耐药结核病论坛"在重庆市举行，一带一路国家官员与专家、蒙古国官员与专家等来自10多个国家50多名国际学者以及来自国内近500名结核病专家参加了会议。论坛主题是"改变，从现在开始"，近20名国内外结核病及相关领域著名专家和学者就结核病防治、基础与临床及相关领域的多个热点问题做了大会专题报告，并与参会者进行深入的探讨和交流。10月，第七届全国结核病医院管理与创新论坛暨北京结核病诊疗技术创新联盟工作年会在济南召开，启动全国互联网移动智慧诊疗车发车仪式。国内首次"结核病历史资料展"在济南拉开序幕。几千件带着各个历史时期特征的结核文物亮相，在激励我们做好现实工作的同时，也带给我们深深的成就感和历史责任感。10月，中国学者在第50届全球肺部健康大会上发出了强劲的中国声音，发布了丰硕的中国成果。11月，国家卫生健康委与比尔及梅琳达·盖茨基金会合作的结核病防治项目在北京举办专题研讨会。11月，贝达喹啉、德拉马尼纳入《国家基本医疗保险、工伤保险和生育保险药品目录》。2019年，由中华医学会结核病学分会组织编写的《中国耐多药和利福平耐药结核病治疗专家共识（2019年版）》《抗结核药物性肝损伤诊治指南（2019年版）》《耐多药结核病短程治疗中国专家共识》等多部指南共识在《中华结核和呼吸杂志》发表；《临床医务人员结核病防治培训教材》《结核病名词词典》《临床结核病学第二版》《结核病影像学》《糖尿病合并结核病的管理指南（中文版）》等系列图书出版。全年相关医疗、教育、科研机构新开展结核病相关科研课题项目灿若繁星，不胜枚举。多项研究成果质量高，有突破，为世界贡献出中国方案。全年中国学者在国际、国内学术期刊、会议等发表结核病相关文献达数千余篇。多地多人次获得结核病防治时代楷模、时代先锋、人民好医生等荣誉称号。可谓学术活动空前活跃，学术成就硕果累累。

2019年的世界结核病防治领域风采依旧，铿锵前行。1月，The Union出版《糖尿病合并结核病管理指南》；WHO出版了《结核感染预防控制指南2019更新版》。3月，WHO发布《耐药结核病治疗指南（整合版）》。8月，WHO发布了《侧流尿-阿拉伯甘露聚糖测定（LF-LAM）诊断HIV感染者活动性结核病指南2019更新版》。8月，TB Alliance研发的新型抗结核药物PA-824获美国食品药品监督管理局（USFDA）批准上市。10月，第50届全球肺部健康大会在印度海德拉巴市召开，来自全球3500多名结核病及相关领域专家、临床医生、公共卫生工作者、政策制定者、研究人员和社区倡导者就结核病与肺部疾病的预防控制、临床和研究方面的进展进行探讨与交流。10月,《2019年全球结核病报告》较往年更早发布。11月,美国胸科学会(ATS)与美国疾病控制与预防中心(CDC)、欧洲呼吸学会(ERS)、美国感染病学会(IDSA)在《美国呼吸与危重症杂志》联合发布了《耐药结核病治疗临床实践指南》。12月,WHO发布了《耐药结核病治疗重大变化快速通报》。预防方面,GSK研发的M72/AS01E疫苗获得Ⅱ期研究结果。诊断方面,多项即时检测诊断方法引起国际同行们的关注。治疗方面,新药的临床应用数据不断增加,Nix等新方案的研究结果令人振奋,抗结核新药及新组合的临床研究数据进一步积累,结核病治疗迎来新的黄金时代。endTB(Expand New Drugs for TB)观察性研究与临床试验初步结果令人鼓舞。美国国立卫生研究院发布针对耐多药结核病患者家庭接触者的预防性治疗的Ⅲ期临床试验(Phoenix研究)。非凡的表现,让我们深感结核病防治手段已然得心应手,人类征服结核病胜利在望。

《中国结核病年鉴(2019)》全面、系统地概括反映了这些辉煌成就、重大进展及纷繁多彩的活动。本卷继续沿用上年编辑方针、风格与体例,仅在遴选文献、排版装帧等方面有些微调整。为了进一步突出时效性,本卷要求作者在12月15日前交稿,拟提前在2020年4月由人民卫生出版社出版,故本卷记述时限为2019年1月1日至2019年11月30日。全书总计60余万字,从国内外数百种期刊杂志中选出有关文献1 176篇,其中国内593篇,国外583篇。

驰无穷之路,饮不竭之源。当今信息时代,医药卫生技术日新月异,面对浩瀚的海量信息,如何去伪存真、去粗存精、浓缩为精华,对作者、编者都是极大的考验。在过去的一年中,世界卫生组织以及中国的很多政策、技术策略和指南都发生了变化,瞄准、跟踪、传递发展的前沿知识与方向是否精准?特别是结核病相关学科、边缘学科、新兴学科、交叉学科、分支学科的内容是否得到充分关注?等等。这些都是需要我们长期研究的课题和孜孜以求的目标。毋庸置疑,本卷必然不是尽善尽美,肯定存在错漏,诚请广大读者见谅并批评指正,让我们共同努力把年鉴办得更好。本卷在编写过程中,继续得到了中华医学会结核病学分会、北京结核病诊疗技术创新联盟、首都医科大学附属北京胸科医院、人民卫生出版社等以及广大同行们的大力支持和热情帮助,在此表示诚挚的谢意。感谢铜陵市卫生健康委员会朱友生教授、上海市肺科医院刘一典主任、首都医科大学附属北京胸科医院常蕴青博士研究生和于佳佳硕士研究生等所做的大量编辑与整理工作。

2019年,已经成为过去。2020年,我们可以做得更多。万里征程风正劲,春花烂漫待明朝。

唐神结　李　亮　高　文　许绍发

2020年1月10日于北京

目 录

概 要

结核病国内部分

结核病国际部分

附　　录

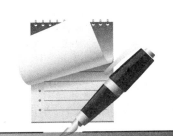

概　　要

回顾 2019 年，国内外结核病学者承前启后，在新的历史条件下，一次次刷新纪录，经不懈努力，成绩颇丰，硕果累累。世界卫生组织（World Health Organization，WHO）先后发布了《耐药结核病治疗指南整合版》《WHO 结核病感染预防与控制指南（2019 年更新版）》《耐药结核病治疗新变化的快速通告》和《2019 年全球结核病报告》，并将于 2020 年第一季度发布完整版《耐药结核病治疗指南整合版（2020 年）》及其配套的伙伴手册，旨在为各成员和其他相关机构提供耐药结核病的治疗和关怀。中华医学会 2019 年全国结核病学术大会在苏州成功召开。《中国结核病年鉴（2018）》的出版发行为结核病专业学术领域提供了新的指导标准。中华医学会结核病学分会组织结核病相关领域专家制定了多部专家共识。2019 年国内外结核病预防控制、基础和临床方面的研究虽成绩喜人，但突破性的学术成果仍较缺乏，展望 2020 年，结核人，仍需肩负历史使命，任重而道远。

一、结核病预防控制

（一）结核病疫情

全球及中国结核病疫情总体呈持续缓慢下降态势。

2019 年 10 月 17 日，WHO 发布了《2019 年全球结核病报告》，汇总了 2018 年全球结核病的流行状况。据估计，2018 年全球新发结核病约 1 000 万人，发病率为 130/10 万，各国的结核病负担差异较大，发病率从小于 5/10 万到大于 500/10 万不等。结核病的发生不分年龄、性别，2018 年成年男性（年龄 ≥ 15 岁）患者占所有结核病病例的 57%，女性和儿童（年龄 <15 岁）分别占 32% 和 11%。在所有结核患者中，8.6% 为艾滋病毒携带者。30 个结核病高负担国家的新发患者数占全球的 87%，其中印度（27%）、中国（9%）、印度尼西亚（8%）、菲律宾（6%）、巴基斯坦（6%）、尼日利亚（4%）、孟加拉国（4%）和南非（3%）八国的新发患者约占全球的 2/3。2018 年全球估算新发利福平耐药结核病患者约为 50 万例，印度（27%）、中国（14%）和俄罗斯（9%）是全球耐药结核病负担最大的三个国家。2018 年，HIV 阴性患者因结核病死亡例数为 120 万例，HIV 阳性患者因结核病死亡例数为 25.1 万例。

2019 年 WHO 发布的全球结核病报告表明，中国 2018 年估算的结核发病数为 86.6 万例，占全球 9%；估算结核发病率 61/10 万，低于全球水平（132/10 万）；估算 MDR/RR 结核患者 6.6 万例；中国 HIV 阴性结核病死亡率为 2.6/10 万，排在 30 个高负担国家中的第 29 位。

（二）结核病控制策略、措施和成果

2019 年是各国加快终止结核病进展速度的重要一年，是实现 2020 年"终止结核病策略"里程碑目标的关键一年。2019 年世界防治结核病日的主题是"终止结核时不我待"，强调了各国领导人将 2018 年联合国结核病问题高级别会议上所做的承诺转化为行动的紧迫性，要确保每个有需要者都能获得结核病的治疗。近年来，随着不断改进的诊断方法和有效药物的可及性，结核病治疗取得了重大进展，为 WHO 全球结核病规划指南提供了循证依据，WHO 于 2019 年先后发布了《耐药结核病治疗指南整合版》《WHO 结核病感染预防与控制指南（2019 年更新版）》和《耐药结核病治疗新变化的快速通告》，并将于 2020 年第一季度发布完整版《耐药结核病治疗指南整合版（2020 年）》及其配套的伙伴手册，旨在为各成员和其他相关机构提供耐药结核病的治疗和关怀。目前，在全球范围内，结核病发病数和死亡人数的减少、日益扩展的结核病防治体系以及不断增加的相关经费，实现"终止结核病"目标正在取得积极的进展。但结核病负担仍较重，耐药结核仍然是一项全球公共卫生危机。各国

在结核病患者发现、接触者筛查等方面做了积极的努力和创新性探索,取得了一定经验。

我国各地在新型结核病防治服务体系下对高危人群筛查、患者经济负担、不同结核病防治模式成效均进行了积极的探索和评估,目前结核病负担仍较重,学校结核病疫情总体呈上升趋势。在目前被动发现的基础上,加强主动发现策略,尤其是针对重点人群如学生、老年人、糖尿病患者、流动人口等的主动发现策略和措施,提高了患者发现率。同时,对于确诊的活动性肺结核患者给予及时的治疗和管理,提高患者依从性,提高治愈率,仍是目前减少结核病传播、控制结核病流行最有效的公共卫生措施。另外,感染控制仍较薄弱,有待进一步加强。在新型结核病防治服务体系下,部分地区在重点人群主动发现、治疗管理、经费投入及相关成本效益分析等方面开展了相关研究,并取得了显著成效。

二、结核病基础研究

(一)分子流行病学

国际学者们为了研究结核分枝杆菌的进化过程,利用各种标记对结核分枝杆菌的多样性、系统发育和传播动态进行了研究。然而,由于这些标记在不同群体中的多样性,它们的效用受到了限制。不同的结核分枝杆菌(*Mycobacterium tuberculosis*,MTB)菌株具有不同的流行病学和临床特征。其中一些是广泛分布的,与耐药性有关,而另一些则以局部为主。分子流行病学的研究一直致力于新菌株的鉴定和传播动力学的研究,为制定结核病的科学防治策略提供重要依据。基于结核分枝杆菌基因组 DNA 的分型技术是研究结核分枝杆菌分子流行病学的重要基础,在全球范围应用的经典基因分型方法主要有基于限制性片段长度多态性分析的 IS6110 DNA 指纹图谱、Spoligotyping 和交叉重复 - 单位 - 可变数串联重复三种分型方法。国外这一年的研究主要集中在通过不同地区结核病患者大队列的结核分枝杆菌的流行病学统计,更进一步了解结核分枝杆菌在区域流行的地理及空间分布差异状况;比较分析了各种人口学特征与结核分枝杆菌基因型流行的关系、不同基因型的集簇情况,进一步阐述了结核分枝杆菌传播的特征。

随着分子生物学技术的不断发展,国内外对结核分枝杆菌基因水平的认识也逐步加深,对结核病的分子流行病学特点的研究日益丰富,结核病分子流行病学的研究能够初步判断结核病传播相关危险因素、预测可能的暴发流行、追踪传染源,以及区分结核病患者为内源性复发和外源性再感染等。我国广泛流行的是北京基因型结核分枝杆菌,国内对结核病分子流行病学的研究也主要围绕对北京基因型结核分枝杆菌耐药性的统计分析,国内基于监狱人群和 HIV/MTB 双重感染的特殊结核病人群的分子流行病学研究丰富了人们对结核病传播的认识,为制定针对性的防控策略提供重要依据。

(二)抗结核新药及药物靶点

耐药结核病的出现和广泛流行,迫切需要不同作用机制的新药出现。2019 年抗结核新药 pretomanid 获 FDA 批准,用于三药联合方案治疗耐药结核病。老药新用、化合物结构优化、作用新靶点的化合物,为研发抗结核新药提供了新的途径。分子生物学、基因组学、化学遗传学、结构生物学等的应用,鉴定了大量新的潜在抗结核药物靶点及抑制剂,使得抗结核药物的发展策略也有了新的思路,有望加速药物研发进程。

我国在抗结核药物的发展及新靶点研究上取得了长足的进步。通过化合物结构改造、天然药物、抗结核多肽类等,产生了新的抗结核先导物;联合用药、给药剂型和给药方式的创新,使已有的抗结核药物发挥更大的疗效;分子生物学的发展,产生了新的抗结核作用靶点。

（三）结核病疫苗

根据《全球结核病报告2019》,截至目前,全球共有14个新型结核病疫苗临床试验正在开展。其中,处于Ⅰ期临床阶段有3种,包括两个病毒载体疫苗 Ad5 Ag85A 和 ChAd0x185A/MVA85A,以及亚单位疫苗 AEC/BC02;处于Ⅱa期的有4种,包括病毒载体疫苗 TB/FLU-04L、灭活菌体疫苗 RUTI、亚单位疫苗 ID93+GLA-SE 和减毒活疫苗 MTBVAC;处于Ⅱb期的有4种,包括用于加强免疫的灭活疫苗 DAR-901、BCG 疫苗再接种保护力的评估、亚单位疫苗 H56:IC31 和 M72+AS01$_E$,其中 M72/AS01$_E$ 在结核潜伏感染的成人（HIV 阴性）中可显著降低肺结核发病率,可诱导持续的抗结核免疫应答,疫苗的总效力可达近 50%;处于Ⅲ期的有3种,分别为活菌疫苗 VPM 1002、灭活疫苗微卡以及热灭活疫苗 MIP/Immyvac,其中一些临床试验已取得了阶段性进展。此外,诸多结核病疫苗的临床前研究也取得了一定成果,新型佐剂及新的结核疫苗候选抗原蛋白的筛选等研究工作也推动了新型结核病疫苗的研发进程。

《全球结核病报告2019》疫苗研究进展部分报告了我国自主研发的两种正处于临床试验阶段的结核病疫苗,其中治疗性疫苗微卡正处于Ⅲ期阶段,另一种亚单位疫苗 AEC/BC-C02 也正在开展Ⅰ期临床试验。此外,我国学者在多种新疫苗的研发方面取得了一定进展,M72/AS01$_E$ 疫苗是安全、有效的;AEC/Al/poly-IC 及 V569 DNA 疫苗可能成为抗结核潜伏感染的候选疫苗;rBCG-DisA 能诱导更强的免疫应答,但其保护力未优于 BCG;c-di-GMP 作为一种免疫调节剂,具备一定的疫苗研发潜力;rv3407 DNA 疫苗具备一定的成为结核病候选治疗型疫苗的潜力;体外合成了稳定的 Ag85B-mRNA 疫苗,具有较好的免疫原性,为新型结核疫苗的研制提供了新思路。同时,发现了一些新型抗原具有疫苗研发的潜力,Rv0674 具备一定的候选结核病新疫苗开发的潜力。结核分枝杆菌 Dnak 和 MPT83 蛋白均具有较好的抗原性,并且刺激 T 细胞产生免疫应答的能力较强,两者联合可能对于结核病新型抗结核疫苗研究有较好的应用价值。

（四）结核分枝杆菌生理生化

2019年,国际学者对结核分枝杆菌细胞壁的研究中发现,L,D-转肽酶参与细胞壁生物合成,其缺损可能会引起结核分枝杆菌形态改变和抑制菌落生长;LytR_C 结构域蛋白可能有助于 LCP 蛋白执行细胞包膜功能;Rv0518 是与细胞壁相关的 GDSL 脂肪酶,有助于细菌利用甘油或脂质来促进其生长,增强细胞内的存活率等。在结核分枝杆菌生长代谢的研究中,无机多磷酸盐可抑制 DosT 和 DosS 感应激酶的自身磷酸化活性;参与 PolyP 动态平衡的酶在结核分枝杆菌的生理和毒力中起着关键作用。在结核分枝杆菌病原性和毒力的研究中发现,Rv1273c 增强结核分枝杆菌的持留性并在感染过程中介导免疫逃逸;Rv2223c 是一种羧酸酯酶,有助于细菌的细胞内存活;Rv2617c 和 P36 协同作用防止氧化应激对细菌的损害;肽聚糖生物合成的蛋白激酶 B 通过调控全局转录调节蛋白 Lsr2 的磷酸化来控制 MTB 的生长等。在结核分枝杆菌持留的研究中发现,毒素-抗毒素系统（toxin-antitoxin systems,TAS）在细菌的持留和毒性中起重要作用。在结核分枝杆菌耐药的研究中发现,Rv2004c 在链霉素的耐药性上具有一定的作用等。

国内学者在结核分枝杆菌抗原的免疫原性及抗原表位的研究中发现,纯化 Rv3425-Rv1168c 融合蛋白具有较高的抗原特异性和免疫原性,在结核病血清学诊断方面具有很大的应用价值;同时,结核分枝杆菌 Dnak(Rv0350)和 MPT83(Rv2873)蛋白联合应用,对结核病免疫诊断和新型抗疫苗研究有更好的应用价值;PE_PGRS33 蛋白是结核分枝杆菌的重要表面暴露蛋白,可作为结核治疗的潜在分子靶标等。在结核分枝杆菌的毒力和持留的研究中,EspC 调节宿主固有免疫应答;LppZ 可引起有效的天然免疫和细胞免疫的能力;Rv2673 蛋白对细菌感染宿主细胞和/或宿主细胞杀死 MTB 有一定影响;Rv1016c 能够促进耻垢分枝杆菌生物膜形成,抑制细胞自噬,增强细菌毒力等。在结核分枝杆菌的耐药研究中,PCR-SSCP 法检测结核分枝杆菌 $rpoB$、$katG$、$rpsL$、$pncA$ 和 $embB$ 基因突变快速、敏感、特异;Alr 基因的过表达与 MTB 环丝氨酸耐药高度相关;MDRTB 对喹诺酮类药物的耐药机制以 $gyrA$ 基因 Ala90Val、Ser91Pro、Asp94Gly 突变类型为主;结核分枝杆菌 $katG$ 和 $inhA$ 基因突变与耐 INH 相关,这为临床及时准确诊断、及早使用抗结核药物联合治疗提供了帮助。

(五) 结核病免疫学

固有免疫应答作为机体抵御 MTB 的第一道防线,在机体抗结核杆菌感染过程中扮演着非常重要的角色。国际学者开发了一个系统来识别、分类和分析肺泡巨噬细胞感染后 10 天内肺部感染的结核分枝杆菌,发现肺中的炎症程度远低于体外系统所描述的,可能会阻碍宿主对感染的整体反应;用功能性 ALF 固有蛋白补充 H-ALF,可将 H-ALF-MTB 的生长速度逆转到 L-ALF-MTB 的水平。先天蛋白 H-ALF 表型功能障碍促进了 MTB 在 ATs 内的复制,同时限制了炎症和吞噬细胞的激活,从而增强了结核病的复制和存活;miR-579 上调介导了 MTB 诱导的巨噬细胞毒性。靶向 cPWWP2A-miR-579 轴可能是一种保护巨噬细胞免受 MTB 感染的新策略;影响 ROCKI 表达的基因变异与降低人类某些炎症和传染病的风险有关,包括炎症性肠病和结核病。强调顺式作用的 lncRNA 在 TLR 信号、先天免疫和病理生理炎症中的重要性;CLEC4E 联合 TLR4 通过自噬来限制 MTB 的存活为一种独特的免疫治疗方法;MTB 通过 TLR2 激活,诱导 JNK 活化,进一步增加 c-Jun 和 c-Fos 的 DNA 结合活性,最终诱导 CTGF 表达和细胞外基质生成 $\gamma\delta^{pos}$T 细胞和 $\gamma\delta2^{pos}\gamma\delta^{pos}$T 细胞亚群的高活化提示 $\gamma\delta$T 细胞可能在 TB-IRIS 的发病机制中起一定作用;牛分枝杆菌循环中 $\gamma\delta$ T 细胞可根据 CD27 的表达进行分化,CD27$^+\gamma\delta$ T 细胞在牛分枝杆菌 Ag 的反应下增殖,可由此构成牛的适应性 $\gamma\delta$ T 细胞室。

国内学者的研究发现,miR-20a-5p 对 MTB 诱导人巨噬细胞凋亡相关基因表达起到调控作用,可能成为肺结核的生物标志物,并可通过与抗结核药物的联合治疗调控其特异性表达,进而靶向治疗结核病;H37Rv 感染 RAW264.7 巨噬细胞可促进 NEAT1 表达上调,沉默 NEAT1 可减弱巨噬细胞对胞内 H37Rv 清除能力;MTB 感染巨噬细胞后,通过 p38 MAPK 信号通路的活化上调 PFKFB3 的表达,促进巨噬细胞糖酵解和炎性因子分泌;Tim-3/Gal-9 在活动性结核病患者治疗前后均中存在一定的变化,并与巨噬细胞极化特征标志物存在一定的相关性;MAIT 细胞通过生成细胞因子 IFN-γ 而在局部抗结核免疫中发挥重要作用;γ-干扰素联合化疗可有效提高耐药肺结核患者痰菌转阴率,调节机体免疫功能,促进临床症状改善,治疗效果较佳;采用 γ-干扰素辅助治疗耐多药肺结核患者可显著促进痰菌转阴及空洞闭合,改善机体免疫功能且安全性良好。

三、结核病诊断与治疗

(一) 结核病诊断方面

1. 结核病的细菌学诊断　结核病细菌学诊断作为结核病诊断的"金标准"在诊断仍占

据主导地位。痰涂片检查结果是诊断肺结核的一项重要指标，多次涂片检查阴转情况是化疗效果评价的重要指标，更是反映某一国家或地区结核病疫情严重程度的指标。国际学者比较了肺泡、支气管灌洗对涂片菌量极低和涂片阴性患者的诊断价值，发现肺泡灌洗比支气管灌洗更有利于涂片菌量少的肺结核患者的诊断，建立了一种将明场显微镜转换为荧光显微镜的新技术（SeeTB），通过荧光素二乙酸酯（fluorescein diacetate，FDA）染色显微镜检查结核分枝杆菌（*Mycobacterium tuberculosis*，MTB）活力，可预测培养结果、感染性和疗效。结核分枝杆菌分离培养检查法是结核病确诊最可靠的方法。联合 WGS 法可有效地检出 MTB 培养假阳性；应用培养和新型分子细菌载量试验（MBLA）测试经 NALC-NaOH 处理 MTB 后，可以更准确检测 MTB 活性和监测疗效。薄层琼脂（thin-layer agar，TLA）与传统罗氏培养基的培养和药敏特性比较，TLA 培养基较好，1~2 周报告阳性，药敏结果与罗氏培养基法相符，含 PNB 的 TLA 培养基有助于区分 NTM；使用变色平板薄层琼脂培养基（TB-CX）直接测试痰样本 MTB 耐药性，该法简便、快速；结晶紫脱色法（CVDA）检测链霉素和 EMB 的耐药性，该法具有快速、可靠、价格低廉、易于快速检测等优点，可用于药物敏感试验。

国内学者以 MGIT 液体培养和 / 或 Gene Xpert 为"金标准"，评估了自动涂片显微镜检查技术（自动系统）的敏感性和特异性，发现自动系统在痰涂片检测结核分枝杆菌方面优于人工涂片镜检；建立了结核分枝杆菌培养室间质评分法，以评价受检的中国结核病医院结核分枝杆菌培养质量，大约 1/3 的结核病医院未能产生符合分类标准的 MTB 培养测试结果，强调结核病诊断中质量控制和质量保证的重要性；对于脊柱结核患者的病理标本进行 BacT/ALERT3D 法和改良罗氏法培养，发现不同病理标本培养结果存在差异，且均以病灶壁阳性率最高；比较 MTB 快速培养中两种前处理方法的效果，发现 NaOH- 生理盐水法在 MTB 快速培养中可减少操作过程中的污染情况。《中国防痨杂志》编辑委员会及中国医疗保健国际交流促进会结核病防治分会基础学组和临床学组发表了《结核分枝杆菌耐药性检测专家共识》，提出了 7 条建议和 9 条药敏试验结果的判读，为实验结果的判读提供了依据；建立了基于培养和液滴数字聚合酶链反应快速检测 MTB 及药敏的方法，该法可在培养 4 天内从阳性痰样本中得到耐药结果，检测操作耗时 5 小时，这将大大减少结核病诊断所需的实验室时间。中华医学会热带病与寄生虫学分会艾滋病学组发表了《人类免疫缺陷病毒 / 艾滋病患者合并非结核分枝杆菌感染诊治专家共识》，对非结核分枝杆菌（nontuberculous mycobacteria，NTM）的耐药性检测提出建议，为实验室提供了具体的指导。

2. 结核病的影像学诊断　在肺结核的影像诊断方面，国际学者总结了成人痰涂片阳性与痰涂片阴性 PTB 的临床特点及胸部 CT 表现；探讨了药物敏感性肺结核使用标准抗结核治疗方案，在治疗结束时 FDG PET/CT 结果对患者结核复发的影响；评估了磁共振成像（magnetic resonance imaging，MRI）结合先进的运动矫正技术对肺结核（tuberculosis，TB）所致肺组织改变和病变的诊断价值；提出 ^{18}F-FDG PET/CT 作为临床工具，可以用于结核病评估和治疗监测；评估了基于知识迭代模型重建（iterative model reconstruction，IMR）的肺结核（tuberculosis，TB）患者超低剂量计算机断层扫描的图像质量；利用从 X 线、CT 图像中提取的生物标记物来自动量化结核分枝杆菌（*Mycobacterium tuberculosis*，MTB）的负荷，用以判断结核病的病情。对于肺外结核的影像诊断方面，尤其是脊柱结核，探讨了 DCE-MRI 对化脓性脊柱炎（suppurative spondylitis）和脊柱结核（spine tuberculosis）的鉴别诊断价值，并分析了经皮椎弓根穿刺活检对于脊柱结核的诊断价值、组织学与临床影像学特征的相关性。此外,对于腹腔结核、颅内结核等其他肺外结核的影像诊断方面也均可见报道。在结核病影像学诊断新技术方面,探讨了 ^{125}I 标记的抗 c3d 单抗在结核分枝杆菌感染中的 SPECT/CT 表现,用以诊断结核分枝杆菌感染及确定感染部位,同时还可以用于治疗效果的监测。

国内学者探讨了肺内烟花征是活动性肺结核的特征性 CT 征象之一,是结核经支气管传播灶在影像上的形态学改变,其病理基础为细支气管及肺泡内干酪坏死性肉芽肿;多层螺旋 CT 增强检查比较支气管内膜结核与肺癌支气管管壁长度,并结合 CT 表现,有助于提高对以上两种疾病的鉴别诊断,对临床治疗与研究有重要价值;不同病理类型的气管支气管结核(tracheobronchial tuberculosis,TBTB)具有不同的 CT 影像特征,活动性 TBTB 除呼吸道直接征象外,常伴有支气管播散等间接征象;采用多平面运动校正技术优化 MRI 成像方案在肺结核的临床应用是可行的,无电离辐射的肺 MRI 是临床标准 CT 的一种很有前途的替代方法,尤其适用于孕妇、儿童、青少年,以及需要短期和反复随访观察的患者;婴幼儿肺结核 CT 表现具有一定特征,肺内不同形态的肺实变、肺结节以及支气管狭窄,好发生于肺门、气管旁和隆嵴下的肿大淋巴结,增强呈环形强化,部分内可见小钙化灶;标定曲线表明列线图具有良好的一致性,决策曲线分析表明列线图在临床上是有用的,基于 CT 的预测列线图,可方便地用于儿童原发性肺结核与社区获得性肺炎(community-acquired pneumonia,CAP)的鉴别诊断;CT 在胸膜结核瘤诊断中的应用价值显著,影像清晰,值得推广;CT 引导下胸膜病变穿刺活检组织对渗出性胸膜炎患者是必要的,但在胸腔盲穿刺术后并未确诊。联合PCR 和 AFB 结果,可大大提高结核性胸膜炎的诊断水平;IFN-γ 释放试验联合胸部 CT 检测应用于老年涂阴结核的早期诊断中能明显提高准确率,降低漏诊率、误诊率,在临床诊断具有重要的应用价值;结核患者临床治愈后及部分陈旧肺结核病灶仍然可以表现 ^{18}F-FDG 摄取增高,但这些代谢活跃的部位不一定代表活动性疾病,更可能是反映宿主免疫反应与结核菌复制之间的平衡,但也同时代表结核病发展的风险增加。同时,国内学者也探讨了各种肺外结核的影像学特点,对疑似浅表淋巴结结核的患者采用彩色多普勒超声检查,在减轻患者经济负担的同时,可获得较高的诊断敏感性和特异性。根据其影像学的特点,区分出不同的浅表淋巴结结核类型,可协助临床明确诊断,为治疗打下坚实基础。CT 检查是肝结核的重要影像学检查方法,当肝内病变缺乏典型 CT 征象时,应考虑肝结核的可能(特别是在结核病流行地区)。颅内结核影像学表现并发症者与临床治愈率有相关性,对病情转归评估可提供一定的临床参考。DTI 可为 AIDS 患者合并脑内结核和弓形虫感染的诊断和鉴别诊断提供一定信息,为临床诊断和治疗提供更多依据。

3. 结核病的免疫学诊断　IFN-γ 释放试验是检测 MTB 特异性抗原刺激 T 细胞产生的γ- 干扰素,以判断是否存在 MTB 的感染。第二代 IGRAs 检测可能具有足够高的敏感性、低的负似然比,并且在低发病率的环境中具有相应的高的负预测值,从而有助于迅速排除结核病;IGRAs 对移植候选者 LTBI 的诊断较结核菌素皮肤试验(tuberculin skin test,TST)更为敏感和特异,可作为 TST 的补充;IGRA-TB 试验可作为结核潜伏感染的快速诊断方法。TST 广泛用于 MTB 感染、流行病学调查、结核病的辅助诊断,其对儿童结核病的诊断具有重要的参考价值,在诊断儿童肺外结核时,单用 γ- 干扰素释放试验并不优于结核菌素皮肤试验,但应考虑联合应用于诊断。在体液免疫学诊断方法中,抗体与抗原在诊断活动性肺结核中有一定的辅助价值,应用已确定的纯化抗原可能是筛选结核潜伏感染(latent tuberculosis infection,LTBI)的一种有前途的方法。新型生物标志物、抗原检测、蛋白质组学、代谢组学等新方法进一步深化进展,在活动性肺结核及肺外结核的诊断及鉴别诊断中发挥作用。

国内学者对多项研究进行了深入的探讨,涉及基于酶联免疫斑点技术(ELISPOT)的IFN-γ释放试验(interferon gamma release assay,IGRA)在结核潜伏感染、活动性肺结核、肺外结核、免疫力低下人群结核、非结核分枝杆菌(nontuberculous mycobacteria,NTM)中的诊断及鉴别诊断价值。在体液免疫学诊断方法中,抗体与抗原在诊断活动性肺结核中取得了一定的进展。对新型生物标志物及新领域研究的探索,已经成为诊断及鉴别活动性结核、监控结核感染状态、评估治疗及判断预后的有效辅助手段。

4. 结核病的分子生物学诊断　近1年来,国际上结核病分子生物学诊断方面取得了一些进展。GeneXpert MTB/RIF、环介导等温扩增技术等仍然受到学者们广泛关注,电化学适配体、基于抗体的酶联免疫吸附试验和基于适配体的适体固定化吸附试验的抗原检测方法、基于核酸序列的阳离子酶联免疫吸附试验等为结核病的诊断提供了新的思路,同时对游离DNA和血液中mRNA的检测方法的探索对结核病的诊断提供重要的依据,并有助于开发潜在的分子靶点来检测、诊断潜在的和活跃的结核病。

2019年,在结核病的分子生物学诊断领域主要集中在病原菌的分子生物学诊断方面,且仍主要以检测结核分枝杆菌DNA为主,其中Xpert MTB/RIF技术仍然占据主导地位;此外,其他分子生物学诊断技术如LAMP技术、PCR技术、基因芯片技术等均取得了一些进展,同时结核分枝杆菌RNA的检测如SAT技术在结核病领域中的应用也越来越广泛,而一种基于CRISPR的快速结核病检测方法为肺结核和肺外结核的诊断提供帮助。

5. 结核病的介入诊断　2019年,国际上随着介入技术的改善和提高,当前利用介入方法辅助诊断结核病的作用日益凸显,极大提高了疑难病例病理标本的获取率,成为结核病诊断领域不可或缺的重要手段之一。对于无痰或涂阴疑似肺结核患者,支气管肺泡灌洗(bronchoalveolar lavage,BAL)和支气管冲洗(bronchial washing,BW)是两种获取高质量呼吸道标本的重要方法。EBUS-TBNA和EUS-B-FNA对未明确诊断的纵隔病变的儿童有帮助,具有较高的诊断率和极好的患者安全性。ca-TBFB可提高结节病和淋巴瘤的诊断率,同时提供了相对更好的组织质量和细胞结构。电磁导航支气管镜检查(electromagnetic navigation bronchoscopy,ENB)是呼吸科和胸外科医师有用的医疗设备。超声引导下大网膜FNAC有助于诊断有或无其他异常表现的大网膜增厚的腹部结核的患者。CT引导下经胸穿刺活检小结节和大亚实性结节对恶性肿瘤的诊断具有较高的敏感性和特异性,并发症发生率低。纵隔镜检查是一种有效诊断技术手段,具有较高的诊断价值,也适用于低发病率和死亡率的发达地区以外的地方。诊断性腹腔镜检查可直接观察腹膜空洞、脏壁层腹膜结节变性及粘连,同时还可进行组织活检,是诊断结核性腹膜炎的重要诊断方法。随着新技术、新方法的不断涌现,结核病介入治疗技术显现出愈加广阔的应用前景。

近1年来,国内支气管镜检查在结核病诊断与鉴别诊断中的作用日益突出,进一步证实了EBUS-TBNA对纵隔疾病的诊断价值,强调了EBUS-GS-TBLB、气管镜导航技术对在肺周围性病变的诊断价值。此外,超声下细针穿刺活检术在胸膜结核瘤、肺部周围性病灶的诊断方面得到进一步广泛应用,胸腔镜、腹腔镜对结核病的诊断应用逐年增多。总之,依赖介入技术提高了疑难病例病理标本的获取率,为结核病的诊断提供了有益的帮助。

6. 结核病的病理学诊断　病理学诊断是结核病确诊的重要途径,尤其在菌阴肺结核、肺外结核病等疑难性和特殊部位结核病的诊断中起到决定性作用。越来越多的分子检测技术应用于石蜡包埋标本的结核病诊断中,对提高结核病的诊断准确性及与其他疾病的鉴别诊断有很大帮助。免疫荧光标记与特异性荧光抗体标记结合激光扫描共聚焦显微镜(laser scanning confocal microscope,LSCM)可视化相结合,可以显著提高结核分枝杆菌检测的效率。2D-TB 两阶段算法自动检测结核肉芽肿坏死的病理学图像检测技术,在肉芽肿性坏死检测方面具有与病理学专家的结果显著正相关的准确性能。病理学作为连接基础与临床的桥梁学科,在揭示病因、发病机制等方面也发挥着重要作用。

目前,国内结核病的病理学诊断主要依靠传统病理学,在肺内结核中传统病理学检查可提高肺结核诊断率,从病理学角度认识结核性"树芽征"的影像学表现具有很大临床意义。在肺外结核病中,皮肤结核组织病理对诊断有提示作用;加强肠结核(intestinal tuberculosis,ITB)病理组织学检查,同时结合临床表现、实验室检查、影像学检查,提高诊断水平;脊柱结核标本量足够的前提下,推荐同时行病理检查和 Xpert 检测;后颈部淋巴结结核超声造影粗针穿刺活检的病理诊断阳性率与细针穿刺活检相近,并发症发生率粗针活检高。经支气管镜针吸活检(transbronchial needle aspiration,TBNA)联合快速现场评价(rapid on-site evaluation,ROSE)技术诊断纵隔病变具有较高的诊断效能,是一种有效减少二次 TBNA 的安全技术。免疫组织化学(immunohistochemistry,IHC)在结核病诊断方面为较好的诊断方法;在淋巴结结核病理学诊断中运用 IHC 与 PCR 技术检测效果相当,且均优于抗酸染色法。石蜡包埋组织实时荧光定量 PCR(RT-qPCR)检测灵敏度较高,是快速检测结核分枝杆菌 DNA 的有效工具,是快速诊断结核病的重要手段。

(二) 结核病治疗方面

1. **抗结核新药新方案**　随着 WHO 耐药指南的更新,对抗结核药物有了新的认识。左氧氟沙星/莫西沙星、贝达喹啉、利奈唑胺作为 A 组药物,在耐多药结核的治疗中被各国广泛研究,有更多的报道。替加环素也在体外展现出了抗结核活力。PA-824 以联合用药的方式上市,为难治性肺结核提供了选择。耐多药结核的短程方案仍是研究的热点,在 WHO 的更新版《耐药结核病治疗新变化的快速通告》中更是推出了含贝达喹啉的全口服短程耐药方案。

2019 年,国内的抗结核新药研发仍在实验室日夜攻坚地进行,暂无阶段性的成果发布;而临床专家们在已上市抗结核新药贝达喹啉的临床应用、现有抗结核药物各种新联合方案或治疗不同患者人群、药物不同给药方式和药物不良反应等方面进行了大量的探索,以实现让现有的抗结核药物发挥最大的抗结核效用,并取得了一定的效果。

2. **免疫治疗及治疗性疫苗**　国际上在 2019 年进行了多项使用纳米技术进行免疫治疗及治疗性疫苗的探索,继续深入进行宿主导向治疗(host-directed therapy,HDT)的探索,诸如维生素及相关新型的宿主治疗靶点的研究。国际上较多研究进行 BCG 加强或重组 BCG 疫苗的研究,改变疫苗接种途径观察疫苗的接种效果,进行了一些 Ⅰ 期及 Ⅱ 期的疫苗临床试验,还开发了许多新型的疫苗研究思路,为今后结核病疫苗的研制提供了许多重要的实验依据。

2018 年国内免疫治疗相关的研究依旧主要集中在微卡、白介素 -2、γ- 干扰素、胸腺五肽、胸腺素等制剂上。此外,miRNA 相关研究开始崭露头角,也有学者对巨噬细胞凋亡抗结核分枝杆菌感染、外泌体等前沿进展进行综述,为结核的免疫治疗开辟了新的天地。治疗性疫苗相关研究也层出不穷。为研究针对结核分枝杆菌潜伏感染的 DNA 疫苗,基于质粒 A39 构建了 p-VAX1-Ag85B-Rv3425-Rv2029c-PPE26（V569）质粒 DNA，并对其免疫原性及保护性进行初步研究。评价结核分枝杆菌基因 *Rv2660c*、*Rv2460c*、*Rv3875* 和 *Rv3804c* 的细胞表位融合蛋白的免疫原性，为研制新型多阶段结核疫苗提供可靠的靶抗原。除了 DNA 疫苗，mRNA 疫苗也成为新起之秀，在体外转录结核分枝杆菌 Ag85B-mRNA 并评价其免疫原性。

3. 介入治疗　随着临床医师对呼吸内镜在呼吸系统疾病介入治疗中作用的认识不断提高，气管支气管结核、肺结核及结核性胸膜病变的介入治疗近年来得到一定的发展。在全身抗结核化学治疗基础上，针对气管支气管结核的不同类型采用不同的介入治疗措施，如支气管镜下消融术、支架术、球囊扩张术、机械清除、局部给药等，以及综合介入治疗已取得良好的疗效，在很大程度上已经取代了外科手术肺切除和支气管重建术。针对耐药空洞肺结核、肺结核合并大咯血等，采用了经支气管镜给药术、支气管动脉栓塞术、视频辅助胸腔镜手术等介入治疗方式。而胸腔镜及支气管镜下的介入治疗在结核性包裹性胸膜炎、结核性脓胸等胸膜病变、顽固性支气管胸膜瘘等疾病治疗中发挥着重要的作用。近年来国外学者不断尝试开展一些介入新技术、新方法，极大地推进了结核病介入治疗的发展。

根据支气管镜下表现，我国将气管支气管结核分为以下 6 种类型：Ⅰ 型为炎症浸润型，Ⅱ 型为溃疡坏死型，Ⅲ 型为肉芽增殖型，Ⅳ 型为瘢痕狭窄型，Ⅴ 型为管壁软化型，Ⅵ 型为淋巴结瘘型。患者常常多种病变类型同时存在，在治疗过程中，需根据患者具体情况选用不同的治疗方式，其中全身抗结核治疗是关键，也是所有治疗的基础，经支气管镜下介入治疗是主要的治疗方式，常常需要多种介入方式联合应用以获得更好的治疗效果。针对耐多药结核病（multi-drug resistant tuberculosis，MDR-TB）、广泛耐药结核病（extensively drug resistant tuberculosis，XDR-TB）、利福平耐药结核病（rifampicin-resistant tuberculosis，RR-TB）等耐药结核病及临床慢性纤维空洞型肺结核、空洞型肺结核、肺结核合并大咯血、肺结核合并曲霉菌感染等重症肺结核病，在新药研发、外科手术、免疫治疗、中医中药等综合治疗基础上，经支气管镜局部给药、电子胸腔镜治疗术、支气管动脉栓塞术等内镜介入治疗手段正发挥越来越重要的作用。结核性胸膜病变包括结核性渗出性胸膜炎、结核性包裹性胸膜炎、结核性脓胸及结核性支气管胸膜瘘等的治疗仍是临床医务工作者所面临的难题，内外科胸腔镜及支气管镜下多种介入治疗技术等为解决上述难题提供了帮助。

4. 外科治疗　手术切除是治疗复杂肺结核的一种安全、有效的方法，特别是近年来耐多药、广泛耐药结核病的流行，使肺结核的手术治疗更加引起大家的重视。国际学者介绍了一种新型的微创手术方法，即以支气管内活瓣辅助的微创入路行胸廓成形术，治疗复杂性肺结核，包括耐多药结核病、合并感染人类免疫缺陷病毒患者，应用此手术方法可以有效地提高复杂性肺结核治疗效果；外科手术可治疗脊柱结核引起的驼背，手术治疗的主要内容是清创、纠正脊柱畸形和稳定的融合，配合适当、及时的处理，外科手术治疗脊柱结核的临床效果总体预后良好；单纯后路可有效改善脊柱结核临床症状和影像学表现，同时，早期手术有助于明确诊断，并可检测耐药菌株的存在；淋巴结结核是肺外结核中最常见的表现形式，女性多于男性。确诊需要通过不同的组织采样技术实现，外科治疗作用明显，有利于迅速消除肿块。至于化疗在淋巴结结核的治疗中的地位尚不确切。泌尿生殖系结核具有非特异性的临床特点，刺激性排尿为常见症状，最常受累的器官为肾脏，此病好发于青壮年患者，CT 扫描是泌尿生殖系结核首选成像方式，由于结核分枝杆菌分离技术困难，临床上要高度怀疑此病的存在。治疗上以抗结核为主,为避免后遗症发生,可能要施行累及器官切除及重建。

外科治疗肺结核在严格掌握适应证的同时,应用通过电视胸腔镜下肺结核肺切除术是目前结核病外科治疗的趋势所在,对耐药结核病的治疗也有一定的价值。而结核性脓胸的外科手术治疗仍然是不可或缺的重要手段,对手术时机、术式的研究包括胸腔镜的应用与创新使结核性脓胸的疗效不断提高。脊柱结核的外科治疗也取得了很多新的经验积累及进展。

5. 耐药结核病治疗　2019 年,国际结核领域专家就 MDR-TB 化疗方案在全球的应用进行了广泛深入的研讨,相继发布了《耐药结核病治疗指南(2019 整合版)》《2019 年全球结核病报告》。此外,国际学者也发表了诸多关于耐药结核病治疗的文献,尤其对新药贝达喹啉方案的研究较多,包括该药的有效性、安全性、耐受性、吸入给药途径、联合用药的疗效及药物监测等方面均进行了总结。同时,对于其他抗结核新药的临床应用如德拉马尼等也有不少报道。最后,国际学者对于儿童耐药结核病的治疗、改良的 DOTS-Plus 策略、MDR-TB 合并 HIV 感染的疗效以及远程医疗对耐多药结核病患者的影响等方面均进行了总结和报道。

近 1 年来,为提高我国广大结核病防治工作者对 MDR-TB 的诊治能力,更好地掌握和实施 MDR-TB 化疗方案,国内结核领域专家就 MDR-TB 化疗方案在中国的应用进行了广泛深入的研讨,制定了多部专家共识,为临床实践提供了许多证据及具体的行业标准。

6. 结核性脑膜炎的治疗　结核性脑膜炎(tuberculous meningitis,TBM)是最严重的肺外结核类型,近年来随着耐药结核性脑膜炎及重症结核性脑膜炎的增多,TBM 的治疗仍是临床难点。近 1 年来,国内学者就结核性脑膜炎的常规化学治疗、耐药结核性脑膜炎治疗、激素与免疫治疗,以及介入与鞘内治疗等方面进行了深入的研究。结果显示,氟喹诺酮类药物及利奈唑胺在结核性脑膜炎的治疗中具有较好的疗效,同时发现糖皮质激素、介入治疗、鞘内给药等也有一定的效果。在国际上,有学者研究发现,所有接受德拉马尼(delamanid,DLM)治疗的耐药 TBM 患者均有临床改善和生存,表明 DLM 在脑组织中达到了足够的浓度,在治疗 TBM 中发挥了重要作用。环孢素在结核性脑膜炎的治疗中也取得良好效果。结核性脑膜炎较易出现脑积水(交通性脑积水和非交通性脑积水)。乙酰唑胺可减少脑脊液的产生,对于交通性脑积水的治疗具有一定的价值。国际学者发现,脑积水常规治疗无效时,可以通过外科手术如脑室外引流术(external ventricular drain,EVD)、第三脑室造瘘术(endoscopic third ventriculostomy,ETV)和侧脑室 - 腹腔(ventriculo peritoneal,VP)/ 膀胱分流术等进行治疗,且具有良好的效果。

7. 特殊人群结核病治疗　结核分枝杆菌是 HIV/AIDS 患者常见的机会性感染以及致死原因,积极的抗结核以及抗反转录病毒治疗可以提高患者的预后。2019 年,国际上对 HIV 感染者预防性抗结核治疗的方案及疗程、孕妇 HIV 感染者预防性抗结核治疗的时机、结核病合并 HIV 患者的抗结核治疗时药物选择及部分结核药物的代谢动力学、抗反转录病毒治疗的时机及方案的选择、结核相关的免疫重建炎症综合征的发病机制以及应对策略、结核病合并 HIV 患者的预后等方面做了深入的研究。2019 年,国内学者关于 TB/HIV 患者感染的结核分枝杆菌的主要基因型、TB/HIV 患者的抗结核方案以及抗反转录病毒方案、抗结核药物与抗反转录病毒药物间的相关影响和药物选择、HIV 相关的免疫重建炎症综合征、TB/HIV 患者预后积分模型等方面进行了研究和探讨。

老年结核病对全球结核病控制来说是一个严峻挑战。老年结核病患者常因延误诊断、合并症的治疗、药物不良反应、获得性耐药、高死亡率、高复发率而导致其治疗结局不良。2019 年，国际上老年人结核病方面的研究并不多，主要集中在敏感结核病的治疗与结核潜伏感染的治疗方面。国内老年人结核病方面的研究主要涉及敏感结核病的治疗、脊柱结核的手术治疗、抗结核药物不良反应及处理、结核潜伏感染的治疗等。但总体来看，老年结核病的治疗方面进展不多，且缓慢。

儿童结核病是一个主要的全球健康问题。我国在儿童结核病治疗方面的研究不多，包括在先天性结核病、支气管结核、结核性胸膜炎、结核性脑膜炎以及胸腰椎结核等治疗方面取得的一些进展，尤其是儿童胸腰椎结核的手术方式和手术时机方面均进行较为广泛的探讨。国际上学者对儿童异烟肼耐药结核病、耐多药结核病等方面进行了深入的研究，尤其是新药、新方案、新疫苗的研究更是取得不少的进展。

妊娠期结核病的发病率有所增加，妊娠期结核病与母婴风险增加有关。目前国际上还没有用于诊断妊娠期结核潜伏感染的标准化建议。如果妊娠期存在相应的症状且 γ- 干扰素释放试验呈阳性，则应进一步明确结核病的诊断。如果确认患有结核病，应尽快启动抗结核治疗。近 1 年来，国际上关于妊娠期结核病的研究涵盖了敏感结核病、耐药结核病、结核潜伏感染的治疗等方面，但总体进展较为缓慢。国内主要在妊娠合并生殖器结核病、辅助生殖技术与妊娠期结核病的治疗以及妊娠期结核病终止妊娠时机等方面进行了研究和探讨。

抗结核药物引起的肝功能损伤（anti-tuberculosis drug-induced liver injury，ATB-DILI）是药物性肝损伤（drug-induced liver injury，DILI）的最常见原因之一，也是抗结核药物最常见的药物不良反应。国际学者研究发现，熊去氧胆酸能逆转 ATB-DILI，而水飞蓟宾无明显疗效。晚期慢性肾病患者容易感染结核病，常表现为肺外症状，并可导致结核患者死亡率增高。根据指南调整慢性肾病患者的结核药物治疗剂量，与非慢性肾病患者的治疗效果相似。国内学者对 ATB-DILI 的分子机制进行了较为深入的研究。同时，研究发现，N- 乙酰半胱氨酸和异甘草酸镁是治疗 ATB-DILI 的有效药物。终末期肾病（end-stage renal disease，ESRD）患者治疗并发症和调节机体状态可能会降低结核病发生风险。

结核病并发糖尿病会使受影响个体的临床控制和预后恶化。这种传染性代谢疾病的潜在代谢改变很大程度上仍然是未知的。国际上对结核病合并糖尿病的研究也越来越重视，研究主要集中在 TB-DM 的双向筛查、危险因素、结核病并发糖尿病的抗结核治疗和结核病并发糖尿病的降糖治疗方面，并取得了一定的进展。国内学者就强化血糖控制治疗、抗结核治疗方案、免疫治疗、介入治疗、营养支持治疗等方面进行深入探讨。

纵观 2019 年，国内外结核病控制、基础和临床诊治方面取得了显著的成绩和丰硕的成果。WHO 先后发布了《耐药结核病治疗指南整合版》《WHO 结核病感染预防与控制指南（2019 年更新版）》和《耐药结核病治疗新变化的快速通告》，并将于 2020 年第一季度发布完整版《耐药结核病治疗指南整合版（2020 年）》及其配套的伙伴手册，出版并更新了一系列指南及专家共识，为结核病的诊治提供了具体行业标准和指导。在分子流行病学、抗结核新药及药物靶点、结核病疫苗、结核分枝杆菌生理生化、结核病免疫学等基础研究方面也取得了显著的进展。无论在结核病的细菌学诊断、影像学诊断、免疫学诊断、分子生物学诊断，还是在介入学诊断、病理学诊断等方面，一些新技术和新方法得到了推广与应用。在结核病临床治疗方面，抗结核新药新方案、免疫治疗及治疗性疫苗、介入治疗、外科治疗、耐药结核病治疗、特殊人群结核病的治疗等方面的研究进一步深入，一些新药、新方案和新手段在临床上得到了应用。2019年，国内外结核病学专业的发展再次迈上了新台阶，确立了行业的新高度，为结核病医务工作者提供了新标准，为广大患者送来了福音，在我们共享这些成果的同时，期待2020年结核病防治事业继往开来，谱写历史新篇章。

（常蕴青　于佳佳　朱友生　杜建　李亮　唐神结）

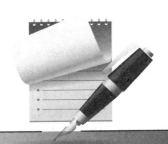

结核病

国内部分

上 篇　结核病控制

第一章　结核病的流行

【摘要】结核病是由结核分枝杆菌感染引起,主要经呼吸道传播的全身慢性传染病。在我国,肺结核是法定报告的乙类传染病。2019 年,多位学者依据"中国疾病预防控制信息系统"子系统"结核病管理信息系统"的报告数据以及各医疗机构收集的结核病资料,对本地区的结核病疫情和结核病耐药情况进行了统计分析,并提出了适合于本地区的结核病防控措施。随着空间信息技术的发展,有学者将空间信息技术应用于结核病的流行病学研究。结核分枝杆菌基因型特征及传播特征、结核病合并相关疾病、结核病相关影响因素等研究也受到关注。学校结核病疫情时有发生,有学者对全国学生肺结核疫情变化及特征进行了分析。为加强学校结核病预防控制工作,形成了《学校结核病疫情流行病学调查和现场处置专家共识》,以有效防范学校结核病疫情的传播流行。非结核分枝杆菌的流行状况也备受关注,多位学者对本地区非结核分枝杆菌的流行趋势和耐药情况进行了分析。

【关键词】结核病;流行病学;发病率;耐药;非结核分枝杆菌

结核病流行病学研究结核病在人群中的分布状况及影响因素,这样才能针对性地提出防控措施。以下对 2019 年中国结核病流行病学研究领域的一些新进展进行介绍。

一、结核病流行状况

WHO 于 2019 年发布的全球结核病报告[1]表明,中国 2018 年估算的结核发病数为 86.6 万例,占全球 9%;估算结核发病率 61/10 万,低于全球水平(132/10 万);估算 MDR/RR 结核患者为 6.6 万例;中国 HIV 阴性结核病死亡率为 2.6/10 万,排在 30 个高负担国家中的第 29 位。

据国家卫生健康委员会疾病预防控制局网站显示[2],2018 年(2018 年 1 月 1 日 0 时至 12 月 31 日 24 时),全国(不含香港、澳门特别行政区和台湾地区,下同)共报告肺结核 823 342 例,死亡 3 149 人,报告发病率为 59.27/10 万,报告死亡率为 0.23/10 万。2019 年 1 月份全国报告肺结核 88 597 例,死亡 208 例;2 月份报告肺结核 73 096 例,死亡 194 例;3 月份报告肺结核 97 866 例,死亡 194 例;4 月份报告肺结核 101 191 例,死亡 215 例;5 月份报告肺结核 96 106 例,死亡 171 例(自 2019 年 5 月 1 日起"结核性胸膜炎"归入肺结核分类统计);6 月份报告肺结核 99 555 例,死亡 154 例;7 月份报告肺结核 93 318 例,死亡 190 例;8

月份报告肺结核 84 304 例,死亡 179 例;9 月份报告肺结核 80 973 例,死亡 170 例;10 月份报告肺结核 75 123 例,死亡 156 例;11 月份报告肺结核 73 000 例,死亡 177 例。

为了解上海市金山区活动性肺结核疫情的时空分布特征,探寻肺结核疫情防治重点区域,朱士玉等[3]通过国家“结核病管理信息系统”收集金山区肺结核患者基本信息,以街镇为单位(共计 11 个),用 SaTScan 9.6 软件对上海市金山区 2013—2017 年新登记肺结核患者登记率进行时空分析。金山区 2013—2017 年新登记活动性肺结核患者 1 021 例,年均登记率为 25.64/10 万(1 021/3 981 892),其中户籍人口和非户籍人口肺结核患者年均登记率分别为 28.68/10 万(757/2 639 117)和 19.66/10 万(264/1 342 775)。空间分布上,总体肺结核患者登记率最高的街镇在张堰镇,户籍人口登记的肺结核患者主要分布在张堰镇、漕泾镇、金山工业区;非户籍人口主要分布在廊下镇和石化街道。单纯时间扫描结果显示,总体与户籍人口登记肺结核患者的聚集时间均为 2014—2015 年;单纯空间扫描结果显示,总体登记肺结核患者的聚集区为张堰镇,而户籍人口聚集区为金山区东北部四街镇(亭林镇、漕泾镇、张堰镇和工业区);时空扫描显示,金山区总体人口[相对风险值(RR)=1.50,对数似然比(LLR)=10.35,$P<0.01$]和户籍人口(RR=1.72,LLR=13.29,$P<0.01$)肺结核一级聚集区均在 2014—2015 年出现,聚集区域均为亭林镇、漕泾镇、张堰镇、工业区。作者得出结论,金山区肺结核发病具有一定的时空聚集性,聚集性主要受户籍人口影响,东北部四街镇为金山区肺结核高发区域。

李国红等[4]收集 2009—2017 年北京市平谷区登记管理的活动性肺结核患者数据,采用描述流行病学方法以了解北京市平谷区肺结核的流行特征,为结核病防治工作的有效开展提供理论基础。结果显示,2009—2017 年平谷区肺结核患者登记率总体呈下降趋势,登记率为 21.88/10 万 ~30.84/10 万,各年登记率间差异无统计学意义(χ^2=9.41,P=0.309),新涂阳登记率间差异无统计学意义(χ^2=12.03,P=0.150)。男性和女性患者比例为 2.1:1,15~45 岁者约占 44%,65 岁及以上老年患者占 1/4。患者数最多的为农民,约占 60%,家务及待业、工人、学生和离退休人员分别占 8.80%、8.29%、6.67% 和 6.17%。春夏季节的患者比例(57.32%)高于秋冬季节(42.68%)。登记患者数最多的 2 个镇(街)分别为金海湖镇(18.71%)和城关镇(12.88%)。作者得出结论,2009—2017 年平谷区肺结核登记率总体呈下降趋势,但仍需加强对重点人群和重点地区的患者发现和登记管理工作力度。

为了解新疆维吾尔自治区肺结核流行病学特征及空间聚集性变化,赵珍等[5]通过“中国疾病预防控制信息系统”收集新疆 2008 年 1 月至 2018 年 12 月肺结核报告发病资料,描述肺结核三间分布特征,绘制流行曲线、发病率地图;采用空间自相关方法计算 Moran 指数(Moran I)值,绘制空间关联局域指标(LISA)聚集性地图。新疆维吾尔自治区 2008—2018 年累计报告肺结核 479 946 例,男性和女性患者比例为 1.16:1(257 337/222 609);年龄构成以 >55 岁为主,占 56.82%(272 701/479 946);职业分布以农民为主,占 70.61%(338 890/479 946)。2008—2018 年肺结核报告发病率总体呈上升趋势,从 2008 年的 202.93/10 万上升到 2018 年 304.94/10 万,差异有统计学意义($\chi^2_{趋势}$=19 507.491,$P<0.001$)。除 2018 年报告发病率高峰在 7 月份(35.29/10 万,8 628/24 446 713),2008—2017 年报告发病率的月份分布高峰均在 1~3 月,波动范围在 17.64/10 万 ~25.06/10 万(3 897/22 087 038~5 339/21 307 980)。南疆 4 个地州(喀什地区、克孜勒苏柯尔克孜自治州、阿克苏地区与和田地区)各县(市、区)报告发病率较高,尤其是喀什地区英吉沙县最高(720.56/10 万)。2008—

2018年报告发病率均呈现空间聚集性分布，差异有统计学意义（Moran I=0.696，Z=11.462，$P<0.001$）。共有17个高—高聚类区，均在南疆4个地州的大部分县（市、区）。作者得出结论，新疆维吾尔自治区肺结核防治工作应该以男性、农民为防控重点人群，以南疆作为结核防控的重点地区。

蔡晓婷等[6]以2014—2018年"结核病管理信息系统"（简称"专报系统"）中登记的广州市海珠区结核病患者为研究对象，以了解2014—2018年广州市海珠区结核病患者流行特征。结果显示，2014—2018年广州市海珠区共登记结核病患者6 555例，年均登记发病率为79.86/10万（6 555/8 208 100），其中户籍人口结核病患者共3 529例，年均登记发病率为68.77/10万（3 529/5 131 400）；非户籍人口结核病患者共3 026例，年均登记发病率为98.35/10万（3 026/3 076 700）。2014—2018年全区平均登记率分别为93.70/10万（1 499/1 599 800）、85.08/10万（1 373/1 613 700）、82.85/10万（1 357/1 637 900）、73.12/10万（1 216/1 663 100）、65.54/10万（1 110/1 693 600），呈下降趋势（$\chi^2_{趋势}$=96.33，$P<0.001$）。2014—2018年海珠区结核病以4月和9月登记患者例数较多，分别为631例（9.63%，631/6 555）和605例（9.23%，605/6 555）。全区各街道均有登记患者，最高为南洲街，年平均登记率为136.99/10万（754/550 411）；最低为南石头街，年平均登记率为57.26/10万（336/586 848）。全区男性患者4 545例，女性患者2 010例，男性和女性患者比例为2.3∶1；全区结核病患者以25~34岁年龄组为主，占21.88%（1 434/6 555），但户籍人口以55~64岁年龄组为主，占21.82%（770/3 529）；职业分布全区以家务及待业患者最高，占45.98%（3 014/6 555）。作者得出结论，2014—2018年广州市海珠区结核病疫情呈逐年下降趋势，疫情控制工作取得一定的成效，男性、25~34岁年龄组、南洲街、家务及待业人群是结核病防治的重点人群。

为了解天津市肺外结核的流行病学特征，李敬新等[7]收集和整理"结核病信息管理系统"中登记的天津市2015—2017年肺外结核疫情信息资料，采用描述性流行病学研究方法分析了天津市肺外结核患者分布状况。结果显示，2015—2017年天津市累计登记报告肺外结核患者1 190例，占全部结核的10.39%，年均发病率为2.57/10万，报告单位以市级结核病定点医疗机构为主。肺外结核以结核性淋巴腺炎最多，占全部肺外结核的25.55%，其次是骨关节结核病（22.52%）和泌尿生殖系统结核病（11.26%）；脑、淋巴结核以及肠、腹膜、肠系膜腺体结核病多发生在青少年（15~25岁年龄组）和青壮年组（45~55岁年龄组），而骨关节结核、泌尿生殖系统结核在肺外结核患者中的比例随着年龄的增长而增加，泌尿生殖系统结核好发于青壮年组（25~55岁年龄组），皮肤结核在肺外结核患者中的比例随着年龄的增加而降低，肺外结核患者的HIV筛查率逐年下降。作者得出结论，天津市肺外结核登记报告发病率逐年上升，报告单位以市级结核病定点医疗机构为主。下一步要继续加强肺外结核的登记报告制度，加强各区肺外结核HIV筛查工作，重视各医疗机构医务人员肺外结核的诊疗能力，减少肺外结核的误诊和漏诊。

为了解2008—2017年新疆维吾尔自治区14个地（州、市）报告的菌阳肺结核患者的流行病学特征，刘年强等[8]收集2008年1月至2017年12月"传染病报告信息管理系统"报告的新疆维吾尔自治区菌阳肺结核患者104 306例的患者信息，采用描述性统计分析方法分析10年来全区14个地（州、市）报告的菌阳肺结核患者的平均报告发病率、性别、年龄、职业等流行病学特征。结果显示，2008—2017年菌阳肺结核平均发病率为46.71/10万，年报告发病率在35.40/10万~60.85/10万，各年报告发病率差异有统计学意义（$\chi^2_{趋势}$=3 675.41，$P<0.01$）。

2008—2017 年报告的菌阳肺结核中,男性 57 437 例,女性 46 869 例,男性和女性患者比例为 1.23∶1;男性报告发病率为 50.26/10 万,女性报告发病率为 43.00/10 万,差异有统计学意义 (χ^2=629.18,P<0.01)。各地(州、市)发病率比较,喀什地区为 69.64/10 万(28 232/40 540 543)、和田地区为 68.80/10 万(14 096/20 488 832)、阿勒泰地区为 58.37/10 万(3 711/6 357 778)、阿克苏地区为 58.05/10 万(14 200/24 462 693)、克孜勒苏柯尔克孜自治州(简称"克州")为 49.34/10 万(2 693/5 458 469)、伊犁州为 48.82/10 万(13 058/26 746 349)、塔城地区为 47.41/10 万(5 703/12 029 999),以上 7 个地区高于全疆平均水平(46.71/10 万)。南疆 4 个地州(喀什地区、阿克苏地区、和田地区、克州)的菌阳肺结核患者例数占全疆总数的 56.78%(59 221/104 306)。患者的职业分布以农牧民最多,占 70.14%(73 157/104 306);其次是家务及待业人员,占 9.61%(10 024/104 306)。作者得出结论,2008—2017 年新疆维吾尔自治区报告的菌阳肺结核患者平均发病率呈下降趋势,南疆 4 个地州患者例数占全疆的 1/2,老年人、男性、农牧民发病率较高。

为描述宜昌地区结核分枝杆菌的基因分型及成簇特征,刘晓俊等[9]收集宜昌地区 2016 年 12 月至 2017 年 5 月经基因芯片检测阳性的结核病患者痰标本,接种罗氏培养基进行培养,选择国际通用的 24 位点结核分枝杆菌散在分布重复单位及可变数目串联重复序列(MIRU-VNTR)进行分子分型;用 Hunter-Gaston 指数(HGI)和遗传差异值(h)对 MIRU 位点的分辨率和差异性进行评价;运用 BioNumerics 5.0 软件对 VNTR-MIRU 结果进行成簇性分析,根据近期传播率公式计算其近期传播率。作者共得到 367 株结核分枝杆菌临床分离株,来自 367 例患者(初治患者 321 例,复治患者 46 例),初、复治患者的成簇率比较采用 χ^2 检验。367 株结核分枝杆菌 24 位点 VNTR-MIRU 分型结果显示其总的分辨率 HGI 值为 0.999,其中遗传多样性最高的位点为 QUB11b,其 h 值为 0.79;遗传多样性最低的位点为 MIRU24,其 h 值为 0.03。分析时发现基因型呈明显的多态性,总共有 324 个基因型。成簇性分析发现其中 90 株菌株形成 39 个簇,成簇率为 24.52%(90/367),近期传播率为 13.90%(51/367);复治患者菌株成簇率为 21.74%(10/46),初治患者菌株成簇率为 24.92%(80/321),两者成簇率比较差异无统计学意义(χ^2=0.220,P=0.639)。作者得出结论,宜昌地区的结核分枝杆菌呈现出较高的遗传多样性,近期传播率较低,且成簇率与初、复治无关,提示宜昌地区结核分枝杆菌以内燃复发为主,也存在小范围内的流行,在结核防控方面要加以重视。

彭英等[10]为了解黑龙江省五常市结核分枝杆菌基因型特征及传播特征,对黑龙江省五常市结核病防治(简称"结防")所登记并培养阳性的 121 例肺结核患者的结核分枝杆菌分离株采用比例法药敏试验检测其耐药性,用 RD105 缺失基因检测和 7 个位点可变数目串联重复序列(variable number of tandem repeats,VNTR)进行分子分型,计算耐药率、Hunter-Gaston 指数(Hunter-Gaston index,HGI)、成簇率,分析结核分枝杆菌 DNA 多态性及北京基因型菌株与耐药的相关性。结果显示,在黑龙江省五常市 121 株结核分枝杆菌菌株中,通过 RD105 缺失基因检测有 101 株为北京基因型菌株,占 83.5%(101/121);其余 20 株为非北京基因型菌株,占 16.5%(20/121)。121 株菌株对异烟肼、利福平、乙胺丁醇、链霉素的耐药率分别为 5.8%(7/121)、3.3%(4/121)、5.0%(6/121)、15.7%(19/121);其中北京基因型菌株对上述药物的耐药率分别为 5.0%(5/101)、3.0%(3/101)、5.9%(6/101)、17.8%(18/101),非北京基因型菌株对上述药物的耐药率分别为 10.0%(2/20)、5.0%(1/20)、0(0/20)、5.0%(1/20),未检出对乙胺丁醇耐药。两者比较差异无统计学意义(χ^2=1.090,P=0.296)。121 株菌株中耐多药率为 2.5%

(3/121)，其中 2 株为北京基因型，1 株为非北京基因型；北京基因型和非北京基因型耐多药率分别为 2.0%（2/101）和 5.0%（1/20），两者比较差异无统计学意义（$\chi^2=0.531$，$P=0.460$）。进一步使用 7 位点 VNTR 分型技术检测，结果显示 121 株菌株可分为 17 个基因簇和 64 个独立的基因型；每个簇包括 2~14 株临床分离株，最大的簇由 14 株结核分枝杆菌菌株构成，所占比率较高的为 11.6%（14/121）；121 株结核分枝杆菌菌株中成簇菌株 57 株，成簇率为 47.1%（57/121）。近期感染率最小估计值为 33.1%（40/121）。7 位点 VNTR 检测结果表现出高度多态性，各位点的 HGI 值为 0.513~0.786；经聚类分析，121 株结核分枝杆菌菌株可分为 3 个大的基因群（Ⅰ群、Ⅱ群、Ⅲ群）、81 个基因型，分别为：Ⅰ群占 14.9%（18/121），含 15 个基因型；Ⅱ群占 76.9%（93/121），含 59 个基因型；Ⅲ群占 8.2%（10/121），含 7 个基因型。作者得出结论，北京基因型为黑龙江省五常市主要流行株，且该地区的结核分枝杆菌呈明显的基因多态性。耐药菌株中北京基因型菌株所占比率较高，要加强对耐药优势菌群的监测和防控。

言晨绮等[11]使用 2005 年 1 月至 2017 年 6 月肺结核月发病数据，建立 ARIMA 模型比较 2017 年 7—12 月预测数据和实际数据以进行模型预测性能的检验，并预测 2018—2019 年肺结核发病情况。2005—2017 年共报告肺结核患者 13 022 675 例，发病数呈逐年下降趋势，2017 年肺结核患者数较 2005 年下降了 33.68%，且季节性明显，每年冬春交界之时发病数较高。根据 2005 年 1 月至 2017 年 6 月肺结核月发病数据拟合出了 ARIMA（0,1,2）（0,1,0）$_{12}$ 模型，该模型拟合的 2017 年 7—12 月的预测值与实际值的相对误差范围是 1.67%~6.80%，预测 2018 年和 2019 年发病数分别为 789 509 例和 760 165 例。作者得出结论，ARIMA（0,1,2）（0,1,0）$_{12}$ 模型对我国肺结核发病数的拟合效果较好，可用于我国肺结核的短期预测和动态分析，具有较好的应用价值。

Li 等[12]对中国西藏自治区 15 岁以上居民进行了一项基于人口的横断面调查。对随机选择的人群进行逐户调查，通过筛查面谈和胸部 X 线检查（chest X-ray，CXR），对有肺结核和/或 CXR 异常症状的患者进行痰镜检和培养。研究发现，在 31 527 名符合条件的居民中，有 30 113 名（95.5%）参与，其中 215 名为活动性肺结核病例，包括 49 名（22.8%）已知病例。每 10 万人中痰涂片阳性、细菌学阳性和所有肺结核病例的校正患病率分别为 8/10 万（95%CI 62~97）、144/10 万（95%CI 107~152）和 758/10 万（95%CI 662~766）。与 1990 年的一项调查相比，活动病例的患病率下降了 37%，涂阳病例的患病率下降了 21.3%，约 51.3% 的结核患者无症状。研究认为，所有活动期患者中，结核病患病率急剧下降，细菌阳性率较低。

二、耐药结核病监测及疫情分析

为了解陕西省涂阳肺结核患者临床分离株的耐药情况，杨健等[13]采用整群随机抽样在陕西省选取 26 个调查点，收集 2017 年 1 月至 2018 年 12 月各调查点新登记涂阳肺结核患者的临床分离株，采用比例法药物敏感性试验（简称"药敏试验"）对结核分枝杆菌（*Mycobacterium tuberculosis*，MTB）进行 6 种抗结核药物的耐药性检测，药物包括异烟肼（isoniazid，INH）、利福平（rifampicin，RFP）、乙胺丁醇（ethambutol，EMB）、链霉素（streptomycin，Sm）、氧氟沙星（ofloxacin，Ofx）、卡那霉素（kanamycin，Km）。统计学分析计数资料采用 χ^2 检验或 Fisher 精确检验，$P<0.05$ 为差异有统计学意义。作者共收集到 987 株分枝杆菌，经菌种鉴定非结核分枝杆菌（nontuberculous mycobacteria，NTM）为 22 株（2.23%，22/987），MTB 为 965 株（97.77%，965/987）。965 株 MTB 的耐药率为 28.50%（275/965），初治和复治患者的耐

药率分别为 26.07%(219/840)和 44.80%(56/125);单耐药率为 14.30%(138/965),初治和复治患者分别为 14.76%(124/840)和 11.20%(14/125);多耐药率为 4.56%(44/965),初治和复治患者分别为 4.40%(37/840)和 5.60%(7/125);耐多药率为 6.53%(63/965),初治和复治患者分别为 4.40%(37/840)和 20.80%(26/125);广泛耐药率为 0.62%(6/965),初治和复治患者分别为 0.24%(2/840)和 3.20%(4/125);RFP 耐药率为 9.84%(95/965),初治和复治患者分别为 7.14%(60/840)和 28.00%(35/125)。复治患者的耐药率、耐多药率和 RFP 耐药率均明显高于初治患者,差异均有统计学意义(χ^2 分别为 18.730、47.930、53.331,P 均为 <0.001)。对一线和二线抗结核药物的耐药率分别为 26.01%(251/965)和 8.50%(82/965)。6 种抗结核药物耐药顺位为 Sm(17.62%,170/965)>INH(15.03%,145/965)>RFP(9.84%,95/965)>Ofx(6.84%,66/965)>EMB(5.08%,49/965)>Km(2.59%,25/965)。耐药谱有 39 种类型,其中单耐药 6 种,多耐药 5 种,耐多药 13 种(含广泛耐药 3 种),含二线药的多耐药组合 15 种。作者得出结论,陕西省近年耐药结核病防控工作取得了一定成效,但耐药谱呈现多态性和复杂性,耐多药和利福平耐药疫情依然严峻。

白大鹏等[14]选择 2006 年 1 月至 2017 年 12 月在天津市海河医院就诊的结核病患者分离的结核分枝杆菌,追踪其 4 种一线抗结核药物[异烟肼(isoniazid,INH)、利福平(rifampicin,RFP)、乙胺丁醇(ethambutol,EMB)、链霉素(streptomycin,Sm)]及部分二线抗结核药物[对氨基水杨酸(PAS)、阿米卡星(amikacin,AK)、左氧氟沙星(levofloxacin,Lfx)、氧氟沙星(ofloxacin,Ofx)、卷曲霉素(capreomycin,Cm)、卡那霉素(kanamycin,Km)、环丙沙星(ciprofloxacin)、丙硫异烟胺(protionamide,Pto)]的耐药情况并分析其耐药性变化。结果显示,2006—2017 年共检出结核分枝杆菌 20 212 株,单耐药、多耐药、耐多药分别占 13.68%(2 765/20 212)、8.80%(1 778/20 212)、12.29%(2 484/20 212)。2013—2017 年泛耐药共计 74 株,占同期总菌株数的 0.53%(74/14 092)。2006—2017 年各年间总体耐药率在 31.00%~40.89%;12 年间快培阳性结核分枝杆菌 15 118 株,耐单药次序为 INH>Sm>RFP>EMB;2013—2017 年 5 年间慢培阳性结核分枝杆菌 5 094 株,耐药顺序为 Sm>INH>RFP>EMB>PAS,氧氟沙星耐药菌株占同期总菌株数的 15.92%(690/4 334),卷曲霉素占 1.76%(73/4 155)。作者得出结论,12 年间总耐药率呈逐渐下降趋势,但近两年有所回升;耐多药率偏高,广泛耐药率控制在较低水平。12 年间结核分枝杆菌对 Sm、INH、RFP、EMB 4 种一线抗结核药物耐药率在 2008 年达到最低点,近 3 年较前有所回升。

赵薇等[15]收集 2016 年 1 月至 2018 年 3 月吉林省 9 个市(州)894 例肺结核患者痰标本中的结核分枝杆菌临床分离株,采用比例法药物敏感性试验(简称"药敏试验")对全部结核分枝杆菌菌株进行利福平(rifampicin,RFP)、异烟肼(isoniazid,INH)、链霉素(streptomycin,Sm)和乙胺丁醇(ethambutol,EMB)4 种一线抗结核药物的药敏试验。结果显示,894 株结核分枝杆菌对一线抗结核药物敏感者有 546 株(61.07%),对一线抗结核药物耐药者有 348 株(38.93%);其中初治患者的耐药率 36.30%(265/730),低于复治患者的耐药率(50.61%,83/164),差异有统计学意义(χ^2=11.53,P=0.001)。全部患者的总耐多药率为 10.07%(90/894),复治患者耐多药率(20.73%,34/164)高于初治患者(7.67%,56/730),差异有统计学意义(χ^2=25.23,P=0.001)。全部患者对一线抗结核药物的耐药率顺位为 Sm(25.95%,232/894)>INH(18.57%,166/894)>RFP(17.23%,154/894)>EMB(9.73%,87/894)。作者得出结论,吉林省肺结核患者对一线抗结核药物耐药率较高,尤其是复治患者;耐药结核病防治形势依然严峻,需加强结核病的防控工作。

为了解长沙某医院收治结核患者结核分枝杆菌(*Mycobacterium tuberculosis*,MTB)耐药基因的分布情况,潘建华等[16]收集长沙市某医院2014年7月至2017年3月分离的1 981株MTB耐药基因*ropB*、*KatG*和*inhA*的分布情况。结果显示,1 981例MTB患者中共检出*ropB*基因突变型335株,突变率为16.91%(335/1 981)。*ropB*基因6个位点突变率由高至低依次为531位点(50.75%,170/335)、516位点(21.19%,71/335)、526位点(17.0%,157/335)、511位点(14.33%,48/335)、513位点(2.69%,9/335)、533位点(2.39%,8/335);检出*KatG*突变株310株,突变率为15.65%(310/1 981);*inhA*突变型68株,突变率为3.43%(68/1 981),合计耐异烟肼基因突变率为18.6%(369/1 981)。其中*KatG* AGC → ACC突变型占79.95%(295/369)。作者得出结论,*ropB*基因531、516、526和511位点突变和*KatG* AGC → ACC突变是导致长沙某医院收治结核病患者利福平和异烟肼耐药的主要因素,基因芯片技术可作为该院MTB耐药基因的快速筛选方法。

崔晓利等[17]收集2017年1—12月西安市胸科医院958例耐药基因检测的患者信息,分析不同性别、年龄组患者的结核分枝杆菌菌株间突变位点差异及突变位点与表型药敏试验检测结果的符合率。结果显示,958例患者菌株的基因突变位点分析中,任一位点突变率为19.52%(187/958),5~、21~、41~、61~83岁各年龄组的菌株*ropB*基因位点突变率分别为7.89%(9/114)、13.52%(63/466)、18.27%(38/208)和9.41%(16/170)。不同年龄组中,中年组的*ropB*基因位点突变率与青少年组和老年组比较差异有统计学意义(χ^2分别为6.358和5.994,*P*分别为0.013和0.018);男性任一位点突变率为19.45%(121/622),女性为19.05%(64/336),不同性别比较差异无统计学意义(χ^2=0.023,*P*=0.932);突变位点与表型药敏试验的符合率以利福平*ropB* 531(C-T)(96.10%,74/77)、异烟肼*katG* 315(G-C)(98.45%,127/129)最高,但*ropB* 511(T-C)与利福平表型药敏试验结果相符率较差(0,0/10)。作者得出结论,不同年龄组患者的菌株*ropB*基因位点突变率差异有统计学意义,中年组突变率最高;不同性别患者的突变率差异无统计学意义;应当结合表型药敏试验的检测结果,进行耐药基因位点突变在诊断意义上的分析。

三、学生结核病疫情分析及学校结核病现场处置专家共识

为了解全国(不包括我国香港、澳门特别行政区和台湾地区)学生肺结核(结核性胸膜炎除外)疫情变化及特征,陈卉等[18]收集2014—2018年"传染病报告信息管理系统定时报表""传染病报告信息管理系统实时报卡""结核病管理信息系统"和《中国统计年鉴》中有关学生肺结核疫情和人口的数据,分析学生肺结核报告发病的三间分布和就诊延迟情况。2018年全国共报告学生肺结核患者48 289例,报告发病率为17.97/10万(48 289/26 867万),与2014年(13.91/10万,35 881/25 800万)相比上升了29.19%[(17.97-13.91)/13.91×100%]。每年3、4月份为学生肺结核报告高峰(2014—2018年分别为4 506和4 521例、4 350和4 252例、4 802和4 110例、4 695和3 810例、5 407和4 851例);东部地区(11.64/10万,12 391/10 641万)疫情较轻,中部(15.82/10万,13 369/8 450万)和西部地区(28.97/10万,22 529/7 776万)疫情较重;2018年各年龄组学生报告发病例数构成比中,高中阶段(16~18岁组)占比最高,为43.90%(21 186/48 257);其次是大学本专科阶段(19~22岁组),为31.44%(15 172/48 257)。2018年学生肺结核患者从出现症状至首次到医疗机构就诊

的时间间隔中位数(四分位数)为13(3,33)天,与2017年[13(3,34)天]相比,差异无统计学意义(Z=-0.31,P=0.753);2018年就诊延迟率为47.38%(20 643/43 572)。作者得出结论,2014—2018年学生肺结核疫情呈上升趋势,16~18岁为高发年龄段,西部地区疫情偏高;学生仍然是结核病防控的重点人群之一,应深入开展健康教育,提高主动监测能力。

庞艳等[19]分析收集2017年重庆市发生学校结核病聚集性疫情资料,分析疫情发现、首发病例诊治延误、接触者筛查、预防性治疗等防控措施实施情况。研究发现,2017年重庆市报告发现学校结核病聚集性疫情12起,其中高中5起、大学3起、中等职业学校4起,主要以疾病预防控制中心主动监测并对疑似病例调查核实发现,占66.7%。首发患者发病到疫情处置合计延误最长484天,最短4天,中位数32.5天。密切接触者筛查患者检出率为8.60%,一般接触者患者检出率为0.24%。476名学生结核菌素纯蛋白衍生物(tuberculin purified protein derivative,PPD)强阳性者有45人接受预防性治疗,接受率为9.45%。研究认为,学校应提高日常监测发现结核病疫情的能力,教育、医疗与疾病预防控制机构应进一步规范和完善沟通协调机制,分级开展密切接触者筛查,对潜伏感染者应采取有效的预防性治疗措施,防止学校聚集性疫情的发生。

王倩等[20]利用"中国疾病预防控制信息系统"子系统"结核病信息管理系统"获得2011—2016年山东省学生肺结核报告数据,以分析山东省学生结核病发病特征。研究表明,2011—2016年山东省学生肺结核报告发病率呈下降趋势。2011年学生肺结核报告发病率为9.68/10万、发病患者1 423例,学生涂阳肺结核报告发病率为2.41/10万、发病患者355例;2016年分别为7.87/10万、1 178例和1.29/10万、193例,肺结核报告发病率和涂阳肺结核报告发病率分别下降了18.70%和46.47%。各年龄组学生肺结核报告发病例数构成比中,以15~24岁组最高,达89.84%(7 103/7 906)。男性学生肺结核报告发病例数构成比为60.83%,高于女性的39.17%。学生报告发病年均例数最多的依次为济南(184例)、潍坊(166例)、烟台(98例)、临沂(81例),年均构成比分别为9.03%、6.60%、4.82%、1.72%。研究认为,2011—2016年山东省学生肺结核疫情呈逐年下降趋势,学校结核病防控工作发挥了有效作用,应加强教育与卫生部门的联系,进一步落实好学校结核病防控工作。

于燕明等[21]通过收集中国"结核病管理信息系统"、《天津统计年鉴》中2005—2017年的数据,分析2005—2017年天津市0~25岁人群中学生及非学生肺结核患者登记情况及分布特征。结果表明,2005—2017年天津市0~25岁学生及非学生肺结核登记率呈显著下降趋势,分别由2005年的27.65/10万和24.28/10万下降至2017年的17.71/10万和13.58/10万。13~15岁及16~18岁人群患者构成以学生(54.32%~96.97%)为主,19~22岁及22~25岁人群患者以非学生为主,学生仅为7.96%~48.76%。13~15岁和16~18岁的学生病例数与同期在校生数呈正相关;19~22岁和22~25岁的学生病例数与同期在校生数呈负相关。研究认为,天津市学生肺结核疫情呈显著下降趋势,但0~25岁人群非学生患者中隐藏部分学生患者,应进一步加强学生肺结核患者的主动发现工作。

You等[22]分析江苏省一所寄宿制高中青少年结核病暴发情况。845名学生和131名教师/工作人员参加了结核病感染的TST筛查。5mm、10mm、15mm时结核菌素反应阳性率分别为12.19%(119/976)、6.35%(62/976)和3.28%(32/976)。影像学异常发生率为5.73%(976人中56人),学生40人,教职工16人。其中,12名学生被确诊患有肺结核。共有14名学生(2例指标病例和12例确诊病例)在结核病疫情中被诊断和报告,学生(2例指标病例和845

名筛查学生）发病率为 1.7%（14/847）。MIRU-VNTR 分型和 Spoligotyping 分析结果表明，3 株结核分枝杆菌属北京基因型，具有相应的 MIRU-VNTR 等位基因。研究表明，青少年中这一以学校为基础人群结核病传播是常见的，必须优先考虑。

学校是人群密集的场所，容易发生结核病聚集性疫情，甚至结核病突发公共卫生事件。为进一步规范和指导学校结核病疫情处置工作，提高学校结核病防控水平和应对能力，及时、有效地控制和消除学校结核病疫情及其危害，保障学生和教职员工的身体健康和生命安全，维护正常的教学秩序和生活秩序，经过广泛征求国内结核病流行病学、临床和防控专家与学者的意见并反复讨论，在《中华人民共和国传染病防治法实施办法》《结核病防治管理办法》和《学校结核病防控工作规范（2017 版）》等法律法规和规范性文件的基础上，参考国内外学校结核病防控和研究经验，结合我国实际情况，上海市防痨协会、中国防痨协会青年理事会和《中国防痨杂志》编辑委员会形成了《学校结核病疫情流行病学调查和现场处置专家共识》[23]。专家共识从学校结核病流行病学调查、现场处置及效果评估三个方面，对指示病例及密切接触者调查方法、活动性结核病患者及潜伏结核感染者诊治与管理等提出了相关建议。

四、非结核分枝杆菌流行状况和危害性

罗明等[24]收集 2016 年 1 月至 2017 年 12 月重庆市公共卫生医疗救治中心结核实验室分离培养的 NTM 相关结果，用以分析重庆市 NTM 的流行趋势和耐药情况。结果显示，2016—2017 年分离培养的 4 965 例分枝杆菌中结核分枝杆菌 4 682 例，NTM 283 例，NTM 分离率为 5.70%。痰和纤维支气管镜灌洗液中分离到的 NTM 最多。男性 NTM 感染者多于女性，比例为 1.77∶1，发病年龄主要集中于 20~60 岁。耐药比例最高者为异烟肼、对氨基水杨酸异烟肼和对氨基水杨酸，高耐药比例均超过 90.00%。最敏感的药物为克拉霉素，敏感率超过 70.00%。乙胺丁醇、莫西沙星和利福布汀的高耐药比例呈现下降趋势，而利奈唑胺的敏感比例明显下降，而高耐药比例则明显上升。作者得出结论，重庆市 NTM 分离率低于全国平均水平，感染人群多为青壮年，且耐药率高，应加强实验室分子诊断和药敏试验的能力和水平，更好地控制结核与 NTM 感染。

洪创跃等[25]收集 2013—2017 年深圳市慢性病防治中心和各区慢性病防治院收治的疑似肺结核患者的痰分枝杆菌培养结果的阳性菌株 8 850 株，采用 MPB64 免疫胶体金法和对硝基苯甲酸生长试验进行结核分枝杆菌复合群和 NTM 的初步菌种鉴定，对初步菌种鉴定为 NTM 的菌株应用 HAIN 基因分型鉴定法进行 NTM 菌种鉴定，以分析深圳市 NTM 的流行状况。结果显示，8 850 株分枝杆菌培养阳性菌株中，初步菌种鉴定获得 366 株 NTM 菌株，检出率为 4.14%（366/8 850）；HAIN 基因分型鉴定法确定 293 株 NTM 菌株，鉴定率为 80.05%（293/366）。2013—2017 年深圳市 NTM 的检出率呈轻微上升趋势[3.81%（71/1 864）~4.50%（82/1 821）]，但各年度间差异无统计学意义（$\chi^2_{趋势}$=1.159，P=0.885）。366 例 NTM 感染患者中，女性患者的检出率[4.87%（144/2 957）]明显高于男性患者[3.77%（222/5 893）]（χ^2=6.038，P=0.014）；感染的高峰年龄均为 25~34 岁，分别占 28.83%（64/222）和 23.61%（34/144），差异无统计学意义（χ^2=1.213，P=0.271）。初治患者、郊区患者、流动人口患者、郊区流动人口患者的 NTM 检出率[分别为 2.31%（187/8 104）、1.77%（105/5 909）、3.89%（324/8 323）、1.61%（91/5 663）]明显低于复治患者[23.99%（179/746）]、市中心患者[8.87%

(261/2 941)]、户籍人口患者[7.97%(42/527)]、城区流动人口患者[8.77%(235/2 681)](χ^2分别为810.400、249.512、20.778、248.418,P 均 <0.001)。293 株 NTM 分离株中,构成比前 3 位依次为脓肿分枝杆菌[41.64%(122/293)]、鸟 - 胞内分枝杆菌[22.18%(65/293)]和堪萨斯分枝杆菌[16.04%(47/293)];另外发现 7 例混合感染类型[2.39%(7/293)]。作者得出结论,深圳市近几年 NTM 检出率稳定,分布种类多样,以脓肿分枝杆菌、鸟 - 胞内分枝杆菌和堪萨斯分枝杆菌为主;多见青壮年感染者,需重点关注女性、复治患者,以及来自市中心、户籍人口、城区流动人口患者的流行情况。

陈忠南等[26]收集 2012—2017 年湖南省 14 个地级市在湖南省胸科医院经 BACTEC MGIT 960 法分离的分枝杆菌菌株 15 576 株,采用 MPB64 蛋白免疫胶体金法、对硝基苯甲酸(p-nitrobenzoic acid,PNB)生长试验进行结核分枝杆菌复合群(*Mycobacterium tuberculosis* complex,MTBC)与 NTM 的初步鉴别,应用 16S rRNA、Hsp65 测序法对初步鉴定为 NTM 的菌株进行菌种鉴定,以研究湖南省 2012—2017 年 NTM 的感染趋势、分布特征、流行状况,为湖南省 NTM 感染的防治提供参考依据。结果显示,2012—2017 年 NTM 检出率为 10.17%(1 584/15 576);男性 NTM 感染者占 62.06%(983/1 584),女性占 37.94%(601/1 584);年龄分布中 40 岁及以上的中老年患者最多,占 39.02%(618/1 584);职业分布以农民为主,占 66.67%(1 056/1 584)。2016 年 NTM 菌种分布达 24 种,位列前 4 者分别为胞内分枝杆菌[25.23%(84/333)]、脓肿分枝杆菌[24.62%(82/333)]、戈登分枝杆菌[18.62%(62/333)]和鸟分枝杆菌[16.82%(56/333)];2017 年 NTM 菌种分布达 21 种,位列前 4 者分别为胞内分枝杆菌[27.15%(104/383)]、脓肿分枝杆菌[22.46%(86/383)]、戈登分枝杆菌[21.15%(81/383)]和鸟分枝杆菌[17.49%(67/383)]。作者得出结论,2012—2017 年湖南省 NTM 检出率处于较高水平,感染人群以男性、中老年、农民为主,以致病 NTM 菌居多。

刘东鑫等[27]从 2016 年广州市胸科医院行分枝杆菌分离培养的 1 250 份标本中收集、培养阳性的 717 株临床分离株,采用水溶性对硝基苯甲酸(p-nitrobenzoic acid,PNB)和 2- 噻吩羧酸肼(TCH)对其进行培养以鉴别 MTB 与 NTM,通过多靶位基因聚合酶链反应(polymerase chain reaction,PCR)测序对 PNB 和 TCH 培养确定为 NTM 的菌株进一步行菌种鉴定,并采用最低抑菌浓度(minimum inhibitory concentration,MIC)检测 NTM 对 18 种抗结核药物的耐药性,为临床诊断和治疗 NTM 病提供依据。结果显示,717 株分枝杆菌中检出 106 株 NTM 菌株,检出率为 14.4%;其中 103 株传代成功,传代率为 97.2%(103/106)。经 NTM 菌种鉴定,按照构成比高低依次为脓肿分枝杆菌[34.0%(35/103)]、胞内分枝杆菌[25.2%(26/103)]、马赛分枝杆菌[20.4%(21/103)]、鸟分枝杆菌[9.7%(10/103)]、堪萨斯分枝杆菌[5.8%(6/103)]、偶发分枝杆菌[1.9%(2/103)],以及 1 株缓黄分枝杆菌、1 株猪分枝杆菌和 1 株阿加普尔分枝杆菌[均占 0.9%(1/103)]。对其中的 98 株 NTM 菌株的药敏试验结果显示,敏感者前 3 位依次为阿米卡星[93.9%(92/98)]、克拉霉素[91.8%(90/98)]和阿奇霉素[71.4%(70/98)],耐药者前 3 位依次为利福平[89.8%(88/98)]、左氧氟沙星[83.7%(82/98)]和亚胺培南[77.6%(76/98)]。NTM 不同菌种对部分药物的耐药性存在种间差异。作者得出结论,广州市 NTM 的检出率高于我国其他地区,流行的菌种以脓肿分枝杆菌和胞内分枝杆菌为主;克拉霉素和阿米卡星是临床治疗 NTM 患者的优选抗生素,应重视对利福平和左氧氟沙星耐药性的检测。

张汇征等[28]对 2016 年 7 月—2017 年 12 月在重庆市公共卫生医疗救治中心就诊,并经分枝杆菌菌种 PCR- 反向点杂交法鉴定为 NTM 和 NTM 混合感染的患者进行分析发现，95 例 NTM 感染病例，其中单一 NTM 感染共 80 例，其中快生长分枝杆菌（RGM）2 种，脓肿分枝杆菌 31 例（38.75%），偶发 / 猪分枝杆菌 14 例（17.50%）；慢生长分枝杆菌（SGM）5 种，胞内分枝杆菌 25 例（31.25%），鸟分枝杆菌 5 例（6.25%），戈登分枝杆菌 3 例（3.75%），堪萨斯分枝杆菌 2 例（2.50%）；分枝杆菌混合感染共 15 例，其中 TB 和 NTM 混合感染 11 例，NTM 混合感染 4 例。单一 NTM 感染病例中，男性多于女性，胞内分枝杆菌感染者男性比例最高。而 NTM 混合感染者中，性别比例均接近 1∶1。单一 NTM 感染者主要集中于 20~30 岁和 40~60 岁，而 TB 和 NTM 混合感染者在 30~50 岁最多。脓肿分枝杆菌感染者主要在 20~59 岁，胞内分枝杆菌感染者主要分布于 40~79 岁，偶发 / 猪分枝杆菌的患者集中于 60 岁以下。研究认为，重庆市 NTM 的主要流行优势种类以脓肿分枝杆菌和胞内分枝杆菌为主，感染者男性多于女性，以 20~30 岁和 40~60 岁最多，对于不同种类的 NTM，感染者的年龄分布和性别比例有所不同。

五、结核病相关影响因素

杜建等[29]采取多中心、随机、开放、平行、对照的前瞻性队列研究，对复治肺结核满疗程治疗成功后的 300 例患者在 2013 年 3 月至 2019 年 1 月进行近 6 年的随访。作者共发现有 23 例治疗成功后的肺结核患者再次复发（复发组），治疗成功后有 277 例未复发者（未复发组）。对两组在既往（初治时和复治时）累计用药时间、此次治疗前是否存在耐药、此次复治方案、此次治疗时服用利福平或利福喷丁（简称"利福类药物"）剂量以及治疗成功时胸部 X 线片显示的空洞情况进行分析，探讨其治疗成功后再次复发的危险因素。统计学分析计数资料采用 χ^2 检验或 Fisher 确切概率法；两组患者的临床指标与复发间的关系采用 logistic 回归分析，以 $P<0.05$ 为差异有统计学意义。复发组胸部 X 线片空洞闭合率[7.1%（1/14）]明显低于未复发组[49.2%（90/183）]，差异具有统计学意义（$\chi^2=9.246$，$P=0.002$）。单因素分析发现复发与未复发两组在既往（此次治疗前）累计使用一线抗结核药物时间 ≥ 7 个月者分别为 60.9%（14/23）和 29.1%（80/275），差异具有统计学意义（$\chi^2=9.926$，$P=0.002$）。在此次治疗前药物敏感性试验结果存在耐药者复发组占 63.6%（14/22），与未复发组[35.8%（93/260）]比较，差异也具有统计学意义（$\chi^2=6.690$，$P=0.010$）。多因素分析显示，既往累计用药时间和此次复治前是否存在耐药与再次复发有相关性，OR 分别为 4.911（95%CI 1.885~12.792，$P=0.001$）和 3.085（95%CI 1.204~7.902，$P=0.019$）；另外发现此次复治方案中使用低剂量利福类药物对再次复发有影响，OR 为 3.499（95%CI 1.302~9.404，$P=0.013$）。作者得出结论，既往累计抗结核用药时间 ≥ 7 个月、此次复治前存在耐药、此次复治方案中使用低剂量利福类药物，以及治疗结束时胸部 X 线片仍显示有空洞者是复治肺结核再次复发的危险因素。

王晓君等[30]利用"中国疾病预防控制信息系统"子系统"结核病管理信息系统"，收集 2008—2017 年武汉市 64 208 例 0~95 岁结核病患者病案信息，采用非条件多因素 logistic 回归模型分析结核病患者就诊延迟的影响因素。结果显示，2008—2017 年武汉市结核病患者的就诊天数为 M=10（P_{25}~P_{75}：3~28）天，就诊延迟率为 52.5%（33 703/64 208），总体呈下降趋势（$\chi^2_{趋势}=10.64$，$P<0.001$）。结核病就诊延迟者主要为男性，女性、≥ 65 岁组所占的构成比逐渐增长。多因素 logistic 回归分析结果显示，远城区（与近城区相比，OR=1.29，95%CI 1.25~1.35）、≥ 45 岁组（45~、≥ 65 岁组与 <25 岁组相比，OR=1.22，95%CI 1.15~1.29；

OR=1.30,95%CI 1.22~1.39)是结核病患者就诊延迟的危险因素,职业、患者来源和患者分类也是结核病患者就诊延迟的影响因素。作者得出结论,2008—2017 年武汉市结核病患者的就诊延迟率总体呈下降趋势。应重点关注结核病患者中的女性和中老年就诊延迟者。

张曼晖等[31]利用 2004—2016 年我国 31 个省、自治区和直辖市肺结核报告发病数据及有关社会经济指标(包括人均国民生产总值、城镇登记失业率、森林覆盖率、乡村人口构成比、少年儿童抚养比、老年人口抚养比、文盲比率、性别比值、每千人医疗机构床位数、每千人卫生技术人员数、人均用水量),采用标准化发病比(standardized incidence ratios,SIR)估计我国不同地区的防治规划目标实现难度,并利用多水平随机截距模型探讨其相关因素。结果显示,随着时间的推移,我国 28 个省、自治区、直辖市肺结核发病情况与规划目标的距离(SIR)逐渐缩小(2016 年 SIR:0.39~2.49);新疆维吾尔自治区(SIR:3.38,2016 年)、西藏自治区(SIR:2.89,2016 年)、青海省(SIR:2.36,2016 年)、贵州省(SIR:2.49,2016 年)与规划目标的差距仍然较大;在空间上表现为由全国规划目标的差距普遍较大向个别地区差距较大转变,整体表现为西部地区目标实现难度高于东部地区;人均国民生产总值(β=−0.055,t=−6.74)、文盲比率 >8.14%(β=0.048,t=3.41)、人均用水量 >520.70m³/ 人(β=−0.060,t=−2.33)、乡村人口构成比(β=0.112,t=6.57)、森林覆盖率介于 17.70%~38.40%(β=−0.035,t=−2.05)、森林覆盖率 >38.40%(β=−0.059,t=−2.08)与肺结核规划目标的实现(因变量)存在相关关系(P 均 <0.05)。作者得出结论,我国绝大部分省、自治区和直辖市的发病情况与肺结核防治规划距离缩短,个别地区实现规划目标难度仍然较大。肺结核防治规划距离(SIR)与人均国民生产总值、人均用水量、森林覆盖率呈负相关关系,与乡村人口比例、文盲比率呈正相关关系。

为探索武汉市耐多药结核病(multidrug-resistant tuberculosis,MDR-TB)患者的生存时间及影响因素,王坚杰等[32]从"结核病管理信息系统""死因报告系统"和病历中收集相关信息,采用单因素和多因素 Cox 比例风险回归模型分析影响 MDR-TB 患者生存的相关因素。研究共纳入分析 552 例 MDR-TB 患者,确诊为 MDR-TB 后患者第 1~3 年累计生存率分别为 0.94、0.88、0.80。MDR-TB 患者死亡密度达 6.52/100 人年,中位生存时间为(89.52 ± 1.85)个月。Kaplan-Meier 法分析显示,规范治疗组累计生存率显著高于未规范治疗组(Log rank=101.070,P<0.001)。相对于 <30 岁组,30~ 和60~ 岁组 HR 分别为 2.987(95%CI 1.268~7.036)、4.957(95%CI 1.942~12.653);相对于高中及以上文化程度,初中和小学及以下 HR 分别为 1.908(95%CI 1.152~3.160)、1.681(95%CI 1.033~2.735);无糖尿病相对于有糖尿病 HR 为 1.961(95%CI 1.347~2.854);无其他严重疾病较有其他严重疾病 HR 为 2.597(95%CI 1.820~3.706);既往治疗次数 ≥ 2 次较 ≤ 1 次 HR 为 1.611(95%CI 1.077~2.409);规范治疗较未规范治疗 HR 为 3.155(95%CI 2.132~4.670)。作者得出结论,未纳入规范治疗的 MDR-TB 患者较规范治疗者累计生存率明显下降。年龄大、文化程度低、有糖尿病和其他严重疾病、既往治疗次数 ≥ 2 次、未规范治疗是影响 MDR-TB 患者生存的危险因素。

为了解耐多药结核病(multi-drug resistant tuberculosis,MDR-TB)患者的生命质量并分析其影响因素,赵誉洁等[33]收集云南省 2012—2015 年在"结核病管理信息系统"中登记治疗管理的 46 例 MDR-TB 患者(MDR-TB 组),采用 1:1 配比病例对照研究,选取在这期间该系统登记治疗管理的对抗结核药物治疗敏感的肺结核患者 46 例作为对照组,采用横断面调查的方法用《慢性病患者生命质量测定量表》中的《肺结核患者生命质量测定量表》测量并比较两组患者的生命质量,用多重线性回归分析法分析影响 MDR-TB 患者生命质量的因素。结果显示,MDR-TB 组患者生命质量总得分、生理功能得分、心理功能得分、社会功能得分分别为(152.11±17.04)分、(35.85±5.53)分、(39.65±6.84)分、(29.52±4.92)分,低于对照组患者的(169.28±24.05)分、(41.39±5.53)分、(44.59±6.24)分、(32.91±5.66)分,差异均有统计学意义(t 分别为 3.95、4.81、3.62、3.07,P 均<0.05);多重线性回归分析显示,MDR-TB 患者生命质量的影响因素为治疗持续时间(β=15.17,t=2.28,P=0.028);46 例 MDR-TB 患者治疗前生命质量得分为(139.33±12.86)分,治疗中得分为(151.75±16.56)分,治疗后得分为(169.67±17.67)分,MDR-TB 患者生命质量随着治疗时间的延长而提高。作者得出结论,MDR-TB 患者生命质量低于对抗结核药物治疗敏感的肺结核患者,治疗持续时间是 MDR-TB 患者生命质量可能的影响因素。

六、结核病合并相关疾病

赵明惠等[34]收集 HIV/MTB 双重感染病例结核分枝杆菌临床分离株 114 株,利用间隔寡核苷酸分型(Spoligotyping)技术对所收集的临床分离株进行分型研究,分析 HIV/MTB 双重感染病例中结核分枝杆菌基因型构成情况及主要流行型。结果显示,114 例 HIV/MTB 双重感染病例结核分枝杆菌呈 2 个大的基因家族,即北京家族(Beijing family)和非北京家族(non-Beijing family),分别占 66.7%(76/114)和 33.3%(38/114),共 30 种基因型。其中,非北京家族包括 T 家族共 18 株;H 家族共 5 株;EAI5 基因家族 1 株;CAS1_DEHLI 基因家族 1 株及 12 种在数据库中没有对应基因家族或没有匹配结果的新基因型 13 株。作者得出结论,HIV/MTB 双重感染病例中结核分枝杆菌基因型呈明显的多态性,北京家族基因型菌株仍为 HIV/MTB 双重感染病例中结核分枝杆菌主要流行菌株。

为分析 HIV 感染并发结核性脑膜炎(tuberculous meningitis,TBM)患者的临床特征、短期预后及其影响因素,吴桂辉等[35]回顾性分析了 2017 年 1 月 1 日至 12 月 31 日于成都市公共卫生临床医疗中心诊断为 TBM 的 148 例患者,将 52 例 HIV 感染并发 TBM 者作为观察组,96 例未并发 HIV 感染者作为对照组。比较两组患者的临床表现、脑脊液检查、头颅影像学及临床转归等方面的差异。结果显示,观察组发生营养不良和贫血者分别占 78.8%(41/52)和 51.9%(27/52),并发其他肺外结核者占 73.1%(38/52),均高于对照组[分别占 39.6%(38/96)、30.2%(29/96)、30.2%(29/96)],差异均有统计学意义(χ^2 分别为 20.89、6.76、8.27,P 均<0.05)。观察组脑脊液压力、白细胞总数、蛋白含量、葡萄糖和氯化物水平中位数(四分位数)分别为 185.0(141.0,225.0)mmH_2O(1mmH_2O=0.009 8kPa)、30.0(4.0,175.0)×10^6/L、1 141.2(762.8,1 548.6)mg/L、2.3(1.7,2.7)mmol/L、117.0(111.1,121.9)mmol/L;对照组分别为 284.0(197.5,315.0)mmH_2O、360.0(280.0,415.0)×10^6/L、1 660.0(1 270.0,1 900.0)mg/L、1.4(1.2,1.8)mmol/L、105.1(102.6,112.4)mmol/L,差异均有统计学意义(Z 分别为 3.63、4.79、2.57、4.17、4.19,P 均<0.05)。头颅影像学检查显示,观察组脑组织梗死灶发生率为 46.2%(24/52),明显高于对照组的 28.1%(27/96),差异有统计学意义(χ^2=4.85,P=0.028)。观察组病情好转者有 20 例(38.5%),恶化及死亡者有 32 例(61.5%);对照组好转者有 62 例(64.6%),恶化及死亡者有 34 例(35.4%);两组比较差异有统计学意义(χ^2=9.32,P<0.05)。观察组病情恶化及死亡者中体重指数(body mass index,BMI)<18.0kg/m^2、重度贫血(血红蛋白<60g/L)、$CD4^+$T 淋巴细胞计数<50 个/μl、规范抗结核及抗病毒治疗者分别占 56.3%(18/32)、43.8%(14/32)、53.1%(17/32)、28.1%(9/32)和 40.6%(13/32),与病情好转者的 25.0%(5/20)、15.0%(3/20)、

20.0%(4/20)、60.0%(12/20)和75.0%(15/20)相比,差异均有统计学意义(χ^2分别为4.87、4.62、5.61、5.19、5.85,P均<0.05)。多因素logistic回归分析显示,CD4$^+$T淋巴细胞计数<50个/μl(OR=4.21,95%CI 1.15~15.45)是患者预后的危险因素,规范抗结核治疗(OR=0.28,95%CI 0.05~0.94)及规范抗病毒治疗(OR=0.13,95%CI 0.04~0.47)是患者预后的保护因素。作者得出结论,HIV感染对TBM患者的临床表现、脑脊液指标、头颅影像学检查和预后均有明显影响,及时进行规范的抗结核及抗病毒治疗有助于改善患者预后。

为探讨恶性肿瘤继发结核病患者的临床特征及相关因素,廉娟雯等[36]收集西安市胸科医院2014年1月至2018年6月收治的确诊为恶性肿瘤继发结核病患者的临床资料共计163例作为观察组,收集同期临床资料完整的100例单纯结核病患者和100例单纯恶性肿瘤患者作为对照。分析恶性肿瘤继发结核病患者的发病情况、临床特点、实验室检查结果、诊断情况以及恶性肿瘤继发结核病的影响因素。结果显示,观察组患者的平均年龄为(62.50±9.02)岁明显高于单纯结核病组患者[(53.67±7.64)岁],差异有统计学意义(t=2.65,P=0.014)。观察组患者的恶性肿瘤以肺癌最为常见(36.20%,59/163),以并发肺结核最多见(47.85%,78/163)。观察组患者结核病首次诊断率为31.90%(52/163),明显低于单纯结核病组患者的62.00%(62/100),差异有统计学意义(χ^2=22.86,P<0.001)。观察组患者PPD试验阳性率(41.72%,68/163)明显低于单纯结核病组患者(66.00%,66/100);病原学和/或病理检查阳性率(68.71%,112/163)明显高于单纯结核病组患者(53.00%,53/100),差异均有统计学意义(χ^2分别为8.78和7.11,P均<0.05)。观察组患者年龄≥60岁、既往有结核病病史、TNM分期Ⅲ~Ⅳ期、未接受肿瘤治疗、接受化疗患者的比率分别为73.01%(119/163)、22.70%(37/163)、78.53%(128/163)、35.58%(58/163)、58.28%(95/163),明显高于单纯恶性肿瘤患者[分别为61.00%(61/100)、12.00%(12/100)、67.00%(67/100)、22.00%(22/100)、49.00%(49/100)],差异均有统计学意义(χ^2分别为4.14、4.27、4.30、5.40、4.23,P均<0.05)。作者得出结论,恶性肿瘤继发结核病患者年龄较单纯结核病患者大,结核病首次诊断率低,多依据病原学及病理检查确诊。年龄≥60岁、既往有结核病史、肿瘤分期差、未接受肿瘤治疗及接受化疗与恶性肿瘤患者继发结核病相关。

(康万里　舒薇　杜建　李亮　唐神结)

参考文献

[1] World Health Organization. Global tuberculosis report 2019 [R]. Geneva: WHO, 2019.

[2] 中华人民共和国国家卫生健康委员会疾病预防控制局.2019年12月全国法定传染病疫情概况[EB/OL].(2020-01-31)[2020-04-30]. http://www. nhc. gov. cn/jkj/s7923/202001/ab5cbab3f8bc46c08cc7b6c4aef85441. shtml.

[3] 朱士玉,沈利,王中林,等.2013—2017年上海市金山区新登记肺结核患者时空聚集性分析[J].中国防痨杂志,2019,41(7):731-737.

[4] 李国红,苗润青,杨伟丽,等.2009—2017年北京市平谷区肺结核流行特征分析[J].临床药物治疗杂志,2019,17(4):69-72.

[5] 赵珍,刘年强,依帕尔·艾海提,等.2008—2018年新疆维吾尔自治区肺结核空间流行病学特征分析[J].中国防痨杂志,2019,41(8):893-899.

[6] 蔡晓婷,杜雨华,钟静,等.2014—2018年广州市海珠区登记结核病患者流行病学特征分析[J].结核

病与肺部健康杂志, 2019, 8 (2): 100-105.

[7] 李敬新, 庞学文, 张丹, 等. 2015—2017 年天津市肺外结核流行病学分析 [J]. 预防医学情报杂志, 2019, 35 (4): 407-411.

[8] 刘年强, 赵珍, 依帕尔·艾海提, 等. 2008—2017 年新疆维吾尔自治区菌阳肺结核流行病学特征分析 [J]. 中国防痨杂志, 2019, 41 (7): 727-730.

[9] 刘晓俊, 余枫华, 余云芳, 等. 宜昌地区结核分枝杆菌基因分型与成簇特征分析 [J]. 中国防痨杂志, 2019, 41 (3): 308-314.

[10] 彭英, 唐鹭, 裴新发, 等. 黑龙江省五常市结核分枝杆菌基因型及传播特征 [J]. 中国防痨杂志, 2019, 41 (3): 315-321.

[11] 言晨绮, 王瑞白, 刘海灿, 等. ARIMA 模型预测 2018—2019 年我国肺结核发病趋势的应用 [J]. 中华流行病学杂志, 2019, 40 (6): 633-637.

[12] LI B, ZHANG X, GUO J, et al. Prevalence of pulmonary tuberculosis in Tibet Autonomous Region, China, 2014 [J]. Int J Tuberc Lung Dis, 2019, 23 (6): 735-740.

[13] 杨健, 张天华, 鲜小萍, 等. 2017—2018 年陕西省涂阳肺结核患者临床分离株的耐药性检测结果分析 [J]. 中国防痨杂志, 2019, 41 (6): 616-623.

[14] 白大鹏, 孔伟利, 张丽霞. 2006—2017 年天津市结核分枝杆菌耐药性分析 [J]. 中华医院感染学杂志, 2019, 29 (3): 346-350.

[15] 赵薇, 刘思洁, 李可维, 等. 894 株结核分枝杆菌对一线抗结核药物的耐药情况分析 [J]. 中国防痨杂志, 2019, 41 (3): 364-368.

[16] 潘建华, 石国民, 马小华, 等. 长沙某医院结核分枝杆菌耐药基因分布情况分析 [J]. 国际检验医学杂志, 2019, 40 (1): 34-36.

[17] 崔晓利, 杨翰, 邬霞, 等. 958 例结核病患者临床分离株耐药基因检测结果分析 [J]. 中国防痨杂志, 2019, 41 (5): 541-545.

[18] 陈卉, 夏愔愔, 张灿有, 等. 2014—2018 年全国学生肺结核疫情变化趋势及特征分析 [J]. 中国防痨杂志, 2019, 41 (6): 662-668.

[19] 庞艳, 吴成果, 刘英, 等. 重庆市 2017 年学校结核病聚集性疫情处置分析 [J]. 中国热带医学, 2019, 19 (1): 97-99.

[20] 王倩, 骆斌, 张修磊, 等. 2011—2016 年山东省学生肺结核发病情况分析 [J]. 结核病与肺部健康杂志, 2019, 8 (2): 86-89.

[21] 于燕明, 李晓蓉, 李敬新, 等. 天津市 2005—2017 年学生肺结核疫情监测 [J]. 中国热带医学, 2019, 19 (5): 449-453.

[22] YOU N N, ZHU L M, LI G L, et al. A tuberculosis school outbreak in China, 2018: reaching an often overlooked adolescent population [J]. Epidemiol Infect, 2019, 147: e303.

[23] 上海市防痨协会, 中国防痨协会青年理事会, 《中国防痨杂志》编辑委员会. 学校结核病疫情流行病学调查和现场处置专家共识 [J]. 中国防痨杂志, 2019, 41 (1): 9-13.

[24] 罗明, 张汇征, 李桓, 等. 重庆市 2016—2017 年非结核分枝杆菌流行状况分析 [J]. 国际检验医学杂志, 2019, 40 (10): 1178-1182.

[25] 洪创跃, 李金莉, 赵广录, 等. 2013—2017 年深圳市非结核分枝杆菌流行状况分析 [J]. 中国防痨杂志, 2019, 41 (5): 529-533.

[26] 陈忠南, 易松林, 胡培磊, 等. 2012—2017 年湖南省非结核分枝杆菌感染的特征分析 [J]. 中国防痨杂志, 2019, 41 (2): 217-221.

[27] 刘东鑫, 郑惠文, 贺文从, 等. 广州市非结核分枝杆菌临床分离株菌种鉴定及药物敏感性试验结果分析 [J]. 中国防痨杂志, 2019, 41 (5): 534-540.

[28] 张汇征, 陈耀凯, 严晓峰, 等. 重庆市流行非结核分枝杆菌菌种鉴定及感染人群特征 [J]. 中国热带医学, 2019, 19 (4): 330-334.

［29］ 杜建，韩喜琴，舒薇，等 . 复治菌阳肺结核患者治疗成功后再次复发的危险因素分析 [J]. 中国防痨杂志，2019, 41 (6): 624-631.

［30］ 王晓君，付谦，张正斌，等 . 武汉市 2008—2017 年结核病患者就诊延迟情况及影响因素分析 [J]. 中华流行病学杂志，2019, 40 (6): 643-647.

［31］ 张曼晖，刘剑君，么鸿雁，等 . 我国肺结核控制目标实现与社会决定因素相关性研究 [J]. 中国防痨杂志，2019, 41 (1): 80-87.

［32］ 王坚杰，周美兰，陈聪，等 . 武汉市 2006—2014 年耐多药结核病患者生存时间及影响因素分析 [J]. 中华流行病学杂志，2019, 40 (11): 1409-1413.

［33］ 赵誉洁，闫凯，陈金瓯，等 . 耐多药肺结核患者生命质量及其影响因素分析 [J]. 中国防痨杂志，2019, 41 (1): 88-94.

［34］ 赵明惠，刘开明，王宁，等 . 114 例 HIV/MTB 双重感染病例结核分枝杆菌 Spoligotyping 基因分型研究 [J]. 中国人兽共患病学报，2019, 35 (1): 15-20.

［35］ 吴桂辉，黄涛，程耀，等 . HIV 感染并发结核性脑膜炎患者的临床特征及其预后影响因素分析 [J]. 中国防痨杂志，2019, 41 (1): 18-23.

［36］ 廉娟雯，许家玲，华涛，等 . 恶性肿瘤继发结核病患者的临床特征及相关因素分析 [J]. 中国防痨杂志，2019, 41 (3): 254-259.

第二章　结核病预防控制策略、措施和成效

【摘要】结核病控制策略的核心问题是传染源的控制和管理,而传染源的早期发现和治疗是控制传染源的第一步。在目前被动发现的基础上,加强主动发现策略,尤其是针对重点人群如学生、老年人、糖尿病患者、流动人口等的主动发现策略和措施,提高患者发现率;同时,对于确诊的活动性肺结核患者给予及时的治疗和管理,提高患者依从性,提高治愈率,仍是目前减少结核病传播、控制结核病流行最有效的公共卫生措施。另外,感染控制仍较薄弱,有待进一步加强。在新型结核病防治服务体系下,部分地区在重点人群主动发现、治疗管理、经费投入及相关成本效益分析等方面开展了相关研究,并取得了显著成效。本章对患者发现及治疗管理等方面的经验及新进展进行了梳理和总结。

【关键词】结核病;预防和控制;发现;结核病管理;感染控制;成效

近 1 年来,尽管各地在新型结核病防治服务体系下对高危人群筛查、患者经济负担、不同结核病防治模式成效进行了积极的探索和评估,但目前我国结核病负担仍较重,主动发现尚待进一步加强,学校结核病疫情总体呈上升趋势。本章对患者发现及治疗管理、感染控制、成效管理等方面的经验及新进展进行了梳理和总结。

一、患者发现

张碧波等[1]对 2009—2017 年黑龙江省"结核病管理信息系统"中非结核病防治机构(简称"非结防机构")报告肺结核及疑似患者 230 913 例的转诊与追踪情况进行分析,结果显示,2009—2017 年黑龙江省非结防机构报告的肺结核及疑似患者转诊到位率为 46.61%(107 640/230 913),9 年来波动在 42.98%(8 698/20 239)~48.53%(13 020/26 828);追踪到位率为 91.34%(109 947/120 376),呈逐年上升趋势[89.37%(12 109/13 550)~93.45%(11 463/12 267)];总体到位率为 95.48%(220 484/230 913),呈上升趋势[94.34%(28 069/29 752)~96.69%(23 520/24 324)],且稳定在 95% 左右,其中确诊为活动性肺结核患者占 60.92%(134 310/220 484),9 年间到位患者的确诊率呈逐年升高趋势[56.60%(15 888/28 069)~67.50%(15 877/23 520)];18.15%(40 026/220 484)的患者确诊为涂阳肺结核,且呈逐年下降趋势[11.14%(2 145/19 263)~24.68%(6 493/26 305)];报告的肺结核患者对全省报告活动性肺结核患者的总体贡献率为 45.47%(134 310/295 367);对涂阳肺结核患者发现的总体贡献率为 39.73%(40 026/100 752)。结果提示,黑龙江省非结防机构报告肺结核患者总体到位率达到了 95% 以上的规划目标,报告患者的确诊率逐年提高,成为患者发现的主要来源;但存在转诊到位率水平较低,报告的涂阳患者比例逐年下降等问题。

陈卉等[2]对 2014—2018 年"传染病报告信息管理系统定时报表""传染病报告信息管理系统实时报卡""结核病管理信息系统"和《中国统计年鉴》中的中国学生肺结核报告发病的三间分布和就诊延迟情况进行了分析,我国在校学生总人数 2014 年为 25 800 万名,2015 年为 25 581 万名,2016 年为 25 927 万名,2017 年为 26 275 万名,2018 年为 26 867 万

名。结果显示,2018年全国共报告学生肺结核患者48 289例,报告发病率为17.97/10万(48 289/26 867万),与2014年(13.91/10万,35 881/25 800万)相比上升了29.19%[(17.97-13.91)/13.91]。每年3、4月份为学生肺结核报告高峰(2014—2018年分别为4 506例和4 521例、4 350例和4 252例、4 802例和4 110例、4 695例和3 810例、5 407例和4 851例);东部地区(11.64/10万,12 391/10 641万)疫情较轻,中部(15.82/10万,13 369/8 450万)和西部地区(28.97/10万,22 529/7 776万)疫情较重;2018年各年龄组学生报告发病例数构成比中,高中阶段(16~18岁组)占比最高,为43.90%(21 186/48 257);其次是大学本专科阶段(19~22岁组),为31.44%(15 172/48 257)。2018年学生肺结核患者从出现症状至首次到医疗机构就诊的时间间隔中位数(四分位数)为13(3,33)天,与2017年[13(3,34)天]相比,差异无统计学意义($Z=-0.31$,$P=0.753$);2018年就诊延迟率为47.38%(20 643/43 572)。结果提示,2014—2018年学生肺结核疫情呈上升趋势,16~18岁为高发年龄段,西部地区疫情偏重;学生仍然是结核病防控的重点人群之一,应深入开展健康教育,提高主动监测能力。

汪娟等[3]对2013—2017年上海市徐汇区糖尿病并发肺结核患者登记转归情况进行分析,其中2013—2017年上海市徐汇区共登记活动性肺结核患者1 383例,男性903例,女性480例;将糖尿病并发肺结核患者147例作为观察组,未并发糖尿病的肺结核患者1 236例作为对照组。对比分析上述两组患者的临床信息,结果显示,2013—2017年上海市徐汇区登记糖尿病并发肺结核患者147例,占全部肺结核登记患者的10.63%(147/1 383)。糖尿病患者中并发肺结核登记发病率(54.20/10万~117.18/10万)约为一般人群肺结核登记率(22.86/10万~28.62/10万)的2.18~4.72倍。观察组患者平均年龄为(64.26±1.06)岁,男性患者占81.0%(119/147),涂阳患者占57.1%(84/147),就诊延误时间中位数(四分位数)[M(Q1,Q3)]为14.0(5.0,32.0)天,治疗疗程为(10.90±2.68)个月;对照组患者平均年龄为(43.75±0.59)岁,男性患者占63.4%(784/1 236),涂阳患者占37.1%(458/1 236),就诊延误时间[M(Q1,Q3)]为11.5(2.0,27.0)天,治疗疗程为(10.09±3.14)个月,差异均有统计学意义($t=11.73$,$\chi^2=17.80$,$\chi^2=22.25$,$Z=-2.22$,$t=3.16$,P均<0.05)。结果提示,糖尿病并发肺结核患者登记发病率高于一般人群,平均年龄、男性比例、涂阳比例、就诊延迟时间、治疗疗程均高于未并发糖尿病的肺结核患者。

钟明浩等[4]对2015—2017年"中国疾病预防控制信息系统"子系统"传染病报告信息管理系统"和"结核病信息管理系统"中完成抗结核药物治疗疗程的学校结核病患者总例数、发病率,以及报告患者的性别、年龄、学校分布、疾病分类、发病时间和教育阶段等资料进行了分析。结果显示,2015—2017年东莞市累计报告学校结核病患者224例,年均报告发病率为4.54/10万(224/4 929 416),其中学生年均发病率(3.97/10万,186/4 682 822)低于教师(15.41/10万,38/246 594)。2015—2017年学生报告发病率依次为2.85/10万(43/1 506 393)、4.38/10万(68/1 554 199)、4.62/10万(75/1 622 230),有逐年递增趋势($P<0.01$);而教师报告发病率依次为12.78/10万(10/78 219)、17.21/10万(14/81 343)、16.09/10万(14/87 032),无逐年递增趋势($P=0.600$)。学生患者和教师患者男性与女性比例分别为1.55∶1(分别为113例和73例)和0.65∶1(分别为15例和23例),差异均无统计学意义;15~19岁年龄组学生患者占总报告学生患者例数的67.74%(126/186);普通中学报告学生患者构成比(53.76%,100/186)高于其他教育阶段(46.24%,86/186)。中等职业技术学校学生年报告发病率[分别为4.30/10万(3/69 734)、17.40/10万(13/74 700)、32.38/10万(26/80 294)]有增长趋势。学生结核病患者

以病原学阴性为主(72.04%,134/186),且每年的4月均为发病高峰期(17.74%,33/186)。结果提示,2015—2017年东莞市学生报告发病率逐年递增,男生多于女生。学校结核病控制重点在中学阶段,尤其是高中和职业技术学校。

蔡晓婷等[5]对2014—2018年"结核病管理信息系统"中登记的广州市海珠区6 555例结核病患者的流行病学特征进行分析,结果显示,2014—2018年广州市海珠区共登记结核病患者6 555例,年均登记发病率为79.86/10万(6 555/8 208 100),其中户籍人口结核病患者共3 529例,年均登记发病率为68.77/10万(3 529/5 131 400),非户籍人口结核病患者共3 026例,年均登记发病率为98.35/10万(3 026/3 076 700)。2014—2018年全区平均登记率分别为93.70/10万(1 499/1 599 800)、85.08/10万(1 373/1 613 700)、82.85/10万(1 357/1 637 900)、73.12/10万(1 216/1 663 100)、65.54/10万(1 110/1 693 600),呈下降趋势。2014—2018年海珠区结核病以4月和9月登记患者例数较多,分别为631例(9.63%,631/6 555)和605例(9.32%,605/6 555)。全区各街道均有登记患者,最高为南洲街,年平均登记率为136.99/10万(754/550 411);最低位南石头街,年平均登记率为57.26/10万(336/586 848)。全区男性患者4 545例,女性患者2 010例,男性与女性比例为2.3∶1;全区结核病患者以25~34岁年龄组为主,占21.88%(1 434/6 555),但户籍人口以55~64岁年龄组为主,占21.82%(770/3 529);职业分布全区以家务及待业患者最高,占45.98%(3 014/6 555)。结果提示,2014—2018年广州市海珠区结核病疫情呈逐年下降趋势,疫情控制工作取得一定的成效,男性、25~34岁年龄组、南洲街、家务及待业人群是结核病防治的重点人群。

王希江等[6]对2010—2017年"中国疾病预防控制信息系统"中新疆维吾尔自治区的96个县(市、区)登记的71 172例涂阳肺结核患者的流行病学特征及时空聚集性分布规律进行了分析,结果显示,2010—2017年新疆登记涂阳肺结核患者共计71 172例,占临床确诊活动性肺结核患者的29.01%(71 172/245 339);其中初治涂阳患者54 450例。年均涂阳登记率为39.32/10万(71 172/181 024 701),呈逐渐下降趋势(30.69/10万~52.87/10万)。时空扫描分析结果显示,初治涂阳患者主要聚集在7个聚集区,其中喀什、和田等4个地州的29个县(区、市)的预测初治涂阳肺结核登记率为35.5/10万(RR=3.4,LLR=2 701.28,P<0.001)。作者得出结论,2010—2017年新疆维吾尔自治区涂阳肺结核登记率呈下降趋势,喀什、阿克苏、和田等地区的县(区、市)的初治涂阳肺结核患者有空间聚集性,是今后防控重点。

陈慧娟等[7]对2017年贵州省高疫情地区仁怀市喜头镇的肺结核患者主动发现情况进行分析,对喜头镇65以下人群入户进行面对面的肺结核可疑症状问卷调查,有症状的进行胸部X线检查;65岁以上老年人进行肺结核高危因素及可疑症状问卷调查,并进行胸部X线检查。胸部X线片异常及有肺结核可疑症状者留取3个痰标,进行痰涂片、痰培养及GeneXpert检测。结果显示,1 747例拍摄胸部X线片的调查者中共检出活动性肺结核患者56例,患病率为3 205.05/10万。无肺结核可疑症状的比例达到了57.14%(32/56),32例无症状者中65岁以上的占71.88%(23/32)。结果提示,采取65岁以下人群入户调查、可疑症状者推荐,65岁以上人群结合基本公共卫生服务项目年度体检,可提高肺结核患者的主动发现率。

鲁周琴等[8]对2006—2015年"结核病管理信息系统"中登记的现住址为武汉市的老年肺结核患者(11 493例)的流行特征进行分析,该人群占同期全人群登记病例数的17.67%。其中,老年活动性和涂阳肺结核年均登记发病率分别为136.74/10万和77.46/10万,总体呈下降趋势(活动性肺结核 $\chi^2_{趋势}$=95.48,P<0.05；涂阳肺结核 $\chi^2_{趋势}$=157.47,P<0.05)；时间分布以 3~10 月登记发病数较多,占 72.34%；登记发病数位居前三的依次是黄陂区(占 18.17%)、新洲区(占 17.05%)、江夏区(占 11.65%),均为远城区；老年肺结核患者的男性与女性比例为 3.75∶1；老年肺结核患者中病例数以 65~69 岁年龄段最多,其次为 70~74 岁；老年复治涂阳患者构成比为 14.51%。结果提示,武汉市应进一步加强对老年人群的结核病防治知识宣传、主动筛查、治疗管理等,积极推进老年人结核病防治工作。

王倩等[9]对 2011—2016 年"结核病管理信息系统"中的山东省学生肺结核流行病学特征进行了分析,结果显示 2011—2016 年山东省学生肺结核报告发病率呈下降趋势,差异有统计学意义(χ^2=42.94,P<0.05)。2011 年学生肺结核报告发病率为 9.68/10 万、发病患者 1 423 例,学生涂阳肺结核报告发病率为 2.41/10 万、发病患者 355 例；2016 年分别为 7.87/10 万、1 178 例和 1.29/10 万、193 例,肺结核报告发病率和涂阳肺结核报告发病率分别下降了 18.70% 和 46.47%。各年龄组学生肺结核报告发病例数构成比以 15~24 岁组最高,达 89.84%(7 103/7 906)。男性学生肺结核报告发病例数构成比为 60.83%(4 809/7 905),高于女性的 39.17%(3 096/7 905)。学生报告发病年均例数最多的依次为济南市(184 例)、潍坊市(166 例)、烟台市(98 例)、临沂市(81 例),年均构成比分别为 9.03%、6.60%、4.82%、1.72%。结果提示,2011—2016 年山东省学生肺结核疫情呈逐年下降趋势,学校结核病防控工作发挥了有效作用,应加强教育与卫生部门的联系,进一步落实好学校结核病防控工作。

何波等[10]对 2014—2017 年南宁市农村地区 TB/HIV 双重感染患者的登记变化趋势进行分析,结果表明 TB/HIV 双重感染患者占结核病患者的 5.28%,其中横县 TB/HIV 双重感染患者占结核病患者的比例逐年上升(χ^2=24.260,P=0.001),宾阳县 TB/HIV 双重感染患者占结核病患者的比例则逐年下降(χ^2=5.518,P=0.05),各县之间 2014—2017 年总 TB/HIV 双重感染患者占结核病患者的比例差异有统计学意义(χ^2=141.132,P=0.001)。2014—2016 年,全市 TB/HIV 双重感染患者报告数上升了 108.97%,其中 HIV/AIDS 患者筛查 TB 登记报告上升 150.79%,结核病患者筛查 HIV 登记报告下降 66.67%；马山县 HIV/AIDS 患者筛查 TB 登记报告上升了 543.75%,横县 HIV/AIDS 患者筛查 TB 登记报告上升了 933.33%,宾阳县 TB 筛查 HIV 报告上升了 300%,而 HIV/AIDS 患者筛查 TB 登记报告则下降了 66.67%。因马山县和横县的 HIV/AIDS 患者筛查 TB 登记造成上升的责任比例分别为 102.35% 和 24.71%,因宾阳县的 HIV/AIDS 患者筛查 TB 登记造成下降的责任比例为 −11.77%。结果提示,2014—2016 年南宁市农村地区 TB/HIV 双重感染患者登记快速上升,主要由马山县和横县的 HIV/AIDS 患者筛查 TB 登记上升引起。应进一步加强和完善结核病和艾滋病综合服务机制,对专业人员进行技能培训,并采用多种筛查和检测方法,更高质量地发现、治疗现有以及潜在的 TB/HIV 双重感染者,有效地控制结核病和艾滋病疫情的蔓延。

孙宏英等[11]对 2014—2018 年就读于四川省绵阳市的 586 例学生肺结核患者的登记资料进行就诊延迟的影响因素分析,结果显示,2014—2018 年绵阳市 586 例学生肺结核患者中,就诊延迟的学生 216 例,就诊延迟率达到 36.86%。延迟就诊天数的中位数(四分位数)为 34(8,42)天。男性和女性就诊延迟率分别为 34.36%(123/358)、40.79%(93/228),差异无统计学意义(χ^2=2.476,P=0.069)；不同就读学历学生的就诊延迟率分别为：小学 39.13%(9/23),初中 42.70%(38/89),普高 35.08%(114/325),职高 40.48%(17/42),大学 35.51%(38/107),差异无统计学意义；本地户籍学生就诊延迟率(38.45%,193/502)高于外地户籍学生(27.38%,

23/84),差异有统计学意义。学生延迟就诊率(36.86%)低于全人群(58.80%,10 002/17 009),差异有统计学意义;2014—2018年学生就诊延迟率分别为45.98%(40/87)、40.48%(34/84)、40.13%(61/152)、30.06%(49/163)、32.00%(32/100),总体呈下降趋势。发现方式中,转诊、因症就诊、追踪发现的患者就诊延迟率分别为38.78%(114/294)、41.72%(63/151)、49.28%(34/69),三者差异无统计学意义;但是健康体检发现的患者就诊延迟率(6.94%,5/72)低于转诊发现的患者。结果提示,绵阳市学生就诊延误率虽然低于全人群,并且总体呈下降趋势,但是还需要加强健康教育,特别是对于本地户籍、非健康体检发现的学生患者要加强监督与管理。

二、患者治疗管理

胡冬梅等[12]对2018年全国2 799个县(区)级结核病定点医疗机构、疾病预防控制机构和基层医疗卫生机构肺结核患者治疗管理工作情况进行了调查分析,其中县(区)级结核病定点医疗机构设立在医院、结核病防治所、疾病预防控制机构门诊和慢性病防治院的县(区)数分别为2 072个(70.4%,2 072/2 799)、287个(10.3%,287/2 799)、296个(10.6%,296/2 799)和74个(2.6%,74/2 799)。在落实肺结核患者治疗管理时,131个(4.7%,131/2 799)县(区)级结核病定点医疗机构不传送患者信息,设立在医院的定点医疗机构不传送患者信息者占5.6%(117/2 072),设立在结核病防治所、疾病预防控制中心门诊和慢性病防治院的定点医疗机构不传送患者信息者占1.1%(7/657),两者差异有统计学意义($P<0.01$)。1 016个(36.3%,1 016/2 799)定点医疗机构将患者信息传送至疾病预防控制机构;912个(32.6%,912/2 799)定点医疗机构将患者信息传送至基层医疗卫生机构;740个(26.4%,740/2 799)定点医疗机构将患者信息同时传送至上述两个机构。通过纸质版、电子版、结核病专报系统和其他系统传送患者信息的定点医疗机构数分别为622个(22.2%,622/2 799)、1 121个(40.1%,1 121/2 799)、819个(29.3%,819/2 799)和97个(3.5%,97/2 799)。127个(4.5%,127/2 799)疾病预防控制机构不传送患者信息;2 430个(86.8%,2 430/2 799)疾病预防控制机构传送给乡镇卫生机构;17个(0.6%,17/2 799)疾病预防控制机构传送给乡村医生;225个(8.0%,225/2 799)疾病预防控制机构同时传送给上述两级机构。通过纸质版、电子版、结核病专报系统和其他系统传送患者信息的疾病预防控制机构数分别为694个(24.8%,694/2 799)、1 611个(57.6%,1 611/2 799)、178个(6.4%,178/2 799)和183个(6.5%,183/2 799)。1 153个(41.2%,1 153/2 799)县(区)基层医疗卫生机构不传送随访记录表;通过纸质版、电子版、结核病专报系统和其他系统传送随访记录表的县(区)数分别为895个(32.0%,895/2 799)、289个(10.3%,289/2 799)、41个(1.5%,41/2 799)和263个(9.4%,263/2 799),有158个(5.6%,158/2 799)县(区)的基层医疗卫生机构通过其他方式传送。发现患者出现不良反应或其他并发症时,374个(13.4%,374/2 799)县(区)的基层医生直接告知县级医生;711个(25.4%,711/2 799)县(区)的基层医师直接将患者转至县级机构;1 665个(59.5%,1 665/2 799)县(区)的基层医师能够处理较轻的不良反应;43个(1.5%,43/2 799)县(区)的基层医生告知患者到县级机构就诊。91.4%(2 557/2 799)县(区)的患者在每个治疗月末或治疗第2、5、6个月末(复治患者在治疗第2、5、8个月末)复诊;1.2%(33/2 799)县(区)的基层医生不提醒患者复诊时间;37.8%(1 058/2 799)县(区)的定点医疗机构不提醒患者复诊。91.6%(2 563/2 799)县(区)的患者在县级定点医疗机构取药,84.9%(2 376/2 799)县(区)的乡镇卫生机构不提供结核病

复诊服务。2 240 个(80.0%,2 240/2 799)县(区)的中断治疗患者由基层医生发现,1 382 个(49.4%,1 382/2 799)县(区)的基层医生组织开展中断治疗患者的追踪工作。结果提示,县(区)即定点医疗机构、疾病预防控制机构和基层医疗卫生机构在肺结核患者治疗管理方面职责落实和工作衔接较好。各级应按照要求做好患者治疗管理工作,全面提高肺结核患者治疗管理的水平。

李雪等[13]对智能化电子药盒和手机微信 APP 督导服药管理工具的应用对结核病患者服药依从性的效果进行评价,选取黑龙江省绥化市的安达市、兰西县和山东省济南市的长清区、济阳县作为研究现场,对 4 个研究县(区)内 2017 年 9 月 1 日起新登记的 234 例初治活动性肺结核患者进行筛选,134 例符合纳入标准。将 73 例符合入选标准的患者中,有智能手机且能够在服药期内(6 个月内)保持在线、愿意使用手机微信 APP 提醒服药的 40 例患者纳入手机微信 APP 组;将没有智能手机或有智能手机的 94 例患者中,愿意使用电子药盒服药提醒的 80 例纳入电子药盒组。对入选的两组患者进行 6 个月的前瞻性督导服药管理。结果显示,两组患者观察期间,有 34 例患者退组,总退组率为 28.3%(34/120),其中电子药盒组 29 例,手机微信 APP 组 5 例;电子药盒组另有 10 例患者服药数据不全。电子药盒组和手机微信 APP 组患者在服药观察 6 个月末时有效观察患者分别为 41 例和 35 例。两组患者不同月份服药率均在 93.0% 以上,且随着治疗月序的增加,服药率在电子药盒组[97.5%(1 025/1 051)~93.3%(1 110/1 190)]和手机微信 APP 组[99.5%(994/999)~94.4%(1 018/1 078)]均有所下降($\chi^2_{趋势}$ 分别为 11.868、82.921,P 分别为 0.001、0.000)。电子药盒组有效观察患者总体规律服药率为 85.4%(35/41),手机微信 APP 组为 91.4%(32/35)。结果提示,手机微信 APP 和电子药盒督导服药管理方式对患者服药率和依从性均较好,可扩大范围推广。张晓龙等[14]对苏州市 418 例流动肺结核初治患者采用回顾性队列的定量调查分析,结果显示苏州市流动肺结核患者就诊延迟率为 38.76%(163/418),就诊延迟时间为 43(24,88.25)天。其中,女性(OR=2.134,95%CI 1.374~3.314)、日工作时间 >8 小时(OR=1.772,95%CI 1.118~2.808)、痰涂片阳性(OR=1.709,95%CI 1.126~2.595)是导致流动肺结核患者就诊延迟的影响因素,初始症状越轻,就诊延迟的风险越大[轻、中、重的 OR 分别为 4.567(95%CI 1.916~10.887)、3.299(95%CI 1.356~8.028)和 3.011(95%CI 1.242~7.301)]。知晓结核病防治核心信息是流动肺结核患者就诊延迟的保护因素(OR=0.585,95%CI 0.383~0.893)。结果提示,流动肺结核患者就诊延迟现象较严重,需针对结核病防治意识和知识差、健康宣教不深入等原因进行具体研究,针对高危人群进行有针对性的宣教,降低结核病延迟就诊率。

李晨等[15]对 2016 年 1 月至 2018 年 6 月南京市确诊的新涂阳患者进行随机分组,纳入常规医务人员督导模式组和新型综合督导模式组。结果显示,与常规医务人员督导模式组相比,新型综合督导模式组 2 月痰未转阴的风险降低 73.7%(OR=0.263,95%CI 0.094~0.7 330),未按时查痰的风险降低 31.1%(OR=0.689,95%CI 0.478~0.994),不规则治疗的风险降低 65.7%(OR=0.343,95%CI 0.156~0.753),治疗失败的风险降低 65.0%(OR=0.350,95%CI 0.155~0.791),发生不良反应的风险降低 54.9%(OR=0.451,95%CI 0.219~0.926),新型综合督导模式组中医务人员电话督导模式效果最佳。结果提示,新型综合督导模式可有效提高患者的治疗依从性及治疗效果,是切实可行的肺结核督导管理方法,其中医务人员电话督导模式效果最优。

王晓君等[16]对 2008—2017 年武汉市 64 208 例 0~95 岁结核病患者的就诊延迟行为特

征、变化趋势及其影响因素进行分析,其中结核病患者的就诊天数为 M=10(P$_{25}$~P$_{75}$:3~28)天,就诊延迟率为 52.5%(33 703/64 208),总体呈下降趋势($\chi^2_{趋势}$=10.64,P<0.001)。结核病就诊延迟者主要为男性,女性、≥ 65 岁组所占的构成比逐渐增长。远城区(与近城区相比,OR=1.29,95%CI 1.25~1.35)、≥ 45 岁组(45~、≥ 65 岁组与 <25 岁组相比,OR=1.22,95%CI 1.15~1.29;OR=1.30,95%CI 1.22~1.39)是结核病患者就诊延迟的危险因素,职业、患者来源和患者分类也是结核病患者就诊延迟的影响因素。结果提示,2008—2017 年武汉市结核病患者的就诊延迟率总体呈下降趋势,应重点关注结核病患者中的女性和中老年就诊延迟者。

三、感染控制

李瑾等[17]对 2018 年上海市松江区的学校结核病疫情现状进行分析,以辖区内所有学校(其中普通高校 9 所,中专及高职学校 2 所,中学 28 所,小学 56 所,托幼机构 157 所)的师生为监测对象,其中 2018 年高校师生有 79 011 名,中专职校、中小学及托幼机构师生有 261 196 名。对松江区学生结核病患者不仅通过“结核病管理信息系统”获取数据,还收集了其他省(直辖市、自治区)疾病预防控制中心及学校直接报告的患者信息。对密切接触者筛查时,同时进行症状、胸部 X 线检查及 PPD 试验等诊断与检查。结果显示,2018 年松江区 16 所学校共发现肺结核患者 69 例,男性与女性比例为 1.09∶1(36/33),高校肺结核发病率为 69.61/10 万(55/79 011),中专职校、中小学及托幼机构发病率为 5.36/10 万(14/261 196),差异有统计学意义。第一季度报告患者构成比为 17.39%(12/69),第二季度为 30.43%(21/69),第三季度为 27.54%(19/69),第四季度为 24.64%(17/69),各季度发病率差异无统计学意义。“结核病管理信息系统”中登记报告的患者 38 例,占 55.07%;与外省(直辖市、自治区)疾病预防控制中心之间通过信息交流确定患者 20 例,占 28.99%;校医院上报至区疾病预防控制中心患者 11 例,占 15.94%。筛查密切接触者 2 617 名,其中行胸部 X 线筛查 2 235 名,发现异常者 2 名;PPD 试验筛查 2 392 名,PPD 阳性者 735 名(30.73%),PPD 强阳性者 48 名(2.01%);通过对筛查异常者进一步检查,共确诊新患者 2 例。涂阳与涂阴(含结核性胸膜炎)患者的密切接触者 PPD 阳性率分别为 29.03%(234/806)和 32.85%(521/1 586);强阳性率分别为 2.48%(20/806)和 1.77%(28/1 586),差异均无统计学意义。结果提示,2018 年松江区学校结核病发病人群以大学生为主,第二季度发病构成比最高;及时、有效地进行密切接触者筛查,可避免学校结核病的暴发流行。

孟炜丽等[18]对 2018 年西城区中小学入学新生开展结核病筛查,所有学生均进行肺结核密切接触史和肺结核可疑症状调查,对全部高中生、住宿初中生以及有肺结核密切接触史或肺结核可疑症状的小学生和非住宿初中生开展 PPD 试验,对 PPD 强阳性者或有肺结核可疑症状者进行胸部 X 线检查。结果显示,138 所学校的 35 437 名新生完成了肺结核可疑症状及接触史调查,6 111 人进行了 PPD 试验,163 人进行了胸部 X 线检查,未发现活动性肺结核患者。其中 PPD 阳性 955 人,阳性率为 15.63%(955/6 111)。在进行 PPD 试验的学生中,小学组的 PPD 阳性率为 14.28%(1/7),初中组的 PPD 阳性率为 19.94%(64/321),高中组的 PPD 阳性率为 15.39%(890/5 783);结核感染者 458 人,结核感染比例为 7.49%(458/6 111),其中小学组未发现结核感染者,初中组的结核感染比例为 10.28%(33/321),高中组的结核感染比例为 7.35%(425/5 783);PPD 强阳性 158 人,PPD 强阳性率为 2.59%(158/6 111),小学组未发现 PPD 强阳性者,初中组的 PPD 强阳性率为 1.87%(6/321),高中组的 PPD 强阳性率为

2.63%(152/5 783);PPD 阳性率、强阳性率、结核感染比例各组间差异无统计学意义($P>0.05$)。结果提示,开展入学新生结核病筛查可以及早发现结核感染者,是落实学校结核病防控工作的重要措施。

黄爱菊等[19]对 2017 年贵州省 290 所学校的 373 679 名学开展主动筛查和入学体检情况分析,采用"全省学校结核病筛查调查表"逐级收集信息。结果显示 PPD 试验筛查强阳性率,以办学性质分类,差异有统计学意义;以学校类别分类,差异有统计学意义。胸部 X 线筛查异常率,以办学性质分类,差异无统计学意义;以学校类别分类,差异有统计学意义。症状筛查可疑率,以办学性质分类,差异有统计学意义;以学校类别分类,差异有统计学意义。PPD 试验筛查 166 691 人,强阳性 4 667 人,发现肺结核 191 例,检出率为 4.09‰;胸部 X 线筛查 104 024 人,胸部 X 线片异常 298 人,发现肺结核人数 200 例,检出率为 67.11%;症状筛查 102 964 人,可疑症状者 2 272 人,发现肺结核患者 229 例,检出率为 10.08%。PPD 试验、胸部 X 线检查和症状 3 种筛查方法结果差异有统计学意义。结果提示,贵州省学校结核病筛查工作还需进一步完善,应加强大学、寄宿制高中学生结核病的筛查力度,控制学校结核病疫情的发生。

四、各地成效及经验

李江红等[20]对"结核病管理信息系统"中天水市结核病分级诊疗和综合防治服务模式试点县(区)结核病患者发现、治疗、管理及耐药肺结核防治工作指标进行了分析,比较了试点前(2016 年)和试点后(2018 年)各指标完成情况。2016 年 5 个试点县(区)报告肺结核患者 537 例,2018 年报告肺结核患者 799 例。结果显示,2018 年试点工作结束时,天水市建立了结核病分级诊疗体系,明确了市级和县(区)级定点医院和诊疗病种。2018 年年底,试点县(区)肺结核可疑症状者和疑似患者的查痰率达到 97.29%(4 460/4 584),肺结核患者病原学阳性率达到 53.47%(347/649),基层医疗卫生机构肺结核患者管理率达到 96.52%(748/775),肺结核患者治疗成功率达到 94.53%(1 623/1 717),病原学阳性患者耐药性筛查率达到 80.35%(229/285),耐药患者纳入治疗率达到 81.25%(13/16),与基线指标[2016 年分别为 90.99%(7 178/7 889)、10.72%(185/1 726)、89.80%(1 550/1 726)、90.03%(1 554/1 726)、52.31%(113/216)、30.00%(3/10)]相比,差异均有统计学意义。结果提示,天水市试点县(区)建立了结核病分级诊疗模式,完善了结核病防治保障政策,各项防治指标明显提升,为全面推广试点工作经验提供了初步的科学依据。

张宏伟等[21]对陕西省基本公共卫生结核病患者健康管理项目有关政策及实施效果进行评价,通过收集《陕西省基本公共卫生结核病患者健康管理服务项目实施及考核方案(2017 版)》《陕西省基本公共卫生结核病患者健康管理服务项目实施及考核方案(2018 版)》等文件,提炼工作目标、工作任务、工作流程、经费预算及绩效考核 5 个部分内容,并结合专项督导调研,以及收集 2018 年《基层医疗机构结核病防治工作季报表》《全国结核病患者信息管理系统》数据,结果显示,2018 年陕西省基层医疗机构向县级定点医院共推介到位 43 816 例肺结核可疑症状者,其中确诊 4 183 例活动性肺结核患者,落实管理普通肺结核患者 21 401 例,管理利福平耐药患者 318 例。基层医疗机构推介初诊患者数占全省定点医院 2018 年登记初诊者数的 37.05%(43 816/118 266),各季度[分别为 22.08%(6 565/29 729)、36.13%(10 892/30 150)、39.81%(11 028/27 702)、49.96%(15 331/30 685)]呈上升趋势;其中基层医疗机构推介到位的肺结核可疑症状者中确诊活动性肺结核患者占全省登记活动性肺结核患者的 18.00%(4 183/23 237),低于其他来源(包括转诊、追踪、主动就诊等)确诊患者的比率(25.59%,19 054/74 450),差异有统计学意义。2018 年通知基层管理的普通肺结核患者通知率为 93.81%(21 798/23 237),管理率为 98.18%(21 401/21 798),签约率为 92.49%(20 161/21 798),管理率和签约率均达到国家要求的 90% 的目标;利福平耐药患者通知率仅为 60.98%(325/533),管理率为 97.85%(318/325),签约率为 88.62%(288/325),管理率达到国家要求的 90% 的目标,签约率略低于国家要求的 90% 的目标。结果提示,陕西省基本公共卫生结核病患者健康管理服务项目加强了基层医疗机构可疑肺结核患者推介工作,促进了肺结核患者管理率、签约率目标的实现,值得其他地区借鉴;但可疑肺结核患者推介质量及利福平耐药肺结核患者签约服务有待进一步提高。

温保江等[22]对 2017 年广东省不同结核病防控体系模式的工作成效进行分析,包括对广东省肺结核监测报表中的 2017 年指标数据、2017 年广东省统计局公布的各地市国内生产总值(gross domestic product,GDP)以及 2017 年度广东省各地市工作总结、省督导地市的报告和广东省结核病防治体系模式调研报告、史志材料进行综合分析。对不同政府投入下相同防治体系(防治结合的医院模式)及相同政府投入下不同体系(防治结合的医院模式与防治结合的门诊模式,防治结合与防治分开模式)的工作成效进行综合评价。结果表明,2017 年广东省各地方政府结核病防治投入在 131.68 万~3 614.90 万元;政府投入的总效益在 5 811.39 万~277 763.65 万元。

1. 不同政府投入下相同防治体系(防治结合的医院模式)工作成效对照(深圳市和汕头市) 深圳市和汕头市人均政府投入分别为 3.04 元和 1.41 元;政府投入的总效益深圳市(134 720.89 万元)高于汕头市(27 827.61 万元);深圳市报告发病率(55.3/10 万)低于汕头市(117.8/10 万);深圳市登记率(45.9/10 万)接近报告发病率(55.3/10 万),汕头市登记率(47.6/10 万)与报告发病率(117.8/10 万)差距大。

2. 相近政府投入下不同防治体系的工作成效对照

(1)防治结合的医院模式(佛山市)与防治结合的门诊模式(珠海市)成效对照:佛山市和珠海市人均政府投入分别为 1.89 元和 1.83 元;政府投入的总效益佛山市(98 978.06 万元)高于珠海市(36 894.81 万元);佛山市转诊到位率和成功治疗率分别 93.4% 和 94.8%;珠海市转诊到位率和成功治疗率均为 95.8%,两市接近;佛山市报告发病率(48.9/10 万)和登记率(49.0/10 万)差距较小;珠海市报告发病率为 71.3/10 万,登记率为 74.6/10 万,两者差距较大。

(2)防治分开模式(潮州市)和防治结合的医院模式(茂名市)成效对照:潮州市和茂名市人均政府投入分别为 0.50 元和 0.48 元;茂名市政府投入的总效益(33 723.26 万元)高于潮州市(5 811.39 万元);潮州市报告发病率(68.5/10 万)高于茂名市(61.5/10 万);潮州市登记率(27.7/10 万)低于茂名市(53.8/10 万)。结果提示,政府投入水平对结核病防治体系的工作成效影响较大;在相同的政府投入水平下,防治结合的模式优于防治分开模式("三位一体"模式);防治结合的医院模式优于防治结合的门诊模式。

叶海明等[23]对 2017—2018 年深圳市福田区实施结核病分级诊疗和综合防治服务模式试点工作后结核病防治能力建设情况以及患者发现、治疗管理情况,与实施结核病分级诊疗和综合防治服务模式试点工作前(2015—2016 年)的数据进行对比分析。结果显示,2015—2016 年福田区慢性病防治院接诊的肺结核可疑者 2 093 例,登记的肺结核患者 772

例;2017—2018 年接诊的肺结核可疑者 2 319 例,登记的肺结核患者 690 例。2017 年福田区制定了考核和经费分配方案,开始启用 GeneXpert MTB/RIF 快速检测技术,并推行互联网 +DOT 的远程视频督导和普通涂阳肺结核患者居家隔离措施;2018 年参保人员肺结核(包括耐多药肺结核)专科门诊治疗开始享受医疗保险门诊大病待遇。2017—2018 年活动性肺结核患者在定点医疗机构接受治疗的比率为 82.43%(962/1 167),肺结核确诊患者中病原学诊断率为 54.93%(379/690),肺结核患者痰培养率为 94.49%(652/690),肺结核可疑症状者和疑似患者查痰率为 89.00%(2 064/2 319),辖区非结核病防治机构报告肺结核可疑者转诊到位率为 58.19%(1 893/3 253);与 2015—2016 年[72.35%(772/1 067)、44.69%(345/772)、53.89%(416/772)、86.67%(1 814/2 093)、52.17%(2 199/4 215)]相比均有明显提高,差异均有统计学意义。2017—2018 年细菌学检查阳性患者密切接触者肺结核筛查率为 100.00%(1 128/1 128),肺结核患者治疗成功率为 95.24%(480/504);2015—2016 年细菌学检查阳性患者密切接触者肺结核筛查率为 100.00%(1 078/1 078),肺结核患者治疗成功率为 94.45%(698/739),均维持在较高水平,治疗成功率差异无统计学意义。结果提示,福田区实施结核病分级诊疗和综合防治服务模式试点工作后,取得了良好的效果,可以继续推广并进一步优化。

赖静文[24]对 2017 年代表"三位一体"防治模式的上海市和代表慢性病防治体系下"防、治、管一体化"模式的深圳市的两种结防服务体系模式进行分析。通过"中国疾病预防控制信息系统"子系统"监测报告信息系统"和"结核病管理信息系统"中收集两市人口构成、结核病防治经费投入、肺结核报告发病率、结核病登记率以了解两市结防工作的一般情况。以全国结核病监测信息中有可比性的 4 个"十三五"结核病防治核心指标(肺结核患者总体到位率、肺结核患者病原学阳性率、涂阳肺结核患者密切接触者筛查率、高危人群耐药筛查率)的完成情况评估两种结防服务体系模式在患者发现方面的效果。结果显示,2017 年上海市和深圳市流动人口占常住人口的 40.22%(972.69/2 418.33)和 65.30%(818.11/1 252.83),人均结防经费为 1.30 元(3 134.80/2 418.33)和 2.88 元(3 614.90/1 252.83),肺结核报告发病率为 26.56/10 万(6 424/2 418.33 万)和 52.58/10 万(6 587/1 252.83 万),结核病登记率为 27.93/10 万(6 754/2 418.33 万)和 43.64/10 万(5 467/1 252.83 万)。上海市高危人群耐药筛查率[68.60%(319/465)]、病原学阳性率[50.94%(3 269/6 417]、密切接触者筛查率[99.85%(5 403/5 411)]均低于深圳市[82.16%(221/269)、53.70%(2 936/5 467)、100.00%(5 455/5 455)]。尽管两市有上述差别,但是均基本上完成了《"十三五"全国结核病防治规划》中指标总体到位率 95%、密切接触者筛查率 95%、病原学阳性率 50%、高危人群耐药筛查率 95% 的阶段性指标任务。结果提示,不同结防服务体系模式工作成效虽然有所差别,但是均基本上完成了国家规定的结核病防治阶段性指标,说明应因地制宜地逐步发展和完善结核病服务体系建设。

夏岚等[25]对 2016 年 7 月至 2017 年 11 月期间的四川省青川县和剑阁县 ≥ 60 岁老年人口 126 288 名进行肺结核可疑症状调查和数字化 X 线摄影术检查,对可疑症状者和 / 或数字化 X 线摄影术检查异常者收集痰标本开展痰涂片检查,对确诊并符合救助条件的 158 例老年肺结核患者开展关怀救助。结果表明,两县 2016—2017 年主动症状筛查 ≥ 60 岁的老年人筛查率为 99.94%(126 288/126 367),肺结核病检查可疑症状者 1.5 万名,发现 ≥ 60 岁老年肺结核病患者 433 例,报告发病率为 171.33/10 万(433/252 734),与 2014—2015 年的 86.78/10 万(220/253 506)比较差异有统计学意义(χ^2=89.15,P<0.05)。2016—2017 年,两

县登记的 ≥ 60 岁的老年肺结核病患者从出现症状到就诊的平均时间从 2014—2015 年的 68.72 天，缩短到 29.93 天；老年肺结核病患者中病灶侵犯 3 个肺野以上及有空洞的患者数占所有老年人患者数的比例从 2014—2015 年的 60%（132/220）减少到 29.10%（126/433）；两县受助的老年结核患者药物不良反应发生率比非受助老年结核患者减少了 5.44%；两县受助的贫困老年肺结核患者自付治疗费用从 0.17 万元减少到 0 元。结果提示，在贫困地区老年人中开展主动筛查大大提高了结核病发现率，同时缩短了就诊延迟时间，项目实施减轻了贫困老年患者经济负担。

夏岚等[26]对四川省江油市实施的主动发现结核病患者研究进行评价，其中主动发现研究策略为对研究现场居住、工作和学习 6 个月以上的全部常住人口进行结核病可疑症状筛查，15 岁及以下人群进行 PPD 试验，对具有肺结核可疑症状者、PPD 强阳性者及研究重点人群进行胸部 X 线检查和痰涂片、痰培养检查并确诊。结果显示，研究期间共调查 32 071 人，发现结核病可疑症状者 497 人、活动性结核病患者 117 人，期间患病率为 363.15/10 万，显著高于当地前 3 年报告发病率，男性、65 岁及以上、外来人口、农民的结核病可疑症状出现风险分别是其他人群的 3.44 倍、4.69 倍、3.85 倍和 3.03 倍；患病风险分别是其他人群的 3.39 倍、9.36 倍、1.72 倍和 2.78 倍。检出的活动性患者中有 52 例（44.44%）没有咳嗽、咳痰超过 2 周等结核病可疑症状，菌阳患者中也有 7 例（28.00%）无结核病可疑症状。对 6 074 名肺结核患者的密切接触者、≥ 65 岁老年人、糖尿病患者及 HIV/AIDS 患者、既往结核病患者进行了胸部 X 线检查，确诊活动性结核病患者 87 人，占全人群活动性结核病患者的 74.36%，人群患病率为 1 401/10 万。其中既往肺结核患者患病率最高，是全人群患病率的 30.18 倍。结果提示，仅开展结核病可疑症状筛查不能发现近一半活动性患者，而开展结核病主动筛查能显著提高结核病发现水平，在既往结核病患者和 65 岁以上老年人中开展主动筛查效率较高。

（张立杰　马艳　刘宇红　唐神结）

参考文献

［1］张碧波，李洪海. 2009—2017 年黑龙江省非结核病防治机构报告肺结核患者转诊与追踪情况分析 [J]. 结核病与肺部健康杂志，2019, 8 (1): 54-59.

［2］陈卉，夏愔愔，张灿有，等. 2014—2018 年全国学生肺结核疫情变化趋势及特征分析 [J]. 中国防痨杂志，2019, 41 (6): 662-668.

［3］汪娟，许绁，姜静，等. 2013—2017 年上海市徐汇区糖尿病并发肺结核患者特征登记转归分析 [J]. 结核病与肺部健康杂志，2019, 8 (1): 29-32.

［4］钟明浩，梅月志. 2015—2017 年东莞市学校结核病流行病学特征分析 [J]. 结核病与肺部健康杂志，2019, 8 (3): 203-208.

［5］蔡晓婷，杜雨华，钟静，等. 2014—2018 年广州市海珠区登记结核病患者流行病学特征分析 [J]. 结核病与肺部健康杂志，2019, 8 (2): 100-105.

［6］王希江，王森路，赵珍，等. 2010—2017 年新疆维吾尔自治区涂阳肺结核患者流行病学特征分析 [J]. 结核病与肺部健康杂志，2019, 8 (3): 209-217.

［7］陈慧娟，李进岚，袁薇，等. 贵州省结核病高疫情地区患者主动发现情况分析 [J]. 现代预防医学，2019, 46 (19): 3540-3543.

［8］鲁周琴，赵俊，张正斌，等. 2006—2015 年武汉市老年肺结核疫情特征分析 [J]. 现代预防医

学 , 2019, 46 (5): 911-914.

［9］ 王倩 , 骆斌 , 张修磊 , 等 . 2011—2016 年山东省学生肺结核发病情况分析 [J]. 结核病与肺部健康杂志 , 2019, 8 (2): 86-89.

［10］ 何波 , 农丽萍 , 黎舒 , 等 . 2014—2017 年南宁市农村地区 TB/HIV 双重感染患者登记变化趋势分析 [J]. 实用预防医学 , 2019, 26 (6): 689-692.

［11］ 孙宏英 , 段晋超 , 严昌武 , 等 . 四川省绵阳市 2014—2018 年学生结核病患者就诊延迟特征分析 [J]. 结核病与肺部健康杂志 , 2019, 8 (2): 90-93.

［12］ 胡冬梅 , 李雪 , 刘小秋 , 等 . 2018 年全国肺结核患者治疗管理现况调查分析 [J]. 中国防痨杂志 , 2019, 41 (9): 930-935.

［13］ 李雪 , 姜世闻 , 胡冬梅 , 等 . 电子药盒和手机微信 APP 的应用对肺结核患者服药依从性的效果评价 [J]. 中国防痨杂志 , 2019, 41 (9): 957-961.

［14］ 张晓龙 , 王斐娴 , 陈水平 , 等 . 苏州市流动肺结核患者就诊延迟状况及影响因素 [J]. 国际流行病学传染病学杂志 , 2019, 46 (1): 61-65.

［15］ 李晨 , 丁松宁 , 杨晨 , 等 . 不同督导模式对涂阳肺结核患者治疗管理效果的研究 [J]. 现代预防医学 , 2019, 46 (8): 1417-1420.

［16］ 王晓君 , 付谦 , 张正斌 , 等 . 武汉市 2008—2017 年结核病患者就诊延迟情况及影响因素分析 [J]. 中华流行病学杂志 , 2019, 40 (6): 643-647.

［17］ 李瑾 , 路丽苹 , 郭晓芹 , 等 . 2018 年上海市松江区学校师生结核病流行及密切接触者筛查结果分析 [J]. 结核病与肺部健康杂志 , 2019, 8 (2): 94-99.

［18］ 孟炜丽 , 李淑玉 , 王芳华 , 等 . 138 所中小学校入学新生结核病筛查情况 [J]. 中国热带医学 , 2019, 19 (8): 781-783.

［19］ 黄爱菊 , 陈慧娟 , 李进岚 , 等 . 贵州省 2017 年学校结核病筛查结果 [J]. 中国学校卫生 , 2019, 40 (2): 279-281.

［20］ 李江红 , 张岚 , 王军元 , 等 . 甘肃省天水市结核病分级诊疗和综合防治服务模式试点工作效果分析 [J]. 中国防痨杂志 , 2019, 41 (8): 905-909.

［21］ 张宏伟 , 许静 , 马煜 , 等 . 陕西省基本公共卫生结核病患者健康管理服务项目实施效果评价 [J]. 中国防痨杂志 , 2019, 41 (9): 951-956.

［22］ 温保江 , 邓小懂 , 冯光永 , 等 . 广东省不同结核病防治体系模式的工作成效分析 [J]. 结核病与肺部健康杂志 , 2019, 8 (1): 19-23.

［23］ 叶海明 , 陈文思 , 张菊芳 , 等 . 深圳市福田区结核病分级诊疗和综合防治服务模式试点工作效果分析 [J]. 中国防痨杂志 , 2019, 41 (8): 900-904.

［24］ 赖静文 . 上海市和深圳市不同结核病防治服务体系模式下的工作成效分析 [J]. 结核病与肺部健康杂志 , 2019, 8 (1): 24-28.

［25］ 夏岚 , 仲玲 , 赵琴 , 等 . 四川省贫困地区 60 岁及以上老年结核病患者救助效果分析 [J]. 预防医学情报杂志 , 2019, 35 (5): 413-418.

［26］ 夏岚 , 张佩如 , 曹婕 , 等 . 江油市农村结核病患者主动发现效果分析 [J]. 寄生虫病与感染性疾病 , 2019, 17 (1): 23-27.

第一章 结核病分子流行病学

【摘要】结核病是由结核分枝杆菌引起的慢性传染性疾病,经过长时期的进化,结核分枝杆菌已分化成为多种不同的基因型,全球不同地区流行的主要结核分枝杆菌基因型亦存在差异。随着分子生物学技术的不断发展,国内外对结核分枝杆菌基因水平的认识也逐步加深,对结核病的分子流行病学特点的研究日益丰富。结核病分子流行病学的研究能够初步判断结核病传播相关危险因素、预测可能的暴发流行、追踪传染源,以及区分结核病患者为内源性复发和外源性再感染等。我国广泛流行的是北京基因型结核分枝杆菌,国内对结核病分子流行学的研究也主要围绕对北京基因型结核分枝杆菌耐药性的统计分析,国内基于监狱人群和 HIV/MTB 双重感染的特殊结核病人群的分子流行病学研究丰富了人们对结核病传播的认识,为制定针对性的防控策略提供重要依据。

【关键词】结核分枝杆菌;北京基因型;耐药

分子流行病学是阐明疾病和健康状态相关的生物标志或分子事件在人群和生物群体中分布及其影响因素,并研究防治疾病、促进健康的策略与措施的科学。在结核病领域,分子流行病学主要用于结核病传播范围的确定、传播途径的判断与传染源追溯、区别内源性复发、外源性再感染、近期传播及耐药菌的传播流行等。本文对 2019 年国内结核病分子流行病学主要的研究进展进行总结。

一、结核分枝杆菌的分子流行病学

彭英等[1]用 RDl05 缺失基因检测和 7 个位点可变数目串联重复序列(mycobacterial interspersed repetitive units-variable number of tandem repeats,MIRU-VNTR)对黑龙江省五常市 121 株结核分枝杆菌菌株(*Mycobacterium tuberculosis*,MTB)进行分子分型,计算其耐药率、Hunter-Gaston 指数(Hunter-Gaston index,HGI)、成簇率,分析 MTB 的 DNA 多态性及北京基因型菌株与耐药的相关性。结果表明,在 121 株结核分枝杆菌菌株中,通过 RDl05 缺失基因检测,其结果显示有 101 株为北京基因型菌株,占 83.5%(101/121);其余 20 株为非北京基因型菌株,占 16.5%(20/121)。使用 7 位点 VNTR 分型技术检测,结果显示 121 株菌株可分为 17 个基因簇和 64 个独立的基因型;每个簇包括 2~14 株临床分离株,最大的簇由 14 株结核分枝杆菌菌株构成,所占比较高为 11.6%(14/121);121 株结核分枝杆菌菌株中成簇菌株 57 株,成簇率为

47.1%(57/121)。北京基因型为黑龙江省五常市主要流行菌株,且该地区的 MTB 呈明显的基因多态性,但是北京基因型与非北京基因型间的耐药率在此地区并无差异。

申旭波等[2]比较了黔北地区城乡肺结核患者流行病学特征及 MTB 基因型特征的差异,利用 12 位点 MIRU-VNTR 对 MTB 进行基因分型,结果显示农村患者 131 株菌株共分为106 个独立基因型,9 个基因簇,有 25 株成簇菌株,成簇率为 19.08%(25/311);城镇患者 65株菌株共分为 60 个独立基因型,2 个基因簇,有 5 株成簇菌株,成簇率为 7.69%(5/65),两组患者菌株成簇率差异有统计学意义(χ^2=4.349,P=0.037)。结果提示,农村肺结核患者的近期传播率高于城镇。农村患者流行病学总关联率为 48%,但其中仅有 2 人为同一家庭,据此推测该地农村结核病的近期传播主要由家庭外接触传播。

Cui 等[3]比较了广西壮族自治区内两个不同的区域内(高通报率地区与低通报率地区)家庭层面内 MTB 基因型的分布传播。北京基因型 MTB 在高通报率地区传播的比例为64.6%,在低通报率地区为 50.7%(P=0.02)。在调整其他风险因素(aOR=1.83)后,与非北京基因型相比,北京基因型增加了家庭结核病的传播风险。研究发现,北京基因型在家庭传播中起着重要的作用,并证实了北京基因型家族菌株的强传播性,

石洁等[4]对河南地区 668 株结核分枝杆菌进行间隔寡核苷酸分型(Spoligotyping)和26 位点 MIRU-VNTR 分型分析,并评估不同 MIRU-VNTR 位点组合的分辨效能。结果显示,北京基因型菌株共 558(83.53%)株,是河南省最流行的 MTB,其中典型北京家族基因型(SIT1)是最具优势的基因型(512 株,88.89%)。26 位点 MIRU-VNTR 可将 668 株菌分成567 种基因型,其中含有 38 个基因簇(139 株)和 529 种独立的基因型。最小生成树结果表明北京基因型和非北京型菌株分别构成了 2 个大基因簇,最大的簇含有 546 株典型北京基因型,而非典型北京基因型菌株组成的小簇围绕在该簇周围。第二大基因簇主要含有 T1 和MANU2 家族和其他非北京基因型,而 8 个未知基因型位于该簇周围,提示未知基因型菌株在进化亲缘关系上可能与非北京基因型家族更接近。但 Spoligotyping 和 MIRU-VNTR 北京型菌株的分型结果存在略微偏差,对于北京基因型家族而言,26 位点的成簇率(16.12%)明显低于 Spoligotyping(98.74%),而 26 位点的 HGDI(0.998)明显高于 Spoligotyping(0.042)。VNTR 的成簇率在北京基因型和非北京基因型之间存在差异(16.13% $vs.$ 2.7%),表明在河南地区北京基因型 MTB 可能具有更强的传染能力。Spoligotyping 和 26 位点组合后,可将所有 668 株菌分成 576 个基因型,但两者组合的成簇率低于 26 位点的成簇率。为进一步评估MIRU-VNTR 不同位点组合的分辨能力,研究比较了 26 位点与标准 24 位点、15 位点和 12位点之间以及结合 Spoligotyping 后的分辨性能。26 位点、标准 24 位点和 15 位点与原始 12位点组合相比,尤其与 Spoligotyping 组合后,对所有菌株的分辨效能显著提高。通过逐个增加 VNTR 位点评价累计 HGDI 值,最终鉴定出 10 个辨别能力最强的位点,分别为 Qub11b、mtub21、miru26、qub26、mtub04、miru10、ETRF、ETRE、miru39 和 ETRA,其累计 HGDI 达到0.996,与 26 位点的 HGDI 相近,进一步增加其他位点没有明显改善累计 HGDI 值。所以,此套精简的 10 位点 MIRU-VNTR 组合可用于河南省大部分 MTB 的分型。

王少华等[5]收集 2013—2017 年河南省中牟县临床分离培养的 352 株 MTB,352 株临床分离 MTB 经 Spoligotyping 分型分为 31 个基因型,北京家族占 85.8%(302/352);其次为T 家族(包括 T1、T2、T3),占 10.2%(36/352);12 种基因型为无对应型别,占 4.0%(14/352)。2013—2017 年北京基因型家族的比率分别为 89.3%(50/56)、85.0%(68/80)、84.2%(80/95)、

88.1%（59/67）、83.3%（45/54），各年间北京基因型比例差异无统计学意义（χ^2=1.348，P=0.853）；2013—2017 年 T 家族的比率分别为 8.9%（5/56）、12.5%（10/80）、14.7%（14/95）、6.0%（59/67）、5.6%（3/54），各年间 T 家族比例差异无统计学意义（χ^2=4.311，P=0.366）；2013—2017 年无对应家族的比率分别为 1.8%（1/56）、2.5%（2/80）、1.1%（1/95）、6.0%（4/67）、11.1%（6/54），各年间无对应家族比例差异有统计学意义（χ^2=11.182，P=0.025）。中牟县结核分枝杆菌临床分离株中北京基因型 MTB 为主要流行株，但是近两年无对应基因型别逐渐增多，提示结核病疫情存在新的变化。

Bai 等[6]分析云南部分地区的 MTB 基因型与耐多药 - 结核病（multi-drug resistant tuberculosis，MDR-TB）的关系。北京基因型是云南省的优势基因型并且是 MDR 中主要的基因型。利用 Spoligotyping 分型技术，对 270 株临床分离株进行了基因分型分析，发现 68 种不同类型的分离株具有很高的遗传多样性。其中北京基因型 199 株（73.70%），非北京型 71 株（26.30%）。在非北京基因型中，共检出 6 种基因型：H3（0.37%），U（0.74%），Manu2（3.70%），T1（6.30%），T2（0.74%），T3（0.37%），以及孤立基因型 38 个（14.07%）。耐多药耐药菌株表现出高遗传多样性的特点，在这 270 个 MTB 分离株中，102 株临床 MTB 菌株经药物敏感试验（drug susceptibility testing，DST）鉴定为耐药（drug resistance，DR），其中有 52 株 MDR 菌株（19.3%），其中北京基因型占 78.85%，其次是孤立基因型（15.38%）。

刘晓俊等[7]对宜昌地区 367 株 MTB 临床分离株进行 24 位点 MIRU-VNTR 基因分型，用 HGI 和遗传差异值（h）对 MIRU 位点的分辨率和差异性进行评价同时对 VNTR-MIRU 结果进行成簇性分析，根据近期传播率公式计算其近期传播率；367 株菌株分离来自 367 例患者，细分为初治患者 321 例、复治患者 46 例后，分别进行成簇率统计。367 株结核分枝杆菌 24 位点 VNTR-MIRU 分型结果显示，其总的分辨率 HGI 值为 0.999，其中遗传多样性最高的位点为 QUB11b，h=0.79；遗传多样性最低的位点为 MIRU24，h=0.03。分析时发现基因型呈明显的多态性，总共有 324 个基因型。成簇性分析发现，其中 90 株菌株形成 39 个簇，成簇率为 24.52%（90/367），近期传播率为 13.90%（51/367）；复治患者菌株成簇率为 21.74%（10/46），初治患者菌株成簇率为 24.92%（80/321），两者成簇率比较，差异无统计学意义（χ^2=0.220，P=0.639），提示近期传播致病的传播率初治和复治患者相当，宜昌地区结核病患者以既往感染的内因复燃为主。此研究中近期传播率为 13.90%，提示宜昌区存在 MTB 近期传播风险，应当在结核病防治过程中加强监测。

二、耐药结核分枝杆菌的分子流行病学

Luo 等[8]使用 RD105 缺失 - 靶向多重 PCR（RD105 deletion-targeted multiplex PCR，DTM-PCR）方法对从江西省收集的 157 株 MDR（84.1%）结核分枝杆菌分离株进行基因分型，其中 132 株为北京基因型，25 株为非北京基因型。进一步 MIRU-VNTR 聚类分析显示，157 株菌株被分类为 114 种基因型。共有 105 株菌株具有唯一模式，其余 52 株被分组为 13 个集簇，聚类率为 33.1%（52/157），近期传输速率 24.8%（39/157）。13 个集簇的 52 株菌株中，50 株为北京基因型，2 株为非北京基因型，两种基因型间的聚类能力无明显差异（OR=3.16，95%CI 0.91~10.92，P=0.057）。结果显示，在耐多药菌株中最常见的基因突变位点为 *rpoB531*、*katG315*、*inhA-15*、*ahpC*，而北京基因型菌株与非北京基因型菌株在密码子突变位点方面无显著差异。

在江西省熊光初等[9]采用 15 位点 MIRU-VNTR 分型方法,对 371 株耐药结核分枝杆菌进行基因分型,其中农村地区 294 株,城镇 77 株,从而比较农村与城镇人群耐药 MTB 的分子流行病学特征。农村与城镇耐药结核菌均以北京基因型为主,分别占 86.05% 和 84.42%,农村人群耐药结核菌的 15 位点 MIRU-VNTR 的 HGDI 值为 0.996 9,城镇为 0.993 5,所有菌株共产生 33 个基因簇,成簇率为 28.64%,其低成簇率表明此地区患者耐药结核菌感染以复燃为主,故提示治疗中应增大患者药物实用的依从性。城镇人群耐药结核传播感染率为 15.58%,农村为 18.03%,两类人群的传播率无明显差异。

Li 等[10]利用 Spoligotyping 和 15 位点 MIRU-VNTR 基因分型方法对河北省内 123 株耐多药菌株进行基因分型。结果表明,非典型北京基因型(SIT1)占 MDR 分离株的 89.4%(110/123),7 株为非典型北京基因型(SITs 190、260、265 和 2 101)(7/123,5.7%),其余菌株分别属于 T1 基因型(SIT291 和 53)(3/123,2.4%)、T2(SIT52)(1/123,0.08%)、LAM1(SIT961)(1/123,0.08%)和 U(SIT602)(1/123,0.08%)。在 117 株北京基因型中,73 株(73/117,62.4%)为单纯 MDR-TB,30 株(30/117,25.6%)为 Pre-XDR,14 株(14/117,12.0%)为 XDR-TB。在此研究中,北京基因型在不同 DST 类型中所占比例较高。为了更好地了解 MDR-TB 菌株的传播,此研究用具有详细遗传和表型谱的 15 位点 MIRU-VNTR 建立系统发育树。123 株 MDR-TB 菌株可分为 8 个小簇,包含 24 个菌株,而其余 99 个菌株表现出独特的模式。低的聚类率(19.5%)和较小的集群规模(每个集群 2~5 株)表明此地区 MDR-TB 菌株可能是在特定条件下(特别是在人类频繁迁移的地区)出现的,不同的基因型和耐药谱表明原发性获得性耐药是河北省耐多药结核病发生的重要因素。

三、特殊人群结核病的分子流行病学

谢彤等[11]对天津市监狱羁押结核病患者进行分子流行病学的研究,结果显示北京基因型 MTB 是天津市监狱羁押结核病患者感染的优势菌株,至少发现 4 个北京基因型进化分支在监狱肺结核患者中流行;但结核病患者感染不同进化分支的比例存在较大的差异,RD150(+)北京基因型现代菌株是导致北京基因型在天津监狱羁押人员中传播的主要分支,提示该进化分支较其他进化分支具有更强的毒性。今后在针对引起北京基因型广泛传播的分子机制研究中,应重点对 RD150(+)北京基因型现代这一分支开展研究,同时也十分有必要着重针对 RD150(+)北京基因型现代菌株的流行开展监测。

赵明惠等[12]对江西省 114 株 HIV/MTB 双重感染病例结核分枝杆菌临床分离株进行分型研究,北京家族基因型菌株仍为 HIV/MTB 双重感染病例中结核分枝杆菌主要流行菌株。114 例 HIV/MTB 双重感染病例结核分枝杆菌成 2 个大的基因家族,即北京基因型家族和非北京基因型家族,分别占 66.7%(76/114)和 33.3%(38/114),共 30 种基因型。其中,非北京家族包括 T 家族共 18 株,H 家族共 5 株,EAl5 基因家族 1 株,CAS1-DEHLI 基因家族 1 株及 12 种在数据库中没有对应基因家族或没有匹配的结果的新基因型 13 株。这对 HIV/MTB 双重感染人群结核病的流行趋势分析、防控措施制定等具有重要指导意义。

北京基因型 MTB 在国内广泛流行,虽然许多流行病学的研究探索了北京基因型与耐药间的关系,但其中这些关联的潜在机制还未被揭示,进一步的实验研究和深入的分子机制需要学者们继续努力探索。

(梁晨 李传友 唐神结)

参考文献

[1] 彭英，唐鹭，裴新发，等. 黑龙江省五常市结核分枝杆菌基因型及传播特征 [J]. 中国防痨杂志, 2019, 41 (3): 315-321.

[2] 申旭波，亢玲玲，周远忠，等. 黔北地区城、乡肺结核发病及分子流行病学特征差异比较 [J]. 实用预防医学, 2019, 26 (3): 321-323.

[3] CUI Z, LIN D, CHONGSUVIVATWONG V, et al. Hot and Cold Spot Areas of Household Tuberculosis Transmission in Southern China: Effects of Socio-Economic Status and Mycobacterium tuberculosis Genotypes [J]. Int J Environ Res Public Health, 2019, 16 (10). pii: E1863.

[4] 石洁，郑丹薇，朱岩昆，等. 河南省结核分枝杆菌 MIRU-VNTR 和间隔区寡核苷酸分型分析 [J]. 郑州大学学报 (医学版), 2019, 54 (3): 425-430.

[5] 王少华，郑丹薇，朱岩昆，等. 2013—2017 年河南省中牟县结核分枝杆菌 Spoligotyping 分型及比较研究 [J]. 热带医学杂志, 2019, 19 (9): 1161-1164.

[6] BAI R, CHI S, LI X, et al. Genetic diversity and drug susceptibility patterns of the Mycobacterium tuberculosis complex in Yunnan, China [J]. Biosci Rep, 2019, 39 (5). pii: BSR20181746.

[7] 刘晓俊，余枫华，余云芳，等. 宜昌地区结核分枝杆菌基因分型与成簇特征分析 [J]. 中国防痨杂志, 2019, 41 (3): 308-314.

[8] LUO D, CHEN Q, XIONG G, et al. Prevalence and molecular characterization of multidrug-resistant M. tuberculosis in Jiangxi province, China [J]. Sci Rep, 2019, 9 (1): 7315.

[9] 熊光初，陈嫱，章琪，等. 江西农村与城镇耐药结核分枝杆菌分子特征的比较 [J]. 广东医学, 2019, 40 (4): 503-506.

[10] LI Q L, WANG Y L, LI Y N, et al. Characterization of drug resistance-associated mutations among clinical multidrug-resistant Mycobacterium tuberculosis isolates from Hebei Province, China [J]. J Glob Antimicrob Resist, 2019. pii: S2213-7165 (19) 30081-30085.

[11] 谢彤，王春花，赵慧，等. 天津市监狱羁押人员中结核病患者临床分离菌株的基因型分析 [J]. 中国防痨杂志, 2019, 41 (3): 361-363.

[12] 赵明惠，刘开明，王宁，等. 114 例 HIV/MTB 双重感染病例结核分枝杆菌 Spoligotyping 基因分型研究 [J]. 中国人兽共患病学报, 2019, 35 (01): 21-26.

第二章　抗结核药物及药物靶点

【摘要】耐药结核病的出现迫切需要研发作用于新靶点的抗结核药物。本年度我国在抗结核药物的发展及新靶点研究取得了长足的进步。通过化合物结构改造、天然药物、抗结核多肽类等产生了新的抗结核先导物,联合用药、给药剂型和给药方式的创新使已有的抗结核药物发挥更大的疗效。分子生物学的发展产生了新的抗结核作用靶点。本文将从以上几个方面综述抗结核药物及新靶点的研究进展。

【关键词】结核病;新药;药物靶点

结核病是一种由结核分枝杆菌($Mycobacterium\ tuberculosis$,MTB)感染引起的,严重威胁人类健康的传染病。近年来,多药耐药和广泛耐药结核分枝杆菌的出现迫切需要作用于新靶点的抗结核药物诞生以及现有抗结核药物的优化。本文对 2019 年中国主要的抗结核药物及药物靶点的研究进展进行总结。

一、抗结核药物的研究

1. 被 CFDA 和 FDA 批准的新药研究　自 2007 年以来,全球结核病药物研发联盟(TB-alliance)、中国医学科学院药物研究所密切合作,从事氯法齐明类药物开发,TBI-166 作为 1.1 类新药于 2018 年被 CFDA 批准进入临床 I 期试验。Xu 等[1]比较系统报道了吩嗪类药物 TBI-166 的体内外抗结核活性,考察了皮肤红染的不良反应。TBI-166 对敏感结核分枝杆菌和耐药结核分枝杆菌的体外活性优于氯法齐明。在巨噬细胞模型、急性感染结核小鼠模型、慢性结核小鼠模型中发现,TBI-166 和氯法齐明的活性相当;最重要的是,TBI-166 能够比氯法齐明减少皮肤红染。Zhang 等[2]对包含 TBI-166 的抗结核化疗方案进行了研究。BALB/c 小鼠模型和 C3HeB/FeJNju 小鼠模型发现 TBI-166+ 贝达喹啉(bedaquiline,BDQ)+ 利奈唑胺(linezolid,LZD)的活性优于 TBI-166+BDQ、TBI-166+PZA(吡嗪酰胺,pyrazinamide)、TBI-166+BDQ+PMD+LZD、TBI-166+BDQ+PMD 方案的活性。

对于 pretomanid(PMD,PA-824)在新型化疗方案 BDQ+PMD+LZD(BPaL)和 BDQ+PMD+MXF+PZA(BPaMZ)中的作用,Xu 等[3]在 BALB/c 小鼠、裸鼠、C3HeB/FeJ 小鼠等多种结核动物模型中进行了研究,发现 PMD 对 BPaL 和 BPaMZ 有显著贡献,包括限制贝达喹啉耐药株的选择。PMD 加到 BPaL 方案中杀菌活性增强,并防止贝达喹啉耐药性的出现,在 BALB/c 小鼠中至少缩短 2 个月的疗程。在 BALB/c 小鼠、免疫缺陷裸鼠等,PMD 能够使 BMZ 在治疗 1 个月后肺活菌计数降低 1 $\log_{10}$CFU,降低结核小鼠复发率。贝达喹啉耐药株仅在 BMZ 治疗复发的 1 只裸鼠中分离到。在吡嗪酰胺耐药株感染的 BALB/c 小鼠中,BPaMZ 阻止贝达喹啉耐药株的产生,比 BMZ 治疗组降低复发率。在患有干酪性肺炎和空洞严重疾病的 C3HeB/FeJ 小鼠中,与 BMZ 水平相比,BPaMZ 在 1 个月时增加了中位生存期(≥ 60 天 $vs.$ 21 天),肺活菌计数降低了 2.4 $\log_{10}$CFU。美国 FDA 也于 2019 年 8 月 14 日批准了抗结核新药 pretomanid,与贝达喹啉和利奈唑胺组成 BPaL 方案针对有限特定患者人群,即广泛耐药结核病(extensively drug resistant tuberculosis,XDR-TB)或无法耐受治疗/治疗欠佳的耐多药结核病(multi-drug resistant tuberculosis,MDR-TB)成人患者。

2. 上市药物的再研究 Zhang 等[4]报道异烟肼和对氨基水杨酸对临床结核分枝杆菌分离株的协同抗结核作用,对异烟肼耐药株的治疗方案的选择有很好的提示。Li 等[5]通过棋盘法发现,氯法齐明和莫西沙星的联合应用比氯法齐明和卷曲霉素的联合应用具有更好的协同作用。在氯法齐明/莫西沙星和氯法齐明/卷曲霉素组合中,MDR/XDR 菌株比其他耐药或敏感菌株更有可能表现出拮抗作用。Guo 等[6]发现,比阿培南 + 克拉维酸对耐多药(multi-drug resistant,MDR)和广泛耐药(extensively drug resistant,XDR)结核分枝杆菌有胞内外活性。

Wang 等[7]回顾性地分析了 2012 年 1 月至 2015 年 6 月中国耐多药结核病患者接受含环丝氨酸(cycloserine,CS)方案治疗的临床结果和不良反应。共纳入 623 例耐多药结核病患者,接受了含 CS 的治疗方案。在这些病例中,到研究结束时,411 名患者中有 374 名(66.0%)被"治愈",37 名(5.9%)被"完全治疗"。27 例有精神症状的病例中,19 例(70.4%)发生在 6个月时间点之前,特别是严重不良反应的比例最高,其中 29.6%(8/27)发生在 CS 停药后。研究表明,含 CS 的方案在治疗耐多药结核病方面取得了非常成功的结果,在中国人群中具有良好的耐受性。严重精神症状的潜在出现突出表明,在包括 CS 在内的治疗过程中,需要密切监测患者的这些情况。Li 等[8]回顾分析了浙江省 144 例环丝氨酸治疗组和 181 例环丝氨酸非治疗组的疗效和药物不良反应发生率。结果表明,环丝氨酸组 144 例患者中有 100例(69.4%)成功完成治疗。环丝氨酸显著提高了单纯耐多药结核病患者(而不是早期广泛耐药结核病和广泛耐药结核病患者)的治疗疗效。

3. 给药剂型与给药方式 异烟肼(isoniazid,INH)是治疗骨结核的一线药物,但长期服用后严重的不良反应限制了其临床疗效。局部给药系统可以在全身暴露最少的情况下在病灶处达到高药物浓度。Liu 等[9]利用该策略开发一种新型水凝胶系统脂质体,用于骨结核的局部治疗。为了实现药物的可持续释放,一种称为 DINH 的 INH 衍生物由于其疏水性以及比 INH 更好的活性和更高的生物安全性而被载入体内。通过相变试验和流变学研究,证明了该混合系统具有热响应和自愈特性,尤其适用于关节内给药。体内微透析研究表明,该系统能在局部注射后迅速将药物释放到滑液中,达到有效的抑制浓度,然后稳定释放药物。光学图像研究的目的是研究其在体内的长期行为,这表明药物释放持续数天。这项工作为骨结核治疗提供了一个有前景的药物输送系统。

Pi 等[10]采用甘露糖表面修饰法来制备甘露糖基化和聚乙二醇化氧化石墨烯(GO-PEG-MAN),以增强药物输送和结核分枝杆菌感染的巨噬细胞中的杀菌作用。这种纳米系统在体外表现出巨噬细胞通过甘露糖受体介导的内吞作用而增加摄取。巨噬细胞中的药物浓度也明显高于表达 NO 或低甘露糖受体的 T 和 B 细胞,这意味着与体内环境相关的有用的巨噬细胞/甘露糖受体靶向药物输送系统。利福平负载的 GO-PEG-MAN(Rif@GO-PEG-MAN)显著增加了利福平的摄取,诱导巨噬细胞中利福平的浓度持续升高。这种创新的 Rif@GO-PEG-MAN 可以很容易地进入结核分枝杆菌宿主细胞的溶酶体,在酸性溶酶体条件下,利福平被加速释放,导致在细胞进入后爆发性释放利福平,从而更有效地杀死细胞内的结核分枝杆菌。Rif@GO-PEG-MAN 增强了细胞内利福平的释放和药代动力学,显著提高了利福平在体外和体外杀死受感染巨噬细胞中细胞内 BCG 和结核分枝杆菌的效果。这种创新的纳米载体方法可能会增强抗结核药物的疗效并减少药物不良反应。

4. 抗结核新化合物改造 Tao 等[11]制备了新的抗结核药物德拉马尼的类似物,寻找水溶性增强、疗效高的候选药物。该策略包括用哌啶融合的 5 或 6 元环杂环(A 环)替代德拉曼尼 2- 硝基咪唑附近的苯氧基连接体。在这些系列中,四氢萘啶连接的硝基咪唑对复制性结核分枝杆菌(MABA)和非复制性结核分枝杆菌(LORA)H37RV 表现出良好的抗菌活性,且细胞毒性较低。与德拉马尼相比,这些新化合物表现出显著的物理化学性质改善,适合于进一步的体内外评价。Gao 等[12]报道了 14 种莫西沙星 - 乙酰基 -1,2,3-1H- 三唑 - 亚甲基 -isatin 杂交体对结核分枝杆菌 H37RV、利福平耐药和多药耐药菌株的抗结核活性,细胞毒性以及对 DNA 旋回酶的抑制作用。Isatin 骨架 C-3 和 C-5/C-7 位置上的取代基与抗结核活性和细胞毒性密切相关。活性最高的杂交体(MIC:0.12~0.50µg/ml)对测试的敏感株、利福平耐药株和耐多药结核分枝杆菌菌株的活性均优于莫西沙星,表明其潜在的应用前景。Lv 等[13]对苯并噻嗪酮类化合物(benzothiazinones)进行了结构改造,优化出了新的抗结核先导化合物,能够降低 hERG 的亲和力。Wang 等[14]对氮杂吡啶酰胺化合物 Q203 的衍生物进行了结构优化,合成了体外具有很好抗结核活性的化合物,其中化合物 15b 和 15d 呈现较好的安全性和药代动力学特征。Wu Chengjun 等通过分子对接,合成了一系列低亲脂的贝达喹啉衍生物,并从体外抗结核活性、分子对接、ADMET 预测显示了化合物的潜在价值。

5. 基于新靶点的药物发现 结核分枝杆菌(*Mycobacterium tuberculosis*,MTB)蛋白酪氨酸磷酸酶 B(MptpB)是结核分枝杆菌的一个重要的毒力因子,有助于结核分枝杆菌在巨噬细胞中的存活。由于缺少人体同源蛋白,MptpB 抑制剂成为治疗耐药结核病的新疗法。采用基于结构的虚拟筛选策略,Zhang 等[15]成功地鉴定了硫代巴比妥类药物 MptpB 抑制剂 15,其 IC_{50} 为 22.4µM,作为非竞争性抑制剂其 Ki 为 24.7µM。重要的是,它不仅表现出中等的细胞膜通透性,该化合物还表现出对巨噬细胞内结核生长的有效抑制作用,使其成为发现抗结核药物的理想先导化合物。Makafe 等[16]发现了喹啉衍生物 Z0933/Z0930 作为谷氨酸变构激活剂,通过增强谷氨酸激酶活性,增加结核分枝杆菌中的脯氨酸生物合成。Z0933/Z0930 通过活性氧的产生杀死结核分枝杆菌。参与分枝杆菌细胞壁生物合成的癸异戊烯磷酰基 -β-D- 核糖 2′- 差向异构酶(DprE1)是一个非常有效的抗结核靶点。Gao 等[17]采用系统的方法鉴定了一种抑制必需酶 DprE1 的优质先导化合物(化合物 50),从而阻断了分枝杆菌细胞壁的合成,在体外和体内杀死结核分枝杆菌。相应地,报道了化合物 50 的合理设计和合成策略。值得注意的是,化合物 50 没有毒性。核糖体蛋白 S1(RpsA)被鉴定为吡嗪酰胺活性形式——吡嗪酸(pyrazinoic acid,POA)的一个新靶点。

RpsA 在反式翻译中起着重要作用,而反式翻译在微生物中广泛存在。Zhi 等[18]研究了对耐药分枝杆菌(mtRpsAd438A)、耻垢分枝杆菌以及野生型结核分枝杆菌有作用的 RpsA 拮抗剂。这些拮抗剂是通过基于结构 / 配体的虚拟筛选方法发现的。通过虚拟筛选、综合评分、亲和力、相似性和潜在药物规则,共筛选出 21 种靶向化合物。应用荧光淬灭滴定(fluorescence quenching titration,FQT)、饱和转移差分(saturation transfer difference,STD)和化学位移微扰实验(chemical shift prediction,CSP)等多种技术,对这化合物在体外的亲和力进行了测定。结果表明,7 种化合物对靶蛋白具有很高的亲和力。该研究为发现治疗吡嗪酰胺耐药结核的新化合物和针对 RpsA 的合理药物设计奠定了基础。

6. 天然产物来源的抗结核药物 在过去的几十年中,高度生物多样性的海洋生物因发现药物而备受关注,而且新出现的结核病耐药性激发了人们对评估治疗结核病的海洋天然产物的兴趣。迄今为止,已从具有抗结核特性的海洋生物中分离出 170 多种化合物,其中 10 种具有很强的活性,有进一步发展的潜力。Hou 等[19]系统综述了具有抗结核活性的海洋天然产物,并阐述了这些化合物对结核病药物发现研究的影响。深海来源的链霉菌（Streptomyces atratus SCSIO ZH16）的基因组挖掘使环缩肽基因簇的激活和其肉桂酸产物 atratumycin 的分离成为可能。Sun 等[20]在广谱实验、X 线检查结果和 Marfey 方法的基础上,阐明了 atratumycin 的结构,并提出了一种合理的生物合成和裁剪改造方法。此外,atratumycin 对结核分枝杆菌 H37Ra 和 H37Rv 有活性,MIC 分别为 3.8μm 和 14.6μm。Zhu 等[21]从共栖树脂中分离出 4 种新的化合物,包括 2 种新的倍半萜二聚体 E（1）和 F（2）、1 种新的三萜（3）、1 种新的倍半萜（4）,以及 3 种已知的萜类（5-7）,其结构由磁共振光谱、HRESIMS 和 X 线衍射鉴定。化合物 1 和 2 都具有 O 桥环,并且具有一个可信的[4+2]Diels-Alder 环加成反应。抗菌活性表明,所有被测化合物（200μM）均能抑制敏感和临床耐多药（multi-drug resistant,MDR）分离株的生长。

7. 抗结核多肽　套索肽是核糖体合成和翻译后修饰的天然产物,具有独特的滑结样结构,使这些肽具有显著的稳定性和多种药理相关的生物活性。lassomycin 和 lariatins 是独特的套索肽,具有明显的抗结核活性。由于结核分枝杆菌独特的螺纹结构和独特的杀菌机制,这些肽不仅在全合成领域,而且在生物合成、生物工程和构效关系研究等领域都引起了广泛的关注。Zhu 等[22]综述了近年来在套索肽的发现、结构解析、生物活性以及独特的抗结核机制等方面的研究成果。它们的生物合成途径的发现为其类似物的组合生物合成奠定了基础,这为产生新的抗结核套索肽提供了新的视角。

分枝杆菌噬菌体表达各种肽/蛋白以感染结核分枝杆菌。Yang 等[23]鉴定了一种小的噬菌体衍生肽,命名为 AK15,具有很强的抗结核活性。AK15 采用阳离子双亲 α-螺旋结构,在此基础上通过对螺旋氨基酸残基的重新排列,设计了 6 种增大疏水力的异构体。研究发现,其中一种同分异构体 AK15-6 具有增强的抗结核分枝杆菌活性。AK15 和 AK15-6 均通过海藻糖 6,6'-二霉菌酸酯结合和膜破坏直接抑制结核分枝杆菌。这两种药物均表现出杀菌活性、细胞选择性和与利福平的协同作用,并且均未诱导抗结核分枝杆菌的药物耐药性,它们有效地降低了结核分枝杆菌感染小鼠肺部的荷菌量。赖氨酸、精氨酸、色氨酸和 α-螺旋是它们直接抗结核分枝杆菌作用的关键结构。它们还表现出免疫调节作用,包括抑制 TDM 刺激或结核分枝杆菌感染的小鼠骨髓源巨噬细胞（bone marrow-derived macrophages,BMDMs）和结核分枝杆菌感染的小鼠的促炎反应,以及仅诱导适度水平的细胞因子（TNF-α）和 IL-6。总之,噬菌体衍生肽及其改进的异构体的特征表明,这两个都可通过杀菌和免疫调节活性有效地抑制结核分枝杆菌感染。

二、抗结核药物新靶点的研究

虽然结核分枝杆菌基因组已经被广泛探索了 20 年,但是 27%（1 051/3 906）的编码蛋白的功能还没有确定,这些蛋白被注释为假设蛋白。Yang 等[24]使用 SSEalign（一种利用结构信息设计的新算法）将功能分配给这些假设的蛋白质。在注释的蛋白质中也筛选了毒力因子和潜在的药物靶点。在假设的 78%（823/1 051）蛋白质中,可以用 SSEalign 鉴定大肠埃希菌和鼠伤寒沙门菌的同系物。功能分类分析表明,62.2%（512/823）的注释蛋白是具有催化活性的酶。在结核分枝杆菌基因组中发现了较高比例的转运体,这表明结核分枝杆菌中吸收必需代谢产物和排泄有毒物质的潜在频繁运输。在这些假设蛋白中鉴定出 12 种毒力因子和 10 种候选疫苗,包括与宿主免疫系统应激反应相关的 2 个基因(rpoS 和 pspA)。此外,作者在注释蛋白中发现了 6 种新的药物靶向候选物,包括可用于治疗结核分枝杆菌感染的 Rv0817 和 Rv2927c。人结核分枝杆菌相互作用蛋白的鉴定使我们能够描述其作用机制,并确定结核病诊断和治疗的潜在分子靶点。Cao 等[25]采用了一种无偏、全面的双向蛋白质组微阵列方法来系统地筛选人和结核分枝杆菌相互作用因子,并确定 MTB 效应因子。研究结果表明,首次筛选出 84 个潜在的人 MTB 相互作用因子。生物信息学分析这些候选蛋白可能参与多种细胞功能,如激活 DNA 内源性启动子、转录 DNA/RNA 和坏死,以及免疫相关信号通路。使用 MTB 蛋白质组微阵列、His tagged pull-down 和 Co-IP 实验,分别确定了 1 个蛋白质候选 NRF1 的相互作用因子(Rv0577)和 3 个 Smad2 的结合因子(Rv0577、Rv2117、Rv2423)。

结核分枝杆菌在体外和体内都能形成生物膜,有生物膜的细胞能够在高浓度的抗生素作用下存活。CwlM 是一种能水解细菌细胞壁的肽聚糖水解酶(酰胺酶),其对自溶和生物膜的影响值得深入研究。Wang 等[26]构建了结核分枝杆菌和耻垢分枝杆菌的体外生物膜模型。反转录和实时定量 PCR 显示,在生物膜形成的中期,结核分枝杆菌和耻垢分枝杆菌中的 CwlM 表达显著上调。重组 CwlM 处理可增强结核分枝杆菌和念珠菌的自溶能力,减少其生物膜的形成。耻垢分枝杆菌 CwlM 缺失菌株 msΔ6935,其自溶能力、生物膜产量、eDNA 和 eRNA 含量均低于其亲本菌株。综上所述,CwlM 基因在结核分枝杆菌和耻垢分枝杆菌的生物膜形成中起着关键的调控作用,为肽聚糖水解酶作为生物膜抑制靶点提供了理论依据。

MmpLs(结核分枝杆菌膜大蛋白)是近年来出现的最重要的治疗药物靶点之一,它在脂质、聚合物和免疫调节剂的转运中起着关键作用,同时也能外排出治疗药物。Zhang 等[27]报道了分枝杆菌 MmpL3 单独的晶体结构和与 4 种抗结核药物候选物共结晶的复合物,包括 SQ109。MmpL3 由一个周质孔域和十二螺旋跨膜域组成。2 对位于该区域中心的 Asp-Tyr 似乎是质子转位的关键促进因子。SQ109、AU1235、ICA38 和 rimonabant 在跨膜区域内结合并破坏这些 Asp-Tyr。这一结构数据将大大促进 MmpL3 抑制剂作为新的抗结核药物的发展。

(徐建 陆宇 于佳佳 唐神结)

参考文献

[1] XU J, WANG B, FU L, et al. In Vitro and In Vivo Activities of the Riminophenazine TBI-166 against Mycobacterium tuberculosis [J]. Antimicrob Agents Chemother, 2019, 63 (5). pii: e02155-18.

[2] ZHANG Y, ZHU H, FU L, et al. Identifying Regimens Containing TBI-166, a New Drug Candidate against Mycobacterium tuberculosis In Vitro and In Vivo [J]. Antimicrob Agents Chemother, 2019, 63 (7). pii: e02496-18.

[3] XU J, LI S Y, ALMEIDA D V, et al. Contribution of Pretomanid to Novel Regimens Containing Bedaquiline with either Linezolid or Moxifloxacin and Pyrazinamide in Murine Models of Tuberculosis [J]. Antimicrob Agents Chemother, 2019, 63 (5). pii: e00021-19.

[4] ZHANG T, JIANG G, WEN S, et al. Para-aminosalicylic acid increases the susceptibility to isoniazid in

clinical isolates of Mycobacterium tuberculosis [J]. Infect Drug Resist, 2019, 12: 825-829.

［5］LI G, XU Z, JIANG Y, et al. Synergistic activities of clofazimine with moxifloxacin or capreomycin against Mycobacterium tuberculosis in China [J]. Int J Antimicrob Agents, 2019, 54 (5): 642-646.

［6］GUO Z Y, ZHAO W J, ZHENG M Q, et al. Activities of Biapenem against Mycobacterium tuberculosis in Macrophages and Mice [J]. Biomed Environ Sci, 2019, 32 (4): 235-241.

［7］WANG J, PANG Y, JING W, et al. Efficacy and safety of cycloserine-containing regimens in the treatment of multidrug-resistant tuberculosis: a nationwide retrospective cohort study in China [J]. Infect Drug Resist, 2019, 12: 763-770.

［8］LI Y, WANG F, WU L, et al. Cycloserine for treatment of multidrug-resistant tuberculosis: a retrospective cohort study in China [J]. Infect Drug Resist, 2019, 12: 721-731.

［9］LIU P, GUO B, WANG S, et al. A thermo-responsive and self-healing liposome-in-hydrogel system as an antitubercular drug carrier for localized bone tuberculosis therapy [J]. Int J Pharm, 2019, 558: 101-109.

［10］PI J, SHEN L, SHEN H, et al. Mannosylated graphene oxide as macrophage-targeted delivery system for enhanced intracellular M. tuberculosis killing efficiency [J]. Mater Sci Eng C Mater Biol Appl, 2019, 103: 109777.

［11］TAO X, GAO C, HUANG Z G, et al. Discovery and evaluation of novel nitrodihydroimidazooxazoles as promising anti-tuberculosis agents [J]. Bioorg Med Chem Lett, 2019, 29 (17): 2511-2515.

［12］GAO F, CHEN Z, MA L, et al. Synthesis and biological evaluation of moxifloxacin-acetyl-1, 2, 3-1H-triazole-methylene-isatin hybrids as potential anti-tubercular agents against both drug-susceptible and drug-resistant Mycobacterium tuberculosis strains [J]. Eur J Med Chem, 2019, 180: 648-655.

［13］LV K, WANG A, TAO Z, et al. hERG optimizations of IMB1603, discovery of alternative benzothiazinones as new antitubercular agents [J]. Eur J Med Chem, 2019, 179: 208-217.

［14］WANG A, LV K, LI L, et al. Design, synthesis and biological activity of N-(2-phenoxy) ethyl imidazo [1, 2-a] pyridine-3-carboxamides as new antitubercular agents [J]. Eur J Med Chem, 2019, 178: 715-725.

［15］ZHANG D, LIN Y, CHEN X, et al. Docking-and pharmacophore-based virtual screening for the identification of novel Mycobacterium tuberculosis protein tyrosine phosphatase B (MptpB) inhibitor with a thiobarbiturate scaffold [J]. Bioorg Chem, 2019, 85: 229-239.

［16］MAKAFE G G, HUSSAIN M, SURINENI G, et al. Quinoline Derivatives Kill Mycobacterium tuberculosis by Activating Glutamate Kinase [J]. Cell Chem Biol, 2019, 26 (8): 1187-1194.

［17］GAO Y, XIE J, TANG R, et al. Identification of a pyrimidinetrione derivative as the potent DprE1 inhibitor by structure-based virtual ligand screening [J]. Bioorg Chem, 2019, 85: 168-178.

［18］ZHI Y, DAI Y, YANG J, et al. Lead compounds and key residues of ribosomal protein S1 in drug-resistant Mycobacterium tuberculosis [J]. Bioorg Chem, 2019, 82: 58-67.

［19］HOU X M, WANG C Y, GERWICK W H, et al. Marine natural products as potential anti-tubercular agents [J]. Eur J Med Chem, 2019, 165: 273-292.

［20］SUN C, YANG Z, ZHANG C, et al. Genome Mining of Streptomyces atratus SCSIO ZH16: Discovery of Atratumycin and Identification of Its Biosynthetic Gene Cluster [J]. Org Lett, 2019, 21 (5): 1453-1457.

［21］ZHU C Z, HU B Y, LIU J W, et al. Anti-Mycobacterium tuberculosis Terpenoids from Resina Commiphora [J]. Molecules, 2019, 24 (8). pii: E1475.

［22］ZHU S, SU Y, SHAMS S, et al. Lassomycin and lariatin lasso peptides as suitable antibiotics for combating mycobacterial infections: current state of biosynthesis and perspectives for production [J]. Appl Microbiol Biotechnol, 2019, 103 (10): 3931-3940.

［23］YANG Y, LIU Z, HE X, et al. A small mycobacteriophage-derived peptide and its improved isomer restrict mycobacterial infection via dual mycobactericidal-immunoregulatory activities [J]. J Biol Chem, 2019, 294 (19): 7615-7631.

［24］ YANG Z, ZENG X, TSUI S K. Investigating function roles of hypothetical proteins encoded by the Mycobacterium tuberculosis H37Rv genome [J]. BMC Genomics, 2019, 20 (1): 394.

［25］ CAO T, LYU L, JIA H, et al. A Two-Way Proteome Microarray Strategy to Identify Novel Mycobacterium tuberculosis-Human Interactors [J]. Front Cell Infect Microbiol, 2019, 9: 65.

［26］ WANG C, ZHANG Q, TANG X, et al. Effects of CwlM on autolysis and biofilm formation in Mycobacterium tuberculosis and Mycobacterium smegmatis [J]. Int J Med Microbiol, 2019, 309 (1): 73-83.

［27］ ZHANG B, LI J, YANG X, et al. Crystal Structures of Membrane Transporter MmpL3, an Anti-TB Drug Target [J]. Cell, 2019, 176 (3): 636-648.

第三章 结核病疫苗

【摘要】《全球结核病报告 2019》疫苗研究进展部分报告了我国自主研发的两种结核病疫苗正处于临床试验阶段，其中治疗性疫苗微卡正处于Ⅲ期阶段，另一种亚单位疫苗 AEC/BC-C02 也正在开展Ⅰ期临床试验。此外，我国学者在多种新疫苗的研发方面取得一定进展，M72/AS01E 疫苗是安全、有效的；AEC/Al/poly-IC 及 V569 DNA 疫苗可能成为抗潜伏结核感染的候选疫苗；rBCG-DisA 能诱导更强的免疫应答，但其保护力未优于 BCG；c-di-GMP 作为一种免疫调节剂，具备一定的疫苗研发潜力；rv3407 DNA 疫苗具备一定的成为结核病候选治疗型疫苗的潜力；体外合成了稳定的 Ag85B-mRNA 疫苗，具有较好的免疫原性，为新型结核疫苗的研制提供了新思路。同时发现了一些新型抗原具有疫苗研发的潜力，Rv0674 具备一定的候选结核病新疫苗开发的潜力。结核分枝杆菌 Dnak 和 MPT83 蛋白均具有较好的抗原性，并且刺激 T 细胞产生免疫应答的能力较强，两者联合可能对于结核病新型抗结核疫苗研究有较好的应用价值。

【关键词】新型亚单位疫苗；重组 BCG；核酸疫苗；新抗原

2019 年，我国科学家在结核病疫苗领域取得了一定进展，尤其是在亚单位疫苗、DNA 疫苗等的临床前研究，新型疫苗抗原的发现等方面均做出了一定的贡献。

一、新型亚单位疫苗

Ji 等[1]对正处于临床试验阶段的亚单位疫苗 M72/AS01$_E$ 进行了一项荟萃分析。共纳入了 7 项临床试验相关研究，涉及 4 590 例受试者。分析结果发现 M72/AS01$_E$ 疫苗有效性为57.0%，与对照组相比，疫苗免疫组 M72 抗原特异性多功能 CD4$^+$ T 细胞显著增多，第 2 次接种后 30 天，血清反应阳性率达到峰值，研究结束时(210 天)，抗 M72 IgG 浓度持续升高。与对照组相比，疫苗接种受试者注射部位局部发红(相对风险，RR=5.99)、局部肿胀(RR=3.17)、不适(RR=3.01)、疲劳(RR=3.17)的风险有所增加，然而头痛、肌痛和疼痛风险没有增加。该研究结论认为 M72/AS01$_E$ 疫苗是安全、有效的，虽然有轻微的不良反应发生，但是并不影响其对健康成人结核病的预防效果。

Wang 等[2]对亚单位疫苗 AEC/Al/poly-IC 在两种动物模型中进行了免疫原性和保护力的评估。该疫苗融合了结核分枝杆菌 Ag85b、EAST-6、CFP-10 三种抗原蛋白，并以铝及多核糖核苷 - 多聚胞苷酸(poly-IC)为佐剂。在 BALB/c 小鼠模型中，通过抗原特异性 IgG 检测显示疫苗在小鼠体内产生了较好的免疫原性。随后研究者利用豚鼠建立了潜伏感染模型，通过 ELISPOT 及多色流式细胞术分析等实验，AEC/Al/poly-IC 接种后小鼠表现出了显著的抗原特异性体液免疫应答和细胞免疫应答，并且在潜伏的 MTB 感染的豚鼠模型中证实了该疫苗较好的保护作用。AEC/Al/poly-IC 免疫后的豚鼠肺、脾等脏器病理评分和细菌载量均显著低于对照组。这些数据表明 AEC/Al/poly-IC 在小鼠中具有高度免疫原性，可有效保护豚鼠免受潜伏的 MTB 感染；它可能代表了一种用于控制潜伏性结核病的有希望的候选疫苗。

二、重组病毒载体疫苗

李武等[3]构建了重组腺病毒载体 Ad5-CEAB,并通过动物实验研究了其诱导动物产生抗原特异性免疫应答的能力。结果发现,与 PBS 对照组相比,BCG 组和 BCG 初免联合 Ad5-CEAB 加强组表现出明显的促进 T 细胞增殖的效应,BCG/Ad5-2 组、BCG/Ad5-1 组和 BCG 组刺激指数(stimulate index,SI)均显著高于 PBS 组,Ad5-CEAB 加强 2 次的效果好于加强 1 次,但 Ad5-CEAB 加强 1 次也能取得显著的促进 T 细胞增殖的效果;Ad5-CEAB 加强组 IFN-γ 分泌细胞的数量显著高于对照组;ELISA 结果表明,淋巴细胞培养上清液中的白细胞介素 -2 和 TNF-α 的含量均显著高于 BCG 组,且 BCG/Ad5-2 组和 BCG/Ad5-1 组间细胞因子的表达无显著差异;流式细胞分析结果表明,Ad5-CEAB 组中 CD4+ 和 CD8+ T 细胞比值显著高于对照组,BCG/Ad5-2 组和 BCG/Ad5-1 组间无显著差异。研究证明,BCG 初免联合 1 次重组腺病毒加强免疫可以诱导小鼠产生较强的抗原特异性 T 细胞免疫应答。该疫苗初免加强的免疫策略及基于黏膜免疫的免疫途径有待更进一步的动物实验数据支持。

三、重组 BCG

环二鸟苷酸(c-di-AMP)是一种参与调节多种细胞过程和宿主免疫应答的细菌二级信使,可参与细菌的致病性和参与诱导宿主 I 型 IFN-γ 应答。Ning 等[4]构建了重组 BCG 疫苗 rBCG-DisA,可过表达 MTB c-di-GMP 合成酶 DisA。建立了小鼠感染模型,研究了 rBCG-DisA 的体液免疫和细胞免疫特性。结果发现,DisA 在 BCG 中的过表达并不影响细菌生长,但使 BCG 的长度变短。rBCG-DisA 可诱导与 BCG 相当的体液免疫和细胞免疫应答。MTB 攻毒实验发现,rBCG-DisA 和 BCG 免疫小鼠的脾淋巴细胞产生的 IFN-γ、IL-2 和 IL-10 均高于未免疫小鼠,且 rBCG-DisA 组细胞因子水平明显高于 BCG 组。巨噬细胞经 c-di-GMP 处理或细菌感染后,IFN-β、IL-1β 和自噬相关基因(atgs)的转录上调。rBCG-DisA 免疫小鼠攻毒后 IL-6 较其他免疫组显著上调。rBCG-DisA 组与 BCG 组均发现了固有免疫表观遗传标记 H3K4me3 的表达,且 rBCG-DisA 组表达水平高于 BCG 组。两种疫苗免疫的小鼠攻毒后病理学变化无明显差异,小鼠肺和脾脏细菌负荷均显著降低,但两组无显著差异。综上,与 BCG 相比,rBCG-DisA 能诱导更强的免疫应答,但其保护力未优于 BCG。c-di-GMP 作为一种免疫调节剂,具备一定的疫苗研发潜力,尤其在未来改良 BCG 疫苗的开发过程中有待深入研究。

四、核酸疫苗

Liang 等[5]利用 MTB 潜伏相关抗原 Rv3407 构建了 DNA 疫苗,并对其免疫原性和治疗效果进行了评价。分 5 组免疫小鼠:①无菌水;②pVAX1 空载;③M.vaccae;④ag85a DNA;⑤rv3407 DNA。每组肌注 3 次,间隔 2 周。结果显示,免疫 ag85a DNA 和 rv3407 DNA 组脾淋巴细胞培养液上清 IFN-γ 表达水平升高,Th1 细胞增多,全血 Th1/Th2 免疫细胞比例升高,且以 Th1 型免疫应答为主。与其他组相比,ag85a 和 rv3407 DNA 组的 Ag85A 或 Rv3407 IgG 特异性抗体水平显著升高。之后建立了小鼠感染模型,事先感染 MTB 的小鼠分两组,即 *rv3407* DNA-PBS 组和 PBS 组。结果提示,*rv3407* DNA 组肺部细菌载量显著低于 PBS 组。综上,*rv3407* DNA 疫苗可诱导抗原特异的细胞免疫及体液免疫应答,具备一定的成为结核病候选治疗型疫苗的潜力。

为研究针对结核分枝杆菌潜伏感染的 DNA 疫苗,粟海波等[6]基于质粒 A39 构建了 p-VAX1-Ag85B-Rv3425-Rv2029c-PPE26(V569)质粒,并对其免疫原性及保护性进行初步研究。建立 C57BL/6 小鼠免疫模型,共分 6 组即 PBS、p-VAX1-Ag85B(A)、p-VAX1-Ag85B-Rv3425(A3)、A39、V569 和 BCG,进行疫苗的免疫性评价。结果显示,与 BCG 组相比,V569 能引发实验小鼠强烈的细胞免疫反应(IFN-γ 高水平分泌),外周血 CD4$^+$/CD8$^+$ T 细胞比例明显增加。构建斑马鱼-海分枝杆菌潜伏感染模型,将 PBS、A、A3、A39、BCG、V569 分别通过腹腔注射免疫斑马鱼后,每日注射地塞米松 10μg 诱导海分枝杆菌复发感染,对斑马鱼肝脏进行菌落计数并绘制生存曲线。与 BCG 免疫组相比,V569 免疫斑马鱼后可显著减少其肝脏中海分枝杆菌数量,斑马鱼存活情况得到显著改善,表明 V569 DNA 疫苗可能是一种抗潜伏结核感染的候选 DNA 疫苗。

刘晶等[7]表达构建了基于 ESAT-6-Ag85A(ES85A)融合基因的侵入型乳酸菌对小鼠体内免疫特性的影响。将真核表达载体 pValac 与 ES85A 连接构建真核表达质粒,并将其分别电转到重组乳酸菌 NC8-pSIP-409 和 NC8-pSIP-409-FnBPA 感受态中,构建重组侵入型乳酸菌 pValac-ES85A/409 和 pValac-ES85A/FnBPA。将其免疫 BALB/c 小鼠,检测表达 ES85A 的侵入型乳酸菌对小鼠树突状细胞(dendritic cells,DCs)亚群 CD80 和 CD83 的影响以及血清中细胞因子的表达水平。表达 ES85A 的侵入型乳酸菌能促进小鼠体内 DCs 的分化和成熟以及提高血清中细胞因子 IL-4 的表达,为后期研发结核病 DNA 疫苗制剂奠定了基础。

夏敏等[8]通过体外转录 MTB Ag85B-mRNA 并评价了其免疫原性。结合密码子偏好性等特性,优化了 Ag85B 编码区序列,并在其两端插入 β 球蛋白 3' 和 5'UTR 序列。进行体外转录后,经琼脂糖凝胶电泳鉴定,体外转染细胞验证其表达后,联合鱼精蛋白免疫 Balb/c 小鼠,检测抗原特异性细胞免疫应答。结果显示,Ag85B 序列优化后,具有更高的稳定性,且成功体外合成了稳定的 Ag85B-mRNA。Western blot 检测 Ag85B-mRNA 转染 293T 细胞 24、48 小时,均有清晰特异性的目的蛋白条带。小鼠免疫试验结果显示,Ag85B-mRNA 可诱导针对 Ag85B 分泌高水平 IFN-γ 的 Th1 型免疫应答。该研究成功体外合成了稳定的 Ag85B-mRNA 疫苗,具有较好的免疫原性,为新型结核疫苗的研制提供了新思路。

五、新抗原的发现

Xiao 等[9]对 MTB Rv0674 蛋白的免疫原性进行分析。研究结果发现,结核病患者中 Rv0674 特异性 IgG 抗体水平显著高于对照组。当 Rv0674 联合佐剂 DDA/Poly I:C 免疫 BALB/c 小鼠时,可诱导较高水平的 IFN-γ、IL-2 和 IL-6。当使用高、低剂量疫苗免疫小鼠时均可诱导高滴度的抗原特异性 IgG,提示 Rv0674 在体液和细胞免疫中均可能发挥重要作用。Rv0674 可诱导 Th1/Th2 混合型保护性免疫,但以 Th1 细胞因子为主。综上,Rv0674 具备一定的候选结核新疫苗开发的潜力。

李晓琴等[10]重组表达了 MTB 蛋白 Dnak(Rv0350)和 MPT83(Rv2873),并对其进行了抗原性评价。收集人群包括结核病患者(135 例)、其他肺部疾病患者(56 例)和健康志愿者(94 例)的血液样本,进行了抗原特异性体液免疫及细胞免疫分析。结核分枝杆菌 Dnak 和

MPT83 蛋白均具有较好的抗原性,并且刺激 T 细胞产生免疫应答的能力较强,两者联合可能对于结核病新型抗结核疫苗研究有较好的应用价值。

王培东等[11]对 MTB Rv2450c 进行 T 细胞表位预测分析。运用不同的生物信息学软件对其进行了理化性质、疏水性、T 细胞表位分布等分析,筛选到了 5 个 CD4[+] T 细胞优势表位,2 个 CD8[+] T 细胞表位,最终筛选出 T 细胞表位预测序列为:SQGIRAWP159-166,其免疫原性及疫苗开发潜力仍有待实验证实。

周玉真等[12]评价了 MTB Rv2660c、Rv2460c、Rv3875 和 Rv3804c 的细胞表位融合蛋白(命名为 msv)的免疫原性,通过异源表达、分离纯化及 Western blot 鉴定后,用纯化的 msv 免疫小鼠。ELISA 实验检测小鼠的特异性抗体滴度,结果表明特异性抗体效价约为 1∶81 920;分离小鼠的脾淋巴细胞,采用淋巴细胞增殖法检测其免疫原性,发现抗原致敏的淋巴细胞经融合蛋白 msv 刺激后明显增殖。因此,该融合抗原可诱导小鼠特异性抗体表达并刺激细胞免疫应答,为研制新型多阶段结核病疫苗提供了可靠的候选抗原。

雨昕等[13]应用生物学软件预测结核分枝杆菌 PPE32 基因编码蛋白的结构和功能。该研究应用了 Expasy、TMHMM Server v.2.0 等多种生物信息学软件,分析 PPE32 蛋白由 409 个氨基酸组成,等电点为 4.35,为亲水性蛋白,无跨膜区及信号肽,有 31 个磷酸化位点,1 个保守域,蛋白二级结构以 α- 螺旋为主,有 38 个 B 细胞抗原表位和 12 个 T 细胞抗原表位。该蛋白的免疫原性及保护力有待更多的实验数据支持。

随着新技术的发展,新型结核疫苗抗原的发现手段逐渐优化,发现了一批候选抗原用于后续疫苗的研发,DNA 疫苗的临床研究正在逐步开展,我国新型结核病疫苗的研发进度也在逐步加快,且逐步与世界接轨。

(王伟 于佳佳 黄威 卢水华 唐神结)

参考文献

[1] JI Z, JIAN M, CHEN T, et al. Immunogenicity and Safety of the M72/AS01E Candidate Vaccine Against Tuberculosis: A Meta-Analysis [J]. Front Immunol, 2019, 10: 2089.

[2] WANG C, LU J, DU W, et al. Ag85b/ESAT6-CFP10 adjuvanted with aluminum/poly-IC effectively protects guinea pigs from latent mycobacterium tuberculosis infection [J]. Vaccine, 2019, 37 (32): 4477-4484.

[3] 李武, 邓光存, 刘晓明, 等. 单次重组腺病毒加强 BCG 初免小鼠后诱导的特异性 T 细胞免疫应答 [J]. 农业生物技术学报, 2019, 27 (3): 488-494.

[4] NING H, WANG L, ZHOU J, et al. Recombinant BCG With Bacterial Signaling Molecule Cyclic di-AMP as Endogenous Adjuvant Induces Elevated Immune Responses After Mycobacterium tuberculosis Infection [J]. Front Immunol, 2019, 10: 1519.

[5] LIANG Y, ZHAO Y, BAI X, et al. Immunotherapeutic effects of Mycobacterium tuberculosis rv3407 DNA vaccine in mice [J]. Autoimmunity, 2018, 51 (8): 417-422.

[6] 粟海波, 刘梓健, 周洋洋, 等. 针对结核分枝杆菌潜伏感染的 DNA 疫苗 V569 免疫原性及保护性的初步研究 [J]. 微生物与感染, 2019, 14 (5): 289-296.

[7] 刘晶, 张赞, 刘洋, 等. 表达结核分枝杆菌 ESAT-6-Ag85A 基因的侵入型乳酸菌免疫特性研究 [J]. 中国免疫学杂志, 2019, 35 (1): 10-14.

[8] 夏敏, 杨晓岚, 杨鹏辉, 等. 结核分枝杆菌 Ag85B-mRNA 疫苗的体外合成及其免疫原性研究 [J]. 免疫学杂志, 2019, 35 (5): 404-408.

［9］ XIAO T Y, LIU H. C, LI X. Q, et al. Immunological Evaluation of a Novel Mycobacterium tuberculosis Antigen Rv0674 [J]. Biomed Environ Sci, 2019, 32 (6): 427-437.

［10］ 李晓琴，肖彤洋，李马超，等 . 结核分枝杆菌 Dnak 和 MPT83 蛋白的抗原性评价 [J]. 中华微生物学和免疫学杂志，2019, 39 (2): 106-113.

［11］ 王培东，何俊才，周放，等 . 分枝杆菌 Rv2450c T 细胞表位预测及分析 [J]. 武汉轻工大学学报，2019, 38 (1): 33-36.

［12］ 周玉真，刘思静，唐明圆，等 . 结核分枝杆菌基因 Rv2660c、Rv2460c、Rv3875、Rv3804c 细胞表位融合蛋白的表达及其免疫原性评价 [J]. 四川大学学报 (医学版), 2019, 50 (4): 506-511.

［13］ 雨昕，付玉荣，伊正君 . 结核分枝杆菌 PPE32 蛋白的生物信息学分析 [J]. 中国病原生物学杂志，2019, 14 (2): 131-136.

第四章　结核分枝杆菌的生理生化

【摘要】结核病(tuberculosis,TB)是一种严重危害人类健康的慢性传染病,目前结核病仍然是全球健康的主要威胁,也是导致死亡的主要原因。结核分枝杆菌是结核病的主要致病病原体,深入了解结核分枝杆菌的生理生化特性,对预防和治疗结核病有重要的意义。在结核分枝杆菌抗原的免疫原性及抗原表位的研究中,纯化 Rv3425-Rv1168c 融合蛋白具有较高的抗原特异性和免疫原性,在结核病血清学诊断方面具有很大的应用价值;同时结核分枝杆菌 Dnak(Rv0350)和 MPT83(Rv2873)蛋白两者联合应用对结核病免疫诊断和新型抗疫苗研究有更好的应用价值;PE_PGRS33 蛋白是结核分枝杆菌的重要表面暴露蛋白,可作为结核治疗的潜在分子靶标等。在结核分枝杆菌的毒力和持留的研究中,EspC 调节宿主固有免疫应答;LppZ 可引起有效的天然免疫和细胞免疫的能力;Rv2673 蛋白对细菌感染宿主细胞和 / 或宿主细胞杀死 MTB 有一定影响;Rv1016c 能够促进 MS 生物膜形成,抑制细胞自噬,增强细菌毒力等。在结核分枝杆菌的耐药研究中,PCR-SSCP 法检测结核分枝杆菌 *rpoB*、*katG*、*rpsL*、*pncA* 和 *embB* 基因突变快速、敏感、特异;*Alr* 基因的过表达与 MTB 环丝氨酸耐药高度相关;MDR-TB 对喹诺酮类药物的耐药机制以 *gyrA* 基因 Ala90Val、Ser91Pro、Asp94Gly 突变类型为主;结核分枝杆菌 *katG* 和 *inhA* 基因突变与耐 INH 相关,这为临床及时准确诊断、及早使用抗结核药物联合治疗提供了帮助。

【关键词】结核分枝杆菌;免疫原性;抗原表位;毒力与持留;耐药

结核分枝杆菌(*Mycobacterium tuberculosis*,MTB)属于兼性细胞内病原体,生长缓慢,而且由于细胞壁的核心成分——肽聚糖的特殊性,同时具有抗酸染色特性,使得 MTB 具有较强的抵抗力,是世界上最具致病力的微生物之一。主要感染单核吞噬细胞,因此,目前仍需深入了解结核分枝杆菌的生理生化,才能更好地理解结核病的发病机制,并为结核病的预防和治疗提供一定的依据。

一、结核分枝杆菌抗原的免疫原性及抗原表位

随着基因组学、转录组学和分子克隆技术等分子生物学技术的不断发展,MTB 相关的蛋白逐步引起越来越多研究者的关注。李晓琴等[1]通过基因重组和蛋白质纯化技术,克隆表达和纯化结核分枝杆菌蛋白 Dnak(Rv0350)和 MPT83(Rv2873),并以这两种蛋白为抗原,采用酶联免疫吸附试验(enzyme linked immunosorbent assay,ELISA)和效应 T 细胞酶联免疫斑点试验(enzyme-linked immunospot assay,ELISPOT assay)对结核病患者、非结核病其他肺部疾病患者和健康志愿者的血液标本进行检测。结果显示,结核分枝杆菌 Dnak(Rv0350)和 MPT83(Rv2873)蛋白均具有较好的抗原性,并且刺激 T 细胞产生免疫应答的能力较强,两者联合应用可能对于结核病免疫诊断和新型抗结核疫苗研究有更好的应用价值。

刘田等[2]对 *Rv1787* 基因也进行了研究,以结核分枝杆菌 *H37Rv* 基因组 DNA 为模板,PCR 扩增 *Rv1787* 基因,并与表达载体 pET-32a 构建重组质粒。此重组质粒 pET-32a-

Rv1787测序结果与目的基因完全一致;SDS-PAGE分析表明该融合蛋白以包涵体形式存在,相对分子质量为 56×10^3,与预期大小相符,成功构建结核分枝杆菌 PPE25 蛋白编码基因 *Rv1787* 重组原核表达质粒。同时利用生物信息学软件对 PPE25 蛋白进行分析显示:PPE25 蛋白为疏水性蛋白,含多个跨膜结构域,无信号肽。二级结构主要由 α- 螺旋和无规则卷曲构成,结构比较松散,并筛选出多个优势抗原表位,为进一步研究 PPE25 蛋白在结核病发生发展中的作用奠定了基础。

此外,Xiao 等[3]为评价 Rv0674 的诊断价值和抗原性,采用 ELISA 法和 ELISPOT 法对肺结核患者和健康献血者进行 IgG 和 IFN-γ 检测。用 Rv0674 免疫 BALB/c 小鼠进行免疫原性评价。结果提示,Rv0674 在体液和细胞免疫中发挥重要作用,Rv0674 诱导 Th1/Th2 混合型保护性免疫,以 Th1 细胞因子为主。研究证明,Rv0674 可能是结核病血清学诊断和新型结核病疫苗开发的一个良好抗原。

同时,肖彤洋[4]克隆、表达和纯化了 20 个结核分枝杆菌蛋白,并通过 ELISA 实验检测其在 258 份人血清及 4 种动物血清中的反应情况,进一步通过 Perl 软件筛选灵敏度和特异度最优的血清学诊断抗原组合。单个蛋白分析结果显示,灵敏度和特异度较好的蛋白为是 Rv0432 和 Rv0934,蛋白抗原组合分析结果显示,效果最好的组合是 Rv1886c-Rv0934 和 Rv1886c-Rv2318-Rv0934。与动物免疫血清的反应结果显示,有 12 个蛋白抗原能特异性地与结核分枝杆菌免疫的小鼠血清反应。最后,对 Rv0674 蛋白进行免疫原性评价。首先用 Rv0674 蛋白免疫 BALB/c 小鼠,采用 ELISA 检测体液免疫,用 CRA 检测细胞免疫,阳性对照选用 Ag85B。结果显示,Rv0674 可以诱导高水平的 IFN-γ 和 IL-2 以及高滴度的 IgG,表明 Rv0674 能引起较强的体液和细胞免疫应答。

MTB 的 PPE 蛋白家族具有独特的结构特点,其 N 末端具有保守的脯氨酸 - 谷氨酸(Pro-Glu)和脯氨酸 - 脯氨酸 - 谷氨酸(Pro-Pro-Glu)结构域。Rv3425、Rv1168c 蛋白均属于 PPE 蛋白家族,Rv3425 属于结核菌 RD II 区,仅存在于致病性分枝杆菌中,该蛋白为免疫显性的 B 细胞目标抗原,能够用于鉴别肺结核和肺外结核,在临床检测等应用上具有一定价值。Rv1168c 蛋白具有很强的保守性,亦属于结核分枝杆菌特有。Rv1168c 蛋白在结核分枝杆菌携带者体内能激发特异的细胞免疫反应,对感染者具有免疫保护性。在此研究基础上,胡永亮等[5]以结核分枝杆菌 *H37Rv* 基因组为模板,通过重叠 PCR 扩增得到 Rv3425-Rv1168c 全核酸序列克隆至表达载体 pET-24b 中,转入大肠埃希菌 BL21(DE3)进行诱导、表达和纯化,通过 ELISA 检测 100 份确诊结核病患者、20 例非结核呼吸疾病患者、100 份健康人血清,评价融合蛋白进行临床血清学诊断的可行性。结果显示,Rv3425-Rv1168c 融合蛋白在原核系统内获得高表达,纯化的 Rv3425-Rv1168c 融合蛋白具有较高的抗原特异性和免疫原性,在结核病血清学诊断方面具有很大的应用价值。

周玉真等[6]将 *Rv2660c*、*Rv2460c*、*Rv3875* 和 *Rv3804c* 基因中的细胞表位串联构成融合抗原基因,并克隆到原核表达载体 pEASY-Blunt E1 中,诱导表达后采用亲和层析纯化表达产物,经 SDS-PAGE 和 Western blot 鉴定后,将表达正确的融合蛋白作为抗原免疫小鼠,采用 ELISA 法检测小鼠的特异性抗体滴度;分离小鼠的脾淋巴细胞,采用淋巴细胞增殖法检测其免疫原性。结果显示,成功构建了能表达融合抗原基因的原核表达质粒,表达产物经 SDS-PAGE 和 Western blot 验证和亲和层析纯化后,获得相对分子质量为 41.3×10^3 的目的蛋白;该融合蛋白可诱导小鼠特异性抗体表达同时能刺激细胞产生免疫应答,为研制新型多阶段结核疫苗提供可靠的抗原组分。

夏敏等[7]对结核分枝杆菌 Ag85B-mRNA 的免疫原性进行了研究。采用结合密码子偏好性、GC 含量和 mRNA 二级结构的自由能等方法优化 Ag85B 编码区序列,并在其两端插入 β 球蛋白 3' 和 5'UTR 序列,合成目的序列并进行体外转录。经琼脂糖凝胶电泳鉴定正确,结果显示其具有更高的稳定性,成功体外合成稳定的 Ag85B-mRNA。Western blot 检测 Ag85B-mRNA 转染 293T 细胞 24、48 小时,均有清晰、特异性的目的蛋白条带。小鼠免疫试验结果显示,Ag85B-mRNA 可诱导针对结核分枝杆菌 Ag85B 分泌高水平 IFN-γ 的 Th1 型免疫应答。此实验成功体外合成稳定的 Ag85B-mRNA 疫苗,具有较好的免疫原性,为新型结核疫苗的研制提供新思路。

薛士鹏等[8]对结核分枝杆菌特异性抗原 Rv2029 进行了研究,采用 PCR 扩增基因 *Rv2029* 构建重组质粒 pMV261-Rv2029 并转入卡介苗感受态细胞中诱导表达并纯化 Rv2029 蛋白。以重组的 rBCG-Rv2029c 活疫苗为免疫原经皮下免疫 C57BL/6 小鼠,间接 ELISA 方法检测小鼠血抗原特异性 IgG、IgG1 和 IgG2a 抗体滴度水平,XTT 检测脾淋巴细胞抗原特异性增殖反应,流式细胞仪观察 CD4$^+$T 细胞和 CD8$^+$T 细胞比例变化,IFN-γ、IL-2 检测试剂盒检测细胞培养基中细胞因子表达水平。结果显示,成功构建重组疫苗 BCG-Rv2029C,并诱导表达重组蛋白。经免疫小鼠后重组卡介苗 rBCG-Rv2029c 能诱导较 BCG 更高的 IgG、IgG1 和 IgG2a 抗体滴度水平,IgG2a/IgG1 的变化提示 rBCG-Rv2029c 可诱导 Th1 型免疫反应。与 BCG 相比,rBCG-Rv2029c 可诱导产生更强的特异性细胞增殖反应,刺激产生更多的杀伤性 CD8$^+$ T 细胞和 CD4$^+$ T 细胞,能诱导产生更高水平的细胞因子如 IFN-γ、IL-2。这说明重组结核病疫苗 rBCG-Rv2029c 可诱导产生较 BCG 更强,且针对休眠 MTB 的特异性体液免疫和细胞免疫。

吴姝等[9]应用多种生物学信息软件分析了结核分枝杆菌 H37Rv 标准菌株 Pst S1 蛋白的结构和功能。结果显示,Pst S1 蛋白编码基因 *Rv0934* 全长 1125bp,编码 374 个氨基酸。该蛋白理论相对分子质量为 38.243 13 × 10^3,理论等电点为 5.14,半衰期为 30 小时,脂溶指数为 86.79,不稳定指数为 25.65,总平均亲水性为 0.066,为稳定性亲水蛋白。Pst S1 蛋白在 20~21 区域形成一段信号肽序列,无跨膜区域,不属于跨膜蛋白。二级结构中 α 螺旋、β 折叠、β 转角、无规则卷曲分别占 32.89%、18.18%、6.42%、42.51%。预测该蛋白含有 16 个 B 细胞抗原表位和 27 个 CTL 表位。综上信息生物信息学分析说明:Pst S1 蛋白为稳定性亲水蛋白,含有信号肽和较多 B、T 细胞抗原表位,具有抗原性,可作为结核病的血清学诊断和亚单位疫苗新的靶点。

Rv2742 是通过蛋白质组学从结核分枝杆菌 H37Rv 中鉴定的新基因。Zhao 等[10]蛋白 Rv2742 进行了可溶性表达并建立了纯化系统,根据大肠埃希菌密码子使用频率优化了 Rv2742 的密码子后,在含有质粒 pMAL-c2X-Rv2742 的重组菌株实现了 Rv2742 编码基因的可溶性产物,同时在不同条件下(宿主、培养温度和 IPTG 浓度)分析了融合蛋白的表达效果。最佳表达条件如下:Rosetta(DE3)宿主、16℃培养温度和 0.5mmol/L IPTG。用直链淀粉树脂进行亲和层析纯化后,通过 LC-MS/MS 确认融合蛋白序列。这些结果表明,具有 MBP 标签的表达系统 pMAL-c2X 可以成功诱导 Rv2742 产物以可溶形式表达,为潜在的相互作用和免疫原性研究提供参考。

陈浩天等[11]应用生物信息学方法对结核分枝杆菌 *Rv1818c* 基因编码蛋白 PE_PGRS33

的结构和功能进行预测分析。结果显示,*Rv1818c* 基因编码的 PE_PGRS33 蛋白含有 498 个氨基酸残基,疏水系数为 0.425,为疏水性蛋白。PE_PGRS33 含有 7 个磷酸化位点,不存在跨膜区域,二级结构以无规卷曲为主(占 50.20%),结构较松散。PE_PGRS33 蛋白含有 27 个 B 细胞抗原表位,数个 T 细胞优势表位。综上所述,PE_PGRS33 蛋白是结核分枝杆菌的重要表面暴露蛋白,与结核分枝杆菌的潜伏感染密切相关。生物信息学预测该蛋白含有多个抗原表位,可作为结核治疗的潜在分子靶标。

杨延辉等[12]利用 DNAStar Lasergene 软件中的 Protean 程序分析 MTB Rv0674 蛋白的二级结构,包括表面可能性、可变性、亲疏水性、抗原性等预测 Rv0674 的 B、T 细胞表位。结果显示,MTB Rv0674 蛋白的二级结构多样化,预测得到 9 个亲水区,含有的 B 细胞表位分布在 24~30、46~63、87~88、114~118、154~157、161~185、192~196、207~209 和 222~225 位氨基酸残基及其附近,表位抗原性较好,均含有 β 转角和不规则卷曲结构,表面可能性和可变区较多;含有的 T 细胞表位可能分布在 26~29、38~42、47~50、53~56、66~70、76~79、83~86、104~108、122~126、137~141、154~157、164~167、171~174、195~199、217~221 和 232~235 位氨基酸残基及其附近。综上结果显示,采用生物信息学方法预测 Rv0674 蛋白为亲水性蛋白,且含有丰富的 B、T 细胞抗原表位,为研究 Rv0674 蛋白的免疫学功能奠定了基础。

二、结核分枝杆菌的毒力和持留

结核分枝杆菌是一种兼性胞内致病菌,可与宿主巨噬细胞相互作用,调节巨噬细胞功能,影响先天性免疫和适应性免疫。众所周知,ESX-1 分泌系统的分泌蛋白质在宿主 - 病原体相互作用和毒力方面发挥重要作用,但 EsxA 系统中单组分在病原体和巨噬细胞相互作用中的功能尚不清楚。Guo 等[13]研究了 EspC 对巨噬细胞活化的影响。EspC 蛋白由连锁基因 *espA/C/D* 编码,对 esx-1、EsxA 和 EsxB 主要毒力因子的分泌至关重要。研究结果显示,在耻垢分枝杆菌(*Mycobacterium smegmatis*,MS)中 EspC 蛋白和 EspC 的过表达都可诱导促炎细胞因子的产生,并增加细胞表面分子的表达。此途径是由 Toll 样受体 4(Toll-like receptor 4,TLR4)介导的,与野生型小鼠相比,在 *TLR4* 敲除的小鼠中使用 EspC 处理巨噬细胞后,导致促炎细胞因子分泌和细胞表面分子表达减少。免疫沉淀和免疫荧光分析表明,EspC 与 TLR4 直接相互作用。此外,EspC 能激活巨噬细胞和通过 MAPK 磷酸化和核因子 κB(nuclear factor-κB,NF-κB)活化来促进抗原呈递。当巨噬细胞加入 TLR4 的抗体或经 MAPK 抑制剂预处理抑制 EspC 诱导的细胞因子表达、细胞表面分子上调和 MAPK 信号的激活。而 EspC 的过表达增加巨噬细胞内在应急条件下 MS 的存活。以上研究结果表明,EspC 可能是另一种 ESX-1 毒力因子,不仅通过 TLR4 依赖的 MAPK 信号激活巨噬细胞来调节宿主固有免疫应答,而且致病性分枝杆菌在宿主细胞中的存活中起重要作用。

在 MTB 感染过程中,结核分枝杆菌脂蛋白参与了毒力和免疫调节过程,而脂蛋白属于结核分枝杆菌细胞壁的主要成分,结核分枝杆菌的细胞壁极其复杂,其核心结构由分枝杆菌酸、阿拉伯糖醛酸和肽聚糖组成。Chen 等[14]前期对活动性结核病患者的 30 多种 MTB 蛋白进行免疫原性筛选,确定分枝杆菌脂蛋白 Z 是最具免疫力的显性抗原之一。但 LppZ 引起机体免疫反应的机制仍不清楚。他们分别使用鼠气袋模型和 MTB 感染模型分析了 LppZ 介导的先天性和适应性免疫应答,发现 LppZ 不仅可以募集炎性细胞,还可以诱导促炎细胞因子的产生。LppZ 也能诱导强烈的 Th1 反应,对 MTB 强毒株 H37Rv 的感染具有保护作用,但对肺的病理损伤较小。在小鼠的肺里存在 LppZ 特异性的 CD4[+] T 细胞,这些细胞能够分泌 IFN-γ、IL-2 和 TNF-α 等多种细胞因子。以上研究说明,LppZ 在人和小鼠结核分枝杆菌感染期间具有很强的免疫原性,引起有效的天然免疫和细胞免疫的能力。

齐明花等[15]对结核分枝杆菌 *Rv2673* 基因对分枝杆菌细胞壁组分的影响做了研究。首先利用生物信息学分析表明,Rv2673 蛋白为在羧基末端具有 8 次跨膜结构的膜蛋白,通过构建 Rv2673 在耻垢分枝杆菌(*Mycobacterium smegmatis*,MS)中的表达载体,导入到 MS 后提取膜蛋白,Western blot 检测到过表达 Rv2673 的菌株膜蛋白中具有表达的 Rv2673 蛋白。TLC 方法对细胞壁组分的分步分析表明,过表达 Rv2673 的菌株及其对照菌株间 DPA、DPM、Ac2PIM2、AcPIM2 和 Ac2PIM4/AcPIM4 等小分子脂溶性分子没有显著性差异;但 Western blot 分析的细胞壁中大分子脂类组分显示,Rv2673 具有显著性促进 Ac2PIM6 和 AcPIM6 生成的作用,以及促进 LM 转变为 LAM。由此推测,Rv2673 蛋白能促进大分子脂类分子的生物合成,但对细胞壁中小分子的脂类分子无显著影响。以上结果说明,Rv2673 参与 LAM 中阿拉伯聚糖分枝结构的形成,推测 Rv2673 蛋白对细菌感染宿主细胞及/或宿主细胞杀死 MTB 有一定影响,是有发展潜力的药物靶向分子。

粟海波等[16]对结核分枝杆菌脂蛋白 Rv1016c 在 MTB 感染和结核病发病中的作用和机制做了研究,通过将 MTB 脂蛋白 *Rv1016c* 基因导入野生耻垢分枝杆菌(*Mycobacterium smegmatis*,MS)从而构建重组菌株 MS-Rv1016c,然后比较脂蛋白 Rv1016c 对菌体生长、成膜能力、细菌聚集以及毒力等方面的影响,评估重组菌株 MS-Rv1016c 对自噬的影响,结果发现 *Rv1016c* 基因的导入后因过表达脂蛋白使得 MS 的菌落变大、褶皱增加,使菌体聚集度降低,使细菌成膜速度加快、生物被膜产量增加;Rv1016c 显著抑制巨噬细胞自噬,促进细菌在细胞内持留。以上结果表明,Rv1016c 能够促进 MS 生物膜形成,抑制细胞自噬,增强细菌毒力。

Ruan 等[17]为了探讨 Rv0426c 在 MTB- 宿主相互作用发挥的潜在作用,在耻垢分枝杆菌菌株异源表达 Rv0426c,观察到 Rv0426c 重组菌株通过增加细胞壁通透性更易受到各种应激的影响,但其在巨噬细胞内的早期存活率有所提高,促炎细胞因子减少和宿主细胞凋亡水平的降低,此项研究提示 Rv0426c 可能是参与 MTB 与巨噬细胞相互作用的新蛋白。

结核分枝杆菌(*Mycobacterium tuberculosis*,MTB)丝氨酸蛋白酶是重要的病原体相关毒力因子,Li 等[18]从大肠埃希菌中纯化的异源 Rv3194c 蛋白具有蛋白水解活性,二价金属离子 Ca[2+] 和 Mn[2+] 增加了 Rv3194c 的活性。定点诱变表明 D308,尤其是 S309 在 Rv3194c 蛋白酶的催化活性中起关键作用。细胞分析表明,Rv3194c 抑制 THP1 来源的巨噬细胞迁移。此外,Rv3194c 可以降解补体成分 C3b 和 C5a,抑制吞噬作用和趋化性。在小鼠中,Rv3194c 增强了耻垢分枝杆菌(*Mycobacterium smegmatis*,MS)在肺中存留,诱导肺部病变,并促进了炎性细胞因子的释放。研究结果表明,Rv3194c 可能在分枝杆菌的致病性中起重要作用。

MTB 的脂质代谢途径有助于在感染期间获得 MTB 所需的碳和能源。Rv1075c 是推测的保守蛋白。Yang 等[19]发现 Rv1075c 的氨基酸序列与其他细菌脂肪酶/酯酶具有相似性,使用过表达和纯化的 rRv1075c 蛋白,证明了它具有酯酶活性,主要分布在 MTB 的细胞壁和细胞膜中。在 pH=4.5(一种模拟巨噬细胞的酸性吞噬体)的条件下,诱导其转录与表达。Rv1075c 的突变引起 THP-1 细胞和人外周血单核来源的巨噬细胞中细菌的生长显著减少,并减轻了小鼠肺部 MTB 的感染(小鼠肺部细菌负荷降低了约 7 倍)。以上结果说明,Rv1075c 可能参与酯和脂肪酸代谢,有利于 MTB 在宿主体内更好地利用碳来调节代谢。

结核分枝杆菌未知功能基因 *Rv3627c* 预测编码羧肽酶。Zhang 等[20]课题组对 Rv3627c 的功能及对分枝杆菌生长的影响进行了研究,利用 Ni^{2+} NTA 亲和层析法从大肠埃希菌中纯化 Rv3627c,并用抗六组氨酸单克隆抗体进行鉴定。成功获得了可溶性表达的 Rv3627c,并使用制备的肽聚糖将其鉴定为羧肽酶。与 Rv3627c 潜在的相互作用的蛋白有 4 种。Rv3627c 的过表达诱导耻垢分枝杆菌细胞变长,并引起 Z 环数量增加。以上结果说明,Rv3627c 是结核分枝杆菌中的一种新型羧肽酶,对分枝杆菌的细胞形态和细胞分裂具有重要作用。

近几年关于 PGRS 蛋白的研究虽多,但其机制尚不清楚。因此,Long 等[21]课题组对结核分枝杆菌的 PE_PGRS 成员 PE_PGRS62 进行了研究,PE_PGRS62 具有细胞表面蛋白的功能,可以抑制噬菌体的成熟,PE_PGRS62 在耻垢分枝杆菌(一种自然缺乏 *PE_PGRS* 基因的非致病物种)中的表达增强了重组菌株对各种体外应激的抵抗力以及在巨噬细胞内的存活率。结果显示,导致巨噬细胞分泌细胞因子表达发生变化,并且通过减少内质网应激反应来抑制细胞凋亡。

结核分枝杆菌在不良的环境,为了生存进入缓慢生长的状态。其基本的调控机制仍不清楚。DnaA 对于 DNA 复制的启动至关重要,并且是细菌生长调节的有效靶标。Liu 等[22]课题组发现核苷酸相关的蛋白 NapM 是 DnaA 拮抗剂,可以保护结核分枝杆菌免受外界压力介导的损伤。在多种压力下,NapM 与 DnaA 结合,抑制与 DNA 复制的起点和 ATP 水解活性。在体内外,NapM 抑制分枝杆菌 DNA 的合成,有助于结核分枝杆菌在压力下和感染期间巨噬细胞内的生存。以上结果提示了在外界压力下分枝杆菌存活的新机制。

三、结核分枝杆菌的耐药

近年来,MTB 耐药率不断攀升,耐药结核病已成为全球结核病防控工作面临的严峻挑战。MTB 基因组中很少见到通过质粒或可移动遗传元件从外界获得遗传物质的水平基因转移事件,因此耐药相关基因突变是其主要耐药分子机制。MTB 耐药性的出现是基因突变的一种表达方式,不同药物的耐药突变株出现的突变频率各不相同,耐药程度不同,可通过检测 MTB 耐药基因突变来预测表型耐药。

孔伟伟等[23]对 68 例临床分离菌株采用罗氏药敏实验检测 MTB 对利福平(rifampicin,RFP)、异烟肼(isoniazid,INH)、链霉素(streptomycin,Sm)、吡嗪酰胺(pyrazinamide,PZA)和乙胺丁醇(ethambutol,EMB)的耐药情况,采用聚合酶链反应 - 单链构象多态性分析(polymerase chain reaction-single strand conformation polymorphism,PCR-SSCP)检测 MTB 临床分离株耐利福平(*rpoB*)、异烟肼(*katG*)、链霉素(*rpsL*)、吡嗪酰胺(*pncA*)、乙胺丁醇(*embB*)基因突变率,5 种耐药基因突变率依次为 78.2%、69.8%、72.2%、43.8%、31.4%,其中高耐株基因突变率分别为 92.1%、80.0%、87.5%、72.0%、45.5%,低耐株分别为 47.1%、25.0%、28.5%、13.0%、7.7%。MTB 耐药基因突变与耐药水平密切相关,PCR-SSCP 法检测结核分枝杆菌 *rpoB*、*katG*、*rpsL*、*pncA* 和 *embB* 基因突变快速、敏感、特异。

何昱颖等[24]对结核分枝杆菌利福平耐药相关基因 *rpoB* 突变进行了研究,采用比例法筛选出 70 株耐利福平结核分枝杆菌临床分离株,用 PCR-SSCP 方法检测菌株 *ropB* 基因突变,并与比例法检测结果进行对比。结果显示,70 株耐利福平菌株中,单耐利福平菌株为 12 株,同时耐福平和异烟肼菌株为 58 株。扩增菌株 *rpoB* 基因,70 株结核分枝杆菌临床分离株 *ropB* 基因突变率为 91.43%(64/70),其中耐多药菌株 *ropB* 基因突变率为 91.38%(53/58),单耐利福平菌株 *ropB* 基因突变率为 91.67%(11/12)。采用 PCR-SSCP 技术检测结核分枝杆菌 RFP 耐药性所用时间大幅缩短,检测出的结果与传统方法一致率高,但结核分枝杆菌表型耐药菌株,存在 *ropB* 基因位点无突变的现象,是否存在其他耐药位点或耐药机制值得深入研究。

牛金霞等[25]对耐多药结核病(multi-drug resistant tuberculosis,MDR-TB)临床分离株的环丝氨酸最低抑菌浓度(minimum inhibitory concentration,MIC)进行了检测,并从基因水平进行环丝氨酸耐药机制的研究。采用 Middlebrook 7H9 液体培养基,在 96 孔板中对 140 株 MDR-TB 和 37 株敏感 MTB 临床分离株进行环丝氨酸药敏试验,筛选出对环丝氨酸耐药及敏感的菌株,再对 *Ald*、*Alr*、*ddlA* 基因进行突变位点及基因表达量的分析,结果显示 MDR-TB 对环丝氨酸的耐药率仅为 4.28%,初步将 MIC ≥ 32μg/ml 的结核分枝杆菌菌株判定为对环丝氨酸耐药;*Ald*、*Alr*、*ddlA* 基因位点突变与结核分枝杆菌对环丝氨酸耐药无明显相关性,环丝氨酸耐药菌株在 *Alr* 基因位点处基因表达量明显高于敏感菌株。以上结果说明,目前临床的 MDR-TB 患者对环丝氨酸的耐药率较低,使用环丝氨酸治疗 MDR-TB 是一种有效的选择。尚未发现明确的环丝氨酸耐药突变位点,但 *Alr* 基因的过表达与 MTB 环丝氨酸耐药高度相关,可能是其耐药的新机制。

石庆新等[26]研究了喹诺酮药物对临床分离 MDR-TB 的 MIC 及其耐药分子机制,采用微量孔 Alamar Blue 显色法检测氧氟沙星、左氧氟沙星、莫西沙星和加替沙星对 MDR-TB 的 MIC;PCR 方法扩增 MDR-TB 的 *gyr* 基因并测序。结果显示,40 株氧氟沙星敏感 MDR-TB 对氧氟沙星、左氧氟沙星、莫西沙星和加替沙星均敏感;未检测到 *gyr* 基因发生突变。40 株氧氟沙星耐药 MDR-TB 对氧氟沙星、左氧氟沙星、莫西沙星和加替沙星敏感率分别为 0、30.0%、42.5%、40.0%;检测到 33 株(82.5%)*gyrA* 基因和 2 株(5%)*gyrB* 基因发生突变,突变类型为 Ala90Val、Ser91Pro、Asp94Gly、Asp94His、Asp94Asn、Asp94Ala、Asn477Thr 和 Thr478Asn。以上结果显示,MDR-TB 对喹诺酮类药物的耐药机制以 *gyrA* 基因 Ala90Val、Ser91Pro、Asp94Gly 突变类型为主;莫西沙星是治疗氧氟沙星低水平耐药 MDR-TB 的首选方案。

车洋等[27]对外排泵基因 *Rv1456c*、*Rv1457c*、*Rv1458c* 的表达与 MTB 不同耐药表型的关系进行了研究。提取 2017—2018 年浙江省宁波市疾病预防控制中心耐药监测期间收集的 102 株 MTB 核糖核酸(ribonucleic acid,RNA),应用实时荧光定量 PCR 方法检测 ABC 转运蛋白超家族外排泵基因 *Rv1456c*、*Rv1457c*、*Rv1458c* 的表达量,采用 Mann-Whitney U 检验分析外排泵基因表达在不同耐药表型菌株中的差异。结果显示,*Rv1457c* 和 *Rv1458c* 基因表达量在利福平耐药组中的中位数及四分位数间距[0.507(0.378~1.444),1.842(1.325~2.628)]高于利福平敏感组[0.418(0.357~0.618),1.545(1.189~2.065)],差异有统计学意义。耐多药组 *Rv1457c* 和 *Rv1458c* 基因表达量的中位数及四分位数间距[0.538(0.419~1.490),1.941(1.471~2.659)]高于非耐多药组[0.415(0.337~0.618),1.533(1.122~2.056)],差异有统计学意义。异烟肼耐药组和敏感组中 *Rv1456c*、*Rv1457c* 的高表达率均存在差异,利福平耐药组和敏感组中 *Rv1456c* 的高表达率差异有统计学意义,链霉素耐药组和敏感组中 *Rv1457c* 的高表达率差异有统计学意义,乙胺丁醇耐药组和敏感组中 *Rv1456c*、*Rv1457c* 的高表达率差异均有统计学意义。以上结果说明,外排泵基因 *Rv1457c*、*Rv1458c* 的相对表达量增加与 MTB 对利福平耐药有关。

文书等[28]对耐异烟肼结核分枝杆菌及其 *katG* 与 *inhA* 基因突变的特征进行了研究,此研究回顾性分析 2015 年 1 月 1 日至 2017 年 1 月 1 日在上海交通大学医学院附属同仁医院海南分院的 260 例患者标本,对 213 例进行结核分枝杆菌分离培养,对 47 例进行基因芯片法检测,再对 213 例培养所得菌株进行基因芯片检测,对博奥芯片检测的 47 例痰标本进行结核分枝杆菌分离培养;对 101 株结核分杆菌进行 *katG* 与 *inhA* 基因检测。结果显示,培养法和博奥芯片结核分枝杆菌检出率分别为 36.6%(78/213) 和 48.9%(23/47);培养法和博奥芯片耐多药结核分枝杆菌检出率分别为 41.0%(32/78) 和 47.8%(11/23);博奥芯片法和比例法耐异烟肼符合率为 98.7%(77/78);男性结核分枝杆菌阳性率(45.9%)高于女性阳性率(29.2%);检测 *katG* 基因和 *inhA* 基因;3 个基因区域都发生突变,突变发生率大小依次为 katG315(AGC → ACC) 密码子(32 株,54.2%)、katG315(AGC → AAC) 密码子(16 株,27.1%)、inhA-15(C → T)(10 株,16.9%)。24 株(23.8%,24/101)对异烟肼无突变但对利福平发生突变;43 株也同时耐利福平(42.6%,43/101)。突变频率较高的突变位点是 315,突变频率为 81.4%(48/59),1 株(1.7%,1/59)为双位点联合突变且突变频率最低。以上结果说明,结核分枝杆菌 *katG* 和 *inhA* 基因突变与耐 INH 相关,这为临床及时准确诊断、及早使用抗结核药物联合治疗提供了帮助。

此外,近几年来对外排泵在结核分枝杆菌耐药中的作用研究也颇多。Liu 等[29]研究了临床分离株外排泵 *Rv1258c*(*Tap*)基因突变在结核分枝杆菌耐药中的作用,在 *Rv1258c* 基因中构建了 V219A 和 S292L 点突变,通过 DNA 测序证实了点突。在有无外排泵抑制剂胡椒碱的条件下,对构建的结核分枝杆菌 *Rv1258c* 突变体进行药敏试验。结果证明,结核分枝杆菌 *Rv1258c* 突变体具有较高的外排活性。V219A 和 S292L 点突变对吡嗪酰胺(pyrazinamide,PZA)、异烟肼(isoniazid,INH)和链霉素(streptomycin,Sm)产生了临床相关的耐药性,但对结核分枝杆菌中的其他药物没有产生耐药性,而 V219A 点突变则产生了低水平的耐药性,S292L 突变则产生了更高水平的耐药性。外排抑制剂胡椒碱抑制了 S292L 突变体对 INH 和 PZA 的抗性,但对 V219A 突变体没有抑制作用。S292L 突变体对吡嗪酸(PZA 的活性形式)的外排活性高于野生菌株。以上结果表明,临床分离株的外排泵 *Rv1258c* 的点突变可以导致临床相关的耐药性,包括 PZA 耐药性,并对临床分离株的耐药性有新的认识。

随着对结核分枝杆菌生理生化特性的深入研究,在结核分枝杆菌抗原的免疫原性及抗原表位的研究中,如结核病血清学诊断、结核病免疫诊断和新型抗疫苗研究及结核治疗的潜在分子靶标等,都展开深入的探索及研究。在结核分枝杆菌的毒力和持留的研究中,如调节宿主固有免疫应答、引起有效的天然免疫和细胞免疫的能力及对细菌感染宿主细胞和 / 或宿主细胞杀死 MTB,同时也都展开深入的探索及研究。对结核分枝杆菌的耐药研究,为临床及时准确诊断、及早使用抗结核药物联合治疗提供了帮助。

(任卫聪　杨瑞芳　李传友　唐神结)

参考文献

［1］李晓琴，肖彤洋，李马超，等．结核分枝杆菌 Dnak 和 MPT83 蛋白的抗原性评价 [J]．中华微生物学和免疫学杂志，2019，39 (2)：106-113．

［2］刘田，万李，周勇，等．结核分枝杆菌 Rv1787 基因编码蛋白 PPE25 的原核表达及生物信息学分析 [J]．中国病原生物学杂志，2019，14 (07)：765-772．

［3］XIAO T Y, LIU H C, LI X Q, et al. Immunological Evaluation of a Novel Mycobacterium tuberculosis Antigen Rv0674 [J]. Biomed Environ Sci, 2019, 32 (6): 427-437.

［4］肖彤洋．结核分枝杆菌与母牛分枝杆菌交叉免疫及 20 种结核蛋白抗原性研究 [D]．北京：中国疾病预防控制中心，2019．

［5］胡永亮，孙卫国，张灵霞，等．结核分枝杆菌 Rv3425-Rv1168c 蛋白融合表达与血清学评价 [J]．中国人兽共患病学报，2019，35 (1)：1-4, 10．

［6］周玉真，刘思静，唐明圆，等．结核分枝杆菌基因 Rv2660c、Rv2460c、Rv3875、Rv3804c 细胞表位融合蛋白的表达及其免疫原性评价 [J]．四川大学学报 (医学版)，2019，50 (4)：506-511．

［7］夏敏，杨晓岚，杨鹏辉，等．结核分枝杆菌 Ag85B-mRNA 疫苗的体外合成及其免疫原性研究 [J]．免疫学杂志，2019，35 (5)：404-408．

［8］薛士鹏，王涵，薛婷，等．结核菌重组基因 rBCG-Rv2029c 的克隆表达及免疫原性分析 [J]．中国免疫学杂志，2019，35 (13)：1604-1608．

［9］吴姝，伊正君，付玉荣．结核分枝杆菌 Pst S1 蛋白结构与功能的生物信息学分析 [J]．中国病原生物学杂志，2019，14 (7)：806-810．

［10］ZHAO J, WU S, WANG H, et al. Cloning, expression and purification of novel gene Rv2742 in Mycobacterium tuberculosis H37Rv [J]. Sheng Wu Gong Cheng Xue Bao, 2019, 35 (9): 1771-1786.

［11］陈浩天，付玉荣，伊正君．结核分枝杆菌 PE_PGRS33 蛋白的生物信息学分析 [J]．中国病原生物学杂志，2019，14 (7)：780-785．

［12］杨延辉，董利军，梁忠喆，等．结核分枝杆菌 Rv0674 的抗原表位预测 [J]．中国病原生物学杂志，2019，14 (4)：394-396．

［13］GUO Q, BI J, LI M, et al. ESX Secretion-Associated Protein C From Mycobacterium tuberculosis Induces Macrophage Activation Through the Toll-Like Receptor-4/Mitogen-Activated Protein Kinase Signaling Pathway [J]. Front Cell Infect Microbiol, 2019, 9: 158.

［14］CHEN Y, XIAO J N, LI Y, et al. Mycobacterial Lipoprotein Z Triggers Efficient Innate and Adaptive Immunity for Protection Against Mycobacterium tuberculosis Infection [J]. Front Immunol, 2019, 9: 3190.

［15］齐明花，徐跃飞，任凤，等．结核分枝杆菌 Rv2673 基因过表达对分枝杆菌细胞壁组分的影响 [J]．中国病原生物学杂志，2019，14 (3)：257-263．

［16］粟海波，彭宝洲，徐英，等．结核分枝杆菌脂蛋白 Rv1016c 增强细菌成膜能力和抑制自噬 [J]．微生物学免疫学进展，2019，47 (4)：38-43．

［17］RUAN C, LI J, NIU J, et al. Mycobacterium tuberculosis Rv0426c promotes recombinant mycobacteria intracellular survival via manipulating host inflammatory cytokines and suppressing cell apoptosis [J]. Infect Genet Evol, 2019, 77: 104070.

［18］LI H, DANG G, LIU H, et al. Characterization of a novel Mycobacterium tuberculosis serine protease (Rv3194c) activity and pathogenicity [J]. Tuberculosis (Edinb), 2019, 119: 101880.

［19］YANG D, HE X, LI S, et al. Rv1075c of Mycobacterium tuberculosis is a GDSL-Like Esterase and Is Important for Intracellular Survival [J]. J Infect Dis, 2019, 220 (4): 677-686.

［20］ZHANG W, LI S, MA L, et al. Identification of a novel carboxypeptidase encoded by Rv3627c that plays a potential role in mycobacteria morphology and cell division [J]. Enzyme Microb Technol, 2019, 126: 32-40.

［21］LONG Q, XIANG X, YIN Q, et al. PE_PGRS62 promotes the survival of Mycobacterium smegmatis within macrophages via disrupting ER stress-mediated apoptosis [J]. J Cell Physiol, 2019, 234 (11): 19774-19784.

［22］ LIU Y, XIE Z, ZHOU X, et al. NapM enhances the survival of Mycobacterium tuberculosis under stress and in macrophages [J]. Commun Biol, 2019, 2: 65.

［23］ 孔伟伟, 邢应如, 胡万发, 等. 耐药结核分枝杆菌与耐药基因突变的相关性分析 [J]. 安徽医科大学学报, 2019, 54 (2): 329-332.

［24］ 何昱颖, 袁薇, 陈依江. PCR-SSCP 检测结核分枝杆菌利福平耐药性 [J]. 微量元素与健康研究, 2019, 36 (5): 54-55.

［25］ 牛金霞, 崔振玲, 逄文慧, 等. 结核分枝杆菌环丝氨酸药物敏感性及耐药机制研究 [J]. 中国人兽共患病学报, 2019, 35 (1): 39-44.

［26］ 石庆新, 杨阳, 蔡莺莺, 等. 耐多药结核分枝杆菌对喹诺酮药物的耐药特性及分子机制的研究 [J]. 浙江医学, 2019, 41 (6): 521-524.

［27］ 车洋, 杨天池, 平国华, 等. 外排泵基因 Rv1456c、Rv1457c、Rv1458c 表达与结核分枝杆菌耐药关系探讨 [J]. 疾病监测, 2019, 34 (6): 501-505.

［28］ 文书, 林璋礼, 刘丁发, 等. 耐异烟肼结核分枝杆菌及其 katG、inhA 基因的突变 [J]. 中国热带医学, 2019, 19 (8): 723-726.

［29］ LIU J, SHI W, ZHANG S, et al. Mutations in Efflux Pump Rv1258c (Tap) Cause Resistance to Pyrazinamide, Isoniazid, and Streptomycin in M. tuberculosis [J]. Front Microbiol, 2019, 10: 216.

第五章　结核病免疫学

【摘要】结核病(tuberculosis)是由结核分枝杆菌(*Mycobacterium tuberculosis*,MTB)引起的慢性传染性疾病。MTB感染机体后,固有免疫应答为机体抵御MTB的第一道防线,识别病原体相关成分,两者之间的相互作用决定机体免疫应答方向及感染的结局。巨噬细胞在其中起着重要的作用,其可通过提呈MTB抗原、产生多种细胞因子以及通过细胞凋亡等途径来杀灭结核分枝杆菌;TLRs的信号转导作用也为机体提供了重要的免疫保护作用。MTB所引起的保护性免疫反应依赖于细胞介导的免疫应答。T细胞亚群比例及相关细胞因子的作用在细胞免疫中扮演重要角色。p53、细胞因子、血清中骨桥蛋白(osteopontin,OPN)、基因、蛋白质等与其他抗结核因子对于细胞抵御MTB入侵发挥重要的作用。更深入、详尽地了解免疫系统各个部分在防止或促进结核病中所起的作用,以及结核分枝杆菌如何逃避免疫监视,将有助于寻找预防和治疗结核病的对策。

【关键词】固有免疫;适应性免疫;巨噬细胞;T淋巴细胞;细胞因子

结核病是由结核分枝杆菌(*Mycobacterium tuberculosis*,MTB)感染引起的慢性传染性疾病。结核病的免疫调节系统及其机制十分复杂。伴随着结核病并发AIDS、HIV、糖尿病、耐药等一系列病症,使得结核病的预防控制面临严峻形势。当前最重要的一点是要从根本问题着手,深入了解结核病相关免疫学机制,才能为结核病预防控制提供强有力的理论基础。

一、固有免疫应答

作为机体对抗MTB的第一道防线——固有免疫应答,在机体抗MTB感染过程中扮演着非常重要的角色。MTB感染机体后,其与固有免疫系统间相互作用,决定了MTB感染的结局以及机体免疫应答发展的方向。

1. 巨噬细胞　MTB是典型的胞内致病菌,其感染宿主后主要在宿主免疫细胞如巨噬细胞内存活和繁殖,同时机体免疫系统可以诱导巨噬细胞凋亡以控制MTB的进一步传播。在MTB感染过程中,巨噬细胞中多个分子及其相关的信号通路均参与了巨噬细胞凋亡的调节。

丁光贵等[1]构建了可表达或抑制非编码RNA(microRNA,miR-20a-5p)、转染miR-20a-5p抑制剂(miR-20a-5p-inhibitor,简称"miR-20a-5p-inh"),作为慢病毒载体的阴性对照(LV1-NC)的慢病毒载体,将构建的miR-20a-5p、miR-20a-5p-inh、LVl-NC转染THP-1人巨噬胞3小时,培养72小时后用流式细胞仪分选出GFP+THP-1细胞,并分别采用减毒MTB菌株感染8小时和过氧化氢处理30分钟两种方法诱导。通过实时定量PCR技术测定细胞中线粒体相关抗凋亡基因*Bcl-2*,以及促凋亡基因*Bax*、*Bim*和*Bad*的转录水平;用蛋白免疫印迹法检测细胞裂解物中相关蛋白的表达。结果发现,慢病毒转染细胞后,在无刺激的THP-1细胞中miR-20a-5p的相对荧光强度值为 12.21 ± 1.29,miR-20a-5p-inh为 9.68 ± 1.38,LV1-NC为 10.64 ± 0.96,三者的表达差异均无统计学意义($q=1.815$,$P=0.385$;$q=2.072$,

$P=0.602$）；但在 H37Ra 和 H_2O_2 的刺激后，miR-20a-5p 过表达时其相对荧光强度值分别为 7.20 ± 0.53、8.55 ± 0.82，明显高于 LV1-NC（4.46 ± 0.07、5.49 ± 0.44）（$q=50.250$，$P=0.007$；$q=1.041$，$P<0.01$），miR-20a-5p 受抑制时（1.88 ± 0.08、1.44 ± 0.21）明显低于 LV1-NC（$q=3.457$，$P=0.031$；$q=4.384$，$P=0.001$）。在感染 miR-20a-5p 慢病毒的 THP-1 细胞中，H37Ra 诱导 *Bcl-2* 的表达增加（相对荧光强度值由 10.67 ± 0.89 增至 14.98 ± 0.88）（$q=1.064$，$P=0.008$），而感染 miR-20a-5p-inh 慢病毒时 *Bcl-2* 表达减少（由 10.67 ± 0.89 降至 6.49 ± 0.47）（$q=3.518$，$P=0.003$）；在 miR-20a-5p 过表达的 THP-1 细胞中 *Bim* 的转录水平减少（由 1.22 ± 0.05 降至 0.98 ± 0.04）（$q=1.240$，$P=0.011$），当 miR-20a-5p 受抑制时 *Bim* 的转录水平增加（由 1.22 ± 0.05 增至 1.51 ± 0.08）（$q=2.460$，$P=0.021$）。蛋白印迹法检测凋亡相关基因 *Bcl-2* 和 *Bim* 的蛋白表达水平，结果与基因转录水平相符。作者认为，miR-20a-5p 的表达水平影响 MTB 诱导的巨噬细胞凋亡相关基因 *Bcl-2* 和 *Bim* 的表达，并且与促凋亡基因 *Bim* 的水平呈负相关，提示 miR-20a-5p 可能通过调控 *Bim* 的表达而影响细胞凋亡。

长链非编码 RNA（long-noncoding RNA，ln-cRNA）NEAT 又称为 MENε/β 或 VINC，是人类第 11 号染色体上多发性内分泌瘤病（multiple endocrine neoplasia，MEN）型的基因位点，由 RNA 聚合酶Ⅱ转录生成，具有高度的人鼠同源性。NEAT1 参与了机体固有免疫过程，可能参与巨噬细胞抗 MTB 的免疫过程，是体内重要的免疫正向调节因子。黄舒颖等[2]通过敲除巨噬细胞 NEAT1 表达，检测 RAW264.7 巨噬细胞在感染 MTB 后胞内 NEAT 表达变化，探讨其在巨噬细胞抗结核免疫应答中的作用。作者认为，H37Rv 感染 RAW264.7 巨噬细胞可促进 NEAT1 表达上调，沉默 NEAT1 可减弱巨噬细胞对胞内 H37Rv 清除能力。

6-磷酸果糖激酶 -2/ 果糖 -2,6-二磷酸酶 3（6-phosphofructo-2-kinase/fructose-2, 6-bisphosphatase 3，PFKFB3）是糖酵解过程中的重要活化因子，利用Ⅰ型干扰素上调巨噬细胞 PFKFB3 的表达来促进糖酵解过程，增强巨噬细胞介导的固有免疫反应。马磊等[3]通过建立人型结核分枝杆菌 H37Rv 感染人巨噬细胞系 U937 细胞的体外模型，分别于感染后 0、30、60 和 90 分钟检测乳酸生成情况。根据不同处理方法，将巨噬细胞 U937 分为感染组（MTB H37Rv 感染 60 分钟）、感染 +p38 丝裂原活化蛋白激酶（mitogen-activated protein kinase，MAPK）特异性抑制剂组、感染 + 小干扰 RNA（small interfering，siRNA）阴性对照组、感染 +siRNA-PFKFB3 组和空白对照组。采用实时定量聚合酶链反应（qRT-PCR）和免疫印迹法检测各组细胞中 PFKFB3，分析 MTB 感染对巨噬细胞糖酵解的影响和潜在机制。结果发现，MTB 可诱导巨噬细胞中 PFKFB3 的表达，增加乳酸的生成量，感染 60 分钟后乳酸水平达到最大值；给予 MAPK 特异性抑制剂干预，抑制感染后磷酸化 p38 MAPK（p-p38 MAPK）和 PFKFB3 的表达。沉默巨噬细胞内源性 PFKFB3 的表达，可明显拮抗 MTB 感染诱导的巨噬细胞炎性因子增加和糖酵解增强的作用。作者认为，MTB 感染巨噬细胞后，通过 p38 MAPK 信号通路的活化上调 PFKFB3 的表达，促进巨噬细胞糖酵解和炎性因子分泌。

为探讨 ATB 患者血清 sTim-3 和 sGal-9 水平、外周血单个核细胞（peripheral blood mononuclear cell，PBMC）中 Tim-3/Gal-9 的表达变化及其与 iNOS 和 Arg-1 的相关性，代娇等[4]选取 33 例活动性肺结核（active tuberculosis，ATB）患者、31 例潜伏结核感染患者（latent tuberculosis infection，LTBI）以及同期健康体检者 30 例，利用酶联免疫吸附试验（enzyme linked immunosorbent assay，ELISA）测定血清可溶性 T 细胞免疫球蛋白黏蛋白 3（soluble T cell Ig mucin domain 3，sTim-3）、半乳糖凝集素 -9（soluble galectin 9，sGal-9）水平，

以及巨噬细胞 M1 型巨噬细胞特征因子诱导型一氧化氮合酶（inducible nitric oxide synthase，iNOS）和 M2 型巨噬细胞特征因子精氨酸酶 -1（arginase-1，Arg-1）；实时荧光定量 PCR 测定，PBMC 表面 Tim-3/Gal-9 的表达变化。结果发现，ATB 患者血清 sTim-3、sGal-9、iNOS、Arg-1 以及外周血 PBMC 上 Tim-3 和 Gal-9 mRNA 水平与 LTBI 组和对照组差异均有统计学意义；空洞型 ATB 患者血清 iNOS、Arg-1 以及 PBMC 上 Tim-3 mRNA 水平与非空洞型 ATB 患者间差异均具有统计学意义；治疗后血清 sTim-3、sGal-9 和 Arg-1 及 PBMC 上 Tim-3 和 Gal-9 mRNA 表达水平较治疗前均显著下降，而 iNOS 则显著上调。作者认为，Tim-3/Gal-9 在 ATB 患者治疗前后均中存在一定的变化，并与巨噬细胞极化特征标志物存在一定的相关性。

2. Toll 样受体 Toll 样受体（Toll-like receptors，TLRs）为固有免疫的一种重要模式识别受体，为激活固有免疫的一个关键开关，在识别病原体相关成分的过程中发挥重要作用。TLR2 与病原体结合，通过激活 My D88 依赖的信号通路，活化 NF-κB 转位进入细胞核中并导致促炎因子基因的表达，诱发炎症反应。黄震等[5]使用人成纤维样滑膜细胞（FLS 细胞）系探究甘露糖修饰的脂阿拉伯甘露聚糖（ManLAM）对人结核性关节炎中 IL-37 产生的作用及相关分子机制，结果得出 ManLAM 通过上调 TLR2 p38 或 ERK1/2 信号通路来诱导人 FLS 细胞中 IL-37 的产生，且为解释 ManLAM 促进 MTB 持久性的病理学作用提供了一个重要的依据。

蒋秀娣等[6]利用 2016 年 10 月至 2018 年 3 月上海中医药大学附属第七人民医院呼吸内科就诊的患者，按患者是否患有结核病分为对照组（n=38）和观察组（n=36），分别检测感染结核分枝杆菌前、后其外周血中性粒细胞和 TLRs 的表达水平，检测中性粒细胞吞噬作用变化。探讨结核病感染期间中性粒细胞 CD64、TLR2 和 TLR4 表达变化，分析其对免疫反应造成的影响。结果发现，结核病感染期间，患者外周血中性粒细胞 CD64、TLR2 和 TLR4 表达水平均明显升高，且中性粒细胞吞噬功能下降明显。

叶涛生等[7]选取 2016 年 1 月至 2018 年 12 月深圳市第三人民医院收治的 102 例结核性胸膜炎患者（A 组），另选取 80 例恶性胸腔积液患者（B 组）、62 例细菌性肺炎患者（C 组），采用酶联免疫吸附试验检测 TLR2、TLR4、TNF-α、单核细胞趋化蛋白 -2（monocyte chemoattractant protein-2，MCP-2）、基质金属蛋白酶 -1（matrix metalloproteinase-1，MMP-1）水平，采用 Pearson 相关性分析 TLR2、TLR4 与 NF-α、MCP-2、MMP-1 的相关性，采用受试者工作特征（receiver operating characteristic，ROC）曲线分析 TLR2、TLR4 的诊断价值，为探讨结核性胸膜炎患者胸腔积液中 TLR2、TLR4 水平变化及临床意义。结果显示，结核性胸膜炎患者 TLR2 水平呈现明显升高趋势，且与 TNF-α、MCP-2、MMP-1 水平均呈显著正相关。作者认为，其可能参与结核性胸膜炎病情的发生、发展，对结核性胸膜炎有较好的诊断价值。

程龙等[8]通过构建微小 RNA-146a（miR-146a）腺病毒过表达载体，分析在 MTB 感染 A549 细胞中过表达 miR-146a 对 TLRs 信号通路及炎症因子的表达调控作用。利用 qPCR 的方法分析了强毒株人型 H37Rv 和减毒株卡介苗（Bacille Calmette-Guérin，BCG）感染肺泡 II 型上皮细胞（AEC II）株 A549 中 miR-146a 的表达情况，得出 MTB 感染可引起 A549 细胞中 miR-146a 表达上调；当在 A549 细胞中过表达 miR-146a 时，在 BCG 感染组中 TLR2 的表达表现为感染后显著抑制，H37Rv 感染组中 TLR2 表达差异不显著；TLR4 在 BCG 和 H37Rv 感染组中均表现为显著下调。过表达 miR-146a 时，在 BCG 和 H37Rv 感染组中对 TLR 信号通路的下游分子髓样分化因子（myeloid differentiation factor 88，My D88）、TNF

受体关联因子 6（TNF receptor associated factor 6, TRAF6）、核因子 κB（nuclear factor-κB, NF-κB）和促炎细胞因子肿瘤坏死因子 -α（tumor necrosis factor-α, TNF-α）、IL-6 的表达均表现为感染后的抑制作用，而 IL-8 表达影响不明显。作者认为，在 AEC Ⅱ 细胞抗 MTB 感染过程中，miR-146a 负调控 TLRs 信号通路中 My D88、TRAF6、NF-κB 和 IL-6 等来调控 AEC Ⅱ 细胞对 MTB 的感染过程。临床研究证实[9]，miRNA 经转录后水平调控 mRNA，参与到细胞的发育、增殖等活动中，与机体诸多疾病的发生有着密切相关性。与 miRNA 高度同源的 miR-29a 则积极参与免疫反应，能有效抑制靶基因 IFN-γ 产生，并通过此作用于机体对 MTB 免疫应答的下调，给 MTB 感染的发生提供有利条件，也被临床研究确认为是肺结核发生的关键诊断标志。当 MTB 感染后，会造成机体 miR-29a 表达的上调，继而作用于其靶分子 IFN-γ 抗结核免疫的下降，加速肺结核的发生、发展。

二、适应性免疫应答

MTB 为胞内寄生菌，作用于机体表现为一种持续性的免疫应答，其中细胞免疫应答发挥着重要作用。T 细胞亚群比例及相关细胞因子的作用在细胞免疫中扮演重要角色。根据 T 细胞表面分子不同特征可分为两个亚群，辅助性 T 细胞（CD4+）和抑制性 T 细胞（CD8+），两者动态平衡可影响结核病的发生、发展和转归。

杨万福等[10]研究发现，接受抗结核治疗 2 个月后，分泌 IFN-γ 的免疫细胞总量减少，比较活动性肺结核患者治疗 2 个月前、后表达 IFN-γ 的 CD4+ 和 CD8+ T 细胞百分比差异。结果显示，治疗前新发活动性肺结核的表达 IFN-γ 的 CD4+ T 细胞百分比高于治疗后 2 个月，作者认为表达 IFN-γ 的 CD4+ T 细胞在防治肺结核感染中发挥作用。曹志红等[11]研究结核性胸膜炎患者胸腔积液中黏膜相关性 T 细胞（mucosal-associated invariant T cell, MAIT cell）IFN-γ 免疫应答特征及其与疾病转归的相关性。作者认为，MAIT 细胞通过生成细胞因子 IFN-γ 而在局部抗结核免疫中发挥重要作用。

为探讨 IFN-γ 联合化疗对耐药肺结核治疗效果及患者免疫功能的影响，胡丽娜[12]选取河南省西平县中医院 2017 年 2—12 月收治的耐药肺结核患者 108 例为研究对象，按照随机数表法分为两组，各 54 例。对照组给予化疗，观察组在化疗基础上联合 γ- 干扰素治疗。观察两组疗效、免疫功能指标及痰菌转阴率。结果显示，观察组治疗总有效率比对照组高，治疗后观察组 CD4+、CD3+ 均比对照组高，观察组治疗 3 个月、6 个月痰菌转阴率均比对照组高。作者认为，γ- 干扰素联合化疗可有效提高耐药肺结核患者痰菌转阴率，调节机体免疫功能，促进临床症状改善，治疗效果较佳。

胡丽娜[13]选取 2013 年 10 月至 2017 年 10 月河南省西平县中医院 82 例耐多药肺结核患者。按随机数字表法分为观察组（n=41）与对照组（n=41）。对照组给予常规耐多药抗结核治疗，观察组在对照组基础上联合 γ- 干扰素治疗，均持续治疗 3 个月。比较两组痰菌转阴率、空洞闭合情况、不良反应发生情况，以及治疗前、治疗 3 个月后血清 T 淋巴细胞亚群各指标（CD4+、CD8+、CD4+/CD8+）水平。探讨 γ- 干扰素辅助治疗对耐多药肺结核患者免疫功能及痰菌转阴率的影响。结果显示，观察组治疗 3 个月后痰菌转阴率高于对照组，空洞闭合情况优于对照组。上述说明，采取 γ- 干扰素辅助治疗耐多药肺结核患者可显著促进痰菌阴转及空洞闭合。观察组 3 个月后血清 CD4+、CD4+/CD8+ 水平高于对照组，血清 CD8+ 水平低于对照组。由此可见，采用 γ- 干扰素辅助治疗耐多药肺结核患者可明显改善机体免疫功能。研究过程中两组不良反应发生率对比无显著差异,提示采取 γ- 干扰素辅助治疗不会显著增加不良反应发生情况,安全性良好。作者认为,采用 γ- 干扰素辅助治疗耐多药肺结核患者可显著促进痰菌转阴及空洞闭合,改善机体免疫功能且安全性良好。

段新亚等[14]通过观察外周血淋巴细胞 CD4 绝对值计数的变化,探讨淋巴细胞亚群表达水平的变化在肺结核发生、发展中的作用。结果表明,亚急性血行播散性肺结核及空洞型肺结核、复治耐药肺结核及肺结核合并症组患者外周血 CD4$^+$T 细胞绝对数明显降低,CD4$^+$/CD8$^+$ 比例明显降低,而初治肺结核、肺部病灶少、无合并症的肺结核患者 CD4$^+$T 细胞绝对数基本正常。这与亚急性血行播散性肺结核起病缓慢、病程长、病变范围广有关,进一步说明抑制性 T 细胞与辅助性 T 细胞的失衡导致结核病发生和发展,反映了 CD4$^+$T 细胞降低程度与疾病的严重程度有一定的相关性。作者认为,继发性肺结核患者中病变范围广泛者较病变范围不广泛者 CD4$^+$T 细胞绝对数明显降低。赵慈余等[15]利用流式细胞术检测结核患者外周血单个核细胞经 MTB 特异性蛋白刺激前、后 T 细胞表面活化标记以及细胞因子的变化,结果显示结核患者体内存在异常活化的淋巴细胞亚群,检测 T 淋巴细胞表面活化标记及分泌的细胞因子有助于评估结核患者的免疫功能。

细胞免疫特别是 CD4$^+$ Th1 细胞在结核病患者的免疫保护发挥重要作用,能刺激 CD8$^+$ CTL 产生免疫反应、促进体液免疫的发生;同时其分泌的 TNF-α 和 IFN-γ 在抗结核免疫中起着重要作用,促进免疫反应向 Th1 转化。潜伏期患者 MTB 抗原的特异性 CD4$^+$ Th1 细胞 70% 以上是多能 T 细胞,可同时分泌 TNF-α 和 IL-2,其中 MTB 抗原的特异性 TNF-α+CD4$^+$ Th1 细胞与结核病的活动性有关。蔡灵芝等[16]探讨活动性结核病患者外周血 MTB 抗原特异性多能 T 淋巴细胞细胞因子的分泌特征,结果表明,活动性结核病患者外周血单个核细胞中 MTB 抗原特异性多能 T 淋巴细胞(CD4$^+$Th1 和 CD8$^+$CTL)分泌的 IFN-γ+TNF-α+IL-2 对于鉴别活动性结核病、肺部感染 / 肿瘤有一定价值。

何文华[17]采用 r Rv2029c 诱导小鼠腹腔巨噬细胞凋亡,为探讨结核分枝杆菌 Dos R 抗原 Rv2029c 诱导免疫应答及其相关机制。*Dos R* 基因编码的潜伏期相关抗原,其可调控 MTB 进入休眠。r Rv2029c 免疫小鼠在高剂量 BCG 感染 1~3 周内,鼠肺部出现 CD4$^+$T 细胞,IFN-γ 表达增加。感染 3 周后,小鼠各脏器 CD4$^+$T 细胞、CD8$^+$T 细胞、IFN-γ 的表达无明显变化,IL-4 的表达明显降低。T 细胞分泌的 IFN-γ 在 MTB 感染中主要作用部位不是肺部而是肺外组织,肺脏 CD4$^+$T 细胞产生的 IFN-γ 足以控制肺部的 MTB。IFN-γ 为诱导 Th1 细胞发育的重要细胞因子,在机体抗感染中具有重要意义,促进 Th0 细胞向 Th1 细胞分化,抑制 Th2 细胞增殖。在 MTB 感染中,IL-10 为调节性免疫中具有抗炎作用的细胞因子,在调节免疫和炎症反应中起关键作用,可抑制 MTB 的免疫力并延长其存活,使 MTB 感染进入潜伏期。结果发现,r Rv2029c 免疫小鼠肺脏、淋巴结和脾脏 CD4$^+$T 细胞、CD8$^+$ T 细胞 IL-10 表达水平表现出升高的趋势,小鼠淋巴结 CD8$^+$T 细胞和脾脏 T 细胞 TGF-β 的表达升高。Th1/Th2 细胞失衡促进了 TB 的发展。作者认为,Dos R 抗原 Rv2029c 通过调节 Th1 和 Th2 细胞免疫反应,控制高剂量 BCG 感染小鼠肺部的炎症,为小鼠提供免疫保护作用。

三、细胞因子与其他免疫分子

1. p53 p53 是一种肿瘤抑制因子,可调控细胞凋亡、细胞周期阻滞,维持基因组的稳定性。MTB 感染机体的免疫调控过程中也有 p53 信号通路的参与。王媛等[18]通过建立 p53 基因过表达和干扰 A549 系模型细胞。用 BCG 分别感染未经任何处理的 A549 细胞(感染对照组)及模型细胞，以未感染 BCG 的各类 A549 细胞为参照。以 β-actin 为内参基因，通过 qPCR 和 Western blot 来分析信号分子 p53、p300、NF-κB、TLR-4、TRAF6 在 mRNA 和蛋白水平的表达，以及炎症细胞因子 TNF-α、IFN-γ、IL-6 和 IL-8 的 mRNA 表达情况。结果显示，BCG 感染的对照组、p53 基因过表达组和干扰组的 A549 细胞中，p53、p300、NF-κB、TLR-4、TRAF6 在 mRNA 和蛋白水平的表达显著或极显著高于相应的 BCG 未感染组，其中 p300 表达与 p53 基因表达量呈正相关，NF-κB、TLR-4、TRAF6 表达与 p53 基因表达量呈负相关；BCG 感染可引起 TNF-α、IFN-γ、IL-6 和 IL-8 的显著表达，且与 p53 基因表达量呈负相关。作者认为，BCG 感染 A549 细胞时，p53 信号通路中的 p53 协同 p300 来抑制 NF-κB、TLR-4 和 TRAF6 的活化及负调控 TNF-α、IFN-γ、IL-6 和 IL-8 的分泌，从而抵抗 MTB 的侵染。

2. Th22　辅助性 T 细胞 22(Th22)是近年来新发现新型 CD4+ T 细胞亚群，其主要分泌 IL-22。IL-22 不仅是 Th22 细胞产生的重要的细胞因子，而且也是 Th17 细胞重要的效应分子。Th22 细胞及 IL-22 在自身免疫性疾病、感染性疾病等多种疾病的免疫调控中发挥重要作用，IL-22 与重度炎性疾病及 T 细胞介导的慢性炎症性疾病存在密切联系，提示 IL-22 在结核分枝杆菌的炎性反应中也可能发挥一定的作用。莫金荣等[19]通过检测结核病患者外周血中 Th22 细胞和 IL-22 的表达变化，探讨 Th22 细胞和 IL-22 的表达变化与结核病发生、发展的相关性，以期为结核病的防治提供临床参考依据。结果显示，结核病患者外周血中 Th22 细胞及 IL-22 水平显著升高，作者认为 Th22 细胞及 IL-22 可能参与了结核病的发病过程。

3. 可溶性白细胞介素 2 受体(sIL-2R)　血清中骨桥蛋白(osteopontin，OPN)不仅能够参与到钙磷代谢过程，同时还能够诱导炎症反应，增加炎症性信号通路的激活，导致肺部组织的炎症性损伤；IFN-γ、可溶性白细胞介素 2 受体(sIL-2R)的表达，能够通过影响树突状细胞的抗原提呈功能，导致 CD4+ T 淋巴细胞功能状态的改变，影响肺结核患者的自身免疫状态；可溶性 T 细胞免疫球蛋白黏蛋白分子 3(sTIM-3)的表达，能够通过结合 T 淋巴细胞膜表面的球蛋白，抑制 T 淋巴细胞的活化，降低机体的自身免疫功能。武艳霞[20]通过对于肺结核患者体内的血清学指标进行分析，发现在肺结核患者中，OPN、IFN-γ、sIL-2R、sTIM-3 的表达浓度明显上升，高于健康对照人群，差异较为明显。作者认为，OPN、IFN-γ、sIL-2R、sTIM-3 的高表达，均能够参与到肺结核的发生、发展过程中，并且与肺结核患者结核分枝杆菌活动程度、患者病情有一定的关系。陈英等[21]通过测定结核性胸膜炎患者和健康人群 sIL-2R 和 IL-6 的表达，发现结核性胸膜炎患者 sIL-2R 和 IL-6 升高较为明显。作者认为，sIL-2R 和 IL-6 水平在结核性胸膜炎的发生和发展中发挥了作用。

4. 蛋白质　MTB 基因组包含 26 个 Lip 家族基因，生物信息学及相关实验研究已经论证了部分 Lip 家族基因的酯酶特性。MTB Rv3084 编码的蛋白 LipR 是一种类 α/β 水解酶的酯酶。张春曦等[22]研究 Rv3084 编码的酯酶 LipR 的生物学特性及其在体内的免疫调节功能，认为酯酶 LipR 可能参与帮助 MTB 协同抵抗宿主内的环境，充当免疫调节剂，抑制促炎细胞因子分泌。由 Rv3875 基因编码的早期分泌抗原 6(early secretory antigebic target of 6kDa，ESAT-6)能诱导强烈的 T 细胞免疫应答，提供一定的抗结核免疫保护；Rv3804c 基因编码的

Ag85A 蛋白是 MTB 的主要分泌蛋白 Ag85 复合物成分之一,可使细胞毒性 T 细胞的细胞毒活力升高;Rv2660c 基因编码的蛋白在 MTB 处于休眠状态时仍能持续表达。Rv2660c 基因可作为清除潜伏性感染阶段 MTB 的作用靶点;ClpP2 蛋白酶为 MTB 生长必需,MTB 分别处于缺氧压力和复氧状态下,Rv2460c 基因对 ClpP2 蛋白酶的向上调控具有重要作用。作者认为,Rv2460c 基因可能指示 TB 复发。

Rv3425、Rvll68c 蛋白均属于 PPE 蛋白家族,特点是富含甘氨酸且为 MTB 所特有,其 N 端附近序列为 Pro-Pro-Glu 结构域。Rv3425 属结核菌 RD Ⅱ 区,仅仅存在于致病性分枝杆菌中,该蛋白为免疫原性的 B 细胞目标抗原,能够用于鉴别肺结核和肺外结核,在临床检测等应用上具有一定价值。Rvll68c 蛋白具有很强的保守性,亦属于 MTB 特有。Rvl168c 蛋白在 MTB 携带者体内能激发特异的细胞免疫反应,对感染者具有免疫保护性。胡永亮等[23]对原核表达结核分枝杆菌 Rv3425-Rvll68c 融合蛋白并进行纯化,通过 ELISA 方法评价重组蛋白在结核病血清学诊断中的价值。作者认为,Rv3425-Rvll68c 融合蛋白具有较高的抗原特异性和免疫原性,在结核病血清学诊断方面具有很大的应用价值。

为研究 MTB 脂蛋白 Rv1016c 在 MTB 感染和结核病发病中的作用和机制,粟海波等[24]通过将 Rv1016c 基因的导入,过表达脂蛋白使得野生耻垢分枝杆菌(Mycobacterium smegmatis,MS)的菌落变大、褶皱增加,使菌体聚集度降低,使细菌成膜速度加快、生物被膜产量增加。结果显示,Rv1016c 显著抑制巨噬细胞自噬,促进细菌在细胞内持留。作者认为,Rv1016c 能够促进 MS 生物被膜形成,抑制细胞自噬,增强细菌毒力,为研究脂蛋白在 MTB 致病机制中的作用提供理论依据。

薛士鹏等[25]构建重组疫苗 BCG-Rv2029C,并诱导表达重组蛋白。经免疫小鼠后,重组卡介苗 rBCG-Rv2029c 能诱导较 BCG 更高的 IgG、IgG1 和 IgG2a 抗体滴度水平,IgG2a/IgG1 的变化提示 rBCG-Rv2029c 可诱导 Th1 型免疫反应。与 BCG 相比,rBCG-Rv2029c 可诱导产生更强的特异性细胞增殖反应,刺激产生更多的杀伤性 CD8+ T 细胞和 CD4+ T 细胞,能诱导产生更高水平的 IFN-γ、IL-2 细胞因子。重组结核病疫苗 rBCG-Rv2029c 可诱导产生较 BCG 更强且针对休眠 MTB 的特异性体液免疫和细胞免疫。Rv1626 是 MTB 感染复制期分泌的重要抗原。Rv1626 可显著降低实验感染动物的肺、脾脏的荷菌量,能诱导强烈的 Th1 型细胞免疫,刺激分泌 IL-2、TNF-α、IFN-γ 等细胞因子。通过上调 IFN-γ 激活巨噬细胞,增强其吞噬能力和加工提呈抗原能力,最终有效地杀死 MTB,以及升高 IL-2 水平以保护宿主抵抗 MTB 的感染。作者认为,Rv1626 可能是潜在的免疫原性较强的靶抗原,刺激机体分泌较高水平的抗原特异性 Th1 型细胞因子。

周玉真等[26]评价 MTB 基因 Rv2660c、Rv2460c、Rv3875 和 Rv3804c 的细胞表位融合蛋白的免疫原性,可为研制新型多阶段结核疫苗提供可靠的靶抗原。成功表达并纯化出融合蛋白 msv(将 Rv2660c、Rv2460c、Rv3875 和 Rv3804c 基因中的细胞表位串联构成融合抗原基因,命名为 msv),融合蛋白可诱导小鼠特异性抗体表达和刺激细胞免疫应答,作为结核疫苗的抗原组分。袁伟等[27]拟靶向 MTB 感染后的分泌期抗原 Rv1626,构建其原核表达质粒 pPROEX-Rv1626 并表达纯化,通过人群和动物实验评价其免疫原性。作者认为,r Rv1626 能被 MTB 感染者 T 细胞所识别,免疫小鼠能诱导抗原特异性 Th1 型细胞免疫应答,能与其提供的免疫保护力密切相关。

刘晶等[28]研究表达 ESAT-6-Ag85A(ES85A)融合基因的侵入型乳酸菌对小鼠体内

免疫特性的影响。表达 ES85A 的侵入型乳酸菌能促进小鼠体内 DCs 的分化和成熟以及提高血清中细胞因子 IL-4 的表达，为后期研制抗 MTB 的 DNA 疫苗制剂奠定了基础。Ag85B 是 MTB 早期分泌的主要蛋白。夏敏等[29]对 Ag85B 优化序列二级结构分析显示，表明其具有更高的稳定性并成功体外合成稳定的 Ag85B-mRNA。Western blot 检测 Ag85B-mRNA 转染 293T 细胞 24、48 小时，均有清晰、特异性的目的蛋白条带。小鼠免疫试验结果显示，Ag85B-mRNA 可诱导针对结核分枝杆菌 Ag85B 分泌高水平 IFN-γ 的 Th1 型免疫应答，即成功体外合成稳定的 Ag85B-mRNA 疫苗有较好的免疫原性，为新型结核疫苗的研制提供新思路。彭文光等[30]检测结核病患者外周血血清中 MTB 特异性分泌蛋白 ESAT-6、Ag85B 及细胞因子 IL-10、TGF-β1、IL-35 的水平，分析 ESAT-6、Ag85B 水平与 Treg 细胞的增殖之间的相关性：活动性结核病患者血清中 MTB 特异性分泌蛋白 ESAT-6 和 Ag85B 的水平均明显高于健康对照组。作者认为，活动性结核病患者 Treg 细胞的高水平表达可能与 MTB 毒力系统有关。

　　MTB 分泌蛋白磷酸特异转运系统 1（PstS1）蛋白是结核分枝杆菌与磷酸代谢相关的蛋白，有高亲和力，以分泌蛋白和膜蛋白形式存在，是一种保护性抗原，有很强的免疫原性，刺激 B、T 淋巴细胞增殖，作为结核病血清学诊断的候选抗原和亚单位疫苗研制的候选分子。PstS1 蛋白与结核分枝杆菌的致病因素有关，是结核分枝杆菌能在吞噬细胞内生存和复制所必需的蛋白。朱杰华等[31]研究探索了 PstS1 蛋白对人体外周血和胸腔积液单个核细胞中 NK、T 淋巴细胞的影响。结果发现，患者组外周血 CD3+ T、CD4+ T 细胞群比例与胸腔积液比较，差异均有统计学意义（$P<0.05$）。患者组外周血与胸腔积液 IL-6、转化生长因子 -β、IFN-γ、IL-18 水平均明显高于对照组（$P<0.05$）；胸腔积液 IL-6、转化生长因子 -β、IFN-γ、IL-18 水平均高于外周血（$P<0.05$）。PstS1 蛋白刺激后胸腔积液和外周血单个核细胞培养上清液中 IL-18、转化生长因子 -β、IFN-γ 水平明显高于对照组（$P<0.05$）；IL-10、IL-6 水平与对照组比较，差异无统计学意义（$P>0.05$）。作者认为，PstS1 蛋白可促进 T 淋巴细胞增殖，但局部微环境的差异影响免疫细胞对 PstS1 蛋白的反应。RIP1 作为受体相互作用蛋白家族（receptor-interacting proteins，RIPs）中第一个被发现的成员，被认为在固有免疫应答中发挥了关键作用。RIP1 可以在一定程度上提高促炎因子的表达水平，对于抑炎因子的效果并不明显，RIP1 作为具有抗结核作用的因子，对于抵御病原菌入侵，促进炎性因子的分泌，并杀灭入侵的病原体具有重要作用[32]。

　　5. MAIT 细胞　黏膜相关恒定 T 细胞（mucosal-associated invariant T cell，MAIT cell）是一类表达恒定 T 细胞受体（T cell receptor，TCR）α 链的天然免疫样 T 细胞，属于进化保守的 T 细胞。MAIT 细胞可能通过生成细胞因子和细胞毒性效应分子如 IFN-γ、TNF-α、IL-17 和颗粒酶 B（Granzyme B）等在人体抵御细菌和真菌感染过程中发挥重要作用，同时还参与多种炎症性疾病的发病过程。MAIT 细胞通过产生 IFN-γ 能有效抑制巨噬细胞中牛分枝杆菌 BCG 的生长。在感染部位明显富集，而且结核性胸腔积液中 MAIT 细胞对 MTB 抗原的免疫应答高于外周血。Granzyme B 是一种丝氨酸蛋白酶，最常见于细胞毒性 T 细胞（cytotoxic T lymphocyte，CTL）和自然杀伤细胞（natural killer cell，简称 NK 细胞）的颗粒中。它由这些细胞与穿孔素一起分泌，以介导靶细胞的细胞凋亡。MAIT 细胞在未刺激情况下表现为静息记忆表型，刺激后，通过上调效应分子特别是 Granzyme B 的表达来发挥细胞溶解等效应功能，进而在传染病和癌症中发挥功能。曹志红等[33]研究发现，结核性胸腔积液中 MAIT

细胞对结核抗原发生免疫应答而生成 Granzyme B,而且治疗有效时 Granzyme B 量明显升高。作者认为,结核性胸膜炎患者胸腔积液中 MAIT 细胞 Granzyme B 通过细胞毒性杀伤作用而在局部抗结核免疫中发挥重要作用。

6. BTLA　BTLA 及 B7-H4 分子是近期发现的与免疫逃逸和免疫检查相关的免疫负调节因子,B7-H4 及 BTLA 在众多感染性疾病中高表达,且表达 B7-H4 和 BTLA 的 CD11c[+] 抗原提呈细胞活化同种 T 淋巴细胞的能力下降,提示 B7-H4 和 BTLA 对抗原提呈细胞抗结核免疫有重要影响作用。葛南海等[34] 研究结核性渗出性胸膜炎患者外周血和胸腔积液共表达 B7-H4 与 BTLA mDC 水平的变化,发现结核渗出性胸膜炎患者中胸腔积液及外周血单核细胞共表达 BTLA 与 B7-H4 的 mDC 水平可以反映机体受 TB 感染之后的免疫状态。作者认为,其比值变化能影响结核性胸膜炎(tuberculous pleuritis,TP)的发展进程,可能成为结核性胸膜炎诊断、了解其免疫状态的重要依据。

综上所述,深入理解结核感染及发病过程中的免疫学机制,对于结核病的预防、诊断、治疗及其新型结核疫苗的研发都具有十分重要的理论及临床意义。随着对参与固有免疫应答过程中免疫信号通路、免疫因子等的深入研究,可通过与抗结核药物的联合治疗调控其特异性表达,进而靶向治疗结核病。某些免疫因子与巨噬细胞极化特征标志物存在一定的相关性。为结核分枝杆菌持久性的病理学作用提供了一个重要的依据。在适应性免疫应答中,对于 T 细胞亚群比例、Th1/Th2 细胞两者动态平衡,T 淋巴细胞表面活化标记及分泌的细胞因子的深入研究,对于评估结核患者的免疫功能与结核病的发生、发展和转归过程具有重要意义。同时成功体外合成免疫原性稳定的疫苗,为新型结核疫苗的研制提供新思路。我们相信,随着对免疫学的深入探讨、更多新型免疫生物标志物的发现以及更多免疫学诊断方法学的大力发展推广及应用,会使得结核病的诊断水平得到很大的提高。

(于佳佳　李丽　唐神结)

参考文献

[1] 丁光贵,贺星,梁娟,等.miR-20a-5p 调控结核分枝杆菌诱导巨噬细胞凋亡相关基因表达的研究 [J].中国防痨杂志,2019,41 (7):747-753.

[2] 黄舒颖,张诚,黄自坤,等.lncRNA NEAT1 在结核分枝杆菌感染 RAW264.7巨噬细胞中的表达及作用的初步探讨 [J].安徽医科大学学报,2019,54 (2):212-216.

[3] 马磊,梁龙龙.结核分枝杆菌感染对巨噬细胞糖酵解的影响和机制研究 [J].检验医学,2019,34 (7):643-647.

[4] 代娇,宋秋玲,段慧英,等.活动性肺结核患者 Tim-3/Galectin-9 的表达变化及其与巨噬细胞相关细胞因子的相关性 [J].实用医学杂志,2019,35 (7):1101-1105.

[5] 黄震,武红梅,谢振东,等.ManLAM 调节 ERK1/2 和 p38 诱导结核性关节炎 FLS 细胞中 IL-37 的表达 [J].九江学院学报(自然科学版),2019,34 (2):99-103.

[6] 蒋秀娣,姚晓阳,段爱华,等.结核病感染期间中性粒细胞 CD64、TLR2 和 TLR4 表达变化及其对免疫反应的影响 [J].国际检验医学杂志,2019,40 (14):1770-1772.

[7] 叶涛生,张娇红,张培泽,等.结核性胸膜炎患者胸腔积液中 TLR2、TLR4 水平变化及临床意义 [J].中国医药导报,2019,16 (17):117-120.

[8] 程龙,王晓平,王媛,等.miR-146a 在肺泡 Ⅱ型上皮细胞抗结核分枝杆菌感染中的免疫调控作

用 [J]. 兰州大学学报（自然科学版），2019, 55 (2): 219-226.

［9］ 朱小红，胡颖君. 肺结核潜伏期和活动期外周血 miR-29a 和 IFN-γ 水平变化 [J]. 现代诊断与治疗，2019, 30 (2): 302-303.

［10］ 杨万福，张菊侠. 活动性肺结核患者外周血 CD4+、CD8+T 细胞表达干扰素 γ 的研究 [J]. 国际呼吸杂志，2019, 39 (1): 26-30.

［11］ 曹志红，蒋静，俞珊，等. 结核性胸膜炎患者 MAIT 细胞 IFN-γ 免疫应答特征及其与疾病转归的相关性 [J]. 临床肺科杂志，2019, 24 (5): 777-781, 793.

［12］ 胡丽娜. γ- 干扰素联合化疗对耐药肺结核治疗效果及患者免疫功能的影响 [J]. 北方药学，2019, 16 (4): 29-30.

［13］ 胡丽娜. γ- 干扰素辅助治疗对耐多药肺结核患者免疫功能及痰菌转阴率的影响 [J]. 临床研究，2019, 27 (5): 60-62.

［14］ 段新亚，卢绍蓉，王宏泽. CD4 T 淋巴细胞水平与肺结核患者发病的相关性研究 [J]. 云南医药，2019, 40 (1): 88-90.

［15］ 赵慈余，陆玲娜，邱莲女，等. 肺结核患者外周血 T 细胞活化亚群和细胞因子的变化 [J]. 中国卫生检验杂志，2019, 29 (6): 705-708.

［16］ 蔡灵芝，何丽波，林宇航，等. 活动性结核患者结核分枝杆菌抗原特异性多能 T 淋巴细胞细胞因子的分泌特征 [J]. 中华医院感染学杂志，2019, 29 (2): 179-183.

［17］ 何文华. 结核分枝杆菌 DosR 抗原 Rv2029c 诱导免疫应答及相关机制研究 [D]. 兰州：兰州大学，2019.

［18］ 王媛，白贵斌，王娟，等. p53 信号通路在 MTB 感染肺泡 II 型上皮细胞系 A549 中的免疫调控作用 [J]. 西北农林科技大学学报（自然科学版），2019, 47 (8): 8-16.

［19］ 莫金荣，黄思益，连晓明. Th22 细胞和 IL-22 在结核病人外周血中的变化及临床意义 [J]. 临床肺科杂志，2019, 24 (1): 130-132, 180.

［20］ 武艳霞. 肺结核患者血清 OPN、IFN-γ、sIL-2R、sTIM-3 的水平变化特点及意义 [J]. 实验与检验医学，2019, 37 (1): 127-129.

［21］ 陈英，陈兴年，叶志坚. 结核性胸膜炎患者 sIL-2R 和 IL-6 的临床意义 [J]. 当代医学，2019, 25 (4): 104-106.

［22］ 张春曦，罗涛，马鹏娇，等. 结核分枝杆菌 Rv3084 编码酯酶 LipR 的生物学特性和体内免疫调节功能 [J]. 四川大学学报（医学版），2019, 50 (3): 291-297.

［23］ 胡永亮，孙卫国，张灵霞，等. 结核分枝杆菌 Rv3425-Rv1168c 蛋白融合表达与血清学评价 [J]. 中国人兽共患病学报，2019, 35 (1): 1-4, 10.

［24］ 粟海波，彭宝洲，徐英，等. 结核分枝杆菌脂蛋白 Rv1016c 增强细菌成膜能力和抑制自噬 [J]. 微生物学免疫学进展，2019, 47 (4): 38-43.

［25］ 薛士鹏，王涵，薛婷，等. 结核菌重组基因 rBCG-Rv2029c 的克隆表达及免疫原性分析 [J]. 中国免疫学杂志，2019, 35 (13): 1604-1608.

［26］ 周玉真，刘思静，唐明圆，等. 结核分枝杆菌基因 Rv2660c、Rv2460c、Rv3875、Rv3804c 细胞表位融合蛋白的表达及其免疫原性评价 [J]. 四川大学学报（医学版），2019, 50 (4): 506-511.

［27］ 袁伟，许礼发，王晓春，等. 结核分枝杆菌 Rv1626 的原核表达及其免疫功能研究 [J]. 医学信息，2019, 32 (1): 65-68.

［28］ 刘晶，张赟，刘洋，等. 表达结核分枝杆菌 ESAT-6-Ag85A 基因的侵入型乳酸菌免疫特性研究 [J]. 中国免疫学杂志，2019, 35 (1): 10-14.

［29］ 夏敏，杨晓岚，杨鹏辉，等. 结核分枝杆菌 Ag85B-mRNA 疫苗的体外合成及其免疫原性研究 [J]. 免疫学杂志，2019, 35 (5): 404-408.

［30］ 彭文光，张学璇，谢汉彬，等. 活动性肺结核病患者外周血 ESAT6、Ag85B 水平与细胞因子相关性分析 [J]. 中国校医，2019, 33 (4): 258-260, 289.

［31］ 朱杰华，王江林，黄嘉玲，等. 结核分枝杆菌 PstS1 蛋白对人体免疫系统的影响研究 [J]. 现代医药卫

生 , 2019, 35 (16): 2454-2458.

［32］付蓓蓓 . 受体相互作用蛋白 RIP1 在抗结核免疫中的作用及其互作蛋白的筛选 [D]. 咸阳 : 西北农林科技大学 , 2019.

［33］曹志红 , 蒋静 , 俞珊 , 等 . 结核性胸膜炎患者 MAIT 细胞 Granzyme B 免疫应答特征及其与疾病转归的相关性 [J]. 实用医学杂志 , 2019, 35 (6): 874-877, 882.

［34］葛南海 , 荣蓉 , 周寅川 , 等 . 结核性胸膜炎患者共表达 B7-H4 与 BTLA mDC 水平变化及其临床意义 [J]. 岭南急诊医学杂志 , 2019, 24 (4): 343-346.

第一章　结核病细菌学诊断

【摘要】结核分枝杆菌(*Mycobacterium tuberculosis*, MTB)的病原学检查是诊断结核病的"金标准",也是判断结核病活动性、传染性及治疗效果的重要手段。国内研究者对影响涂片阳性率的因素、分枝杆菌培养的室间质量评估方法、样本选择、处理方法,以及药敏试验新方法、临床耐药情况、基因型与表型耐药的相关性等方面进行了相关的研究。随着实验技术的进步和认识的提高,非结核分枝杆菌(nontuberculosis mycobacteria, NTM)的分离率呈上升趋势。我国结核病耐药形势依然严峻,NTM 也不容忽视,国内研究者同时也对我国 NTM 的菌种鉴定技术、菌种分布和药物敏感性等方面展开深入的探讨及研究。

【关键词】结核分枝杆菌;涂片;培养;耐药;非结核分枝杆菌

结核病细菌学诊断作为结核病诊断的"金标准",仍占据主导地位。痰涂片检查结果是诊断肺结核的一项重要指标,多次涂片检查阴转情况是化疗效果评价的重要指标,更是反映某一国家或地区结核病疫情严重程度的指标。分枝杆菌分离培养检查法,是结核病确诊最可靠的方法,是获得纯培养物进行菌种鉴定、药物敏感性试验以及其他生物学研究的基础,主要用于传染源的发现、确定诊断、疗效评估、耐药监测以及流行病学调查。开展药物敏感性试验和耐药性监测,对了解结核分枝杆菌的耐药状况、指导临床治疗,以及研究耐药发生机制、有效控制耐药结核病的流行具有非常重要的意义。随着技术进步和医务工作者对NTM 认识的提高,NTM 的发现和治疗日益受到重视。

一、涂片镜检

涂片显微镜检查因操作方便、所需仪器及耗材价格低廉,一直以来都是结核病实验室诊断的常规方法之一,但涂片阳性率受到多种因素影响,国内研究者对其因素进行了研究。

张志强等[1]分析了 2012—2017 年陕西省汉中市结核病实验室痰涂片显微镜检查结果,发现即使改用发光二极管荧光显微镜,痰涂片阳性率也从 6.48% 下降至 4.42%,具有显著性差异。各区县、各年龄组痰涂片阳性率差异均有统计学意义,提示该地区涂阳患病率呈下降趋势,进而影响涂片阳性率。张菊侠等[2]分析了 225 例肺结核患者(合并 2 型糖尿病患者81 例,非糖尿病组 144 例)痰涂片抗酸染色检测情况,发现糖尿病组的痰涂片阳性率高于非糖尿病组(54.3% *vs.* 22.2%, *P*<0.001)。Tan 等[3]以 MGIT 液体培养和 / 或 GeneXpert 为"金

标准",评估了自动涂片显微镜检查技术(自动系统)的敏感性和特异性。结果显示,自动系统检出率为28.2%(150/496),明显高于人工涂片镜检(111/496,21.2%,$P<0.01$)。MGIT 和/或 GeneXpert 检出阳性190例中,自动系统检出140例阳性,敏感度为73.7%(140/190),明显高于人工涂片镜检(105/190,55.3%,$P<0.01$)。自动系统特异度为96.7%(296/306),人工涂片镜检特异度为98.0%(300/306)。研究提示,自动系统在痰涂片发现结核分枝杆菌方面优于人工涂片镜检。

二、结核分枝杆菌培养

MTB 培养为结核病实验室诊断的"金标准",高质量的结核分枝杆菌培养对临床诊断至关重要。多位学者就结核分枝杆菌培养的室间质量评估方法、样本选择、处理方法进行了分析。

Du 等[4]建立了结核分枝杆菌培养室间质评方法,以评价受检的中国结核病医院结核分枝杆菌培养质量。共纳入47家结核病医院,29家医院(61.7%)的结核分枝杆菌培养结果与 EQA 样本的预期结果相符,而其余18家医院(38.3%)未达到要求。低浓度样本假阴性结果33例(73.3%)。数据表明,大约1/3的结核病医院未能产生符合分类标准的 MTB 培养测试结果,强调结核病诊断中质量控制和质量保证的重要性。梁利斌等[5]探讨了脊柱结核诊断中应用价值较高的技术和标本,共选择脊柱结核患者的病理标本96例,进行 BacT/ALERT3D 法和改良罗氏法培养,分析不同培养方法、不同病理组织标本的阳性率。结果发现,在 BacT/ALERT3D 法中,病灶壁培养阳性率(45.09%)显著高于脓液(28.98%,$P<0.05$);在改良罗氏培养法中,病灶壁培养阳性率(31.27%)也显著高于脓液(16.24%,$P<0.05$),即不同病理标本培养结果存在差异,且均以病灶壁阳性率最高。郭云霞等[6]探究了 MTB 快速培养中两种前处理方法的效果。将108例结核病患者随机分为对照组和观察组,对照组采用 NALC-2%NaOH 法(NaOH 终浓度1%)进行前处理,观察组采用 4%NaOH(终浓度2%)-生理盐水法进行前处理,两组均采用 BacT/ALERT3D 法进行 MTB 快速培养。结果显示,两组阳性检出率相似,观察组为55.56%,对照组为53.70%,差异无统计学意义($P>0.05$);对照组污染率为14.81%,高于观察组3.70%,差异有统计学意义($P<0.05$)。研究提示,NaOH-生理盐水法在 MTB 快速培养中可减少操作过程中的污染情况。

三、药物敏感性试验

药敏试验新方法或传统方法的改进可缩短检测时间、提高准确性;不同方法间的比较可为临床开展药敏试验提供参考依据。国内研究者对药敏试验新方法、临床耐药情况、基因型与表型耐药的相关性等方面做了相应报道。

(一)专家共识及药敏试验新方法评价

《中国防痨杂志》编辑委员会及中国医疗保健国际交流促进会结核病防治分会基础学组和临床学组[7]发表了 MTB 耐药性检测专家共识,提出了7条建议和9条药敏试验结果的判读。初治患者 RIF、INH、氟喹诺酮分子 DST 一次耐药即确认为耐药;RIF、INH、氟喹诺酮以外的药物分子 DST 耐药,需等待表型 DST 结果进行核实,如表型 DST 为敏感,需结合临床。Luo 等[8]建立了一种基于培养和液滴数字聚合酶链反应(ddPCR)快速检测 MTB 及药敏的方法。结果显示,ddPCR 和 MGIT 960 检测 MTB 的敏感性和特异性分别为95.7%和

88.9%。与琼脂比例法相比，44份培养阳性标本中ddPCR对RIF、INH和Sm的敏感性和特异性分别为83.3%和90.6%、79.0%和92%、94.1%和92.6%。结果提示，ddPCR可在培养4天内从阳性痰样本中得到耐药结果，检测操作耗时5小时，这将大大减少结核病诊断所需的实验室时间。Dai等[9]研究了利福布汀罗氏培养基药敏试验临界浓度，结果确定利福布汀的临界浓度为20μg/ml。瞿梅等[10]评价了一种快速检测MTB耐药性的可视化变色硅胶培养管的性能。以MGIT 960药敏结果作为标准，培养管变色硅胶显色法检测100份涂阳痰标本对RIP药敏结果的灵敏度、特异度、准确度分别为87.5%、98.6%、95.8%；对INH药敏结果的灵敏度、特异度、准确度分别为86.6%、96.9%、93.8%，变色硅胶显色法检测2种抗结核药物结果与MGIT 960法比较无统计学差异，最佳检测时间为15~20天。

（二）临床耐药情况

Liu等[11]对我国34个省（直辖市、自治区）的耐RIF结核病（rifampicin-resistant tuberculosis，RR-TB）患者进行了RIF与INH同时耐药的相关性研究。RR-TB患者中MDR-TB患病率为57%~95%，全国合并比率为77%。复治MDR-TB患病率高于新治MDR-TB（$P<0.001$），初始耐药率和采样方法无显著差异。东北地区RR-TB患者中MDR-TB患病率最低（69%），最高（90%）则在香港、澳门特别行政区和台湾地区。由此可见，RIF抗性不能有效预测MDR-TB，中国各地RR-TB患者MDR率变化很大。Song等[12]分析了2004—2018年山东省原发性肺结核患者耐药的流行病学特征。结果发现，2004年以来，原发性MDR-TB和耐单药结核病的比例下降了12%以上。原发性MDR-TB中，男性（77.03%~84.13%）、空洞（13.51%~43.92%）、RIF耐药（8.11%~26.98%）、Sm耐药（50.00%~71.43%）明显升高（$P<0.05$）；相反，女性、非空洞、INH耐药的比例由82.43%降至62.43%（$P<0.05$）。2004—2007年间，原发性耐药结核病、抗RIF结核病的比例显著下降。研究提示，2004—2018年山东省结核病新发病例总耐药率呈下降趋势，主要耐药模式从女性、非空洞、耐INH结核和MDR-TB组，转移到男性、空洞、RIF/Sm耐药结核和MDR-TB组。杨鹤等[13]分析了2016—2018年间新疆维吾尔自治区胸科医院老年肺结核患者耐药特征。结果显示，患者以初治者居多，肺结核合并结核性胸膜炎和基础疾病的发生率较高；MTB对13种抗结核药全敏感者、不同程度耐药者分别为48.89%、55.40%，其中初治与复治耐药者的耐药情况无差异。时正雨等[14]分析了2013年3月至2017年12月2291例结核病患者的药敏结果，按年龄分为老年组（≥60岁）和中青年组（15~59岁），老年组耐药率为22.4%，获得性耐药率为48.1%，显著高于初始耐药率的14.9%（$P<0.001$）。老年组的总耐药率和初始耐药率与中青年组差异不明显，而获得性耐药率更低（$P<0.05$）。老年组单耐药结核病的耐药率为9%，PR-TB为3.2%，MDR-TB为9.7%，XDR-TB为0.4%，与中青年组比较差异无统计学意义；RR-TB的耐药率为12.3%，低于中青年组的16%（$P<0.05$）。获得性耐药中，老年组的MDR-TB和RR-TB耐药率低于中青年组（$P<0.05$）。INH和RFP是耐药率最高的抗结核药物，在老年组中分别为19.4%和12.3%。白大鹏等[15]分析了2006—2017年20 212株MTB对4种一线抗结核药物及部分二线抗结核药物的耐药结果。单耐药、多耐药、耐多药、广泛耐药分别占13.68%、8.80%、12.29%、0.53%。氧氟沙星耐药占15.92%，卷曲霉素占1.76%。由此可见，12年间总耐药率呈逐渐下降趋势，但近两年有所回升；耐多药率偏高，广泛耐药率控制在较低水平。Huo等[16]分析了2005—2015年INH耐药MTB菌株的最低抑菌浓度（minimum inhibitory concentration，MIC）分布，2015年INH的耐药率（39.0%，105/269）明显高于2005年（30.0%，

82/273，*P*=0.03)。2015 年的 269 株菌株中，76 株(28.3%，76/269)表现出较高水平的 INH 耐药(MIC ≥ 32mg/L)，明显高于 2005 年(20.5%，56/273，*P*=0.04)。综上所述，近 10 年来 INH 耐药 MTB 菌株比例显著增加，主要是由于高水平的 INH 耐药 MTB 增加。牛金霞等[17]研究显示 MDR-TB 对环丝氨酸的耐药率仅为 4.28%，初步将 MIC ≥ 32μg/ml 判定为对环丝氨酸耐药；*Ald*、*Alr*、*ddlA* 基因位点突变与 MTB 对环丝氨酸耐药无明显相关性，环丝氨酸耐药菌株在 *Alr* 基因位点处基因表达量明显高于敏感菌株。

(三)药物相互作用及交叉耐药

Pang 等[18]探讨了贝达喹啉(bedaquiline，BDQ)联合莫西沙星(moxifloxacin，MFX)、加替沙星(gatifloxacin，GAT)、氯法齐明(clofazimine，CLO)和利奈唑胺(linezolid，LZD)治疗 XDR-TB 的潜在协同作用。结果显示，14 株(70.0%)、0 株(0)、13 株(65.0%)和 4 株(20.0%)XDR-TB 分别对 BDQ-MFX、BDQ-GAT、BDQ-LZD 和 BDQ-CLO 联合用药产生拮抗作用。作者认为，BDQ 与 MFX、GAT、LZD 或 CLO 联合用药对广泛耐药结核无协同作用。Li 等[19]研究了 INH、PAS 和对氨基水杨酸异烟肼(pasiniazid，Pa)对 INH 耐药 MTB 交叉耐药特征。结果显示，PAS 和 Pa 的耐药率分别为 11.9%(13/109)和 19.3%(21/109)。在 13 个 PAS 耐药菌株中，11 例对 Pa 敏感。63 株在 *katG*、*inhA* 启动子或 *oxyR-ahpC* 基因间区突变的 INH 耐药菌株中，52 株对 Pa 敏感。在 13 株 pa 耐药菌株中，有 11 株携带 *katG*、*inhA* 启动子或 *oxyR-ahpC* 基因间区突变。作者认为，INH 耐药 MTB 的 PAS 耐药性和 *katG*、*inhA* 启动子或 *oxyR-ahpC* 基因间区突变对 Pa 的易感性影响不大。

(四)药敏试验改良

张国斌[20]评估了细菌超声分散计数仪(简称"分散仪")在 MTB 药敏试验中的生物安全优势。结果显示，分散仪操作过程中，空气采样培养后无菌落生长，磨菌瓶操作过程中，空气采样培养后有少量菌落生长。作者认为，在 MTB 药敏试验菌悬液制备过程中，对比传统磨菌瓶处理方法，分散仪处理能更快、操作时间更短，使用菌量更少，静置同样时间开盖后产生气溶胶含菌量低，大大降低了 MTB 药敏试验这种大量活菌操作试验给操作者和环境带来的生物安全隐患，同时不影响菌株的活性和药敏试验结果。

四、非结核分枝杆菌的检测

随着技术进步和医务工作者对非结核分枝杆菌(nontuberculous mycobacteria，NTM)认识的提高，NTM 的发现和治疗日益受到重视。国内研究者对我国 NTM 的菌种鉴定技术、菌种分布和药物敏感性等做了报道。

(一)相关专家共识

中华医学会热带病与寄生虫学分会艾滋病学组发表了《人类免疫缺陷病毒/艾滋病患者合并非结核分枝杆菌感染诊治专家共识》[21]，共识对 NTM 的耐药性检测提出建议，开始治疗前应对 MAC 分离菌株进行克拉霉素和阿米卡星的药物敏感试验，对堪萨斯分枝杆菌进行 RIF 的药物敏感试验，对脓肿分枝杆菌进行克拉霉素、头孢西丁、阿米卡星(有条件时，最好也能包括替加环素、亚胺培南、米诺环素、多西环素、莫西沙星、利奈唑胺、复方新诺明和氯法齐明)的药物敏感试验。若治疗无效或培养转阴后再次转阳时，应再次进行相关药物的敏感试验。对大环内酯类耐药的 MAC 分离菌株和对 RIF 耐药的堪萨斯分枝杆菌应进行多种抗菌药物的药物敏感试验，但结果仅用于指导用药，应结合患者病情考虑治疗方案。

(二) NTM 发现及鉴定

叶素素等[22]分析了 2012 年 1 月至 2018 年 10 月在北京协和医院确诊的播散性 NTM 病患者的临床资料、实验室检查结果,发现 23 例非 HIV 感染患者外周血分枝杆菌培养阳性。菌种鉴定以胞内分枝杆菌和脓肿分枝杆菌居多。刘胜岗等[23]分析 2014 年 2 月至 2017 年 5 月确诊的 153 例 NTM 肺病患者的药物敏感性及耐药状况。结果显示,菌种以鸟 / 胞内分枝杆菌(56.21%)和龟 / 脓肿分枝杆菌(20.92%)多见;对一线、二线抗结核药的耐药率高,多数耐 8 种药物以上,其中低浓度组 38.56% 的患者全部耐药,高浓度组 25.49% 的患者全部耐药。作者认为,NTM 肺病极易误诊,且耐药率高,NTM 的菌种鉴定和药物敏感性检测对临床的诊断和治疗有重要的指导作用。

(三) NTM 的菌种分布

陈忠南等[24]分析了 2012—2017 年湖南省胸科医院分离出的 15 576 株分枝杆菌菌种鉴定情况。结果发现,NTM 检出率为 10.17%(1 584/15 576),2016 年 NTM 菌种分布达 24 种,位列前 4 者分别为胞内分枝杆菌(25.23%,84/333)、脓肿分枝杆菌(24.62%,82/333)、戈登分枝杆菌(18.62%,62/333)、鸟分枝杆菌(16.82%,56/333);2017 年 NTM 菌种分布达 21 种,位列前 4 者分别为胞内分枝杆菌(27.15%,104/383)、脓肿分枝杆菌(22.46%,86/383)、戈登分枝杆菌(21.15%,81/383)、鸟分枝杆菌(17.49%,67/383)。研究显示,2012—2017 年湖南省 NTM 检出率处于较高水平,且以致病 NTM 菌居多。贾彤等[25]分析了 2013—2017 年徐州市 NTM 就诊患者 70 例,发现 NTM 感染率呈上升趋势;NTM 患者地区之间无明显差异;胞内分枝杆菌感染人数最多,戈登分枝杆菌占比最少。洪创跃等[26]分析了 2013—2017 年深圳市 8850 株分枝杆菌的菌种鉴定结果,NTM 检出率为 4.14%;HAIN 基因分型鉴定法确定 293 株 NTM 菌株的菌种,鉴定率为 80.05%(293/366)。2013—2017 年深圳市 NTM 的检出率呈轻微上升趋势[3.81%(71/1 864)~4.50%(82/1 821)],但各年度间差异无统计学意义(P=0.885)。NTM 构成比占前 3 位者依次为脓肿分枝杆菌(41.64%,122/293)、鸟 - 胞内分枝杆菌(22.18%,65/293)、堪萨斯分枝杆菌(6.04%,47/293);另外,发现 7 例(2.39%,7/293)混合感染类型。郭倩等[27]分析了上海市公共卫生临床中心 2015 年分离获得的 775 株分枝杆菌的菌种分布特征,结果表明非艾滋病患者感染 NTM 的比例为 15.79%(102/646),艾滋病患者感染 NTM 的比例为 46.51%(60/129),差异有统计学意义(P<0.01)。艾滋病患者感染 NTM 中,MAC 占 43.33%,戈登分枝杆菌占 20.00%,此外还分离到 5 株少见的哥伦比亚分枝杆菌。非艾滋病患者感染 NTM 中,以戈登分枝杆菌(1.37%)和 MAC(29.41%)居多。研究显示,上海地区艾滋病患者出现合并 NTM 感染明显高于非艾滋病患者,以 MAC 为主。罗明等[28]分析了重庆市 NTM 的流行趋势和耐药情况,结果发现 2016—2017 年 NTM 分离率为 5.70%,耐药比例最高者为 INH、对氨基水杨酸异烟肼和 PAS,高耐药比例均超过 90.00%。最敏感的药物为克拉霉素,敏感率超过 70.00%。乙胺丁醇、莫西沙星和利福布汀的高耐药比例呈现下降趋势,而利奈唑胺的敏感比例明显下降,而高耐药比例则明显上升。研究显示,重庆市 NTM 分离率低于全国平均水平且耐药率高。

(四) NTM 的药物敏感性

刘东鑫等[29]分析了 2016 年广州市 717 株分枝杆菌的菌种分布及药物敏感性。结果发现 NTM 检出率为 14.4%,构成比从高到低依次为脓肿分枝杆菌(34.0%,35/103)、胞内分枝杆菌(25.2%,26/103)、马赛分枝杆菌(20.4%,21/103)、鸟分枝杆菌(9.7%,10/103)、堪萨斯分枝杆菌(5.8%,6/103)、偶发分枝杆菌(1.9%,2/103),以及1株缓黄分枝杆菌、1株猪分枝杆菌和1株阿加普尔分枝杆菌。98株NTM菌株的药敏试验结果显示,敏感者前3位依次为阿米卡星(93.9%,92/98)、克拉霉素(91.8%,90/98)和阿奇霉素(71.4%,70/98)。耐药者前3位依次为利福平(89.8%,88/98)、左氧氟沙星(83.7%,82/98)和亚胺培南(77.6%,76/98)。研究显示,广州市NTM的检出率高于我国其他地区,流行的菌种以脓肿分枝杆菌和胞内分枝杆菌为主;克拉霉素和阿米卡星是临床治疗NTM患者的优选抗生素,应重视对利福平和左氧氟沙星的耐药性。于霞等[30]研究了首都医科大学附属北京胸科医院2015—2016年207株NTM临床株对美罗培南(meropenem,MEM)的敏感性,同时评价MEM对46种NTM标准株的体外抑菌情况。结果发现在30株快生长标准菌株中,26.7%(8/30)的菌种对MEM耐药。MEM对偶发和脓肿分枝杆菌临床株的耐药率分别为33.3%(11/33)和82.5%(33/40)。在16株慢生长标准株中,56.3%(9/16)的菌株对MEM耐药。MEM对戈登分枝杆菌、胞内分枝杆菌、鸟分枝杆菌和堪萨斯分枝杆菌的耐药率分别依次为20.0%(2/10)、63.9%(23/36)、72.7%(16/22)和95.6%(43/45)。研究显示,MEM对于大多数快生长菌种和部分慢生长菌种都显示出一定的体外抑菌活性,其中对偶发和戈登分枝杆菌则显示出相对较好的体外抑菌活性。

我国各地结核病耐药情况依然严峻,NTM也不容忽视,应加强新型诊断技术和耐药检测技术的研发,提高现有技术的敏感度和实效性,以便为患者服务。

(王桂荣　姜广路　于佳佳　唐神结)

参考文献

[1] 张志强,陈雅丽,高沽,等.2012—2017年陕西汉中市结核病实验室痰涂片镜检数据分析[J].实用预防医学,2019,26(2):149-152.

[2] 张菊侠,杨万福.肺结核病合并2型糖尿病患者的痰涂片抗酸染色阳性率分析[J].临床肺科杂志,2019,24(4):596-599.

[3] TAN Y, SU B, CAI X, et al. An automated smear microscopy system to diagnose tuberculosis in a high-burden setting [J]. Clin Microbiol Infect, 2019, 25 (12): 1553-1559.

[4] DU J, SHU W, LIU Y, et al. Development and validation of external quality assessment panels for mycobacterial culture testing to diagnose tuberculosis in China [J]. Eur J Clin Microbiol Infect Dis, 2019, 38 (10): 1961-1968.

[5] 梁利斌.脊柱结核不同技术与病理标本结核分枝杆菌培养及药敏试验对比[J].中外医疗,2019,38(1):26-28.

[6] 郭云霞,尹晨.两种前处理方法在结核分枝杆菌快速培养中的应用效果[J].河南医学高等专科学校学报,2019,31(3):370-372.

[7] 《中国防痨杂志》编辑委员会,中国医疗保健国际交流促进会结核病防治分会基础学组和临床学组.结核分枝杆菌耐药性检测专家共识[J].中国防痨杂志,2019,41(2):129-137.

[8] LUO J, LUO M, LI J, et al. Rapid direct drug susceptibility testing of Mycobacterium tuberculosis based on culture droplet digital polymerase chain reaction [J]. Int J Tuberc Lung Dis, 2019, 23 (2): 219-225.

[9] DAI G, CHEN S, DONG L, et al. Determination of the Critical Concentration of Rifabutin for Susceptibility Testing Using the Proportion Method with Löwenstein-Jensen Medium against Mycobacterium Tuberculosis Isolates [J]. Lab Med, 2019, 50 (3): 292-297.

［10］瞿梅，顾德林，陈俊林，等．培养管变色硅胶显色法快速检测结核菌耐药性 [J]. 临床肺科杂志，2019, 24 (4): 583-587.

［11］LIU Z, DONG H, WU B, et al. Is rifampin resistance a reliable predictive marker of multidrug-resistant tuberculosis in China: A meta-analysis of findings [J]. J Infect, 2019, 79 (4): 349-356.

［12］SONG W M, LI Y F, MA X B, et al. Primary drug resistance of mycobacterium tuberculosis in Shandong, China, 2004—2018 [J]. Respir Res, 2019, 20 (1): 223.

［13］杨鹤，吴培培，李树涛．630 例老年肺结核患者耐药特征分析 [J]. 临床医药文献电子杂志，2019, 6 (39): 172-174.

［14］时正雨，陈蕾，李秀，等．老年结核病人结核分枝杆菌耐药状况分析 [J]. 临床肺科杂志，2019, 24 (2): 217-221.

［15］白大鹏，孔伟利，张丽霞．2006—2017 年天津市结核分枝杆菌耐药性分析 [J]. 中华医院感染学杂志，2019, 29 (3): 346-350.

［16］HUO F, LU J, ZONG Z, et al. Change in prevalence and molecular characteristics of isoniazid-resistant tuberculosis over a 10-year period in China [J]. BMC Infect Dis, 2019, 19 (1): 689.

［17］牛金霞，崔振玲，逢文慧，等．结核分枝杆菌环丝氨酸药物敏感性及耐药机制研究 [J]. 中国人兽共患病学报，2019, 35 (1): 39-44.

［18］PANG Y, JING W, LU J, et al. No in vitro synergistic effect of bedaquiline combined with fluoroquinolones, linezolid, and clofazimine against extensively drug-resistant tuberculosis [J]. Diagn Microbiol Infect Dis, 2019, 94 (4): 361-364.

［19］LI G, ZHANG J, JIANG Y, et al. A study on the cross-resistance character of isoniazid, para-aminosalicylic acid and pasiniazid against isoniazid resistant Mycobacterium [J]. J Glob Antimicrob Resist, 2019. pii: S2213-7165 (19) 30203-6.

［20］张国斌．细菌超声分散计数仪在结核药敏实验中的生物安全优势 [J]. 中国医疗器械信息，2019, 25 (19): 48-49.

［21］中华医学会热带病与寄生虫学分会艾滋病学组．人类免疫缺陷病毒 / 艾滋病患者合并非结核分枝杆菌感染诊治专家共识 [J]. 中华传染病杂志，2019, 37 (3): 129-138.

［22］叶素素，刘晓清，周宝桐，等．播散性非结核分枝杆菌病的临床和实验室检查特征 [J]. 中国医学科学院学报，2019, 41 (2): 242-247.

［23］刘胜岗，高欣，朱锦琪，等．非结核分枝杆菌肺病的回顾性分析 [J]. 中南大学学报 (医学版), 2019, 44 (4): 432-436.

［24］陈忠南，易松林，胡培磊，等．2012—2017 年湖南省非结核分枝杆菌感染的特征分析 [J]. 中国防痨杂志，2019, 41 (2): 217-221.

［25］贾彤，张海晴，魏素梅，等．2013—2017 年徐州市非结核分枝杆菌菌种鉴定、三间分布和耐药性分析 [J]. 中国临床医生杂志，2019, 47 (2): 173-175.

［26］洪创跃，李金莉，赵广录，等．2013—2017 年深圳市非结核分枝杆菌流行状况分析 [J]. 中国防痨杂志，2019, 41 (5): 529-533.

［27］郭倩，朱召芹，钱雪琴，等．上海地区艾滋病患者合并非结核分枝杆菌感染菌种分布 [J]. 中华传染病杂志，2019, 37 (2): 93-96.

［28］罗明，张汇征，李桓，等．重庆市 2016—2017 年非结核分枝杆菌流行状况分析 [J]. 国际检验医学杂志，2019, 40 (10): 1178-1182.

［29］刘东鑫，郑惠文，贺文从，等．广州市非结核分枝杆菌临床分离株菌种鉴定及药物敏感性试验结果分析 [J]. 中国防痨杂志，2019, 41 (5): 534-540.

［30］于霞，罗晶晶，赵立平，等．美罗培南对非结核分枝杆菌的体外抑菌效果评价 [J]. 中国防痨杂志，2019, 41 (3): 302-307.

第二章　结核病影像学诊断

【摘要】医学影像学在结核病的诊断和治疗中发挥着越来越重要的作用。在肺结核的影像学诊断方面,有学者对活动性肺结核的烟花征 CT 征象提出了新的见解。还有学者提出 HIV 阳性患者肺结核有其独有的特征 CT 表现,IFN-γ 释放试验联合胸部 CT 检测应用于老年涂阴结核病的早期诊断中,能明显提高准确率。胸部 CT 有助于耐药肺结核的诊断,不同耐药肺结核类型分别具有一些影像学特点。在肺外结核方面,有学者对不同类型的浅表淋巴结结核的超声影像学特点进行了总结。在颅内结核方面,有学者总结了颅内结核患者 MRI 表现和治疗预后情况,探讨 MRI 表现与临床转归的相关性。

【关键词】肺结核;气管支气管结核;结核性胸膜炎;结核瘤;淋巴结结核;脑实质结核;胆囊结核

医学影像学已成为结核病,尤其是肺结核诊断不可缺少的重要方法。病灶形态分析是结核病影像学诊断与鉴别诊断的重要方法,CT 增强扫描是病灶形态学诊断的重要补充方法;MRI 既是形态学诊断,也是分子影像诊断的重要技术;正电子发射断层成像 - 计算机体层摄影(positron emission tomography-computed tomography,PET-CT)是重要的分子影像学诊断技术,在结核病的鉴别诊断和结核病灶活动性的评价方面具有重要意义。

一、肺结核的影像学诊断

(一)肺结核征象研究

活动性肺结核的诊断是集临床表现、影像学、辅助检查及细菌学等于一体的综合性诊断。多层螺旋 CT(multi-slice spiral CT,MSCT)检查在肺结核的诊断、活动性判定和治疗随访中发挥越来越重要的作用,将成为未来肺结核筛查和诊断的首选影像学方法。既往大量研究显示,活动性肺结核 CT 征象包括实变、树芽征、小叶中央结节、空洞、淋巴结坏死等,也有作者提出"银河系征"为活动性肺结核的 CT 表现,但描述略显单一,不能满足描述肺结核支气管播散的多样性表现。方瑞等[1]研究提出活动性肺结核另一个特征性 CT 征象——烟花征(fireworks sign),主要表现为成簇状堆积的小叶中央型微结节,因局部堆积的多少不同而形成晕征样、反晕征样及均匀样 3 种形态学表现,更全面地概括活动性肺结核经支气管播散灶在影像学上所形成的多种形态学特征,较之前的结核经支气管播散灶征象,如"银河系征"、树芽征及小叶中央结节等更为全面、形象,从而进一步加强影像科医师对活动性肺结核各种 CT 征象的认知,有利于疾病的诊断及对临床管理提出指导性意见。作者搜集 2009 年 1 月至 2015 年 12 月中国人民解放军总医院通过痰涂片、支气管肺泡灌洗检测抗酸杆菌或活检、手术病理确诊的肺结核且 CT 上表现为烟花征的患者 26 例,男性 20 例、女性 6 例,年龄 16~72(39 ± 15)岁,回顾分析其 CT 影像特征,包括位置、数目、形态及其他伴发异常等,并对有病理切片的病例进行对比分析烟花征形成的病理学基础。结果发现,根据 26 例活动性肺结核病例影像资料,烟花征 CT 表现可分为 3 类:晕征样、反晕征样和均匀样,分别为 2、7、23 例。

26 例活动性肺结核中，位于单侧肺野 9 例、双侧肺野 17 例，以双肺上叶尖后段及下叶背段分布为主；单发病灶 7 例，2 个病灶 3 例， ≥ 3 个病灶 16 例。合并其他异常包括空洞、实变、树芽征、胸腔积液、纵隔淋巴结肿大等。病理学上，烟花征对应的为细支气管及肺泡内干酪性肉芽肿性病变。研究表明，肺内烟花征是活动性肺结核的特征性 CT 征象之一，是结核经支气管传播灶在影像上的形态学改变，其病理基础为细支气管及肺泡内干酪坏死性肉芽肿。

（二）气管、支气管结核

支气管内膜结核是临床常见的一种结核病变，病灶集中于支气管黏膜以及黏膜的下层，肺癌则属于一种常见的恶性肿瘤，其中中央型肺癌发病率较高，病灶部位为主支气管黏膜与段支气管，这两种病变在影像学上均有相似处，如支气管管腔狭窄、支气管的管壁出现明显增厚等，给临床诊断带来了一定的困难。近年，多层螺旋 CT 被广泛应用于临床诊断中，在支气管内膜结核与肺癌的鉴别诊断中也有普遍应用。刘兵等[2]探讨多层螺旋 CT（multi-slice spiral CT，MSCT）增强检查对支气管内膜结核及肺癌病变管壁长度的评价，同时评估 CT 诊断的要点。回顾性选取 2014 年 1 月至 2018 年 8 月辽宁省铁岭市中心医院收治的支气管内膜结核患者共 60 例作为研究组，选择同期收治的肺癌（中央型）患者共 60 例作为对照组。对两组患者予以多层螺旋 CT 增强扫描并给予重建处理，观察病变支气管管壁长度以及 CT 表现。结果显示，两组患者经 CT 检查清晰显示共计 92 段病变支气管。研究组患者支气管管壁平均长度为（31.66 ± 19.87）mm，明显长于对照组患者的（16.27 ± 11.86）mm，差异具有统计学意义（$P<0.05$）；CT 检查结果显示，与对照组相比，研究组患者的受累支气管部位软组织肿块、纵隔、肺门旁淋巴结肿大不伴钙化以及胸膜增厚表现，差异具有统计学意义（$P<0.05$）。作者认为，多层螺旋 CT 增强检查比较支气管内膜结核与肺癌支气管管壁长度，并结合 CT 表现，有助于提高对以上两种疾病的鉴别诊断，对临床治疗与研究有重要价值。

气管支气管结核（tracheobronchial tuberculosis，TBTB）是指结核分枝杆菌感染了气管、支气管，并经微生物学和组织病理学证实。TBTB 可以影响支气管树的任何部分，其中发生在段以上支气管，尤其是叶以上中心呼吸道的 TBTB 对患者的预后及肺功能影响较大，需引起高度重视。目前确诊 TBTB 主要依赖支气管镜检查，但由于呼吸道介入为有创操作，如病情和条件限制无法正常开展，那么影像学对 TBTB 的早期诊断起着举足轻重的作用。随着高分辨率 CT 和呼吸道重建技术在临床的应用，可以清晰地显示呼吸道病变的直接征象和肺部的伴随征象，为 TBTB 的诊断和病情的评估提供帮助。曾谊等[3]探讨了不同病理类型 TBTB 的 CT 特征，回顾性分析 80 例经支气管镜检查确诊的 TBTB 的 CT 影像学资料，结果发现 TBTB 的 CT 特征如下：①80 例中共检出直接征象 127 个，包括中管壁增厚 47 个（37.0%）、管腔狭窄 57 例（44.9%）、管腔闭塞 23 例（18.1%）。活动性 TBTB，9 例 I 型中仅有 2 例管壁增厚，1 例管腔狭窄；II 型主要表现为管壁增厚和管腔狭窄，共 40 例（31.5%）；III 型 3 种直接征象均有检出，共 41 例（32.3%）。稳定性 TBTB，IV 型主要表现为管壁增厚和管腔狭窄，共 22 例（17.3%）；V 型的例数较少，但全部伴有管腔的闭塞。②间接征象 119 例，包括支气管播散 54 例（45.4%）、肺毁损 13 例（10.9%）、空洞 25 例（21.0%）、纵隔淋巴结肿大 27 例（22.7%）。活动性 TBTB 中支气管播散性病变明显多于肺毁损和空洞病变，差异有统计学意义（$P<0.01$）。作者认为，不同病理类型的 TBTB 具有不同的 CT 影像特征，活动性 TBTB 除呼吸道直接征象外，常伴有支气管播散等间接征象。

(三) 继发性肺结核

Zeng 等[4]探讨了磁共振成像(magnetic resonance imaging,MRI)结合先进的运动矫正技术对肺结核(tuberculosis,TB)所致肺组织改变和病变的诊断价值。63 例行胸部 CT 检查的肺结核患者均行肺 MRI 检查。所有肺结核患者均经抗酸杆菌(acid-fast bacillus,AFB)涂片或结核分枝杆菌检测确诊。采用 T_2 加权快速自旋回波序列(turbo spin echo,TSE)结合多平面运动校正技术对肺进行成像,获得常规肺 CT 图像作为参考。MRI 和 CT 图像分别由多个放射医师独立阅片,评价 MRI 对肺结核异常的表现及其形态学改变,并与 CT 表现进行比较。结果显示,肺 MRI 发现 63 例肺结核患者均有肺异常,质量满意。通过对 T_2 加权 TSE 序列实施 MultiVane 来降低运动校正效果,MRI 在肺结核的异常影像学表现方面与 CT 表现非常一致(k=0.88,$P<0.001$),如树芽征、毛玻璃浑浊、实变、肿块、空洞等。MRI 在实变的非均匀信号基础上鉴别干酪性和液化性坏死及鉴别轻度胸腔积液方面有优势。优化后的肺 MRI 对非钙化结节的检出率(k=0.90)与 CT 相当,对 <5mm、5~10mm 和 >10mm 的结节的总灵敏度分别为 50.0%、91.1% 和 100.0%。然而,MRI 成像在鉴别钙化病灶方面效果较差。采用多平面运动校正技术优化 MRI 成像方案在肺结核的临床应用是可行的,无电离辐射的肺 MRI 是临床标准 CT 的一种很有前途的替代方法,尤其适用于孕妇、儿童、青少年以及需要短期和反复随访观察的患者。

儿童肺结核在病理生理和免疫反应方面与成人有许多不同,0~3 岁婴幼儿肺结核较大龄儿童更容易继发严重甚至危及生命的并发症,例如血行播散性肺结核和结核性脑膜炎,因此,早期诊断和及时治疗尤为重要。婴幼儿肺结核病原学确诊困难,PPD 试验常为阴性(尤其是 <3 个月的婴儿),因此,影像学检查在婴幼儿肺结核的诊断、治疗及随访过程中起到重要作用,目前国内外对于婴幼儿肺结核的影像学表现有少量文献报道。姚景江等[5]探讨了婴幼儿肺结核的临床与 CT 特征。回顾性分析 120 例 0~3 岁婴幼儿肺结核患者的临床电子病历和 CT 资料,并对其临床及影像学表现进行分析。结果显示,120 例婴幼儿肺结核患者中,56.7% 伴有结核病密切接触史,常见的临床症状依次为发热、咳嗽、咳痰,而盗汗、咯血少见,婴幼儿肺结核常合并肺外结核,如结核性脑膜(脑)炎。最常见的 CT 征象为纵隔淋巴结肿大,发生率为 83.3%,肺门、下气管旁和隆嵴下为常见的位置。肺实变、结节灶、支气管狭窄发生率分别为 72.4%、46.7%、39.2%,而胸膜病变与空洞少见。作者认为,婴幼儿肺结核 CT 表现具有一定特征,肺内不同形态的肺实变、肺结节以及支气管狭窄。好发生于肺门、气管旁和隆嵴下的肿大淋巴结,增强呈环形强化,部分内可见小钙化灶。

Wang 等[6]探讨了 CT 优化的预测列线图在儿童原发性肺结核与社区获得性肺炎(community acquired pneumonia,CAP)鉴别诊断中的应用。回顾性研究包括 53 例临床确诊的肺结核和 62 例 CAP。患者按 3:1 的比例随机分组(主要队列 n=86,验证队列 n=29)。从 CT 图像中提取 970 个放射影像特征,筛选出关键特征建立无线信号,根据信号特征和临床因素建立了预测列线图,并通过接收机工作特性曲线、校准曲线和决策曲线分析对其性能进行了评估。最初,选择 5 个和 6 个关键特征分别建立来自肺实变区(RS1)和来自淋巴结区(RS2)的放射信号。结合 RS1、RS2 和临床因素(发热持续时间)建立预测列线图。其分类性能(AUC=0.971,95%CI 0.912~1.000)优于资深放射科医生的临床判断(AUC=0.791,95%CI 0.636~0.946)、临床因素(AUC=0.832,95%CI 0.677~0.987)、RS1 和 RS2 的组合(AUC=0.957,95%CI 0.889~1.000)。标定曲线表明列线图具有良好的一致性,决策曲线分析表明列线图在临床上是有用的,故提出了一种基于 CT 的预测列线图,可方便地用于儿童原发性肺结核与 CAP 的鉴别诊断。

(四) 胸膜结核

张蕊[7]探讨了 CT 在胸膜结核瘤诊断中的应用价值及影像特点。选取黑龙江省传染病防治院 2015 年 12 月至 2017 年 10 月期间诊治的胸膜结核瘤患者中 69 例为研究对象,均经病理组织学检查确诊,分别予以 CT 扫描和胸部 X 线检查,就 2 种诊断方式对胸膜结核瘤的检出率进行统计学分析,并评估其胸膜结核瘤 CT 扫描影像学检查结果。结果显示:①CT 扫描对本组胸膜结核瘤患者的检出率是 95.65%,高于胸部 X 线检查的检出率 84.06%($P<0.05$);②影像学图像:本组胸膜结核瘤病灶显示,从胸壁朝肺野内突出,呈现软组织肿块影,且病灶数量、体积、内部结构方面均显示得更清晰,容易发现小体积病灶,避免漏诊。作者认为,CT 在胸膜结核瘤诊断中的应用价值显著,影像清晰,值得推广。

结核性胸膜炎患者即使在胸腔盲穿刺和闭式胸膜活检(pleura biopsy,PB)后也常常不能确诊。Li 等[8]探讨了 CT 引导下胸膜病变穿刺活检组织聚合酶链反应(polymerase chain reaction,PCR)联合抗酸杆菌(acid-fast bacillus,AFB)涂片对结核性胸膜炎的诊断价值,并评估了其对未确诊的可疑结核性胸膜炎的诊断准确性。病因不明的渗出性胸腔积液(pleural effusion,PE)经胸腔盲穿刺术和闭式胸膜活检后纳入本研究。通过 CT 引导下胸膜病变穿刺活检,获得病变组织标本,进行 PCR、AFB、组织病理学检查及部分常规检查。通过敏感性、特异性、阴性预测值、阳性预测值和准确性评估诊断价值,共招募 261 名受试者(肺结核组 241 名,非肺结核组 20 名)。在这个队列中,PCR 的敏感性、特异性和准确性分别为 56.0%、95.0% 和 59.0%,而 AFB 的敏感性、特异性和准确性分别为 57.3%、95.0% 和 60.2%。他们的平行试验提高了敏感性(76.8%)和准确性(77.8%),特异性(90.0%)略有下降。组织病理学检查以肉芽肿最常见(88.4%,213/241),非结核组为 10.0%(2/20)。肺结核组胸膜淋巴细胞百分率明显高于非肺结核组(92% *vs.* 61%,$P=0.003$)。CT 引导下胸膜病变穿刺活检组织对渗出性胸膜炎患者是必要的,但在胸腔盲穿刺术后并未确诊。联合 PCR 和 AFB 结果,可大大提高结核性胸膜炎的诊断水平。

(五) 特殊表现肺结核

1. 肺结核合并 HIV 阳性患者　王洪等[9]分析了肺结核合并人类免疫缺陷病毒(human immunodeficiency virus,HIV)感染患者的胸部计算机断层扫描(computed tomography,CT)特征,为临床诊断和治疗工作提供研究依据。选取 2015 年 6 月至 2017 年 12 月西南医科大学附属医院诊治的 70 例肺结核合并 HIV 感染患者作为病例组,选取同期 70 例单纯肺结核患者作为对照组。对两组患者的胸部 CT 表现特征进行对比和分析。结果发现,两组患者均以男性居多,临床表现多为消瘦、咳嗽、咳痰、盗汗等,差异均无统计学意义。病例组患者肺部病灶分布以二叶和三叶以上为主,对照组患者的肺部病灶分布以一叶为主,差异有统计学意义($P<0.05$)。病例组患者肺部 CT 表现以斑片影、片影、条索影、粟粒影居多,而对照组患者以结节阴影、斑点阴影居多。病例组患者中出现纵隔淋巴结增大、胸腔积液、肺外结核等 CT 表现的比例较多,对照组患者中出现空洞、钙化等 CT 表现的比例较多,两组比较差异均有统计学意义($P<0.05$)。作者认为,肺结核合并 HIV 感染患者的胸部 CT 表现具有一定的特征性,能够作为辅助诊断的手段之一,临床医师应综合应用包括影像学检查在内的多种诊断方法,从而提高诊断和治疗效果。

Shi 等[10]探讨了 HIV 伴肺部机会性感染患者(opportunistic pulmonary infections,OPIs)误诊为肺癌的的临床及影像学特征。纳入 24 例经病理或临床与实验室检查联合证实为 OPIs,但 CT 误诊为肺癌的 HIV 感染者,49 例经病理证实的合并 HIV 感染的肺癌患者。内部软件对病变进行半自动分析,放射科医生手动调整病灶边界。PyRadiomics 软件提取了 99 个无增强 CT 的放射学征象,比较 OPIs 组与肺癌组的临床、影像学及放射特点。结果显示,在 OPIs 组,结核感染 19 例(79.2%),非结核分枝杆菌感染 2 例(8.3%),隐球菌感染 2 例(8.3%),结核分枝杆菌与非结核分枝杆菌混合感染 1 例(4.2%)。两组年龄、吸烟比例、吸烟指数、高效抗反转录病毒治疗(highly active anti-retroviral therapy,HAART)持续时间、$CD4^+$ 计数、$CD4^+/CD8^+$ 比值与对照组比较有显著性差异(P 分别为 0、0.012、0.007、0.002、0 和 0)。在外周型病变中,胸膜凹陷的发生率较低,而在 OPI 组中卫星病变的发生率较高(P 分别为 0.016 和 0.020)。中心型病变的 4 个放射参数明显不同,包括依赖性高灰度强调(LDHGLE)、偏度、逆差归一化(IDN)和峰度(P 分别为 0.008、0.017、0.017 和 0.017)。两组中心型病变的 CT 表现及周围型病变的放射参数均无显著性差异。临床和放射学特征可能有助于鉴别 HIV 感染患者中类似肺癌的 OPIs。

2. 老年涂阴肺结核 我国是全球 30 个结核病高负担国家之一,且正步入人口老龄化社会,老年结核病发病率呈大幅增加趋势,已成为结核病流行的一个特征。老年患者因其机体退行性改变、免疫功能低下,对病变损害不敏感,肺结核临床症状不典型,且实验室检查阳性率低,导致老年肺结核确诊率低,漏诊率、误诊率高,使得患者病情延误,从而严重影响了患者的诊疗和预后。涂阴肺结核是一种肺结核特殊类型,指痰涂片细菌学检测为阴性,但经其他手段确诊,因此其鉴别诊断仍都是临床难题之一。随着近年来多层螺旋 CT 的广泛应用,大量临床研究显示其对涂阴肺结核诊断具有一定价值;γ- 干扰素释放试验是一种新型的结核分枝杆菌感染的检测方法,国内外学者发现其应用于涂阴肺结核的诊断中有较高的准确性。曾小红等[11]探讨 γ- 干扰素(interferon-γ,IFN-γ)释放试验联合胸部 CT 在老年涂阴肺结核早期诊断价值。选取 2018 年 2 月至 2019 年 2 月江西省赣州市人民医院收治的老年疑似肺结核且涂片阴性的患者 150 例,均给予 γ- 干扰素释放试验联合胸部 CT 检查;并行痰培养,以其结果作为诊断肺结核的"金标准"。观察胸部 CT 和外周静脉血 IFN-γ 释放试验的检查结果,比较 2 种检查方式单独以及联合诊断老年涂阴肺结核的灵敏度、特异度、漏诊率、误诊率和诊断符合率。结果显示,胸部 CT、IFN-γ 释放试验对涂阴肺结核的检出率明显低于痰培养($P<0.05$);胸部 CT、IFN-γ 释放试验联合诊断涂阴肺结核的灵敏度、特异度、诊断符合率明显高于其单独诊断($P<0.05$),漏诊率、误诊率明显低于其单独诊断($P<0.05$)。作者认为,IFN-γ 释放试验联合胸部 CT 检测应用于老年涂阴结核的早期诊断中能明显提高准确率,降低漏诊率、误诊率,在临床诊断具有重要的应用价值。

(六)耐药肺结核

结核病是目前威胁人类健康的主要呼吸道传染病,由于政府采取了积极、有效的措施,在发达国家药物敏感肺结核曾一度得到控制,但耐药结核病是目前人类征服结核病最大的障碍之一。耐药性结核菌的出现将会给整个世界带来新的挑战。为了有效地规范耐药肺结核的预防、诊断和治疗,临床上依据实验室细菌学及耐药产生的原因等将结核分枝杆菌耐药分为新发耐药结核和复治耐药结核两大类;依据耐药数量和种类,分为单耐药、多耐药、耐多药、广泛耐药和利福平耐药 5 种类型。余卫业等[12]主要就利福平耐药、耐多药和广泛耐药肺结核的影像表现进行描述,并附典型病例的胸部 X 线片和 CT 图片,3 种耐药肺结核分别具有一些影像学特点,主要表现为肺内多发性厚壁空洞、大小不等的结节影、斑片状实变影、纤维条索状影,以及部分表现为淋巴结肿大和胸腔积液。病变累及范围广泛、迁延时间长并可出现毁损肺。掌握耐药肺结核的发病率、病死率、临床分类及分型,了解主要类型耐药肺结核的影像学表现特点,有利于指导临床诊断、治疗和疗效评价,降低其发病率和病死率。

（七）PET-CT 在肺结核的应用

王毅翔[13]探讨了 ^{18}F 标记脱氧葡萄糖(^{18}F-fluorodeoxyglucose,^{18}F-FDG)正电子发射断层成像(positron emission tomography,PET)/CT 可以进行全身成像并提供感染病变的代谢图,从而有效地评估疾病严重程度。^{18}F-FDG-PET/CT 扫描尤其适用于检出未知部位的结核感染,为选择最合适的活检部位提供指导。^{18}F-FDG-PET/CT 在评估结核病变时对治疗的早期反应也非常有用,这点尤其在无法获得常规微生物学检查结果以及耐多药结核或肺外结核病患者的疗效评估特别有帮助。值得注意的是,结核患者临床治愈后及部分陈旧肺结核病灶仍然可以表现 ^{18}F-FDG 摄取增高,但这些代谢活跃的部位不一定代表活动性疾病,更可能是反映宿主免疫反应与结核菌复制之间的平衡,但也同时代表结核病发展的风险增加。另外,^{18}F-FDG-PET/CT 常常不能可靠地区分活动性结核病变与恶性肿瘤,且其他感染或炎症状况也可以引起类似的 ^{18}F-FDG-PET 高摄取。^{18}F-FDG-PET 也无法区分淋巴结结核和淋巴结转移性肿瘤。缺乏特异性是 ^{18}F-FDG-PET/CT 临床应用中的一个缺陷,因此在解释 ^{18}F-FDG-PET/CT 结果时必须密切参考其他临床资料。

（八）CT 引导下穿刺活检术在肺部病变中的诊断价值

Li 等[14]回顾性分析 CT 引导下经皮肺穿刺活检(percutaneous needle biopsy,PNB)和支气管内镜活检(endobronchial biopsy,EB)对多发性肺部病变伴支气管内受累的诊断价值。对 2014 年 11 月至 2017 年 6 月山东省胸科医院接受 CT 引导下 PNB 和 / 或 EB 诊断为肺部病变的患者进行回顾性分析,组织标本送病理检查、抗酸杆菌涂片、结核 RT-PCR 及结核分枝杆菌培养,用 fisher 精确检验法计算和比较两种方法单独或联合使用的灵敏度。结果显示,有 67 名患者(46 名男性和 21 名女性)纳入该研究,包括 32 名恶性病变、18 名结核病灶、17 名良性病变。CT 引导下 PNB 确诊为恶性或结核性病灶的 34 例(68.0%),EB 19 例(38.0%),两种方法联合应用 42 例(84.0%)。经进一步统计分析,CT 引导下 PNB 或两种方法联合应用与 EB 的敏感性相比有显著性差异(P 均 <0.05),而 CT 引导下 PNB 与两种方法联合应用的敏感性相比无显著性差异(P>0.05)。然而,这两种方法的联合应用可能对恶性肿瘤或结核病的检测具有最高的敏感性。作者认为,与 EB 相比,CT 引导下 PNB 对多发性肺部病变累及支气管的肺结核和恶性肿瘤的诊断率较高。当两种活检方法联合起来应用时,可为肺部病变提供了更高的诊断价值。

二、肺外结核的影像学诊断

（一）乳腺结核

乳腺结核罕见,占乳腺病变的 0.03%~1.04%,多见于育龄尤其是哺乳期女性,以单侧多见,同时累及双乳者罕见。乳腺结核分为原发性和继发性,以继发性多见,患者常因乳腺肿块就诊,少数有窦道、乳头溢液,结核中毒症状不明显;肿块形态不规则,质硬,且较固定,乳头回缩,乳腺皮肤增厚,腋下淋巴结肿大,最常发生于乳腺外上象限。梁琳等[15]报道了1例乳腺结核的MRI表现,钼靶X线片无特异性表现,超声可见乳腺回声增强,腺体内见不规则低回声,其内可见高回声结节,且有窦道、乳腺导管扩张和腋窝淋巴结异常等;MRI可见病变形态不规则,病灶内坏死。病变ADC值为$1.39 \times 10^{-3}mm^2/s$,高于乳腺癌,且动态增强扫描呈较规则环状强化,周围软组织内可见渗出,均不同于乳腺癌表现。

（二）淋巴结结核

结核病以肺内居多,具有传染性且发病率较高,但肺外结核发病率也居高不下,颈部为淋巴结结核常见的发病部位。颈部淋巴结肿大的原因十分复杂,活检为唯一确定诊断的方式。但有时即使行组织切片检查,也难以获得明确诊断。伴随着医疗水平的发展,诊断学检查也取得日益的进步。严佳梅等[16]观察分析浅表淋巴结结核诊断中采用彩色多普勒超声的临床诊断意义,选取2014年1月至2018年7月宁波市医疗中心李惠利东部医院及宁波市镇海龙赛医院收治的70例疑似浅表淋巴结结核患者,分别行CT、彩色多普勒超声检查,均给予穿刺活检,以活检的病理学检查诊断为"金标准"。对照CT与彩色多普超声检查诊断的准确率、误诊率、漏诊率、检查费用,分析不同类型的浅表淋巴结结核的超声影像学特点。结果显示,多普勒检查敏感性为97.14%(95%CI 0.779~0.995),特异性为97.14%(95%CI 0.779~0.995);CT检查敏感性为88.57%(95%CI 0.647~0.952),特异性为88.57%(95%CI 0.647~0.952),且多普勒检查费用低于对照组($P<0.05$),并根据超声影像学表现给予临床分型。研究表明,对疑似浅表淋巴结结核的患者,采用彩色多普勒超声检查,在减轻患者经济负担的同时,可获得较高的诊断敏感性和特异性。根据其影像学的特点,区分出不同的浅表淋巴结结核类型,可协助临床明确诊断,为治疗打下坚实基础。

（三）脑及脑膜结核

结核性脑膜炎(tuberculous meningitis,TBM)是最常见的肺外结核之一,约占全部结核的1%,但却是导致结核病患者死亡最常见的一种类型,其病死率可达26.8%,而患者死亡多发生在最初的6个月之内,因此早期诊断及治疗是改善TBM患者预后的重要因素。目前TBM的诊断是通过对临床表现、脑脊液检测、头颅影像学检查及是否并发颅外结核等进行综合分析后作出的临床诊断。王召钦等[17]分析了颅内结核患者MRI表现和治疗预后情况,探讨MRI表现与临床转归的相关性。收集2011年8月至2016年12月在深圳市第三人民医院住院的确诊和临床诊断为颅内结核患者162例,将其住院时的MRI表现和其临床转归进行回顾性对比分析。结果显示,影像学表现为脑膜结核67例,临床治愈56例,临床治愈率为83.6%;脑实质结核52例,临床治愈37例,临床治愈率为71.2%;混合型颅内结核43例,临床治愈28例,临床治愈率为65.1%,三组比较差异无统计学意义(χ^2=5.231,P=0.073)。影像学表现为脑梗死17例,临床治愈率为58.8%(10/17);脑积水18例,临床治愈率为50.0%(9/18);脑梗死+脑积水4例,临床治愈率为75.0%(3/4),三组比较差异无统计学意义(χ^2=0.888,P=0.726)。影像学表现无并发症者123例,临床治愈率为80.5%(99/123);有并发症者39例,临床治愈率为56.4%(22/39),两组比较差异有统计学意义(χ^2=9.081,P=0.003)。作者认为,颅内结核影像学表现并发症者与临床治愈率有相关性,对病情转归评估可提供一定的临床参考。

艾滋病合并脑内感染可导致中枢神经严重损害,患者病死率较高。磁共振弥散张量成像(diffusion tensor imaging,DTI)是在弥散加权成像(diffusion weighted imaging,DWI)基础上发展起来的一种新的定量成像方法,它的主要定量参数包括表观扩散系数(apparent diffusion coefficient,ADC)值和部分各向异性(fractional anisotropy,FA)值等。马景旭等[18]探讨 DTI 在艾滋病患者并脑内结核和脑弓形虫感染中的临床应用价值,收集 32 例艾滋病患者资料,其中经临床确诊 17 例合并脑内结核,15 例合并脑内弓形虫感染,32 例患者行 MRI 平扫、DTI 及增强扫描,分析颅内感染病变的形态学特点,分别测量脑内感染灶实质区、周围水肿区与健侧对应区的 ADC 值和 FA 值,并进行统计学分析,采用 ROC 曲线判断 ADC 值和 FA 值的诊断效能。结果显示,脑内结核和弓形虫感染灶的实质区 ADC 值及 FA 值间差异均有统计学意义($P<0.05$),脑内结核和弓形虫病灶实质区与水肿区 FA 值差异有统计学意义($P<0.05$),脑内结核病灶实质区与水肿区 ADC 值差异也有统计学意义($P<0.05$)。与健侧对应区相比,病灶实质区、水肿区 ADC 值、FA 值差异均有统计学意义($P<0.05$),两组间实质区 FA 值差异有统计学意义($t=-5.637,P<0.01$)。FA 值的 ROC 曲线下面积为 0.919,ADC 值的 ROC 曲线下面积为 0.721,ADC 值的诊断效能低于 FA 值($P<0.05$)。DTI 可为 AIDS 患者合并脑内结核和弓形虫感染的诊断和鉴别诊断提供一定信息,为临床诊断和治疗提供更多依据。

近年来,由于多重耐药菌增加、免疫抑制剂广泛运用及艾滋病发病率的增高,结核病的发病率升高。颅内结核是结核分枝杆菌通过血行播散引起的一种严重的中枢神经系统结核病,是结核病中最为严重的类型。颅内结核患者临床表现复杂多样,脑脊液涂片检查检出率偏低,容易漏诊、误诊,故影像学检查诊断显得尤为重要。MRI 检查可直观地显示颅内结核各型的信号特点,功能磁共振成像技术在中枢神经系统应用日趋成熟,有助于鉴别诊断颅内结核与颅内肿瘤(如低级别胶质瘤),为颅内结核提供诊断依据。罗竹人等[19]探讨了弥散加权成像(diffusion weighted imaging,DWI)、灌注加权成像(perfusion weighted imaging,PWI)及磁共振波谱成像(magnetic resonance spectroscopy,MRS)定量指标在颅内结核诊断中的价值。收集厦门大学附属第一医院 2017 年 7 月至 2018 年 7 月临床确诊为颅内结核的 36 例患者(其中脑膜结核 11 例,脑实质结核 8 例,混合型颅内结核 17 例)和 8 例低级别胶质瘤患者为研究对象,在治疗前或术前进行头颅 MRI 常规及功能影像学检查,分析其影像学表现,测量并计算脑实质结核和低级别胶质瘤病灶的 DWI 相对表观弥散系数(rADC)、PWI 相对脑血流量(rCBF)、相对脑血容量(rCBV)以及 MRS 的 Cho/Cr、Cho/NAA,并分析其差异性。结果显示:①颅内结核 MRI 表现具有一定特征性,MRI 能清晰地显示病变及其周围情况;②DWI:脑实质结核 rADC 值(1.305 ± 0.114)小于低级别胶质瘤(1.447 ± 0.051);③PWI:脑实质结核 rCBF(0.580 ± 0.038)及 rCBV(0.497 ± 0.019)分别小于低级别胶质瘤(1.745 ± 0.040)及(1.856 ± 0.073);④MRS:脑实质结核 Cho/Cr(1.793 ± 0.038)及 Cho/NAA(1.417 ± 0.080)分别小于低级别胶质瘤(2.339 ± 0.076)及(2.193 ± 0.048)。以上结果比较,差异均具有统计学意义($P<0.05$)。研究表明,功能磁共振成像诊断颅内结核具有一定临床价值:DWI 的 rADC、PWI 的 rCBF 和 rCBV 以及 MRS 的 Cho/Cr 和 Cho/NAA 能够为鉴别脑实质结核和低级别胶质瘤提供依据。

陈雨琪等[20]探讨了结核性脑膜炎的 MRI 表现特征,选择 36 例 TBM 患者,均行 MRI 平扫及增强扫描检查。结果显示 MRI 表现为单纯性 TBM 14 例,单纯性结核瘤 10 例(其中成熟型结核瘤 2 例,未成熟型结核瘤 8 例),结核瘤伴脑膜炎 12 例。研究表明,MRI 增强扫描是 TBM 的首选影像学检查方法。

(四) 肝结核

结核病是临床常见病和多发病,且易传染、耐药,严重威胁着患者的健康。据统计,肺结核合并肝结核发病率约 5.5/10 万,血行播散性肺结核 70%~100% 继发肝结核。肝结核无明显特异的临床表现,特别是实质型肝结核因其影像表现多样更易被漏诊。陆良其等[21]总结了实质型肝结核的 CT 征象,提高该病的 CT 诊断水平,回顾性分析 5 例经病理证实的实质型肝结核的 CT 表现并复习相关文献。结果显示,粟粒型肝结核 2 例,CT 示肝脏增大,肝内可见多发小囊样低密度灶及小钙化灶,增强扫描无强化;结节型肝结核 3 例,病灶最大直径均 > 2.0cm,表现为肝内单发或多发略低密度灶,占位效应不明显,CT 值为 41~50HU,增强扫描轻度强化。研究表明,CT 检查是肝结核的重要影像学检查方法,当肝内病变缺乏典型 CT 征象时,应考虑肝结核的可能(特别是在结核病流行地区)。CT 筛查结合临床表现及实验室检查,可提高肝结核诊断的准确率。

(五) 脊柱结核

脊柱结核作为对脊柱功能产生严重危害的骨科疾病,在临床上较为常见,一般认为是由于循环障碍和结核感染引起的病变,导致出现脊柱弯曲、棘突隆起等,且具有致残率、病死率高等特征,因此需注重及时诊断和治疗。王辉等[22]探讨 CT 与 MRI 影像在诊断脊柱结核方面的诊断价值,选择南京中医药大学附属南京市中西医结合医院于 2015 年 3 月至 2017 年 5 月期间收治脊柱结核患者 106 例作为研究资料,依据诊断方法分组各 53 例,分别行 CT 检查和 MRI 检查,观察两种影像特征及诊断准确率。结果表明,CT 和 MRI 诊断骨质椎间盘损伤、椎旁肿块准确率比较无明显差异($P>0.05$);MRI 诊断硬膜囊肿、脊膜强化、韧带扩散等检出率均显著高于 CT 诊断,而钙化检出率则低于 CT 诊断($P<0.05$);CT 诊断可观察到椎骨的骨质损伤,表现出不规则或圆形骨质缺损,边缘毛糙;MRI 诊断 T_1WI 为中低信号、T_2WI 为高信号,若累及全椎体,则可观察到椎体楔形变。作者认为,在脊柱结核诊断中采用影像学诊断具有较高的价值,且 MRI 较 CT 诊断效果更好,但为确保经济性,最好采用两者联合诊断方式。

脊柱结核是临床常见的骨关节疾病,发病率较高,多发于 16~28 岁年轻人,随着年龄增长,患病率不断递减,结核可累及多个部位,其中以胸腰椎结核最为常见。胸腰椎结核临床症状较多,严重降低患者生活质量,如果不及时给予患者治疗措施,会加重脊柱的病变,给予患者及时、有效的诊断措施具有重要临床意义。赵成孝[23]探讨了 CT 与 MRI 在胸腰椎结核诊断应用中的价值,选取 2018 年 5 月—9 月北京市石景山医院接受常规异烟肼和利福平等抗结核药物治疗的 30 例胸腰椎结核患者作为观察对象,分别给予患者 CT 与 MRI 检测,观察两组检测结果。结果显示,30 例患者有 16 例胸椎结核,14 例腰椎结核,CT 扫描显示骨折损坏具有溶骨性、虫蚀状、碎骨状,骨质边界硬化,可见高密度颗粒状死骨影,微小量死骨、范围、肿胀程度超过椎体病变范围;MRI 扫描显示椎体边缘具有不同程度骨质破坏,可见明显水肿区域,模糊边界,椎体间隙狭窄或椎间盘破坏情况,增强扫描可见不同程度的强化。CT 在胸腰椎结核诊断应用中与 MRI 诊断结果具有一致性,临床应用价值高,可联合使用两种诊断方式以提高临床诊断精准度。

(六) 胰腺结核

胰腺结核发病率低,主要临床特征为发热、腹痛、黄疸、食欲缺乏及消瘦,无特异性症状,易被误诊。常用的影像学检查方法包括 B 超、增强 CT、磁共振胰胆管造影等。掌握胰腺结核的影像学表现,有助于临床诊断,减少不必要的手术或化疗等创伤性治疗。傅雪锋等[24]探讨胰腺结核CT诊断特点及鉴别诊断价值,选取2015年1月至2017年12月浙江省安吉县第三人民医院收治的胰腺结核患者9例,均经活检病理或手术证实。患者均行CT常规平扫加增强扫描。结果显示,2例多发结节型胰腺结核,表现为胰腺肿大,内部存在多个结节状低密度灶,增强扫描结节灶边缘呈轻度强化;7例局灶型胰腺结核,均累及胰头部,其中包含4例局部软组织肿块、2例囊性肿块、1例胰头部团块状钙化灶。4例存在腹内胰外表现,包括肝脾结核、结核性腹膜炎、腹内淋巴结结核。研究表明,胰腺结核无特异性症状,临床诊断较难,掌握胰腺结核的特征性CT表现,有助于提高诊断正确率,对于鉴别困难者应及时行穿刺活检或手术。

(七)食管结核

食管结核是消化系统疾病中的少见病,仅凭胃镜检查、食管造影及CT等常规检查手段临床对其诊断仍较困难,极易误诊为食管肿瘤。超声内镜(endoscopic ultrasound, EUS)检查不仅可通过内镜直接观察病变表面形态,同时还可进行实时超声扫描,从而获得管壁层次的组织学及周围邻近脏器的超声图像特征,结合超声指导活检或细针穿刺可以确诊。方兴国等[25]为探讨食管结核的超声内镜表现特点,进而提高食管结核的诊断率,回顾性分析了收治的20例诊断食管结核患者的超声内镜表现和临床特征。结果显示,内镜表现示,病变位于食管上段2例,中段17例,下段1例;病灶为隆起表面黏膜光滑5例,隆起并溃疡或糜烂9例,单纯溃疡6例,其中并食管狭窄11例,并窦道形成3例。超声表现示,14例隆起病灶(包括表面并糜烂或溃疡者)表现食管壁内见有点状或条索状高回声、钙化灶中低回声团块,病变边界不清,其中5例病变突向纵隔内;6例溃疡型病灶表现为病变处食管管壁明显增厚,呈不均匀低回声改变,溃疡处表面有不同层欠缺损。20例病例中纵隔内均见一枚或多枚呈圆形或椭圆形,回声偏高,边界不清,部分相互融合,或内可见强光点或钙化影的肿大淋巴结。内镜活检确诊5例(30%),超声穿刺确诊4例(80%),临床疑诊11例(55%)。所有患者均经抗结核治疗6个月后病情缓解,随访半年至2年均无复发。研究表明,食管结核发病率低,诊断困难,超声内镜检查对食管结核的诊断有重要临床价值。

(八)盆腔结核

盆腔结核多见于20~40岁女性,临床表现缺乏特异度,往往被忽视。姚培均等[26]回顾性分析超声造影下引导穿刺活检在包块型盆腔结核的诊断价值,旨在提高盆腔结核的诊断率。随机将56例患者分为两组,A组22例,B组34例,两组患者年龄上无统计学差异,A组行超声引导下穿刺活检术;B组经超声造影后行超声引导下穿刺活检术,总结取材完整率以及病理诊断阳性率。结果显示,A、B两组组织完整率分别为27.3%和61.7%,B组活检组织完整率高于A组(χ^2=12.63,$P<0.05$);A、B两组病理诊断阳性率分别为31.8%和91.1%,B组病理诊断阳性率高于A组(χ^2=21.57,$P<0.05$)。研究表明,盆腔包块型结核应用超声造影下引导穿刺活检术,可提高取材完整率以及病理诊断阳性率,在诊断中有重要的实用价值。

(九)回盲部结核

肠结核(intestinal tuberculosis, ITB)是结核分枝杆菌侵犯肠道引起的慢性特异性感染,是肺外结核的第6大好发部位。ITB最易侵犯的部位是回盲部,回盲部结核在临床上容易与回盲部癌等混淆,常被误诊、误治。宋思思等[27]探讨了回盲部结核CT增强扫描的影像特点,回顾性分析16例回盲部结核患者的CT及临床资料,均行CT平扫及增强扫描。结果显示,14 例肠壁不均匀增厚、呈肿块样改变,管腔不同程度狭窄;2 例表现肠壁广泛均匀增厚,肠腔无明显变窄。增强扫描 13 例为明显不均匀强化,2 例为环状强化,1 例为均匀强化。所有病例浆膜面均模糊,14 例周围有渗出,腹膜受累 12 例。所有病例腹主动脉旁、肠系膜上均可见增大淋巴结,其中均匀强化 10 例,环状强化 5 例,1 例合并钙化。研究表明,回盲部结核主要表现为肠壁不均匀增厚,不均匀明显强化,肠腔狭窄,周围常有明显渗出,常合并增大淋巴结及肺内结核,CT 增强扫描对回盲部结核的诊断有重要价值。

(十)生殖器结核

孤立性生殖器结核病是十分罕见的。RAN 等[28]报告一例双侧结核性附睾睾丸炎的患者,[18]F-FDG PET/CT 上显示高摄取 FDG。此外,患者有前列腺 FDG 阳性病变,与结核性前列腺炎一致。本病例表明结核性附睾睾丸炎,特别是在结核病流行区,附睾或睾丸高代谢性病变是与其他疾病,包括良恶性肿瘤、细菌性附睾睾丸炎、脓肿、特发性肉芽肿性睾丸炎和结节病鉴别诊断之一。

睾丸结核是男性生殖系统结核病中最少见的一种,多由附睾结核直接蔓延引起,也可由血行感染引起。临床表现为全身乏力、低热、睾丸肿大、轻度疼痛、质地硬光滑;超声表现为睾丸回声不均,有不规则结节或肿物,回声强弱不均匀,钙化时可出现强回声及声影,多同时伴有附睾尾部或头部病变。姚惠敏等[29]报道一例隐睾结核的超声表现。本例为结核分枝杆菌侵入隐睾底部引起周围组织病变,临床少见。超声诊断依据:异位睾丸体积缩小,回声均匀,内部未见明显异常回声,其内下方可见一低回声包块,形态不规整,回声不均,CDFI 显示其内及周边可见少许血流信号。隐睾结核病理表现复杂多变,诊断时需密切结合临床病史及其他临床相关检查结果进行综合分析,提高诊断准确率。超声检查在临床诊断睾丸疾病中有重要价值,可作为首选筛查方法。

(十一)胸腺结核

肺外结核可累及多个器官,然而胸腺结核是相对罕见的。LI 等[30]报告一例 21 岁男性患者,[18]F-FDG PET/CT 显像评价其新发现的肺结节。图像显示肺结节的活动性摄取很小。出乎意料的是,胸腺中 FDG 的积累增加。经病理证实肺结节和胸腺病变均为结核。本病例提示即使胸腺结节与肺结节病理学均为结核病变,FDG 的摄取量也可能会不一致。

结核病影像学诊断学科的发展日新月异。应该准确把握肺结核的基本影像特点,重视肺结核不典型影像表现和菌阴肺结核的影像诊断与鉴别诊断,推进影像学形态分析与细菌学、病理学和免疫学等多学科联合诊断,熟练掌握不同影像学技术及其在肺结核诊断中应用的目的与意义。影像学诊断是显示病变形态特点和代谢特点的一种复合技术,临床医师准确把握各种技术的应用目的和意义,显然有助于进一步提高结核病的诊断水平。

(常蕴青　于佳佳　刘一典　吕岩　邢志珩　侯代伦　唐神结)

参考文献

[1] 方瑞,吴重重,吴坚,等.活动性肺结核的烟花征 CT 表现 [J].中华放射学杂志,2019,53 (3): 196-199.
[2] 刘兵,郭大可,曹淑丽.多层螺旋 CT 增强检查对支气管内膜结核及肺癌病变管壁长度的评价 [J].临床和实验医学杂志,2019,18 (1): 111-112.

［3］曾谊,高卫卫,张向荣.不同病理类型气管支气管结核的 CT 特征 [J]. 实用放射学杂志,2019,35 (7): 1054-1057.

［4］ZENG J, LIU Z, SHEN G, et al. MRI evaluation of pulmonary lesions and lung tissue changes induced by tuberculosis [J]. Int J Infect Dis, 2019, 82: 138-146.

［5］姚景江,贺亚琼,张亚林.婴幼儿肺结核的临床与多层螺旋 CT 表现分析 [J]. 实用放射学杂志,2019,35 (2): 263-266.

［6］WANG B, LI M, MA H, et al. Computed tomography-based predictive nomogram for differentiating primary progressive pulmonary tuberculosis from community-acquired pneumonia in children [J]. BMC Med Imaging, 2019, 19 (1): 11-63.

［7］张蕊.CT 在胸膜结核瘤诊断中的应用价值及影像分析 [J]. 影像研究与医学应用,2019,3 (2): 140-141.

［8］LI L, WANG Y, ZHANG R, et al. Diagnostic value of polymerase chain reaction/acid-fast bacilli in conjunction with computed tomography-guided pleural biopsy in tuberculous pleurisy [J]. Medicine (Baltimore), 2019, 98 (29): e15992.

［9］王洪,唐光才,林永,等.肺结核合并人类免疫缺陷病毒感染患者的胸部 CT 特征分析 [J]. 中华医院感染学杂志,2019,29 (1): 36-39.

［10］SHI W, ZHOU L, PENG X, et al. HIV-infected patients with opportunistic pulmonary infections misdiagnosed as lung cancers: the clinicoradiologic features and initial application of CT radiomics [J]. J ThoracDis, 2019, 11 (6): 2274-2286.

［11］曾小红,万程伟,甘菊文,等.INF-γ 释放试验联合胸部 CT 在老年涂阴肺结核早期诊断价值 [J]. 江西医药,2019,54 (8): 980-982.

［12］余卫业,谭卫国,陆普选.耐药肺结核的分类、分型及影像学表现 [J]. 新发传染病电子杂志,2019,4 (1): 42-47.

［13］王毅翔. ^{18}F-FDG-PET/CT 在肺结核诊断及疗效评估中的应用 [J]. 临床与病理杂志,2019,39 (7): 1542-1547.

［14］LI X F, ZHENG L L, HE Y, et al. Comparison of computed tomography-guided percutaneous needle biopsy and endobronchial biopsy in the diagnosis of multifocal pulmonary lesions [J]. J Clin Lab Anal, 2019, 33 (6): e22916.

［15］梁琳,祁永红.原发性乳腺结核 MRI 表现 1 例 [J]. 中国医学影像技术,2019,35 (6): 822.

［16］严佳梅,周超瑜,许伶俐,等.彩色多普勒超声诊断浅表淋巴结结核的临床研究 [J]. 中国现代医学杂志,2019,29 (8): 90-93.

［17］王召钦,王玉香,唐怡敏,等.162 例颅内结核 MRI 表现与临床转归相关性分析 [J]. 新发传染病电子杂志,2019,4 (1): 28-32.

［18］马景旭,杨豫新,刘莹,等.磁共振 DTI 成像技术在艾滋病合并脑内结核和弓形虫感染中的应用价值 [J]. 新发传染病电子杂志,2019,4 (1): 15-19.

［19］罗竹人,蔡琳婷,岳岑,等.功能磁共振成像对颅内结核的诊断价值评价 [J]. 中国卫生标准管理,2019,10 (6): 94-97.

［20］陈雨琪,邹秋婷,尼玛.结核性脑膜炎的 MRI 表现 [J]. 中国中西医结合影像学杂志,2019,17 (1): 71-73.

［21］陆良其,李旭文.实质型肝结核的 CT 表现 [J]. 中国中西医结合影像学杂志,2019,17 (3): 292-294.

［22］王辉,唐晨虎,童俊,等.CT 与 MRI 影像在诊断脊柱结核方面的诊断价值分析 [J]. 影像研究与医学应用,2019,3 (2): 44-45.

［23］赵成孝.CT 与 MRI 在胸腰椎结核诊断中的应用价值研究 [J]. 影像研究与医学应用,2019,3 (3): 254-255.

［24］傅雪锋,张景峰.胰腺结核 CT 诊断分析及鉴别诊断价值 [J]. 中国乡村医药,2019,26 (4): 56-57.

［25］方兴国,周元昆,朱蓉.20 例食管结核的超声内镜特点分析 [J]. 吉林医学,2019,40 (3): 491-494.

［26］姚培均, 林毅, 胡波, 等. 超声造影下引导穿刺活检对包块型盆腔结核的诊断价值 [J]. 中国超声医学杂志, 2019, 35 (4): 376-378.

［27］宋思思, 邹庆, 罗小兰, 等. 回盲部结核的 CT 诊断价值 [J]. 实用放射学杂志, 2019, 35 (4): 569-571, 588.

［28］RAN P, LIANG X, ZHANG Y, et al. FDG PET/CT in a Case of Bilateral Tuberculous Epididymo-orchitis [J]. Clin Nucl Med, 2019, 44 (9): 757-760.

［29］姚惠敏, 安晓杰. 隐睾结核超声表现一例报告 [J]. 北京医学, 2019, 41 (1): 58, 61.

［30］LI H, LONG Y, SHAO F, et al. Thymic Tuberculosis Shown on FDG PET/CT Despite Coexisting Pulmonary Tuberculosis With No Increased FDG Activity [J]. Clin Nucl Med, 2019, 44 (10): 831-833.

第三章　结核病免疫学诊断

【摘要】结核分枝杆菌为胞内寄生菌,多种免疫细胞亚群及细胞因子协同作用参与了结核感染的免疫防御,机体免疫功能是结核病发生、发展和转归的重要因素。结核病的细胞免疫学及体液免疫学诊断技术在临床上得到广泛的研究。在细胞免疫学诊断方法中 IFN-γ 释放试验(interferon gamma release assay,IGRA)、结核菌素皮肤试验(tuberculin skin test,TST)等在结核病与潜伏结核感染诊断中的敏感性及特异性等各具特色。其中 IGRA 在诊断潜伏结核感染以及辅助诊断活动性结核病仍然具有重要价值,并继续得到了较为广泛的临床应用。细胞因子的检测对患者病情及预后评估具有重要价值。在体液免疫学诊断方法中,抗体与抗原在诊断活动性肺结核中有一定的辅助价值。其他生物标志物包括 PD-1/PD-L1、sCD163、蛋白质组学、代谢组学等新方法的不断深入研究,在结核病初筛、辅助诊断及判断预后等方面有一定帮助,为结核病的实验室诊断开辟了新的途径。

【关键词】免疫细胞;细胞因子;IFN-γ;抗体;抗原;PD-1/PD-L1;蛋白质组学;代谢组学;诊断技术

目前,随着耐多药肺结核、AIDS、HIV 感染、糖尿病合并肺结核、老年肺结核、儿童肺结核疾病的增多,有关结核免疫功能的研究面临着越来越严峻的挑战。这使得需要对结核诱导免疫应答的多方面、阶段性及异质性进行更加清晰的认识和了解。近 1 年来,多项研究深入探讨了基于酶联免疫斑点技术(enzyme-linked immunospot,ELISPOT)的 IFN-γ 释放试验(interferon gamma release assay,IGRA)在潜伏肺结核、活动性肺结核、肺外结核、免疫低下人群结核、非结核分枝杆菌(nontuberculous mycobacteria,NTM)中的诊断及鉴别价值。在体液免疫学诊断方法中,抗体与抗原在诊断活动性肺结核诊断中取得了一定的进展。而对新型生物标志物及新领域研究的快速发展,已经成为诊断及鉴别活动性结核、监控结核感染状态、评估治疗及判断预后的有效辅助手段。

一、细胞免疫学诊断

结核分枝杆菌(*Mycobacterium tuberculosis*,MTB)在体内的持留状态为潜伏结核感染(latent tuberculosis infection,LTBI),其诊断依据为结核菌素皮肤试验(tuberculin skin test,TST)或 IGRA 阳性,且无临床症状或影像学证据。其中,TST 易受卡介苗(Bacille Calmette-Guérin,BCG)接种和 NTM 感染的影响。IGRA 克服了 TST 的不足,包括 MTB 特异性细胞免疫反应检测(QuantiFERON-TB Gold)和结核感染 T 细胞斑点试验(T-SPOT.TB)。

1. γ- 干扰素释放试验　IGRA 是利用 MTB 特异性抗原——早期分泌抗原 6(early secretory antigebic target of 6kDa,ESAT-6)和培养滤液蛋白 10(culture filtrate protein10,CFP-10)在体外刺激全血中的 T 淋巴细胞产生 IFN-γ,通过酶联免疫吸附测定试验(enzyme linked immunosorbent assay,ELISA)测定 IFN-γ 水平来判断受检者是否感染 MTB。虽然 IGRA 已成为国内外结核诊疗指南推荐的重要实验室检测方法,是临床诊断结核病的重要辅助手段,但在检测过程中除了有阴性、阳性结果外,还会产生一定比例的不确定结果。目前国内外学者对此进行深入的研究。

(1)诊断肺结核:吴连革[1]通过对不同人群实施IGRA,来探究IGRA在免疫受损合并肺结核患者中的应用价值。对于肺结核患者以及免疫受损合并肺结核患者,其IFN-γ含量高于健康人员,提示肺结核感染可能是造成IFN-γ含量水平高于健康人员的重要原因,结核特异性抗原CFP-10和ESAT-6对机体产生刺激,造成IFN-γ含量释放过多。免疫受损合并肺结核患者较单纯肺结核患者对应的IFN-γ含量较低,这与单一免疫受损患者IFN-γ含量低于健康人员呈现出一致性,在免疫受损和肺结核感染的双重作用下对应IFN-γ含量高于单纯免疫受损患者,但是低于肺结核患者,不管是免疫受损、肺结核,还是免疫受损合并肺结核患者,其IFN-γ含量水平较正常人员均出现了异常。通过对免疫受损合并肺结核患者实施IRGA检查和TST,结果显示IGRA的检出率(70.0%)高于TST的检出率(22.5%),表明IGRA在免疫受损合并肺结核患者检出方面更具有优势,究其原因在于免疫功能受损会影响到患者自身免疫状态,而TST会受到免疫异常的影响,造成部分诊断出现假阴性;相对而言,IGRA试验方法受到免疫异常的影响较小,有利于提高免疫受损合并肺结核的检出率。作者认为,IFN-γ释放试验在免疫受损合并肺结核患者诊断与鉴别方面具有重要的应用价值,较TST对应的诊断准确率更高,值得临床借鉴使用。

叶作东等[2]利用福建医科大学附属宁德市医院诊治的105例疑似TB患者作为观察对象,并行TB-Ab、TB-IGRA检验对比分析检验结果,比较胶体金法(TB-Ab)与TB-IGRA诊断TB临床价值。结果发现,105例患者经MTB核酸检测及痰找结核分枝杆菌检测、影像学检查等临床诊断,确诊为结核患者92例;通过检验TB-IGRA阳性符合率为96.8%,TB-Ab阳性符合率为80.6%,差异有统计意义;TB-IGRA检验敏感度、特异性均高于TB-Ab。作者认为,在结核病临床诊断中TB-Ab、TB-IGRA均有较高诊断价值,但后者检验阳性率、敏感度及特异性更高,更具临床诊断优势。但其也有一定局限性,不能分辨出TB病患者是否处于结核活动期,需与临床症状、其他检测结果进行综合分析后,才能诊断被检测者是否患有活动性结核。因此,在结核病临床诊断中应用TB-IGRA检验阳性率、敏感度及特异性更高,优于TB-Ab,有着重要临床价值。

为探讨T-SPOT试验对于肺结核诊断的意义,陈新秀等[3]回顾性分析2015年5月至2018年10月海南西部中心医院收治的68例肺结核患者的临床资料,患者均经实验室、胸部X线或CT检查、T-SPOT试验、结核菌素试验检测。结果显示,以临床诊断为"金标准",T-SPOT.TB灵敏度和阴性预测值高于其他三种检测,特异度和阳性预测值高于结核抗体和影像学检查。T-SPOT.TB检测的漏诊率低于其他三种检测方式,误诊率低于结核抗体和影像学检测。T-SPOT.TB在痰培养阴性和痰培养阳性患者中的检测敏感度高于TST,差异有统计学意义。作者认为,T-SPOT.TB检测不受标本采集及机体免疫状态的影响,对结核感染具有较高的敏感性,对活动性肺结核的辅助诊断具有较高价值。

张新宝等[4]选取2018年1—12月安徽省胸科医院临床诊断或确诊为结核性胸膜炎80例患者和36例非结核性胸膜炎进行回顾性分析,研究T-SPOT.TB检测诊断胸腔积液的价值。所有患者治疗前均行胸腔积液T-SPOT.TB、血T-SPOT.TB、胸腔积液ADA、血TB-Ab检测,并对其结果进行比较。结果发现,胸腔积液T-SPOT.TB在结核性胸膜炎的敏感度为97.5%(78/80),高于血T-SPOT.TB(80%,64/80)、胸腔积液ADA(67.5%,54/80)、血

TB-Ab(27.5%,22/80),差异均有统计学意义。胸腔积液 T-SPOT.TB 在结核性胸膜炎的特异度为 91.67%(33/36),高于血 T-SPOT.TB(58.33%,21/36)、胸腔积液 ADA(72.22%,26/36)、血 TB-Ab(55.56%,20/36),差异均有统计学意义。作者认为,胸腔积液 T-SPOT.TB 在结核性胸腔积液检测中具有较高的敏感度和特异度。

QFT 属于 IFN-γ 释放试验中的一种,在潜伏性肺结核感染及活动性肺结核的诊断中有着较高的敏感性和特异性。吴静文等[5]应用 QFT 试剂盒对疑似结核感染患者 163 例外周血进行检测,同时行痰涂片找抗酸杆菌检测及 CT 检查为研究 QFT 在活动性肺结核中的诊断价值。结果发现,163 例疑似活动性肺结核患者中,诊断活动性肺结核 101 例,其他肺部感染性疾病 62 例。101 例确诊肺结核患者中,痰涂片阳性 29 例(28.71%),QFT 阳性 93 例(92.08%);62 例其他肺部感染性疾病患者中,QFT 阳性 8 例(12.90%)。29 例痰涂片阳性患者中 QFT 阳性 26 例(89.66%),72 例痰涂片阴性患者中 QFT 阳性 67 例(93.06%),ROC 曲线显示 QFT 诊断活动性肺结核曲线下面积为 0.896。QFT 对于活动性肺结核诊断的敏感度为 92.08%(93/101),特异度为 87.10%(54/62),进一步证实对于疑似肺结核患者进行 QFT 检测,对临床诊断活动性肺结核具有一定的参考价值。该研究还将痰菌涂阳和涂阴患者的 QFT 检测结果进行分类比较,结果显示两组之间比较,差异无统计学意义,活动性肺结核患者中痰涂片阳性率仅为 28.71%,QFT 试验较痰涂片找抗酸杆菌检测具有更高的诊断效率。此外,潜伏结核感染、陈旧性肺结核及肺结核治愈患者均可出现 QFT 试验阳性。作者认为,QFT 在活动性肺结核中体现了较好的敏感度及特异度,是重要的辅助诊断方法。

(2)诊断肺外结核:夏厦等[6]对 213 例淋巴结病变患者进行 TB-IGRA,探讨其在淋巴结结核病诊断中的临床价值。结果发现,与病理组织活检相比,TB-IGRA 具有较高的灵敏度(87.8%),结核抗体检测的灵敏度较低(68.2%),ADA 的灵敏度更低(仅为 5.3%),差异具有统计学意义。TB-IGRA 的特异性为 70.4%。TB-IGRA 检测结果进行 ROC 曲线分析,其线下面积约为 0.88,取最佳点时,TB-IGRA 的灵敏度和特异性都较高,且它不受卡介苗以及其他致病性非 MTB 的干扰,操作简单,24 小时即可得出结果。另外,通过定量测定血清中 IFN-γ 的含量变化,可以判定患者体内细菌数量,有助于了解患者病程的进展状况。TB-IGRA 检测结果在不同的 IFN-γ 浓度差(即测试管 - 阴性对照管),其阳性检出率有所不同。浓度差值在 0~14pg/ml,阳性检出率为 17.8%;浓度差在 15~100pg/ml,阳性检出率为 61.2%;浓度差在 101~200pg/ml,阳性检出率为 92.3%;浓度差在 201~300pg/ml;阳性检出率为 93.4%,浓度差在 301~400pg/ml,阳性检出率为 90.1%;浓度差 >400pg/ml,阳性检出率为 97.4%。随着浓度差越高,其检出率也越高。作者认为,随着治疗进程,体内结核分枝杆菌数量逐渐减少,血清中 IFN-γ 浓度也相应降低,TB-IGRA 检测结果也随之减低。可通过定量测定血清中 IFN-γ 的含量变化,判定患者体内细菌数量及病程的进展情况。虽然目前 TB-IGRA 结果不能替代病原学检测和病理学检查,也不能作为临床诊断的唯一标准,但 TB-IGRA 无需分离淋巴细胞,快速、简单,对淋巴结结核病的诊断具有较高的灵敏度,且不需要昂贵的仪器和设备,可在绝大多数临床实验室开展,便于临床的早期诊断和治疗,值得在临床上推广和应用。T-SPOT 已被诸多欧美国家的临床诊疗指南推荐用于 MTB 培养阴性结核、涂片阴性结核及肺外结核等的临床辅助诊断。杜增兰等[7]通过对 2014 年 1 月至 2017 年 12 月山西省大同市第四人民医院门诊及住院收治的 423 例临床确诊结核病患者的临床表现、实验室检查、胸部 X 线或 CT 检查及临床治疗转归情况研究,结果发现 T-SPOT 与 BACTEC MGIT 960 快速培养有非常好的相关性,阳性符合率为96%,提示 T-SPOT 试验在诊断结核病中有较高的灵敏度。在诊断肺外结核中 T-SPOT 的灵敏度为83%,较国内报道低。在 50 名健康人群中 T-SPOT 的阴性率为96%,有 2 例为阳性,表明 T-SPOT 试验的特异度好,对结核病的阴性排除率有重要意义。2 例阳性者可对其继续追踪,或进行其他临床诊断。作者认为,T-SPOT 对诊断结核病具有较高的灵敏度,特别是对那些难以获得标本进行细菌培养的患者,是一种理想的实验室诊断结核的辅助方法,对临床诊断结核病有重要的应用价值。

曹红[8]通过在山东省济宁市微山县疾病预防控制中心选取 118 例疑似结核性脑膜炎患者,根据实际治疗和回访结果将患者分为实验组(结核性脑膜炎患者 62 例)和对照组(非结核性脑膜炎患者 56 例)。两组患者均进行酶联免疫斑点(enzyme-linked immunospot, ELISPOT)技术,比较两组患者脑脊液、外周血的诊断阳性率,分析 ELISPOT 对结核性脑膜炎的诊断价值。结果显示,实验组患者中脑脊液指标呈阳性 60 例(96.8%),对照组患者中脑脊液指标呈阳性 2 例(3.6%)。实验组患者脑脊液诊断阳性率高于对照组,差异具有统计学意义(χ^2=102.504, P=0.000)。实验组患者中外周血指标呈阳性 56 例(90.3%),对照组患者中外周血指标呈阳性 0 例。实验组患者外周血诊断阳性率高于对照组,差异具有统计学意义(χ^2=96.266, P=0.000)。作者认为,采用 ELISPOT 诊断结核性脑膜炎效果良好,提高了患者脑脊液和外周血的诊断阳性率,值得在临床诊断中应用。

苏锡康[9]选取佛山市第一人民医院 2015—2018 年初治结核病合并脑膜炎患者作为观察组,选择同期健康体检者作为对照组 A 组,选择同期接受治疗的非结核病患者作为对照组 B 组,对患者进行酶联免疫斑点试验(PPD-ELISPOT、E/C-ELISPOT、ESAT-6-ELISPOT),分析 ELISPOT 对结核性脑膜炎的诊断准确率。结果显示,与 ESAT-6-ELISPOT 相比,PPD-ELISPOT、E/C-ELISPOT 检测敏感度明显更高,差异存在统计学意义;与 PPD-ELISPOT 相比,E/C-ELISPOT、ESAT-6-ELISPOT 检测特异度明显更高,差异存在统计学意义。作者认为,酶联免疫斑点检测技术对结核性脑膜炎的诊断准确率较高,E/C-ELISPOT 可以作为活动型结核病的诊断方式,用价值高。

(3)诊断潜伏结核感染:杜利君等[10]通过利用回顾性研究探讨可疑结核感染患者或需排除结核感染患者 IGRA 检测结果,了解不确定结果发生率,讨论该结果产生的原因。结果显示,临床怀疑或者需排除结核感染的患者检测 IGRA 的不确定结果发生率为3.43%。不确定结果在 <18 岁组与 ≥ 65 岁组发生率较高,而在 18~65 岁组较低,提示免疫功能是否完善在 IGRA 的不确定结果发生中具有重要作用。作者认为,年龄可能是 PHA 诱导 IFN-γ 应答高低的关键因素,使用年龄特异性的阳性对照截断值,或掺入另一种产生相似的阳性对照刺激物,可能提高 IGRA 试剂盒在儿童、青少年和老年人群中的检测性能,降低不确定结果的发生率。

曾海清等[11]通过采用 TB-IGRA 试剂、QFT-GIT 试剂和 T-SPOT.TB 试剂检测来自多中心结核分枝杆菌感染者样本共 875 例,以及非结合杆菌感染者 353 例。评估 3 种检测特异度抗原介导的细胞免疫反应试剂盒对 MTB 感染的诊断价值,并对检测结果与 PPD 试验、细菌培养和涂片结果进行比较分析。1 228 例病例中,采用 T-SPOT.TB 试剂对其中随机的 132 例病例进行了检测,TB-IGRA 试剂诊断 MTB 感染的灵敏度为72.60%,特异度为45.76%;QFT-GIT 试剂诊断 MTB 感染的灵敏度为50.68%,特异度为40.68%;T-SPOT.TB 试剂诊断 MTB 感染的灵敏度为58.90%,特异度为61.02%。PPD 试验呈阳性病例中,

TB-IGRA 试剂检出率为 67.47%，QFT-GIT 试剂检出率为 48.19%，T-SPOT.TB 检出率为 54.22%。3 家试剂的检测灵敏度和特异度差异无统计学意义，检测结果与 PPD 试验结果有相关性，细菌学检测阳性的对象中，TB-IGRA 试剂和 QFT-GIT 试剂的检出率均高于细菌学阴性对象。较于 T-SPOT.TB 试剂，TB-IGRA 试剂与 QFT-GIT 试剂具有操作相对简单、检测时长更短、结果判读简单等优势，利于医院检验科室的临床检测使用；TB-IGRA 试剂在成本方面比 QFT-GIT 和 T-SPOT.TB 试剂具备更明显的优势，可为我国各级医疗卫生单位特别是基层医疗单位的 MTB 感染诊断提供更大的助力。

2. 结核菌素皮肤试验　结核菌素皮肤试验（tuberculin skin test，TST）为传统的结核病细胞免疫诊断方法，其广泛应用于结核分枝杆菌感染、流行病学调查、结核病的辅助诊断、检测卡介苗接种是否成功等，对儿童结核病患者诊断具有重要的参考价值。

靳鹏霞[12]选择 2018 年 7—11 月的 8 000 例学生作为研究对象，进行结核菌素试验。72 小时之后，对结果进行分析统计，对结核菌素强阳性者进行胸部 X 线检查，统计分析肺部情况，研究结核菌素试验强阳性率与肺结核患病率之间的关系。结果显示，试验的 8 000 例健康人员中有 554 例结果呈强阳性，阳性率为 6.93%；胸部 X 线检查结果显示，出现 17 例肺炎，肺结核患病率为 3.06%，明显高于非强阳性组（0.04%，$P<0.05$）。另外，结核菌素试验强阳性率与患肺结核病的相关系数 $r=0.379$。作者认为，结核菌素强阳性率与患肺结核之间具有低度的正相关性。

付建珍等[13]依据纳入排除标准从收治的结核病患者中随机抽取 120 例作为研究对象，患者作为研究组，随机抽取的 120 例健康人员作为对照组。对所有患者和健康人员进行结核菌素试验，同时进行结核抗体试验。观察两种试验方法检测的阳性率，探讨并分析结核菌素和结核抗体试验在结核病临床中的应用，以提高结核病的诊断率。结果显示，研究组中，104 例患者在结核菌素试验中表现为阳性（阳性率为 86.67%）；100 例患者在结核抗体试验中表现为阳性（阳性率为 83.33%）；两种试验方法在阳性检出率方面差距不明显，差异无统计学意义（$P>0.05$）。研究组的双阳性率为 85.00%，对照组的双阴性率为 90.00%，差异有统计学意义（$P<0.05$）。结核菌素试验敏感度较结核抗体试验检测高，特异度较结核抗体试验检测低，差异有统计学意义（$P<0.05$）。作者认为，结核菌素试验和结核抗体试验在结核病的诊断中具有较高的应用价值，在诊断过程中具有简单、快速、敏感性强的优点；将两种检测方法联合使用时，可以提高诊断的准确率。

3. 细胞因子　活动性肺结核患者血清细胞因子水平的升高，对患者病情及预后评估具有重要价值。结核病患者血清中细胞因子的水平降低，并于抗 MTB 治疗后回升，可作为观察结核病患者疗效及临床转归的指标。细胞因子参与老年肺结核的发生、发展，作为判断肺结核病情变化、评估其预后的重要指标，局部高浓度的某些细胞因子可能有助于空洞的形成。

王琪等[14]选取 2015 年 1 月至 2018 年 1 月南阳医学高等专科学校第一附属医院收治的 92 例活动性肺结核患者作为实验组，并选择同期 50 例门诊健康体检者作为对照组，采用 ELISA 检测所有研究对象血清 OPN、IFN-γ、IL-10 的水平；并比较治愈患者与未治愈患者在治疗前后血清 OPN、IFN-γ、IL-10 的水平变化情况，探讨 OPN、IFN-γ、IL-10 检测对活动性肺结核病情及预后判定的临床意义。结果表明，实验组患者的血清 IL-10 水平明显高于对照组（$P<0.05$），痰菌阳性患者的血清 IL-10 水平明显高于痰菌阴性组（$P<0.05$），提示活动性肺结核

患者长期感染机体致机体一直处于免疫应答状态。IL-10作为免疫应答调节因子,其水平也明显升高。正是由于机体一直处于剧烈的免疫反应中,导致病灶周围细胞和组织受到损失加重病情,故IL-10可作为病情发生、发展的重要指标。经过治疗后,非活动性肺结核患者的血清IL-10水平明显降低($P<0.05$),且治愈患者的IL-10水平明显低于未治愈患者($P<0.05$),表明经治疗后血清IL-10水平对于判断活动性肺结核病情转归具有一定的临床价值。实验组患者的血清OPN、IFN-γ、IL-10的水平均明显高于对照组($P<0.05$);且痰菌阳性患者的血清OPN、IFN-γ、IL-10的水平均明显高于痰菌阴性患者($P<0.05$);治疗前治愈患者与未治愈患者的血清OPN、IFN-γ、IL-10的水平无明显差异($P>0.05$),治疗后所有患者各细胞因子水平均较治疗前明显降低($P<0.05$),但治愈患者各细胞因子水平明显低于未治愈患者。作者认为,活动性肺结核患者血清OPN、IFN-γ、IL-10的水平显著升高,对患者病情及预后评估具有重要价值。

周春兰[15]选取2016年1月至2018年6月收治老年肺结核患者65例,其中非活动性肺结核30例,活动性肺结核35例(空洞型肺结核15例,空洞型结核者20例),选择38例健康志愿者为正常对照组。测定3组血浆中细胞因子水平,测定空洞组与非空洞组支气管灌洗液及血浆中细胞因子变化。研究老年性肺结核患者支气管灌洗液及血浆中细胞因子表达情况及其临床意义。结果发现,非活动组与活动组血浆IL-6、IL-8、TNF-α水平均较对照组明显要高($P<0.05$),活动组上述因子水平较非活动组明显要高($P<0.05$);空洞组BALF中IL-8、IL-6、TNF-α水平较空洞组明显要高($P<0.05$);随访中,活动性肺结核22例,治愈13例。治疗后,治愈组各细胞因子水平明显下降,低于未治愈组($P<0.05$)。作者认为,TNF-α、IL-8、IL-6参与老年肺结核的发生、发展,作为判断肺结核病情变化、评估其预后的重要指标,而局部高浓度的上述因子可能有助于空洞的形成。

宋晓东等[16]选取2017年6月至2018年7月大连市结核病医院收治的74例结核胸膜炎患者,45例非结核性胸膜炎患者(恶性胸腔积液30例,肺炎旁胸腔积液3例,心源性胸腔积液10例,肺栓塞1例,系统性红斑狼疮1例),采用ELISA检测两组患者血清和胸腔积液中IL-27、ADA及结核抗体(TB-Ab)三种生物标记物的浓度,并进行统计学分析,应用ROC曲线判断其对结核性胸腔积液的诊断价值。研究IL-27、ADA及TB-Ab三种生物标记物在结核性胸膜炎患者中的诊断价值。结果发现,胸腔积液IL-27曲线下面积为0.921(95%CI 0.857~0.962,$P<0.05$),最佳截断值为998.37ng/L,敏感度为82.43%,特异度为93.33%,同时研究结果显示IL-27在结核性胸腔积液中水平不但高于自身血清,也明显高于非结核组(包括恶性胸腔积液及其他非结核性胸腔积液病例),提示IL-27参与结核性胸腔积液的炎性反应。胸腔积液ADA敏感度为98.65%,特异度为82.22%,截断值为29U/L,结核性胸腔积液ADA值明显高于恶性胸腔积液及其他非结核性胸腔积液。作者认为,胸腔积液IL-27及ADA检测诊断结核性胸膜炎价值较大,联合检测胸腔积液IL-27、ADA可进一步提高诊断价值。

杨智彬[17]选取2014年10月至2018年6月玉溪市人民医院感染科初治结核病患者180例,根据患者结核发病部位分为肺结核组(99例,其中包括结核性胸膜炎患者37例)和肺外结核组(81例),选取同期体检的健康志愿者作为对照组(140例),运用ELISA检测结核病患者抗MTB治疗前后血清IL-21水平和抗MTB抗体,以及结核性胸膜炎患者抗MTB治疗前胸腔积液IL-21水平,分析血清IL-21水平与MTB抗体的相关性。结果发现,在抗MTB治疗前,肺结核组[43.16(72.98)pg/ml]和肺外结核组[38.68(58.17)pg/ml]患者血清

IL-21 水平均低于健康对照组[59.49(42.41) pg/ml],差异均有统计学意义;但肺结核组和肺外结核组差异无统计学意义。经过强化期抗 MTB 治疗,肺结核组和肺外结核组患者血清 IL-21 水平均显著回升。肺结核组中结核性胸膜炎患者胸腔积液 IL-21 水平显著高于其抗 MTB 治疗前血清 IL-21 水平。不仅在活动性肺结核患者中,而且在活动性肺外结核患者中,均出现了血清 IL-21 水平下降,且在有效的强化期抗结核治疗后显著回升,提示 IL-21 与结核病的致病机制存在一定关联,虽然 MTB 感染能否下调 IL-21 表达尚未明确,但有研究证明 IL-21 在 MTB 感染时具有增强保护性免疫应答的作用,提高 IL-21 水平可增强宿主对 MTB 的抵抗力,IL-21 信号转导也可抑制 T 细胞的消耗。同时研究发现,结核性胸膜炎患者的胸腔积液 IL-21 较血清水平显著增高,这种高表达状态曾用于区分结核性胸腔积液和恶性胸腔积液。结核性胸腔积液中 IL-21 高表达可能与胸腔积液中淋巴细胞数量增高有关,这从结核性胸腔积液中高表达的 ADA 也可得到证实。因人感染 MTB 后,$CD4^+$ T 细胞和 NKT 是 IL-21 的主要来源,故胸腔积液中淋巴细胞组分与 IL-21 的相关性有利于了解 IL-21 在 MTB 感染控制中的作用。作者认为,结核病患者血清 IL-21 水平降低,并于抗 MTB 治疗后回升,提示 IL-21 水平可作为观察结核病患者疗效及临床转归的指标。

孟慧杰等[18]将初治肺结核患者随机分为护肝药干预组和空白对照组,液相芯片技术检测抗结核治疗前、治疗 2 周后或发生药物性肝损伤时的血清中炎症细胞因子 IL-4、IL-6、IL-8、IL-10、IL-1α、IL-1β、IFN-γ 及 TNF-α 的变化,研究肺结核患者在抗结核治疗过程中炎症细胞因子对抗结核性药物肝损伤的预测作用。结果显示,护肝药干预组及空白对照组的抗结核性药物肝损伤发生率分别为 14.77% 和 15.56%,且两组发生药物性肝损伤时各炎症细胞因子血清浓度差异无统计学意义;在肝损伤组和非肝损伤组中,结核治疗后 IFN-γ 和 IL-6 的血清浓度均较治疗前明显下降,而 IL-10 较治疗前则明显升高,差异有统计学意义;炎症细胞因子 IL-4 仅在发生肝损伤时血清浓度下降并伴 TNF-α 的血清浓度升高,差异有统计学意义;IL-8、IL-1α 和 IL-1β 在肝损伤组和非肝损伤组中治疗前后血清浓度均无明显变化。作者认为,血清炎症细胞因子 IL-4 的降低伴 TNF-α 的升高,对于抗结核性药物性肝损伤的发生具有预测意义。

4. 其他 结核病患者外周血 CD4+ T 淋巴细胞表达水平明显低于健康人群,外周血 CD4+ T 淋巴细胞表达水平与病情严重情况有一定关系。俞朝贤等[19]收集 2015 年 3 月至 2016 年 8 月广州市胸科医院结核重症监护室(intensive care unit,ICU)住院患者 126 例为观察组,随机选取同期普通结核科住院患者 62 例为对照组,患者均于清晨空腹采集静脉血 2ml 送检,用流式细胞仪分别检测两组人员的外周血 CD4+ T 淋巴细胞数量;另将观察组按 CD4+ 检测水平分成低水平组(CD4+<400 个 /μl)和正常水平组(CD4+ ≥ 400 个 /μl);比较观察组和对照组 CD4+ 水平,统计分析 ICU 不同 CD4+ 水平组患者的 APACH Ⅱ 评分及预后等情况,探讨 ICU 患者外周血 CD4+ T 淋巴细胞的变化及意义,判断患者的病情及预后。结果显示,观察组外周血 CD4+ T 淋巴细胞数量明显低于对照组[(395.33 ± 242.17) 个 /μl *vs.* (635.03 ± 318.78) 个 /μl,*P*<0.01];ICU 低 CD4+ 水平组患者的 APACH Ⅱ 评分[(23.40 ± 5.05) 分 *vs.*(20.41 ± 3.55) 分]及死亡率(66.2% *vs.* 15.5%)均明显高于正常水平组,差异均有统计学意义。外周血 CD4+ T 淋巴细胞的表达水平不但与普通结核患者的病情相关,且对于结核 ICU 的重症患者来说,外周血 CD4+ T 淋巴细胞的表达水平与病情严重程度的评分亦存在着密切的关系;外周血 CD4+ T 淋巴细胞低下可以用来协助判断重症结核患者的病情严重程度

和不良预后。作者认为,相比普通结核科患者而言,结核重症监护室患者机体细胞免疫功能更低;外周血 CD4$^+$T 淋巴细胞水平可协助判断患者的病情严重程度及预测死亡预后。

袁婧等[20]分析 HIV 与 TB 合并感染者严重免疫缺陷的胸部 CT 影像学表现,从不同角度分析 CD4$^+$T 淋巴细胞计数与 CT 影像学参数的相关性。作者认为,当 CD4$^+$T 淋巴细胞计数低于 200 个 /μl 时,免疫损伤严重程度并不会导致患者胸部影像学特征出现本质性差异,但免疫损伤极为严重者(CD4$^+$T 淋巴细胞计数水平低于 100 个 /μl)纵隔淋巴肿大更为显著。

徐费凡等[21]选取 2016 年 8 月至 2017 年 10 月于南通市第六人民医院明确诊断为菌阳肺结核患者 56 例,菌阴肺结核患者 42 例,同时期的健康体检者 33 例和结核菌素试验阳性(PPD+)潜伏感染者 46 例作为组间和组内对照,将菌阳肺结核患者根据菌涂片结果分为 <2$^+$ 组和 ≥ 2$^+$ 组,以及根据肺部 CT 变化分为结节组、空洞组和多处空洞组。用流式细胞术和受试者工作特征曲线检测外周血单个核细胞中的结核抗原特异性 CD4$^+$T 细胞(CD4$^+$CD154$^+$)上标志物 CD27 表达变化,探讨结核抗原特异性 CD4$^+$T 细胞上标志物 CD27 表达变化在活动性肺结核病中的辅助诊断价值。结果显示,菌阳和菌阴肺结核组外周血 CD27$^-$CD4$^+$CD154$^+$T 细胞比例明显高于健康对照组和潜伏感染组,差异均有统计学意义(P<0.05),其区分活动性结核病(菌阳和菌阴肺结核组)和非结核病(健康对照组和潜伏感染组)的灵敏度和特异度为 84.69% 和 78.48%,区分活动性肺结核(菌阳和菌阴肺结核组)和潜伏性感染的灵敏度和特异度分别为 84.69% 和 87.88%。≥ 2$^+$ 组 CD27$^-$CD4$^+$CD154$^+$T 细胞表达比例明显高于 <2$^+$ 组,多处空洞组 CD27$^-$CD4$^+$CD154$^+$T 细胞表达比例明显高于结节组和空洞组,差异均有统计学意义(P<0.05)。CD27$^-$CD4$^+$CD154$^+$T 细胞比例变化与结核分枝杆菌数量及肺部病灶变化呈正相关。作者认为,检测 CD27$^-$CD4$^+$CD154$^+$T 细胞比例变化能快速、方便地诊断活动性肺结核,对临床有一定的辅助诊断价值。

二、体液免疫学诊断

1. 抗体　LAM 蛋白抗体是一种结核分枝杆菌特异性糖脂,作为特异性非蛋白结核分枝杆菌抗原,存在于结核分枝杆菌表面糖脂结构中,可改变机体免疫系统对结核分枝杆菌的免疫调节方式。LAM 较强的免疫源性,在结核分枝杆菌感染机体内会引起强烈的抗体反应,可有效刺激机体产生 IgG 型的抗 LAM 抗体。38kD 蛋白抗体是一种磷酸盐特异转运体,作为结核分枝杆菌特异性分泌抗原之一,在血清学诊断中有重要作用。赵建[22]选取 2016 年 3 月至 2018 年 4 月湖北省荆州市胸科医院收治的活动性肺结核患者(n=165)、非结核呼吸道疾病患者(n=75)为研究对象,并将活动性肺结核患者纳入观察组,非结核呼吸道疾病患者纳入对照组,分析结核分枝杆菌 IgG 抗体对活动性肺结核的诊断结果。探讨血清 MTB 中 IgG 抗体诊断活动性肺结核的临床结果。研究中增加对 IgM 的检测,进一步提高诊断准确率。结果发现,观察组中结核分枝杆菌抗原检测阳性率为 70.91%,显著高于对照组(29.33%),差异有统计学意义,表明活动性肺结核患者体内结核分枝杆菌菌量显著高于非结核呼吸道疾病患者。观察组 IgG、38kD、LAM 同时检测阳性时例数最多,阳性率为 58.12%,对照组中单一抗体 IgG 检测阳性例数最多,阳性率为 68.18%,提示 19G、38kD、LAM 联合检测可能会提高诊断阳性率。IgG、38kD、LAM 联合检测可提高检测阳性率。诊断灵敏度为 68.47%,特异度为 65.49%,阳性预测值 86.28%,阴性预测值为 41.21%。作者认为,血清 MTB 中 IgG 抗体在诊断活动性肺结核中有一定的辅助价值,有较高的阳性率和灵敏度,IgG、38kD、LAM 联合检测可能会提高活动性肺结核的诊断阳性率。

免疫球蛋白（immunoglobulin）是人体免疫系统重要组成部分，是机体应对感染而产生的多种功能性蛋白，也是初级免疫应答中最持久、最重要的抗体。机体在受到感染时，免疫球蛋白水平会大量提升，其中 IgA、IgM 和 IgG 是主要的抗感染的免疫球蛋白。C 反应蛋白（C reactive protein，CRP）是一种急性时相蛋白，由肝细胞产生，可结合肺炎球菌细胞壁糖蛋白，作为一种非特异性检验指标用于监测炎性疾病的发展情况。李慧玲等[23]选取 2014 年 2 月至 2017 年 3 月在驻马店市中心医院治疗的感染性脑膜炎患儿 102 例，其中化脓性脑膜炎 41 例，病毒性脑膜炎 35 例，结核性脑膜炎 26 例，同时选取健康体检儿童 40 例作为对照，检测各组脑脊液中免疫球蛋白和 CRP 水平，同时比较不同预后患儿脑脊液免疫球蛋白和 CRP 水平。探讨脑脊液中免疫球蛋白和 CRP 水平在感染性脑膜炎中的临床意义。结果显示，结核性脑脑膜炎患儿脑脊液中 IgA 和 IgG 分别为（89.10 ± 18.38）mg/L 和（280.04 ± 34.37）mg/L，明显高于化脓性脑膜炎和病毒性脑膜炎（$P<0.05$）；化脓性脑膜炎患儿脑脊液中 IgM 和 CRP 分别为（73.10 ± 25.58）mg/L 和（6.83 ± 2.32）mg/L，明显高于病毒性脑膜炎和结核性脑膜炎（$P<0.05$）；化脓性脑膜炎预后不良患儿脑脊液 IgA 和 CRP 分别为（56.40 ± 12.18）mg/L 和（8.34 ± 1.38）mg/L，明显高于预后良好患儿（$P<0.05$）；病毒性脑膜炎、结核性脑膜炎预后不良和预后良好的患儿脑脊液 IgA、IgG、IgM 和 CRP 比较，差异无统计学意义（$P>0.05$）；化脓性脑膜炎患儿 IgA、CRP 与预后呈负相关（$P<0.05$）。作者认为，感染性脑膜炎患儿脑脊液 CRP 水平高于非中枢神经系统感染性疾病患儿。不同类型感染性脑膜炎中 CRP 水平也不相同：化脓性脑膜炎 > 结核性脑膜炎 > 病毒性脑膜炎。CRP 的检测可以作为诊断小儿脑膜炎感染鉴别诊断的重要指标之一。IgA 和 CRP 在判断预后方面有一定帮助。脑脊液免疫球蛋白和 CRP 在鉴别诊断感染性脑膜炎中有一定价值；在化脓性脑膜炎中，免疫球蛋白和 CRP 在判断预后方面有一定作用。

杨桦等[24]纳入海南省南部战区海军第二医院结核病患者 156 例为研究组观察对象，同期接受治疗的非结核病患者 64 例为对照组观察对象，两组均接受结核蛋白芯片技术、ELISA 法进行结核病检测，统计两组阳性率、不同结核病患者的检测结果以及联合检测的阳性率。分析结核病应用结核蛋白芯片技术、ELISA 法检测的效果。结果发现，结核蛋白芯片单一检测，研究组阳性率明显高于对照组的（$P<0.05$）；ELISA 单一检测，研究组阳性率明显高于对照组（$P<0.05$）；结核蛋白芯片和 ELISA 联合检测，研究组阳性检出率明显高于对照组，且研究组和对照组组内比较，联合检测阳性率明显高于单一检测阳性率（$P<0.05$）；结核蛋白芯片单一检测，肺结核、肺外结核病、肺内外结核阳性检出率两两比较差异显著，肺结核阳性检出率最高，肺外结核病阳性检出率最低，而 ELISA 单一检测，三者两两对比差异不明显。作者认为，结核蛋白芯片和酶联免疫吸附试验联合检测可提升结核病诊断和鉴别诊断准确率；相较于酶联免疫吸附试验，结核蛋白芯片技术在结核病和非结核病诊断中所表现的敏感性和特异性更高，临床实践中应妥善运用。

2. 抗原　结核病的免疫学诊断为基于检测皮肤内注射分枝杆菌抗原的免疫应答或体外模拟进行 γ- 干扰素释放实验，这两种方法各自都有其局限性。近年来，更多研究倾向于使用新型结核分枝杆菌阶段特异性抗原诊断。姜清明等[25]选取 2016 年 9 月至 2018 年 9 月期间在粤北第二人民医院就诊疑似肺结核患者，进行结核感染 T 细胞检测（T-SPOT.TB）阳性的患者 673 例进行研究，其中诊断为活动性结核病（active tuberculosis，ATB）的患者 351 例，潜伏结核感染（latent tuberculosis infection，LTBI）的患者 322 例，结合临床表现、病原学检测与影像学检查，对比这两组人群中 T-SPOT.TB 斑点数，分析结核病 T 细胞中结核特异性抗原（TBAg）和植物血凝素（PHA）比值（TBAg/PHA）在活动性结核与潜伏结核鉴别诊断中的应用价值。结果显示，潜伏性结核感染 TBAg/PHA<0.3 为 T-SPOT 阳性（低值），活动性结核 TBAg/PHA>0.3 为 T-SPOT 阳性（高值）。作者认为，TBAg/PHA 最佳的比值界值 0.3 可有效区分 ATB 与 LTBI，诊断准确率更高，具有更高的应用价值，值得推广和进一步加强研究。

袁伟等[26]构建重组载体 pPROEX-Rv1626，以全血干扰素释放分析技术检测其是否能被山西省长治市 MTB 感染者的 T 细胞特异性识别；同时免疫小鼠，检测其特异性诱导脾细胞分泌的 IFN-γ、TNF-α 和 IL2 水平及抗体水平。拟靶向 MTB 感染后的分泌期抗原 Rv1626，构建其原核表达质粒 pPROEX-Rv1626 并表达纯化，通过人群和动物实验评价其免疫原性。结果显示，rRv1626 蛋白诱导 MTB 感染者外周血中淋巴细胞产生的 IFN-γ 水平均显著高于健康者对照者，ATB 患者外周血中淋巴细胞分泌 IFN-γ 水平显著高于 LTBI 人群；BCG+Rv1626/DMT 组产生的特异性相关抗体滴度显著高于 Rv1626/DMT 组及 BCG 组；Rv1626/DMT 组和 BCG+Rv1626/DMT 组的 IgG2a/IgG1 比值显著高于 DMT 组和 BCG 组且前两组 IgG2a/IgG1>1，倾向于 Th1 型细胞免疫应答；不同免疫组小鼠无论是 PPD 或 rRv1626 蛋白刺激，BCG+Rv1626/DMT 组均分泌最高水平的 IL-2、IFN-γ 和 TNF-α，其次为 BCG 组、Rv1626/DMT 组，PBS 组为最低。同时，rRv1626/DMT 组显著高于 DMT 组。作者认为，rRv1626 能被 MTB 感染者 T 细胞所识别，免疫小鼠能诱导抗原特异性 Th1 型细胞免疫应答，可能与其提供的免疫保护力密切相关。

三、其他生物标志物的检测

其他生物标志物包括 PD-1/PD-L1、蛋白质、sCD163、CA125 等可应用于辅助诊断肺结核。

1. PD1/PD-L1　PD-1 及程序性死亡蛋白配体 1（programmed cell death ligand-1，PD-L1）在多种感染性疾病中发挥免疫抑制作用。MTB 感染引起人体 T 细胞免疫抑制反应，PD-1 表达于活化的 T 细胞、B 细胞、NK 细胞、DC 细胞和单核细胞等。PD-1 通过与其相应配体 PD-Ll 或 PD-L2 的结合，促进免疫抑制因子 IL-10 的表达。H37Rv 感染后 PD-L1 和 PD-L2 均表达增高，但两者作用机制存在差异，PD1/PD-Ll 通路可能发挥免疫抑制作用，而 PD-1/PD-L2 通路可能发挥免疫保护作用。通过对确诊结核病患者外周血中 PD-1、PD-L1 的检测结果发现，T 淋巴细胞表面 PD-1 及 DC 表面 PD-L1 表达增高，可能与结核病免疫耐受及免疫细胞的凋亡相关，阻断 PD-1 信号通路可能成为新的结核疫苗的靶点。刘加夫等[27]对活检标本行免疫组化分析探讨 T-SPOT.TB 及 PD-L1 在结核病诊断中的意义，发现病灶肉芽肿组织中类上皮细胞 PD-Ll 呈阳性表达，同时在结核性肉芽肿、结节病性肉芽肿、隐球菌性肉芽肿等肉芽肿性病变中 PD-L1 呈阳性表达，且表达及强度无差异。作者认为，PD-L1 可作为组织肉芽肿性病变诊断的初筛指标。

2. 蛋白质组学　李晓琴等[28]收集包括结核病患者、非结核病其他肺部疾病患者和健康志愿者的血液标本，以基因重组 Dnak（Rv0350）和 MPT83（Rv2873）蛋白作抗原，采用 ELISA 和 ELISPOT 分别进行人群体液和细胞免疫学检测，分析其免疫学性能。探讨结核分枝杆菌 Dnak 和 MPT83 蛋白的抗原性。结果发现，Dnak（Rv0350）重组蛋白 T-SPOT 检测的灵敏度和特异度分别为 66.10% 和 62.79%；MPT83（Rv2873）重组蛋白检测的灵敏度和特异度分别为 44.46% 和 79.84%。ELISPOT 检测 Dnak（Rv0350）蛋白检测敏感性较高，而 MPT83（Rv2873）蛋白检测特异性较高。ELISPOT 检测 Dnak（Rv0350）和 MPT83（Rv2873）蛋白诊断结核病的准确率分别为 63.83% 和 69.68%，而 ELISA 检测这两个重组蛋白的准确率分别为 66.67% 和 58.95%。Dnak（Rv0350）蛋白在已确诊的结核病患者中阳性率高，MPT83（Rv2873）蛋白在对照人群（非结核病其他肺部疾病患者和健康志愿者）中阴性率较高。t 检验统计分析可知，ELISPOT 检测 Dnak（Rv0350）和 MPT83（Rv2873）基因重组蛋白刺激后的 SPF 数均能区分结核病患者和对照组（非结核病其他肺部疾病患者和健康人）。Dnak（Rv0350）蛋白刺激结核病患者组的 SFC 中位数高于 MPT83（Rv2873）蛋白刺激结核病患者组，说明 Dnak（Rv0350）蛋白 ELISPOT 检测产生较高水平的 IFN-γ。作者在后期实验中将采用更优胜的方法制备该抗原，进一步明确其免疫学特性。对两种 MTB 蛋白 Dnak（Rv0350）和 MPT83（Rv2873）进行抗原性评价，为结核病免疫诊断和疫苗研究提供实验依据。体液免疫检测，用 ELISA 检测 135 名结核病患者、56 名非结核病其他肺部疾病患者和 94 名健康人的血清特异性 IgG 抗体，发现 Dnak（Rv0350）检测的灵敏度、特异度和准确率分别为 77.80%（105/135）、56.70%（85/150）和 66.67%（190/285）；MPT83（Rv2873）检测的灵敏度、特异度和准确率分别为 76.30%（103/135）、43.30%（65/150）和 58.95%（168/285）。细胞免疫检测，用 ELISPOT 检测 59 名结核病患者、65 名非结核病其他肺部疾病患者和 64 名健康志愿者的外周血单核细胞被抗原刺激后效应 T 淋巴细胞产生 IFN-γ 的水平，发现 Dnak（Rv0350）检测的灵敏度、特异度和准确率分别为 66.10%（39/59）、62.79%（81/129）和 63.83%（120/188）；MPT83（Rv2873）检测的灵敏度、特异度和准确率分别为 47.46%（28/59）、79.84%（103/129）和 69.68%（131/188）。作者认为，结核分枝杆菌 Dnak（Rv0350）和 MPT83（Rv2873）蛋白均具有较好的抗原性，并且刺激 T 细胞产生免疫应答的能力较强，两者联合可能对于结核病免疫诊断和新型抗结核疫苗研究有更好的应用价值。

MPB70、MPB83 是 MB 两种同源分泌蛋白，属于 MB 感染潜伏期早期标识性分泌性蛋白。MPB70 蛋白具有高度可溶性，已有相关研究表明此种蛋白可以作为诊断 TB 的抗原。MPB83 是 MB 菌体表面一种特异性的糖脂蛋白抗原，也可以刺激机体产生体液免疫和细胞免疫应答。布日额等[29]为获得一种具有抗原性的 MB 感染早期标识物 MPB70、MPB83 分泌性蛋白的串联抗原蛋白，利用 DNA Star 生物信息软件对 MB 感染早期标识性分泌性蛋白 MPB70、MPB83 抗原结构区域进行预测后设计合成相应引物，并在两个片段之间引入 16 位柔性多肽，通过重叠延伸 PCR 技术获得 MBP70 与 MBP83 基因的抗原优势区核苷酸串联片段，将其连接至原核表达载体 pGEX-6p-1 中经诱导、表达。结果显示，构建的重组表达载体获得高效表达，目的抗原蛋白的相对分子质量约 58，纯化后重组蛋白的纯度 >90%，经免疫 BALB/c 小鼠 4 次后，抗体效价达到 1∶51 200。实验中获得了具有明显抗原活性的 MB 感染早期分泌性蛋白串联抗原 MPB70+MPB83，为后续进一步研发 MB 早期感染标识物快速检测试剂盒奠定了基础。

S100A9 是钙结合蛋白 S100 蛋白家族成员之一，属于先天性免疫中的损伤相关分子模式（pathogen associated molecule pattern，DAMP）分子。刘秋月等[30]选取 2017 年 9 月至 2018 年 8 月首都医科大学附属北京胸科医院收治的确诊为肺结核的 132 例，并根据是否合并肺部细菌感染分为细菌感染组（62 例）及单纯肺结核组（70 例），对其外周血血浆标本应用免疫荧光法检测 PCT，ELISA 方法测定 S100A9 水平，免疫比浊法测定 hs-CRP，魏氏法测定 ESR。比较 PCT、hs-CRP、红细胞沉降率（erythrocyte sedimentation rate，ESR）及 S100A9 蛋白对肺结核合并肺部细菌感染中的影响。结果发现，细菌感染组患者的 PCT、S100A9 蛋白及 hs-CRP 水平与单纯肺结核组比较均显著性增高。多因素分析 PCT 及 S100A9 为肺结核合并肺部细菌感染的独立危险因素。作者认为，肺结核患者 PCT S100A9 水平对监测患者是否合并肺部细菌感染具有良好的临床应用价值。

3. sCD163　CD163 为具有 9 个胞外区的跨膜糖蛋白，分子量为 130kD，属于富含半胱氨酸的清道夫超家族一员。CD163 主要表达于成熟组织的单核巨噬细胞膜表面，尤其是 M2 型巨噬细胞。CD163 在抗炎、抗菌方面作用显著。在炎症或其他刺激条件下，Toll 样受体激活，巨噬细胞发挥作用的同时巨噬细胞表面的 CD163 可经蛋白的切割作用释放入周围体液，形成游离型 CD163（sCD163）。sCD163 可作为巨噬细胞活化的标志物。张珍珍等[31]选取 2017 年 4 月至 2018 年 1 月于吉林大学第一医院呼吸内科就诊的初治型胸腔积液患者作为研究对象，收集其胸腔穿刺起始段胸腔积液，经预处理获得胸腔积液上清液。经严格入选及排除标准筛选后共 78 例患者纳入研究，将入组患者按严格的分组标准分为结核性胸腔积液（tuberculous pleural effusion，TPE）组 38 例，恶性胸腔积液（malignant pleural effusion，MPE）组 40 例。收集患者的一般资料，经 ELISA 检测入组患者胸腔积液上清中 sCD163 浓度。探讨 sCD163 在胸腔积液病因鉴别诊断中的价值及其与机体炎症反应的相关性。结果发现，sCD163 在 TPE 组与 MPE 组中的含量分别为（2 102.58 ±611.59）ng/ml 和（1 240.62 ± 428.74）ng/ml，差异有统计学意义。sCD163 鉴别 TPE 与 MPE 的灵敏度为 76.3%，特异度为 85.0%，临床界值为 1 640.11ng/ml。在 TPE 组与 MPE 组，sCD163 与 TNF-α、CRP、ESR 无相关；sCD163 与 IL-1β 在 TPE 组呈弱相关（r=0.49，P=0.001 8），在 MPE 组中无相关性（r=0.068，P=0.676 7）。研究 ROC 曲线分析发现，sCD163 诊断结核性胸腔积液的最佳临界值时相应的敏感度与特异度分别为 76.3% 与 85.0%。sCD163 在 TPE 组与 IL-β 弱相关，而在 MPE 组与 IL-β 无明显相关性，考虑在可能与标本含量较小造成一定误差有关。作者认为，sCD163 可作为胸腔积液性质鉴别诊断的生物学标志物。

4. 肿瘤标志物糖类抗原 125　孙宇峰等[32]回顾性入组 2014 年 1 月至 2016 年 12 月就诊于首都医科大学附属北京同仁医院的 103 例活动性肺结核（pulmonary tuberculosis，PTB）患者（包括 48 例确诊及 55 例临床诊断患者）、646 例非 PTB 肺部疾病患者及 60 名健康对照者，分别通过 ELISA 及电化学发光法进行全血 IGRA 及血清 CA125 检测，用以探讨 IGRA 联合肿瘤标志物糖类抗原 125（CA125）在 PTB 诊断中的价值。结果显示，活动性 PTB 确诊组与临床诊断组 CA125 水平分别为 55.00（25.35，156.90）U/ml、81.50（39.40，138.00）U/ml，差异无统计学意义（U=1 093.00，P>0.05）；男性与女性活动性 PTB 患者 CA125 水平分别为 69.15（29.43，125.28）U/ml、77.60（35.50，185.70）U/ml，差异无统计学意义（U=1 124.00，P>0.05）。活动性 PTB 组与其他各非 PTB 组间 CA125 水平差异均具有统计学意义（均 P<0.001）。CA125 诊断活动性 PTB 的受试者工作特征（receiver operating characteristic，ROC）曲线的曲线下面积为 0.933，诊断活动性 PTB 的最佳 cut-off 值为 22.00U/ml。将其单独用于活动性 PTB 诊断，准确率为 70.5%（486/689），敏感度为 86.0%（37/43），特异度为 69.5%（449/646）。IGRA 单独用于活动性 PTB 诊断的准确率为 73.3%（480/689），敏感度为 90.7%（39/43），特异度为 68.3%（441/64）。IGRA 联合 CA125 用于活动性 PTB 诊断的准确率达 90.6%（624，

689)，敏感度为 76.7%(33/43)，特异度为 91.5%(591/646)。其准确率及假阳性率(8.5%，55/646)均明显低于 IGRA、CA125 的单独应用(χ^2=94.461、88.261，P 均 <0.001)，但假阴性率为 23.3%(10/43)。作者认为，对于活动性 PTB，尤其是无法获得病原学证据时，IGRA 与 CA125 的联合应用具有一定诊断意义。

综上所述，结核病免疫学诊断具有简易、实用等固有优势，受到广泛重视。近来一系列检测方法的改进，自动化、简易化技术的建立，基于 ELISPOT 技术的 IGRA、T-SPOT 等检测技术在肺结核及肺外结核中扮演着重要的角色。对新型生物标志物、抗原、蛋白质组学、代谢组学等及新领域研究的快速发展已经成为诊断及鉴别活动性结核、监控结核感染状态、评估治疗及判断预后的有效辅助手段。我们相信，随着对免疫学的深入探讨、更多新型免疫生物标志物的发现以及更多免疫学诊断方法学的大力发展推广与应用，会使得结核病的诊断水平得到大幅提升。

（于佳佳　唐神结）

参考文献

［1］吴连革. 探讨 γ- 干扰素释放试验在免疫受损合并肺结核患者中的应用价值 [J]. 当代医学，2019，25 (2): 155-156.

［2］叶作东，唐宝佳. 2 种免疫学检验方法诊断结核病的临床价值比较 [J]. 临床合理用药杂志，2019，12 (20): 117-118.

［3］陈新秀，郑成芳. 结核感染 T 细胞试验对于肺结核诊断的意义研究 [J]. 解放军预防医学杂志，2019，37 (5): 5-6.

［4］张新宝，周瑛，姚超，等. 结核感染 T 细胞斑点试验诊断胸腔积液的价值 [J]. 实用医学杂志，2019，35 (9): 1492-1495.

［5］吴静文，孙天峰，张玉萍. QuantiFERON-TB Gold 试验诊断活动性肺结核的价值 [J]. 中国社区医师，2019，35 (23): 134, 136.

［6］夏厦，张国英，郭一迪，等. γ- 干扰素释放试验在淋巴结结核病中的诊断价值 [J]. 标记免疫分析与临床，2019，26 (6): 954-956, 959.

［7］杜增兰，王峰，巩雪菲. T 细胞斑点试验在结核病诊断中的应用价值 [J]. 山西医药杂志，2019，48 (12): 1487-1488.

［8］曹红. 酶联免疫斑点检测技术对结核性脑膜炎的诊断分析 [J]. 中国实用医药，2019，14 (12): 26-27.

［9］苏锡康. 酶联免疫斑点检测技术对结核性脑膜炎的诊断准确率分析 [J]. 临床检验杂志 (电子版)，2019，8 (2): 146-147.

［10］杜利君，张兵，李欣，等. 结核感染 T 细胞 γ 干扰素释放实验的不确定结果分析 [J]. 国际检验医学杂志，2019，40 (14): 1773-1776.

［11］曾海清，熊君晖，温顺华，等. 结核分枝杆菌相关检测试剂盒对结核分枝杆菌感染的诊断价值研究 [J]. 国际检验医学杂志，2019，40 (12): 1493-1497.

［12］靳鹏霞. 结核菌素试验强阳性率与肺结核患病率关系研究 .[J]. 临床医药文献电子杂志，2019，6 (24): 28-29.

［13］付建珍，康雪娜，马少华，等结核菌素和结核抗体试验在结核病临床中的应用 . 河北医药，2016，38 (12): 1858-1860.

［14］王琪，严晓娟. OPN、IFN-γ、IL-10 检测对活动性肺结核病情及预后判定的临床意义 [J]. 临床肺科杂志，2019，24 (8): 1463-1465.

［15］周春兰 . 老年性肺结核患者血浆及支气管灌洗液细胞因子的变化及其临床意义 [J]. 中国社区医师 , 2019, 35 (12): 136, 138.

［16］宋晓东 , 路希维 , 徐齐峰 , 等 . 白细胞介素 -27、腺苷脱氨酶及结核抗体在结核性胸膜炎患者中的诊断价值 [J]. 中国医师进修杂志 , 2019, 42 (6): 514-517.

［17］杨智彬 , 申恩瑞 , 潘丽 , 等 . 不同临床类型结核病患者血清白细胞介素 -21 水平及其临床意义 [J]. 中华实验和临床感染病杂志 (电子版), 2019, 13 (1): 48-53.

［18］孟慧杰 , 杨雪迎 , 覃红娟 , 等 . 炎症细胞因子对抗结核性药物肝损伤的预测作用 [J]. 实用医学杂志 , 2019, 35 (2): 238-241.

［19］俞朝贤 , 李德宪 , 王娟 , 等 . 结核重症监护室患者外周血 CD4$^+$ T 淋巴细胞的检测与临床意义 [J]. 现代医院 , 2019, 19 (7): 1084-1086.

［20］袁婧 , 李春华 , 李奇穗 , 等 . 严重免疫缺陷时 HIV/TB 合并感染者胸部 CT 表现与 CD4$^+$ T 淋巴细胞计数水平的相关性研究 [J]. 新发传染病电子杂志 , 2019, 4 (3): 145-148.

［21］徐费凡 , 陈俊林 , 马娟 , 等 . CD27 在活动性肺结核中的诊断价值 [J]. 热带医学杂志 , 2019, 19 (1): 25-29.

［22］赵建 . 血清结核分枝杆菌 IgG 抗体诊断活动性肺结核的临床结果研究 [J]. 检验医学与临床 , 2019, 16 (9): 1292-1294.

［23］李慧玲 , 陈丹 . 脑脊液 IgA、IgG、IgM 和 CRP 水平在感染性脑膜炎中的临床意义 [J]. 实验与检验医学 , 2019, 37 (2): 279-281.

［24］杨桦 , 文萍 , 李永强 , 等 . 结核蛋白芯片技术与 ELISA 法检测结核抗体诊断结核病的价值 [J]. 临床医药文献电子杂志 , 2019, 6 (57): 161-162.

［25］姜清明 , 沈学群 , 高丽华 , 等 . 结核病 T 细胞中结核特异性抗原和植物血凝素比值在活动性结核与潜伏结核鉴别诊断中的应用价值 [J]. 黑龙江医学 , 2019, 43 (6): 638-639, 642.

［26］袁伟 , 许礼发 , 王晓春 , 等 . 结核分枝杆菌 Rv1626 的原核表达及其免疫功能研究 [J]. 医学信息 , 2019, 32 (1): 65-68.

［27］刘加夫 , 吴联平 , 林清华 , 等 . T-SPOT. TB 及程序性死亡蛋白配体 1 在诊断结核病中的意义 [J]. 福建医药杂志 , 2019, 41 (3): 29-31.

［28］李晓琴 , 肖彤洋 , 李马超 , 等 . 结核分枝杆菌 Dnak 和 MPT83 蛋白的抗原性评价 [J]. 中华微生物学和免疫学杂志 , 2019, 39 (2): 106-113.

［29］布日额 , 陈金龙 , 叶俊 , 等 . 牛结核分枝杆菌早期标识性分泌性蛋白 MPB70、MPB83 基因的串联表达及其抗原性鉴定 [J]. 中国预防兽医学报 , 2019, 41 (6): 622-626.

［30］刘秋月 , 李琦 , 骆宝建 , 等 . 降钙素原、超敏 C 反应蛋白、红细胞沉降率及 S100A9 对肺结核合并肺部细菌感染的影响 [J]. 中国医药导报 , 2019 (11): 116-119.

［31］张珍珍 , 李丹 , 宋磊 , 等 . sCD163 在结核性胸腔积液和恶性胸腔积液鉴别诊断中的应用价值 [J]. 中国老年学杂志 , 2019, 39 (2): 297-299.

［32］孙宇峰 , 张明新 , 隋文君 , 等 . γ- 干扰素释放试验联合肿瘤标志物 CA-125 在活动性肺结核诊断中的应用 [J]. 中华医学杂志 , 2019, 99 (8): 599-604.

第四章 结核病分子生物学诊断

【摘要】2019 年,在结核病的分子生物学诊断领域主要集中在病原菌的分子生物学诊断方面,且仍主要以检测结核分枝杆菌 DNA 为主,其中 Xpert MTB/RIF 技术仍然占据主导地位;此外,其他分子生物学诊断技术,如 LAMP 技术、PCR 技术、基因芯片技术等均取得了一些进展,同时结核分枝杆菌 RNA 的检测,如 SAT 技术在结核病领域中的应用也越来越广泛,而一种快速的基于 CRISPR 的结核病检测方法为肺结核和肺外结核的新诊断技术提供了很大的潜力。

【关键词】分子生物学;诊断;结核病;DNA;RNA

在结核病分子生物学诊断方法中,病原菌的分子生物学诊断在结核病诊断中占据重要地位。病原菌 DNA 检测是 2019 年度的核心,所使用的技术包括 Xpert MTB/RIF 技术、环介导等温扩增技术、PCR 技术和基因芯片技术;RNA 检测技术以 RNA 恒温扩增实时荧光检测技术(simultaneous amplification and testing,SAT)为主,而基于 CRISPR 的结核病检测方法也为结核病的诊断技术提供新思路。以下对 2019 年国内结核病诊断学方法研究进行总结归纳。

一、结核分枝杆菌 DNA 检测技术

1. GeneXpert MTB/RIF 检测 巢式实时荧光定量 PCR 检测(GeneXpert MTB/RIF,Xpert)采用 GeneXpert 系统,主要针对 *rpoB* 基因 81bp 利福平耐药核心区间设计引物和探针,进而用于诊断是否有结核分枝杆菌和是否对利福平耐药(*rpoB* 序列有突变)。Xpert 可用于涂阴涂阳痰样的检测,同时检测结核分枝杆菌和利福平耐药,具有时间短、操作简单、不易污染等优点。Xpert 分子诊断技术可以将检测周期从几周缩短到 2 小时。WHO 亦推荐 Xpert技术替代涂片、培养等技术,用于肺外结核的快速诊断。对于基层工作人员来说,该仪器对操作人员、环境要求低,较容易开展,对结核性脑膜炎的诊断具有较高的价值。Xpert 技术通过观察不同时间点检测时探针循环阈值(cycle threshold,CT 值)的大小结果,也可作为半定量评价指标指导临床用药、预后判断等。

在唾液痰标本中,Xpert 的阳性检出率为 43.87%(43/98),显著高于痰涂片镜检法的 11.22%(11/98)和固体培养法的 29.59%(29/98),差异均有统计学意义(χ^2=26.17,$P<0.001$;χ^2=4.30,P=0.04);在涂阴肺结核病患者中,Xpert 的阳性检出率为 61.00%(61/100),显著高于固体培养法的 37.00%(37/100),差异有统计学意义(χ^2=11.53,P=0.001)。以临床诊断为标准,Xpert 的灵敏度和特异度分别为 78.57%(154/196)、96.15%(100/104),Kappa 值为 0.69。Xpert 的灵敏度显著高于痰涂片镜检法的 48.97%(96/196)和固体培养法的 63.27%(124/196),差异均有统计学意义(χ^2=37.15,$P<0.001$;χ^2=11.13,P=0.001)。以固体比例法药敏试验结果为标准,Xpert 的灵敏度和特异度分别为 78.26%(18/23)、98.12%(99/101),Kappa 值为 0.80。研究表明,与传统方法相比,Xpert MTB/RIF 具有较高的灵敏度、特异度和阳性检出率,可用于肺

结核病的早期快速诊断[1]。

翁绳凤等[2]选择 2016 年 1 月至 2017 年 7 月入院的受试者 272 例,其中临床诊断肺结核 242 例,非结核病者 30 例。将所有受试者痰标本分别采用 Xpert MTB/RIF 及传统罗氏固体培养(L-J)单独检测及联合检测 MTB 及利福平耐药性。以临床诊断为"金标准",Xpert 法阳性率为 54.96%(133/242),L-J 培养法阳性率为 40.5%(98/242)。以固体培养为"金标准",Xpert 检测 MTB 的敏感度为 86.73%(85/98),特异度为 64.60%(93/144)。2 种方法阳性率差异有统计学意义(χ^2=59.712,P=0.000),2 种方法结果符合率为 73.55%(178/242)。对 Xpert 和固体培养进行 Kappa 检验,K=0.751,两者具有好的一致性。2 种方法联合检测,总阳性率为 60.33%(146/242)。Xpert 检出利福平耐药 21 例,耐药率为 24.71%(21/85);L-J 法检出利福平耐药 20 例,耐药率为 23.53%(20/85)。2 种方法对利福平耐药性的检出率无统计学差异(χ^2=0.033,P=0.869)。2 种方法利福平耐药性检测符合率为 98.82%(84/85)。Xpert 也存在些自身的问题及局限性,比如对痰质量的要求,也不能区分死菌或活菌,但它作为一种快速、直接可靠、高灵敏度和特异度的检测结核病患者以及是否对利福平耐药的新诊断技术,可更快地帮助临床从病原学上检出结核病患者,提高确诊率。同时该检测设备仅需要 2 个独立区域,更多的基层实验室能达到这种低设施要求,有助于基层结核病患者较早地得到准确的诊断、充分的治疗和患者管理,因此,建议在实验室条件不高的地区推广使用。

智霞萍等[3]对 286 例住院的结核性脑膜炎患者进行不同诊断方法学的比较,其中涂片检查阳性 5 例,阳性率为 1.8%,MGIT 960 液体培养阳性 18 例,阳性率为 6.3%,286 例结脑患者经 Xpert 检测阳性结果 48 例(16.8%),前两种检测方法与 Xpert 检测结果比较,阳性率差异有统计学意义(χ^2=44.79,P<0.01)。此研究结果中 Xpert 技术检测结核性脑膜炎的阳性率高于涂片和液体培养的方法,其敏感度、特异度分别为 16.8%(48/286)和 100%(30/30),这大大提高了病原学诊断率,具有操作简便、快速、敏感度和特异度高而且能同时检测出是否对 RIF 耐药的特点,尤其是针对含菌量较低的肺外结核,具有重要的临床应用价值。

高漫等[4]搜集陕西省结核病防治院 2015—2017 年被确诊为结核性脑膜炎的住院患者 354 例,评价 MGIT 960 培养、RNA 恒温扩增实时荧光检测技术(SAT-TB 技术)、聚合酶链式反应 - 荧光探针检测技术(简称"PCR 技术")、Xpert 技术对结核性脑膜炎的诊断价值。MGIT 960 培养、SAT-TB 技术、PCR 技术、GeneXpert 技术检测结核性脑膜炎的敏感度分别为 23.7%(84/354,95%CI 19.5%~28.4%)、7.6%(27/354,95%CI 5.2%~10.7%)、12.4%(44/354,95%CI 9.3%~16.2%)、39.5%(140/354,95%CI 34.6%~44.7%),特异度分别为 100.0%(165/165)、100.0%(165/165)、100.0%(165/165)、99.4%(164/165)。Xpert 技术检测的敏感度明显高于 MGIT 960 培养、SAT-TB 和 PCR 技术。

Yu 等[5]评价了 Xpert 对淋巴结结核(lymph node tuberculosis,LNTB)的治疗效果。研究使用双变量随机效应模型进行荟萃分析,并使用元回归分析异质性的来源。15 项独立研究将 Xpert 与 CRS 进行比较,21 项与培养相比较。与 CRS 相比,Xpert 的敏感性和特异性分别为 79% 和 98%,与培养相比分别为 84% 和 91%。在细针抽吸(fine-needle aspiration biopsy,FNA)标本上,CRS 的敏感性和特异性分别为 80% 和 96%,培养的敏感性和特异性分别为 90% 和 89%。经不同途径获得的标本的诊断效率无显著性差异(P>0.05)。Xpert 对 LNTB 有较好的诊断效率,与标本类型无关。

2. Xpert MTB/RIF Ultra 检测 Xpert MTB/RIF Ultra(简称"Xpert Ultra")检测技术采

用熔解曲线的方法,提高了利福平耐药性检测的准确性。与 Xpert 检测相比,该方法理论上可以更好地区分沉默突变和导致耐药的突变;但当检测值为"微量"时,利福平的耐药性无法判断。张培泽等[6]探讨了 Xpert Ultra 检测在早期诊断结核性脑膜炎的应用价值。研究收集了 2018 年 2—12 月临床疑似中枢神经系统感染的非 HIV 感染患者 21 例,所有患者脑脊液采用 Xpert Ultra 检测、Xpert 检测、液体培养法进行结核分枝杆菌检测。将研究对象分为结核性脑膜炎组 15 例和非结核性脑膜炎组 6 例。非结核性脑膜炎组 6 例患者的脑脊液 Xpert Ultra 检测、Xpert 检测、液体培养均为阴性。结核性脑膜炎组 15 例患者的脑脊液中,10 例(10/15,66.7%)Xpert Ultra 检测阳性,4 例(4/15,26.7%)脑脊液 Xpert 检测阳性,4 例(4/15,26.7%)液体培养阳性。Xpert Ultra 用于脑脊液诊断结核性脑膜炎的敏感度为 66.7%(10/15),特异度为 100.0%(6/6),阳性预测值为 100.0%(10/10),阴性预测值为 54.5%(6/11)。Xpert 与培养法结果一致,用于脑脊液诊断结核性脑膜炎的敏感度为 26.7%(4/15),特异度为 100.0%(6/6),阳性预测值为 100.0%(4/4),阴性预测值为 35.3%(6/17)。3 种检测方法敏感度比较,差异有统计学意义($\chi^2=4.821$,$P=0.028$)。10 例 Xpert Ultra 检测阳性的患者中 3 例患者利福平耐药性无法判断,其中 1 例检测值为"极低",2 例检测值为"微量",7 例患者未检测到利福平耐药。基于笔者的初步探索发现,Xpert Ultra 在结核性脑膜炎的诊断中具有良好的特异度和优于 Xpert 的敏感度。Xpert Ultra 用于可疑结核性脑膜炎的早期诊断,将有助于临床进行精准的病原学诊断;当检测到极低及微量的 TB-DNA 时,存在利福平耐药性判断困难的问题,需要临床进一步对利福平的耐药性进行验证。

梁丽丽等[7]在痰涂片阴性的肺结核患者进行研究发现,采用 Xpert Ultra 检测法比 Xpert 检测法对 MTB 有更高的检出率。在耐药肺结核患者中,Xpert Ultra 检测法有更高的灵敏度($P=0.025$),且所需时间较短($P<0.01$),可快速检测出 MTB 及其对 RIF 的耐药性,具有很好的临床实用价值。

Wu 等[8]对 Xpert Ultra 检测技术对肺外结核病患者的不同样本的快速诊断进行了评估,共 225 个病例,其中包括 200 例肺外结核(43 例培养阳性,157 例根据病理结果和抗结核治疗反应满意的培养阴性的肺外结核)和 25 例非肺外结核患者。Xpert Ultra 和 Xpert 对培养阳性病例的敏感性分别为 83.7%(95%CI 68.7~92.7)和 67.4%(95%CI 51.3~80.5),其特异性分别为 92.0%(95%CI 72.5~98.6)和 96.0%(95%CI 77.7~99.8)。Xpert Ultra、Xpert 和培养对 200 例肺外结核的敏感性分别为 52.5%(105/200,95%CI 45.4~59.6)、34.0%(68/200,95%CI 27.6~41.1)和 21.5%(43/200,95%CI 16.2~28.0)。通过对不同类型标本的比较,Xpert Ultra 对细针抽吸(fine-needle aspiration biopsy,FNA)组织中肺外结核的检出率(78.9%,56/71)高于胸腔积液(43.7%,45/103,$P<0.05$),其对肺外标本的敏感性高于 Xpert 法和培养法,可作为快速诊断 EPTB 的一种有效方法。

Wang 等[9]评价了 Xpert Ultra 与 Xpert 对含菌量少的结核病的诊断性能,痰涂片阴性痰液、胸膜液和脑脊液(cerebrospinal fluid,CSF)标本使用涂片、Xpert 和培养方法进行检测。对储存在 −80℃的标本进行 Xpert Ultra 检测。对所有回收的分离株进行药物敏感试验(drug susceptibility testing,DST)。使用复合参考标准(composite reference standard,CRS)作为"金标准"(包括临床、实验室、组织病理学、放射学和随访功能)评价 Xpert Ultra 和 Xpert 的性能。对 689 个病例中 292 例涂阳肺结核(70.89% vs. 57.88%,$P=0.001$)、108 例结核性胸膜炎(61.11% vs. 34.26%,$P<0.001$)、43 例结核性脑膜炎(44.19% vs. 18.60%,$P=0.011$)的诊断中 Xpert Ultra 有

更高的敏感性。在整合 Xpert Ultra 结果后，明确 PTB、结核性胸膜炎和结核性脑膜炎的百分比分别由 67.12% 上升到 78.77%、61.11% 至 69.44% 和 23.26% 至 51.16%。Xpert Ultra 和 Xpert 的特异性分别为 96.75%（238/246）和 98.37%（242/246）。Xpert Ultra 和 Xpert 在检测利福平耐药方面表现相似。与 Xpert 相比，Xpert Ultra 对含菌量少结核病的诊断具有较高的敏感性，但特异性相对较低。

骨关节结核的诊断现阶段仍然具有挑战性，Sun 等[10]评价了新一代的 Xpert Ultra 与 Xpert 在高负荷环境下诊断骨关节结核的性能。研究收集了 2017 年 6 月至 2018 年 6 月首都医科大学附属北京胸科医院连续登记骨关节结核疑似病例，并对其脓液标本进行涂片、培养、Xpert 和 Xpert Ultra 检测。对所有回收菌株进行 DST。以 CRS 为"金标准"，包括临床、实验室、组织病理学、放射学和 ≥ 6 个月随访资料，对 Xpert Ultra 和 Xpert 的临床表现进行评价。共招募 186 例患者，其中 132 例根据 CRS 诊断为骨关节结核。Xpert Ultra 检测敏感性（90.91%，120/132）明显高于 Xpert（78.79%，104/132，$P=0.006$）和培养（39.39%，52/132，$P<0.001$）。当整合 Xpert Ultra 检测结果后，骨关节结核确诊率由 84.09%（111/132）上升到 93.94%（124/132）。Xpert 和 Xpert Ultra 的特异性分别为 100%（34/34）和 97.06%（33/34）。Xpert Ultra 和 Xpert 都准确地识别了表型 DST 所定义的 9 种利福平耐药病例和 38 例利福平敏感病例。因此，Xpert Ultra 与表型 DST 检测 RIF 抗性的一致性为 100%。Xpert Ultra 检出的骨关节结核病例明显多于 Xpert 或培养物，为骨关节结核的快速诊断提供了一种有用的工具。

3. PCR 和探针熔解曲线检测　荧光定量和探针 PCR 荧光定量 PCR 是通过在 PCR 反应体系中加入荧光基团，而后利用荧光信号积累实时监测整个 PCR 过程，最后通过标准曲线对未知模板进行定量分析。该方法检测灵敏度高，污染概率低，可用于检测患者阳性培养物以及痰液、胸腔积液、腹水、脑脊液、支气管肺泡灌洗液等临床标本。熔解曲线法的原理是野生型 DNA 分子和突变型 DNA 分子的 GC 含量不同，GC 含量越高，Tm 值越高，通过实时监测荧光值的变化，计算荧光值和温度的负倒数，可获得熔解曲线，推出序列信息。探针熔解曲线主要用于对结核分枝杆菌耐多药基因的检测，可检测培养物和痰液标本。

王杰等[11]探究 MTB 分子检测与痰涂片查结核分枝杆菌阳性率比较。研究抽取桂林市第三人民医院收入结核病患者 600 例作为本次观察对象，对所有患者予以涂片抗酸染色法以及 PCR- 荧光法分子检测，对两组阳性率进行比较。结果表明，PCR- 荧光检测法阳性率（36.67%）高于涂片抗酸染色法（28.83%），两组差异无统计学意义（$P>0.05$）。PCR- 荧光法分子检测法能监测结核分枝杆菌，具有较强敏感性、特异性，不易污染，可作为实验室辅助检测结核分枝杆菌方式。

耐药结核病尤其是耐一线抗结核药物异烟肼（isoniazid，INH）和 / 或利福平（rifampicin，RFP）的结核病，对结核病控制工作提出了严峻挑战。因此，采用更加快速和准确的检测方法来检测 MTB 的耐药性，特别是针对 RFP 和 INH 的耐药性检测，对于患者的有效治疗至关重要。吴慧娜等[12]评价荧光 PCR 探针熔解曲线法（简称"探针熔解曲线法"）检测 MTB 对 RFP 和 INH 耐药性的价值。研究收集了 2015 年 1 月至 2018 年 7 月山东省菏泽市传染病医院收治的 883 例肺结核和耐多药结核病（multi-drug resistant tuberculosis，MDR-TB）患者中，选择姜 - 尼染色结果为阳性的结核病患者的痰标本共 215 例进行分离培养，对鉴定为 MTB 的 200 株（例）菌株同时使用比例法药物敏感试验（drug susceptibility testing，DST）和探针熔解曲线法,检测对 RFP 和 INH 的耐药性。以 DST 检测结果为标准,探针熔解曲线法检测 RFP 耐药性的敏感度、特异度和符合率分别为 96.4%(106/110,95%CI 90.7%~98.9%)、80.0%(72/90,95%CI 70.5%~87.1%)和 89.0%(178/200);对 INH 耐药性检测的敏感度、特异度和符合率分别为 85.4%(123/144,95%CI 78.6%~9.7%)、96.4%(54/56,95%CI 87.7%~99.6%)和 88.5%(177/200)。探针熔解曲线法与 DST 检测 MTB 对 RFP 耐药性的 Kappa 值为 0.78,对 INH 耐药性的 Kappa 值为 0.74。探针熔解曲线法检测 MTB 对 RFP 和 INH 的耐药性均有较高的敏感度和特异度,且探针熔解曲线法与 DST 检测 MTB 对 RFP 和 INH 耐药性的一致性较高,有助于对耐药结核病患者的及早发现和治疗。探针熔解曲线法系统允许同时检测 RFP 及 INH 耐药性相关突变。该系统是基于荧光 PCR 和熔解曲线分析方法的组合,在设备操作和软件使用方面具有简单、快速的特点。同时,该系统的检测结果与常规表型 DST 试验具有高度的一致性。因此,探针熔解曲线法有望成为临床检测 MDR-TB 的有力工具。

吴利等[13]将 120 例结核病患者为涂阳组与涂阴组,对样本进一步进行 MTB DNA 的检测。统计结果显示,在涂阳组中结核分枝杆菌 DNA 阳性率为 93.33%,结核分枝杆菌培养阳性率为 86.67%;而在涂阴组中结核分枝杆菌 DNA 阳性率为 40.00%,但结核菌培养阳性率仅为 10.00%,在 MTB DNA 阳性率以及 MTB 培养阳性率方面来看,涂阳组要远高于涂阴组,且差异具有统计学意义($P<0.05$)。荧光定量 PCR 技术可以解决敏感度低、特异性差的问题。最重要的是,采用荧光定量 PCR 检测技术,即将荧光基因加入 PCR 反应体系之中,能够通过监测荧光信号的方式,对 PCR 检测技术的进程进行监控,同时也为临床诊断治疗提供了切实的依据。

何斌等[14]对支气管肺泡灌洗液标本经纤维支气管镜检查采集,183 例患者肺泡灌洗液抗酸染色涂片镜检阳性结果为 23 例,阴性结果为 160 例,涂片镜检阳性率为 12.57%;同期肺泡灌洗液 MTB 核酸检测阳性为 72 例,阴性为 111 例,核酸检测阳性率为 39.34%。对患者支气管肺泡灌洗液 PCR-荧光探针法检测与抗酸染色法涂片检测进行比较,差异有统计学意义($P<0.01$),患者肺泡灌洗液 MTB 核酸检测的阳性率较灌洗液抗酸染色涂片镜检阳性率更高,PCR-荧光探针技术检测支气管肺泡灌洗液 MTB 是诊断肺结核较为理想的方法。但操作人员需经过专业培训并有一定经验,要严格遵守操作规程,防止标本污染。实验室检查是诊断结核的重要手段,PCR-荧光探针技术具有较高的阳性检出率和特异性,该项技术可减少菌阴肺结核患者的漏诊,并具有快速判定结果的优点,是目前较为理想的检测方法;结合支气管肺泡灌洗在肺结核患者早期的检测具有较高应用价值,有利于肺结核疾病的早诊断和及时治疗,该技术已经用于检测肺泡灌洗液标本,特别是含菌量低的标本,对肺结核的早期诊断起到了积极作用。

陈坤[15]比较了 PCR 线性杂交酶显色法与 BD 960 液体培养法对 MTB 的鉴定及 INH 和 RFP 药物敏感性检测结果,鉴定为 MTB 的两种方法相符 229 例,符合率为 90.16%(229/254);单敏感 INH 两法测定相符 57 例,相符率为 75%(57/76);单敏感 RFP 两法测定相符 70 例,相符率为 92.11%(70/76);PCR 线性杂交酶显色法与 BD 960 液体法,两者一致性较好。另外,PCR 线性杂交酶显色法操作快速、可靠,可以在 24 小时内判断出是否是结核分枝杆菌并能得出 INH 和 RFP 的耐药情况;但 PCR 线性杂交酶显色法对非结核分枝杆菌的鉴定存在缺陷,TUB 带显示为阴性,不能确定是非结核分枝杆菌还是杂菌,仍然需要借助其他实验区分。PCR 线性杂交酶显色法是一种快速、可靠,能在 24 小时内判断出是否是 MTB 感染并能得出 INH 和 RFP 的耐药情况,但同时也存在不足,需要配合其他检测方法(如抗酸染色、凯比利等),共同为结核病患者提供及时、准确的治疗方案。

Wang 等[16]根据插入序列 6110(IS 6110)开发了 IS4 引物/探针,设计了一种用 BLAST 法检测 IS6110 中某一特定区域的 qPCR 方法。研究收集了 130 份临床标本,用 Cobas TaqMan MTB(CTM)assay kit 检测试剂盒和培养物进行比较,IS4 的扩增效率分别为 99.61% 和 102.61%。IS4 与 CTM 有很高的一致性(Kappa=0.71)。IS4 和 CTM 的临床敏感性和特异性分别为 92.11%(35/38)和 84.21%(32/38)、82.61%(76/92)和 95.65%(88/92)。IS4 对临床肺结核诊断的敏感性和特异性分别为 92.00%(23/25)和 76.92%(30/39);对肺外结核的诊断敏感性和特异性为 92.31%(12/13)和 86.79%(46/53)。在 AFS 阴性病例中,以培养为"金标准",临床敏感性为 90.48%(19/21),特异性为 83.91%(73/87)。IS4 是一种新的基于 TaqMan 的 qPCR 方法的引物/探针,其适用于不同标本类型间结核病的检测,并且在 AFS 阴性的条件下结果仍不受影响。但作为一种 qPCR 方法,IS4 不能区分活的 MTB 和死 MTB,也不能用于监测治疗的反应。AFS、培养和临床数据对于更全面地诊断结核病感染仍然是必不可少的。

4. 基因芯片　基因芯片法(genechip)是指采用原位合成或者显微打印手段将 DNA 探针固化在支持物表面,形成二维 DNA 探针陈列,后与标记的 PCR 产物杂交,通过检测杂交信号得到结果。基因芯片法可用于结核分枝杆菌复合群、常见非结核分枝杆菌以及结核分枝杆菌利福平、异烟肼耐药的检测。

探讨基因芯片检测技术对分枝杆菌菌种鉴定和结核分枝杆菌耐药性检测的临床应用价值,收集云南省传染病专科医院 2012 年 9 月至 2017 年 12 月收治的患者阳性培养标本及抗酸染色阳性标本 378 例,用基因芯片检测系统分别进行分枝杆菌菌种鉴定、结核分枝杆菌的利福平和异烟肼耐药性检测。结果显示,378 例标本中鉴定为结核分枝杆菌复合群 282 株,检出率为 74.6%(282/378);非结核分枝杆菌 58 株,检出率为 15.3%(58/378),其中鸟分枝杆菌居多,占 72.4%(42/58)。检测标本数最多的是痰液(61.7%),阳性培养物次之(25.4%)。结核分枝杆菌耐药检测结果显示,18 株单耐利福平、12 株单耐异烟肼、35 株耐多药。利福平以 rpoB531 位点突变频率较高,为 49.1%;526 位点次之,为 20.7%。异烟肼以 KatG315(G→C)位点突变频率较高,达 89.4%。研究表明,基因芯片检测技术能够快速、准确地对结核分枝杆菌、非结核分枝杆菌进行鉴定;能够对结核分枝杆菌进行利福平和异烟肼的耐药检测,并能用于多种类型标本检测,是结核病、非结核分枝杆菌感染诊治值得推广的检测方法[17]。

研究 MTB 耐药基因芯片直接检测结核病患者临床标本中利福平和异烟肼耐药相关基因的临床价值,回顾性分析 125 例通过硝基苯甲酸(PNB)和噻吩-2-羧酸肼(TCH)鉴别培养为 MTB 的临床标本,其中痰标本 90 例、支气管灌洗液 12 例、脓液 12 例、胸腔积液 6 例、组织标本 3 例、腹水和尿液标本各 1 例,应用绝对浓度法同时进行 RFP 和 INH 药物敏感试验(简称"绝对浓度法药敏试验"),并用基因芯片直接检测临床标本中 MTB *rpoB*、*katG* 和 *inhA* 基因型。以绝对浓度法药敏试验为标准,评价基因芯片检测 RFP、INH 耐药和耐多药(multi-drug resistant tuberculosis,MDR)的敏感度和特异度,并且比较两种检测结果的一致性。结果显示,在 125 例结核病患者临床标本中,绝对浓度法药敏试验显示对 RFP、INH 的耐药率和 MDR 发生率分别为 20.0%(25/125)〔其中高耐占 88.0%(22/25),低耐占 12.0%(3/25),高耐的发生率明显高于低耐(χ^2=25.920,P=0.000)、17.6%(22/125)〔其中高耐占 18.2%(4/22),

低耐占 81.8%(18/22),低耐的发生率明显高于高耐(χ^2=15.363,P=0.000)]、16.8%(21/125)。初治和复治结核病患者临床标本中 MDR 的检出率分别为 7.6%(7/92)和 39.4%(13/33)。以绝对浓度法药敏试验为标准,应用基因芯片直接检测临床标本中 MTB $rpoB$、$katG$ 和 $inhA$ 基因型,预示对 RFP、INH 耐药和 MDR 的敏感度分别为 72.0%(18/25)、63.6%(14/22)和 61.9%(13/21),特异度分别为 91.0%(91/100)、86.4%(89/103)和 89.4%(93/104),两种方法的一致率分别为 87.2%(109/125)、82.4%(103/125)和 84.8%(106/125)。研究表明,应用耐药基因芯片直接检测结核病患者临床标本中 MTB 对 RFP 和 INH 耐药的相关基因突变具有中等的敏感度和较高的特异度,可快速检出对 RFP、INH 耐药和 MDR 患者,为临床早期开展有效化疗提供实验依据。本研究耐药基因芯片检测与绝对浓度法药敏试验结果存在差异的原因分析如下:①两种方法的检测原理不同;②标本中结核分枝杆菌存在异质性耐药;③绝对浓度法药敏试验是对临床分离株进行分析,而耐药基因芯片是直接从临床标本中提取核酸进行检测[18]。

李丹等[19]为了探讨基因芯片技术在分枝杆菌菌种鉴定和耐药性分析中的应用价值,收集了 2014 年 1 月至 2016 年 12 月期间 680 例在宜昌市第三人民医院涂阳肺结核患者的痰样本,同时采用基因芯片和培养法进行菌种鉴定,对被鉴定为 MTB 的样本分别再进一步采用两种以上方法检测 MTB 对利福平和异烟肼的耐药性。以培养法做参考,评价基因芯片法菌种鉴定的符合率。以药物敏感试验结果为"金标准",计算基因芯片法 MTB 耐药检测的敏感性、特异性和符合率,并比较其与"金标准"的一致性。结果显示,基因芯片法检测出 31 例非结核分枝杆菌(nontuberculous mycobacteria,NTM),培养法检测出 32 例 NTM,符合率为 96.88%。与药物敏感试验相比,基因芯片法检测 MTB 对利福平耐药性的敏感性为 89.81%,特异性为 93.55%,符合率为 92.80%,Kappa 值为 0.82(P>0.05);检测 MTB 对异烟肼耐药性敏感度为 83.06%,特异性为 91.39%,符合率为 89.48%,Kappa 值为 0.73(P>0.05)。此研究表明基因芯片法能准确地筛选出 NTM,在结核病诊断和耐药检测中敏感性和特异性较高,与传统培养法及药物敏感试验有很好的一致性,且更高效、快捷、安全,具有较大的应用价值。与传统"金标准"检测方法比较,基因芯片法在检测 MTB 及对异烟肼和利福平耐药性方面均有良好的一致性,具有快速、敏感性及特异性强、生物安全级别高等特点,在结核病的快速诊疗领域具有广阔的应用前景,值得在临床实验室推广使用。

孙秀华等[20]探讨抗酸染色涂片法(acid-fast bacillus,AFB)、MGIT 960 液体培养法、Xpert 检测法(Xpert MTB/RIF)、结核感染 T 细胞斑点试验(T-SPOT.TB)及结核抗体(TB-Ab)方法在艾滋病合并结核诊断中的价值。对 67 例艾滋病合并结核患者分别进行 AFB、MGIT 960 液体培养、Xpert 检测、T-SPOT.TB 及 TB-Ab 检测。结果显示,AFB、MGIT 960 液体培养、Xpert、T-SPOT.TB 和 TB-Ab 5 种检测方法的阳性检出率分别为 34.5%、59.7%、65.7%、74.6% 和 25.4%。以 MGIT 960 液体培养为标准,Xpert MTB/RIF 和 T-SPOT.TB 的敏感度、特异度、阳性预测值和阴性预测值以及 Kappa 值分别为 95.0%、81.5%、88.4%、91.7%、0.78 和 87.5%、44.4%、70.0%、70.6%、0.34。以液体药敏为标准,Xpert MTB/RIF 检测利福平耐药的敏感度为 88.9%,特异度为 100%,阳性预测值为 100%,阴性预测值为 96.7%,Kappa 值为 0.92。研究表明,Xpert MTB/RIF 与其他 4 种方法相比具有简便快速、敏感性高、特异性强等优势,是临床艾滋病合并结核双重感染快速诊断的有效方法。Xpert 的敏感度和特异度均较高,T-SPOT.TB 的敏感度较高,但特异度偏低,同时 Xpert MTB/RIF 还可以在第一时间判断利福平的耐药情况。因此,本研究认为对于艾滋病合并结核患者这一特殊人群,在用常规检测方法进行初筛的同时,可以用快速的方法比如 Xpert MTB/RIF 筛查是否感染结核菌以提高艾滋病合并结核的诊断率,尽快确立治疗方案,对双重感染患者在提高治愈率、减少病死率和控制结核病的传播上都具有重要的意义。

5. 环介导等温扩增法　环介导等温扩增法(loop-mediated isothermal amplification,LAMP)是等温扩增技术的一种,通过针对靶序列的不同区域设计特异性引物与结核分枝杆菌的DNA 进行结合,利用链置换型 DNA 聚合酶(Bst DNA polymerase)在恒温条件下进行扩增,后对目的 DNA 片段进行检测获得结果。具有特异性高、扩增反应效率高、时间短、仪器便宜和操作简易的优点。

评价LAMP 在临床诊断的肺结核与非肺结核两组患者中支气管肺泡灌洗液(bronchoalveolar lavage fluid,BALF)结核分枝杆菌的检测效果。收集 2017 年 6 月至 2018 年 2 月于遵义医学院附属医院住院的患者 130 例,其中临床诊断肺结核 51 例,非肺结核 79 例,分别行支气管肺泡灌洗(bronchoalveolar lavage,BAL)进一步寻找病原体。所有标本均送支气管刷检物行涂片抗酸染色,支气管肺泡灌洗液分别行结核分枝杆菌罗氏培养及 LAMP 检测,并进行统计学分析。分别计算 LAMP 法及培养法的阳性率及阳性检出率。结果显示,51 例临床诊断肺结核患者中,抗酸染色阳性 3 例,阳性率为 5.9%(3/51);18 例 BALF 培养阳性,阳性率为 35.3%(18/51);28 例 LAMP 阳性,阳性率为 54.9%(28/51)。非肺结核组 79 例标本中,支气管刷检物行涂片抗酸染色及肺泡灌洗液培养均阴性,LAMP 法阳性 2 例(1 例临床诊断为肺癌,1 例临床诊断为肺炎)。作者认为在 BALF 标本中,TB-LAMP 法具有较高的灵敏度及特异度,对结核分枝杆菌的阳性率及阳性检出率高于罗氏固体培养,并明显高于抗酸染色法,且 LAMP 法具有快速、简便、准确的特点,可替代抗酸染色法用于临床上早期发现结核病患者。在结核组中,LAMP 法与涂片法的结核分枝杆菌阳性率比较,两者差异具有统计学意义(χ^2= 23.04,$P<0.05$),LAMP 法对结核分枝杆菌的阳性率明显高于涂片法。LAMP 法与 L-J 培养在 BALF 中结核分枝杆菌阳性率比较,两者差异具有统计学意义(χ^2= 5.062 5,$P<0.05$),LAMP 法对结核分枝杆菌的阳性率高于 L-J 培养。与 BAL 采样相比,支气管刷检采样的操作可控性较好,可在直视下确定取材部位,在此条件下,支气管刷检物行抗酸染色检测理应比 BALF 阳性率更高,但本研究中刷检物涂片行抗酸染色阳性检出率却低于 BALF 样本,说明 LAMP 检测病原菌的优势,提示 LAMP 法是一种快速、高效率、有价值的诊断技术,利于肺结核的早期发现、早期诊断[21]。

6. 其他检测方法　彭英等[22]分析比较了 Xpert 与交叉引物核酸恒温扩增(cross-priming amplification,CPA)技术在基层实验室结核病快速诊断中的效能。研究连续收集黑龙江省五常市结核病防治所 2014 年 4 月至 2017 年 7 月初诊肺结核可疑患者的痰标本,分别进行固体培养法与快速分子检测(A 组采用 Xpert 检测了 787 例;B 组采用 CPA 检测了 501 例)。以固体培养法为标准,A 组共检测 787 例患者痰标本,其中培养阳性 229 例,Xpert 阳性 300 例,Xpert 检测的敏感度、特异度分别为 99.1%(227/229)、86.9%(485/558),Kappa=0.788。B 组共检测 501 例患者痰标本,其中培养阳性 129 例,CPA 检测阳性 125 例,CPA 检测的敏感度、特异度分别为 81.4%(105/129)、94.6%(352/372),Kappa=0.768。2 种分子检测技术与固体培养法检测结果的一致率比较,差异无统计学意义[90.5%(712/787) *vs.* 91.2%(457/501),χ^2=0.204,P=0.652]。虽然 CPA 检测的准确性与 Xpert 相当,但其成本低、无需检测仪器、允许每批次大量样本同时操作，更适用于基层实验室对肺结核患者的早期诊断。

王鹏森等[23]回顾性分析微孔板等方法对利福平、异烟肼耐药性检测的结果，并以比例法药敏试验为标准，评估各种检测方法的敏感度、特异度等指标，以明确微孔板法等药敏试验技术用于快速筛查耐多药结核病的临床价值和意义。以比例法为标准，微孔板法、Xpert法、熔解曲线法检测利福平耐药性的敏感度、特异度、阳性预测值、阴性预测值、符合率、Kappa 值分别为 97.2%（731/752）、96.9%（713/736）、96.9%（731/754）、97.1%（713/734）、97.0%（1 444/1 488）、0.94，97.2%（140/144）、94.9%（187/197）、93.3%（140/150）、97.9%（187/191）、95.9%（327/341）、0.92，97.1%（33/34）、84.9%（45/53）、80.5%（33/41）、97.8%（45/46）、89.7%（78/87）、0.79；微孔板法和熔解曲线法检测异烟肼耐药性的敏感度、特异度、阳性预测值、阴性预测值、符合率、Kappa 值分别为 94.8%（751/792）、95.7%（667/697）、96.3%（751/780）、94.2%（667/708）、97.9%（1 418/1 448）、0.91，97.3%（36/37）、86.2%（25/29）、90.0%（36/40）、96.2%（25/26）、92.4%（61/66）、0.84。微孔板法、熔解曲线法、Xpert 法检测利福平和 / 或异烟肼耐药性均具有较高的敏感度和特异度，相对而言，微孔板法药敏试验除了具有较高的敏感度和特异度，还具有操作简单、检测时间短、价格相对低廉、能为临床提供不同药物 MIC 值等优势，适合临床用于快速筛查 MDR-TB 并指导其合理用药。

Zhang 等[24]提出了一种检测 MTB 参考菌株 H37Rv 的电化学传感器。该传感器含有 H37Rv 适配体和金纳米粒子修饰的寡核苷酸（AuNPs-DNA）。用本实验室筛选的 H37Rv 适配体作为识别探针，用多通道压电石英晶体（MSPQC）系统检测了在 H37Rv 存在下 AuNPs-DNA 介导的频移变化。此实验设计了三种用金纳米粒子改性的寡核苷酸，这些寡核苷酸含有 12、12 和 13 个碱基，与 37-nt H37Rv 适配体杂交。用 Au-S 键将 H37Rv 适配子固定在金电极表面，然后通过将适配体与三个设计的 AuNPs-DNA 进行序列杂交来形成导电层。当 H37Rv 存在时，它与适配体特异结合，导致 AuNPs-DNA 从电极上分离，因此，导电层被适配体和细菌组成的非导电复合物所取代。这些变化由 MSPQC 系统监测。该传感器快速、特异、灵敏，检测时间为 2 小时，检出限为 100CFU/ml，对结核病的早期临床诊断具有重要意义。

Chang 等[25]首次提出了一种特异性强、多重、超高灵敏度（检测限低至 25μm）的 DNA 实时检测的荧光传感平台，是一种利用电化学锂插层策略可控合成厚度仅为 0.9nm 的新型二维石墨二炔纳米片（GDY NS）的方法，该方法具有明显的荧光淬灭效应。该检测平台可进一步应用于临床样品中 MTB 的检测和低背景、高信噪比耐药突变体的鉴定，为临床开发快速、敏感、准确的 MTB 及其耐药基因分子诊断替代品提供了潜在的依据。

Ai 等[26]建立了一种快速的基于 CRISPR 的结核病检测方法，并对 179 例患者进行了回顾性队列研究，以评估 CRISPR-MTB 试验在各种形式的直接临床样本中对 MTB 的识别作用。将其诊断性能与培养和 Xpert 并行进行比较。CRISPR-MTB 敏感度高，需要较少的样本输入，并提供比 Xpert 更短的周转时间。在肺结核和肺外结核的临床队列中，CRISPR-MTB 试验与培养（79% vs. 33%）和 Xpert（79% vs. 66%）相比，敏感性均有明显提高，但特异性无明显差异（62/63，98%）。CRISPR-MTB 试验显示了对各种样本类型的培养和 Xpert 的整体诊断性能的改善，并为肺结核和肺外结核的新诊断技术提供了很大的潜力。

二、结核分枝杆菌 RNA 检测技术

肺结核的实验室诊断方法主要为涂片镜检和培养检测，涂片镜检测敏感性较低，而培养

检测时间较长,与其相反,分子诊断肺结核具有高灵敏度、快速、简便等优势。目前国内试剂盒多基于 DNA 水平的检测,操作过程中易受 DNA 气溶胶的污染,出现假阳性结果。SAT-TB 试剂盒是基于 SAT 技术发展起来的,以结核分枝杆菌 RNA 为检测模板的产品。SAT 技术采用实时荧光闭管检测,使污染得到有效控制;即使污染产生,由于扩增产物为 RNA,环境中极易降解,从而大幅度提高检测结果的可靠性。

SAT-TB 试剂盒检测痰标本中的 MTB 具有快速、高特异性、高敏感性的优点。安东成等[27]采用 SAT-TB 恒温扩增试剂盒检测 388 份临床痰标本中的结核分枝杆菌 RNA,并与痰涂片抗酸染色、罗氏培养结果进行比较;对于检测结果不符的痰标本采用结核分枝杆菌 PCR- 荧光探针试剂进行验证,对于罗氏培养阳性菌株进行测序检测。结果显示,以罗氏培养作为参考标准,SAT-TB 检测的灵敏度、特异度分别为 88.1%(178/202)和 81.7%(152/186),SAT-TB 检测与罗氏培养的符合度为 85.5%(330/388);以测序作为参考标准,则 SAT-TB 检测的灵敏度、特异度分别为 96.2%(177/184)和 94.4%(17/18),SAT-TB 检测与测序结果的符合度为 96.5%(194/202)。

岳永宁等[28]比较 SAT-TB、结核 / 非结核分枝杆菌核酸检测和 Xpert 检测三种结核分枝杆菌分子检测技术检测灌洗液标本诊断肺结核的价值。选择杭州市红十字会医院 2017 年 9 月至 2018 年 6 月诊治的疑似肺结核患者 1 294 例,经临床确诊肺结核患者 771 例,确诊为非肺结核的其他疾病患者 523 例。所有患者均用纤维支气管镜收集灌洗液标本 10~20ml,均分后进行 SAT-TB、结核 / 非结核分枝杆菌核酸快速检测和 Xpert 检测,以临床诊断为“准金标准”,用受试者工作特征(receiver operating characteristic,ROC)曲线分析,比较三种检测结核分枝杆菌分子检测技术的诊断价值。结果显示,SAT-TB、结核 / 非结核分枝杆菌核酸检测和 Xpert 检测的灵敏度分别为 58.6%、60.3% 和 63.2%;特异度分别为 88.7%、86.6% 和 82.8%;ROC 曲线下面积(AUC)分别为 0.737、0.735 和 0.730,两两比较结果显示,三种分子诊断技术间的 AUC 值差异均无统计学意义(P>0.05)。这三种分子检测灌洗液标本技术临床诊断肺结核效果均较好,但三者诊断价值没有差别。

在结核病患者中有很大一部分为菌阴肺结核,由于肺结核患者临床症状复杂多样,影像学上改变有时无特异性,尤其是菌阴肺结核的诊断是困扰临床医师的一道难题,改良后的 Bactec 快速结核菌培养系统虽使传统的培养时间缩短至 15 天左右,但还是与临床肺结核病的快速诊断的要求有一定的差距。菌阴肺结核与肺癌的影像学表现有时难于鉴别,但两者的治疗、预后却完全不同。但痰涂片阳性率低,痰结核菌培养时间长,给快速诊断制造了困难。袁瑛等[29]通过采用 RNA 恒温扩增实时检测技术(SAT-TB)与荧光定量 PCR(FQ-PCR)两种不同类型的方法检测痰涂片阴性肺结核患者的 BALF 标本,探讨了两种检测方法的临床价值。研究采集 2015 年 3 月至 2017 年 3 月收治的疑似肺结核,且至少 3 次痰涂片结果为阴性的患者共 1 050 例,其中 531 例肺结核为观察组,519 例其他肺部疾病患者为对照组。以临床诊断为“金标准”,计算 SAT-TB、FQ-PCR、结核分枝杆菌快速培养、抗酸杆菌染色等检测方式的各类评价指标,并进行比较。结果表明,菌阴肺结核肺泡灌洗液抗酸杆菌染色、结核分枝杆菌快速培养、SAT-TB、FQ-PCR 单独检测与 SAT-TB 联合 FQ-PCR 检测单阳、双阳的准确性分别为 12.99%、21.28%、56.69%、54.24%、62.52%、42.37%,SAT-TB、FQ-PCR 与 SAT-TB 联合 FQ-PCR 检测的诊断价值均具有统计学意义(P<0.05);对痰涂片阴性的肺结核患者的 BALF 诊断有价值,单阳 >SAT-TB>FQ-PCR> 双阳 > 结核分枝杆菌快速培养 > 抗酸杆菌染色。与细菌学检测方法比较,SAT-TB、FQ-PCR 检测具有快速、敏感等优势,能显著缩短确诊时间,提高诊断的准确率,给痰涂阴性肺结核患者提供了有效的诊断手段和依据,是值得临床推广和应用的检测方法。

刘立宾等[30]结果表明,T-SPOT.TB 联合 SAT-TB 检测可应用于痰涂阴性肺结核患者的诊断。研究选择 2014 年 11 月至 2016 年 5 月杭州市红十字会医院收治的疑诊肺结核、痰涂阴性患者进行全血 T-SPOT.TB 检测,收集 BALF 样品进行抗酸杆菌(acid-fast bacillus,AFB)涂片、结核分枝杆菌快速培养(MIGT 960)和 SAT-TB 等检测。以临床诊断为"金标准",采用 ROC 曲线分析比较不同检测效果。结果发现,共纳入 252 例患者,其中肺结核患者 197 例,非肺结核患者 55 例。BALF-AFB、MIGT 960、SAT-TB、T-SPOT.TB、T-SPOT.TB 和 SAT-TB 检测敏感度分别为 16.24%、32.49%、69.54%、95.43%、65.48% 和 99.49%;特异度分别为 98.18%、90.91%、87.27%、56.36%、98.18% 和 43.64%;AUC 值分别为 0.572、0.617、0.784、0.759、0.818 和 0.725。其中 T-SPOT.TB 和 SAT-TB 阳性预测值为 99.23%,T-SPOT.TB 或 SAT-TB 阴性预测值为 96.00%。诊断价值从高到低依次为 T-SPOT.TB 和 SAT-TB、T-SPOT.TB 或 SAT-TB、MIGT 960 及 BALF-AFB(均 $P<0.05$)。

翟荣荣等[31]研究结果表明,单核/淋巴细胞比值(monocyte-to-lymphocyte ratio,MLR)联合 SAT-TB 法对于涂阴肺结核有较好的预测和鉴别诊断价值,对控制结核病的传播具有一定意义。研究收集 120 例肺部疾病患者为研究对象,65 例涂阴肺结核患者为实验组,55 例非结核病患者为对照组,同时进行全血细胞计数和 TB RNA 检测,采用受试者工作特征(receiver operating characteristic,ROC)曲线对 MLR 截断值进行分析,计算两种方法及联合检测对于涂阴肺结核的检出灵敏度、特异度。结果显示,与非结核病患者相比,涂阴肺结核患者外周血单核细胞数量、MLR 值及 TB-RNA 阳性率均明显升高($P<0.001$)。ROC 分析显示,MLR 预测涂阴肺结核的灵敏度和特异度分别为 61.5%、67.3%;与 SAT-TB 法联合应用的灵敏度、特异性、阴性预测值、阳性预测值分别为 76.9%、67.3%、71.2% 和 73.5%,灵敏度明显高于 MLR 和 SAT-TB 法的单独应用,差异有统计学意义($P=0.043$；$P<0.001$)。

目前,通过分子生物学方法进行利福平和异烟肼的检测,敏感度和特异度都可以达到 90% 左右,而氧氟沙星、卡那霉素、乙胺丁醇、阿米卡星以及吡嗪酰胺等药物的耐药分子检测,灵敏度和特异度则稍低。国内医院和疾病预防控制中心等机构在选择检测方法时,可以结合实际的情况,选择最实用的方法[32]。但目前 MTB 耐药与基因突变的确切关系仍未完全阐明,且存在未被发现的耐药基因,各种检测方法也有各自的缺点,因此,分子生物技术尚不能完全取代常规培养方法,对于结核的诊断,仍需多方法综合运用,做到早诊断、早治疗。

(梁晨　孙照刚　唐神结)

参考文献

［1］ 杨健,张天华,鲜小萍,等.Xpert MTB/RIF 与传统方法在肺结核病诊断中的对比 [J].中国热带医学,2019,19 (3):254-262.
［2］ 翁绳凤,李宁,邢俊蓬,等.Xpert MTB/RIF 检测结核分枝杆菌及利福平耐药性的应用价值研究 [J].分子诊断与治疗杂志,2019,11 (3):229-237.

［3］智霞萍，布红丽．GeneXpert MTB/RIF 快速分子诊断在结核性脑膜炎诊断中的应用价值 [J]. 中国药物与临床，2019, 19 (4): 667-668.

［4］高漫，白广红，周秋，等．不同检测方法在结核性脑膜炎诊断中的应用价值 [J]. 中国防痨杂志，2019, 41 (4): 463-465.

［5］YU G, ZHONG F, YE B, et al. Diagnostic Accuracy of the Xpert MTB/RIF Assay for Lymph Node Tuberculosis: A Systematic Review and Meta-Analysis [J]. Biomed Res Int, 2019, 2019: 4878240.

［6］张培泽，郑俊峰，付亮，等．Xpert MTB/RIF Ultra 诊断结核性脑膜炎的价值 [J]. 结核病与肺部健康杂志，2019, 8 (1): 42-47.

［7］梁丽丽，刘新，苑星，等．新一代结核分枝杆菌 / 利福平耐药实时荧光定量核酸扩增技术的临床应用研究 [J]. 中华传染病杂志，2019, 37 (2): 77-81.

［8］WU X, TAN G, GAO R, et al. Assessment of the Xpert MTB/RIF Ultra assay on rapid diagnosis of extrapulmonary tuberculosis [J]. Int J Infect Dis, 2019, 81: 91-96.

［9］WANG G, WANG S, JIANG G, et al. Xpert MTB/RIF Ultra improved the diagnosis of paucibacillary tuberculosis: A prospective cohort study [J]. J Infect, 2019, 78 (4): 311-316.

［10］SUN Q, WANG S, DONG W, et al. Diagnostic value of Xpert MTB/RIF Ultra for osteoarticular tuberculosis [J]. J Infect, 2019, 79 (2): 153-158.

［11］王杰．结核分枝杆菌分子检测与痰涂片查结核分枝杆菌阳性率比较 [J]. 临床检验杂志，2019, 8 (1): 131.

［12］吴慧娜，孙付胜，刘清文，等．荧光 PCR 探针熔解曲线法检测结核分枝杆菌复合群对利福平和异烟肼耐药性的价值 [J]. 中国防痨杂志，2019, 41 (1): 74-79.

［13］吴利，葛章文，萍廖．荧光定量 PCR 检测技术在结核诊断中的应用探讨 [J]. 临床医药文献杂志，2019, 6 (8): 155-156.

［14］何斌，董晓丽，贺钢枫．PCR- 荧光探针技术结合支气管肺泡灌洗在肺结核病诊断的应用 [J]. 内蒙古医学杂志，2019, 51 (2): 215-216.

［15］陈坤．PCR- 线性杂交酶显色法与 BD 960 液体培养法对结核杆菌的鉴定及药敏结果的分析 [J]. 临床检验杂志，2019, 8 (3): 24-25.

［16］WANG H Y, LU J J, CHANG C Y, et al. Development of a high sensitivity TaqMan-based PCR assay for the specific detection of Mycobacterium tuberculosis complex in both pulmonary and extrapulmonary specimens [J]. Sci Rep, 2019, 9 (1): 113.

［17］张桂仙，高丽，谢祺，等．基因芯片检测技术在结核病诊断中的应用价值 [J]. 海南医学，2019, 30 (2): 193-196.

［18］白雪娟，刘银萍，张俊仙，等．应用基因芯片直接检测结核病患者各类标本中利福平和异烟肼耐药的价值 [J]. 中国防痨杂志，2019, 41 (2): 138-144.

［19］李丹，杜德兵，吴文燕，等．基因芯片技术在分枝杆菌菌种鉴定和耐药性分析中的应用 [J]. 检验医学，2019, 34 (2): 165-168.

［20］孙秀华，娇孙，孙炳奇．五种检测方法在艾滋病合并结核双重感染诊断中的价值 [J]. 实用医技杂志，2019, 26 (1): 60-62.

［21］王鸿，刘权贤，玲陈，等．LAMP 法在临床诊断的肺结核患者 BALF 标本中的应用评价 [J]. 国际检验医学杂志，2019, 40 (7): 783-786.

［22］彭英，苏欣，江琦，等．新型分子检测技术在基层实验室诊断肺结核的效能分析 [J]. 中国防痨杂志，2019, 41 (2): 145-148.

［23］王鹏森，周刚，蒙昌平，等．四种实验室检测技术对利福平和异烟肼耐药性检测的临床价值 [J]. 中国防痨杂志，2019, 41 (2): 169-175.

［24］ZHANG X, FENG Y, DUAN S, et al. Mycobacterium tuberculosis strain H37Rv Electrochemical Sensor Mediated by Aptamer and AuNPs-DNA [J]. ACS Sens, 2019, 4 (4): 849-855.

［25］CHANG F, HUANG L, GUO C, et al. Graphdiyne-Based One-Step DNA Fluorescent Sensing Platform for the Detection of Mycobacterium tuberculosis and Its Drug-Resistant Genes [J]. ACS Appl Mater Interfaces, 2019, 11 (39): 35622-35629.

［26］AI J W, ZHOU X, XU T, et al. CRISPR-based rapid and ultra-sensitive diagnostic test for Mycobacterium tuberculosis [J]. Emerg Microbes Infect, 2019, 8 (1): 1361-1369.

［27］安东成，李园园，程松，等. RNA 恒温扩增检测痰标本结核分枝杆菌应用评价 [J]. 当代医学，2019, 25: 176-178.

［28］岳永宁，范大鹏，张艳，等. 三种结核分枝杆菌分子检测技术诊断肺结核比较 [J]. 预防医学，2019, 31: 537-540.

［29］袁瑛，明湘虹，郑宏，等. SAT 技术与荧光定量 PCR 在痰涂片阴性肺结核诊断中的价值研究 [J]. 临床肺科杂志，2019, 24: 538-540.

［30］刘立宾，潘爱珍，王静，等. T-SPOT. TB 和 SAT-TB 联合检测诊断涂阴肺结核 [J]. 预防医学，2019, 31 (4): 426-429.

［31］翟荣荣. 单核细胞与淋巴细胞比值联合 SAT-TB 法对于涂阴肺结核的鉴别诊断 [J]. 临床输血与检验，2019, 21: 297-301.

［32］张书，龙波，高媛，等. 结核分枝杆菌感染快速检测方法与产品评价 [J]. 寄生虫病与感染性疾病，2019, 17 (1): 65-68.

第五章　结核病介入学诊断

【摘要】随着介入技术的改善和提高,以及介入设备的不断更新换代,当前利用介入方法辅助诊断结核病的作用日益凸显,成为结核病诊断领域不可或缺的重要手段之一。近 1 年来,支气管镜检查在结核病诊断鉴别诊断中作用日益突出,进一步证实了 EBUS-TBNA 对纵隔疾病的诊断价值。进一步强调了 EBUS-GS-TBLB、气管镜导航技术对在肺周围性病变的诊断价值。此外,超声下细针穿刺活检术在胸膜结核瘤、肺部周围性病灶的诊断方面得到进一步广泛应用,胸腔镜、腹腔镜对结核病的诊断应用逐年增多。总之,依赖介入技术提高了疑难病例病理标本的获取率,为结核病的诊断提供了有益的帮助。

【关键词】结核病;支气管镜;支气管针吸活检术;支气管内超声引导下针吸活检术;经皮肺穿刺活检术;胸腔镜技术

近 1 年来,随着介入诊断新技术的广泛开展,支气管镜检测、EBUS-GS-TBLB、EBUS-TBNA、气管镜导航技术、经皮肺穿刺技术以及各种腔镜技术为结核病诊断提供了更多获取标本机会,是结核病诊断的重要辅助手段。

一、常规支气管镜

气管支气管结核是指发生在气管、支气管的黏膜、黏膜下层、平滑肌、软骨及外膜的结核病。目前气管支气管结核的确诊仍依赖于支气管镜检查及细菌学或病理学证据。超细支气管镜在气管支气管结核诊断中的应用方面尚少有报道。罗莉等[1]探讨超细支气管镜在空洞型肺结核合并气管结核诊断中的应用。针对 30 例常规气管镜检阴性的空洞型肺结核病例,使用超细支气管镜检查其 6~8 级支气管黏膜和 / 或管腔病变。结果显示,超细支气管镜发现细支气管病变 28 例,主要表现为黏膜充血、肿胀;支气管狭窄或闭塞;分泌物增加。因此,超细支气管镜检查可提高气管支气管结核的诊断阳性率。彭平等[2]探讨气管镜在肺结核诊治中的临床价值。回顾性分析 55 例肺结核患者临床病历资料,观察气管镜检查在确诊肺结核中的价值以及气管支气管结核呼吸道狭窄患者气管镜下介入治疗的效果。结果显示,通过行气管镜检查,确诊肺结核 39 例(70.9%),发现气管支气管结核 20 例(36.4%),其中 5 例合并严重呼吸道狭窄,予气管镜下球囊扩张治疗,4 例患者狭窄改善。因此,气管镜检查可以提高肺结核、气管支气管结核诊断率,气管镜下介入治疗改善狭窄呼吸道,提高疗效。赵琳琳等[3]评价了纤维支气管镜刷检液基薄片细胞学联合免疫细胞化学在肺癌病理分型诊断中的临床价值。将 171 例肺部病变患者的纤维支气管镜刷检标本制成液基薄片,在细胞形态学诊断的同时使用全自动免疫组化仪进行 ICC 检测,其结果与组织病理学诊断结果进行比较。结果显示,171 例患者中,单独细胞形态学诊断可分型 130 例(76.0%),其中诊断鳞癌 31 例,腺癌 44 例,小细胞癌 55 例;细胞形态学联合 ICC 诊断可分型 162 例(94.7%),其中诊断鳞癌 38 例,腺癌 61 例,小细胞癌 63 例,差异有统计学意义($P<0.001$)。以组织病理学诊断结果为"金标准",细胞形态学联合 ICC 的诊断分型符合率高于单独细胞形态学诊断分型的符合率,

其中鳞癌由 85.2% 提高至 97.1%（$P = 0.093$），腺癌由 92.5% 提高至 98.%（$P<0.001$），小细胞癌由 96.1% 提高至 98.3%（$P = 0.465$）。因此，液基薄片细胞学与全自动免疫组化仪检测相结合，能够有效提高纤维支气管镜刷检标本诊断病理分型的准确性，为临床治疗提供更加客观的诊断结果。

史慧芳[4]评价支气管镜检查对支气管结核的诊断价值。选取 2016 年 7 月至 2018 年 7 月接收的支气管结核患者 110 例开展研究，所有患者均实施支气管镜检查，并以痰培养阳性作为"金标准"，评价支气管镜检查在支气管结核中的诊断价值。结果显示，通过支气管镜检查确诊为支气管结核者 108 例，诊断符合率与"金标准"对比，差异无统计学意义（$P>0.05$）。支气管镜检查显示充血、水肿、溃疡、坏死、肉芽组织增加引起的管壁狭窄或闭塞。研究表明，支气管镜检查可有效明确支气管结核病变特征，为临床提供有效的参考依据。Xu 等[5]采用支气管肺泡灌洗液（bronchoalveolar lavage fluid，BALF）样本前瞻性评估来自中国高负担地区的肺结核的诊断策略的价值。选取 2018 年 3 月至 2018 年 7 月期间来自苏州第五人民医院登记注册的疑似肺结核患者进行前瞻性研究，对痰 Xpert 阴性结果的患者进行 BALF 采集和检测进一步诊断结核病。结果显示，440 例参与者，316 例（71.8%）从痰标本中初始诊断为结核病，包括 245 例（55.7%）基于培养阳性和 / 或 Xpert 检测结果确诊的结核病患者，71 例（16.1%）基于临床诊断的结核病患者。153 例培养阳性患者中，Xpert（94.1%）检测技术具有显著高的阳性比例，明显高于涂片镜检法（45.8%，$P<0.01$），从 182 例 Xpert 阴性患者中进行 BALF 的 Xpert 检测，结果显示检测敏感度更高（97.4%），明显高于涂片镜检法（23.4%，$P<0.01$），同时 74.1% 经涂片显微镜初始诊断为结核病涂阴患者，使用 BALF Xpert 检测而得到确诊，且降低了患者诊断成本（从 266.9 美元降低到 171.5 美元）。

张云勇等[6]对纤维支气管镜在呼吸道内结核患者疾病诊断中的应用研究，于 2018 年 4 月至 2019 年 3 月期间，呼吸道内结核病患者 40 例采用纤维支气管镜进行诊断。结果显示，将 40 例患者中 Ⅰ 型（炎症浸润型）12 例、Ⅱ 型（溃疡坏死型）10 例、Ⅲ 型（肉芽增殖型）13 例、Ⅳ 型（瘢痕狭窄型）4 例、Ⅴ 型（管壁软化型）1 例。镜下取痰抗酸杆菌染色阳性 12 例（30.0%），活检阳性 30 例（75.0%），刷检阳性 34 例（85.0%）。研究表明，在对呼吸道内结核患者进行诊断时，可采用纤维支气管镜检查方式，应用价值明显。何斌等[7]对 2018 年 1 月至 2018 年 11 月的门诊和住院疑似肺结核患者的经支气管检查支气管肺泡灌洗液标本 183 例，其中男性 101 名，女性 82 名，年龄 9~84 岁，平均年龄为 56.8 岁。对于所有支气管肺泡灌洗液标本进行涂片并抗酸染色，镜检查找抗酸杆菌。同时，将灌洗液标本处理后进行结核分枝杆菌核酸检测。采用聚合酶链式反应（polymerase chain reaction，PCR），结合 Taqman 荧光探针技术，对灌洗液标本中结核分枝杆菌复合群的插入序列片段进行扩增。采用 SPSS 20.0 软件进行统计学分析，f2 检验对两种检测方法进行比较，$P<0.05$ 表示差异具有统计学意义。结果显示，183 例患者肺泡灌洗液抗酸染色涂片镜检结果 160 例阴性，23 例阳性，阳性率为 12.57%；同期行肺泡灌洗液结核分枝杆菌核酸检测阳性 72 例，阴性 111 例，阳性率为 39.89%。采用配对卡方检验对支气管肺泡灌洗液荧光探针 PCR 与抗酸染色涂片结果进行比较，$P<0.01$ 差异有显著统计学意义。研究表明，PCR- 荧光探针技术具有较高的阳性检出率和特异性，该项技术可减少菌阴肺结核患者的漏诊，并具有快速判定结果的优点，是目前较为理想的检测方法；结合支气管肺泡灌洗在肺结核患者早期的检测具有较高应用价值，有利于肺结核疾病的早期诊断和及时治疗。

高莹[8]对 40 例活动性菌阳肺结核合并支气管结核患者的症状、体征、影像以及纤维支气管镜的镜下改变的临床资料收集整理和进行了分析。对患者先行纤维支气管镜检查,观察气管及各级支气管,然后对异常部位进行活检、刷检、涂片、灌洗液找抗酸杆菌。支气管镜下检查结果如下:炎症浸润型 6 例(16%),溃疡坏死型 2 例(53%),肉芽增殖型 5 例(14%),瘢痕狭窄 7 例(17%)。气管 2 例,右主支气管 5 例,双侧支气管 1 例,右上叶 8 例,右中叶 7 例,右下叶 3 例。左主气管 5 例,左上叶 5 例,左舌叶 4 例。治疗结果为死亡 1 例,治愈及完成治疗疗程 30 例,瘢痕狭窄 7 例,完全闭塞至永久性肺不张 2 例。作者认为,纤维支气管镜结合活检、刷检,对气管、支气管结核诊断,了解病变部位、范围、程度及判断预后有非常重要的价值。因此,支气管镜在支气管结核诊治中的应用非常重要,也希望患肺结核的患者应用,尤其是菌阳肺结核患者尽可能推广纤维支气管镜检查,做到早发现、早治疗,避免管腔闭锁、狭窄,甚至因治疗延误,造成隆嵴破坏、堵塞而导致死亡的严重后果。Xpert Mycobacterium tuberculosis and rifampicin(MTB/RIF)Ultra assay 已经越来越多地用于成人结核病的诊断,但有关儿童研究报道缺乏。Sun 等[9]利用 BALF 进行 Ultra 和 Xpert MTB/RIF 检测并对该两种检测技术进行了比较。共计 93 例肺结核患儿和 128 例呼吸道感染儿童纳入研究,Ultra 对所有肺结核患儿和细菌学确诊的结核病患儿的敏感度分别为 70% 和 91%,Ultra 能够检测 58% 的培养阴性或抗酸染色阴性患儿的结核分枝杆菌,Ultra 检测的特异度达 98%。采用 Ultra 和 Xpert 同时对 164 例患儿进行检测,其敏感度分别为 80% 和 67%,提示该两种技术检测的一致性较好(κ =0.84)。

二、支气管镜检测新技术

1. 支气管内超声引导下经支气管针吸活检术(endobronchial ultrasound-guided transbronchial needle aspiration,EBUS-TBNA) EBUS-TBNA 已被逐渐用于诊断纵隔结核(tuberculosis,TB)淋巴结炎。Lin 等[10]评估使用 EBUS-TBNA 冲洗液的聚合酶链反应在结核分枝杆菌(TB-PCR)中的实用性,并探讨影响 EBUS-TBNA 准确性的因素。2010 年 4 月至 2017 年 7 月间对接受 EBUS-TBNA 的未选择的纵隔淋巴结肿大患者进行了一项前瞻性数据回顾性研究,并进行了 TB-PCR 研究。没有结核的患者被排除在外。分别计算每种诊断方式(病理、涂片、培养和 TB-PCR)的诊断准确率。淋巴结(lymph nodes,LNs)的特征和病理结果被分析为可能的影响因素。纳入 240 例接受 EBUS-TBNA 的连续患者,最后包括 21 例诊断为 TB 淋巴结炎的患者。结合组织学结果和传统微生物学研究,EBUS-TBNA 的诊断准确性为 57.1%。如果还使用 TB-PCR,诊断准确性将大大提高到 71.4%($P<0.001$)。单因素和多因素回归分析显示,病理显示使用 EBUS-TBNA 冲洗液时坏死具有较高的阳性微生物学结果。因此,EBUS-TBNA 是诊断纵隔 TB 淋巴结炎的有价值的工具。使用 TB-PCR 测定法和靶向具有坏死成分的 LNs 将改善 EBUS-TBNA 的诊断性能。李正国等[5]观察 EBUS-TBNA 在纵隔疾病的诊断及安全性分析,回顾性分析 2017 年 3 月至 2019 年 1 月间经胸部 CT 显示纵隔淋巴结肿大合并或不合并肺部病变、纵隔内占位的 66 例患者 EBUS-TBNA 的检查。结果显示,66 例患者中明确诊断的有 61 例,EBUS-TBNA 诊断阳性率为 92.42(61/66),特异性为 100%,均无严重并发症发生。EBUS-TBNA 在纵隔占位、肺部恶性肿瘤等的诊断中有较高的灵敏性、特异性和安全性,是一种有效的诊断方法。

2. 超声内镜引导下肺活检术 明宗娟等[11]探讨径向探头超声支气管镜引导支气管透

壁肺活检术(endobronchial ultrasound-guided transbronchial lung biopsy,EBUS-TBLB)在肺周围型病变(peripheral pulmonary lesions,PPLs)诊断中的价值及应用,评估其诊断成功率、影响因素及安全性。回顾性总结2017年8月至2019年1月在接受EBUS-TBLB检查的86例患者的临床资料,观察EBUS对病灶的定位能力,分析其诊断成功率及影响因素,观察有无并发症,进行安全性评估。结果显示,EBUS病灶探及率为89.53%(77/86),EBUS-TBLB在PPLs中的总诊断率为59.30%(51/86),对直径≥2cm、位于中下叶、距离肺门近、超声内部回声不均匀、边缘不连续的病灶确诊率均高于直径<2cm、位于上叶、距离肺门远、超声内部回声均匀、边缘连续的病灶($P<0.05$);病灶包绕超声探头的诊断率为78.26%(36/46),病灶边缘邻近超声探头的诊断率为41.94%(13/31),两组差异有统计学意义($P<0.05$)。EBUS-TBLB对PPLs的诊断敏感性为59.30%,特异性为100%,阳性预测值以及阴性预测值分别为100%和42.22%。EBUS-TBLB的安全性较高,86例受检者中仅有7例需要镜下局部止血,其余均为少量出血,无需特殊处理,未见气胸等并发症的发生。因此,EBUS-TBLB安全、有效,对PPLs有重要的诊断意义和较高的应用价值。病灶大小、部位以及超声探头和病灶的位置关系是影响EBUS-TBLB诊断效能的主要因素。

Li等[12]比较使用支气管内超声引导鞘(endobronchial ultrasonography with a guide sheath,EBUS-GS)以及结合使用EBUS-GS和虚拟支气管镜导航(virtual bronchoscopic navigation,VBN)的支气管内超声检查的诊断率和安全性。采取一项前瞻性、多中心、多组、随机对照试验,涉及1 010名受试者。所有招募的患者均接受了胸部CT扫描,发现需要诊断的SPN。受试者随机分为三组,即传统的非引导性支气管镜活检组(NGB组)、EBUS-GS引导性支气管镜活检组(EBUS组)和联合EBUS-GS的引导性支气管镜活检组与VBN(联合治疗组)一起使用。主要终点是调查三组诊断结果之间的差异。结果显示,EBUS组(72.3%)和联合治疗组(74.3%)的诊断率没有显著差异,但是NGB组的诊断率为41.2%。联合治疗组达到活检位置所需的时间明显少于EBUS组[(7.96±1.18)分钟 vs.(11.92±5.37)分钟,$P<0.05$]。但是,EBUS组和联合治疗组的支气管镜操作时间相同。直径>20mm的肺周围型病变的诊断率显著高于直径<20mm的患者。研究结果表明,引导性支气管镜检查可以提高肺周围型病变的诊断率。EBUS组和联合治疗组之间的诊断率没有显著差异,但将EBUS-GS与VBN结合使用可以显著缩短支气管镜的到达时间。

3. 支气管镜导航技术在肺周围型病变的诊断价值　目前确诊肺周围型病变(peripheral pulmonary lesions,PPLs)的方法多样,虚拟支气管镜导航(virtual bronchoscopic navigation,VBN)作为一种新型技术,可与已有支气管镜技术结合,提高诊断准确性,减少并发症。夏蕾等[13]对VBN在PPLs中的应用进行概述。应用PUBMED及CNKI期刊全文检索系统,以"虚拟支气管镜导航、肺周围型病变、诊断、治疗"等为检索词,检索2013年1月至2017年12月的相关文献,共检索到中文文献21篇,英文文献30篇。纳入标准:①VBN简介;②VBN软件;③VBN在PPLs诊断、治疗中的应用;④VBN的不足。根据纳入标准分析文献33篇,结果显示VBN是利用胸部薄层CT设定到达PPLs的规划路径,引导支气管镜对PPLs进行精确诊断和治疗的导航技术,有Directpath、LungPoint、LunPoint阿基米德、电磁导航等系统导航软件。VBN可联合超细支气管镜、带鞘超声支气管镜、X射线及CT等提高PPLs诊断率,同时很少发生严重并发症,可辅助应用于术前定位、活瓣、支架放置及微创治疗。因此,VBN在PPLs诊断和治疗中有良好的应用价值。李士杰等[14]评价VBN联合EBUS-GS对PPLs的诊断价值及安全性,回顾性分析 2016 年 1 月至 2017 年 12 月在北京大学肿瘤医院内镜中心接受 EBUS-GS-TBLB 患者的临床病理资料,评价诊断率及安全性,并对影响诊断率的因素进行分析。结果显示,121 例患者纳入本研究,男性 65 例,女性 56 例;平均年龄为(58.8 ± 10.3)岁。108 例(89.3%)可在 EBUS 图像中显示,共有 89 例(73.5%)经 EBUS-GS-TBLB 获得明确诊断。EBUS-GS-TBLB 对恶性病变的诊断率为 82.5%。联合刷检、活检及肺泡灌洗中两种或三种方式取检的诊断率(87.2%)高于仅采用单一方式取检(58.8%,χ^2=6.084,P=0.014)。影响 EBUS-GS-TBLB 诊断率的因素包括超声探头位于病灶内部(χ^2=20.372,P=0.000)、病灶位于肺野内带及中带(χ^2=10.810,P=0.001)。1 例(0.8%)患者术中出血量较多。因此,VBN联合 EBUS-GS-TBLB 是一种诊断 PPLs 安全且有效的方法。

何杰等[15]评价了电磁导航引导冷冻肺活检对外周型孤立性肺结节(solitary pulmonary nodule,SPN)的诊断价值。回顾性分析 2016 年 1 月 1 日至 2018 年 7 月 8 日用不同方法行经支气管肺组织活检的 76 例外周型 SPN(直径 ≤ 3.0cm)患者的临床资料,根据活检方法的不同分为电磁导航引导冷冻肺活检(electromagnetic navigation bronchoscopy guidance transbronchial lung cryobiopsy,ENBCB)组和电磁导航引导活检钳肺活检(electromagnetic navigation bronchoscopy guidance transbronchial lung biopsy,ENBLB)组,比较两种活检方法的标本大小、诊断率、操作时间及并发症,最后诊断结果通过外科手术切除病灶行病理检查或者随访 2 年至临床治愈确诊。结果显示,ENBCB 组和 ENBLB 组的病灶平均直径分别为(21.0 ± 8.0)mm 和(22.0 ± 8.0)mm。两组病灶大小比较,差异无统计学意义(t=0.68,P=0.590)。ENBCB 组及 ENBLB 组活检标本大小分别为(10.5 ± 4.2)mm^2 和(2.9 ± 1.3)mm^2,差异有统计学意义(t=−14.56,P<0.05);ENBCB 组和 ENBLB 组的诊断率分别为 89.2%(33/37)和 69.2%(27/39),ENBCB 组诊断率高于 ENBLB 组(χ^2=4.55,P=0.033)。亚组分析:病灶直径为 2.0~3.0cm 时,两组诊断率差异无统计学意义(χ^2=0,P=1.000);病灶直径 <2.0cm 时,ENBCB 组诊断率高于 ENBLB 组(χ^2=4.88,P=0.027)。ENBCB 组与 ENBLB 组的操作时间分别为(64.7 ± 14.2)分钟和(36.4 ± 12.8)分钟,两组差异有统计学意义(t=−18.78,P=0.002);并发症方面,两组均未发生严重大出血和气胸,轻到中度出血的病例 ENBCB 组为 40.5%(15/37),ENBLB 组为 17.9%(7/39),差异有统计学意义(χ^2=4.71,P=0.030)。因此,与 ENBLB相比,ENBCB 操作时间相对较长,但在获得标本大小及提高外周型 SPN 的诊断率方面具有优势,安全性良好。

4. 超声支气管镜下弹性成像技术　方苏榕等[16]探讨超声支气管镜下弹性成像技术单独及联合胸部 CT、常规超声在气管周围的纵隔及肺门淋巴结性质判定中的价值。选取 2016 年 6 月至 2018 年 3 月期间在南京医科大学附属南京医院呼吸内科气管镜室拟行EBUS-TBNA 检查的患者。记录目标淋巴结的胸部 CT、常规超声及超声弹性成像各参数,根据 EBUS-TBNA 的病理阳性结果或者阴性结果进行一年的随访作为诊断的"金标准"。构建各个特征参数的受试者工作特征曲线,得到曲线下面积和最佳截断值,并计算出最佳截断值时各个参数的诊断准确率、灵敏度、特异度、阳性预测值、阴性预测值等指标。结果显示,共入组 78 例患者,117 枚淋巴结:①胸部 CT 在判定淋巴结性质中,淋巴结短径 ≥ 10mm,边界清楚,质地不均匀这三个特征具有统计学意义(P<0.05),其中质地不均匀的 AUC 最高,为0.711;②常规超声判定淋巴结性质时,淋巴结短径 ≥ 10mm,边界清楚,低回声,形状呈类圆形这四个特征具有统计学意义(P<0.05),其中边界清楚的 AUC 最高为 0.655;③超声弹性

成像图像应用图像类型、超声弹性评分、应变率比值以及蓝色面积比四种方法判断淋巴结性质,AUC 分别是 0.843、0.820、0.717、0.877,其中蓝色面积比的 AUC 最高;④联合胸部 CT 的淋巴结质地不均匀,常规超声的淋巴结边界清楚以及超声弹性成像的图像类型进行统计分析,得出准确率、灵敏度、特异度、阳性预测值、阴性预测值分别是 85.5%、85.7%、87.9%、100%、100%,AUC 为 0.932。因此,超声弹性成像对于肺门及纵隔淋巴结的性质判断的诊断价值高于胸部 CT 及常规超声,三者联合能够明显提高淋巴结的恶性检出率。

三、经皮穿刺活检术

张怡等[17]探讨超声造影引导下经皮肺穿刺活检对菌阴疑似肺结核诊断的应用价值。选取 2018 年 1—12 月同济大学附属上海市肺科医院收治的菌阴疑似肺结核且行超声造影引导下经皮肺穿刺活检的患者 56 例。归纳总结常规超声及超声造影表现、坏死的检出率、穿刺活检的阳性率及术后并发症情况。结果显示,56 例患者超声造影引导下经皮肺穿刺活检阳性率为 78.6%(44/56),其中确诊肺结核 35 例(79.5%,35/44),非结核分枝杆菌病 2 例,肺癌 2 例,肺炎 5 例,未得到阳性结果患者 12 例(经临床诊断性抗结核药物治疗确诊为肺结核)。超声造影对肺结核病灶内部坏死的检出率(68.1%,32/47)高于常规超声(36.2%,17/47),两者检出率比较,差异有统计学意义。超声造影引导下经皮肺穿刺活检过程中发生咯血 1 例(1.8%,1/56),咯血量约 20ml,留院观察 30 分钟,症状缓解,无继续咯血。因此,对于菌阴疑似肺结核患者,超声造影引导下经皮肺穿刺活检是一种有效而安全的检查方法,具有较好的临床应用价值。

四、胸(腹)腔镜技术

1. 胸腔镜技术　胡旭钢等[18]总结结核性胸膜炎在内科胸腔镜下的表现,并探讨快速现场评价技术对结核性胸膜炎的诊断价值。回顾性分析 2016 年 1 月至 2018 年 10 月在经内科胸腔镜诊断的 56 例结核性胸膜炎患者的临床资料,总结分析胸腔镜下表现及快速现场评价特点。结核性胸膜炎的胸腔镜下主要表现包括:呈弥漫性分布的粟粒状结节、胸膜充血水肿、肥厚增生及胸膜粘连、大量纤维素性渗出等。结核性胸膜炎的快速现场评价特点表现主要包括上皮样细胞及组织细胞混杂、可见多核巨细胞、大量淋巴细胞及纤维素渗出等。通过联合快速现场评价技术,胸腔镜下组织活检的平均次数为 6 次,平均操作时间为 36 分钟。因此,在结核性胸膜炎的诊治中,内科胸腔镜联合快速现场评价技术可以显著缩短胸腔镜下胸膜活检次数,减少操作时间,具有较高的临床应用价值。尽管胸腔积液是一种常见的临床表现,但对胸腔积液原因的鉴别诊断通常具有挑战性,特别是在结核性胸膜炎(tuberculous pleuritis,TP)与其他胸腔积液的早期鉴别中。Huo 等[19]探讨了胸腔镜与免疫学检查相结合,可改善结核性胸腔积液疑难病例的早期诊断。该研究评估常用的实验室检查对胸腔积液疑难病例的早期诊断的价值。招募未经诊断的胸腔积液患者,并对其进行 5 项实验室检查,包括胸腔镜检查、胸腔积液腺苷脱氨酶(adenosine deaminase,ADA)测定、血清结核抗体测定(TB 抗体)、结核菌素皮肤试验(tuberculin skin test,TST)和 T-SPOT。结果分析,TP 的诊断是基于胸膜组织学和结核分枝杆菌培养,比较不同测试的诊断性能。结果显示,共纳入 106 例患者,平均年龄为 53 岁,男性为 70.8%,其中有 72 名(68%)被确认患有 TP。当单独使用时,5 个实验室测试显示出性能参数变异度非常大,包括灵敏度(46%~92%)和特异性

（33%~82%）。当以不同的组合使用时，胸腔镜联合 TST 或 TB 抗体显示了最佳的性能参数，灵敏度为 80.8%，特异性为 85.7%。因此，该研究结果表明在高结核病负担国家，胸腔镜检查与 TST 或 TB 抗体检测相结合是早期诊断 TP 困难病例的最佳选择。

2. 腹腔镜技术　崔艳宇等[20]探讨腹腔镜在鉴别诊断女性盆腔结核和卵巢癌中的价值。对 2018 年 3 月至 2019 年 3 月共 65 例因腹水、盆腔包块入院且无法确诊的患者行腹腔镜检查，由同一医师操作，探讨腹腔镜在鉴别诊断女性盆腔结核和卵巢癌中的应用价值。结果显示，腹腔镜下初步诊断卵巢癌 42 例，盆腔结核 23 例，术中病理检查确诊卵巢癌 41 例，盆腔结核 24 例，腹腔镜检查 1 例盆腔结核误诊为卵巢癌，诊断符合率为 98.46%。盆腔结核患者腹水量、CA199 升高情况与卵巢癌患者对比无明显差异（$P>0.05$）；但腹水性质差异明显（$P<0.05$）。腹腔镜下盆腔结核和卵巢癌的表现特点有一定的区别。因此，腹腔镜在诊断女性盆腔结核和卵巢癌中具有良好的效果，视野广阔，且取材简单，有利于避免剖腹检查对患者造成的创伤，具有较高的参考价值。

随着介入诊断新技术的广泛开展，支气管镜检测、EBUS-GS-TBLB、EBUS-TBNA、气管镜导航技术、经皮肺穿刺技术以及各种腔镜技术为结核病诊断提供了更多获取标本机会，是结核病诊断的重要辅助手段，极大改善了复杂疑难病例病理标本的获取率，进一步提高结核病的诊断率。

（唐佩军　杨松　严晓峰　唐神结）

参考文献

［1］卢志斌，肖阳宝，罗林紫，等. 超细支气管镜在空洞型肺结核合并气管支气管结核诊断中的应用 [J]. 临床肺科杂志，2019, 24 (3): 534-537.

［2］陈沐，许俐娴，周强. 气管镜在肺结核诊治中的临床价值 [J]. 实用医院临床杂志，2019, 16 (6): 73-75.

［3］琳孙悦，王聪，曹箭，等. 纤维支气管镜刷检液基薄片细胞学联合免疫细胞化学在肺癌病理分型诊断中的临床价值 [J]. 中华肿瘤杂志，2019, 41 (5): 326-330.

［4］史慧芳. 支气管镜检查对支气管内膜结核的诊断价值 [J]. 临床医药文献电子杂志，2019, 6 (33): 125-126.

［5］XU P, TANG P, SONG H, et al. The incremental value of bronchoalveolar lavage for the diagnosis of pulmonary tuberculosis in a high-burden urban setting [J]. J Infect, 2019, 79 (1): 24-29.

［6］张云勇，陈燕，何丽凤. 纤维支气管镜在气道内结核病诊断中的应用分析 [J]. 中国社区医师，2019, 35 (4): 133-135.

［7］何斌，董晓丽，贺钢枫. PCR- 荧光探针技术结合支气管肺泡灌洗在肺结核病诊断的应用 [J]. 内蒙古医学杂志，2019, 51 (2): 215-216.

［8］高莹. 利用纤支镜诊断菌阳肺结核合并支气管结核的临床分析 40 例 [J]. 临床医药文献电子杂志，2019, 6 (44): 18-20.

［9］SUN L, QI X, LIU F, et al. A Test for More Accurate Diagnosis of Pulmonary Tuberculosis [J]. Pediatrics, 2019, 144 (5). pii: e20190262.

［10］LIN C K, KENG L T, LIM C K, et al. Diagnosis of mediastinal tuberculous lymphadenitis using endobronchial ultrasound-guided transbronchial needle aspiration with rinse fluid polymerase chain reaction [J]. J Formos Med Assoc, 2020, 119 (1 Pt 3): 509-515.

［11］曾多，席彩霞，陈来秀，等. 超声支气管镜引导下的经支气管针吸活检术的临床应用分析 [J]. 国外医学（医学地理分册），2019, 40 (3): 306-307, 313.

［12］张德信，李维，史红阳，等. 径向探头超声支气管镜引导支气管透壁肺活检术在外周肺病变诊断中的应用 [J]. 中华肺部疾病杂志 (电子版)，2019，12 (5): 579-584.

［13］夏蕾，林盪，刘国华. 肺周围型病变虚拟支气管镜导航诊疗应用价值 [J]. 中华肿瘤防治杂志，2019，26 (5): 349-353.

［14］李士杰，闫万璞，陈麦林，等. 虚拟支气管镜导航联合支气管超声导向鞘引导肺活检术在肺周围性病变诊断中的应用 [J]. 中国肺癌杂志，2019，22 (3): 125-131.

［15］何杰，李小燕，余觅，等. 电磁导航支气管镜引导冷冻肺活检对肺外周结节的诊断价值 [J]. 中国内镜杂志，2019，25 (4): 54-59.

［16］方苏榕，唐云，常立功，等. 超声支气管镜下弹性成像技术在纵隔淋巴结性质判定中的价值. 中华肺部疾病杂志 (电子版)，2019，12 (4): 450-457.

［17］张怡，毕珂，朱惠铭，等. 超声造影引导下经皮肺穿刺活检在菌阴疑似肺结核患者诊断中的价值 [J]. 中国防痨杂志，2019，41 (8): 828-832.

［18］胡旭钢，王剑，宋嘉，等. 结核性胸膜炎的内科胸腔镜表现及快速现场评价特点分析 [J/OL]. 中国内镜杂志: 1-7 [2020-03-27]. http://kns. cnki. net/kcms/detail/43. 1256. r. 20190814. 1643. 005. html.

［19］HUO Z, YANG M, CHEN J, et al. Improved early diagnosis of difficult cases of tuberculous pleural effusion by combination of thoracoscopy with immunological tests [J]. Int J Infect Dis, 2019, 81: 38-42.

［20］崔艳宇. 腹腔镜在鉴别诊断盆腔结核和卵巢癌中的价值 [J]. 中国卫生标准管理，2019，10 (17): 82-84.

第六章 结核病病理学诊断

【摘要】病理学诊断是确诊结核病的重要途径,尤其在痰菌阴性肺结核、肺外结核的诊断与鉴别诊断中发挥重要的作用。目前,国内结核病的病理学诊断主要依靠传统病理学,在肺内结核中传统病理学检查可提高肺结核诊断率,从病理学角度认识结核性"树芽征"的影像学表现具有很大临床意义。在肺外结核病中皮肤结核组织病理对诊断有提示作用;加强肠结核(intestinal tuberculosis,ITB)病理组织学检查,同时结合临床表现、实验室检查、影像学检查,提高诊断水平;脊柱结核标本量足够的前提下,推荐同时行病理检查和 Xpert 检测;后颈部淋巴结结核超声造影粗针穿刺活检的病理诊断阳性率与细针穿刺活检相近,并发症发生率粗针活检高。经支气管镜针吸活检术(transbronchial needle aspiration,TBNA)联合快速现场评价(rapid on site evaluation,ROSE)技术诊断纵隔病变具有较高的诊断效能,是一种有效减少二次 TBNA 的安全技术。免疫组织化学(immuno histochemistry,IHC)应用在结核病诊断为较好的诊断方法;在淋巴结结核病理学诊断中运用 IHC 与 PCR 技术检测效果相当,且均优于抗酸染色法。石蜡包埋组织实时荧光定量 PCR(RT-qPCR)检测灵敏度较高,是快速检测结核分枝杆菌 DNA 的有效工具,是快速诊断结核病的重要手段。

【关键词】结核病;病理诊断;分子病理学;免疫组织化学

病理学诊断是确诊结核病的重要途径,尤其在痰菌阴性肺结核、肺外结核的诊断与鉴别诊断中发挥重要的作用。目前,国内结核病的病理学诊断主要依靠传统病理学,但免疫组化方法以及分子病理学诊断新技术的采用,不仅可以显著提高结核病的检测阳性率,还可以提高耐药结核病的检出率,为结核病患者精准治疗提供重要依据。

一、快速现场评价与结核病诊断

快速现场评价(rapid on site evaluation,ROSE)是一种在穿刺、活检、刷片等方法收集标本时,相关人员现场对所得的标本进行快速评价、得出初步诊断和优先策略,反馈指导下一步操作的技术。赵青等[1]对经支气管镜针吸活检术(transbronchial needle aspiration,TBNA)联合 ROSE 技术对纵隔病变的诊断价值进行探讨。TBNA 可获取常规气管镜不能获得的标本,其创伤小、操作简易、花费相对少在临床上广泛应用。TBNA 联合 ROSE 技术在临床上越来越受重视,ROSE 技术可评价是否取到靶部位的标本以及取材的满意度,从而形成初步诊断,实时指导介入操作。通过 TBNA 联合 ROSE 技术也有助于纵隔淋巴结结核的诊断,在有条件的单位可考虑常规开展。本文中 TBNA 联合 ROSE 技术诊断纵隔病变的敏感度为 70.6%,特异度为 100.0%,阳性预测值为 100.0%,阴性预测值为 16.7%,漏诊率为 29.4%,无一例误诊。TBNA 联合 ROSE 技术与最终病理学检查诊断符合率为 72.2%,并发症较少。研究表明,TBNA 联合 ROSE 技术诊断纵隔病变具有较高的诊断效能,是一种有效减少二次TBNA 的安全技术。

金旭如等[2]对快速现场评价在呼吸系统疾病诊断中的应用进行了评价,认为随着ROSE在呼吸系统疾病介入诊断中应用的开展,引入了现场微生物学评价(microbiological ROSE,M-ROSE)。不仅可以依据ROSE评价标本取材满意度,指导介入取材操作,也可依据ROSE初判结果,进行标本分流。如初判提示细菌可能,增加革兰氏染色等,提示结核可能,增加AFB或Fite染色、结核培养从而提高结核病的诊断。对是否要在呼吸介入诊断过程中常规开展ROSE,在呼吸系统疾病诊断中应遵循怎样的应用原则,ROSE在诊断流程中的地位等进行了评价。

二、传统病理学诊断

病理学诊断是确诊肺结核的重要手段,目前国内结核病的病理学诊断主要依靠形态学及抗酸染色。

1. 诊断肺结核　雷战平[3]对病理检查在肺结核诊断中的应用价值进行分析。对比129例肺结核患者的实验室检查结果、胸部CT表现、纤维支气管镜检查及肺活检术结果。结果显示,行纤维支气管镜检查患者,镜下见气管、支气管黏膜呈充血样改变,大量脓性分泌物、干酪样坏死、肉芽组织增生、黏膜增厚、局部黏膜凹凸不平等。B超引导下经皮肺穿刺活检病理结果确诊肺结核患者达到100.00%,少量出现咯血(16.67%)。CT引导下经皮肺穿刺活检病理结果确诊肺结核患者100.00%,出现咯血29.73%。研究表明,进行病理检查可提高肺结核诊断率,如在B超或CT引导下经皮肺穿刺、纤维支气管镜下活检术等。

李旭文等[4]对结核性"树芽征"的CT表现与病理结果进行分析,以提高对结核性"树芽征"CT影像特征的认识水平,明确CT所见的结核性"树芽征"相对应的病理意义。结核性"树芽征"的"树状"部分对应于小叶内炎性细支气管,而"芽状"部分对应充满了炎性物质的比相应的细支气管粗大的肺泡管,"树芽状"病变包括腔内干酪或支气管内、支气管周围干酪样病变、炎性细胞和碎屑、纤维化和肉芽肿形成的混合物。研究表明,结核性"树芽征"代表肺结核支气管腔内播散过程中的特殊病理过程,在临床工作中可以为肺结核诊治提供证据,从病理学角度认识结核性"树芽征"的影像学表现有很大临床意义。

杨莉等[5]选取陕西省结核病防治院收治的164例气管支气管结核(tracheobronchial tuberculosis,TBTB)患者作为研究对象,收集患者一般信息及CT扫描图像、组织活检、痰检、MTB培养及GeneXpert MTB/RIF(简称"GeneXpert")检测结果。分析TBTB临床及CT表现特征、支气管镜下病变类型、组织病理学特点以及病原学检测结果。结果表明,164例研究对象中咳嗽153例(93.29%),发热108例(65.85%);病变部位以右侧为主109例(66.46%)。CT扫描主要表现为管腔不规则狭窄92例(56.10%),管壁不规则增厚45例(27.44%),肺门或近肺门软组织块影27例(16.46%)。支气管镜检查主要表现为炎症浸润型(69例,42.07%)、溃疡坏死型(46例,28.05%)和肉芽增殖型(29例,17.68%)。组织病理学改变表现为渗出性病变46例(28.05%)、增生性病变32例(19.51%)、坏死性病变36例(21.95%)、复合性病变50例(30.49%)。85例研究对象同时进行了组织与痰液抗酸染色、MTB培养和GeneXpert检测,抗酸染色+GeneXpert+MTB培养检测阳性率为57.65%(49/85),明显高于抗酸染色阳性率(37.65%,32/85),差异有统计学意义。作者认为,TBTB支气管镜及病理表现多样,不同病原学检测方法的阳性率差别大,其诊断应结合临床、CT表现及病理表现并联合多种病原学检测结果综合分析。

张蕊[6]选取艾滋病合并肺结核病症患者52例作研究对象,均经尸体解剖确诊为艾滋病合并肺结核病症;回顾性分析本组病例的CT扫描检查资料,评估CT扫描在艾滋病合并肺结核病症诊断中的应用效果,并将CT影像学表现与穿刺活检病理进行对比分析。探讨艾滋病合并肺结核病症的CT与病理对比。结果表明,病理穿刺活检方法对本组艾滋病合并肺结核病症患者的诊断准确率是98.08%,高于CT扫描的84.62%($P<0.05$)。作者认为,艾滋病合并肺结核病症的CT影像学主要表现为肿块、结节、片状实变影,合并胸膜炎和纵隔淋巴结肿大,主要病理改变是炎性肉芽肿,或者合并干酪坏死,无典型性的结核结节、朗格汉斯巨噬细胞,在临床诊断时应联合抗酸杆菌染色检验法,从而提高诊断准确率。

黄毅等[7]方法搜集西安市胸科医院初次就诊的298例疑似结核性胸膜炎患者,其中临床确诊结核性胸膜炎患者112例,非结核性胸膜炎患者186例。所有患者均通过超声引导下胸膜穿刺获取病理组织和胸腔积液标本,对活检组织进行病理学切片检查(简称"病理检查"),胸腔积液分别进行结核分枝杆菌培养(浓缩集菌法,采用液体培养BACTEc MGIT 960操作系统,简称"MGIT 960培养")、全自动医用PCR分析系统(GeneXpert MTB/RIF,简称"GeneXpert检测")和抗酸杆菌染色涂片检查(简称"涂片检查")。上述各种方法以临床确诊患者为参考标准,得出各自的诊断敏感度、特异度、阳性预测值、阴性预测值、约登指数,以评价各种检测方法诊断结核性胸膜炎的效能。分析超声引导下胸膜穿刺获取的病理组织及胸腔积液标本在疑似结核性胸膜炎中的诊断价值。结果显示,病理检查、MGIT 960培养、GeneXpert检测、涂片检查以临床确诊结果为参考标准的诊断敏感度分别为41.96%(47/112)、73.21%(82/112)、58.93%(66/112)、2.68%(3/112),特异度分别为99.46%(185/186)、100.00%(186/186)、100.00%(186/186)、100.00%(186/186),约登指数分别为0.41、0.73、0.59、0.02。作者认为,超声引导下胸膜穿刺获取标本采用各种技术与方法进行检测,结果证明胸腔积液标本采用浓缩集菌法进行MGIT 960培养相对其他检测技术与方法具有较好的敏感度、特异度,约登指数最高,具有良好的临床诊断结核性胸膜炎的价值。

2. 肺外结核病 满春花[8]报道了确诊的20例皮肤结核的临床和病理资料,其中寻常狼疮11例,疣状皮肤结核9例。寻常狼疮皮损表现为暗红色斑块、斑片、结节,压诊呈苹果酱颜色,部分皮损可见萎缩。疣状皮肤结核表现为疣状增生斑块,部分有溢脓现象。皮肤结核的病理特征性不高,但组织病理对诊断有提示作用,同时认为皮肤结核误诊率高,延迟诊断高。

马晓菌等[9]回顾性分析安徽医科大学第一附属医院消化内科收治的18例经肠镜病理确诊的肠结核(intestinal tuberculosis,ITB)患者的临床资料,对ITB的临床表现、实验室检查、影像学、肠镜及病理情况等数据进行总结分析,探讨经肠镜病理确诊ITB患者的临床特点。结果显示,18例患者中,腹痛16例(88.9%)、腹泻11例(61.1%);结核感染T细胞斑点试验(T-SPOT.TB)阳性率为83.3%(15/18),PPD试验阳性率为55.6%(10/18);影像学检查示10例(55.6%)患者合并肺结核,肺结核经胸部X线检查确诊率为22.2%(4/18),经胸部高分辨CT确诊率为42.9%(6/14);小肠CT(CTE)特征分析显示,病灶累及回盲部12例(66.7%),肠壁对称性增厚11例(61.1%),淋巴结环形强化10例(55.6%),腹水7例(38.9%);肠镜显示环形溃疡10例(55.6%)、鼠咬征8例(44.4%)、回盲瓣挛缩呈鱼口状开放4例(22.2%)。18例患者均通过病理确诊,病理组织学抗酸染色阳性率为83.3%(15/18),干酪样坏死性肉芽肿检出率为44.4%(8/18)。作者认为ITB临床特征缺乏特异性,难以明确诊断,应加强病理组织学检查,同时结合临床表现、实验室检查、影像学检查,以提高诊断水平。

董伟杰等[10]回顾性分析诊断为脊柱结核的442例患者的资料,男性227例(51.4%),女性215例(48.6%);年龄为18~86岁[(46.3±18.0)岁];胸椎结核165例。腰椎结核162例,腰骶椎结核53例,胸腰段结核46例,颈椎结核11例,颈胸段结核5例。所有患者通过穿刺或手术获得病灶中的脓液、死骨、肉芽组织及干酪样坏死组织,同时进行传统组织病理学检查与Xpert检测,计算两者的阳性率与阴性率。评价传统组织病理学(简称"病理")检查与Xpert MTB/RIF(简称"Xpert")检测在脊柱结核诊断中的作用。病理诊断分四类,一类、二类为确诊结核,三类、四类为未诊断结核。以病理诊断为标准,获得Xpert检测的敏感度、特异度,计算Kappa值评估两者的一致性。以病理诊断为"金标准",绘制Xpert检测的受试者工作特征(receiver operating characteristic,ROC)曲线并计算曲线下面积(area under curve,AUC),评估Xpert检测的价值。结果显示,442例患者中,病理确诊为结核292例(66.1%,95%CI 61.4%~70.5%),病理未诊断结核150例(33.9%,95%CI 29.5%~38.6%);Xpert检测阳性363例(82.1%,95%CI 78.2%~85.6%),阴性79例(17.9%,95%CI 14.4%~21.8%),发现rpoB突变43例(9.7%)。Xpert检测阳性率高于病理检查。以病理诊断为"金标准",病理确诊为结核的292例中,Xpert阳性273例,阴性19例;病理为三、四类诊断未确诊结核的150例中,Xpert阳性90例,阴性60例;Xpert的敏感度为93.5%(273/292),特异度为40%(60/150)。病理与Xpert两种检测确诊脊柱结核的Kappa值=0.378(95%CI 0.290~0.466),一致性欠佳。Xpert检测诊断脊柱结核的AUC为0.667。病理检查与Xpert检测联合诊断脊柱结核的阳性率为86.4%(382/442)。作者认为,Xpert检测可以提高脊柱结核的确诊率并发现利福平耐药突变,标本量足够的前提下推荐同时行病理检查和Xpert检测。

梁利斌等[11]选择96例脊柱结核患者的病理标本作为资料,包含脓液、病灶壁,并进行结核分枝杆菌培养,分别采用BacT/ALERT3D法、改良罗氏培养法,并针对培养阳性细菌进行药敏试验,分析不同培养方法、不同病理组织标本的阳性率进行比较。比较研究脊柱结核BacT/ALERT3D法、改良罗氏培养法等不同技术与病理标本脓液、病灶壁等结核分枝杆菌培养及药敏试验结果,探讨应用价值较高的技术和标本。结果显示,在BacT/ALERT3D法中,病理标本病灶壁培养结果阳性率(45.09%)显著高于脓液阳性率(28.98%);在改良罗氏培养法中,病理标本病灶壁培养结果阳性率(31.27%)显著高于脓液阳性率(16.24%),即不同病理标本培养结果均存在差异,且均以病灶壁阳性率最高(P<0.05)。作者认为,与改良罗氏培养法相比,BacT/ALERT3D法检出率更高,利于结核病的早期诊治,其中病灶壁标本培养阳性率更高,应用价值相对更高,值得推广和应用。

张文智等[12]对超声造影后行穿刺活检的87例颈部淋巴结肿大患者的病理结果进行回顾性分析,比较颈部淋巴结结核两种穿刺活检术的优势。将患者随机分为A、B两组,穿刺术前经超声造影选择穿刺点及目标淋巴结,A组行细针穿刺活检,取出物涂片后用95%酒精固定;B组行粗针穿刺活检,组织用10%甲醛固定。两组穿刺物均送病理检查,比较病理诊断阳性率。结果显示,A组颈部淋巴结结核病理诊断阳性率为95%(38/40),B组颈部淋巴结结核病理诊断阳性率为100%(47/47),两组相近;术后窦道及窦道趋势发生率A组为2.50%,B组为12.76%,B组高于A组。作者认为,超声造影后颈部淋巴结结核粗针穿刺活检的病理诊断阳性率与细针穿刺活检相近,而并发症发生率粗针活检高。

三、免疫组织化学方法

免疫组织化学（immunohistochemistry，IHC）是利用抗原-抗体的特异性结合反应原理，以抗原或抗体来检测和定位组织中目标蛋白质的一种技术方法。雷战平[13]报道了使用卡介苗（Bacille Calmette-Guérin，BCG）多克隆抗体，对病理标本进行 BCG 抗原检测的病理分析免疫组化法，对 79 例患者标本处理及检测分析显示，抗酸杆菌（acid-fast bacillus，AFB）检出率为 32.91%，BCG 抗原检出率为 68.35%，BCG 抗原检出率明显高于 AFB 检出率，差异有统计学意义（$\chi^2=9.8689$，$P<0.05$）。BCG 抗原检测率在干酪样坏死灶、不完全坏死灶、纤维化钙化灶、坏死灶旁纤维组织中高于 AFB，差异有统计学意义（$P<0.05$）。蛛网膜下腔和肝中，AFB、BCG 抗原检出率比较差异无统计学意义（$P>0.05$）；BCG 抗原检出率在肺、肺门淋巴结、颈淋巴结中检出率高于 AFB，差异均有统计学意义（$P<0.05$）。研究表明，IHC 应用在结核病诊断为较好的诊断方法，值得借鉴。

叶蓉[14]将病理科 50 例淋巴结结核患者（2016 年 1 月至 2018 年 12 月）病理标本设为结核组，选同期 30 例非淋巴结结核患者的病理标本作为非结核组，均实施 IHC 染色、PCR 技术、抗酸染色法检测，分析诊断结果探讨在淋巴结结核病理学诊断中运用 IHC 及 PCR 技术的应用价值。结果显示，三种方式检测的特异度均为 100.0%，实施 IHC 染色、PCR 技术检测的灵敏度和准确度显著高于抗酸染色法（$P<0.05$），实施 IHC 染色检测的灵敏度、准确度与 PCR 技术相比差异无统计学意义（$P>0.05$）。作者认为，在淋巴结结核病理学诊断中运用 IHC 与 PCR 技术检测效果相当，且均优于抗酸染色法。

胡海洋[15]选取病理科 2015 年 2 月至 2016 年 9 月期间收治的 48 例淋巴结核石蜡包埋组织标本为研究对象，再选择 21 例其他淋巴结疾病石蜡包埋组织标本为对照组，均行免疫组织化学和 PCR 检测，对比分析两组检测结果探讨淋巴结结核病理诊断中运用 PCR 技术和 IHC 的临床效果。结果显示，抗酸染色、PCR 以及 IHC 的阳性率分别为 27.08%、60.42%、52.08%；抗酸染色的阳性率低于 PCR 和 IHC（$P<0.05$）。作者认为，PCR 和 IHC 方法具有操作简单、阳性率高的特点，能够为临床诊断和治疗提供有效依据。

四、分子病理学方法

实时荧光定量 PCR（real-time fluorescence quantitative PCR，RT-qPCR）主要原理是通过荧光染料或荧光标记的特异性探针，对 PCR 产物进行标记跟踪，实时在线监控反应过程，结合相应软件对产物进行分析。该技术是目前临床应用最为广泛的分子病理检测技术，其主要优势在于操作简便、成本低廉、快速灵敏等。娄丽萍等[16]探讨石蜡包埋组织经 RT-qPCR 检测结核分枝杆菌 DNA 在结核病诊断中的应用价值。58 例临床确诊为结核病与 40 例非结核肉芽肿性疾病的石蜡包埋组织标本，应用 RT-qPCR 检测标本中结核分枝杆菌 DNA，同时进行 Ziehl-Neelsen 抗酸染色，比较 RT-qPCR 与抗酸染色检测结果的差异。结果显示，58 例结核病例中通过 RT-qPCR 检测有 56 例为阳性，灵敏度为 96.6%（56/58）；通过抗酸染色检测有 16 例为阳性，灵敏度为 27.6%（16/58），两者灵敏度差异有统计学意义（$P<0.001$）。而 40 例非结核性肉芽肿病例通过 RT-qPCR 检测有 39 例为阴性，特异度为 97.5%（39/40）；通过抗酸染色检测有 36 例为阴性，特异度为 90.0%（36/40），两者特异度差异无统计学意义（$P=0.359$）。研究表明，相对结核抗酸染色，RT-qPCR 灵敏度较高，是石蜡包埋组织快速检测

结核分枝杆菌 DNA 的有效工具,是快速诊断结核病的重要手段。

满春花等[17]应用 RT-qPCR 技术检测临床确诊为皮肤结核的 6 例新鲜组织样本和 20 例石蜡包埋组织样本的 MTB 阳性率,比较 RT-qPCR 技术在皮肤结核(cutaneous tuberculosis,CTB)石蜡包埋组织及新鲜组织中的敏感性,以探讨在 CTB 石蜡包埋组织中开展 MTB 检测的可行性。结果显示,新鲜组织敏感性为 50%,石蜡包埋组织敏感性为 35%,认为 RT-qPCR 技术可检测皮肤结核新鲜组织和石蜡包埋组织中的 MTB,前者的敏感性高于后者。

林晓[18]对 118 例疑似结核病例的活检组织同时行抗酸染色和荧光定量 PCR 检测,比较两种方法检测结果的一致性,以判断抗酸染色在病理活检组织结核诊断中的特异性和敏感性。其中肺组织 31 例,肺外组织 87 例。男性 56 例,女性 62 例。结果表明,118 例疑似结核病例中两种方法同为阳性者 43 例,同为阴性者 70 例;抗酸染色阴性,荧光定量 PCR 阳性者 3 例;抗酸染色阳性,荧光定量 PCR 阴性者 2 例。两种方法检测结果的符合率为 95.76%,不符合率为 4.23%,差异有显著性。118 例疑似结核病例的抗酸染色结果显示,肺内、外病变对于抗酸染色结果无明显影响。肺外疑似病例绝对数量多于肺部病变,可能由于部分肺部病变用痰涂片进行抗酸染色查菌,未进行活检组织检测,或者可能由于目前肺外结核的发病率明显增高所致。实验结果还显示,性别对于抗酸染色结果无明显影响。作者认为,抗酸染色检测成本低,易于开展,准确性高,在活检组织结核病理珍断中具有重要价值,值得各级医院病理科推广和应用。

张冰[19]选取 60 例接受石蜡组织结核病理诊断的患者,根据不同检验手段,分为研究组(n=60)和常规组(n=60),其中将荧光定量 PCR 检测对象定义为常规组,将抗酸染色检测对象定义为研究组,旨在研究石蜡组织结核病理诊断中采用抗酸染色与荧光定量 PCR 检测的临床价值。结果显示,研究组诊断准确率为 96.66%,常规组诊断准确率为 85.00%($P<0.05$);抗酸染色与荧光定量 PCR 检测符合率为 85.00%,特异度为 50.00%,灵敏度为 98.04%。作者认为,对石蜡组织结核病理诊断中采用抗酸染色,诊断效果优异,应用效果显著,值得推广。

刘小玉等[20]选取武汉市肺科医院外科出院的 381 例手术病理为"肉芽肿性炎"的患者以坏死类型不同为分组依据,对涂片抗酸染色、实时荧光定量 PCR(TB-DNA)、RNA 恒温扩增实时荧光检测(SAT-TB)、GeneXpert/RIF(Xpert)、结核分枝杆菌培养等结果进行回顾分析,探讨合并坏死改变的结核性肉芽肿各类病原学检查阳性率与坏死类型的关系。结果显示,合并坏死的有 3 种类型,分别为干酪样坏死 270 例、凝固性坏死 30 例、脓肿 76 例,余 5 为非坏死性肉芽肿。以临床诊断为"金标准",各组内 5 种结核病原学阳性率由高到低顺序为 Xpert、TB-DNA、SAT-TB、结核分枝杆菌培养、涂片抗酸染色;组内不同检查间比较,Xpert 在各组内阳性率均最高,在干酪样坏死标本中显著高于 TB-DNA($P<0.01$);组间相同检查间比较,Xpert、TB-DNA 在脓肿和干酪坏死标本中的检出率都显著高于凝固性坏死标本($P<0.01$)。作者认为,5 种病原学检测技术在合并不同类型坏死的结核性肉芽肿病理标本中阳性率差异较大,选取干酪样坏死或脓肿标本送检可提高检出率,其中 Xpert 检出阳性率最高。

胃结核的早期诊断通常具有挑战性,因为该病非常罕见且其临床表现具有非特异性和误导性。为了提高认识并强调对胃结核的早期诊断,Ma 等[21]介绍了一例继发于胸膜和肺结核的胃结核病例。患者为 26 岁的妇女,主诉胃痛 1 个月,但没有其他症状,以前没有接触过结核病。最初怀疑是胃间质瘤。然而,胃镜活检病理显示肉芽肿性病变和干酪样坏死,活检标本的基因测序确定了结核分枝杆菌的脱氧核糖核酸片段。胸部计算机断层扫描显示胃小弯软组织中有结节阴影，右上肺的斑块状密度和钙化结节阴影，双侧胸膜增厚和钙化胸膜结节。因此，诊断是继发于肺结核和胸膜结核的胃结核。文献检索发现 2000—2016 年报告了 22 例胃结核。对 22 例的回顾性研究表明，在组织病理形态学符合的前提下，分子检测成为诊断肺外结核必不可少的重要方法。

结核性胸膜炎（tuberculous pleuritis，TP）的诊断一直都是非常困难的，由于其含菌量较少，Xpert MTB/RIF（Xpert）和分枝杆菌培养物（培养物）的敏感性仅 30%~50%。Yang 等[22]评估游离结核分枝杆菌 DNA 测试（cf-TB）在 TP 胸腔积液中的诊断性能。前瞻性收集可疑 TP 患者的胸腔积液标本 286 例。先离心胸腔积液，然后将沉淀物用于培养，进行 Xpert 和 T-SPOT 分析，上清液用于 cf-TB 和腺苷脱氨酶分析。根据预先指定的复合参考标准，其中 122 位参与者确诊为 TP。cf-TB 对确定的 TP 的敏感性为 79.5%（97/122，95%CI 72.4~86.7），优于 Xpert（38.5%，47/122，95%CI 29.9~47.2，$P < 0.001$）和培养（27.1%，33/122，95%CI 19.2~34.9，$P < 0.001$）。以 Xpert 和 / 或培养液为参考标准，cf-TB 的敏感性为 96.6%（57/59，95%CI 92.0~100.0），也显著高于 Xpert（79.7%，47/59，95%CI 69.4~89.9，$P=0.004$）和培养（55.9%，33/59，95%CI 43.3~68.6，$P<0.001$）。因此，cf-TB 可大大提高 TP 的确诊率。结核性脑膜炎（tuberculous meningitis，TBM）是最严重的结核病形式之一。然而，由于非特异性临床表现以及脑脊液（cerebrospinal fluid，CSF）样品中缺乏病原体，TBM 诊断非常具有挑战性。Li 等[23]前瞻性招募了 68 例患者中，46 例被诊断为 TBM，22 例为非 TBM。同时进行 cf-TB 检测、CSF 涂片显微镜检查、分枝杆菌培养和 Xpert 检测，使用 2009 年提出的 TBM 共识作为参考标准。结果显示，cf-TB 试验在 TBM 患者中的敏感性为 56.5%（26/46），并且显著高于其他方法。关于特异性，在非 TBM 组中，这四种方法均未报告假阳性结果。研究表明，cf-TB 同样可以提高 TBM 的确诊率。两者皆证明了游离结核分枝杆菌 DNA（cf-TB）测试在一些菌量比较低的体液中敏感性高于传统的培养及 Xpert，建议将 cf-TB 作为 TP 及 TBM 诊断的一线测试。随着"精准医疗"理念的发展，结核病的诊断模式也在逐渐发生变化，其中病理诊断在确诊结核病中发挥着越来越重要的作用。同时，新技术的应用也大大提高了疑难病例诊断的阳性率。

传统病理学、免疫组织化学以及分子病理学在痰菌阴性肺结核和肺外结核病的诊断、鉴别诊断以及耐药性诊断中发挥重要的作用。在肺内结核中，传统病理学检查可提高肺结核诊断率；在肺外结核病中，传统病理学检查可结合临床表现、实验室检查、影像学检查，提高诊断水平。免疫组织化学应用在结核病诊断为较好的诊断方法；分子病理学新技术的推广和应用，是快速检测结核病的有效工具及重要手段，成为结核病诊断及治疗不可或缺的方法。

（于佳佳　宋婧　刘一典　车南颖　唐神结）

参考文献

[1] 赵青, 吴兴萍, 梁程程, 等. 经支气管镜针吸活检联合快速现场评价诊断纵隔病变 18 例及文献复习 [J]. 中国医药导报, 2019 (25).
[2] 金旭如, 陈成水. 浅谈快速现场评价在呼吸系统疾病诊断中的应用 [J]. 中华结核和呼吸杂志, 2018, 41 (6): 507-508.

［3］雷战平.病理检查在肺结核诊断中的应用价值[J].中国实用医药，2019 (12): 35-36.

［4］李旭文，李颖.结核性"树芽征"CT表现与病理结果对照分析[J].实用医学影像杂志，2019, 3: 278-280.

［5］杨莉，杨宗成，仵倩红，等.164例气管支气管结核临床病理特征及病原学检测结果分析[J].结核病与肺部健康杂志，2019, 8 (2): 138-141.

［6］张蕊.艾滋病合并肺结核病症的CT与病理对比研究[J].中国保健营养，2019, 29 (4): 129-130.

［7］黄毅，杨翰，冯璇，等.超声引导下获取标本行病理学与结核相关检测对结核性胸膜炎的诊断价值[J].中国防痨杂志，2019, 41 (8): 833-837.

［8］满春花，卢宪梅，周桂芝，等.20例皮肤结核临床病理分析[J].中国麻风皮肤病杂志，2019, 3: 140-143.

［9］马晓菡，胡乃中.肠结核18例临床分析[J].安徽医学，2019, 40 (9): 1047-1049.

［10］董伟杰，秦世炳，兰汀隆，等.传统组织病理学检查与Xpert MTB/RIF检测在脊柱结核诊断中的作用[J].中国脊柱脊髓杂志，2019, 29 (8): 692-697.

［11］梁利斌.脊柱结核不同技术与病理标本结核分枝杆菌培养及药敏试验对比[J].中外医疗，2019, 38 (1): 26-28.

［12］张文智，杨高怡，钟方明，等.颈部淋巴结结核超声造影指导下粗细针穿刺活检的对比分析[J].中国超声医学杂志，2019, 35 (10): 884-886.

［13］雷战平.免疫组化法在结核病理诊断中的应用[J].中外医学研究，2019, 7: 68-70.

［14］叶蓉.免疫组织化学及PCR技术在淋巴结结核病理学诊断中的应用价值[J].世界临床医学，2019, 13 (4): 67-68.

［15］胡海洋.免疫组织化学及PCR技术在淋巴结结核病理诊断中的应用价值研究[J].医学新知杂志，2019, 29: 196-198.

［16］娄丽萍，张文迪.石蜡包埋组织实时荧光定量PCR技术在结核病诊断中的应用[J].锦州医科大学学报，2019, 3: 74-76.

［17］满春花，糜自豪，孙乐乐，等.实时荧光定量PCR在皮肤结核诊断中的应用[J].中国麻风皮肤病杂志，2019, 4: 215-218.

［18］林晓.抗酸染色与荧光定量PCR检测在石蜡组织结核病理诊断中的比较[J].临床与实验病理学杂志，2019, 35 (3): 356-357.

［19］张冰.抗酸染色与荧光定量PCR检测在石蜡组织结核病理诊断中的比较[J].糖尿病天地，2019, 16 (8): 188.

［20］刘小玉，戴希勇，盛健，等.五种病原学检测技术在合并不同类型坏死的结核性肉芽肿病理标本中阳性率比较[J].中华病理学杂志，2019, 48 (6): 474-475.

［21］MA J, YIN H. Critical role of molecular test in early diagnosis of gastric tuberculosis: a rare case report and review of literature [J]. BMC Infect Dis 2019, 19: 589.

［22］YANG X, CHE N, DUAN H, et al. Cell-free Mycobacterium tuberculosis DNA test in pleural effusion for tuberculous pleurisy: a diagnostic accuracy study [J]. Clin Microbiol Infect, 2019. pii: S1198-743X (19) 30628-7.

［23］LI X, DU W, WANG Y, et al. Rapid Diagnosis of Tuberculosis Meningitis by Detecting Mycobacterium tuberculosis Cell-Free DNA in Cerebrospinal Fluid [J]. Am J Clin Pathol, 2020, 153: 126-130.

第七章 抗结核新药与新方案

【摘要】在抗结核药物新研发及对现有抗菌药物新用法、抗结核药物新方案等各领域中,抗结核专家们从未停止过探索的脚步。2019 年,国内的抗结核专家们主要在已上市抗结核新药贝达喹啉的临床应用、现有抗结核药物各种新联合方案或治疗不同患者人群、药物不同给药方式和药物不良反应以及中西医结合抗结核新方案等方面进行了大量的探索,以实现让现有的抗结核药物发挥最大的抗结核效用。

【关键词】抗结核新药;贝达喹啉;新联合方案 / 新治疗人群;环丝氨酸;利奈唑胺;氯法齐明;氟喹诺酮类;卷曲霉素;中西医结合;新给药方式;药物不良反应;β- 内酰胺类

目前,中国仍是全球排名第二的结核病高负担国家,距离世界卫生组织提出的 2035 年终止结核病流行的阶段性目前还有一定差距。在提高结核病的治愈率方面,抗结核新药和新方案研发无疑是最有效的手段,然而新药研发周期太长。2019 年,国内的抗结核新药研发仍在实验室日夜攻坚地进行,暂无阶段性的成果发布;而临床专家们在已上市抗结核新药贝达喹啉的临床应用、现有抗结核药物各种新联合方案或治疗不同患者人群、新给药方式和药物不良反应等方面进行了大量的探索,以实现让现有的抗结核药物发挥最大的抗结核效用,并取得了一定的效果,现从抗结核新药、抗结核新联合方案 / 新治疗人群、新给药方式及药物不良反应 4 个方面汇总。

一、抗结核新药

1. 莫西沙星 胡丽娜[1]选取 2016 年 6 月至 2017 年 6 月在陕西省宝鸡市中医医院治疗的耐多药肺结核患者 336 例,分为治疗组和对照组。治疗组为莫西沙星、丙硫异烟胺、帕司烟肼、对氨基水杨酸、利福喷丁治疗 18 个月;对照组为左氧氟沙星、丙硫异烟胺、帕司烟肼、对氨基水杨酸、利福喷丁治疗 18 个月。两组治疗药物除莫西沙星和左氧氟沙星外,其他联合用药相同。疗程结束后治疗组患者的痰菌阴转率为 84.5%(142/168),高于对照组的 58.9%(99/168),差异有统计学意义($P<0.05$)。治疗组的病灶有效率为 91.7%(154/168),高于对照组的 81.0%(136/168),但差异无统计学意义($\chi^2=2.35$,$P=0.53$)。两组患者的空洞闭合率分别为 67.3%(113/168) 和 33.9%(57/168),差异有统计学意义($\chi^2=1.84$,$P<0.01$)。治疗组的治疗有效率为 82.1%(138/168),高于对照组的 61.9%(104/168),差异有统计学意义($P<0.05$)。治疗组与对照组不良反应发生情况比较,差异无统计学意义($P>0.05$)。采用莫西沙星联合基本药物进行治疗后患者的痰菌阴转率和空洞闭合率较左氧氟沙星联合基本药物治疗患者明显提高,说明治疗组患者的治疗效果优于对照组,患者的治愈率将会更高。

宋中立[2]为探讨莫西沙星与四联抗结核药物联合治疗对难治性结核性脑膜炎的临床治疗效果,将 107 例难治性结核性脑膜炎患者随机分为观察组(54 例)和对照组(53 例),两组患者给予对症支持治疗和四联抗结核药物治疗,观察组在此基础上给予莫西沙星治疗,两组均治疗 3 个月。观察两组疗效,检测脑脊液白细胞数、葡萄糖、氯化物、蛋白质、压力以及神经元特异性烯醇化酶（neuron specific enolase，NSE）、神经生长因子（nerve growth factor，NGF）等指标水平。结果显示，观察组总有效率（51 例，94.44%）高于对照组（42 例，79.25%）。治疗组脑脊液白细胞数为（11.94 ± 2.70）× 10^6 个/L，蛋白质为（0.70 ± 0.18）g/L，压力为（142.37 ± 28.79）mmH$_2$O，NSE 为（12.54 ± 2.52）mg/L，NGF 为（16.70 ± 3.57）ng/L，均低于对照组；而葡萄糖为（2.94 ± 0.72）mmol/L，氯化物为（137.40 ± 35.10）mmol/L，则高于对照组，差异均有统计学意义（$P<0.05$）。作者认为，莫西沙星与四联抗结核药物联合治疗可改善难治性结核性脑膜炎患者脑脊液相关指标水平，有效提高治疗效果，促进神经系统功能的恢复。

2. 左氧氟沙星　褚天奎等[3]回顾性分析该院 2014 年 2 月至 2017 年 2 月收治的 85 例复治痰涂片阳性肺结核患者，其中 42 例患者接受常规治疗方案，纳入对照组；另 43 例患者接受含左氧氟沙星化疗方案，纳入观察组。比较两组患者临床疗效、外周血 T 细胞亚群水平、不良反应发生率。结果显示，观察组患者 CT 显示的总有效率明显高于对照组，差异有统计学意义（$P<0.05$）；治疗前两组患者 CD3$^+$、CD4$^+$、CD4$^+$/CD8$^+$ 比较，差异无统计学意义（$P>0.05$）；治疗后两组患者上述指标均明显升高，但观察组明显高于对照组，差异均有统计学意义（$P<0.05$）；观察组患者涂片转阴率明显高于对照组，差异有统计学意义（$P<0.05$）；观察组与对照组中性粒细胞减少、贫血等不良反应总发生率比较，差异无统计学意义（$P>0.05$）。作者认为，左氧氟沙星化疗方案治疗复治痰涂片阳性肺结核临床效果较好，能明显提高复治痰涂片阳性肺结核患者疗效，提升机体免疫力。

为观察不同疗程左氧氟沙星联合四联抗结核药治疗结核性胸膜炎临床效果及安全性，景凤英等[4]选取结核性胸膜炎 92 例，按左氧氟沙星治疗疗程不同分为观察组和对照组，两组各 46 例，观察组采用 2 个疗程左氧氟沙星联合四联抗结核药治疗，对照组采用 4 个疗程左氧氟沙星联合四联抗结核药治疗。观察比较两组治疗后临床效果、临床症状指标及药物不良反应发生情况。治疗后，观察组总有效率为 89.13%，对照组总有效率为 84.78%，观察组高于对照组，但两组比较差异无统计学意义（$P>0.05$）。治疗后，两组胸腔积液穿刺抽液量、胸腔积液消失时间、胸腔穿刺次数、胸膜厚度及胸膜粘连发生率比较，差异无统计学意义（$P>0.05$）。治疗后，观察组不良反应总发生率为 8.70%，对照组不良反应总发生率为 19.57%，观察组低于对照组，差异有统计学意义（$P<0.05$）。作者认为，不同疗程左氧氟沙星联合四联抗结核药治疗结核性胸膜炎效果相似，但短疗程左氧氟沙星联合四联抗结核药治疗结核性胸膜炎可减少治疗后药物不良反应，安全性好。

3. 利奈唑胺　李元等[5]评价了含利奈唑胺化疗方案治疗术后耐多药脊柱结核患者的临床疗效及安全性。作者收集了 2013 年 5 月至 2017 年 4 月首都医科大学附属北京胸科医院骨科收治的 16 例耐多药脊柱结核患者，手术后经不含利奈唑胺方案行抗结核药物治疗 6 个月后无效，后改为含利奈唑胺方案行抗结核药物治疗。通过对比抗结核药物治疗方案调整前后的化疗成功率、植骨融合率、疼痛视觉模拟评分（visual analogue scale，VAS）变化情况以及与利奈唑胺相关的不良反应发生情况，评价含利奈唑胺方案治疗耐多药脊柱结核的临床疗效及安全性。结果显示，含利奈唑胺方案抗结核药物治疗的成功率为 75.0%（12/16），治疗失败率为 25.0%（4/16）；植骨融合率为 81.3%（13/16）；使用含利奈唑胺方案抗结核药物治疗前 VAS 得分平均为（5.8 ± 1.4）分；使用含利奈唑胺方案后 VAS 得分平均为（2.3 ± 1.5）分，差异有统计学意义（$t=6.546$，$P=0.000$）；12 例患者椎体感染及椎旁脓肿逐渐吸收。与利奈唑胺相关的不良反应发生率为 56.3%（9/16），胃肠道反应的发生率为 31.3%（5/16），末梢神经炎的发生率为 43.8%(7/16),贫血的发生率为 37.5%(6/16),头晕的发生率为 12.5%(2/16),皮疹的发生率为 6.3%(1/16)。减少利奈唑胺剂量后,与利奈唑胺相关的药物不良反应严重程度减轻。作者认为,含利奈唑胺方案治疗耐多药脊柱结核的临床疗效确切,但与利奈唑胺剂量相关的药物不良反应的发生率较高。

4. 环丝氨酸 徐俊彦等[6]通过环丝氨酸联合其他抗结核药治疗耐多药肺结核,观察临床疗效,探讨该药的疗效及安全性。作者选取广东省佛山市第四人民医院 2014 年 5 月至 2015 年 4 月结防门诊确诊纳入全球基金耐多药结核病防治项目治疗的 48 例 MDR-TB 患者作为研究对象,随机分为实验组(n=24)和对照组(n=24),两组患者均接受 WHO 标准 MDR-TB 治疗方案,实验组在此基础上加用环丝氨酸,观察两组患者不同治疗时期的疗效及药品不良反应。治疗 24 个月末结果显示,实验组和观察组痰菌阴转率分别为 87.5%、62.5%,病灶吸收好转率分别是 87.5%、62.5%,两组对比差异具有统计学意义(P 均 <0.05);实验组中枢神经系统症发生率高于观察组,而观察组的药物性肝损伤发生率比实验组高,差异有统计学意义(P 均 <0.05)。作者认为,环丝氨酸联合其他抗结核药治疗耐多药肺结核,能加快痰结核菌抗酸染色转阴、促进病灶吸收,且无严重不良反应发生,安全性和耐受性良好,值得推广。

二、抗结核新方案

1. 短程 / 超短程新方案 目前,MDR-TB 仍然是全球严重的公共卫生问题之一。MDR-TB 患者化疗疗程约为 20 个月或更长,但治疗效果却不理想,治疗成功率仅为 54%,病死率达 16%,因此,在保证或提高治疗成功率的前提下,制定并优化缩短疗程的化疗方案成为国内外关注和研究的热点。MDR-TB 短程化疗方案是指化疗疗程为 9~12 个月、药物组成相对固定、标准化的 MDR-TB 化疗方案。近年来,9~12 个月的短程 MDR-TB 治疗方案在一些国家进行了研究,并取得了良好的治疗效果,且疗程短、不良反应少、治疗费用低。基于以上研究结果,2016 年 WHO 更新了《耐药结核病治疗指南》,推出了 MDR-TB 短程化疗方案。据 2017 年 WHO 全球结核病报告,截至 2016 年 12 月,35 个国家使用了该短程化疗方案,其中大多数为非洲和亚洲国家。我国是 MDR-TB 高负担国家之一,应积极贯彻 WHO 的策略和方针,尽快对 MDR-TB 患者采用不同的短程化疗方案,以提高患者的疗效,降低治疗费用。为提高我国广大结核病防治工作者对 MDR-TB 的诊治能力,更好地掌握和实施不同 MDR-TB 短程化疗方案,中华医学会结核病学分会组织结核病领域的专家对 MDR-TB 短程化疗方案在中国的应用进行了广泛深入的研讨,制定了《耐多药结核病短程治疗中国专家共识》和《中国耐多药和利福平耐药结核病治疗专家共识(2019 年版)》[7,8]。共识根据近年来国内外 MDR-TB 短程治疗的研究状况,推荐了两套 MDR-TB 短程化疗方案,并提出了其适应证、禁忌证和排除标准,介绍了治疗转归的判断标准,同时对 MDR-TB 短程治疗过程中所遇到的相关问题进行了解答,并强调了短程治疗的有关注意事项。李琦等[9]专家也发文在归纳结核病化疗疗程特点的基础上,分析耐多药或利福平耐药结核病的长程(疗程≥ 20 个月)和短程(疗程 9~12 个月)化疗方案的利弊,介绍长程和短程化疗方案的制定、方案特点及适应证等,以期为耐多药或利福平耐药结核病患者化疗方案的合理选择、短程化疗方案的应用与推广等提供依据。

朱敏等[10]探讨了含莫西沙星和吡嗪酰胺的超短程化疗方案用于菌阳肺结核初治患者

的临床效果。选择 2014 年 9 月至 2017 年 12 月就诊于杭州市红十字会医院的 120 例菌阳肺结核初治患者,应用数字随机表法将患者分为观察组和对照组,每组 60 例。对照组采用 2 个月强化期(异烟肼、利福平、乙胺丁醇、吡嗪酰胺)加 4 个月巩固期(异烟肼、利福平、乙胺丁醇)的化疗方案;观察组采用 4 个月的莫西沙星、利福平、乙胺丁醇、吡嗪酰胺化疗方案。结果显示,治疗后观察组的病灶完全及显著吸收率、痰菌转阴率、空洞闭合率均高于对照组(90.00% *vs.* 75.00%,χ^2=4.675;85.00% *vs.* 72.00%,χ^2=3.871;81.67% *vs.* 60.00%,χ^2=6.817,P 均 <0.05)。治疗后,观察组在生理健康、心理健康、物质生活、社会功能等生活质量评分分别为(89.47 ± 8.69)分、(84.49 ± 8.21)分、(88.16 ± 9.24)分和(85.46 ± 8.95)分,均高于对照组(t=5.853、5.308、5.458、6.207,P 均 <0.01)。观察组治疗后的 CD3[+] 百分比为 44.15% ± 6.39%,CD4[+]/CD8[+] 为 1.04 ± 0.27,NK 细胞百分比为 31.26% ± 3.29%,均高于对照组(t=6.339、5.276 和 4.754,P 均 <0.01)。两组胃肠道反应、药物性肝损伤、皮疹、白细胞减少等不良反应的发生率比较无显著差异,且均无复发。作者认为,含莫西沙星和吡嗪酰胺的超短程化疗方案用于菌阳肺结核患者的初治可有效促进病灶吸收、痰菌转阴、肺部空洞闭合,安全、可靠。

李波等[11]评价了治疗新方案和国家统一的标准化疗方案对初治涂阳老年肺结核患者的疗效。本研究采用前瞻性研究与回顾性研究相结合的方法,于 2014 年 1 月 1 日至 2016 年 8 月 31 日选择北京市 14 个收治肺结核的结核病定点医疗机构,共收集符合本研究纳入标准的初治涂阳老年肺结核患者 302 例,根据课题实施方案的要求分为观察组和对照组,其中 2015 年 8 月 1 日至 2016 年 8 月 31 日纳入患者 63 例作为观察组,应用 6L2HELfx 方案进行治疗;对照组为 2014 年 1 月 1 日至 2015 年 1 月 31 日各结核病定点医疗机构登记管理的使用国家统一的标准化疗方案 2RHZE/4RH 治疗的患者 239 例。结果显示,观察组疗程完成率为 90.5%(57/63),高于对照组疗程完成率为 79.5%(190/239,χ^2=4.034,P=0.045);观察组治疗 2 个月末痰菌阴转率为 87.0%(47/54),高于对照组治疗 2 个月末痰菌阴转率 81.6%(155/190),但组间差异无统计学意义(χ^2=0.879,P=0.349)。观察组不良反应发生率为 46.0%(29/63),明显低于对照组不良反应发生率 65.3%(156/239,χ^2=7.777,P=0.005)。观察组治疗成功(治愈 + 完成疗程)率为 90.5%(57/63),高于对照组 77.4%(185/239,χ^2=5.350,P=0.021)。作者认为,含 L 及 Lfx 的治疗方案与标准化疗方案比较,初治涂阳老年肺结核患者能较好地坚持完成疗程并获得良好的治疗效果,治疗成功率高,不良反应较少。

2. 含利奈唑胺的联合方案 钟剑峰等[12]进行了利奈唑胺联合左氧氟沙星在结核性脑膜炎(tuberculous meningitis,TBM)强化期应用的疗效和安全性研究。作者选取 2014 年 1 月至 2017 年 10 月在湖州市中心医院住院治疗的确诊 TBM、很可能 TBM、可能 TBM 患者共 49 例,采用简单随机法将患者分为试验组(24 例)和对照组(25 例)。对照组采用基础抗结核治疗方案;试验组在对照组的基础上,加用利奈唑胺和左氧氟沙星。结果发现,试验组第 1 周的白细胞计数、蛋白定量均低于基线,葡萄糖比值、氯化物均高于基线(P<0.05);试验组第 2 周的白细胞计数、蛋白定量低于第 1 周,葡萄糖比值、氯化物均高于第 1 周(P<0.05);试验组第 4 周的白细胞计数、蛋白定量均低于第 2 周,葡萄糖比值、氯化物均高于第 2 周(P<0.05);试验组第 8 周的白细胞计数、蛋白定量均低于第 4 周,葡萄糖比值、氯化物均高于第 4 周(P<0.05)。治疗第 8 周对照组死亡 2 例(8.0%),神经系统后遗症 4 例(16.0%),总发生率为 24.0%(6/25);试验组死亡 1 例(4.2%),神经系统后遗症 1 例(4.2%),总发生率为 8.3%(2/24)。两组死亡和神经系统后遗症总发生率比较,差异无统计学意义(χ^2=1.203,P=0.273)。

两组患者不良反应发生率比较,差异无统计学意义[56.0%(14/25) vs. 66.7%(16/24),χ^2=0.587,P=0.444]。不良反应均在调整药物后好转,无严重不良反应发生。作者认为,TBM强化期在基础治疗的基础上加用利奈唑胺联合左氧氟沙星治疗,可以促进脑脊液指标恢复,改善疾病预后。

付道芳等[13]探讨了含利奈唑胺联合方案治疗对MDR-TB患者痰菌阴转率、病灶吸收情况、空洞变化情况及不良反应的影响。收集2012年1月至2017年12月于四川大学华西医院治疗的60例MDR-TB患者临床资料,根据治疗方案将患者分为对照组与研究组。对照组治疗方案为左氧氟沙星、阿米卡星、吡嗪酰胺、丙硫异烟胺及对氨基水杨酸,研究组治疗方案为在对照组治疗方案基础上给予利奈唑胺治疗。结果提示,治疗6个月,研究组痰菌阴转率与病灶吸收有效率均大于对照组(P均<0.05),空洞变化有效率及不良反应发生率与对照组无显著差异(P均>0.05)。作者认为,含利奈唑胺联合方案治疗可提高MDR-TB患者痰菌阴转率和病灶吸收有效率,但易发生血小板减少、贫血等不良反应,需定期进行血常规检查。空洞变化有效率及不良反应与对照组相同。

潘蕾等[14]探究了利奈唑胺治疗肺结核合并重症肺炎的疗效及其对免疫因子和预后的影响。作者选取2016年1月至2017年1月于杭州市红十字会医院就诊的98例肺结核合并重症肺炎患者,按随机数字表法分为对照组(49例)和观察组(49例),在抗结核治疗基础上,分别给予亚胺培南-西司他丁和亚胺培南-西司他丁联合利奈唑胺治疗,随访28天,比较两组患者临床疗效、细菌清除率、治疗前后免疫功能、细胞因子水平、生存情况及不良反应发生率。结果显示,观察组治疗总有效率高于对照组(89.80% vs. 73.47%,P=0.037);观察组的细菌清除率高于对照组(79.59% vs. 57.14%,P=0.017);2组患者CD4$^+$、CD8$^+$、CD4$^+$/CD8$^+$、IgA及IgG水平高于治疗前(均P<0.05),观察组上述指标高于对照组(均P<0.05);两组患者IL-6、IL-8和TNF-α水平低于治疗前(均P<0.05),观察组上述指标低于对照组(均P<0.001);观察组患者的生存率高于对照组(HR=0.360,95%CI 0.153~0.849,P=0.027);两组患者治疗后不良反应发生率差异无统计学意义(12.24% vs. 10.20%,P=0.749)。研究表明,利奈唑胺治疗肺结核合并重症肺炎,可以提高临床疗效,增强免疫功能,降低细胞因子并提高生存率,且安全性有保证。

3. 含氯法齐明的联合方案 李学玲等[15]观察含氯法齐明的联合化疗方案对MDR-TB的临床应用价值。搜集60例MDR-TB患者按照随机数字表法分成观察组与对照组各30例,两者均采用吡嗪酰胺、乙胺丁醇、莫西沙星、阿米卡星、阿莫西林克拉维酸钾、对氨基水杨酸异烟肼进行传统药物治疗;观察组加服氯法齐明,观察比较两组患者治疗转归和不良反应的发生情况。结果显示,观察组6个月痰阴转率为63.3%(19/30),高于对照组的43.3%(13/30),差异无显著性(χ^2=2.41,P>0.05);满疗程阴转率观察组为76.7%(23/30),高于对照组的50.00%(15/30),差异有显著性(χ^2=4.59,P<0.05)。肺X线病灶吸收率观察组为73.3%(22/30),高于对照组的46.67%(14/30),差异有显著性(χ^2=4.44,P<0.05)。研究表明,氯法齐明对MDR-TB的近期疗效显著,但有色素沉着的不良反应,为一般年轻女性所不能接受。

4. 含氟喹诺酮类的联合方案 金武等[16]观察了盐酸莫西沙星片联合四联抗结核方案对结核性胸膜炎患者炎症免疫反应的影响。以2016年2月至2017年8月医院经常规治疗与四联抗结核方案治疗的53例患者为对照组;同期接受常规治疗+四联抗结核方案治疗+盐酸莫西沙星片治疗的53例结核性胸膜炎患者为联合组。结果提示,联合组治疗总有效率

（83.02%）较对照组高，差异有统计学意义；联合组治疗后 $CD3^+$、$CD4^+$、$CD4^+/CD8^+$ 水平较对照组均有明显上升，IL-2、IL-4、IL-5、IL-10、TNF-α 水平较对照组降低，IFN-γ 水平较对照组上升，癌胚抗原、腺苷脱氨酶水平较对照组降低，差异均有统计学意义（$P<0.05$）；组间不良反应发生率差异无统计学意义。研究表明，盐酸莫西沙星片联合四联抗结核方案治疗结核性胸膜炎疗效确切，可以平衡机体炎症反应及免疫功能，临床应用安全、可靠。

时洁等[17]探讨了联合应用不同氟喹诺酮药物在老年耐药肺结核治疗中的临床效果。回顾性分析 100 例耐药肺结核患者的临床资料，随机均分为左氧氟沙星组和莫西沙星组，左氧氟沙星组采用左氧氟沙星和卷曲霉素为核心的化疗方案，莫西沙星组采用莫西沙星和阿米卡星为核心的化疗方案，记录并分析两组的临床有效率、病灶吸收率、痰阴转率及不良反应发生率。结果显示，治疗后 2 个月莫西沙星组的临床有效率、病灶吸收率及痰阴转率均显著高于左氧氟沙星组（$P<0.05$）；两组不良反应发生率比较，差异无统计学意义（$P>0.05$）。作者认为，莫西沙星和阿米卡星的联合化疗方案对耐药肺结核的早期疗效更为显著，安全性高。

5. 含注射类抗结核药物的联合方案　刘宇红[18]发表了对于"注射类抗结核药物在我国耐药结核病治疗中的作用"的观点。作者认为，随着世界卫生组织新治疗指南的发布及越来越多口服抗结核药物临床数据的产生，从不良反应、患者的依从性、治疗方式的改变等方面考虑，注射剂将逐渐被口服药物取代，这是历史进步、科学发展的必然趋势。但考虑到当前新指南中部分 A、B 组药物在我国的可及性，氟喹诺酮类药物在我国的耐药率较高，大部分 A、B 组药品价格昂贵且尚未全面纳入医保且建议的"理想"全口服方案费用较高，患者难以承受，故认为注射剂在我国耐药结核病治疗中仍有一定的作用，在一段时间内将会出现含注射剂方案和口服药物方案并行的情况。

杨红标[19]研究了在复治涂阳肺结核患者治疗中采取卷曲霉素与左氧氟沙星联合疗法的临床效果。本次实验纳入的资料均来源于 2015 年 9 月至 2017 年 9 月辽宁省抚顺市第四医院参与诊治的 56 例复治涂阳肺结核患者，参考不同用药治疗方式进行平均分组，即为参照组（n=28 例）以及实验组（n=28 例），参照组采取常规复治的方法，实验组采取卷曲霉素与左氧氟沙星联合疗法，比较验证复治涂阳肺结核患者不良反应计算值、病灶吸收情况。结果数据统计发现，实验组复治涂阳肺结核患者不良反应计算值为 7.14%，低于参照组的 28.57%，差异有统计学意义（$P<0.05$）。实验组复治涂阳肺结核患者吸收率计算值为 85.71%，高于参照组的 57.14%，差异有统计学意义（$P<0.05$）。研究表明，将卷曲霉素与左氧氟沙星联合疗法应用在复治涂阳肺结核患者治疗中具有值得借鉴的价值存在。

6. 中西医结合抗结核新方案　夏琴[20]探讨了肺泰胶囊联合利奈唑胺治疗广泛耐药肺结核（extensive drug-resistant tuberculosis，XDR-TB）患者的临床效果以及不良反应。收集 106 例 XDR-TB 患者，按照数字随机表法分为两组，每组各 53 例，研究组在利奈唑胺治疗的基础上联合使用肺泰胶囊，对照组仅使用利奈唑胺进行治疗，对比观察两组患者的临床效果和治疗安全性。结果显示，研究组患者在治疗 1、3、6 个月后痰菌阴转率分别为 67.92%、84.91%、98.11%，均明显高于对照组 52.83%、69.81% 和 75.47%，组间比较差异具有统计学意义（$P<0.05$）；治疗后研究组患者肺部病灶吸收、空洞闭合和临床症状改善情况均明显优于对照组，改善时间短于对照组，差异均具有统计学意义（$P<0.05$）；研究组不良事件发生率为 16.98%，明显少于对照组的 32.08%，差异具有统计学意义（$P<0.05$）。作者认为，肺泰胶囊联

合利奈唑胺治疗 XDR-TB 患者能够有效地促进肺部病灶吸收和空洞闭合,加快痰菌转阴,降低不良反应,效果显著。

韦学荣等[21]探讨了黄芪注射液对肺结核患者炎症因子、趋化因子、肾功能及体液免疫水平的影响。收集于该院呼吸内科接受治疗的肺结核患者 80 例,随机分为对照组与观察组各 40 例。对照组给予左氧氟沙星治疗,观察组给予黄芪注射液联合左氧氟沙星治疗。结果提示,治疗后两组降钙素原、干扰素 -γ、单核细胞趋化蛋白 -1 及巨噬细胞炎性蛋白 1α 水平均明显降低,免疫球蛋白(IgA、IgM、IgG)水平明显升高,观察组降钙素原、干扰素 -γ、单核细胞趋化蛋白 -1 及巨噬细胞炎性蛋白 1α 下降趋势,以及 IgA、IgM、IgG 水平上升趋势均明显强于对照组($P<0.05$)。治疗后两组血清中尿素氮、血肌酐、尿酸水平明显升高,且观察组上升趋势明显弱于对照组($P<0.05$)。作者认为,黄芪注射液可显著缓解肺结核患者炎症状态,降低趋化因子水平,增强患者肾功能及免疫功能,具有较好的临床疗效。

刘辉等[22]观察了知柏地黄汤联合个体化营养支持对糖尿病合并肺结核患者的疗效及对 T 淋巴细胞亚群的影响。将 120 例糖尿病合并肺结核患者随机分为两组,对照组 60 例给予常规营养支持,治疗组给予知柏地黄汤联合个体化营养支持。结果显示,两组患者治疗后体重指数、营养危险指数显著升高,且治疗组高于对照组,差异比较有统计学意义($P<0.05$);焦虑自评量表值、抑郁自评量表值显著降低,且治疗组低于对照组,差异比较有统计学意义($P<0.05$);两组治疗后 CD4$^+$/CD3$^+$、CD4$^+$/CD8$^+$ 指数明显升高,且治疗组水平显著高于对照组,差异均有统计学意义($P<0.05$)。作者认为,知柏地黄汤联合个体化营养支持对糖尿病合并肺结核患者疗效确切,能够增强患者体质,缓解患者焦虑及抑郁状态,恢复 T 淋巴细胞的正常值,相比一般营养支持更有优势,值得临床应用。

景凤英等[23]分析研究了补中益气汤加味对肠结核患者的临床疗效。选取肠结核患者 80 例,按照随机双盲的原则均分为对照组和研究组。两组患者入院后均进行基础治疗,对照组 40 例采用常规四联抗结核药物治疗,研究组 40 例加用补中益气汤治疗。结果显示,研究组的临床总有效率和不良反应发生率分别为 92.50%(37/40)、15.00%(6/40),对照组分别为 72.50%(29/40)、40.00%(16/40),差异均具有统计学意义($P<0.05$)。治疗前,CD3$^+$、CD4$^+$、CD4$^+$/CD8$^+$ 无明显差异($P<0.05$),治疗后研究组患者 CD3$^+$、CD4$^+$ 水平均明显高于对照组,而 CD8$^+$ 水平明显低于对照组($P<0.05$);治疗后研究组患者血清 C 反应蛋白水平和血清 TNF-α 及 IL-10 水平均明显低于对照组,血 D- 乳酸和血二胺氧化酶水平也明显低于对照组,差异具有统计学意义($P<0.05$)。作者认为,肠结核患者在常规治疗的基础上加用补中益气汤加味治疗有助于改善患者的肠道屏障功能和 T 细胞亚群的免疫功能,缓解对机体肠道的损伤,疗效确切。

黄楚栓等[24]则对中西医结合治疗结核性胸膜炎的临床效果以及安全性进行了系统评价,为综合治疗结核性胸膜炎提供参考。该研究最终纳入 14 项病例对照研究,共 1 400 例患者。系统分析结果显示,与单纯化疗相比,中药辨证论治联合化疗方案可有效提高临床疗效(OR=4.80,95%CI 3.15~7.30,$P<0.000\ 01$),减少患者胸膜粘连及增厚(OR=0.22,95%CI 0.11~0.45,$P<0.000\ 01$)。不良反应方面,中药辨证论治联合化疗方案能减少化疗引起的肝功能损害(OR=0.26,95%CI 0.15~0.44,$P<0.000\ 01$)及胃肠道反应(OR=0.28,95%CI 0.11~0.67,$P=0.005$)。研究表明,中药辨证论治联合化疗方案治疗结核性胸膜炎能有效提高临床疗效,减少患者胸膜粘连及增厚,减少化疗引起的肝功能损害、消化道反应。但因纳入的病例对照

研究数量和质量有限,本结论仍需大样本、高质量的随机对照试验加以证实。

三、新给药方式

范鹏辰等[25]观察了异烟肼及地塞米松鞘内注射治疗对结核性脑膜炎(tuberculous meningitis,TBM)患者脑脊液(cerebrospinal fluid,CSF)中炎性因子及 IgA、IgG 水平的影响。选取该院收治的 TBM 患者 92 例作为研究对象,按照随机数字表法分为观察组和对照组,各 46 例。对照组给予常规药物治疗,观察组在对照组基础上给予异烟肼联合地塞米松鞘内注射治疗。结果显示,观察组总有效率为 89.13%,高于对照组的 71.74%($P<0.05$);观察组 CSF 蛋白、CSF 细胞、体温、CSF 压力恢复时间以及头痛颈强消失时间低于对照组($P<0.05$);治疗后两组细胞计数、蛋白含量低于治疗前($P<0.05$),且观察组低于对照组,两组氯化物、葡萄糖水平高于治疗前($P<0.05$),且观察组高于对照组;治疗后两组 TNF-α、IL-6、C 反应蛋白水平低于治疗前($P<0.05$),且观察组低于对照组($P<0.05$);治疗后两组 IgA、IgG 水平低于治疗前($P<0.05$),观察组低于对照组($P<0.05$);观察组不良反应发生率为 8.70%,低于对照组的 26.09%($P<0.05$)。作者认为,异烟肼及地塞米松鞘内注射能够有效地改善 TBM 患者 CSF 炎性因子和 IgA、IgG 水平,提高临床疗效。

四、药物不良反应

1. 利奈唑胺所致药物不良反应　近年来,利奈唑胺广泛应用于难治性结核病及其他重症感染方面的治疗,但其所致不良反应不容忽视。刘培培等[26]报道了利奈唑胺注射液致视物模糊 1 例。患者使用利奈唑胺 22 天时,诉视物模糊,临床医师认为可排除由疾病所致,考虑可能为药物不良反应。临床药师会诊后分析考虑患者视物模糊可能为利奈唑胺所致视神经病变。停用利奈唑胺后患者视物模糊逐渐改善,停药约 1 周后,视物模糊症状消失。作者认为,临床在使用利奈唑胺前应评估患者使用疗程,预计疗程超过 28 天的推荐常规做眼科和神经系统的检查;使用期间应监测患者血常规、肝功能,并询问患者是否有视力改变、丧失或失去颜色等不适;停药之后仍需监测患者视力,必要时行眼科检查。通过科学、合理、全面的药学监护,以减少利奈唑胺所致视神经病变不良反应的发生。

聂理会等[27]报道了 3 例利奈唑胺治疗耐药肺结核致重度贫血的病例,并通过病例分析及文献复习探讨利奈唑胺的血液系统不良反应。收集、分析首都医科大学附属北京胸科医院 2015 年 6 月至 2016 年 1 月收治的 3 例应用利奈唑胺治疗耐药结核病出现重度贫血患者的临床资料并文献复习。结果发现,3 例患者应用利奈唑胺治疗 4~12 个月出现重度贫血,停药后 1.5~6 个月血红蛋白恢复正常。文献提示,利奈唑胺引起贫血的原因与骨髓抑制有关;联合应用利奈唑胺和维生素 B_6 可减轻利奈唑胺的血液系统不良反应;治疗中需要监测血液系统不良反应,必要时进行血涂片及骨髓穿刺检查。作者认为利奈唑胺可导致重度贫血,停药后可恢复。

2. 注射类抗结核药物的药物不良反应　王敬等[28]比较了阿米卡星与卷曲霉素治疗耐多药和广泛耐药肺结核的药物不良反应发生情况。选择 2014 年 1 月至 2017 年 8 月于首都医科大学附属北京胸科医院就诊并采用阿米卡星或卷曲霉素作为治疗药物的耐药结核病患者 264 例,其中阿米卡星组 142 例,卷曲霉素组 122 例。所有患者均进行病史采集、查体、听力、尿常规、肝肾功能和电解质检查,每 2 周进行耳毒性和肾毒性药物不良反应的评价。结果显示,阿米卡星组 56 例(39.4%)患者治愈,卷曲霉素组 49 例(40.2%)患者治愈,差异无显著性(P>0.05)。阿米卡星组平均用药时长为 92 天,卷曲霉素组为 101 天,差异有显著(P<0.05)。两组均有患者发生耳毒性药物不良反应,包括耳鸣、听力下降或眩晕症状,阿米卡星组耳毒性发生率(23.9%)高于卷曲霉素组(10.7%),差异有显著性(P<0.05)。两组均有患者发生肾毒性,包括合并尿蛋白阳性或肾功能异常,阿米卡星组肾毒性发生率(7.0%)与卷曲霉素组(11.5%)比较差异无显著性(P>0.05)。阿米卡星组无低钾血症发生,卷曲霉素组 21.3% 发生低钾血症,差异有显著性(P<0.05)。研究表明,相较于阿米卡星,使用卷曲霉素治疗耐多药和广泛耐药肺结核可延长强化期疗程,且耳毒性药物不良反应发生率更低。

3. β- 内酰胺类药物所致不良反应 β- 内酰胺类药物是临床常用的抗生素,也是抗结核治疗的一种选择,从事结核治疗的医生也需了解其可能的不良反应。温爱萍等[29]初步考察成人危重症患者应用亚胺培南 - 西司他丁发生中枢神经系统不良反应的发生率及其危险因素。作者采用回顾性研究的方法收集 2017 年 1 月 1 日至 12 月 31 日该院使用亚胺培南 - 西司他丁的成人危重症患者信息,并应用 Naranjo 评分量表评价亚胺培南 - 西司他丁与中枢神经系统不良反应的相关性。使用 SPSS 22.0 软件对患者的人口学资料、既往病史、现病史、合并用药等情况进行统计分析,考察影响不良反应发生的因素。结果提示,73 例危重症患者中,13 例(17.81%)患者的中枢神经系统症状可能与亚胺培南 - 西司他丁相关。统计结果显示,接受肾替代治疗(P=0.032)是导致中枢神经系统不良反应的危险因素。研究表明,对于接受肾替代治疗的危重症患者在应用亚胺培南 - 西司他丁时,应严密监护中枢神经系统不良反应。

"2035 年终止结核病流行,2050 年消灭结核病"是全球结核人的共同奋斗目标,也对包括抗结核新药研发和抗结核新方案研究在内的所有临床和实验室研究提出了新的要求和挑战,需要制药企业、政府部门、医疗行业共同努力,开发出更多、更好的抗结核药物,评估出更有效的新方案,为最终战胜结核病而努力。

(贝承丽 姚岚 于佳佳 唐神结)

参考文献

[1] 胡丽娜. 莫西沙星对耐多药肺结核临床有效性及安全性研究 [J]. 山西医药杂志, 2019, 48 (16): 1996-1998.
[2] 宋中立. 莫西沙星与四联抗结核药物治疗难治性结核性脑膜炎的疗效观察 [J]. 中国实用神经疾病杂志, 2019, 22 (8): 880-885.
[3] 褚天奎, 姚鸿娴, 吕美玲. 含左氧氟沙星化疗方案治疗复治痰涂片阳性肺结核的临床价值 [J]. 检验医学与临床, 2019, 16 (10): 1425-1427.
[4] 景凤英, 国福云. 不同疗程左氧氟沙星联合四联抗结核药治疗结核性胸膜炎临床效果及安全性分析 [J]. 临床误诊误治, 2019, 32 (2): 27-30.
[5] 李元, 秦世炳, 董伟杰, 等. 含利奈唑胺化疗方案治疗术后耐多药脊柱结核患者的效果分析 [J]. 中国防痨杂志, 2019, 41 (4): 399-404.
[6] 徐俊彦, 钟凯惠, 薛卫, 等. 含环丝氨酸结核方案治疗耐多药肺结核病患者疗效及安全性 [J]. 中华生物医学工程杂志, 2019, 25 (1): 108-111.
[7] 中华医学会结核病学分会, 耐多药结核病短程治疗中国专家共识编写组. 耐多药结核病短程治疗中国

专家共识 [J]. 中华结核和呼吸杂志, 2019, 42 (1): 5-8.

［8］中华医学会结核病学分会. 中国耐多药和利福平耐药结核病治疗专家共识 (2019 年版)[J]. 中华结核和呼吸杂志, 2019, 42 (10): 733-749.

［9］李琦, 李亮. 耐多药或利福平耐药结核病长程化疗方案与短程化疗方案的利与弊 [J]. 中华结核和呼吸杂志, 2019, 42 (5): 333-338.

［10］朱敏, 陈园园, 鲍志坚. 含莫西沙星及吡嗪酰胺超短程化疗方案对菌阳肺结核初治的效果分析 [J]. 国际流行病学传染病学杂志, 2019, 46 (2): 107-111.

［11］李波, 曹文利, 裴宁, 等. 初治涂阳老年人肺结核化疗新方案的疗效评价 [J]. 中华老年医学杂志, 2019, 38 (3): 237-241.

［12］钟剑峰, 沈斌, 邱佳, 等. 利奈唑胺联合左氧氟沙星在结核性脑膜炎强化期应用的疗效和安全性研究 [J]. 中国全科医学, 2019, 22 (2): 102-106.

［13］付道芳, 梁宗安. 利奈唑胺联合方案治疗耐多药结核病效果及不良反应研究 [J]. 传染病信息, 2019, 32 (1): 66-68.

［14］潘蕾, 毛敏杰, 黄晓庆, 等. 利奈唑胺治疗肺结核合并重症肺炎的疗效及对患者免疫因子和预后的影响 [J]. 中华全科医学, 2019, 17 (1): 52-56.

［15］李学玲, 陈晓红, 翁丽珍, 等. 含氯法齐明的联合化疗方案对耐多药肺结核的临床疗效观察 [J]. 中国临床医生杂志, 2019, 47 (1): 52-54.

［16］金武, 宋斌, 卢水华, 等. 莫西沙星联合四联抗结核方案治疗结核性胸膜炎临床研究 [J]. 中华医院感染学杂志, 2019, 29 (14): 2090-2094.

［17］时洁, 耿晓康. 联合应用不同氟喹诺酮药物治疗老年耐药肺结核的效果 [J]. 国际老年医学杂志, 2019, 40 (2): 72-74, 95.

［18］刘宇红. 注射类抗结核药物在我国耐药结核病治疗中的作用 [J]. 中华结核和呼吸杂志, 2019, 42 (6): 401-404.

［19］杨红标. 复治涂阳肺结核采用卷曲霉素联合左氧氟沙星治疗的临床疗效分析 [J]. 中国医药指南, 2019, 17 (13): 74-75.

［20］夏琴. 肺泰胶囊联合利奈唑胺治疗广泛性耐药结核病疗效研究 [J]. 陕西中医, 2019, 40 (4): 63-65.

［21］韦学荣, 陈绪坤, 李永吉. 黄芪注射液对肺结核患者趋化因子、肾功能及体液免疫水平的影响 [J]. 海南医学院学报, 2019, 25 (08): 44-47.

［22］刘辉, 王连伟, 乔飞, 等. 知柏地黄汤联合个体化营养支持治疗糖尿病合并肺结核疗效及对患者 T 淋巴细胞亚群的影响 [J]. 陕西中医, 2019, 40 (1): 78-80.

［23］景凤英, 国福云. 补中益气汤加味治疗肠结核临床研究 [J]. 陕西中医, 2019, 40 (4): 90-92.

［24］黄楚栓, 周锐, 张高, 等. 中西医结合治疗结核性胸膜炎的 Meta 分析 [J]. 广州中医药大学学报, 2019, 36 (6): 161-167.

［25］范鹏辰, 王志祺, 赖辉. 异烟肼及地塞米松鞘内注射治疗对结核性脑膜炎病人脑脊液中炎性因子及 IgA、IgG 水平的影响 [J]. 中西医结合心脑血管病杂志, 2019, 17 (3): 123-127.

［26］刘培培, 冯赵慧子. 利奈唑胺注射液致视物模糊 1 例 [J]. 医药导报, 2019, 38 (3): 400-401.

［27］聂理会, 王敬, 蔡宝云, 等. 利奈唑胺治疗耐药肺结核致重度贫血 3 例分析并文献复习 [J]. 中国医刊, 2019 (7): 727-730.

［28］王敬, 聂文娟, 王淑霞, 等. 阿米卡星与卷曲霉素治疗耐多药和广泛耐药结核病的药物不良反应比较 [J]. 中国医刊, 2019, 54 (9): 999-1002.

［29］温爱萍, 李丹丹, 鲍晓龙. 亚胺培南／西司他丁致成人危重症患者中枢神经系统不良反应发生情况及其危险因素分析 [J]. 中国药物应用与监测, 2019, 16 (2): 33-36.

第八章　结核病的免疫治疗及治疗性疫苗

【摘要】2018年国内免疫治疗相关的研究依旧主要集中在微卡、IL-2、IFN-γ、胸腺五肽、胸腺肽 α1 等制剂上。此外,miRNA 相关研究开始崭露头角,也有学者对巨噬细胞凋亡抗结核分枝杆菌感染、外泌体等前沿进展进行综述,为结核的免疫治疗开辟了新的天地。治疗性疫苗相关研究也层出不穷。为研究针对结核分枝杆菌潜伏感染的 DNA 疫苗,基于质粒 A39 构建了 p-VAX1-Ag85B-Rv3425-Rv2029c-PPE26(V569)质粒 DNA,并对其免疫原性及保护性进行初步研究。评价结核分枝杆菌基因 *Rv2660c*、*Rv2460c*、*Rv3875* 和 *Rv3804c* 的细胞表位融合蛋白的免疫原性,为研制新型多阶段结核疫苗提供可靠的靶抗原。除了 DNA 疫苗,mRNA 疫苗也成为新起之秀,在体外转录结核分枝杆菌 Ag85B-mRNA 并评价其免疫原性。

【关键词】免疫治疗;治疗性疫苗;亚单位疫苗;DNA 疫苗;mRNA 疫苗

2019 年,我国结核病疫苗及治疗性疫苗相关研究收获颇丰,微卡、IL-2、IFN-γ、胸腺五肽、胸腺肽 α1 等制剂联合在各种结核病人群中联合不同方案的治疗均有较好的安全性及疗效。治疗性疫苗也取得了一定进展。

一、免疫治疗

结核病的免疫治疗一般是指在化疗的基础上,加用免疫制剂,以提高机体清除结核分枝杆菌(*Mycobacterium tuberculosis*,MTB)的能力,从而增强化学治疗的疗效、缩短疗程,提高结核病的治愈率,此外还能降低潜伏结核感染者转变为活动性结核病的风险。

陈珣珣等[1,2]评价了母牛分枝杆菌菌苗(以下称"微卡")联合抗结核药物治疗初治涂阴肺结核超短程治疗方案的效果。选取 400 例初治涂阴肺结核患者,随机分成对照组与观察组,每组 200 例,对照组采用 2HRZE/4HR 方案治疗,观察组采用 2HRZE/2HR 联用微卡注射方案治疗。最终 306 例患者配合完成治疗,观察(微卡)组 154 例,对照组 152 例。治疗结束时,观察组病灶明显吸收率和空洞闭合率分别是 64.2% 和 18.6%,与对照组(69.7%、27.6%)相似($P>0.05$),但观察组在 2 个月末病灶明显吸收率(39.6%)明显高于对照组(26.3%,$P<0.05$);4 个月末的依从性良好者(84.4%)也明显高于对照组(69.7%,$P<0.01$);化疗 2、4 个月,观察组 CD4$^+$ 水平高于同期的对照组($P<0.01$);两组不良反应发生率相似(17.3% *vs.* 14.4%,$P>0.05$)。第 6、12、24 个月随访,两组复发率无统计学差异($P>0.05$)。研究认为,微卡应用于 2HRZE/2HR 超短程化疗方案治疗涂阴肺结核可以改善患者的免疫功能,促进结核病灶吸收,与常规治疗方案(2HRZE/4HR)相比,治疗效果一致,但有效缩短了治疗时间,有助于提高患者依从性。张嘉麟等[3]探讨莫西沙星联合注射用微卡治疗耐多药肺结核(multi-drug resistant tuberculosis,MDR-TB)临床疗效及其免疫功能变化。选择 120 例 MDR-TB 患者作为研究对象,观察组实施微卡联合 6MZthKP/18 MZthKP 化疗方案,对照组实施 6MZthKP/18 MZthKP 化疗方案,观察比较两组患者痰涂片转阴情况、肺部病灶吸收情况。结果显示,两组患者经过治疗后痰涂片转阴情况均得到好转,观察组痰涂片转阴情况均优于对照组

($P<0.05$),肺部病灶吸收情况观察组均优于对照组($P<0.05$);两组患者治疗24个月后,观察组炎症水平显著低于对照组,淋巴细胞 $CD3^+$、$CD4^+$、$CD8^+$ 亚群指标显著高于对照组。作者认为,联合使用微卡及化疗药物治疗 MDR-TB 可积极改善患者的免疫能力,促进患者痰涂片转阴及病灶吸收,强化了化疗药物的疗效,说明微卡联合化疗药物治疗 MDR-TB 具有明显的疗效。

林志来等[4]观察 MDR-TB 患者免疫功能状况及其使用免疫增强剂 IL-2 治疗的疗效和治疗后免疫功能的变化。选取 70 例耐多药肺结核患者,随机分为治疗组(35 例)和对照组(35 例)。化疗方案:治疗组 8Z-Pa-Am-Lfx-Pto-E+3(IL-2)/2Z-Pa-Lfx-Pto-E;对照组 8Z-Pa-Am-Lfx-Pto-E/12Z-Pa-Lfx-Pto-E。治疗组有效率为 97.1%(34/35),空洞闭合率为 66.7%(10/15),对照组分别为 94.3%(33/35)、61.5%(8/13),差异无统计学意义($P>0.05$),两组肝功能损害分别占 14.3%(5/35)和 20.0%(7/35,$P>0.05$)。两组患者免疫功能指标检查在治疗第 1、2、3 个月末,以及治疗结束时测定 $CD3^+$、$CD4^+$、$CD4^+/CD8^+$ 和 IL-2R,两组比较差异有统计学意义($P<0.05$)。作者认为,免疫增强剂能够改善耐多药肺结核患者的免疫功能和起到治疗作用,特别在加速痰结核分枝杆菌阴转方面具有显著作用,免疫治疗是耐多药肺结核患者的一种有效治疗模式。

胡丽娜[5]探讨 IFN-γ 辅助治疗对耐多药肺结核患者免疫功能及痰菌转阴率的影响。选取 82 例耐多药肺结核患者,按随机数字表法分为观察组(n=41)与对照组(n=41)。对照组给予常规耐多药抗结核治疗,观察组在对照组基础上联合 IFN-γ 治疗,均持续治疗 3 个月。结果显示,观察组治疗 3 个月后痰菌转阴率高于对照组;观察组治疗 3 个月后空洞闭合情况优于对照组,组间比较差异均有统计学意义($P<0.05$);两组治疗前血清 $CD4^+$、$CD8^+$、$CD4^+/CD8^+$ 水平无显著差异($P>0.05$),观察组 3 个月后血清 $CD4^+$、$CD4^+/CD8^+$ 水平高于对照组,血清 $CD8^+$ 水平低于对照组,差异有统计学意义($P<0.05$);观察组不良反应发生率与对照组比较无显著差异($P>0.05$)。研究表明,采用 IFN-γ 辅助治疗耐多药肺结核患者可显著促进痰菌转阴及空洞闭合,改善机体免疫功能,且安全性良好。

胸腺五肽、胸腺肽 α1 等在临床应用愈发广泛,相关研究层出不穷。贾漠[6]探讨常规化疗联合胸腺五肽治疗初治肺结核的效果。将 120 例初治肺结核患者随机分为观察组(常规化疗联合胸腺五肽)和对照组(常规抗结核化疗),每组各 60 例,比较两组治疗效果。结果发现,观察组治疗完成 3、6 个月后的痰菌转阴率均高于对照组($P<0.05$);观察组空洞闭合及缩小率、病灶吸收率均高于对照组($P<0.05$);治疗后,观察组的 $CD4^+$ 水平及 $CD4^+/CD8^+$ 高于对照组和治疗前,$CD8^+$ 水平低于对照组和治疗前($P<0.05$)。因此作者认为,胸腺五肽能够提高常规化疗对初治肺结核的治疗效果,改善患者的肺功能。姜继军等[7]收集了 68 例复治菌阳肺结核的患者作为研究对象,随机分为两组(各 34 例),对照组应用 2HRZE/4HR 的标准治疗,观察组在上述基础上加用 2 个月的胸腺五肽进行治疗,比较两组的疗效及不良反应。结果发现,两组治疗 6 个月时进行观察,观察组在转阴率、病灶吸收率、空洞闭合缩小率均优于对照组($P<0.05$),治疗后观察组 $CD3^+$、$CD4^+$ 和 $CD4^+/CD8^+$ 水平均明显高于对照组($P<0.05$),$CD8^+$ 水平明显低于对照组($P<0.05$)。观察组不良反应的发生率明显低于对照组($P<0.05$)。作者认为,复治菌阳肺结核患者在常规治疗基础上加用胸腺五肽进行治疗,效果理想,可以增强患者的免疫功能,降低不良反应发生率,临床可以积极应用。吕桂兰[8]探讨了胸腺肽 α1 联合利福布汀治疗复治肺结核的效果评价。选取 102 例复治肺结核患者,根据治疗方法

不同进行分组,即实施胸腺肽 α1 联合利福布汀治疗的为观察组(51 例),实施利福布汀治疗为对照组(51 例),对比治疗后病灶吸收情况、空洞变化情况以及痰结核菌阴转情况。结果发现,观察组治疗后空洞治疗有效率、病灶吸收率分别为98.04%、100.00%,显著高于对照组的86.27%、80.39%,差异有统计学意义($P<0.05$);两组治疗后第 1 个月末痰结核菌阴转情况对比差异无统计学意义($P>0.05$),治疗后第 3 个月末、第 6 个月末观察组痰结核分枝杆菌阴转情况明显高于对照组,差异有统计学意义($P<0.05$)。作者认为,胸腺肽 α1 联合利福布汀治疗复治肺结核的效果显著。

miRNA 相关研究开始崭露头角。程龙等[9]利用实时荧光定量聚合酶链反应(quantitative PCR,qPCR)的方法分析了强毒株人型结核分枝杆菌 H37Rv 和减毒株卡介苗(Bacille Calmette-Guérin,BCG)感染肺泡 II 型上皮细胞(AEC II)株 A549 中微小 RNA-146a(miR-146a)的表达情况。构建 miR-146a 腺病毒过表达载体,分析在 MTB 感染 A549 细胞中,过表达 miR-146a 对 Toll 样受体(Toll-like receptors,TLRs)信号通路及炎症因子的表达调控作用。结果表明,MTB 感染可引起 A549 细胞中 miR-146a 表达上调,当在 A549 细胞中过表达 miR-146a 时,在 BCG 感染组 TLR2 的表达表现为感染后显著抑制,H37Rv 感染组中 TLR2 表达差异不显著,TLR4 在 BCG 和 H37Rv 感染组中均表现为显著下调,过表达 miR146a 时,在 BCG 和 H37Rv 感染组中对 TLR 信号通路的下游分子髓样分化因子(myeloid differentiation factor 88,My D88)、TNF 受体关联因子 6(TNF receptor associated factor 6,TRAF6)、核因子 κB(nuclear factor-κB,NF-κB)和促炎细胞因子肿瘤坏死因子 -α(tumor necrosis factor-α,TNF-α)、IL-6 的表达均表现为感染后的抑制作用,而 IL-8 表达影响不明显,说明在 AEC II 细胞抗 MTB 感染过程中,miR-146a 负调控 TLRs 信号通路中 My D88、TRAF6、NF-κB 和 IL-6 等来调控 AEC II 细胞对 MTB 感染过程。尚晓倩等[10]对 microRNA 与结核分枝杆菌感染的致病机制研究进行了综述,miRNA 调控巨噬细胞与结核分枝杆菌感染的致病机制具有相关性,miR-29、miR-144、miR-155、miR-192 等在结核感染中均为表达过高的指标,这一系列指标在研究结核病患者机体免疫时起到至关重要的作用。在 miRNA、巨噬细胞、结核分枝杆菌之间相互作用的关系中可明确 miRNA 与结核分枝杆菌感染的特异性,在将来的结核病临床用药和治疗上可以提供更多的帮助。

罗红等[11]综述了巨噬细胞凋亡抗结核分枝杆菌感染的研究进展。主要总结了 MTB 与巨噬细胞凋亡相互作用:巨噬细胞主要通过内在途径及宿主蛋白核小体蛋白 110、磷酸化的信号转导及转录激活因子(signal transduction and activator of transcription,STAT)、非编码 RNA(non-coding RNA,ncRNA)介导细胞凋亡从而控制 MTB 感染;MTB 脯 - 谷氨酸 / 脯 - 脯 - 谷氨酸(PE/PPE)家族蛋白、毒力因子 Rv3033 等菌体成分通过多种分子机制调控宿主细胞凋亡,促进自身存活。关于巨噬细胞凋亡抗 MTB 感染机制的深入研究,将为基于巨噬细胞凋亡的结核病免疫治疗带来新的策略。巨噬细胞凋亡的抗 MTB 能力,取决于 MTB 与巨噬细胞间复杂的相互作用。对两者复杂的相互作用的攻坚,将为 TB 疫苗研制及治疗开辟新的天地。外泌体来源于多泡体,通过溶酶体降解或者通过质膜融合以及胞内囊泡的胞外释放,被归类为促进细胞间通信的"生物活性囊泡"的最新家族成员。简苗苗等[12]综述了结核分枝杆菌感染后宿主细胞外泌体内容物的改变,如蛋白质、脂质、RNA 等。结核病患者外泌体浓度与细菌负荷相关,且 MTB 感染修饰外泌体的组成,来自细菌感染细胞的外泌体已显示具有诱导抗原特异性 T 细胞活化、B 细胞活化和巨噬细胞趋化性的功能。外泌体可能为新型结核病疫苗和 BCG 加强疫苗的开发提供独特的方向。

二、治疗性疫苗

治疗性疫苗可通过对已感染 MTB 的机体产生二次免疫激发,打破免疫耐受,诱导保护性免疫应答,从而使 MTB 被清除。现阶段的治疗性疫苗研究主要集中在 DNA 疫苗、亚单位疫苗和死疫苗方面。

栗海波等[13]为研究针对结核分枝杆菌潜伏感染的 DNA 疫苗,基于质粒 A39 构建了 p-VAX1-Ag85B-Rv3425-Rv2029c-PPE26(V569)质粒 DNA,并对其免疫原性及保护性进行初步研究。免疫性评价试验共分 6 组:PBS、p-VAX1-Ag85B(A)、p-VAX1-Ag85B-Rv3425(A3)、A39、V569 和 BCG,采用左后腿肌内注射 C57BL/6 小鼠,用流式细胞术和酶联免疫吸附试验(enzyme linked immunosorbent assay,ELISA)分别检测细胞免疫和体液免疫水平;构建斑马鱼 - 海分枝杆菌潜伏感染模型,将 PBS、A、A3、A39、BCG、V569 分别通过腹腔注射免疫斑马鱼后,每日注射地塞米松 10μg 诱导海分枝杆菌复发感染,对斑马鱼肝脏进行菌落计数并绘制生存曲线。结果显示,与 BCG 组相比,V569 能引发实验小鼠强烈的细胞免疫反应(IFN-γ 高水平分泌),外周血 CD4$^+$/CD8$^+$ T 细胞比例明显增加。在斑马鱼 - 海分枝杆菌潜伏感染复发模型中,与 BCG 免疫组相比,V569 免疫斑马鱼后可显著减少其肝脏中海分枝杆菌数量,斑马鱼存活情况得到显著改善,表明 V569 DNA 疫苗可能是一种抗潜伏结核感染的候选 DNA 疫苗。尹芳等[14]探讨了 IL-2、IL-12 以及 IL-18 对结核分枝杆菌 ESAT-6 DNA 疫苗免疫保护作用的影响。将 50 只雌性 BALB/c 小鼠随机分为 IL-2-pcDNA-ESAT-6、IL-12-pcDNA-ESAT-6、IL-18-pcDNA-ESAT-6、pcDNA-ESAT-6 以及 PBS 对照组,分别于 0、2、4 周共免疫 3 次。末次免疫 2 周后各组处死 5 只小鼠,ELISA 检测小鼠血清 IgG、IgA,并分别检测 0、2、4、6 周小鼠阴道灌洗液中 sIgA 水平。CCK-8 法检测免疫小鼠脾细胞的增殖情况,并测定脾细胞上清中细胞因子 IFN-γ、IL-2、TNF-α、IL-6、IL-10 的分泌水平。末次免疫 2 周后,腹腔注射结核分枝杆菌 H37Rv 感染小鼠,感染后 4 周取小鼠肺组织进行菌落培养计数;同时通过 HE 染色以及肺组织炎症因子检测评估其炎症情况。结果显示,细胞因子 IL-2、IL-12 以及 IL-18 均能够显著增加小鼠血清 IgG、IgA 以及阴道灌洗液 sIgA 的分泌($P<0.05$),并促进免疫小鼠脾淋巴细胞的增殖($P<0.05$);IL-2、IL-12 及 IL-18 还能够显著增加脾细胞中 IFN-γ、IL-2、TNF-α 的分泌水平;此外,相较于 ESAT-6 真核疫苗组以及 PBS 对照组,IL-2、IL-12 及 IL-18 均能够显著降低小鼠肺组织菌体载量以及炎性浸润,并减少炎性因子分泌。研究表明,细胞因子 IL-2、IL-12 及 IL-18 均能不同程度地增强结核分枝杆菌 ESAT-6 DNA 疫苗的体液以及细胞免疫应答水平,并显著提高其免疫保护效果。周玉真等[15]评价了结核分枝杆菌基因 *Rv2660c*、*Rv2460c*、*Rv3875* 和 *Rv3804c* 的细胞表位融合蛋白的免疫原性,为研制新型多阶段结核疫苗提供可靠的靶抗原。其将 *Rv2660c*、*Rv2460c*、*Rv3875* 和 *Rv3804c* 基因中的细胞表位串联构成融合抗原基因(命名为 msv),克隆到原核表达载体 pEASY-Blunt E1 中,诱导表达后采用亲和层析纯化表达产物,经 SDS-PAGE 和 Western blot 鉴定后,用纯化的融合抗原蛋白免疫小鼠,ELISA 法检测免疫小鼠的特异性抗体滴度;分离免疫小鼠的脾淋巴细胞,采用淋巴细胞增殖法检测其免疫原性。作者成功构建了 msv 融合蛋白,且淋巴细胞增殖实验结果表明,抗原致敏的淋巴细胞经融合蛋白 msv 刺激后明显增殖。故作者认为 msv 融合蛋白可诱导小鼠特异性抗体表达和刺激细胞免疫应答,可作为结核疫苗的抗原

组分。

随着生物信息、分子结构生物学的深入探索,mRNA 疫苗研究飞速发展,为结核疫苗研制提供新方向。相对传统疫苗,mRNA 疫苗具有显著优势:由于 mRNA 的降解是通过细胞正常的代谢完成,降低因感染或整合诱发基因突变的潜在风险,提高疫苗免疫安全性;mRNA 疫苗基于内源性表达系统,易于引起 MHC Ⅰ 类分子递呈,进而诱导 Th1 型细胞免疫应答,有利于清除结核分枝杆菌;mRNA 制备方法快速便捷,成本低廉,利于规模生产,为市场奠定技术基础。由此可见,mRNA 疫苗具有广阔的应用前景。夏敏等[16]在体外转录结核分枝杆菌 Ag85B-mRNA 并评价其免疫原性。Ag85B 优化序列二级结构分析显示,其具有更高的稳定性。成功体外合成稳定的 Ag85B-mRNA。Western blot 检测 Ag85B-mRNA 转染 293T 细胞 24、48 小时,均有清晰、特异性的目的蛋白条带。小鼠免疫试验结果显示,Ag85B-mRNA 可诱导针对结核分枝杆菌 Ag85B 分泌高水平 IFN-γ 的 Th1 型免疫应答。研究表明,其成功在体外合成了稳定的 Ag85B-mRNA 疫苗,且具有较好的免疫原性,为新型结核疫苗的研制提供新思路。

综上,2019 年在结核病免疫治疗方面国内专家联合使用微卡及化疗药物治疗 MDR-TB,强化了化疗药物的疗效;利用免疫增强剂改善耐多药肺结核患者的免疫功能和起到治疗作用,特别在加速痰结核分枝杆菌阴转方面具有显著作用。在治疗性疫苗研究方面研究主要集中在 DNA 疫苗、亚单位疫苗和死疫苗方面,其中 msv 融合蛋白可诱导小鼠特异性抗体表达和刺激细胞免疫应答,可作为结核疫苗的抗原组分;成功在体外合成了稳定的 Ag85B-mRNA 疫苗,且具有较好的免疫原性,为新型结核疫苗的研制提供新思路。

(杨杨　卢水华　于佳佳　唐神结)

参考文献

[1] 陈珣珣,周琳,陈志宇,等.微卡辅助治疗初治涂阴肺结核的超短程方案疗效评价 [J].广东医学,2019,40 (10): 1386-1390.

[2] 陈珣珣,周琳,陈志宇,等.母牛分枝杆菌菌苗应用于涂阴肺结核超短程治疗方案的临床观察 [J].广东医科大学学报,2019,37 (3): 261-264.

[3] 张嘉麟,赵利民.莫西沙星联合母牛分枝杆菌治疗耐多药肺结核的临床疗效及免疫功能影响研究 [J].齐齐哈尔医学院学报,2019,40 (17): 2160-2162.

[4] 林志来,翁丽珍,王新航,等.IL-2 辅助治疗 MDR-TB 患者的免疫与临床研究 [J].中外医疗,2019,38 (10): 74-76, 80.

[5] 胡丽娜.γ- 干扰素辅助治疗对耐多药肺结核患者免疫功能及痰菌转阴率的影响 [J].临床研究,2019,27 (5): 66-68.

[6] 贾漠.常规化疗联合胸腺五肽治疗初治肺结核的效果 [J].临床医学研究与实践,2019,4 (8): 53-54.

[7] 姜继军,张玮.复治菌阳肺结核患者应用胸腺五肽治疗的临床疗效 [J].临床肺科杂志,2019,24 (3): 154-156.

[8] 吕桂兰.胸腺肽 α1 联合利福布汀治疗复治肺结核的效果评价 [J].中国疗养医学,2019,28 (1): 96-98.

[9] 程龙.miR-146a 在结核分枝杆菌感染肺泡 Ⅱ 型细胞中对 TLRs 信号通路的免疫调控作用研究 [D].银川:宁夏大学,2015.

[10] 尚晓倩,赵慧,马秀敏,等.microRNA 与结核分枝杆菌感染的致病机制研究进展 [J].中华医院感染学杂志,2019,29 (3): 166-169.

［11］罗红，郑碧英，徐军发 . 巨噬细胞凋亡抗结核分枝杆菌感染的研究进展 [J]. 细胞与分子免疫学杂志 , 2019, 35 (7): 665-670.

［12］简苗苗，白若兰，计震华，等 . 结核分枝杆菌感染后宿主细胞外泌体内容物的改变 [J]. 中国病原生物学杂志 , 2019, 14 (5): 600-605.

［13］粟海波，刘梓健，周洋洋，等 . 针对结核分枝杆菌潜伏感染的 DNA 疫苗 V569 免疫原性及保护性的初步研究 [J]. 微生物与感染 , 2019, 14 (5): 289-296.

［14］尹芳，胡月圆，郭琼，等 . 细胞因子 IL-2、IL-12 及 IL-18 增强结核杆菌 ESAT-6 DNA 疫苗的免疫保护作用 [J]. 免疫学杂志 , 2019 (11): 954.

［15］周玉真，刘思静，唐明圆，等 . 结核分枝杆菌基因 Rv2660c、Rv2460c、Rv3875、Rv3804c 细胞表位融合蛋白的表达及其免疫原性评价 [J]. 四川大学学报 (医学版), 2019, 50 (4): 506-511.

［16］夏敏，杨晓岚，杨鹏辉，等 . 结核分枝杆菌 Ag85B-mRNA 疫苗的体外合成及其免疫原性研究 [J]. 免疫学杂志 , 2019, 35 (5): 404-408.

第九章 结核病的介入治疗

【摘要】随着临床工作者对内镜在呼吸系统疾病介入治疗中作用认识的不断提高,气管支气管结核、肺结核、结核性胸膜疾病的介入治疗在近几年有所发展。在全身抗结核化学治疗基础上,针对气管支气管结核的不同类型采用不同的介入治疗措施,其进展包括消融术、支架术、球囊扩张术、机械清除、局部给药等应用,重点在于中心呼吸道狭窄的综合介入治疗,在很大程度上已经取代了外科手术肺切除和支气管重建。介入治疗在耐药空洞肺结核、肺结核合并大咯血、肺结核合并曲霉菌感染等疾病治疗中发挥着重要的作用,介入治疗方式包括经支气管镜局部给药、电子胸腔镜手术、支气管动脉栓塞术等。胸腔镜介入治疗技术的发展为结核性包裹性胸膜炎、脓胸等胸膜病变提供了一种治疗方式,而各种经支气管镜下介入治疗方式的尝试为顽固性支气管胸膜瘘等难题提供了新的思路。

【关键词】支气管结核;肺结核;胸膜;支气管镜;胸腔镜;介入治疗

气管支气管结核是肺结核的一种特殊类型,是指发生在气管支气管黏膜、黏膜下层、平滑肌、软骨及外膜的结核病。国内外研究报道,气管支气管结核在肺结核患者中的占比为11.1%~54.3%,且近年来发病率呈上升趋势。根据支气管镜下表现,我国将气管支气管结核分为以下 6 种类型:Ⅰ型炎症浸润型,Ⅱ型溃疡坏死型,Ⅲ型肉芽增殖型,Ⅳ型瘢痕狭窄型,Ⅴ型管壁软化型,Ⅵ型淋巴结瘘型。患者常常多种病变类型同时存在,在治疗过程中,需根据患者具体情况选用不同的治疗方式,其中全身抗结核治疗是关键也是所有治疗的基础。经支气管镜下介入治疗是主要的治疗方式,常常需要多种介入方式联合应用以获得更好的治疗效果[1]。针对耐多药结核病(multi-drug resistant tuberculosis,MDR-TB)、广泛耐药结核病(extensively drug resistant tuberculosis,XDR-TB)、利福平耐药结核病(rifampicin-resistant tuberculosis,RR-TB)等耐药结核病及临床慢性纤维空洞型肺结核、空洞型肺结核、肺结核合并大咯血、肺结核合并曲霉菌感染等重症肺结核病,在新药研发、外科手术、免疫治疗、中医中药等综合治疗基础上,经支气管镜局部给药、电子胸腔镜治疗术、支气管动脉栓塞术等内镜介入治疗手段正发挥越来越重要的作用。结核性胸膜病变包括结核性渗出性胸膜炎、结核性包裹性胸膜炎、结核性脓胸及结核性支气管胸膜瘘等的治疗仍是临床医务工作者所面临的难题,内外科胸腔镜及支气管镜下多种介入治疗技术等为解决上述难题提供了帮助。

一、气管支气管结核介入治疗

气管支气管结核的治疗原则是在全身抗结核化学治疗基础上,针对不同气管支气管结核临床不同类型,采用不同介入治疗措施。目前针对气管支气管结核介入治疗方法包括局部给药、球囊扩张术、冷冻术、热消融术(激光、高频电刀、氩气刀及微波等)、呼吸道内支架植入术等。气管支气管结核作为国内良性呼吸道狭窄常见类型,球囊扩张术仍是首选措施,联合其他介入治疗手段的综合介入治疗仍是发展方向,反复回缩性再狭窄仍是国内外学者继续探索的课题。

1. **球囊扩张术** 球囊扩张术的原理是将球囊导管放置于呼吸道狭窄段,通过高压枪泵向球囊导管内注水呈高压状态,使狭窄部位全周产生多处纵向小裂伤,裂伤处被纤维组织充填,从而达到狭窄部位扩张的目的,以解除或缓解管腔狭窄。朱春梅等[2]回顾了球囊扩张术在现代儿科介入呼吸病学的应用,球囊扩张术主要用于儿童良性呼吸道狭窄(特别是气管支气管结核引起的呼吸道狭窄)的治疗,是一项安全、简便、微创的治疗手段,支气管镜下的介入治疗是一门综合治疗技术,球囊扩张术也需要与其他方法联合应用。如对于部分肉芽瘢痕组织增生明显或合并有气管、支气管软化者,单用球囊扩张呼吸道成形术效果不好,应联合激光、电凝、冷冻等技术对瘢痕组织进行切割或支架植入治疗,以达到最佳疗效。

胡智敏等[3]通过比较不同病理改变阶段结核性呼吸道狭窄行球囊扩张治疗的效果及并发症等情况,探讨结核性呼吸道狭窄患者行球囊扩张治疗的最佳时机。该团队收集 2015 年 1 月 1 日至 2017 年 12 月 31 日于武汉市肺科医院就诊的左主支气管结核导致左主支气管狭窄(狭窄程度 $\geq$ 50%)的患者,共计 62 例。根据支气管镜检查所见的不同病理改变阶段分为 A、B 两组:A 组 32 例,镜下表现为恢复期;B 组 30 例,镜下表现为瘢痕期;均分别进行了球囊扩张术。观察两组患者的治疗效果及并发症。结果显示,A 组患者球囊扩张的即时有效率为 93.8%(30/32),平均球囊扩张(3.0 ± 0.6)次;B 组患者球囊扩张的即时有效率为 73.3%(22/30),平均球囊扩张(6.0 ± 1.6)次,差异均有统计学意义(χ^2=4.77,P=0.03;t=9.89,P=0.01)。A 组患者 6 个月再狭窄率(10.0%,3/30)低于 B 组(27.3%,6/22),差异有统计学意义(χ^2=4.21,P=0.04)。A、B 两组行球囊扩张术后发生少量出血、肉芽增生、胸痛的发生率分别为 59.4%(19/32)与 50.0%(15/30)、31.3%(10/32)与 33.3%(10/30)、21.9%(7/32)与 26.7%(8/30),差异均无统计学意义(χ^2 分别为 0.55、0.03、0.19,P 分别为 0.46、0.42、0.66)。研究表明,结核性呼吸道狭窄球囊扩张治疗的最佳时机宜选择在狭窄部位,且支气管镜下表现为急性炎症消退后的恢复期,而不是瘢痕期。

为了维持呼吸道的开放、保证疗效,以支气管结核瘢痕狭窄为代表的良性呼吸道狭窄需要进行多次的球囊扩张治疗,但目前并没有指南建议究竟需要扩张多少次的治疗才能取得好的疗效。为探讨中国良性中心呼吸道狭窄患者球囊扩张治疗的次数及远期疗效关系,Liang 等[4]选取 2005—2012 年的 111 位接受支气管镜下球囊扩张治疗的良性中心呼吸道狭窄患者,通过 McNemar 检验法比较每次球囊扩张前后的远期疗效,利用多因素回归分析探讨影响球囊扩张治疗良性中心呼吸道狭窄的远期疗效的独立因素。结果显示,在第 6 次扩张治疗之前,每增加扩张治疗一次均能明显改善远期疗效,且具有统计学差异(均 P<0.05),但 6 次扩张治疗以后,每增加扩张治疗一次并不能明显改善远期疗效。扩张治疗 $\leq$ 6 次的狭窄呼吸道直径大于接受扩张治疗 $\geq$ 6 次的呼吸道直径。多因素回归分析显示,球囊扩张治疗的次数是影响远期疗程的独立因素(RR=0.65,95%CI 0.57~0.76,P<0.001)。研究表明,建议球囊扩张最多不要超过 6 次,且治疗次数越多,反而可能影响患者的远期疗效。

2. **冷冻术** 冷冻治疗术是临床常用的消融治疗措施之一,术式分为冷冻消融术、冷冻切除术及冷冻喷雾术 3 种方式[5],常用的冷冻剂有液氮、氧化亚氮和二氧化碳[6]。其中,冷冻消融术是气管支气管结核最常用的治疗方式。冷冻消融主要通过对组织进行以下作用而达到疗效:

(1)物理变化:低温冷冻使组织内产生冰晶,细胞内冰晶导致细胞内功能紊乱,这是细胞死亡的主要原因;细胞外冰晶则造成细胞内脱水。

(2)化学变化:冷冻可以改变 pH,破坏细胞蛋白和酶系统,破坏细胞代谢,引起细胞死亡。

(3)血管效应:微小血管内冰晶阻塞,血流缓慢淤滞,红细胞凝集,血管壁破坏,毛细血管栓塞,局部组织坏死。

冷冻治疗可以改善胶原的合成,使瘢痕性成纤维细胞向正常成纤维细胞分化,从而减轻瘢痕组织增生,因此对于肉芽组织增生及瘢痕挛缩性狭窄的治疗较热消融治疗等方法更有价值,所以其在气管支气管结核介入治疗中的作用越来越受到重视,已为业界公认。

为探讨经纤维支气管镜介入冷冻联合其他方法治疗气管支气管结核的疗效及不良反应情况,王志刚等[7]收集 2015 年 5 月至 2018 年 6 月辽宁省盘锦市传染病医院收治的 64 例溃疡坏死型和肉芽增殖型气管支气管结核患者。所有患者均进行了规范的抗结核药物治疗、雾化吸入、经纤维支气管镜钳夹清创并局部灌注异烟肼注射液。2017 年 3 月及以前该院未开展纤维支气管镜介入冷冻治疗,共收治的患者 31 例作为对照组;2017 年 4 月及以后医院开展纤维支气管镜介入冷冻治疗,共收治的患者 33 例作为观察组。观察两组患者痰菌阴转率、纤维支气管镜下表现、临床症状、胸部 CT 扫描表现、气促指数、介入治疗次数及不良反应发生情况。结果显示,观察组痰菌阴转率、临床治疗有效率、纤维支气管镜下有效率、胸部 CT 检查有效率分别为 96.8%(30/31)、97.0%(32/33)、93.9%(31/33)、90.9%(30/33),均明显高于对照组的 65.5%(19/29)、74.2%(23/31)、64.5%(20/31)、67.7%(21/31),差异均有统计学意义(χ^2 分别为 9.78、5.11、8.55、5.30,P 分别为 0.002、0.024、0.003、0.021)。观察组介入治疗次数和治疗后气促指数的中位数(四分位数)[$M(Q_1,Q_3)$]分别为 5(4,6)次和 1(0,1)分,均明显少于对照组的 9(8,10)次和 2(1,2)分,差异均有统计学意义(Z 分别为 6.05 和 3.37,P 均 <0.001)。观察组不良反应发生率为 24.2%(8/33),与对照组的 25.8%(8/31)相比,差异无统计学意义($\chi^2=0.02$,P=0.885)。研究认为,经纤维支气管镜介入冷冻治疗,溃疡坏死型和肉芽增殖型气管支气管结核临床疗效明显,痰菌阴转率高,可减少治疗次数,且不增加不良反应发生率,是一种安全、有效的治疗方法。

为综合分析经纤维支气管镜冷冻切除术治疗气管支气管结核的治疗效果,为该技术在临床中的推广和应用提供科学指导与循证依据。游佩涛等[8]以广州市胸科医院 2006 年 6 月至 2016 年 6 月 41 例确诊为气管支气管结核并行经纤维支气管镜冷冻切除术进行治疗的患者为研究对象,对其手术后结核症状(咳嗽、发热、咯血)、呼吸道堵塞(以堵塞气管 / 支气管横断面 1/3 以下、1/3 ~ 2/3、2/3 以上分别划分为轻度、中度、严重堵塞)、肺不张等情况进行对比分析。结果显示,经过 2 ~ 3 个疗程的手术治疗,74 例患者结核症状的总体消除率为 97.30%(72/74),但也有 1 例术前无咯血患者术后表现咯血症状;41 例患者均有不同程度的呼吸道堵塞,13 例严重堵塞者术后 8 例变为轻度、4 例变为中度,20 例中度堵塞者术后 17 例变为轻度,8 例轻度堵塞者术后堵塞情况未见明显改善,呼吸道堵塞情况总体改善率为 70.73%(29/41);16 例肺不张患者中 9 例消失、6 例明显好转、1 例未能取得良好改善,好转率为 93.75%(15/16)。研究表明,经纤维支气管镜冷冻切除术治疗气管支气管结核,重度、中度气管 / 支气管堵塞患者将可普遍获益,而对轻度气管 / 支气管堵塞患者则疗效不佳。

3. 热消融术　热消融术包括激光、高频电凝切、氩等离子体凝固、微波等,通过局部凝固、碳化、气化等方式直接消融病变组织,起效快,适用于肉芽组织、瘢痕、良恶性肿瘤等呼吸道增生性狭窄的消融治疗[9]。不同热消融术的应用原理和特性不同,选择适宜的热消融术可起到事半功倍的效果。单纯应用热消融术易出现肉芽组织或瘢痕再生,故对气管支气管结核的患者临床上应审慎单独应用,建议联合冷冻治疗以抑制肉芽或瘢痕增生[6]。

唐飞等[10]为探讨可弯曲支气管镜下冷热联合消融治疗中央呼吸道淋巴结瘘型支气管结核的疗效。选取 2013 年 1 月至 2017 年 1 月安徽省胸科医院确诊为中央呼吸道淋巴结瘘型支气管结核患者 78 例,经伦理学委员会批准后,其中对照组 39 例患者采用全身抗结核治疗方案,同时支气管镜下治疗予以活检钳反复清理及病灶处经导管注入异烟肼;观察组 39 例患者采用全身抗结核治疗方案,同时支气管镜下治疗采用冷热联合消融治疗及病灶处经导管注入异烟肼,均在病灶稳定后终止镜下处理并随访至 1 年。计算平均治疗次数,并在治疗后 1、3、6、12 个月随访观察患者临床症状及支气管镜下表现,并评估治疗有效率。结果显示,观察组和对照组进行介入治疗的平均次数分别为(12.49±3.34)次和(17.28±3.64)次,观察组较对照组治疗的平均次数明显减少,差异有统计学意义(t=6.055,P<0.001);观察组在治疗后 3 个月、6 个月及 12 个月的治疗有效率分别为 48.72%(19/39)、82.05%(32/39)、92.31%(36/39),均高于对照组[20.51%(8/39)、53.85%(21/39)、71.79%(28/39)],差异均有统计学意义(χ^2=6.854,P=0.009;χ^2=7.123,P=0.008;χ^2=5.571,P=0.018)。两组患者治疗中共 43 例患者局部出现少许出血,予以 1:20 000 肾上腺素、冰生理盐水及矛头蝮蛇血凝酶内镜下喷洒等对症处理后均可好转,未出现大出血、穿孔、气胸等严重并发症。研究表明,支气管镜下冷热联合消融治疗中央呼吸道淋巴结瘘型支气管结核可减少平均治疗次数,提高患者的治疗有效率。

Ma 等[11]报道了一例经支气管镜下海博刀切除呼吸道内深部良性纤维组织细胞瘤的病例。深部良性纤维组织细胞瘤(fibrous histiocytoma,FH)是一种间叶来源肿瘤,最常见于皮肤和骨骼,呼吸道受累者罕见,目前认为其属于低度恶性肿瘤,复发率约 20%,转移罕见,手术切除为首选治疗。该患者因担心气管切除后的并发症而拒绝手术治疗,先后接受经支气管镜下圈套器、APC 及放射治疗后出现病变复发,通过尝试应用海博刀联合 APC 成功切除肿瘤,术后 6 个月,无论是影像学还是支气管镜下都没有复发的迹象。海博刀是一种刀头中央具有高压水管的电切开刀,其可向黏膜下层注入生理盐水,使病变隆起,黏膜层病变与黏膜下层,然后再通过电切开术对病变进行剥离。推荐在病变的周边 5mm 以外的黏膜进行生理盐水注入,有利于使黏膜下层病变暴露更充分,也使术者能够处理的病变范围进一步扩大,从而使 APC 的治疗深度和广度得以保证。海博刀治疗气管 - 支气管病变,包括早癌和良性/低度恶性肿瘤具有一定的前景,因其可充分暴露病变基底,可能使后续 APC 治疗更为彻底。该技术仍处于探索阶段,有可能成为良、恶性中心呼吸道狭窄较好的介入治疗手段,但有待更多的研究来评估安全性及最佳适应证。

4. 支架术 呼吸道支架植入术是利用支架的支撑作用,重建变形的气管支气管管壁。适合于治疗良性呼吸道狭窄的支架,包括硅酮支架、金属支架(包括覆膜金属支架及金属裸支架)和生物可降解支架[12]。硅酮支架和金属支架都有其优缺点,目前良性狭窄患者的支架选择存在争议,金属支架有良好的短期结果,然而长期放置的并发症发生率高,需要接受更多的后续支气管镜手术来处理,通过长期观察的结果显示金属支架治疗良性呼吸道疾病导致了严重并发症,促使美国食品药品管理局发布公共健康警告,反对在良性呼吸道疾病中使用金属支架,而硅酮支架因低并发症发生率、易被取出,作为良性呼吸道狭窄患者的首选方法。

为探讨气管镜引导下经硬质气管镜鞘管放置硅酮支架及 T 型管治疗良性气管狭窄的临

床疗效。李晓等[13]选取河南省人民医院 2015 年 9 月至 2016 年 10 月收治的 10 例气管狭窄患者为研究对象。根据患者气管狭窄性质、程度及解剖结构,选取合适的硅酮支架及 T 型管,在电子支气管镜引导下插入硬质支气管鞘管,并进行支架及 T 型管植入。术后 60 天内行气管镜动态监测支架位置及气管内分泌物、肉芽组织生长等情况;术前和术后 30 天行血气分析,并采用卡氏(Karnofsky performance status,KPS)评分对患者生活质量进行评估。结果显示,6 例患者植入硅酮支架,4 例患者植入 T 型管。硅酮支架及 T 型管均一次性植入成功,10 例患者植入硅酮支架或 T 型管后呼吸困难症状均即刻缓解。10 例患者术后 30 天氧分压和 KPS 评分均高于术前(t=−10.585、−15.476,P<0.05)。术后 60 天内支气管镜下观察,3 例患者轻度气管内肉芽组织增生,2 例支架移位,2 例排痰困难,对症处理后好转。研究表明,气管镜引导下经硬质气管镜鞘管放置硅酮支架及 T 型管治疗良性气管狭窄技术可行,操作安全,疗效可靠。

自膨式金属支架植入目前已广泛应用于恶性呼吸道狭窄,但是在支气管结核等良性呼吸道狭窄的远期疗效目前尚不明确。Xiong 等[14]回顾性分析了 2003 年 7 月至 2016 年 6 月该院所有接受自膨式金属支架植入术患者症状改善情况、并发症及远期疗效等资料。结果显示,116 名患者共植入 131 枚支架,98 名患者在植入支架后临床症状得到改善(84.48%,95%CI 77.89~91.07);与未植入支架组患者相比,更多的支架植入组患者出现咽喉痛及胸痛等并发症(13.89% vs. 28.81%,P=0.036),肉芽肿形成及再狭窄发生率亦高于与未植入支架组(分别为 4.17% vs. 15.25%,P=0.029;11.11% vs. 37.29%,P<0.000 1;9.72% vs. 28.81%,P=0.005)。支架植入组患者及未植入支架组患者分别平均需要 2 次(1~15 次)、1 次(1~7 次)的热消融治疗清除增生的肉芽组织。远期随访(平均 1 276 天,2~4 263 天)显示,支架植入组 68 名患者完全好转,15 名患者仍需要介入治疗,8 名患者出现呼吸道闭塞,7 名接受手术,14 名失访,另外有 4 人死于与支架无关的原因。研究表明,如果能很好地处理支架植入相关的并发症,大部分接受自膨式金属支架植入的患者能够获得临床症状的改善,大部分患者远期随访显示是安全、有效的。

5. 局部给药术　呼吸道内局部给予抗结核药物能使药物直接到达病灶区域而发挥作用,由于局部药物浓度高,能有效地起到杀菌、抑菌效果,加快痰菌转阴,促进呼吸道内病灶吸收、减少并发症发生等。呼吸道局部给药品种必须与全身抗结核药物应用相一致,即一方面,初治结核不能使用二线抗结核药物局部应用,尽管有时可能取得一定效果;另一方面,复治耐药患者也不能使用一线抗结核药物局部应用。

为观察支气管结核支气管镜下表现特征,分析纤维支气管镜下局部治疗支气管结核的临床疗效,范慧明等[15]回顾性分析四川省乐山市人民医院呼吸与危重症医学科 2016 年 1 月至 2017 年 12 月收治的 92 例支气管结核患者的临床资料,按照随机数字表法将患者分为观察组及对照组,观察组 48 例,对照组 44 例。两组患者均采用规范化 3HRZE/9HR 抗结核口服药物治疗及雾化吸入治疗,观察组在此基础上采用纤维支气管镜下局部注射药物治疗。比较两组患者治疗 1、2、3、6 个月时痰抗酸杆菌转阴率及治疗 6 个月时的临床疗效,记录治疗过程中的不良反应并进行远期随访。结果显示,观察组治疗 3、6 个月时痰菌转阴率显著高于对照组(P<0.05);观察组治疗总有效率为 85.42%,对照组为 63.64%,组间比较差异具统计学意义(P<0.05);两组患者治疗过程中不良反应无明显差异(P>0.05)。观察组 48 例支气管结核患者经 12 个月抗结核和支气管镜下局部治疗,全部临床治愈;对照组为 44 例支气结核临床治愈率为 77.27%，两组患者远期临床治愈率比较差异具统计学意义（$P=0.000$）。研究表明，纤维支气管下局部治疗支气管结核，结合联合常规应用抗结核药物治疗，可有效促进支气管结核患者痰菌转阴，以提高临床疗效，缩短治疗周期。

6. 综合介入治疗　在抗结核药物全身化学治疗的基础上，针对不同类型气管支气管结核，经支气管镜呼吸道内给药、冷冻术、球囊扩张术、热消融疗法（激光、高频电刀、氩气刀及微波等）、呼吸道内支架植入术等介入治疗措施的联合应用[16]，不仅可以提高气管支气管结核的治疗效果，减少其所致的各种并发症和后遗症，最大限度地保全患者的肺功能，同时还能有效地解决一些传统抗结核药物化学治疗无法解决的问题。以上介入治疗方式的联合应用是目前临床上介入治疗气管支气管结核等良、恶性中心呼吸道狭窄的主要介入治疗手段[17]。

为探究单纯球囊扩张术与冷冻联合球囊扩张术运用于瘢痕型结核性呼吸道狭窄患者的临床疗效及安全性。叶涛生等[18]针对 2016 年 2 月至 2018 年 4 月期间，深圳市第三人民医院肺病科收治的 60 例瘢痕型结核性呼吸道狭窄的住院患者，依据密封信封法分为对照组和实验组，对照组（n=30）仅采取单纯球囊扩张术进行治疗，试验组（n=30）采取支气管镜下冷冻与球囊扩张联合治疗。比较两组患者手术后治疗有效率、并发症发生率以及治疗后第 3 个月气管再次狭窄发生率，测定两组患者治疗前以及治疗后第 1 个月的第一秒用力呼气容积与用力肺活量之比、呼吸道内径测量值。结果显示，对照组与试验组的治疗有效率分别为 66.67%（20/30）、93.33%（28/30），两者相比差异有统计学意义（$P<0.05$）。试验组治疗后第 1 个月的第一秒用力呼气容积与用力肺活量之比、呼吸道内径测量值分别与对照组比较，差异均有统计学意义（$P<0.05$）。试验组患者的胸痛、咯血、气胸的发生率分别为 43.33%、6.67%、6.67%，较对照组患者的发生率 50.00%、10.00%、10.00% 稍低，但差异无统计学意义（$P>0.05$）。试验组与对照组患者治疗后第 3 个月气管再次狭窄发生率分别为 6.67%、26.67%，两者比较差异有统计学意义（$P<0.05$）。研究表明，对瘢痕型结核性呼吸道狭窄患者实行支气管镜下冷冻与球囊扩张联合治疗具有良好的临床效果及安全性，值得临床应用及推广。

石倩等[19]探讨支气管镜介入技术在气管支气管结核所致中叶综合征治疗中的应用价值。回顾性分析 2015 年 11 月至 2017 年 12 月中国人民解放军总医院第八医学中心全军结核病研究所确诊的全部气管支气管结核所致中叶综合征 118 例患者的临床资料，根据是否接受支气管镜介入治疗分为综合观察组（82 例）和对照组（36 例），对 118 例患者的临床症状、影像学表现、支气管镜下表现、气促评级、治疗效果进行对比分析。结果显示，综合观察组和对照组患者出院后 6 个月时的气促评级分别为（0.74±0.12）分和（1.36±0.07）分，差异有统计学意义（t=2.791，$P=0.006$）。综合观察组患者治疗后的总有效率为 80.5%（66/82），对照组患者治疗后的总有效率为 61.1%（22/36），两组患者治疗疗效比较差异有统计学意义（$\chi^2=12.743$，$P=0.002$）。研究表明，支气管镜介入技术可提高气管支气管结核所致中叶综合征治疗的有效率，是治疗气管支气管结核所致中叶综合征的重要手段。

罗林紫等[20]为评估经支气管镜氩气刀联合冷冻及异烟肼灌注治疗溃疡穿孔型Ⅵ型支气管结核患者的临床效果，搜集 2013 年 1 月至 2018 年 8 月湖南省胸科医院收治的符合纳入标准的 65 例溃疡穿孔型Ⅵ型 EBTB 患者的临床资料，将 2017 年 1 月之前收治的 31 例接受经支气管镜冷冻 + 异烟肼灌注治疗的患者作为对照组，将 2017 年 1 月至 2018 年 8 月前收治的 34 例接受经支气管镜氩气刀 + 冷冻 + 异烟肼灌注治疗的患者作为观察组。观察并分析两组患者瘘口愈合时间、治疗效果及并发症情况。采用 SPSS 19.0 软件进行数据的统计学分析,计量资料采用 t 检验或秩和检验,计数资料采用 χ^2 检验,均以 $P<0.05$ 为差异有统计学意义。结果显示,对照组和观察组患者分别进行经支气管镜介入治疗 241 例次和 222 例次,例均治疗次数分别为 (7.81 ± 2.20) 次 / 例和 (6.53 ± 2.05) 次 / 例,差异有统计学意义 $(t=2.425,$ $P=0.018)$。对照组行冷冻 + 异烟肼灌注治疗次数 (3.45 ± 0.91) 次 / 例,高于观察组行氩气刀 + 冷冻 + 异烟肼灌注治疗 (2.59 ± 0.82) 次 / 例 $(t=3.987, P<0.001)$。对照组瘘口愈合中位时间 [12.0 (10.0,12.0) 周] 长于观察组 [10.0 (8.0,12.0) 周] $(Z=-2.001, P=0.045)$。对照组和观察组患者治疗后痊愈和有效者分别为 29 例和 33 例、2 例和 1 例,治疗有效率均为 100.00% $(\chi^2=0,$ $P=1.000)$。两组患者在治疗过程中均未出现与治疗相关的支气管纵隔瘘、大出血或氩气刀相关气体栓塞等严重并发症。研究表明,对溃疡穿孔型 Ⅵ 型支气管结核行经支气管镜氩气刀联合冷冻及异烟肼灌注治疗,可减少治疗次数、缩短瘘口愈合时间,安全、有效,值得推广。

二、肺结核介入治疗

针对耐多药结核病(multi-drug resistant tuberculosis,MDR-TB)、广泛耐药结核病(extensively drug resistant tuberculosis,XDR-TB)、利福平耐药结核病(rifampicin-resistant tuberculosis,RR-TB)等耐药结核病,针对临床慢性纤维空洞型肺结核、空洞型肺结核、肺结核合并大咯血、肺结核合并曲霉菌感染等重症肺结核病,在新药研发、外科手术、免疫治疗、中医中药等综合治疗基础上,经支气管镜局部给药、电视胸腔镜手术、支气管动脉栓塞术等内镜介入治疗手段正发挥越来越重要的作用。

1. 局部给药 为探讨经纤维支气管镜注入阿米卡星配合全身化疗治疗耐多药肺结核疗效,戴景涛等[21]将确诊的 40 例耐多药肺结核患者随机分为治疗组(20 例)和对照组(20 例),均采 3AkLfxPtoZPa/15LfxPtoZPa 化疗方案,治疗组在常规化疗的基础上每周一次纤维支气管镜注入阿米卡星,连续治疗 4 次。结果显示,治疗组 6 个月时,痰菌阴转率、胸部 CT 病变吸收总有效率、临床症状改善率均明显优于对照组,差异有统计学意义 $(P<0.05)$,治疗组疗效显著高于对照组。研究表明,经纤维支气管镜注入阿米卡星配合全身化疗治疗耐多药肺结核疗效显著优于单纯化疗,是一种有效的辅助治疗方法,值得临床推广和应用。

2. 电视胸腔镜手术 为探讨应用单操作孔电视胸腔镜(uniportal video-assisted thora-coscopic surgery,UVATS)肺叶切除术治疗肺结核患者的临床效果及安全性,程岩等[22]选取自 2017 年 6 月至 2018 年 6 月在沈阳市第十人民医院进行肺结核手术的 85 例患者为研究对象。按照手术方式不同,将其分为单孔组(n=44)与双孔组(n=41)。比较两组患者的围术期指标、术后疼痛及并发症发生情况。结果显示,两组患者的手术时间、术中出血量、术后 24 小时引流量、引流管留置时间及住院总时间比较,差异均无统计学意义 $(P>0.05)$。术后 2、24、48 小时,单孔组患者视觉模拟评分均显著低于双孔组,组间比较差异有统计学意义 $(P<0.05)$。单孔组术后并发症发生率为 2.3% (1/44),显著低于双孔组的 12.2% (5/41),组间比较差异有统计学意义 $(P<0.05)$。研究表明,UVATS 肺叶切除术治疗肺结核,术后疼痛小、并发症少,较双操作孔手术具有更大优势。

为了解胸腔镜下肺切除在肺结核的外科手术治疗中的可行性,丁超等[23]回顾性分析 2013—2017 年于西安市胸科医院行肺切除手术 164 例肺结核患者的临床资料。根据手术方式将患者分为两组,即电视胸腔镜手术组(VATS 组,85 例,男性 56 例、女性 29 例)和开胸组(79 例,男性 52 例、女性 27 例),比较两组临床效果。结果显示,VATS 组在手术时间[(151.59±76.75)分钟 *vs.*(233.48±93.89)分钟,$P<0.001$]、术中出血量[200.00(10.00,1 600.00)ml *vs.* 600.00(150.00,3 400.00)ml,$P<0.01$]、术后引流量[575.00(20.00,2 175.00)ml *vs.* 1 110.00(350.00,3 250.00)ml,$P=0.001$]、拔管时间[4.00(1.00,16.00)天 *vs.* 6.00(2.00,26.00)天,$P<0.001$]、术后住院时间方面[13.00(5.00,27.00)天 *vs.* 17.00(9.00,182.00)天,$P<0.001$],要明显短于或少于开胸组;在术后并发症方面,两组差异无统计学意义(10 例 *vs.* 17 例,$P=0.092$)。行肺叶切除共 97 例,其中 VATS 手术 36 例,开胸手术 61 例,两组在手术时间[(211.39±70.88)分钟 *vs.*(258.20±87.16)分钟,$P=0.008$]、术中出血量[400.00(100.00,1 600.00)ml *vs.* 700.00(200.00,3 400.00)ml,$P<0.010$]、术后引流量[800.00(125.00,2 175.00)ml *vs.* 1 250.00(410.00,3 250.00)ml,$P=0.001$]、拔管时间[5.00(2.00,16.00)天 *vs.* 8.00(2.00,26.00)天,$P=0.002$]、术后住院时间[(13.11±4.45)天 *vs.*(19.46±7.74)天,$P<0.010$]等方面,VATS 组明显优于开胸组。在术后并发症方面,两组差异无统计学意义(4 例 *vs.* 14 例,$P=0.147$)。研究表明,胸腔镜下肺切除治疗肺结核相比常规开胸优势明显,可以作为首选术式。

为探讨外科手术治疗肺结核空洞伴曲霉菌感染并咯血的原则、方法及疗效,胡汶斌等[24]回顾性分析该院 2013 年 1 月至 2016 年 12 月收治的施行外科手术治疗肺结核空洞伴曲霉菌感染并咯血的 25 例患者临床资料。行胸腔镜辅助小切口治疗 23 例,标准后外侧切口 2 例。其中,右肺上叶切除 13 例,右肺下叶切除 2 例,左肺上叶切除 6 例,左肺下叶切除 1 例,左全肺切除 1 例,右肺上叶合并右肺下叶背段切除 1 例,右肺上中叶合并右肺下叶背段切除 1 例,全组未做胸廓成形术。结果显示,围术期死亡 1 例,为健肺肺部感染导致呼吸衰竭;局限性肺不张 8 例,心律失常 7 例,胸腔渗血 1 例,反复少量咯血 1 例,均用相应治疗痊愈,复查胸部 CT 肺复张良好。术后失访 2 例,其余 22 例随访 3~36 个月,咯血、痰血消失,痰抗酸杆菌涂片均转阴,咳嗽、咳痰、胸闷和胸痛等症状明显缓解,生活质量提高,效果满意。研究表明,外科手术治疗肺结核空洞伴曲霉菌感染并咯血的效果确切,安全、可行,对于符合指征的患者应不失时机地进行手术治疗。

3. 支气管动脉栓塞术 在抗结核药物治疗问世前,肺结核及其相关并发症是大咯血的最常见病因。目前,肺结核导致大咯血发生率明显下降,但肺结核合并支气管结核导致支气管破坏或支气管扩张引起大咯血仍较常见[25]。

李传俊等[26]探析体循环动脉中非支气管动脉在肺结核大咯血介入治疗中的临床价值。选取接受治疗的 84 例肺结核大咯血患者为研究对象,随机分为对照组与观察组各 42 例。对照组实施常规内科综合治疗,观察组实施体循环动脉中非支气管动脉介入治疗,比较两组患者的临床治疗效果、不良反应发生率、复发率和治疗前后咯血量。结果显示,观察组的治疗总有效率显著高于对照组,两组比较差异有统计学意义($P<0.05$);观察组患者治疗后的不良反应发生率明显低于对照组,差异有统计学意义($P<0.05$);观察组患者治疗后 1 年的复发率显著低于对照组,差异有统计学意义($P<0.05$);两组患者治疗前的咯血量比较差异无统计学意义($P>0.05$);从治疗后 3 天开始到治疗后 7 天,观察组患者的咯血量明显少于对照组,两组比较差异有统计学意义($P<0.05$)。研究表明,体循环动脉中非支气管动脉介入治疗肺结核大咯血的临床疗效显著,不良反应少、复发率低,且咯血量少,可提升患者的生活质量,值得临床进一步推广和应用。

为探讨胸腔镜支气管动脉结扎治疗大咯血的临床效果,和宇峥等[27]收治 60 例大咯血患者作为研究对象,2012 年 9 月至 2015 年 3 月患者采用胸腔镜肺叶切除术(切除组),2015 年 4 月至 2017 年 8 月患者采用胸腔镜支气管动脉结扎(结扎组)。观察 2 组患者手术指标(手术时间、术中出血量、胸腔引流量、带管时间和住院时间)、并发症情况,随访 1 年,观察两组复发和生存情况,比较两组治疗效果。结果显示,结扎组均一次治疗成功,术后停止咯血 23 例,咯血明显减少 7 例。结扎组术中出血量、胸腔引流量均少于切除组,带管时间、住院时间短于切除组,差异均有统计学意义($P<0.05$);结扎组手术时间短于切除组,但差异无统计学意义($P>0.05$)。切除组高热、感染、胸痛、恶心、呕吐发生率均高于结扎组,但差异无统计学意义($P>0.05$);结扎组并发症总发生率低于切除组,差异有统计学意义($P<0.005$)。随访 1 年,结扎组 3 个月后复发 2 例,其中肺癌咯血 1 例,肺结核咯血 1 例,但咯血量较术前减少,行造影示病灶由肋间动脉重新建立新的血供所致,给予栓塞后即刻止血。切除组大咯血复发率高于结扎组,差异有统计学意义($P<0.005$);结扎组生存率高于切除组,但差异无统计学意义($P>0.005$)。两组疗效比较差异无统计学意义($U=1.336$,$P>0.005$),结扎组治愈率、显效率、总有效率略高于切除组,但差异无统计学意义($P>0.005$)。研究表明,支气管动脉结扎术能有效控制咯血,它不需要精确定位,创伤小,恢复快,疗效确切,为不能耐受较大手术的咯血患者提供一种新的治疗方法。

三、结核性胸膜病变介入治疗

结核性胸膜病变包括结核性渗出性胸膜炎、结核性包裹性胸膜炎、结核性脓胸及结核性支气管胸膜瘘等,治疗仍是临床医务工作者所面临的难题,内外科胸腔镜及支气管镜下各种介入治疗手段的应用为解决上述难题提供了帮助。

张浩亮等[28]探讨单孔胸腔镜下脓胸廓清术及胸腔闭式引流术在早期急性脓胸治疗中的应用价值。选取了河南省胸科医院胸外科 2016 年 6 月至 2018 年 6 月收治的早期急性脓胸患者 120 例,据手术方法分为引流组(行胸腔闭式引流术治疗)及廓清组(行单孔胸腔镜下脓胸廓清术治疗),各 60 例。比较两组手术情况、术后引流管留置时间、术后抗生素使用时间、住院时间、并发症发生率、转为慢性脓胸比例、再次置管率。结果显示,120 例患者均顺利完成手术。廓清组术后引流管留置时间、抗生素使用时间及住院时间短于引流组($P<0.05$);并发症发生率(6.67%)低于引流组(20.00%),转为慢性脓胸比例(0)低于引流组(11.67%),再次置管率(1.67%)低于引流组(13.33%,$P<0.05$)。研究表明,单孔胸腔镜下脓胸廓清术治疗急性脓胸临床效果良好,可缩短术后引流管留置时间、抗生素使用时间、住院时间,降低术后并发症发生率、转为慢性脓胸比例及再次置管率。

针对顽固性胸膜瘘,陈晨等[29]选取 2015 年 12 月至 2017 年 12 月该院收治的 72 例难治性气胸患者作为研究对象,以"凝血酶 + 新鲜自体全血"为封堵剂,用 BF-1T260 电子支气管镜和 B7-2C 双腔球囊导管行选择性支气管封堵术。观察 72 例患者的瘘口定位情况,成功定位患者的封堵效果,以及术中、术后的不良反应和随访情况。结果显示,72 例入选患者中,最终经球囊成功定位者 67 例(93.06%)。67 例球囊成功定位的患者中,以自体血封堵后气泡逸出停止者 52 例(77.61%),气泡逸出减少、逐渐停止者 11 例(16.42%),总有效率为 94.03%。63 例成功封堵的患者中,5 例在术中出现一过性 PaO_2 下降,经吸氧处理后恢复正常,2 例于术后 3 天出现低热,给予对症处理后好转;术后随访半年,未见复发。研究表明,采用支气管镜下自体血封堵术治疗顽固性胸膜瘘,具有定位准确、封堵效果好、并发症少等优点,尤其适用于难以耐受全身麻醉和胸科手术的老年患者。

为了探讨支气管镜下覆膜支架封堵治疗气管支气管瘘的疗效及安全性，张晓琳等[30]选取 7 例气管支气管瘘患者，所有患者均行覆膜支架封堵治疗，探讨其治疗效果及安全性。结果显示，7 例患者中，瘘口共 9 个；瘘口口径最小为 0.10cm，最大为 2.50cm，平均瘘口口径为（0.90±0.88）cm，共植入气管覆膜金属支架 8 枚。7 例患者术后支架均张开良好，完全覆盖瘘口。临床完全缓解（clinical complete response，cCR）有 5 例；临床部分缓解（clinical partial response，cPR）有 2 例。气管覆膜支架封堵治疗术后临床症状缓解率为 100%。7 例患者术后气促评分为（1.57±0.98）分，低于术前（3.14±1.07）分，差异具有统计学意义（t=2.86，$P<0.05$）。7 例术后卡氏（Karnofsky performance status，KPS）评分为（82.86±17.99）分，高于术前（58.57±17.72）分，差异具有统计学意义（t=2.55，$P<0.05$）。7 例患者术后 72 小时内支架均张开良好，无大咯血。1 例（14.29%）因大咯血死亡，发生时间为术后 4 天；其余 6 例（85.71%）1 个月内均无吸入性肺炎新发，饮水进食呛咳消失，可进半流食或软食，体重有所增加。研究表明，支气管镜下植入覆膜支架能够有效封堵气管支气管瘘，改善临床症状。

如何有效地针对不同类型气管支气管结核选择合适的介入治疗方法，目前尚缺乏公认的相对统一的操作规范。肺结核特别是耐药肺结核、空洞型肺结核、结核合并咯血等是临床上治疗的难点，介入治疗已成为全身抗结核治疗的有力补充。结核性包裹性胸膜炎、结核性脓胸、结核性支气管胸膜瘘等结核性胸膜病变的治疗仍是临床工作者面临的难题，不同新的介入治疗手段的出现为上述疾病的治疗带来了希望。结核病的介入治疗是一个涉及多学科的过程，包括结核科、呼吸科、胸外科、耳鼻咽喉科、介入科、麻醉科、护理等。对于结核病的介入治疗，既要保证近期的疗效，更应注意远期的影响。亟待国内外各位同道对此继续开展前瞻性多中心随机对照研究，一起早日形成合理、安全、有效、公认的诊疗规范，造福更多的结核病患者。

（秦林　蔡青山　丁卫民　唐神结）

参考文献

［1］陈玥龙，戴栌湾，李一诗，等．气管支气管结核治疗进展 [J]．重庆医科大学学报，2019: 1-4.

［2］朱春梅，张奕．球囊扩张术在现代儿科介入呼吸病学的应用 [J]．中国实用儿科杂志，2019, 34 (6): 497-500.

［3］胡智敏，靖秋生，吴鸣镝，等．结核性气道狭窄患者行球囊扩张治疗的最佳时机探讨 [J]．中国防痨杂志，2019, 41 (3): 283-287.

［4］LIANG W, HU P, GUO W, et al. Appropriate treatment sessions of flexible bronchoscopic balloon dilation for patients with nonmalignant central airway stenosis [J]. Ther Adv Respir Dis, 2019, 13: 1753466619831966.

［5］王蓉蓉，陈志，张广宇．经支气管镜介入冷冻技术在呼吸系统疾病应用中的研究进展 [J]．中国防痨杂志，2019, 41 (3): 343-347.

［6］焦安夏．气道消融术在现代儿科介入呼吸病学的应用 [J]．中国实用儿科杂志，2019, 34 (6): 482-485.

［7］王志刚，刘媛媛．经纤维支气管镜介入冷冻联合其他方法治疗气管支气管结核的疗效及不良反应分析 [J]．中国防痨杂志，2019, 41 (5): 569-574.

［8］游佩涛，刘文，薛宗锡，等．经纤维支气管镜冷冻切除术治疗气管支气管结核的疗效评价 [J]．实用医学杂志，2019, 35 (12): 1871-1874.

［9］刘志学．内镜介入在呼吸疾病诊疗领域应用前景无限——访首都医科大学附属北京胸科医院内镜诊

疗中心主任丁卫民教授 [J]. 中国医药导报, 2019, 16 (12): 1-3.

［10］唐飞, 吕莉萍. 可弯曲支气管镜下冷热联合消融治疗中央气道淋巴结瘘型支气管结核的价值 [J]. 中国防痨杂志, 2019, 41 (6): 657-661.

［11］MA J W, MIAO Y, LIN X Y, et al. Endoscopic submucosal dissection of tracheal deep benign fibrous histiocytoma using hybrid knife [J]. Onco Targets Ther, 2019, 12 (5): 5609-5613.

［12］孟晨, 刘帅帅, 王少超. 气道支架置入术在现代儿科介入呼吸病学的应用 [J]. 中国实用儿科杂志, 2019, 34 (6): 485-490.

［13］李晓, 马芸, 张晓菊, 等. 气管镜引导下经硬质气管镜鞘管放置硅酮支架及 T 型管治疗良性气管狭窄疗效观察 [J]. 新乡医学院学报, 2019, 36 (2): 143-146.

［14］XIONG X F, XU L, FAN L L, et al. Long-term follow-up of self-expandable metallic stents in benign tracheobronchial stenosis: a retrospective study [J]. BMC Pulm Med, 2019, 19 (1): 33.

［15］范慧明, 魏海龙, 罗林成, 等. 支气管镜下局部治疗支气管结核临床分析 [J]. 中华肺部疾病杂志 (电子版), 2019, 12 (3): 321-324.

［16］郭述良, 李一诗, 江瑾玥. 呼吸学科应大力推进 4D 介入呼吸病学技术体系建设 [J]. 重庆医学, 2019, 48 (7): 1084-1088.

［17］JIN F, LI Q, LI S, et al. Interventional Bronchoscopy for the Treatment of Malignant Central Airway Stenosis: An Expert Recommendation for China [J]. Respiration, 2019, 97 (5): 484-494.

［18］叶涛生, 曾旋, 徐宇翔, 等. 单纯球囊扩张术与冷冻联合球囊扩张术治疗疤痕型结核性气道狭窄的疗效及安全性分析 [J]. 新发传染病电子杂志, 2019, 4 (3): 156-159.

［19］石倩, 王蓉蓉, 张广宇, 等. 支气管镜介入技术在气管支气管结核所致中叶综合征治疗中的价值 [J]. 中国防痨杂志, 2019, 41 (5): 494-498.

［20］罗林紫, 肖阳宝, 席钊, 等. 溃疡穿孔型Ⅵ型支气管结核患者经支气管镜氩气刀联合冷冻及异烟肼灌注治疗的疗效评价 [J]. 中国防痨杂志, 2019, 41 (10): 1107-1112.

［21］戴景涛, 卓玛, 韵霞. 经纤维支气管镜注入阿米卡星治疗耐多药肺结核短期疗效观察 [J]. 青海医药杂志, 2019, 49 (4): 5-7.

［22］程岩, 陈晓玲, 刘畅. 单操作孔电视胸腔镜肺叶切除术治疗肺结核临床疗效研究 [J]. 临床军医杂志, 2019, 47 (2): 185-186, 189.

［23］丁超, 刘玉刚, 韦林, 等. 电视胸腔镜肺切除治疗肺结核的回顾性队列研究 [J]. 中国胸心血管外科临床杂志, 2019, 26 (7): 653-659.

［24］胡汶斌, 张六伢, 张康, 等. 肺结核空洞伴曲霉菌感染并咯血的外科治疗 [J]. 中国内镜杂志, 2019, 25 (1): 6-9.

［25］金发光. 大咯血诊疗规范 [J]. 中华肺部疾病杂志 (电子版), 2019, 12 (1): 1-8.

［26］李传俊, 伍鑫, 林燕红, 等. 体循环动脉中非支气管动脉在肺结核大咯血介入治疗中的价值 [J]. 吉林医学, 2019, 40 (7): 1490-1491.

［27］和宇峥, 张合林, 李帅, 等. 胸腔镜支气管动脉结扎治疗大咯血效果分析 [J]. 河北医药, 2019, 41 (13): 1966-1969, 1973.

［28］张浩亮, 刘渊源, 丁成智, 等. 单孔胸腔镜下脓胸廓清术和胸腔闭式引流术在急性脓胸治疗中的应用价值比较 [J]. 医药论坛杂志, 2019, 40 (1): 116-118.

［29］陈晨, 龚晓成. 72 例支气管镜下自体血封堵术治疗顽固性胸膜瘘的临床体会 [J]. 浙江创伤外科, 2019, 24 (2): 321-322.

［30］张晓琳, 刘春芳, 高娜. 气管支气管瘘应用支气管镜下介入治疗的临床分析 [J]. 中国实用医药, 2019, 14 (6): 20-21.

第十章 结核病的外科治疗

【摘要】外科治疗肺结核在严格掌握适应证的同时,应用通过电视胸腔镜下肺结核肺切除术是目前结核病外科治疗的趋势所在,对耐药结核病的治疗也有一定的价值。而结核性脓胸的外科手术治疗仍然是不可或缺的重要手段,对手术时机、术式的研究包括胸腔镜的应用创新使结核性脓胸的疗效不断提高。脊柱结核的外科治疗也取得了很多新的经验积累及进展。

【关键词】肺结核;脓胸;胸壁结核;脊柱结核;胸腔镜;手术治疗

结核性毁损肺、支气管结核、结核性支气管扩张、耐多药结核病、结核性脓胸等肺结核,骨关节结核特别是脊柱结核,淋巴结核等在内科治疗的基础上,往往需要外科手术的干预。近一年来,对于结核病的外科治疗的手术时机、手术方式以及术后疗效、预后等的研究,国内取得了不少的进展。

一、胸部结核病的外科治疗

(一)肺结核及支气管结核

随着电视胸腔镜下肺切除手术方法的广泛应用,用于治疗结核性毁损肺、结核性支气管扩张、结核球、肺结核合并曲菌球等的手术经验也越来越多。丁超等[1]回顾性分析 2013—2017 年该院行肺切除手术 164 例肺结核患者的临床资料。根据手术方式将患者分为两组:电视胸腔镜手术组(VATS 组,85 例,男性 56 例、女性 29 例)和开胸组(79 例,男性 52 例、女性 27 例)。比较两组临床效果。结果发现,VATS 组手术时间、术中出血量、术后引流量、拔管时间、术后住院时间方面,要明显短于或少于开胸组;在术后并发症方面,两组差异无统计学意义。研究表明,胸腔镜下肺切除治疗肺结核相比常规开胸优势明显,可以作为首选术式。胡家喜等[2]对肺部结核球进行手术治疗时,亦采取了队列研究。将 100 例结核球手术患者分为胸腔镜手术组和开胸手术组,进行对比。结果发现,无论是在手术时间、出血量、留管时间、术后恢复时间等方面,胸腔镜组均优于开胸手术组。提出胸腔镜应用在肺结核球手术治疗中,不仅缩短了患者的手术时间,减少了出血量,而且术后恢复速度更快。梁勋斯[3]进行了类似的研究,得出相同的结论,推荐在肺结核球手术中应用胸腔镜治疗。

林铿强等[4]应用胸腔镜手术治疗 55 例空洞性肺结核患者,均手术顺利,其中楔形切除 30 例,肺段切除 9 例,肺叶切除 16 例。术后所有患者的病理报告均符合空洞型肺结核的诊断,其中 6 例患者肺空洞内有曲菌球寄生。术后 1 例患者出现血胸,给予再次开胸止血,术中探查出血部位为支气管残端周围的支气管动脉渗血;2 例患者出现支气管胸膜瘘,其中 1 例患者行瘘修补术,另外 1 例患者行胸廓成形术;其余患者均恢复顺利,术后转内科抗结核治疗 6~18 个月。术后随访 55 例患者,随访时间 6 个月 ~5 年,均无结核复发。研究表明,胸腔镜手术治疗空洞型肺结核安全、有效,根据结核空洞的部位、空洞与叶段支气管及肺血管的关系,采用不同的术式均为可行。符宗望等[5]比较了手术联合抗结核药物与单纯抗结核药物治疗空洞型肺结核的效果,共研究了 35 例空洞型肺结核患者,依据治疗方式不同分为 A 组(9例)和 B 组(26 例)。A 组患者采用手术联合抗结核药物治疗,B 组患者采用单纯抗结核药物治疗。比较两组患者的治疗效果。结果发现,A 组患者好转率为 100.0%,显著高于 B 组的34.6%,差异具有统计学意义。故对于进展期空洞型肺结核,手术联合抗结核药物治疗较单纯抗结核药物治疗能取得更显著的效果,建议一旦有手术指征应积极手术治疗,术前或术后行药物敏感试验,术后继续抗结核治疗至稳定期。对于低肺功能的肺结核患者的手术治疗,张建华等[6]进行了回顾性研究。共纳入 80 例低肺功能肺结核患者,回顾性分析其临床资料,观察其手术疗效、并发症以及术后肺功能相关指标的改善情况。结果显示,80 例低肺功能肺结核患者手术治疗,无 1 例死亡病例;有 62 例为术前痰菌阳性,其中 60 例手术后痰菌转为阴性,阴转率为 96.7%;有 18 例术前咯血的患者,术后咯血症状均消失;术后并发症 9 例,2 例为早期胸腔内活动性出血,4 例为支气管残端瘘,3 例为胸腔内残腔感染,均经相应处理后好转,并发症发生率为 11.25%。所有病例均随访 1 年以上,除 2 例患者有持续微量排菌外,其他患者均治愈,临床治愈率为 97.5%;术后患者的 FEV$_1$%(1 秒用力呼气容积/用力肺活量)、最大通气量和氧分压指标均较术前明显改善($P<0.05$)。研究表明,胸外科手术治疗低肺功能肺结核可行,临床疗效显著。

庄仕龙等[7]总结了 110 例肺结核手术患者治疗情况及预后,采用盲选法将患者平均分为两组,其中 55 例采用常规手术方式治疗的患者纳入对照组,另外 55 例电视胸腔镜辅助小切口手术治疗的患者纳入观察组,比较两组患者的近远期疗效、手术指标、并发症发生率及疼痛情况。结果显示,手术前,两组患者血清 C 反应蛋白(C reactive protein,CRP)水平比较,差异无统计学意义;术后 1 个月,两组患者的 CRP 水平均有所上升,与同组治疗前比较,差异具有统计学意义;术后 3 个月,患者的 CRP 水平均有所下降,且观察组患者下降幅度明显大于对照组患者。观察组患者预后所需时间及胸管留置时间明显短于对照组患者,观察组患者术中出血量明显少于对照组患者,观察组患者并发症发生率为 3.6%,较对照组患者的16.4% 明显减少。研究表明,对于肺结核患者,采用电视胸腔镜辅助小切口手术近远期治疗效果显著,血清 CRP 水平得以下降,减少术中出血量,缩短患者预后所需时间及胸管留置时间,减少并发症发生率,患者疼痛情况得以缓解。

对于胸腔镜下肺叶切除术治疗肺结核的手术方式的研究,程岩等[8]进行了单操作孔电视胸腔镜肺叶切除术治疗肺结核临床疗效研究。其将肺结核患者进行手术治疗患者分为单孔组和双孔组进行比较,对比两组患者的围术期指标、术后疼痛及并发症发生情况。结果显示,两组患者的手术时间、术中出血量、术后 24 小时引流量、引流管留置时间及住院总时间比较,差异均无统计学意义($P>0.05$)。术后 2、24、48 小时,单孔组患者视觉模拟评分均显著低于双孔组,组间比较差异有统计学意义($P<0.05$)。单孔组术后并发症发生率为 2.3%(1/44),显著低于双孔组的 12.2%(5/41),组间比较差异有统计学意义($P<0.05$)。研究表明,单孔胸腔镜下肺叶切除术治疗肺结核,术后疼痛小、并发症少,较双操作孔手术具有更大优势。

近年来,经支气管镜介入治疗支气管结核技术有了快速发展,支气管结核需手术治疗的比率大大下降,许军利等[9]总结了陕西省结核病防治院 2008 年 1 月至 2015 年 12 月外科手术治疗的 22 例支气管结核患者,排除禁忌证,22 例患者中 15 行肺叶切除术,7 例行全肺切除术。结果显示,无手术死亡病例。15 例行肺叶切除术的患者中,术后并发肺不张 1 例,支气管胸膜瘘 1 例；7 例行全肺切除的患者中，术后并发主支气管胸膜瘘 2 例，其中 1 例发展为脓胸。22 例患者均获随访，随访时间为 2~5 年，均恢复良好。研究表明，肺结核合并支气管内膜结核采用外科手术治疗时应切除病变组织，根据狭窄的部位、程度、长度及狭窄远端肺组织是否正常决定手术方式，并结合围术期正规抗结核治疗，尽量少做全肺切除。手术切除仍然是治疗支气管结核性狭窄的重要方法，可有效减少结核播散，且术后并发症发生率低，疗效满意。

耐多药结核病是目前肺结核疫情控制的重点及难点，外科手术也是治疗手段之一。李君[10]对比分析早期外科手术和单纯药物治疗对耐多药肺结核的治疗效果。选取 78 例耐多药肺结核患者为研究对象，根据治疗方式分为对照组和观察组，每组 39 例。对照组采用药物治疗方式，给予观察组早期外科手术治疗，比较两组治疗效果。结果显示，对照组痰菌转阴率为 69.2%，病灶吸收率为 74.4%，空洞缩小率为 71.8%，与观察组的 92.3%、94.9% 和 92.3% 比较，差异有统计学意义（$P<0.05$）；两组治疗前血清 IL-1、IL-6 及 TNF-α 水平比较差异无统计学意义，治疗后观察组对应指标明显优于对照组，差异有统计学意义（$P<0.05$）；对照组不良反应发生率为 30.8%，明显高于观察组的 10.3%，差异有统计学意义（$P<0.05$）。研究表明，给予耐多药肺结核患者早期外科手术治疗，既可提高临床效果，改善炎症反应，又能减少并发症发生率。徐少华等[11]进行了相似的研究，同样得出手术治疗可以改善耐多药结核病患者的预后。张伟利[12]总结了 18 例耐多药肺结核患者手术治疗的经验，认为手术是治疗耐多药肺结核的有效方法，术后辅助抗结核治疗方案疗效可靠，预后良好。

宋言峥[13]从耐多药结核病是否需要外科治疗、哪些类型肺结核需要外科治疗、耐多药肺结核的手术适应证、手术时机及手术方式等方面进行了详述，同时指出，有手术适应证的耐多药肺结核患者经多学科会诊并获得患者的知情同意后，做好术前评估和术后并发症的预测，才能实施手术方案，达到不仅使患者个体受益且起到控制结核病传染源的作用。龚胜等[14]对严重耐多药肺结核患者不同外科干预方式时机选择的系统评价进行再评价，采用计算机检索 PubMed、EMbase、The Cochrane Library、CBM、WanFang Data 和 CNKI 数据库，搜集有关严重耐多药肺结核患者的外科干预及时机选择的系统评价，检索时限为建库至 2018 年 12 月。由 2 名研究者独立筛选文献、提取资料、评价纳入研究的方法学质量（AMSTAR）和报告质量（PRISMA），重新提取系统评价原始研究数据，采用 Stata 10.0 软件进行 Meta 分析。结果显示，共纳入 11 篇系统评价。AMSTAR 评价结果显示方法学质量平均得分为 13 分；PRISMA 评价结果显示报告质量的得分为 19.5~25 分。重新进行的 Meta 分析结果显示：外科干预治疗成功率为 93.3%（95%CI 92.9~93.8），失败率为 3.7%（95%CI 3.3~4.0），死亡率为 2.0%（95%CI 1.8~2.2），丢失率为 1.0%（95%CI 0.8%~1.2%）。不同手术方式治愈率均在 80% 以上，其中单肺叶切除术（98.47%）和复合肺叶切除术（98.94%）的治愈率较高。在外科干预时机方面，与 0 个月相比，患者在抗结核药物治疗 1~24 个月（OR=1.58，95%CI 1.29~1.94，$P=0.000\ 12$）、1~8 个月（OR=1.66，95%CI 1.30~2.12，$P=0.000\ 05$）和 9~24 个月（OR=1.48，95%CI 1.15~1.90，$P=0.002$）时采取手术治疗均能提高严重耐多药结核的治愈率，其差异均有统计学意义。当前多证据显示，外科手术是严重耐多药肺结核的有效治疗方式，手术时机应选择在抗结核药物治疗 1~24 个月后，根据结核有无转阴等再行治疗，治疗手术方式应根据病灶侵犯部位和范围进行选择，并以切除病灶且尽量保留肺功能为主。

（二）结核性胸膜炎及结核性脓胸

结核性胸膜炎经早期诊断、早期治疗、胸腔引流往往可以得到良好的预后,但临床上仍有少部分患者,经过一定时间内科治疗后,胸腔积液吸收缓慢,胸膜增厚钙化,形成包裹性积液或脓胸,此时继续内科治疗效果不佳,需行胸膜剥脱术。由于胸腔粘连重、手术范围大、并发肺结核等因素,行胸膜剥脱术时往往手术时间较长、出血较多,患者术后恢复慢。因此,在合适的时机进行外科干预,对这类患者的治疗和恢复至关重要[15]。王冲等[15]采用回顾性研究的方法,对结核性胸膜炎继发包裹性脓胸手术时机进行了探讨。收集首都医科大学附属北京胸科医院 1995 年 12 月至 2017 年 5 月行胸膜剥脱术治疗 235 例结核性胸膜炎继发包裹性脓胸患者,男性 189 例,女性 46 例;中位年龄为 40 岁(9~75 岁)。右侧疾病 126 例,左侧 109 例,中位脓胸范围 5.4 个肋间(4~10 个肋间)。将患者按病程长短分为 3 组:A 组 113 例,≤ 12 个月;B 组 53 例,12~24 个月;C 组 69 例,>24 个月。使用倾向得分匹配法平衡各组间基线资料差异,比较 3 组手术时长、手术出血、围术期并发症、住院天数等指标。结果显示,A 组 B 组、B 组 C 组分别进行两两倾向得分匹配。匹配后,A 组 B 组各 45 例,B 组 C 组各 29 例。B 组手术时长、出血量、输血量显著高于 A、C 组。B 组带管时间、住院时间显著长于 A 组,但与 C 组差异无统计学意义($P>0.05$)。3 组间在术后并发症方面差异无统计学意义($P>0.05$)。研究表明,内科治疗无效的包裹性脓胸,早期(发病 1 年以内)或等待纤维板成熟(病程超过 2 年)行手术干预是可行的治疗方案,尽量避免在高危期(发病 1~2 年)行手术治疗。

对于结核性脓胸并发外周局限肺结核病灶的患者,韦林等[16]对比了病灶清除术与肺楔形切除术不同的手术方式的治疗效果。同样采用回顾性分析的研究方法,选取 2008 年 1 月至 2018 年 1 月西安市胸科医院 109 例结核性脓胸并发外周局限性肺结核患者资料,根据术中处理肺结核病变手术方式不同分为肺结核病灶清除组(29 例)和肺楔形切除组(80 例)。对比两组患者手术时间、术中出血量、术后肺漏气发生率、术后漏气至漏气消失时间、带管时间、术后残腔发生率、术后住院时间、住院费用。所有患者术后均随访 3 年。结果显示,病灶清除组术后 17 例出现肺持续性漏气,楔形切除组术后 63 例发生肺持续性漏气,发生率分别为 58.6%(17/29)和 78.8%(63/80)。两组患者术后带管时间分别为(7.2 ± 2.7)天和(8.2 ± 2.3)天。两组患者术后住院时间分别为(14.2 ± 2.1)天和(15.1 ± 1.9)天;住院费用分别为(29 016.14 ± 2 299.7)元和(41 617.2 ± 4 244.5)元,这些指标经过统计学分析,差异均有统计学意义。研究表明,肺结核病灶清除术治疗结核性脓胸并发外周局限性肺结核病变安全、有效,住院费用低于楔形切除术。任航空等[17]针对双侧局限性结核性脓胸患者进行了 I 期胸膜剥脱术的安全性及临床疗效的研究。采用回顾性研究方法,选取 2012—2017 年间该院收治的符合手术指征的双侧结核性脓胸 150 例,分为一期手术组(简称"一期组")和分期手术组(简称"分期组")各 75 例,并顺利施行胸膜剥脱术。回顾性分析两组间在术中出血量、术后引流量、左右侧拔管时间、术后住院时间、患者焦虑状况及住院费用方面的差异。分析一期组和分期组患者术前、术后 3 个月肺功能指标的差异,包括用力肺活量(forced vital capacity,FVC)、第一秒用力呼气容积(forced expiratory volume in the first second,FEV_1)、最大呼气峰流速(peak expiratory flow rate,PEF)、最大通气量(maximal voluntary ventilation,MVV)。肺功能测定结果均按"测定值 / 正常预计值 ×100%"表示,所获得计量资料以

"x ± s"表示,统计学处理采用 t 检验,以 $P<0.05$ 为差异有统计学意义。结果显示,Ⅰ期组的术中出血量为(728.2 ± 159.4)ml,术后 3 天引流量为(1 312.3 ± 62.7)ml,左右侧拔管时间为(6.4 ± 1.5)天、(6.5 ± 1.5)天,与分期组的(731.3 ± 151.0)ml、(1 293.7 ± 60.5)ml、(6.3 ± 1.5)天、(6.3 ± 1.7)天比较,差异无统计学意义($P>0.05$)。一期组的术后哌替啶用量为(15.3 ± 1.2)mg,状态焦虑评分为(40.5 ± 2.0)分,术后住院时间为(11.1 ± 1.9)天,手术及术后总费用为(24 351.3 ± 1 254.3)元,与分期组的(20.2 ± 1.5)mg、(44.6 ± 2.3)分、(17.7 ± 1.3)天、(30 446.2 ± 1 406.9)元比较,差异均具有统计学意义($P<0.05$)。75 例Ⅰ期手术组中,术前、术后 3 个月肺功能检测指标比较,包括 FVC 分别为 71.40% ± 3.70%、91.20% ± 4.60%,FEV_1 分别为 63.20% ± 2.40%、84.80% ± 2.60%,PEF 分别为 64.00% ± 2.60%、72.40% ± 2.70%,MVV 分别为 62.10% ± 3.70%、84.70% ± 4.70%,差异均有统计学意义($P<0.05$)。研究表明,双侧局限性结核性脓胸行一期手术安全、有效,一期组患者的术后哌替啶用量、状态焦虑评分、住院时间及费用优于分期组。

慢性结核性脓胸属于外科难治疾病之一,吴福林[18]研究外科手术治疗慢性结核性脓胸的效果。选取 2016 年 11 月至 2017 年 11 月的慢性结核性脓胸患者 84 例作为研究对象,将其随机分为对照组与观察组,各 42 例,对照组给予胸廓成形术治疗,观察组采用改良式胸膜剥脱术治疗,对比两组疗效及不良反应发生情况。结果发现,观察组治疗总有效率以及不良反应发生率均显著优于对照组,差异有统计学意义($P<0.05$)。采用改良式胸膜剥脱术治疗慢性结核性脓胸患者可有效缓解其症状,减少不良反应发生,值得推广。冯勇等[19]通过回顾分析巨大慢性结核性脓胸手术治疗病例,进一步探讨了慢性巨大结核性脓胸的手术治疗方式。收集了经手术切除术且术后病理证实为结核性脓胸、术前胸部 X 线检查显示,脓腔占据患侧胸腔 50% 以上者 36 例,包括 20 例巨大包裹性脓胸、16 例全脓胸,采用胸膜纤维板剥脱术、胸膜肺切除术、胸廓成形术 3 种术式。结果显示,36 例患者均完整切除病变部位。26 例患者行胸膜纤维板剥脱术,包括 20 例巨大包裹性脓胸、6 例全脓胸;其中 10 例巨大包裹性脓胸患者行肺脏层胸膜纤维板剥除后,肺膨胀欠佳,遗留较小残腔,保留了壁层胸膜纤维板;术后经闭式引流 2.8 周左右,并配合负压吸引,肺膨胀良好,残腔消失,痊愈出院。7 例全脓胸并发毁损肺患者行胸膜肺切除术,其中 2 例因肺完全不能膨胀,行胸膜纤维板剥脱术 + 全肺切除术;5 例因并发单个肺叶内结核病变较重,但健侧肺脏层胸膜破损不重且膨胀良好,行胸膜纤维板剥脱术 + 肺叶切除术;术后均给予 1.3 天机械通气及 6~9 个月规范抗结核药物治疗。3 例全脓胸患者行胸廓成形术,其中 1 例并发支气管胸膜瘘患者直接行胸廓成形术;另 2 例因肺内结核病灶相对稳定。剥除肺脏层胸膜纤维板、保留壁层纤维板后肺仍膨胀不良,遗留有较大残腔,直接行胸膜纤维板剥脱术 + 局限性胸廓成形术;术后切口加压包扎,3 周后痊愈出院。26 例行胸膜纤维板剥脱术患者中发生内出血 1 例,7 例胸膜肺切除患者中发生急性呼吸衰竭 1 例,3 例胸廓成形术患者中发生切口愈合不良 1 例。胸膜纤维板剥脱术是结核性脓胸的首选治疗方式,在严格把握手术适应证的基础上,3 种术式对于不同患者治疗均安全、有效。

慢性脓胸外穿胸壁形成外穿性脓胸(empyema necessitatis,EN)是脓胸的少见并发症,张运曾等[20]回顾性分析 2008 年 1 月至 2016 年 12 月山东省胸科医院经过外科手术治疗的全部纤维素期脓胸(Ⅰ期)或机化期脓胸(Ⅱ期)患者 192 例。其中,90 例患者出现外穿性并发症,作为观察组;102 例未出现外穿性并发症,作为对照组。探讨结核性脓胸外穿性并发症的临床特征及外科治疗效果。结果显示,观察组女性、既往有结核性胸膜炎病史、术前行胸腔置管、术前行内科胸腔镜活检、脓胸为局限性的比率明显高于对照组,差异有统计学意义。观察组手术时间、术中出血量中位数,均明显低于对照组,差异均有统计学意义。观察组术中去除肋骨例数(62 例)、术后引流管带管时间、术后住院时间、术后出现并发症例数(11 例),均明显高于对照组,差异均有统计学意义。结核性脓胸患者出现外穿性并发症将增加手术创伤、带管时间及住院时间,术后胸壁结核并发症发生率较高。

二、骨关节结核的外科治疗

作为最常见的肺外结核,骨关节结核的治疗仍然需要外科手术的干预,特别是脊柱结核的外科治疗方面的研究很多,主要集中在手术入路、植骨方式、术后处理及耐药骨结核的治疗。何磊等[21]通过收集 2006—2016 年成都市公共卫生临床医疗中心行前路病灶清除 + 植骨融合 + 内固定手术治疗的 310 例腰椎结核患者临床资料,对前路手术治疗腰椎结核进行了研究分析。根据患者术中出血量,术前及术后 3 个月腰椎后凸角(Cobb 角)、红细胞沉降率(erythrocyte sedimentation rate,ESR)、C 反应蛋白(C reactive protein,CRP)的变化情况,手术前后脊髓神经功能变化情况(Frankel 分级标准)、术后植骨融合(Bridwell 分级标准),以及并发症及随访情况,综合评估前路手术治疗腰椎结核的疗效。采用 SPSS 20.0 软件进行统计学分析,对定量资料的比较采用单样本 t 检验,以 $P<0.05$ 为差异有统计学意义。结果显示,患者手术时间为 110~220 分钟,平均(154.46 ± 32.11)分钟;术中出血量为 220~600ml,平均为(380.64 ± 108.35)ml。279 例患者获随访,随访时间为 9~36 个月,平均为(18.00 ± 8.1)个月,末次随访时均获临床治愈,31 例患者失访。术后 3 个月 Cobb 角为(15.174 ± 6.36),ESR 为(25.54 ± 13.25)mm/1h,CRP 为(14.36 ± 10.19)mg/L,较术前[分别为(25.26 ± 7.34)、(48.39 ± 10.63)mm/h、(31.24 ± 13.86)mg/L]均明显降低($t=16.62$、18.72、15.08,P 均 <0.001)。46 例术前有神经功能损伤的患者,随访结束时 34 例(73.91%)于术后 3~12 个月内恢复至正常(E 级),8 例(17.39%)12 个月后恢复至 D 级,2 例(4.35%)6 个月后恢复至 C 级,2 例(4.35%)未恢复。植骨融合均符合 Bridwell 1 级标准,植骨融合率为 100.00%(310/310),融合时间为 4~17 个月,平均为(8.10 ± 5.31)个月。术后 3 天出现脑脊液漏 1 例,保守治疗 10 天后脑脊液漏治愈;术后肺不张 5 例,保守治疗后肺复张满意;2 例分别在术后 9、20 个月时出现内固定松动,取出内固定器后随访情况良好;3 例术后形成窦道,1 例再行病灶清除术,2 例根据药敏试验结果由该院结核内科调整抗结核治疗方案、门诊换药后均痊愈;形成冷脓肿者 2 例,根据药敏试验结果由该院结核内科调整抗结核药物治疗方案,3~7 个月后椎旁冷脓肿吸收。研究表明,在规范抗结核药物有效治疗的基础上,腰椎结核行前路病灶清除 + 植骨融合 + 内固定手术治疗可以有效改善临床症状、降低术后并发症,达到有效治疗腰椎结核的目的。而陈国周等[22]则通过对 2013 年 6 月至 2018 年 6 月收治的胸腰椎脊柱结核患者中随机抽取 56 例开展临床研究,所有患者均给予植骨内固定术,且根据其接受手术路径的差异,将其分为两组,观察组为后路组(28 例),对照组为前路组(28 例);建立临床随访调查,通过其住院时间、手术时间及术中出血量判断其手术效果,通过视觉模拟评分(visual analogue scale,VAS)及功能障碍指数(Oswestry dability index,ODI)观察其恢复效果,通过应用满意度评分判断其治疗满意度;继而探讨胸腰椎脊柱结核患者接受前、后路病灶清除植骨内固定术治疗的临床价值。结果显示,观察组患者住院时间、手术时间及术中出血

量均显著低于对照组;治疗后,VAS 及 ODI 均显著优于对照组;综合满意度显著优于对照组(P<0.05),差异有统计学意义。研究表明,后路手术组相较于前路手术组优势明显,能够有效降低术中损伤,缩短住院时间,提升术后康复效果,提升综合满意度,值得推广。周波[23]对 40 例胸椎结核成年手术患者进行研究,亦认为胸椎结核行后外侧入路手术创伤小,矫正效果佳。

罗成辉等[24]对比分析了三种不同手术入路治疗成人腰椎结核的中期效果,收集 84 例成人腰椎结核,根据随机数字表法分为单纯前路组、单纯后路组与前后路联合组,每组各 28 例,分别行单纯前路、单纯后路及前后路联合病灶清除植骨融合内固定术,记录手术时间、术中出血量、术后卧床时间,采用国际通用脊髓损伤分级(Frankel 分级)评估治疗后脊髓神经功能情况,检测术前、术后 14 天以及术后 3 个月 Cobb 角、红细胞沉降率等变化,观察术后并发症发生情况。结果显示,三组手术时间、术中出血量及术后卧床时间比较,差异有统计学意义;与前后路联合组比较,单纯前路组及单纯后路组手术时间、术后卧床时间显著缩短,术中出血量明显减少差异有统计学意义;与单纯后路组比较,单纯前路组术中出血量增多,差异有统计学意义。治疗后 Frankel 分级比较,差异无统计学意义。与本组术前比较,三组术后 14 天及术后 3 个月 Cobb 角缩小、红细胞沉降率降低,差异有统计学意义;单纯前路组、单纯后路组、前后路联合组并发症发生率分别为 17.86%、10.71%、39.29%,比较差异有统计学意义。研究表明,临床应依据成人腰椎结核患者具体病情选择合适手术入路方式,以获得良好的中期疗效,改善患者脊髓神经功能及预后。秦英等[25]对比分析了一期前路、后路、前后路联合病灶清除治疗脊柱结核的临床效果,认为前路及后路手术均能有效治疗脊柱结核,但后路手术相对于前路手术出血量更少,并发症发生率更低,后凸畸形矫正率更高。吴磊[25]等亦做了相似的研究,分析了前路组、后路组和前后路组等不同手术入路方式治疗胸腰椎结核的疗效比较。研究表明,经后入路的手术方式治疗胸椎结核成年患者,不仅对患者的创伤较小,而且矫正效果显著,术后并发症的发生率和结核复发率较低,临床上值得进一步推广和应用。章宏杰[26]比较单纯前路与单纯后路病灶清除植骨融合内固定术治疗合并神经损伤胸椎结核的临床疗效,认为单纯前路或后路手术均可以有效治疗合并神经损伤的胸椎结核,但后路手术更为安全、微创,改善背部疼痛的效果也更为显著。彭琪琪等[27]则对胸椎结核伴脊髓损害患者的手术时机进行了研究,认为对伴有脊髓损害的胸椎结核患者,采用后方经单侧椎弓根入路病灶清除脊髓减压植骨内固定术治疗可以取得满意效果,尽早手术可以缩短患者住院时间,降低围术期并发症发生风险。

手术治疗胸腰椎结核可以清除病灶,解除脊髓压迫,恢复脊髓功能,矫正后凸畸形,重建脊柱的稳定性,植骨融合对结核病灶清除后骨缺损的修复、后凸畸形的矫正、脊柱稳定性的重建具有重要意义。刘晓峰等[28]以 186 例行胸腰椎结核手术的患者为研究对象,分析影响胸腰椎结核手术患者早期(术后 6 个月)植骨融合的独立相关因素。根据术后 6 个月的植骨融合情况分为融合组和未融合组,通过单因素和多因素分析鉴定影响胸腰椎结核手术患者早期植骨融合的独立相关因素,多因素分析采用二项分类 Logistic 回归模型。单因素分析显示,未融合组与融合组在年龄、体重指数(body mass index,BMI)、累及椎体数量、植骨方式、术前血浆清蛋白和 CRP 水平方面差异有统计学意义,而性别、民族、病程和手术入路方面差异无统计学意义;多因素分析结果显示,年龄、BMI、累及椎体数量、植骨方式和术前 CRP 水平是胸腰椎结核手术患者早期植骨融合的独立影响因素,年龄高、BMI 低、累及 2 个以上椎体、采用块状自体骨和术前血浆 CRP 高不利于早期植骨融合。作者认为,术前增加营养支持治疗,改善患者自身营养状况,降低患者体内炎症因子水平,选择自体骨粒进行移植,尤其是对于年龄较高、BMI 较低和累及多个椎体的患者,可促进胸腰椎结核手术患者的早期植骨融合,促进术后康复。章宏杰等[29]应用回顾性分析的方法,比较自体髂骨植骨、钛网植骨、Cage 植骨 3 种不同植骨方式在单节段胸腰椎结核行后路手术中的临床应用效果,结果提示在单节段胸腰椎结核治疗中,3 种植骨方式均可取得良好的疗效。钛网植骨、Cage 植骨在缩短手术时间、减少白蛋白丢失及恢复脊柱矢状位序列及椎间高度具有优势,可避免取骨区并发症,但 Cage 植骨的骨融合有待提高。

近年来,外科手术越来越趋于微创方向发展,脊柱结核手术治疗也不例外。邱鹏等[30]对脊柱结核微创手术治疗进展进行了总结归纳:目前,微创手术作为针对脊柱结核的治疗方法越来越受到重视,包括各种影像学技术实时监控引导下经皮穿刺置管引流、内镜辅助下治疗、微创切口下治疗脊柱结核等一系列微创手术。作微创治疗脊柱结核的核心内容是提高病灶内药物浓度,终止脊柱结核病理进展,达到持续化疗的目的。脊柱结核的治疗方式多种多样,微创手术方式具备切口小、符合现代审美的优点;随着医疗器械的发展,借助器械下的微创手术,视野更清晰,安全、可靠,术中出血量少,术后恢复快。因此,脊柱结核的微创治疗越来越受到脊柱外科医生的推崇,也必将成为以后治疗脊柱结核的趋势。但是脊柱结核的微创手术治疗也存在局限性,对严重的脊柱畸形及明显的脊髓压迫患者则并不适用,不能达到临床治疗的目的,尚无法取代传统手术。临床中还需认真把握脊柱结核微创手术治疗的适应证及禁忌证,发挥微创手术方式的优势,给患者带来更大的手术益处。何进文等[31]则对微创技术在胸腰椎结核前路手术中的应用进展进行了综述,探讨改良小切口前路手术、影像学技术实时监控引导下经皮置管引流、内镜辅助下手术、通道下侧方椎间融合术等各种手术的最佳适应证,指出微创技术在脊柱结核前路手术中的应用前景广阔。施建党等[32]通过回顾分析 2015 年 1 月至 2018 年 1 月收治的 65 例采用后前路联合手术治疗的胸腰椎结核患者临床资料,进一步探讨小切口技术在胸腰椎结核前路手术中的应用价值,认为胸腰椎结核前路手术中采用小切口技术可以达到和传统切口手术相似的治疗效果,并且具有创伤小、术后并发症少、患者术后恢复快等优点。

耐药结核病是目前结核病治疗领域的难点和重点,耐药脊柱结核亦不例外。《耐药脊柱结核临床诊疗专家共识》编写组[33]总结发表了耐药脊柱结核临床诊疗专家共识,简要介绍了耐药脊柱结核的定义和流行病学,指出耐药脊柱结核的诊断标准和方法,提出了抗结核治疗方案制定、手术时机和手术方法的选择等方面的建议,对耐药脊柱结核的未来研究方向进行了展望。共识指出,手术的目的是消除病变组织。脊柱结核病灶多位于脊柱的前柱,从清理病灶的角度出发,应以前路手术为首选,故前路病灶清除、植骨术式是目前较常选用的术式,但需患者的心肺功能较好。同时,需要术前根据横断面 CT 扫描图像了解患者椎体的主要破坏位置、侧方脓肿的情况,以及病灶与附近神经、血管和肾脏、肝脏等器官的位置关系。后路病灶清除适用于椎体破坏严重致后凸畸形者、硬膜或神经根受累严重者、椎体前方未发生巨大脓肿者以及颈胸段和腰骶段脊柱结核患者。定期观察耐药脊柱结核手术疗效,对于判断脊柱结核预后和抗结核化疗结束时间,具有重要临床意义。同时,耐药脊柱结核患者如果治疗不当会导致疾病的迁延复发,术后极易发生并发症,形成窦道是最常见的并发症之一。术后一旦形成窦道,其治疗周期长,效果差,难愈合。张会军等[34]分析了术后并发窦道的耐药脊柱结核患者个体化化疗的短期疗效。共收集 2015 年 1 月至 2017 年 1 月于西安市胸科医院治疗的耐药脊柱结核术后并发皮肤窦道患者 24 例,分析结果提示采用基于药敏试验的个体化抗结核药物治疗方案,联合窦道的换药,耐药脊柱结核术后并发皮肤窦道是可以治愈的,临床效果满意。

近年来,脊柱结核的术后复发率有升高的趋势,应该引起临床医生的高度重视。姚黎明等[35]探讨腰骶段脊柱结核术后复治的相关原因及临床应对策略。搜集 2013 年 6 月至 2016 年 6 月河北省胸科医院骨科收治的 84 例腰骶段结核患者,将 15 例复治患者作为观察组,初治术后未复发的 69 例患者作为对照组,通过单因素和多因素 Logistic 回归分析影响腰骶段结核术后复发的相关因素。对观察组患者制定并实施个体化的手术治疗方案,术后联合应用抗结核药物治疗 18~24 个月,随访观察病灶愈合及植骨融合情况,并评估治疗效果。结果显示,观察组术前血白蛋白水平、植骨融合率、术后规范抗结核药物治疗比率、手术彻底清除病灶比率均明显低于对照组;观察组结核分枝杆菌耐药率、其他部位并发结核的发生率均明显高于对照组;上述各项指标两组间比较,差异均有统计学意义。多因素 Logistic 回归分析结果表明,术前血白蛋白水平 <35g/L、手术病灶清除不彻底、未行植骨融合、术后应用抗结核药物不规范、结核分枝杆菌耐药、并发其他部位结核均是腰骶段结核术后复发的危险因素。84 例患者随访 28~62 个月,15 例复治患者经调整治疗方案并再次行手术后均达到临床治愈标准,且术后植骨顺利愈合,随访期内未见复发患者。研究表明,术前积极行营养支持治疗,规范施行抗结核药物治疗,参考结核分枝杆菌药物敏感试验结果选用有效的治疗药物,依据影像学表现制定个体化的手术治疗方案是减少腰骶段结核复发的关键。李元等[36]对脊柱结核手术后的复发因素分析及处理进行了述评,着重分析了脊柱结核术后的复发因素及处理措施。造成脊柱结核术后复发的因素较多,可以主要归纳为 4 个方面,即抗结核药物治疗不规范、手术时机把握不适当、手术方式选择不合理、患者自身因素,应根据具体情况给予相应处理,以降低脊柱结核患者术后的复发率。李邦银等[37]收集 2012 年 1 月至 2016 年 12 月成都市公共卫生临床医疗中心收治的 312 例脊柱结核患者作为研究对象,其中经手术治疗未愈者 24 例,治愈者 288 例。收集研究对象的性别、年龄、营养状况、发病至就诊间隔时间、手术入路、抗结核药物治疗方案、患者依从性、脊柱病变节段、是否并发其他部位结核、耐药情况、病灶清除情况、内固定稳定性、术前规范抗结核时间、全程随访情况、抗结核药物治疗效果评定等信息,分析与探讨导致脊柱结核患者术后未愈的影响因素。结果显示,未愈组不规范抗结核药物治疗者、脊柱病变 >2 个节段者、耐药结核病者、病灶清除不彻底者、全程未进行规律随访者、抗结核药物治疗效果评定为无效者、发病至就诊间隔时间 >12 个月者、行后路手术者,均明显高于治愈组。研究表明,脊柱结核诊治过程中要早期就诊,采用规范的抗结核药物方案治疗,避免适应性耐药,手术尽量选择前路手术方式,术中尽可能彻底清除病灶,术后注重全程随访并及时调整不合理的抗结核药物方案。

传统观点认为脊柱结核伴脊髓损害患者进行手术治疗要严格掌握手术时机,但临床治疗过程往往面临比较复杂的局面,如脊柱结核伴脊髓损害进行性加重的病例,可能需要进行急诊手术。蓝常贡等[38]进行了脊柱结核伴脊髓损害急诊手术后结核分枝杆菌全身扩散的风险评估与应用研究,研究组(44 例)为脊柱结核伴脊髓损害并进行急诊手术治疗的患者;对照组(59 例)为脊柱结核伴脊髓损害进行择期手术治疗的患者。分别在术前 1 天、术后第

1 天和术后第 7 天抽取外周血提取结核分枝杆菌 DNA,PCR 扩增,进行 MTB-DNA 实时荧光定量检测,经对比分析研究,评估脊柱结核伴脊髓损害急诊手术后结核分枝杆菌全身扩散的风险。结果提示,脊柱结核伴脊髓损害患者,术前没有结核分枝杆菌耐药表现,术后正规抗结核治疗,急诊及择期手术前后外周血结核分枝杆菌 DNA 含量测定无明显差异,提示脊柱结核伴脊髓损害患者急诊手术并没有造成结核分枝杆菌全身外周血扩散的风险。

对于小儿脊柱结核外科手术治疗,张泓毅等[39]选取山西大医院 2012 年 10 月至 2017 年 10 月收治的脊柱结核儿童 60 例,其中男性患儿 31 例,女性患儿 29 例;所有患儿年龄为 (7.92 ± 2.93) 岁;颈椎病变患儿 4 例,颈胸交界区病变患儿 3 例,胸椎病变患儿 23 例,腰椎病变患儿 28 例,腰骶椎病变患儿 2 例。有 27 例患儿合并有神经损害,其中有 2 例患儿 Frankel 分级为 A 级,有 4 例患儿为 B 级,有 7 例患儿为 C 级,有 14 例患儿为 D 级。所有入选患儿均给予手术治疗,并且在术前和术后均进行站立位全脊柱 X 线检查,测量患儿的躯干矢状偏移距离和矢状面 Cobb 角,记录所有患儿的脊柱融合情况和融合固定节段。结果显示,有 52 例 (86.67%) 患儿的临床症状以病变部位的疼痛或是放射痛为主要表现,有 45 例 (75.00%) 患儿表现为局部可触及包块,有 7 例 (11.67%) 患儿表现为可触及椎旁或腹部包块,有 37 例 (61.67%) 患儿合并有后凸畸形并且病变部位可见脊柱不同程度的隆起;有 11 例 (18.33%) 患儿表现为感觉异常、肢体麻木,有 11 例 (18.33%) 患儿存在行走困难。60 例脊柱结核患儿均存在 X 线异常表现,其主要表现为患儿病变区的生理曲度异常或出现后凸畸形,患儿的椎间隙变窄,并且椎体边缘模糊不清,存在增宽、变扁或者是楔形样改变。所有患儿手术时间为 (184.29 ± 23.28) 分钟;术中出血量为 (475.39 ± 30.28) ml;融合固定节段为 6~16 节椎体;患儿术前的平均矢状面 Cobb 角为 106.7°,术后矫正为 31.3°,矫正率达到 76.21%;患儿术前平均胸椎后凸为 76.7°。术后矫正为 15.7°,平均矫正了 55.9°。患儿术前平均躯干矢状偏移距离为 -15.42mm,术后矫正 0.63mm,平均矫正了 20.68mm。研究表明,疼痛是小儿脊柱结核的首发症状,大多数会合并有严重的后凸畸形;对脊柱结核患儿采用外科手术治疗能够取得较好的临床效果,值得在临床上加以推广,其中对手术入路和融合范围的选择则是治疗过程的关键。杜宇轩等[40]评估单纯经后路病灶清除植骨融合内固定术治疗合并椎旁脓肿的儿童脊柱结核胸腰椎后凸畸形的治疗效果。选取 2014 年 1 月至 2018 年 2 月中南大学湘雅医院收治合并椎旁脓肿的儿童脊柱结核后凸患儿 16 例,其中男性患儿 6 例,女性患儿 10 例,年龄为 3~14 岁,平均为 (7.40 ± 3.67) 岁。所有患儿均采用单纯后路病灶清除矫形植骨融合内固定术治疗,观察比较术前、术后及末次随访的局部后凸 Cobb 角、ESR、CRP、神经功能评级等指标的变化情况。结果显示,所有患儿手术顺利,围术期无神经损伤或术后瘫痪加重等表现,术后切口均一期愈合。所有病例均获得随访,随访时间为 12~36 个月,平均为 (21.25 ± 7.65) 个月。随访中,ASIA 分级由术前 B 级 2 例、C 级 2 例、D 级 12 例,改进为末次随访时 1 例患儿从 B 级恢复至 D 级,其余 15 例患儿恢复至 E 级,差异有统计学意义 ($P<0.05$)。辅助检查术后 3 个月 ESR 和 CRP 较术前显著降低,差异有统计学意义 ($P<0.05$)。末次随访时影像测量 Cobb 角较术前显著减少,差异有统计学意义。至末次随访,未见内固定松动、断裂、脱出等发生,骨性融合良好。作者认为,一期后路病灶清除矫形植骨融合内固定术治疗合并椎旁脓肿的小儿胸腰段结核后凸疗效可靠。

三、腹腔结核的外科治疗

徐慧海[41]回顾性分析了外科治疗腹腔结核致肠穿孔患者的临床情况,收集河北省胸科医院2008—2016年收治的43例经手术病理确诊的腹腔结核伴肠穿孔患者,所有患者经胸部X线或CT检查均为可疑肺结核。描述性总结分析其术前临床表现、实验室检测及各项检查、术中探查及手术方式、术后治疗及并发症、治疗结果、随访结果等临床资料。结果显示,43例患者术后病理证实均存在腹腔结核,其中32例非急诊患者临床诊断明确者18例,11例急诊患者术前均未明确诊断;术中探查均存在肠穿孔,其中术前考虑单纯肠梗阻3例、肠梗阻伴肠穿孔30例(8例急诊和22例非急诊患者术前经诊断性穿刺诊断肠穿孔)、单纯肠穿孔10例。40例(93.0%)因病变范围广泛、感染严重行Ⅰ期肠切除+造瘘术,其中12例切口感染患者经切口换药、引流后治愈;8例发生肠瘘患者除2例(保守治疗、二次手术各1例,年龄均>65岁)因多脏器功能衰竭死亡外,余6例经治疗后预后良好;2例发生肠梗阻患者中1例行二次手术、1例保守治疗后治愈;余18例患者造瘘术后恢复良好。2例(回盲部肿物伴穿孔1例,腹腔感染较轻1例)行回盲部切除+回结肠吻合术;1例因近回盲部出现回肠局部单一穿孔,且同时并发腹腔淋巴结结核、局部淋巴结节和穿孔部位回肠粘连,但腹腔感染较轻的患者行回肠部分切除+肠吻合术,术后无严重并发症。抗结核治疗12个月后均治愈停药。37例患者停药后随访18~24个月,4例患者失访。随访期内16例患者有间断轻微腹痛症状,其他患者一般情况均良好。研究表明,腹腔结核伴肠穿孔是严重的消化道结核并发症,规范的抗结核药物治疗是基础,而外科手术是有效治疗的首选方式,治疗效果良好。

为了探究腹腔探查对结核性腹膜炎诊断价值并为临床提供指导,李志华[42]回顾性分析了该院37例患者的临床资料。将2010年1月1日至2018年4月30日该院37例疑似结核性腹膜炎患者作为观察对象,均在术前实施CT检查,其中13例行腹腔镜探查,24例行开腹探查,将CT检查结果、腹腔探查结果和术后病理活检结果进行比较,研究对比腹腔探查对结核性腹膜炎的诊断结果。结果显示,36例腹腔探查取腹膜活检病理回报证实为结核性腹膜炎,1例未确诊结核性腹膜炎。腹腔探查诊断结核性腹膜炎的敏感度、特异度、总准确率分别为90.00%、100.00%、97.30%,CT诊断结核性腹膜炎的敏感度、特异度、总准确率分别为60.00%、50.00%、56.76%,腹腔探查诊断结核性腹膜炎的总准确率相比CT明显更高(P<0.05);腹腔探查可有效对结核性腹膜炎进行分型诊断,总符合率为90.00%。作者认为,对结核性腹膜炎患者采取腹腔探查切实可行,具有较高的准确率,可为临床医师分析病情提供依据。

四、泌尿生殖系结核的外科治疗

Su[43]报道了对1例结核性膀胱挛缩的患者在机器人辅助腹腔镜下施行回肠膀胱成形术及切除腹腔内肿物的病例。患者男性,53岁,因尿频及排尿困难1年于2018年6月入院。患者半年前外院诊断为泌尿生殖系结核及左肾功能不全,并切除了左肾。入院后静脉尿路造影显示功能正常的孤立肾,CT扫描发现腹腔内高密度肿块,超声检查显示最大膀胱容量为25ml,残余尿量为19ml。根据患者要求,施行机器人辅助腹腔镜回肠膀胱成形术及腹腔肿块切除术。予Veress针产生气腹,插入6个端口,其中3个为机械手端口,2个为辅助端口。完整切除腹腔肿瘤后,切开膀胱顶部,在距离回盲部远端15cm处用切割缝合器切取一段长约20cm的回肠襻,在肠系膜对侧的肠管垂直切开并制备成U形回肠袋,将膀胱顶部和回肠袋吻合。无术中并发症发生,手术时间为240分钟,失血量为100ml,住院时间为11天。切除的肿块病理学检查发现大量凝固性坏死组织,抗酸染色提示为结核肉芽肿。随访2个月,超声检查显示最大膀胱容量增大至1 000ml,静脉尿路造影无尿漏,膀胱充盈良好。6个月随访中,患者尿频和排尿困难症状有了很大改善。作者认为,随着机器人辅助外科的发展,机器人手术可以成功应用于不常进行的手术。

综上,外科手术在结核病治疗中发挥着重要作用,强调介入技术对于肺结核、支气管结核等疾病的治疗价值。同时,外科手术对结核性胸膜炎及结核性脓胸、骨关节结核、腹腔结核及泌尿生殖系结核等的治疗,也有着不容忽视的重要地位。目前,外科手术越来越趋于微创方向发展,微创技术在手术中的应用前景广阔,值得进一步深入探讨。

(郝晓晖　廖勇　宋言峥　许绍发　高文　唐神结)

参考文献

［1］丁超,刘玉刚,韦林,等.电视胸腔镜肺切除治疗肺结核的回顾性队列研究[J].中国胸心血管外科临床杂志,2019,26(7):653-659.

［2］胡家喜.胸腔镜在肺结核球手术治疗中的应用效果观察[J].临床医药文献电子杂志,2019,6(55):132-133.

［3］梁勋斯.胸腔镜在肺结核球手术治疗中的应用分析[J].临床医药文献杂志,2018,5(17):70-73.

［4］林铿强,许德新,代祖建,等.空洞型肺结核的胸腔镜手术治疗[J].中国现代药物应用,2019,13(3):13-15.

［5］符宗望,周华富.手术联合抗结核药物与单纯抗结核药物治疗空洞型肺结核的效果比较[J].中国实用医药,2019,14(14):94-96.

［6］张建华,郭琪,张毅,等.胸外科手术治疗低肺功能肺结核的临床疗效观察[J].中国热带医学,2018,18(6):628-630.

［7］庄仕龙,高健齐,连贵勇,等.电视胸腔镜辅助小切口手术治疗肺结核的近远期疗效观察[J].深圳中西医结合杂志,2019,29(10):118-120.

［8］程岩,陈晓玲,刘畅.单操作孔电视胸腔镜肺叶切除术治疗肺结核临床疗效研究[J].临床军医杂志,2019,47(2):185-186,189.

［9］许军利,陈其亮,李军孝,等.肺结核合并支气管内膜结核22例手术治疗体会[J].中国医刊,2018,53(11):1291-1293.

［10］李君.早期外科手术与单纯药物治疗耐多药肺结核的临床效果比较分析[J].当代医学,2018,24(27):163-164.

［11］徐少华,朱金陵,周晓,等.耐多药肺结核外科手术治疗的疗效分析[J].中国社区医生,2018,34(22):66-67.

［12］张伟利.耐药肺结核患者18例手术治疗的临床分析[J].中国医药指南,2018,16(30):147-148.

［13］宋言峥.耐多药肺结核的外科治疗[J].中华结核和呼吸杂志,2019,42(5):338-341.

［14］龚胜,蒋良双,吴邦贵,等.严重耐多药肺结核不同外科干预方式时机选择的系统评价再评价[J].中国循证医学杂志,2019,19(4):464-470.

［15］王冲,杨磊,闫东杰.结核性胸膜炎继发包裹性脓胸手术时机探讨[J].中华胸心血管外科杂志,2018,34(5):281-283.

［16］韦林，刘玉钢，朱昌生，等．病灶清除术治疗结核性脓胸并发外周局限肺结核病灶的效果观察［J］．中国防痨杂志，2018，40（12）：1275-1279．

［17］任航空，李楠楠，宋栓宝．双侧局限性结核性脓胸Ⅰ期手术临床疗效分析［J］．中国热带医学，2019，19（3）：271-275．

［18］吴福林．外科手术治疗慢性结核性脓胸的效果评价［J］．临床医药文献杂志，2018，5（47）：54．

［19］冯勇，梁洪斌，丁卫忠．慢性巨大结核性脓胸的手术治疗方式探讨［J］．结核病与肺部健康杂志，2018，7（4）：305-310．

［20］张运曾，朱建坤，刘大伟，等．结核性脓胸外穿性并发症的外科治疗［J］．中国防痨杂志，2018，40（12）：1286-1290．

［21］何磊，蒲育，何敏，等．前路手术治疗310例腰椎结核的疗效分析［J］．中国防痨杂志，2018，40（12）：1306-1311．

［22］陈国周，向少华，郑安耀．探究胸腰椎脊柱结核最佳手术治疗方法［J］．世界最新医学信息文摘，2019，19（14）：3-4．

［23］周波．不同手术入路方式治疗胸椎结核成年患者的效果对比［J］．临床医药文献电子杂志，2019，6（53）：64．

［24］罗成辉，符江．三种不同手术入路治疗成人腰椎结核的中期效果分析［J］．临床误诊误治，2019，32（3）：76-80．

［25］秦英，梁胜根，陈忠羡，等．一期前路、后路、前后路联合病灶清除治疗脊柱结核的临床效果［J］．中国医学创新，2019，16（16）：131-134．

［26］章宏杰，陈宣维，吴文策，等．前路与后路手术治疗合并神经损伤胸椎结核的比较［J］．中国骨与关节损伤杂志，2019，34（7）：686-689．

［27］彭琪琪，欧云生，朱勇，等．手术时机对胸椎结核伴脊髓损害疗效的影响［J］．中国修复重建外科杂志，2019，33（3）：273-279．

［28］刘晓峰，刘金凯，李文强，等．胸腰椎结核手术患者早期植骨融合影响因素的Logistic回归分析［J］．重庆医学，2018，47（35）：4467-4473．

［29］章宏杰，李哲辰，王生淋，等．不同植骨方式在单节段胸腰椎结核手术中的对比研究［J］．福建医科大学学报，2019，53（3）：173-178．

［30］邱鹏，李经堂，刘世伟，等．脊柱结核的微创手术治疗进展［J］．中国防痨杂志，2018，40（12）：1357-1360．

［31］何进文，吴龙云，施建党，等．微创技术在胸腰椎结核前路手术中的应用进展［J］．中国防痨杂志，2019，41（1）：107-111．

［32］施建党，何进文，牛宁奎，等．小切口技术在胸腰椎结核前路手术中的应用［J］．中国修复重建外科杂志，2019，33（6）：698-706．

［33］《耐药脊柱结核临床诊疗专家共识》编写组．耐药脊柱结核临床诊疗专家共识［J］．中国防痨杂志，2019，41（4）：377-3824．

［34］张会军，鲁增辉，谭洽文，等．耐药脊柱结核术后并发窦道患者实施个体化治疗的临床效果［J］．中国防痨杂志，2019，41（7）：759-764．

［35］姚黎明，贾晨光，李卓，等．腰骶段结核术后复治的原因分析与应对策略［J］．中国防痨杂志，2019，41（4）：405-413．

［36］李元，秦世炳．脊柱结核手术后的复发因素分析及处理［J］．中国防痨杂志，2019，41（4）：369-370．

［37］李邦银，蒲育，何敏，等．脊柱结核术后未愈的影响因素分析［J］．中国防痨杂志，2019，41（5）：510-514．

［38］蓝常贡，龙丽珍，谢克恭，等．脊柱结核伴脊髓损害急诊手术后结核杆菌全身扩散的风险评估与应用研究［J］．右江医学，2019，47（6）：411-417．

［39］张泓毅，陈晨，李强．小儿脊柱结核60例临床症状分析及手术治疗的效果观察［J］．中国基层医

药 , 2019, 26 (10): 1229-1332.

［40］杜宇轩 , 张宏其 , 郭超峰 , 等 . 单纯后路手术治疗儿童脊柱结核后凸脓肿 [J]. 中国矫形外科杂志 , 2019, 27 (11): 981-985.

［41］徐慧海 , 张珊珊 , 李姿健 , 等 . 43 例腹腔结核并发肠穿孔患者的外科治疗疗效分析 [J]. 中国防痨杂志 , 2019, 41 (3): 266-271.

［42］李志华 , 张建 , 叶静 , 等 . 腹腔探查对结核性腹膜炎诊断价值的临床观察研究 [J]. 中国中西医结核杂志 , 2019, 25 (3): 341-344.

［43］SU H, WU S Q, WANG Y H, et al. Robot-assisted laparoscopic augementation ileocystoplasty and excision of an intraperitoneal mass: a case report [J]. J Int Med Res, 2019, 47 (7): 3444-3452.

第十一章　耐药结核病的治疗

【摘要】近 1 年来,为提高我国广大结核病防治工作者对 MDR-TB 的诊治能力,更好地掌握和实施 MDR-TB 化疗方案,国内结核领域专家就 MDR-TB 化疗方案在中国的应用进行了广泛而深入的研讨,制定了多部专家共识,为临床实践提供了许多证据及具体的行业标准。

【关键词】结核病;耐药;药物疗法;手术治疗;免疫治疗;中医治疗

结核病(tuberculosis,TB)是全球十大死因之一,是高于艾滋病在内的单一病原体感染的头号杀手,每年有数百万人罹患该病。WHO 在《2019 年全球结核病报告》中指出,2018 年,全球利福平耐药结核病(rifampicin-resistant tuberculosis,RR-TB)新发病例估计有 50 万例,其中 78% 为耐多药结核病(multi-drug resistant tuberculosis,MDR-TB)患者。耐药结核负担最大的三个国家分别是印度(27%)、中国(14%)和俄罗斯联邦(9%)。因此,耐药结核病的治疗依然是结核病防控领域的关键所在,现就 2019 年国内耐药结核病治疗的相关情况总结如下。

一、国内耐药结核病相关共识与指南

1.《耐多药结核病短程治疗中国专家共识》　目前,MDR-TB 仍然是全球严重的公共卫生问题之一。MDR-TB 患者化疗疗程约为 20 个月或更长,但治疗效果却不理想,治疗成功率仅为 54%,病死率达 16%。因此,在保证或提高治疗成功率的前提下,制定并优化缩短疗程的化疗方案成为国内外关注和研究的热点。MDR-TB 短程化疗方案是指化疗疗程为 9~12 个月、药物组成相对固定、标准化的 MDR-TB 化疗方案。近年来,9~12 个月的短程 MDR-TB 治疗方案在一些国家进行了研究,并取得了良好的治疗效果,且疗程短、不良反应少、治疗费用低。基于以上研究结果,2016 年 WHO 更新了《耐药结核病治疗指南》,推出了 MDR-TB 短程化疗方案。据 WHO 发布的《2017 年全球结核病报告》,截至 2016 年 12 月,35 个国家使用了该短程化疗方案,其中大多数为非洲和亚洲国家。此外,自 2008 年始,在国家传染病防治科技重大专项的支持下,全国近 50 家结核病定点医疗机构开展了针对 MDR-TB 缩短疗程化疗方案的研究。我国是 MDR-TB 高负担国家之一,应积极贯彻 WHO 的策略和方针,尽快对 MDR-TB 患者采用不同的短程化疗方案,以提高患者的疗效,降低治疗费用。为提高我国广大结核病防治工作者对 MDR-TB 的诊治能力,更好地掌握和实施不同 MDR-TB 短程化疗方案,中华医学会结核病学分会组织结核病领域的专家对 MDR-TB 短程化疗方案在中国的应用进行了广泛而深入的研讨,制定了《中国耐多药结核病短程治疗专家共识》[1]。该共识总结了近年来国内外 MDR-TB 短程治疗的研究情况,推荐了两套 MDR-TB 短程化疗方案,并提出了其适应证、禁忌证和排除标准,介绍了其治疗转归的判断标准。同时,对 MDR-TB 短程治疗过程中所遇到的相关问题进行了解答,并强调了短程治疗的有关注意事项。

2.《中国耐多药和利福平耐药结核病治疗专家共识(2019 年版)》　为更好地推广和实

践 WHO 发布的《耐多药和利福平耐药结核病治疗指南(2018 年更新版)》和《耐药结核病治疗指南(2019 年版)》,提高我国广大结核病防治工作者对 MDR-TB 或 RR-TB 的诊治水平,中华医学会结核病学分会组织结核病领域的相关专家,结合我国的实际情况,制定了《中国耐多药和利福平耐药结核病治疗专家共识(2019 年版)》[2]。该共识介绍了 MDR-TB 或 RR-TB 化疗的基本原则和化疗药物,推荐了 2 套长程治疗方案和 2 套短程治疗方案,同时对化疗方案如何进行调整、抗结核药物不良反应的处理及化疗的注意事项等进行了阐述。共识还介绍了 MDR-TB 或 RR-TB 的其他治疗方法,如外科治疗、营养支持治疗、免疫治疗、介入治疗和中医药治疗。共识也强调了 MDR-TB 或 RR-TB 的治疗管理与监测,提出了 MDR-TB 或 RR-TB 治疗失败的处理措施。

3.《耐药结核病化学治疗指南(2019 年简版)》《耐药结核病化学治疗指南(2019 年简版)》[3]是在《耐药结核病化学治疗指南(2015)》基础上的更新,根据近年来研究、药物、应用等方面的最新进展,结合了 WHO 指南的原则进行编写,治疗对象涵盖了单耐药、多耐药、耐多药、广泛耐药结核病等所有耐药类型;内容包括耐药机制等基础以及药物、不同耐药类型及人群方案、方案制订及调整、治疗转归等临床内容,也包括了治疗场所、实施路径及患者管理内容。

4.《耐药脊柱结核临床诊疗专家共识》 耐药结核病是目前结核病治疗领域的难点,骨关节结核尤其是脊柱结核是一种常见的肺外继发性结核病,耐药问题严重影响脊柱结核患者预后,并大大增加外科手术风险。因此,国内结核病领域的外科专家撰写并发布了《耐药脊柱结核临床诊疗专家共识》[4],将耐药脊柱结核定义为由耐药结核分枝杆菌感染脊柱而罹患的疾病,描述耐药脊柱结核的流行病学,以及诊断耐药脊柱结核的技术与方法,包括:①实验室检测与病理学检查,如结核分枝杆菌培养(菌型检测)、分子生物学检测、病理分子生物学检测及病理学检查;②无客观实验室证据支持的临床判断,包括综合患者病史、临床表现、影像学检查表现、诊断性抗结核药物治疗等。共识提出了对抗结核治疗方案制定、手术时机和手术方法的选择等方面的建议,对耐药脊柱结核的未来研究方向进行了展望。

5.《耐药结核病化疗过程中药品不良反应处理的专家共识》 耐药结核病在长期的化疗过程中出现的与用药目的无关的反应,就是药品不良反应(adverse drug reaction,ADR)。与非耐药结核病相比较,耐药结核病的化疗需要 5~6 种包括针剂在内的药物联合使用,种类多、疗程长,药物不良反应发生率高且难预测,处理难度大。常见的如药物性肝损伤、听力下降、耳鸣、胃肠道不适、皮肤改变、关节酸痛、精神神经毒性等,发生后如处理不当,容易造成治疗中断、失败、诱导或加重耐药的产生。如何正确处理耐药结核病化疗过程中出现的药品不良反应,对于提高耐药结核病患者治疗的依从性及治疗成功率具有重要的意义。基于此,国内结核专家撰写并发布了《耐药结核病化疗过程中药品不良反应处理的专家共识》[5],从不同药品发生不良反应的处理、各类系统不良反应的处理、药品不良反应的监测等方面进行阐述,提出了较为规范的处理方法及原则。

6.《结核分枝杆菌耐药性检测专家共识》 耐药结核病尤其是耐多药结核病(multi-drug resistant tuberculosis,MDR-TB)和广泛耐药结核病(extensively drug resistant tuberculosis,XDR-TB)是目前临床亟待解决的难题之一,而对抗结核药物进行药物敏感试验(drug susceptibility testing,DST)可为耐药结核病的诊断提供实验室依据。因此,国内结核专家撰写并发布了《结核分枝杆菌耐药性检测专家共识》[6],简要地介绍了我国临床常用的结核分枝杆菌(*Mycobacterium tuberculosis*,MTB) DST 方法(包括表型 DST 和分子 DST),提出了 MTB 耐药性检测策略和正确判读检测结果的建议,指出目前 DST 检测技术和临床应用存在的问题,并对未来 DST 的发展前景进行了展望。

二、耐药结核病的化学治疗

1. 含利奈唑胺方案   刘丹[7]探讨了利奈唑胺治疗耐药结核病的临床疗效和安全性。选取 30 例耐药结核病患者,随机分为对照组和观察组,各 15 例。对照组采用常规化疗方法进行治疗,观察组在对照组基础上采用利奈唑胺进行治疗。观察所有患者的治疗效果、不良反应发生情况及痰抗酸染色涂片阴转时间。比较两组患者症状改善、病灶吸收、空洞闭合、抗酸染色涂片阴性、痰结核分枝杆菌阴性及痰定量聚合酶链反应(polymerase chain reaction,PCR)阴性情况。结果显示,30 例患者中,其中 20 例患者症状均有不同程度改善;15 例患者治疗后复查胸部 CT 示肺部病灶有吸收好转,空洞缩小;12 例患者空洞闭合。30 例痰涂片阳性患者中有 20 例患者痰抗酸染色涂片阴转,阴转时间为 30~210 天。20 例患者痰培养阴转,阴转时间为 31~202 天。治疗过程中出现 1 例肝功损害,1 例末梢神经炎,1 例视力下降,停药后症状均改善。观察组症状改善 15 例,病灶吸收 11 例,空洞闭合 10 例,抗酸染色涂片阴性 15 例,痰结核分枝杆菌阴性 15 例,痰定量 PCR 阴性 15 例,均多于对照组的 5 例、5 例、2 例、5 例、5 例、6 例,差异有统计学意义($P<0.05$)。作者认为,利奈唑胺治疗耐药结核病的疗效确实可靠,对改善患者结核病灶和症状体征发挥着重要的作用,其应用价值高,切实可行,有推广价值。

利奈唑胺是一种人工合成的噁唑烷酮类抗菌药,对多种革兰氏阳性致病菌包括耐药菌所致的感染均有很好的疗效。同时,利奈唑胺具有较强的抗分枝杆菌作用,对敏感菌株和耐药菌株具有同等的抗菌活性。利奈唑胺用于抗结核治疗属于超说明书用药,但 2018 年 WHO 已经将利奈唑胺列为耐多药结核病治疗的 A 组药物,其长期应用的不良反应也引起了广泛关注。聂理会等[8]通过病例分析及文献复习探讨了利奈唑胺治疗耐药结核病出现的血液系统不良反应,收集、分析首都医科大学附属北京胸科医院 2015 年 6 月至 2016 年 1 月收治的 3 例应用利奈唑胺治疗耐药结核病出现重度贫血患者的临床资料并文献复习。结果显示,3 例患者应用利奈唑胺治疗 4~12 个月出现重度贫血,停药后 1.5~6 个月血红蛋白恢复正常。文献提示,利奈唑胺引起贫血的原因与骨髓抑制有关;联合应用利奈唑胺和维生素 B_6 可减轻利奈唑胺的血液系统不良反应;治疗中需要监测血液系统不良反应,必要时进行血涂片及骨髓穿刺检查。研究表明,利奈唑胺可导致重度贫血,停药后可恢复。

利奈唑胺对耐多药/利福平耐药的结核分枝杆菌具有很强的抗菌活性。利奈唑胺主要通过感染病灶部位的浓度-时间曲线下面积/最低抑菌浓度比达到临床疗效。以往的研究主要集中在给药后 2 小时血液中利奈唑胺药物浓度达到峰值时血药浓度与感染骨组织的关系。然而,当血药浓度达到谷底水平时,利奈唑胺能否维持感染骨组织中相同的骨/血浆比率,目前尚不清楚。因此,Li 等[9]评价了给药后 24 小时利奈唑胺对耐多药脊柱结核患者骨组织的渗透性。前瞻性收集 2017 年 4 月至 2019 年 3 月 9 名接受含利奈唑胺化疗方案并接受手术治疗的耐多药脊柱结核患者,术中同时采集血液和病变骨组织标本,采用高效液相色谱-串联质谱法测定血浆和病变骨组织中利奈唑类药物的浓度。结果显示,术前 24 小时口服 600mg 利奈唑胺后,9 例患者血浆和病变骨组织中利奈唑胺的浓度中值分别为 1.98mg/L

（0.30~3.44mg/L）和 0.60mg/L（0.18~2.13mg/L）。病变骨 / 血浆利奈唑胺浓度的中位数为 0.48（0.30~0.67）mg/L。Pearson 相关分析显示,血浆中利奈唑胺浓度与病变骨组织中利奈唑胺浓度呈正相关（r=0.949,$P<0.001$）。作者认为,药物治疗 24 小时后,利奈唑胺对耐多药脊柱结核患者病变骨组织仍有良好的渗透性。

2. 含环丝氨酸的方案 徐俊彦等[10]通过环丝氨酸联合其他抗结核药治疗耐多药肺结核,观察临床疗效,探讨该药的疗效及安全性。选取广东省佛山市第四人民医院 2014 年 5 月至 2015 年 4 月结防门诊确诊纳入全球基金耐多药结核病防治项目治疗的 48 例 MDR-TB 患者作为研究对象,随机分为实验组（n=24）和对照组（n=24）,两组患者均接受 WHO 标准 MDR-TB 治疗方案,实验组在此基础上加用环丝氨酸,观察两组患者不同治疗时期的疗效及药品不良反应。结果显示,治疗 24 个月末实验组和观察组痰菌阴转率分别为 87.5%、62.5%,病灶吸收好转率分别是 87.5%、62.5%,两组对比差异具有统计学意义（$P<0.05$）;实验组中枢神经系统症发生率高于观察组,而观察组的药物性肝损伤发生率比实验组高,差异有统计学意义（$P<0.05$）。研究表明,环丝氨酸联合其他抗结核药治疗耐多药肺结核,能加快痰结核菌抗酸染色转阴、促进病灶吸收,且无严重不良反应发生,安全性和耐受性良好,值得推广。

张喜平等[11]探讨了含环丝氨酸联合胸腺肽方案治疗耐多药肺结核（multi-drug resistant pulmonary tuberculosis,MDR-PTB）的效果、安全性以及对肺功能的影响。选取收治的 92 例 MDR-PTB 患者为研究对象,将其随机分为对照组和观察组,各 46 例。对照组予以常规治疗,观察组在对照组基础上采用含环丝氨酸联合胸腺肽方案治疗。比较两组的治疗效果。结果显示,观察组治疗 12、24 个月的痰菌转阴率、病灶吸收有效率、空洞缩小率、临床治愈率及肺功能指标均高于对照组（$P<0.05$）;两组不良反应总发生率比较,差异无统计学意义（$P>0.05$）。作者认为,含环丝氨酸联合胸腺肽方案治疗 MDR-PTB 的效果显著,且安全性好。

为了评估使用环丝氨酸（cycloserine,Cs）是否会给 MDR-TB 患者带来额外的益处及 Cs 引起药物不良反应（adverse drug reaction,ADRS）的发生率和相关危险因素,Wang 等[12]回顾性分析了 2012 年 1 月至 2015 年 6 月在中国使用含 Cs 方案治疗 MDR-TB 患者的临床结果和不良反应。结果显示,共有 623 例 MDR-TB 患者接受了含 Cs 的治疗方案。其中,到研究结束时,411 例患者中 374 例（66.0%）治愈,37 例（5.9%）完成治疗。老年人、既往长期接触和有抗结核药物史的患者、既往合并发病的患者更易与 MDR-TB 患者的不良结局相关（$P<0.05$）。其中,高尿酸血症（22.8%,142/623）是最常见的 ADR,而与 Cs 相关的最显著的 ADR 是精神症状,占 4.3%（27/623）。27 例有精神症状的患者中 19 例（70.4%）发生在用药 6 个月前,严重不良反应的比例最高,其中 29.6%（8/27）发生在停药后。作者认为,含 Cs 方案在治疗耐多药结核病方面取得了非常成功的结果,并且在中国人群中具有很好的耐受性。严重精神症状的潜在出现强调了在含 Cs 的治疗过程中,需要密切监测患者的精神情况。

自 20 世纪 50 年代以来,环丝氨酸已被用于 MDR-TB 的治疗。Li 等[13]评估了环丝氨酸的疗效和安全性,并阐明环丝氨酸在治疗 MDR-TB、pre-XDR-TB 及 XDR-TB 中的作用。在浙江省进行了一项回顾性观察性研究,包括 144 例环丝氨酸治疗患者和 181 例非环丝氨酸治疗患者,同时对痰培养阴转率及药物不良反应发生率进行评估。结果显示,环丝氨酸组 144 例患者中有 100 例（69.4%）成功完成治疗。应用环丝氨酸后,不良治疗结果的 HR 为 0.58（95%CI 0.38~0.86,$P=0.008$）。亚组分析显示,环丝氨酸可使单纯耐多药肺结核患者降低不良治疗结果的风险（HR=0.43，95%CI 0.24~0.76，P=0.004），但不利于 pre-XDR-TB（HR=0.65，95%CI 0.30~1.38，P=0.263）或 XDR-TB（HR=0.73，95%CI 0.22~2.37，P=0.589）的患者。无论是否使用环丝氨酸，强化期的培养阴转率相似（P=0.703）。在 144 例接受环丝氨酸治疗的患者中，共有 16 例（11.1%）出现了环丝氨酸引起的不良反应。作者认为，环丝氨酸是治疗耐多药结核病的一种有吸引力的药物，其安全性保证了在大多数耐多药结核病中的应用。环丝氨酸显著提高了单纯 MDR-TB 患者而不是 pre-XDR-TB 和 XDR-TB 患者获得良好预后的机会。因此，对于 pre-XDR-TB 或 XDR-TB 患者可能需要更积极的治疗。

环丝氨酸（cycloserine，Cs）于 1982 年在美国 FDA 批准上市，其抗结核分枝杆菌的作用弱于异烟肼及链霉素，WHO 最新的耐药结核病治疗指南将环丝氨酸列入治疗 MDR-TB 的核心药物之一。根据国内外已有的报道提示结核分枝杆菌对环丝氨酸的耐药率较低，然而近年来，随着指南的出台及耐药结核病疫情的控制压力，国内外使用环丝氨酸的病例在逐步增多，却仍然缺乏可靠的环丝氨酸的药敏实验方法，也缺乏目前流行的结核分枝杆菌对该药的耐药情况的了解。牛金霞等[14]检测 MDR-TB 临床分离株的环丝氨酸最低抑菌浓度（minimum inhibitory concentration，MIC），并从基因水平进行环丝氨酸耐药机制的研究，为环丝氨酸的快速耐药测定提供理论依据。采用 Middlebrook 7H9 液体培养基，在 96 孔板中对 140 株 MDR-TB 和 37 株敏感 MTB 临床分离株进行环丝氨酸药敏试验，筛选出对环丝氨酸耐药及敏感的菌株，再对 Azd、Alr、ddlA 基因进行突变位点及基因表达量的分析。结果显示，MDR-TB 对环丝氨酸的耐药率仅为 4.28%，初步将 MIC ≥ 32μg/ml 的结核分枝杆菌菌株判定为对环丝氨酸耐药；Ald、Alr、ddlA 基因位点突变与结核分枝杆菌对环丝氨酸耐药无明显相关性，环丝氨酸耐药菌株在 Alr 基因位点处基因表达量明显高于敏感菌株。作者认为，目前临床的 MDR-TB 患者对环丝氨酸的耐药率较低，使用环丝氨酸治疗 MDR-TB 是一种有效的选择。尚未发现明确的环丝氨酸耐药突变位点，但 Alr 基因的过表达与 MTB 环丝氨酸耐药高度相关，可能是其耐药的新机制。

3. 含左氧氟沙星和莫西沙星方案　李刚[15]分析了含左氧氟沙星方案治疗耐多药肺结核的临床效果。筛选 2015 年 5 月至 2018 年 1 月在辽宁省抚顺市第四医院接受治疗的 130 例耐多药肺结核患者，随机将患者分为治疗组和对照组，对照组选择吡嗪酰胺＋卡那霉素＋环丝氨酸＋丙硫异烟胺（ZKmCsPto）的治疗方案进行治疗，治疗组增加左氧氟沙星治疗，对比两组治疗效果和各项指标。结果显示，治疗组患者疗程结束时痰菌转阴率高于对照组；治疗组在用药后获得了与对照组相比更高的临床总有效率；两组患者对比不良反应发生率无统计学差异（P>0.05）。作者认为，耐多药肺结核选用含左氧氟沙星方案开展治疗，能够控制病情，改善症状，提高细菌杀灭效率，保障患者的预后。

4. 含卷曲霉素的方案　岳丹[16]探讨莫西沙星联合卷曲霉素治疗耐多药肺结核的效果与安全性。选取耐多药肺结核患者 72 例，以抛硬币的形式分为研究组（莫西沙星联合卷曲霉素）与对照组（左氧氟沙星联合卷曲霉素）各 36 例，评估两组治疗前后血清细胞因子（IL-1、IL-6、IL-17 与 TNF-α）、累计痰结核分枝杆菌转阴率（治疗 2 个月、8 个月、12 个月及 24 个月）与不良反应发生率。结果显示，两组治疗 12 个月与 24 个月的转阴率比较，差异无统计学意义（P>0.05）；研究组较对照组血清细胞因子改善显著，治疗 2 个月与 8 个月的转阴率高，研究组不良反应发生率（8.33%）较对照组（27.77%）低，差异有统计学意义（P<0.05）。研究表明，对耐多药肺结核患者采用莫西沙星联合卷曲霉素治疗能调节其血清细胞因子，降低不良反

应发生率,提高临床疗效,安全性高,值得推广。

为了比较阿米卡星与卷曲霉素治疗耐多药和广泛耐药肺结核的药物不良反应发生情况,王敬等[17]选择 2014 年 1 月至 2017 年 8 月于首都医科大学附属北京胸科医院就诊并采用阿米卡星或卷曲霉素作为治疗药物的耐药结核病患者 264 例,其中阿米卡星组 142 例,卷曲霉素组 122 例。所有患者均进行病史采集、查体、听力、尿常规、肝肾功能和电解质检查,每 2 周进行耳毒性和肾毒性药物不良反应的评价。结果显示,阿米卡星组 56 例(39.4%)患者治愈,卷曲霉素组 49 例(40.2%)患者治愈,差异无显著性($P>0.05$)。阿米卡星组平均用药时长为 92 天,卷曲霉素组为 101 天,差异有显著性($P<0.05$)。两组均有患者发生耳毒性药物不良反应,包括耳鸣、听力下降或眩晕症状,阿米卡星组耳毒性发生率(23.9%)高于卷曲霉素组(10.7%),差异有显著性($P<0.05$)。两组均有患者发生肾毒性,包括合并尿蛋白阳性或肾功能异常,阿米卡星组肾毒性发生率(7.0%)与卷曲霉素组(11.5%)比较差异无显著性($P>0.05$)。阿米卡星组无低钾血症发生,卷曲霉素组 21.3% 发生低钾血症,差异有显著性($P<0.05$)。作者认为,与阿米卡星相比,使用卷曲霉素治疗耐多药和广泛耐药肺结核可延长强化期疗程,且耳毒性药物不良反应发生率更低。

5. 含氯法齐明方案　MDR-TB 的出现对全球结核病控制方案构成了严重威胁。Du 等[18]在中国进行了一项前瞻性随机多中心研究,探讨含氯法齐明(clofazimine,CFZ)的短期方案治疗耐多药结核病的疗效。135 例 MDR-TB 患者资格符合要求,随机分为对照组和实验组。对照组患者接受 18 个月的治疗方案,实验组患者接受含 CFZ 的 12 个月的治疗方案。结果显示,治疗结束时,实验组与对照组痰培养阴转率差异不显著。值得注意的是,在 3 个月治疗结束时,实验组 68.7% 的患者出现痰培养阴转,而对照组 55.9% 的患者出现痰培养阴转,差异显著,表明有早期的痰培养转换率($P=0.04$)。本研究报告 56 例患者发生 67 个不良事件,其中对照组 32 例,实验组 35 例,两组不良事件的总发生率无显著差异。含 CFZ 的短程治疗方案与标准方案相比成功率相当,实验组患者痰培养阴转速度更快,提示含 CFZ 的短程治疗方案对 MDR-TB 有更强的抗菌活性。

6. 长程耐多药治疗方案　李琦等[19]分析了由 6 种药物组成、疗程为 18 个月的化疗方案对耐多药肺结核患者的治疗效果,为缩短耐多药肺结核患者的化疗疗程提供依据。纳入 2009 年 7 月至 2015 年 12 月在首都医科大学附属北京胸科医院等 20 家结核病专科医院确诊为耐多药肺结核的 681 例患者,按照所采用的化疗方案将患者分为观察组(18 个月方案组,515 例)和对照组(24 个月方案组,166 例)。收集治疗中结核分枝杆菌培养、血常规、肝肾功能、心电图检查等结果,观察药物不良反应,评估两组患者的治疗转归(治疗成功、失败、死亡、丢失等)。采用 SPSS 22.0 软件进行数据的统计学分析,计量资料采用 t 检验或 Z 检验,计数资料采用 χ^2 检验;两组患者治疗前有差异的临床指标与治疗成功率间的关系采用 Logistic 回归分析,以 $P<0.05$ 为差异有统计学意义。结果显示,观察组的治疗成功率(64.66%,333/515)高于对照组(54.22%,90/166;$\chi^2=5.818$,$P=0.002$),病死率(2.33%,12/515)低于对照组(5.42%,9/166;$\chi^2=4.015$,$P=0.045$)。而两组的失败率(17.86%,92/515;23.49%,39/166)、丢失率(11.46%,59/515;11.45%,19/166)、药物不良反应的总发生率(24.85%,128/515;25.90%,43/166)差异均无统计学意义($\chi^2=2.561$,$P=0.109$;$\chi^2=0.000$,$P=0.997$;$\chi^2=0.095$,$P=0.757$)。Logistic 回归分析显示,年龄 ≥ 50 岁[$\beta=0.549$,$s(\chi)=0.204$,Wald $\chi^2=7.262$,$P=0.007$,OR=1.731,95%CI 1.161~2.579]和使用乙胺丁醇[$\beta=0.485$,$s(\chi)=0.190$,

Waldχ^2=6.516,P=0.011,OR=1.625,95%CI 1.119~2.359]是影响治疗成功率的风险因素。采用 6 种药物组成、疗程为 18 个月的化疗方案能够达到 24 个月化疗方案的疗效,并获得较好的治疗成功率,且未增加药物不良反应发生率,具有临床可行性。

吴碧彤等[20]探讨了吡嗪酰胺(pyrazinamide,PZA)耐药与否对 MDR-TB 患者采用含 PZA 的标准 MDR-TB 方案近远期临床疗效的影响关系。采用回顾性队列研究方法,选取 2015 年 1—12 月在广州市胸科医院就诊并顺利完成疗程,且采用 BACTEC MGIT 960 法检测有结核分枝杆菌生长,并同时采用比例法进行药物敏感性试验(简称"药敏试验")证实对异烟肼、利福平和 PZA 耐药的 MDR-TB 患者(ZR-MDR 组)60 例;采用 1:1 配对原则,选择同期治疗药敏试验结果显示对 PZA 敏感、年龄相差 5 岁以内的 MDR-TB 患者(ZS-MDR 组)60 例。所有患者均给予化疗方案 6Am-Lfχ(Mfχ)-PZA-Pto-Cs(PAS)/18Lfχ(Mfχ)-PZA-Pto-Cs(PAS)进行治疗。记录两组患者痰菌阴转率、病灶吸收率、空洞缩小率、治愈率及失败率等,并进行统计学分析。结果显示,ZS-MDR 组患者在 2、6、12、24 个月末时痰菌阴转率分别为 70.00%(42/60)、90.00%(54/60)、86.67%(52/60)、86.67%(52/60),高于 ZR-MDR 组的 46.67%(28/60)、66.67%(40/60)、70.00%(42/60)、70.00%(42/60),差异均有统计学意义(χ^2 分别为 6.720、9.624、4.910、4.910,P 均 <0.05);疗程结束时 ZS-MDR 组患者病灶吸收率为 81.67%(49/60),高于 ZR-MDR 组的 65.00%(39/60),差异有统计学意义(χ^2=4.264,P=0.019);ZS-MDR 组患者空洞缩小率为 76.92%(40/52),与 ZR-MDR 组的 62.00%(31/50)间比较,差异无统计学意义(χ^2=2.681,P=0.098);ZS-MDR 组的治愈率为 86.67%(52/60),高于 ZR-MDR 组的 70.00%(42/60),差异有统计学意义(χ^2=4.910,P=0.016)。ZS-MDR 组的失败率为 13.33%(8/60),低于 ZR-MDR 组的 30.00%(18/60),差异有统计学意义(χ^2=4.910,P=0.016)。研究表明,PZA 表型耐药的 MDR-TB 患者使用全程含 PZA 的标准耐多药方案治疗,其疗效较 PZA 敏感者差,建议对耐 PZA 的 MDR-TB 患者尽量选择不含 PZA 的耐多药化疗方案治疗。

7. 肠内营养支持方案　MDR-TB 是一种慢性消耗性传染病,与营养不良、免疫力低下有关,其发生、发展、治疗及预后均与营养有着密切的关系。MDR-TB 患者常存在不同程度的营养不良。张胜康等[21]探讨肠内营养对 MDR-TB 伴营养不良患者的临床效果。收集 2016 年 11 月至 2018 年 11 月在湖南省结核病防治所耐药专科治疗的 128 例 MDR-PTB 并发营养不良患者作为研究对象。其中,男性 103 例(80.5%),女性 25 例(19.5%);年龄范围在 21~72 岁,平均年龄为(48.48 ± 13.10)岁。按数字表法随机将患者分为观察组(64 例)和对照组(64 例)。观察组给予肠内营养治疗联合常规饮食,对照组予常规饮食;比较两组患者治疗前及治疗 2 周后血清总蛋白(total protein,TP)、血清白蛋白(albumi,ALB)、血红蛋白(hemoglobin,Hb)、体重变化百分比、体重指数(body mass index,BMI)的差异,以及住院时间、感染疗效、住院费用的差异。结果显示,治疗 2 周后观察组的 Hb、ALB、TP、BMI 均高于治疗前的水平[治疗前分别为(106.00 ± 18.08)g/L、(32.74 ± 3.88)g/L、(64.54 ± 5.09)g/L、(16.88 ± 2.25)kg/m^2;治疗后分别为(113.61 ± 14.62)g/L、(35.65 ± 3.64)g/L、(67.76 ± 5.04)g/L、(17.36 ± 2.08)kg/m^2],差异均有统计学意义(t 分别为 5.23、9.44、5.02、6.91,P 均 <0.01)。对照组治疗 2 周后 BMI 水平[(17.63 ± 1.89)kg/m^2]明显高于治疗前[(17.50 ± 1.94)kg/m^2],差异有统计学意义(t=2.97,P=0.004)。治疗 2 周后,观察组 Hb、ALB、TP 水平高于对照组[分别为(100.36 ± 12.96)g/L、(32.43 ± 5.08)g/L、(62.65 ± 6.99)g/L],差异均有统计学意义(t 分别为 5.43、4.12、4.74,P 均 <0.01)。观察组体重变化百分比中位数(四分位数)[M(Q1,Q3)]为

2.04%(0,3.95%),高于对照组的 0(0,1.81%),差异有统计学意义(U=1 092.50,$P<0.01$)。治疗 2 周后,对照组并发肺部其他感染的好转率(34.9%,15/43)低于观察组(56.5%,26/46),差异有统计学意义(χ^2=4.12,P=0.041)。观察组住院时间 M(Q1,Q3)为 34.00(28.25,38.00)天,少于对照组的 37.00(29.25,45.00)天,差异有统计学意义(U=1 601.00,P=0.033);观察组住院费用 M(Q1,Q3)为 2.41(2.06,2.66)万元,少于对照组的 2.52(2.28,3.34)万元,差异有统计学意义(U=1 416.00,P=0.003)。研究表明,MDR-TB 伴营养不良的患者采用肠内营养治疗具有较高的临床价值,能够能有效改善患者营养指标,增加患者 BMI,缩短住院时间及降低住院费用。

三、耐药结核病的手术治疗

近年来,耐药脊柱结核患者比例不断升高,如果治疗不当会导致疾病的迁延复发,其致残率高、治疗难度大。其中脊柱结核术后极易发生并发症,形成窦道是最常见的并发症之一。术后一旦形成窦道,其治疗周期长、效果差、难愈合;有的患者反复形成窦道,甚至多次手术治疗,严重影响患者的生活质量,给患者及其家庭带来很大的经济负担、心理负担和生活负担。关于耐药脊柱结核术后并发皮肤窦道患者的保守治疗,文献鲜有报道。因此,为了帮助解决耐药脊柱结核术后发生皮肤窦道的治疗,提供有益的临床参考,张会军等[22]分析术后并发窦道的耐药脊柱结核患者个体化化疗的短期疗效。收集 2015 年 1 月至 2017 年 1 月于西安市胸科医院治疗的耐药脊柱结核术后并发皮肤窦道患者 24 例,均符合纳入标准。参考既往抗结核化疗史、一线抗结核药物表型药物敏感性试验(简称"药敏试验")结果,以及按照我国《耐药结核病化学治疗指南(2015)》的相关化疗方案,制定个体化抗结核药物治疗方案并定期进行换药、随访。其中男性 15 例,女性 9 例;年龄为 21~69 岁,平均为(41.5 ± 12.4)岁。记录患者窦道愈合时间、定期复查红细胞沉降率(erythrocyte sedimentation rate,ESR)、C 反应蛋白的变化;观察患者窦道外观与窦道 CT 表现的变化。结果显示,单耐药组愈合时间为 18~52 天,平均为(36.7 ± 10.3)天;多耐药组为 53~96 天,平均为(71.7 ± 13.6)天;耐多药组为 68~260 天,平均为(141.2 ± 39.7)天。所有患者的 ESR 和 C 反应蛋白末次随访检测时基本正常,分别为(14.6 ± 5.5)mm/h 和(2.8 ± 1.3)mg/L。24 例患者随访 12~24 个月,平均(19.8 ± 4.5)个月;末次随访时 21 例患者窦道已经愈合,3 例明显好转,未愈合,但无再次窦道形成,未见结核复发。作者认为,采用基于药敏试验的个体化抗结核药物治疗方案,联合窦道的换药,耐药脊柱结核术后并发皮肤窦道是可以治愈的,临床效果满意。

四、耐药结核病的免疫治疗

多耐药肺结核合并糖尿病易出现免疫功能受损,且治疗疗程长,治愈率低,给临床治疗带来一定的难度。王红等[23]探讨了免疫药物胸腺肽联合抗结核药物治疗多耐药肺结核合并糖尿病患者的临床效果。选取 2017 年 1 月至 2018 年 12 月河北省唐山市第四医院收治的 80 例多耐药肺结核合并糖尿病的患者作为研究对象,随机分成对照组和观察组,每组患者 40 例,对照组 40 例患者采用常规结核药治疗,观察组 40 例患者采用胸腺肽联合抗结核药治疗,对比分析两组的症状改善情况、痰菌的阴转率、肺部的病变情况、治疗有效率和不良反应情况。对照组 40 例患者临床症状改善的占比为 70.0%,病灶好转的占比为 67.5%,痰菌好转的占比为 15.0%,治疗的总有效率为 72.5%;观察组 40 例患者的临床症状改善的占比为

94.3%，病灶好转的占比为88.6%，痰菌好转的占比为85.7%，治疗总有效率为94.5%，观察组治疗效果明显优于对照组，差异显著具有统计学意义。作者认为，胸腺肽联合抗结核药物治疗多耐药肺结核合并糖尿病的临床效果显著，值得推广使用。

五、耐药结核病的中医药治疗

中医药是祖国的宝库，中药治疗的优势是多成分、多靶点、多系统、低毒性地发挥综合作用。中药虽然不能治愈结核病，但在辅助治疗、降低不良反应发生及克服耐药性等方面发挥重要，因此有必要对我国中医药进行抗结核作用的评价，以发现其在抗结核治疗中的作用和价值。郎雅珍等[24]观察了吴茱萸贴敷疗法改善耐多药结核治疗所致胃肠道反应的疗效。选取2015年10月至2017年6月浙江省中西医结合医院浙江省结核病诊疗中心住院的首次诊断耐多药结核病患者106例。将患者随机分为对照组和治疗组各53例，对照组采用标准二线抗结核化疗方案，6个月强化期（左氧氟沙星/莫西沙星、卷曲霉素/阿米卡星、丙硫异烟胺/对氨基水杨酸/乙胺丁醇、环丝氨酸、对氨基水杨酸/乙胺丁醇、吡嗪酰胺）+18个月继续期（左氧氟沙星/莫西沙星、丙硫异烟胺/对氨基水杨酸/乙胺丁醇、环丝氨酸、对氨基水杨酸/乙胺丁醇、吡嗪酰胺），告知患者方案中药物的用法、用量、使用药物后会出现的不良反应，饮食指导，以及出现胃肠道不良反应后的相关处理等。用药期间密切关注药物疗效，患者出现胃肠道反应等情况，出现胃肠道反应后加用胃黏膜保护剂或制酸剂。治疗组在对照组使用二线药物基础上同步加用吴茱萸穴位贴敷疗法预防胃肠道反应。取吴茱萸粉剂适量，予陈醋适量调成糊状，可搓成团状，置入巴布剂内，备用。取患者涌泉穴（双侧）、足三里穴（双侧）、中脘穴，先清洁上述穴位皮肤，将制作好的吴茱萸敷料贴敷于穴位处，每穴位按摩7~8分钟，以患者有酸胀感为度，留置6~8小时，留置期间可指导患者每隔1~2小时自行按摩1次，每次7~8分钟。每24小时更换1次，更换时需观察贴敷处皮肤情况，连续贴敷，15天为1个疗程，每人均接受1个疗程治疗，1个疗程结束后比较两组疗效。经吴茱萸贴敷疗法治疗1个疗程后，治疗组胃肠道症状完全缓解35例，对照组完全缓解为10例，治疗组完全缓解率显著高于对照组，差异有统计学意义（66.04% $vs.$ 18.87%，$\chi^2=24.135$，$P=0.000$）。治疗组胃肠道反应部分缓解15例，对照组部分缓解11例，两组部分缓解率差异无统计学意义（28.30% $vs.$ 20.75%，$\chi^2=0.815$，$P=0.367$）。治疗组胃肠道反应轻微缓解2例，对照组轻微缓解17例，治疗组轻微缓解率显著低于对照组（3.77% $vs.$ 32.08%，$\chi^2=13.709$，$P=0.000$）。治疗组胃肠道反应无效1例，对照组无效15例，治疗组无效率显著低于对照组（1.89% $vs.$ 28.30%，$\chi^2=14.428$，$P=0.000$）。治疗组胃肠道反应缓解总有效率显著高于对照组，差异有统计学意义（94.34% $vs.$ 39.62%，$\chi^2=14.428$，$P=0.000$）。本研究结果显示，吴茱萸贴敷疗法可明显减轻患者因药物所产生的胃肠道反应。贴敷疗法形成的中药和穴位两者相辅相成，实现止呕作用的叠加，对恶心、呕吐起到较好的控制作用，且取穴简便，疗效可靠，无不良反应，彰显了中医简便廉验的特性，推广较为容易。

六、儿童耐药结核病的治疗

利奈唑胺（linezolid，LZD）被WHO指定为MDR-TB和XDR-TB长程（18~20个月）治疗方案的A组药物，但该药在儿童结核病长程治疗方案中的安全性仍知之甚少。Zhang等[25]探讨了中国西南地区含LZD的长程方案对儿童MDR-TB和XDR-TB治疗的安全性。从

2016年9月到2019年3月,31名DR-TB和XDR-TB儿童接受了LZD治疗,LZD治疗的平均疗程为8.56个月(1~24个月)。结果显示,3例(41.94%)出现与LZD有关的可疑或确认的不良事件,包括消化系统症状、血液学毒性、神经病变和乳酸酸中毒。血液学毒性最常见的表现为白细胞减少(9/13)和贫血(5/13)。31例患者均未观察到肝毒性和肾毒性。当LZD剂量增加到1.2g/d时,2例患者出现威胁生命的乳酸酸中毒。作者认为,接受长程LZD治疗的儿童有较高的不良反应发生率,可能与疗程和剂量有关。血液学毒性是儿童最常见的不良反应。在LZD治疗期间,有必要定期对血常规、生化及乳酸浓度进行监测。

2019年,经过国内同道及中华医学会结核病学分会的不懈努力,在耐药结核病诊治方面取得了很多进步,多部专家共识纷纷出版,包括《耐多药结核病短程治疗中国专家共识》《中国耐多药和利福平耐药结核病治疗专家共识(2019年版)》《耐药结核病化学治疗指南(2019年简版)》《耐药脊柱结核临床诊疗专家共识》《耐药结核病化疗过程中药品不良反应处理的专家共识》和《结核分枝杆菌耐药性检测专家共识》等,不仅值得借鉴和学习,同时也为临床实践制定了具体的依据及行业标准。同时,我国学者也就耐药结核病的不同治疗方案、手术治疗、免疫治疗、中医药治疗及儿童耐药结核病等进行了总结,值得学习和进一步临床推广。

(常蕴青　刘一典　谭守勇　唐神结)

参考文献

［1］中华医学会结核病学分会,耐多药结核病短程治疗中国专家共识编写组.耐多药结核病短程治疗中国专家共识[J].中华结核和呼吸杂志,2019,42(1):5-8.

［2］中华医学会结核病学分会.中国耐多药和利福平耐药结核病治疗专家共识(2019年版)[J].中华结核和呼吸杂志,2019,42(10):733-749.

［3］中国防痨协会.耐药结核病化学治疗指南(2019年简版)[J].中国防痨杂志,2019,41(10):1025-1073.

［4］《耐药脊柱结核临床诊疗专家共识》编写组.耐药脊柱结核临床诊疗专家共识[J].中国防痨杂志,2019,41(4):377-382.

［5］《中国防痨杂志》编委会,中国医疗保健国际交流促进会结核病防治分会全国耐药结核病协作组.耐药结核病化疗过程中药品不良反应处理的专家共识[J].中国防痨杂志,2019,41(6):591-603.

［6］《中国防痨杂志》编辑委员会,中国医疗保健国际交流促进会结核病防治分会基础学组和临床学组.结核分枝杆菌耐药性检测专家共识[J].中国防痨杂志,2019,41(2):129-137.

［7］刘丹.利奈唑胺治疗耐药结核病的临床疗效和安全性分析[J].中国实用医药,2019,14(12):111-112.

［8］聂理会,王敬,蔡宝云,等.利奈唑胺治疗耐药肺结核致重度贫血3例分析并文献复习[J].中国医刊,2019,37(7):727-730.

［9］LI Y, HUANG H, DONG W, et al. Penetration of linezolid into bone tissue 24h after administration in patients with multidrug-resistant spinal tuberculosis［J］. PLoS One, 2019, 14 (10): e0223391.

［10］徐俊彦,钟凯惠,薛卫,等.含环丝氨酸结核方案治疗耐多药肺结核病患者疗效及安全性[J].中华生物医学工程杂志,2019,25(1):108-111.

［11］张喜平,肖攀云.含环丝氨酸联合胸腺肽方案治疗耐多药肺结核的效果[J].临床医学研究与实践,2019,4(3):11-12.

［12］WANG J, PANG Y, JING W, et al. Efficacy and safety of cycloserine-containing regimens in the treatment of multidrug-resistant tuberculosis: a nationwide retrospective cohort study in China［J］. Infect Drug Resist, 2019, 12: 763-770.

［13］LI Y, WANG F, WU L, et al. Cycloserine for treatment of multidrug-resistant tuberculosis: a retrospective cohort study in China［J］. Infect Drug Resist, 2019, 12: 721-731.

［14］牛金霞, 崔振玲, 逢文慧, 等. 结核分枝杆菌环丝氨酸药物敏感性及耐药机制研究［J］. 中国人兽共患病学报, 2019, 35 (1) : 39-44.

［15］李刚. 含左氧氟沙星方案治疗耐多药肺结核的临床效果观察［J］. 中国医药指南, 2019, 17 (6) : 27-28.

［16］岳丹. 莫西沙星联合卷曲霉素治疗耐多药肺结核的效果与安全性观察［J］. 吉林医学, 2019, 40 (4) : 787-788.

［17］王敬, 聂文娟, 王淑霞, 等. 阿米卡星与卷曲霉素治疗耐多药和广泛耐药结核病的药物不良反应比较［J］. 中国医刊, 2019, 54 (9) : 999-1002.

［18］DU Y, QIU C, CHEN X, et al. Treatment outcome of a shorter regimen containing clofazimine for multidrug-resistant tuberculosis: a randomized control trial in China［J］. Clin Infect Dis, 2019. pii: ciz915.

［19］李琦, 姜晓颖, 高孟秋, 等. 18 个月化疗方案对耐多药肺结核患者的治疗效果分析［J］. 中国防痨杂志, 2019, 41 (3) : 294-301.

［20］吴碧彤, 邝浩斌, 刘志辉, 等. 标准耐多药结核病化疗方案中是否对吡嗪酰胺耐药的疗效对比研究［J］. 中国防痨杂志, 2019, 41 (4) : 447-451.

［21］张胜康, 唐寒梅, 周桂芝, 等. 耐多药肺结核伴营养不良患者肠内营养支持治疗效果分析［J］. 中国防痨杂志, 2019, 41 (5) : 552-555.

［22］张会军, 鲁增辉, 谭淦文, 等. 耐药脊柱结核术后并发窦道患者实施个体化治疗的临床效果 (附 24 例短期疗效分析)［J］. 中国防痨杂志, 2019, 41 (7) : 759-764.

［23］王红, 吴华, 郑金萍. 免疫疗法在多耐药肺结核合并糖尿病患者治疗效果的临床研究［J］. 中国保健营养, 2019, 29 (25) : 121.

［24］郎雅珍, 傅根莲, 孔晓华. 吴茱萸贴敷疗法改善耐多药结核治疗所致胃肠道反应疗效观察［J］. 浙江中西医结合杂志, 2019, 29 (2) : 149-151.

［25］ZHANG Z, CHENG Z, LIU Q, et al. Safety of Longer Line zolid Regimen in Children with Drug Resistance Tuberculosis and Extensive Tuberculosis in Southwest China［J］. J Glob Antimicrob Resist, 2019.

第十二章　结核性脑膜炎的治疗

【摘要】结核性脑膜炎（tuberculous meningitis，TBM）是最严重的肺外结核类型，近年来随着耐药结核性脑膜炎及重症结核性脑膜炎的增多，TBM 的治疗仍是临床难点。今年，有多位国内学者关注结核性脑膜炎的治疗，本文对常规化学治疗、耐药 TBM 治疗、激素及免疫治疗和介入及鞘内治疗等方面的研究进行总结。

【关键词】结核性脑膜炎；治疗

在活动性结核病患者中，最严重的类型是结核性脑膜炎，死亡率可达 26.8%，死亡多发生在患病最初的 6 个月，具有很高的致死、致残率[1]。因此，早期、有效的治疗至关重要。

一、结核性脑膜炎的化学治疗

目前，TBM 的化学治疗为异烟肼、利福平、吡嗪酰胺和乙胺丁醇四药联合（乙胺丁醇可以用链霉素替代），强化期 2 个月，巩固期为 7~10 个月。但是，只有异烟肼和吡嗪酰胺对血脑屏障具有良好通透性，而利福平（rifampicin，RFP）和乙胺丁醇通过血脑屏障的药物浓度很低。利福平对偶然繁殖细菌和快速繁殖细菌都具有强大的杀灭作用，但脑脊液药物浓度 - 时间曲线下面积（area under the curve，AUC）仅为血浆的 10%~20%。服用利福平 600mg［10mg/（kg·d）］的血浆药物浓度为 8~24μg/ml，然而利福平与血浆蛋白结合后形成大分子化合物，不易透过血脑屏障。目前国际上对于优化 TBM 的治疗方案主要研究思路是在标准治疗基础上联合氟喹诺酮类药物和 / 或增加利福平的剂量。2016 年，一项来自越南的随机对照研究显示，与标准方案治疗组相比，在强化期联合左氧氟沙星和增加利福平的剂量［至 15mg/（kg·d）］并不能提高患者的生存率。马艳等[2]在 2018 年一项研究中，有关不同剂量 RFP 在治疗 TBM 患者时观察到，在脑脊液（cerebrospinal fluid，CSF）中的 RFP 浓度随着其剂量增加而增加，口服 RFP 达标准剂量的 3 倍时，血浆和 CSF 中 RFP 浓度将大大增加，但是并没有增加 RFP 不良事件的发生率，同时使 TBM 患者 6 个月死亡率呈下降趋势。综上，提高利福平的剂量是否有助于 TBM 的治疗，仍需多中心、大样本的研究证明。

异烟肼快乙酰化导致的异烟肼低血药浓度则可能是影响 TBM 治疗的另一个重要因素，对异烟肼快乙酰化患者给予高剂量异烟肼治疗有可能改善患者的预后，是今后 TBM 治疗的一个重要方面[1]。

氟喹诺酮类药物如莫西沙星和左氧氟沙星都具有较好的血脑屏障通透性，对药物敏感以及耐药的结核菌均具有非常高的杀菌活性。张艳辉[3]报道了一项随机对照研究，试验纳入 80 例难治性结核性脑膜炎患者，随机数字表分组，抗结核组采取抗结核药物治疗（异烟肼、利福平、乙胺丁醇、吡嗪酰胺），联合组则采取抗结核药物加上莫西沙星治疗，结果显示脑脊液压力及各项指标比较，联合组均明显优于对照组（$P<0.05$），联合组不良反应和抗结核组无明显差异（$P>0.05$）。吴术其[4]报道了一项纳入结核性脑膜炎患者 98 例的研究，按照抓阄法将所有患者分为对照组与观察组（每组各 49 例）。对照组予以抗结核药物（异烟肼、利福平、吡嗪酰胺、链霉素)治疗,观察组在对照组基础上予以莫西沙星治疗。比较两组患者脑脊液指标(氯化物、葡萄糖、蛋白质、白细胞计数、压力)、治疗前后汉密尔顿焦虑量表(Hamilton anxiety scale,HAMA)评分和生活质量评分,并观察两组患者不良反应发生情况。结果显示,各项指标观察组明显优于对照组,提示抗结核药物联合莫西沙星治疗结核性脑膜炎的临床疗效确切,且安全性较高。另有多位学者[5-7]均报道了莫西沙星联合抗结核药物在治疗难治性结核性脑膜炎取得的较好疗效。牛俊梅等[8]通过分组的方法对儿童结核性脑膜炎治疗中莫西沙星的适宜剂量进行了研究,研究共选取了6~14岁的儿童结核性脑膜炎患者共80例,随机分为小剂量组与大剂量组,两组均在常规抗结核治疗基础上加用莫西沙星,小剂量组给予莫西沙星0.2g/d,大剂量组给予莫西沙星0.4g/d,结果显示大剂量组能明显缩短症状缓解、脑脊液转阴与住院的时间,治疗效果优于小剂量组,且安全性较高。

近年来,利奈唑胺在结核性脑膜炎尤其是重症结核性脑膜炎中的治疗日益增多,也取得了较好的疗效。吴素芳等[9]进行了一项纳入17例重症结核性脑膜炎的对照研究,研究者选取了MRC分级为Ⅱ类和Ⅲ类的17例重症结核性脑膜炎,对照组为常规抗结核药物,治疗组在对照组基础上加用利奈唑胺,结果显示治疗组治疗效果明显优于对照组,且不良反应较少。刘岩[10]报道了一项64例的随机对照研究,采用随机数字表法分为对照组和观察组(每组32例)。对照组给予常规抗结核(利福平、丙硫异烟胺、吡嗪酰胺、乙胺丁醇)治疗及莫西沙星治疗,观察组在对照组基础上加用利奈唑胺,比较两组治疗前后脑脊液各项指标及脑脊液压力,结果显示利奈唑胺联合莫西沙星治疗结核性脑膜炎疗效显著,可有效改善脑脊液生化指标,降低脑脊液压力及腺苷脱氨酶水平,且不增加不良反应发生率。王静[11]报道了利奈唑胺联合左氧氟沙星治疗结核性脑膜炎的疗效观察,该研究选取患者68例,根据抽签方式将其分为研究组与对照组各组34例,对照组患者给予强化期方案治疗(异烟肼、利福平乙胺丁醇、吡嗪酰胺),研究组患者在对照组基础上再给予利奈唑胺联合左氧氟沙星治疗,对比治疗后CSF指标、死亡率、神经系统后遗症率及不良反应发生率,结果显示研究组各项指标优于对照组,并且能有效减少死亡、神经系统后遗症发生情况,且不会提高患者不良反应发生率,安全性高。

二、耐药结核性脑膜炎的治疗

耐药TBM具有较高的死亡率,治疗除遵守耐药结核病治疗的基本原则外,应同时考虑以下特性[1]:

1. **药物的膜通透性**

(1)脑膜通透性极好:指脑脊液药物浓度达到血浆药物浓度的80%以上,包括异烟肼、吡嗪酰胺、丙硫异烟胺等。

(2)脑膜通透性好:指脑脊液药物浓度达到血浆药物浓度的60%~80%,包括左氧氟沙星、环丝氨酸、利奈唑胺等。

(3)脑膜通透性中等:指脑脊液药物浓度达到血浆药物浓度的40%~60%,包括莫西沙星等。

(4)脑膜通透性一般,指脑脊液药物浓度达到血浆药物浓度的20%~40%,包括卡那霉素等。

(5)脑膜通透性差:指脑脊液药物浓度小于血浆药物浓度的20%,包括对氨基水杨酸等。

2. 脑脊液药物浓度与 MIC 的比值 该比值 >1 的药物包括异烟肼、吡嗪酰胺、左氧氟沙星、莫西沙星、丙硫异烟胺、环丝氨酸和利奈唑胺。该比值 <1 的药物包括利福平、乙胺丁醇、阿米卡星等。

耐多药 TBM 治疗方案应至少含有 4 种有效的抗结核药物,包括药物敏感的一线抗结核药物、二线注射药物、氟喹诺酮类药物以及其他抗结核药物(第 4 组或第 5 组抗结核药物),同时应首选血脑屏障通透性好的药物。刘珂伟[12]指出吡嗪酰胺因其血脑屏障的渗透性好,被作为治疗耐多药 TBM 的核心药物;对于通过异烟肼耐药基因的检测提示异烟肼低水平耐药的患者,可在方案中加入高剂量异烟[10~15mg/(kg·d)]治疗;氟喹诺酮为世界卫生组织推荐的二线抗结核药物,其抗 MTB 的作用较好,且无交叉耐药性,可作为耐药性 TBM 的首选药物;利奈唑胺于 2000 年批准用于治疗革兰氏阳性菌感染,也可用于治疗耐多药结核病,目前世界卫生组织制定的耐药结核病指南中已将利奈唑胺作为核心药物推荐治疗耐多药和广泛耐药结核病;世界卫生组织新修订的指南中指出,18 岁及以上耐多药结核病患者的长疗程化疗方案中应包含贝达喹啉(强烈推荐),6~17 岁的患者可考虑在其化疗方案中使用;德拉马尼是一种硝基咪唑衍生物,世界卫生组织推荐用于耐多药结核病的治疗。

三、结核性脑膜炎的免疫治疗

糖皮质激素具有抗炎、降低血管通透性、减轻脑水肿等作用,在过去的数十年中,国内外许多研究探讨了糖皮质激素在辅助治疗 TBM 中的作用,发现在抗结核治疗过程中使用糖皮质激素虽然可以降低 TBM 患者的死亡率,但并不能减轻 TBM 所引起的神经损伤,如听力丧失等。李雪莲等[13]通过分析 486 例结核性脑膜炎患者的资料,72 例并发脑神经损伤患者在 2 个月随访时,其中 69 例患者的脑神经损伤基本恢复,其中 59 例患者在抗结核药物治疗的过程中应用了糖皮质激素,仍有 2 例患者遗留有后遗症。研究提示脑神经损伤虽为可逆性改变,但糖皮质激素的抗炎、减轻水肿等作用也能够在脑神经损伤的恢复中起到一定的作用,但其作用的大小及相关机制尚不完全明确,需进行更大规模的研究以进一步证实。另有学者关注了激素的用法及安全问题,段鸿飞[14]指出需注意应用糖皮质激素的用法、用量,长疗程、低剂量的糖皮质激素治疗并不能使患者受益,反而面临长期应用糖皮质激素导致的药物不良反应风险,临床医生必须重视这一问题。兰利珍[15]通过对 300 例患者的对照研究发现,在结核性脑膜炎治疗中加用激素可明显提高疗效,同时也明显提高了感染、向心性肥胖、血压增高等不良反应的发生率。因此,提示临床医生应合理选择使用剂量及用药时间,从而保证用药安全。

四、结核性脑膜炎的介入治疗

脑积水是 TBM 常见的并发症,也是颅内压升高最常见的病因,脑积水的产生使得病情危重,严重时可致脑疝形成,危及患者生命,脑室引流是治疗脑积液最常用的有效手段,但理论上在结核性脑积水早期置入引流管,很可能由于结核分枝杆菌依附于置入物上并增殖,导致堵管而使分流手术失败。但曾有研究表明,无论颅内结核分枝杆菌感染是否得到控制,积极早期行脑室引流术是可行的,并没有造成堵管风险的增大。结核性脑积水分为交通性脑积水和非交通性脑积水,由于基底池渗出,脑脊液循环破坏而引起的脑积水为交通性脑积水,通常认为应用利尿剂和重复腰椎穿刺引流能改善结核性交通性脑积水患者病情,李伟等[16]认为,持续腰大池引流可以提高治疗效果,缩短症状消失的时间。非交通性脑积液一般由于中脑导水管或第四脑室口受阻所致,可以考虑采用脑室腹腔分流或内镜下第三脑室切开术。邵玲玲等[1]指出并发中脑导水管狭窄的患者,早期阶段推荐应用内镜下第三脑室切开术,而对于慢性或交通性脑积液患者推荐使用脑室腹腔分流术。

TBM 的鞘内注射治疗在国内有较多应用,有很多学者报道了鞘内治疗在结核性脑膜炎治疗中的较好疗效,同时探讨了鞘内注射异烟肼及地塞米松的用量。高处等[17]报道了不同剂量地塞米松联合异烟肼鞘内治疗的效果观察,纳入 62 例结核性脑膜炎病例,按治疗方法的不同将其随机分为常规组和治疗组(每组 31 例)。其中常规组患者给予地塞米松 2.5mg 与异烟肼鞘内注射,而治疗组患者给予地塞米松 5mg 与异烟肼鞘内注射,结果显示采用 5mg 地塞米松与异烟肼鞘内注射治疗的疗效优于地塞米松 2.5mg 与异烟肼鞘内注射组,有效改善了脑脊液指标,且安全性高。何佩娟等[18]报道了另一项随机对照研究,共 84 例结核性脑膜炎患者,对照组及观察组各 42 例,对照组给予常规治疗和使用异烟肼鞘内注射,观察组在对照组的基础上加用地塞米松注射液,结果显示地塞米松联合异烟肼鞘内注射组治疗效果优于单纯异烟肼鞘内注射组。田琦等[19]针对鞘内注射异烟肼的用量进行了比较研究,结果显示鞘内注入 0.2g 异烟肼组的治疗效果优于鞘内注入 0.1g 异烟肼组。金家昶[20]亦利用随机对照研究,观察了不同量的异烟肼及地塞米松应用于鞘内治疗的效果,观察组不仅提高了异烟肼及地塞米松的用量,且提高的注射频次(对照组患者采用鞘内注射 0.05g 异烟肼联合 2.5mg 地塞米松进行治疗,注射频次为 1 次 / 周;研究组患者采用鞘内注射 0.1g 异烟肼联合 5mg 地塞米松进行治疗,注射频次为 1 次 /2d),结果显示观察组的整体治疗效果优于对照组。

目前耐药结核性脑膜炎及重症结核性脑膜炎的增多,TBM 的治疗仍是临床难点。国内学者对结核性脑膜炎化学治疗、免疫治疗及介入治疗进行了深入研究及探讨,同时对耐药结核性脑膜炎的治疗进行了研究,以期不断提高结核性脑膜炎的治疗效果,造福于更多的结核病患者。

(韩利军　李欢　唐神结)

参考文献

[1] 邵玲玲,段鸿飞.结核性脑膜炎临床治疗的研究进展[J].中国防痨杂志,2019,41 (1):102-106.
[2] 马艳,高微微.结核性脑膜炎治疗中存在的若干问题与看法[J].中国防痨杂志,2019,41 (4):371-376.
[3] 张艳辉.莫西沙星与抗结核药物联合综合治疗难治性结核性脑膜炎的疗效分析[J].中国医药指南,2019,17 (8):149.
[4] 吴术其.抗结核药物联合莫西沙星治疗结核性脑膜炎的临床疗效[J].临床合理用药,2019,12 (5C):48-49.
[5] 胡云兴.莫西沙星与抗结核药联用治疗难治性结核性脑膜炎的临床效果观察[J].基层医学论坛,2019,23 (4):71-72.
[6] 马燕,杨华.莫西沙星治疗难治性结核性脑膜炎的疗效[J].世界最新医学信息文摘,2019,19 (62):150-155.
[7] 冯丽静,丁艳芳.难治性结核性脑膜炎采用抗结核药物联合莫西沙星治疗的效果与不良反应探究[J].北方药学,2019,16 (6):182-183.
[8] 牛俊梅,李振魁,张边防.莫西沙星辅助抗结核药物治疗儿童结核性脑膜炎的效果及适宜剂量研究[J].临床医学,2019,39 (10):99-101.

［9］ 吴素芳，梁丽丽，郑淑兰，等．利奈唑胺治疗重症结核性脑膜炎的疗效观察［J］．河南预防医学杂志，2019，30（9）：719-721.

［10］ 刘岩．利奈唑胺联合莫西沙星治疗结核性脑膜炎的效果［J］．医学信息，2019，32（16）：131-132.

［11］ 王静．利奈唑胺与左氧氟沙星在结核性脑膜炎强化期应用的临床研究［J］．系统医学，2019，4（7）：76-78.

［12］ 刘珂伟，张立群．耐药性结核性脑膜炎的治疗进展［J］．中华结核和呼吸杂志，2019，42（5）：382-385.

［13］ 李雪莲，李洁，陈红梅，等．结核性脑膜炎并发颅神经损伤的临床特征分析［J］．中国防痨杂志，2019，41（1）：24-30.

［14］ 段鸿飞．重视结核性脑膜炎的诊断和治疗［J］．中国防痨杂志，2019，41（1）：14-17.

［15］ 兰利珍．糖皮质激素的药理及临床应用探讨［J］．中国实用医药，2019，14（30）：91-92.

［16］ 李伟，王勇．腰大池置管引流在结核性脑膜炎治疗中的应用效果［J］．中国继续医学教育，2019，11（4）：92-94.

［17］ 高处，洪素丽．不同剂量地塞米松与异烟肼鞘内注射对患者结核性脑膜炎的临床疗效评价［J］．抗感染药学，2019，16（1）：165-167.

［18］ 何佩娟，刘子林，李贡文．地塞米松联合异烟肼鞘内注射治疗结性脑膜炎的效果及对脑脊液中炎性因子水平的影响［J］．中国医学创新，2019，16（11）：41-44.

［19］ 田琦，李春杨．不同剂量异烟肼对结核性脑膜炎患者临床症状的改善作用［J］．世界最新医学信息文摘，2019，19（45）：145-148.

［20］ 金家昶．不同剂量异烟肼对结核性脑膜炎患者临床症状及预后的改善作用［J］．中国实用医药，2019，14（1）：113-114.

第十三章　特殊人群结核病的治疗

第一节　结核病合并 HIV 双重感染的治疗

【摘要】结核分枝杆菌是 HIV/AIDS 患者常见的机会性感染以及致死性原因,积极的抗结核以及抗反转录病毒治疗可以提高 TB/HIV 患者的预后。2019 年,国内学者在关于 TB/HIV 患者感染的结核分枝杆菌的主要基因型、TB/HIV 患者的抗结核方案以及抗反转录病毒方案、抗结核药物与抗反转录病毒药物间的相关影响和药物选择、HIV 相关的免疫重建炎症综合征、TB/HIV 患者预后积分模型等方面进行了研究和探讨。

【关键词】结核病;艾滋病;抗结核治疗;抗反转录病毒治疗;免疫重建炎症综合征;预后分析模型

在中国,结核分枝杆菌(*Mycobacterium tuberculosis*,MTB)是 HIV/AIDS 患者最常见的机会性感染,HIV/AIDS 患者结核病(tuberculosis,TB)的感染率为 32.5%,同时 TB 也是 HIV/AIDS 患者最常见的致死性原因,TB/HIV 双重感染患者的死亡率为 15.92%。TB/HIV 双重感染患者需要接受抗结核治疗以及抗病毒治疗,因此,抗结核药物和抗病毒药物之间的相互影响、治疗药物的选择是我们首要考虑的。

一、TB/HIV 双重感染的抗结核治疗

TB/HIV 双重感染患者所感染的结核分枝杆菌呈明显的多态性,包括北京家族(Beijing family)以及 T 家族、H 家族、EAI5 基因家族等非北京家族(non-Beijing family),其中北京家族基因型菌株占有率为 66.7%,仍是 TB/HIV 双重感染病例中结核分枝杆菌的主要流行菌株[1]。

TB/HIV 双重感染患者的抗结核治疗(anti-tubercular therapy,ATT)也遵循"早期、联合、规律、适量、全程"的原则,治疗方案基本同普通结核病患者相仿。苏兰[2]采用随机对照研究方法对 TB/HIV 患者常规抗结核方案(HRZE)以及联合抗结核方案(HRZE+Lfx)的治疗效果进行研究,发现治疗 2 个月后,联合抗结核方案组患者的治疗有效率(94.74%)高于常规抗结核组(65.79%),差异有统计学意义。作者认为,在常规抗结核方案基础上,联合左氧氟沙星的抗结核方案在 HIV/MTB 双重感染的治疗中是有效的、可靠的,可发挥显著的抗结核效果,缓解患者的临床症状。

程勇祥等[3]通过回顾性分析 2016 年 1 月至 2017 年 12 月在遵义医学院附属医院接受 ATT 治疗的 337 例 15 岁以上的 TB/HIV 双重感染患者的临床资料,发现 TB 和 HIV 两种疾病相互作用、相互影响,最终导致 TB/HIV 双重感染患者的结核病治疗成功率较低(66.1%),治疗期间死亡率较高(29.4%),且大多数死亡发生在抗结核治疗后的前 4 周内,伴有其他艾滋病相关疾病和非艾滋病相关共病、未接受复方新诺明治疗、未接受抗反转录病毒治疗(anti-retroviral therapy,ART)以及 $CD4^+T$ 细胞计数 <50 个 /μl 是 TB/HIV 双重感染患者 ATT

期间死亡的危险因素。作者认为,TB/HIV 双重感染患者 ATT 成功率低,治疗期间死亡率高,需要根据患者个体阴性进行针对性干预,在患者 CD4$^+$ T 细胞降至 50 个 /μl 之前开始 ATT,并同时采用复方新诺明治疗 TB/HIV 双重感染患者。

HIV 合并结核性脑膜炎(tuberculous meningitis,TBM)患者有着较高的死亡率,HIV 合并 TBM 患者的 ATT 方案与单纯 TBM 患者相同,2 个月的强化期选用异烟肼、利福平、吡嗪酰胺、乙胺丁醇的四联方案,随后给予异烟肼联合利福平维持 10 个月的巩固治疗,但考虑到部分结核药物的血脑屏障通透性较差,可通过提高利福平等药物的剂量,提高药物在 TBM 患者脑脊液中的浓度,改善 TBM 患者的预后。此外,还可以选用乙硫异烟胺、莫西沙星和左氧氟沙星等具有较好血脑屏障通透性的药物,糖皮质激素、阿司匹林等药物可以改善 TBM 患者症状和预后。关于 TBM/HIV 双重感染患者,ART 启动的最佳时间仍未确定,及早启动 ART 可以降低 HIV 患者其他致命性机会感染的发生率,但同时也增加了 HIV/TBM 患者免疫重建炎症综合征(immune reconstitution inflammatory syndrome,IRIS)的发生率,作为 P450 肝药酶的强诱导剂,利福平可以降低蛋白酶抑制剂和一些非核苷类反转录酶抑制剂药物的血药浓度,对于使用利福平的 HIV/TBM 患者,可选用含有依非韦伦的 ART 方案,利福布汀对 P450 肝药酶的诱导作用相对较少,因此,在 ATT 治疗时需要同时使用含有蛋白酶抑制剂的患者,可以选用利福布汀抗结核治疗[4]。

二、TB/HIV 双重感染的抗反转录病毒治疗

《中国艾滋病诊疗指南(2018 版)》首次将单片合剂(丙酚替诺福韦 / 恩曲他滨 / 艾维雷韦 / 考比司他、阿巴卡韦 / 拉米夫定 / 多替拉韦)作为优选方案进行推荐,首次将多替拉韦、达芦那韦 / 考比司他、利匹韦林和丙酚替诺福韦作为优选推荐药物写进指南,体现了 ART 向便捷、高效、低毒方向发展,就 TB/HIV 双重感染患者的 ART 方案,该版指南中增加了整合酶链转移抑制剂(integrase strand transfer inhibitors,INSTIs)类药物选择的推荐,对于不能使用含依非韦伦的 ART 方案的患者,可选择 INSTIs 类药物,其中拉替拉韦与利福平合用时可能需要调整其剂量,多替拉韦与含利福平的抗结核方案合用时可取得很好的抗病毒和抗结核疗效,因此该指南还增加了多替拉韦作为 TB/HIV 双重感染患者 ART 的选择药物[5]。

HIV 患儿在确诊 TB 后,应尽启动 ART,最好在 ATT 后的 2~8 周内开始 ART。儿童的常用 ART 药物有阿巴卡韦、拉米夫定、齐多夫定、洛匹那韦 / 利托那韦和依非韦伦。婴幼儿(3 岁以内)体内药物代谢快,免疫系统尚未发育完全,感染不易被控制,体内病毒载量较高,因此婴幼儿治疗需要强效的药物,推荐首选阿巴卡韦。对于年龄 >3 岁儿童,按照药物的使用说明,依非韦伦可用于一线方案,替诺福韦在国外也用于此年龄段的 HIV 感染者,一线非核苷类用药组合治疗失败者,可换用洛匹那韦 / 利托那韦组合。对于洛匹那韦 / 利托那韦组合治疗失败的婴幼儿感染者,鉴于儿童依从性可能较差,建议加强依从性,继续原方案治疗并监测;年龄 >3 岁儿童在洛匹那韦 / 利托那韦治疗失败后可换用双核苷类加一种非核苷类药物组合。ART 治疗中应注意到利福平和非核苷类药物奈韦拉平和蛋白酶抑制剂联合应用可显著降低这些药物的血浆浓度,如年龄 >3 岁儿童的 ART 方案是基于依非韦伦,因其与利福平没有显著的药物相互作用,不需要调整剂量,如果 ART 方案中使用洛匹那韦 / 利托那韦,就必须增加利托那韦的剂量,使洛匹那韦 / 利托那韦的比例达到 1:1,以降低因与利福平相

互作用带来的不良影响,也可以根据药物浓度监测结果对利福平和洛匹那韦或其他蛋白酶抑制剂进行调整[6]。

三、TB/HIV 联合治疗中的药物不良反应

TB/HIV 患者在抗结核和 ART 同时治疗过程中,由于抗结核药物与 ART 药物同时应用,不良反应发生更多,在治疗期间需密切监测药物不良反应。常见的药物不良反应包括胃肠道反应、药物性肝损伤(drug-induced liver injury,DILI)、血液系统损伤(如贫血等)、皮疹等,导致治疗复杂,难度加大。舒远路等[7]分析接受 ART 及不同 ART 方案联合抗结核药物治疗的 TB/HIV 患者在强化期内血液学红细胞系的变化情况。选取 2014—2017 年某传染病专科医院确诊为 TB/HIV 的患者 180 例,分为在 ART 基础上接受抗结核药物联合治疗组(A组)、抗结核药物治疗 8 周内开始 ART 联合治疗组(B组)、抗结核药物治疗 8 周后开始 ART 治疗组(C组)。检测并比较治疗前基线(0周)和治疗后 1、2、4、8 周等红细胞系参数红细胞(red blood cell,RBC)、血红蛋白(hemoglobin,HGB)、红细胞平均体积(mean cell volume,MCV)和红细胞分布宽度变化(red blood cell volume distribution width-coefficient of variation,RDW-CV)的差异。180 例 TB/HIV 患者中,A 组 71 例,B 组 75 例,C 组 34 例;共 85.00%(153 例)的患者发生轻度贫血,其中 A、B、C 组分别为 84.51%(60/71)、85.33%(64/75)和 85.29%(29/34)。抗结核药物治疗后,A、B 和 C 组患者 RBC 绝对值增减差异均无统计学意义(P 均 >0.05);治疗 4 周后,B 组患者 HGB 增加均高于基线(P 均 <0.05);A、B 和 C 组患者 MCV 和 RDW-CV 在治疗后均较基线上升(P 均 <0.05),但 C 组治疗 8 周时 RDW-CV 恢复至基线水平。A、B 两组患者中 TDF/3TC/EFV 方案在联合抗结核药物治疗 4 周时,HGB 均较基线增高(P 均 <0.05),其他方案均无统计学意义(P 均 >0.05)。结果显示,TB/HIV 患者在抗结核药物治疗后应尽快启动 ART 治疗,最好 8 周内开始 ART 治疗,不同 ART 方案联合抗结核治疗患者的红细胞系参数变化有差异,TDF 治疗方案效果较为理想。

四、抗结核药物与抗病毒药物的相互影响

部分抗结核药物与 ART 药物同时应用时可以产生相互作用,从而影响了治疗效果,并增加了不良反应,因此需要调整药物剂量或用药时机。RFP 是一种有效的抗结核药物,是细胞色素 P450 系统的强效酶诱导剂,与 ART 中的非核苷类药物奈韦拉平和蛋白酶抑制剂联合应用可显著降低这些药物的血浆浓度。年龄 >3 岁儿童的选择方案是基于依非韦伦(efavirenz,EFV)的 ART,其与 RFP 没有显著的药物相互作用,不需要调节剂量。如果使用洛匹那韦 / 利托那韦的 ART 就必须增加利托那韦的剂量,使洛匹那韦 / 利托那韦的比例达到 1:1,以降低因与 RFP 药物间的相互作用带来的不良影响,也可以根据药物浓度检测结果对 RFP 和洛匹那韦或其他蛋白酶抑制剂进行调整[6]。

五、结核病相关免疫重建炎症综合征

免疫重建炎症综合征(immune reconstitution inflammatory syndrome,IRIS)是指部分 HIV/AIDS 患者在开始 ART 后,其血浆 HIV-RNA 下降且 $CD4^+$ T 淋巴细胞计数增加,但其临床症状恶化,常发生于结核分枝杆菌、隐球菌、巨细胞病毒、乙型肝炎病毒和丙型肝炎病毒感染患者;IRIS 分为治疗矛盾型 IRIS 和暴露型 IRIS。在治疗矛盾型 IRIS 中,尽管之前机会

性感染已得到控制,但在 ART 治疗后机会性感染出现复发或恶化,故也称反常恶化型 IRIS;暴露型 IRIS 是指 ART 后发现的机会性感染,或者 ART 前隐匿感染的活化;IRIS 的临床诊断标准如下,晚期 AIDS 患者在 ART 治疗后血浆病毒载量下降和 CD4$^+$T 细胞数量回升,患者出现潜伏感染或原有感染恶化,有局部或全身性的炎症反应,除外其他原因导致的临床恶化。IRIS 的治疗多根据患者情况而定,采用 ART、抗感染和对症治疗相结合的方法,必要时可考虑使用非甾体抗炎药和糖皮质激素。预防 IRIS 发生的措施有早期发现和治疗 HIV 感染者,ART 前对机会性感染进行细致排查,并根据不同机会性感染确定 ART 启动的最佳时机,ART 治疗中严格监控患者可能出现的免疫紊乱[8]。

孙丙虎等[9]报道了一例艾滋病合并鸟 - 胞内分枝杆菌复合群(Mycobacterium avium-intracellular complex,MAC)相关的 IRIS,该患者于 2017 年 6 月 30 因"肺孢子菌肺炎、艾滋病"收住院,经复方新诺明(1.44g/ 次,4 次 /d)抗肺孢子菌肺炎(Pneumocystis carinii pneumonia,PCP),治疗好转后,于 7 月 10 日启动拉米夫定(0.3g/ 次,1 次 /d)+ 替诺福韦(0.3g/ 次,1 次 /d)+ 依非韦伦(0.6g/ 次,1 次 /d)抗 HIV 治疗,8 月 11 日复查胸部 CT 示左下肺小结节影,建议 2 周后复查,患者因无任何不适而未重视,2017 年 9 月 12 日患者因"咳嗽、咳痰半个月"再次收住院,胸部 CT 示左下肺团片状密度增高影,结核待排,CD4$^+$T 淋巴细胞计数 135 个 /μl,痰找抗酸杆菌阳性(+),结核分枝杆菌 DNA<500 拷贝 /ml,结核菌感染 T 细胞检测阴性,分枝杆菌菌种鉴定基因测序鸟分枝杆菌阳性,诊断考虑 MAC 相关 IRIS,继续给予患者上述药物抗病毒治疗,以及复方新诺明(0.48g/ 次,1 次 /d)预防 PCP 治疗,9 月 15 日开始乙胺丁醇(1.0g/ 次,1 次 /d)、利福布汀(0.3g/ 次,1 次 /d)、阿奇霉素(0.5g/ 次,1 次 /d)、莫西沙星(0.4g/ 次,1 次 /d)、阿米卡星(0.4g/ 次,1 次 /d)抗 NTM 治疗,10 天后复查胸部 CT 提示病灶吸收好转,出院后继续阿奇霉素、乙胺丁醇、利福布汀抗 NTM 治疗,出院 2 个月后当地医院复查胸部 CT 见病灶明显吸收好转,患者无明显不适。作者认为关于 MAC-IRIS 的报道较少,其治疗方案包括:①继续 ART 治疗,必要时优化 ART 方案;②抗 MAC 治疗,克拉霉素是优选的一线药物,阿奇霉素可作为其替代药物,第 2 种优选药物为乙胺丁醇,还可增加利福布汀作为第 3 种联合药物,阿米卡星、左氧氟沙星、莫西沙星等也具有抗 MAC 活性;③对轻 - 中度的 IRIS 可给予非甾体抗炎药物,若症状无改善,短期(4~8 周)糖皮质激素(20~40mg/d,口服泼尼松或等效剂量糖皮质激素)治疗,可减轻症状,降低病死率。

对于 TB/HIV 双重感染患者 ART 和 ATT 过程出现的肝损伤,在考虑药物性肝损伤的同时,有时也需要考虑到乙型肝炎病毒相关 IRIS 的可能。胡志亮等[10]报道了一例 HIV 合并乙型肝炎病毒相关 IRIS,该患者 HBsAg 阳性 20 余年,既往肝功能正常,因"发现 HIV 抗体阳性 6 天"入院。入院后查 HBsAg 滴度 ≥ 250IU/ml,抗 -HBe 和抗 -HBc 均为阳性,血清 HBV-DNA 1.5 × 10^{8}IU/ml,HCV 抗体阴性,肝功能正常,给予恩曲他滨 200mg/d、富马酸替诺福韦酯 300mg/d 和多替拉韦 50mg/d 抗反转录病毒治疗,同时予复方新诺明 0.48g/d 预防 PCP,以及抗 HBV 治疗。治疗 2 周后,患者无不适情况下发现肝功能异常,查 ALT 72U/L,AST 100U/L,予口服药物护肝治疗。治疗 3 周后,患者出现乏力、食欲减退、厌油腻等症状,复查 ALT 320.2U/L,AST 459.1U/L,血清 HBV-DNA 4.4 × 10^{7}IU/ml,予静脉护肝治疗,患者出现肝功能指标异常波动,并逐渐出现黄疸,肝穿刺结果示肝小叶结构紊乱,炎细胞增多,以汇管区炎症反应和界面炎为主,小叶内可见点灶坏死,纤维组织轻度增生(G1-2,S1),符合 HBV 相关肝脏炎性反应。患者肝功能损伤持续约 6 周,在治疗 8 周后开始逐渐恢复正常,治疗 14

周时查血清 HBsAg 滴度为 90.38IU/ml,血清 HBV-DNA 低于检测下限,治疗 34 周时血清 HBsAg 检测结果为阴性。作者认为,该患者存在长期慢性 HBV 感染病史,多年来随访肝功能一直正常,在启动一个具备强效 ART 联合抗 HBV 的治疗方案后,患者出现严重肝功能异常,肝脏活检提示以汇管区为主的炎性反应和 I 区(汇管周围区)的肝细胞损伤为主,不同于药物性肝炎以中央静脉周围的炎性反应为主的病理模式,该患者的肝功能损伤的原因应为 HBV 相关 IRIS。

六、TB/HIV 双重感染的外科治疗

国内关于 TB/HIV 双重感染患者的手术治疗的报告,主要是在脊椎结核的手术治疗上,廖烨晖等[11]对 19 例脊椎结核患者行"一期后路椎弓根螺钉固定,行或不行椎板切除减压",其中合并 HIV 感染 3 例,其余患者均患有严重内科疾病,术前评估手术耐受性差,术前给予异烟肼 300mg/d、利福平 600mg/d、吡嗪酰胺 750mg/d、乙胺丁醇 750mg/d 联合化疗 2~4 周,以及营养支持治疗,术后 3 个月,患者视觉模拟评分(visual analogue scale,VAS)、功能障碍指数(Oswestry dability index,ODI)、ESR、CRP 较术前明显改善,差异有统计学意义($P<0.05$),患者结核指标明显恢复。所有患者均未行二期病灶清除植骨融合术。作者认为,对于手术耐受性好的患者,优先选择一期后路或后前联合入路的病灶清除植骨融合内固定术,而对于不能接受较大手术患者,采取单纯后路固定,行或不行椎板切除减压的治疗方法仍为一种可行的方法。

七、TB/HIV 双重感染的预后

TB/HIV 双重感染患者有着较高的死亡率,国内学者 Zhang 等[12]构建了无创性临床积分模型用于预测晚期 TB/HIV 双重感染患者的死亡率,该模型的计算公式是预后评分 =2× 贫血(血红蛋白 <90g/L)+2× 结核性脑膜炎 +5× 重症肺炎 +2× 低白蛋白血症 +7× 不明原因的感染或占位性病变 +5× 恶性肿瘤。TB/HIV 双重感染患者积分情况与未来 12 个月内的死亡率有关,0 分患者未来 12 个月内死亡率为 3.6%,2 分患者为 9.1%,4 分患者为 26.42%,5~11 分患者为 55.45%,12~16 分患者为 74.62%。其中 0~2 分为低风险组,4~16 分为高风险组。

2019 年,国内学者对 TB/HIV 双重感染患者的 ART 和 ATT 治疗策略、IRIS 的诊断和治疗、HIV 患者中 NTM 的感染状况和应对策略、预后积分模型等方面的研究,为我们今后对 TB/HIV 的诊断、治疗和预后评判提供了新的指导和参考。

(张占军　王婷萍　王卫华　唐神结)

参考文献

[1] 赵明惠,刘开明,王宁,等.114 例 HIV/MTB 双重感染病例结核分枝杆菌 Spoligotyping 基因分型研究[J].中国人兽共患病学报,2019,35(1):15-20.

[2] 苏兰.左氧氟沙星联合常规抗痨治疗艾滋病合并肺结核患者的效果观察[J].心理医生,2019,25(2):56-57.

[3] 程勇祥,冯毅.艾滋病与结核病共感染患者肺结核治疗期间死亡的相关因素分析[J].湖南师范大学

学报 (医学版) , 2019, 16 (2) : 14-18.

［4］ 何小庆 , 刘敏 , 陈耀凯 . 艾滋病合并结核性脑膜炎治疗研究进展 [J]. 中国艾滋病性病 , 2019, 25 (3) : 316-319.

［5］ 沈银忠 .《 中国艾滋病诊疗指南 (2018 版)》解读 [J]. 传染病信息 , 2019, 32 (1) : 16-20.

［6］ 齐恩林 , 孙正芸 . 儿童人类免疫缺陷病毒和结核分枝杆菌双重感染的诊治进展 [J]. 中华传染病杂志 , 2019, 37 (6) : 381-384.

［7］ 舒远路 , 杨翠先 , 张米 , 等 . HIV/AIDS-TB 患者抗结核药物治疗强化期红细胞系的变化 [J]. 中国感染控制杂志 , 2019, 18 (5) : 396-402.

［8］ 郭安良 , 焦艳梅 , 徐哲 , 等 . 艾滋病免疫重建炎性综合征研究进展 [J]. 中华实验和临床病毒学杂志 , 2019, 33 (1) : 99-102.

［9］ 孙丙虎 , 胡志亮 , 池云 , 等 . 艾滋病合并鸟 - 胞内分枝杆菌相关免疫重建炎症综合征一例 [J]. 中华传染病杂志 , 2019, 37 (1) : 53-54.

［10］ 胡志亮 , 刘暖 , 钟艳丹 , 等 . 艾滋病合并乙型肝炎病毒相关免疫重建炎症综合征一例 [J]. 中华传染病杂志 , 2019, 37 (2) : 118-119.

［11］ 廖烨晖 , 叶入裴 , 唐强 , 等 . 一期后路固定治疗严重内科疾病合并脊椎结核的临床疗效观察 [J]. 广东医学 , 2019, 40 (7) : 962-966.

［12］ ZHANG Z, XU L, PANG X, et al. A Clinical scoring model to predict mortality in HIV/TB co-infected patients at end stage of AIDS in China: An observational cohort study ［ J ］. Biosci Trends, 2019, 13 (2) : 136-144.

第二节　老年结核病的治疗

【摘要】随着预期寿命的增加和老年人口的迅速扩大,老年人结核病的筛查和管理正变得越来越重要。老年人结核病对全球结核病控制来说是一个严峻挑战。老年结核病患者常因诊断延误、合并症的治疗、药物不良反应、获得性耐药、高死亡率、高复发率而导致其治疗结局不良。2019 年,国内老年人结核病方面的研究主要涉及敏感结核病的治疗、脊柱结核的手术治疗、抗结核药物不良反应及其处理、潜伏结核感染的治疗等。

【关键词】老年;结核病;敏感结核病;潜伏结核感染;治疗

结核病仍然是世界上最致命的传染病之首。高风险群体,尤其是老年人口,其预防和控制策略仍然是一项挑战。老年人结核病的临床特征可能是非典型的,容易与其他老年病相混淆。老年人结核病的诊断和管理较为困难,治疗中可能出现药物不良反应。

一、老年结核病的现状

人口老龄化问题是现代中国至关重要的公共卫生问题,需要采取更多的结核病控制措施来优先照顾老年人。Zhang 等[1]进行研究以确定中国老年人的患病率并确定结核病的危险因素,于 2013 年进行了多阶段整群抽样横截面调查,从中国 10 个省的 10 个县中选择了 27 个整群。使用胸部 X 线检查和症状问卷,对所有 ≥ 65 岁的同意参与者进行肺结核检查。从筛选阳性的患者中收集了 3 个用于显微镜检查和培养的细菌标本。计算患病率,执行多元逻辑回归模型以确认危险因素,并计算每种危险因素的人群归因分数,以指示公共卫生意义。结果显示,来自 27 个集群的 38 888 名合格人员中,有 34 269 名参与者完成了问卷调查和体格检查。有 193 例活动性肺结核病例,其中 62 例经细菌学证实。在 65 岁及以上的人群中,活动性肺结核和细菌学确诊的结核病的估计患病率分别为 563.19/10 万(95%CI 483.73~642.65)和 180.92/10 万(95%CI 135.89~225.96)。男性、老年人、居住在农村地区、体重过轻、糖尿病、肺结核的密切接触以及以前的结核病史都是结核病的危险因素。调整其他因素后,结核病的风险会随着年龄的增长和体重指数的降低而增加,并且存在正剂量反应关系。作者认为,在中国,对存在体重不足、糖尿病、密切接触史和既往结核病史等情况的 65 岁及以上的老年人,可以优先实施主动病例发现,这将获得显著的收益并具有良好的成本效益。

梁爽等[2]分析了 2013—2017 年辽宁省老年肺结核病的流行特征,为今后制定符合该省老年肺结核病的防治策略提供科学依据。回顾性收集辽宁省 2013—2017 年"中国疾病预防控制信息系统"子系统"结核病信息管理系统"中年龄 ≥ 60 岁的老年肺结核患者登记资料并进行描述性统计分析。结果显示,2013—2017 年辽宁省累计登记肺结核患者 121 053 例,年均登记率为 55.26/10 万,登记率整体呈上升趋势;老年肺结核累计登记 29 415 例,登记率呈上升趋势,老年肺结核患者占全省肺结核患者的比例整体呈上升趋势,老年涂阳肺结核患者占全省涂阳肺结核患者的比例整体呈上升趋势;2013—2017 年登记的老年患者数各年龄组相比,60~65 岁老年肺结核患者登记率最高,≥ 85 岁老年肺结核患者登记率最低,男性高于女性,职业以农民为主,占 49.06%;从时间上看,以 3—5 月份登记的患者数最多,共 8 329 例,占患者总数的 28.36%;从地区分布看,老年肺结核登记率以本溪市(19.48/10 万)、葫芦岛市(19.06/10 万)最高,大连市(10.89/10 万)最低;老年肺结核病患者发现方式以因症就诊为主,占 62.28%。作者认为,老年肺结核患者登记率整体呈上升趋势,老年人已成为肺结核病的高发人群,其发病呈现男性、农民、春季多发的特点。应关注老年人群,开展对老年肺结核病的主动筛查工作,并采取有效防治措施。

Chen 等[3]对中国江西省老年人的利福平耐药结核病(rifampicin-resistant tuberculosis,RR-TB)进行研究。为探讨我国某医院老年人的 RR-TB 发生率及危险因素。回顾性队列分析 RR-TB 和利福平敏感性 TB。15 个位点的分枝杆菌散布的重复单元可变重复串联重复数(mycobacterial interspersed repetitive units-variable number of tandem repeats,MIRU-VNTR)方法用于区分复发和再感染。结果显示,151 例 RR-TB 老年患者发生了 23 例复发病例,466 例利福平敏感性 TB 老年患者发生了 24 例复发病例。RR-TB 和利福平敏感性 TB 组的结核复发率显著不同[OR=0.35,95%CI 0.14~0.88;chi(2)=5.28,P =0.03]。通过比较 RR-TB 和利福平敏感性 TB 的危险因素,发现老年患者的教育水平、年龄和肺部空洞与 RR-TB 有密切联系。此外,肺部空洞、HIV 状态和饮酒与老年 RR-TB 患者复发有关。作者认为,复发是老年人 RR-TB 的重要原因;必须及时治疗结核病患者、防止艾滋病的传播、减少饮酒,以控制老年人的复发性 RR-TB。

时正雨等[4]分析了老年肺结核患者的耐药状况,为监控结核菌耐药性变化趋势和制定诊治对策提供参考依据。回顾性收集 2013 年 3 月至 2017 年 12 月收治 2 291 例分枝杆菌培养为结核分枝杆菌的患者的药敏试验资料,按年龄分为老年组(≥ 60 岁)和中青年组(15~59 岁),对比分析两组患者的耐药率和耐药类型分布。结果显示,老年组 463 例中耐药 104 例,耐药率为 22.4%;获得性耐药率为 48.1%,显著高于初始耐药率的 14.9%($P<0.001$)。老年组的总耐药率和初始耐药率与中青年组差异不明显($P>0.05$),而获得性耐药率更低($P<0.05$)。老年组 MR-TB 的耐药率为 9%,PR-TB 为 3.2%,MDR-TB 为 9.7%,XDR-TB 为 0.4%,与中青年组比较差异无统计学意义;RR-TB 的耐药率为 12.3%,低于中青年组的 16%($P<0.05$)。获得性耐药中,老年组的 MDR-TB 和 RR-TB 耐药率低于中青年组($P<0.05$)。异烟肼(isoniazid,INH)和利福平(rifampicin,RFP)是耐药率最高的抗结核药物,在老年组中分别为 19.4% 和 12.3%。老年组利福平的耐药率在获得性耐药中较中青年组低($P<0.05$),链霉素(streptomycin,Sm)的耐药率则在初始耐药与获得性耐药中均低于中青年组($P<0.05$),其余药物的耐药性差异不明显($P>0.05$)。作者认为,老年结核病患者结核分枝杆菌对利福平和链霉素的耐药率低于中青年;获得性耐药中 MDR-TB 和 RR-TB 的发生率较中青年低。

二、老年结核病的临床治疗

老年人免疫功能低下,特别是细胞免疫功能下降,脏器功能减退,不良反应发生率高,影响治疗的依从性,加上存在多个合并症,给治疗带来诸多困难。老年结核病的治疗同样要遵循"早期、联合、规律、全程、适量"五项原则,以 HRZE 为基础的初治抗结核方案仍然是治疗的基石和关键。郑梓坤等[5]将 72 例肺结核病患者分成两组,两组均采用标准初治方案治疗,对照组应用口服利福平治疗,研究组应用利福平注射液治疗,总有效率研究组为 94.44%,对照组为 75%,差异有统计学差异,随访 3 个月不同时段痰菌阴转率同样显示研究组明显高于对照组,提示静脉应用利福平效果好于口服。张丽娟[6]的研究表明,强化期加用左氧氟沙星治疗后痰菌转阴率及病情均有较好效果。

脊柱结核占骨结核病例的 50% 以上。Li 等[7]比较了前路和后路治疗老年患者中下胸椎结核的临床、放射学和功能结局,回顾性研究 65 岁以上患者的中胸椎或下胸椎结核(T_5~T_{12}),所有程序包括清创术、减压、自体骨移植和固定,记录手术过程、手术时间、估计的手术失血量和实验室检查结果,评估胸腔积液量、胸腔容积、功能障碍指数(Oswestry dability index,ODI)、神经系统状况、放射学参数和并发症发生率。结果显示,两组的手术时间、失血量、后凸畸形矫正、矫正丧失、胸腔容积或并发症发生率均无显著性差异($P>0.05$)。前组和后组的平均术后胸腔积液分别为(605.9 ± 209.5)ml(377~$1\,074$ml)和(262.9 ± 228.1)ml(0~702.4ml)($P=0.004$)。平均住院时间为(26.4 ± 10.5)天(17~53 天)和(19.2 ± 5.0)天(14~30 天)($P=0.04$)。术后平均血清白蛋白水平为(24.19 ± 3.84)g/L(19~29.5g/L)和(28.24 ± 2.52)g/L(24.4~31.6g/L)($P=0.01$)。在最后的随访中,两组均未观察到复发或再感染。两组均不需要手术矫正。作者认为,前后手术均可用于治疗老年患者的中胸椎或下胸椎(T_5~T_{12})。通常,后入路可能更好,特别是对于一般健康状况较差的患者。赵涛等[8]探讨经腹膜后一期前路单节段病灶清除植骨内固定术治疗 L_{4-5} 椎体结核的临床疗效,选择年龄 >65 岁、需行手术治疗的 L_{4-5} 椎体结核患者 18 例,全部采用经腹膜后前路病灶清除、植骨、钢板螺钉内固定术治疗。结果显示,18 例患者切口均一期愈合,手术时间为 110~190 分钟,平均为(150.35 ± 25.81)分钟;术中出血量为 400~900ml,平均为(600.32 ± 56.92)ml;术后植骨均达到骨性融合,融合时间为 4~7 个月,平均为 6 个月;术后随访 6~36 个月,平均 24 个月;随访期无死亡及严重并发症发生。至末次随访,Cobb 角术后无明显丢失,腰背部疼痛、下肢放射痛、麻木症状完全消失;神经功能均有不同程度恢复,Frankel 分级:A 级 0 例,B 级 0 例,C 级 1 例,D 级 6 例,E 级 11 例;无内固定松动及断裂现象;植骨块无滑脱、假关节形成;结核无复发。作者认为,经

腹膜后手术治疗 L_{4-5} 椎体结核对于年老体弱的患者手术时间短、创伤小、出血量少、疗效确切,安全性高。

老年肺结核患者由于身体素质较差,整体功能下降,生活能力降低,在治疗过程中易出现肠胃不适、血液系统异常和肝功能异常等不良反应,对患者的治疗造成不良影响,降低患者耐受性和配合度。樊姝慧[9]选取了 50 例老年肺结核患者进行分析,结果显示不良反应发生率达到 48%,其中年龄、BMI 及既往病史等因素具有较大影响。何静等[10]将腺苷蛋氨酸运用于临床治疗老年人药物性肝损害 38 例,取得了较好的疗效。作者认为,药物性肝损害时,补充适量的腺苷蛋氨酸对于老年人药物性肝损害疗效肯定,且不良反应少,是目前治疗老年人药物性肝损害有效的药物。

王飞等[11]探讨了老年硅肺合并肺结核患者抑郁的危险因素及针对性治疗。选取 2015 年 1 月至 2017 年 1 月收治的 50 例老年硅肺合并肺结核患者为观察组,另选取同时期收治的老年硅肺患者为对照组,运用统一的调查表,面对面的方式记录患者的卡介苗接种史、文化程度、接尘工龄、年龄等基础资料,并在所有患者均在入院后和治疗后 10 天使用抑郁自评量表(SDS)和症状自评量表(SCL-90)评价抑郁症状。结果显示,单因素分析显示,硅肺期别、吸烟量、结核接触史是老年硅肺合并肺结核的危险因素,差异有统计学意义($P<0.05$);多因素分析显示,硅肺期别、吸烟、结核接触史是硅肺并发肺结核危险因素,差异有统计学意义($P<0.05$)。观察组患者 SDS 评分以及精神病性、恐怖、敌对性、偏执、强迫、焦虑、人际关系、躯体化、抑郁 SCL-90 评分均显著高于对照组,差异有统计学意义($P<0.05$)。单因素分析显示,拒绝治疗、轻生念头、对社会不满、抑郁加重是老年硅肺合并肺结核抑郁危险因素,差异有统计学意义($P<0.05$)。多因素分析显示,拒绝治疗、轻生念头、对社会不满、抑郁加重是老年硅肺合并肺结核抑郁危险因素,差异有统计学意义($P<0.05$)。作者认为,拒绝治疗、轻生念头、对社会不满、抑郁加重是老年硅肺合并肺结核抑郁危险因素,临床应该采取相应的措施进行干预,促进临床治疗效果。

三、老年潜伏结核感染的预防性治疗

1. 潜伏结核感染现状 中国农村地区的老年人发生结核感染和发展为活动性疾病的风险正在增加。Xin 等[12]进行研究以估计结核分枝杆菌感染的负担,并确定潜在的靶向亚组进行感染控制。作为一项干预研究调查的一部分,中牟县的 50~70 岁农村居民被靶向使用 QuantiFERON-TB Gold(QFT)进行 MTB 感染测试。进行问卷调查和身体检查,以获取其人口统计信息和健康状况。结果显示,总共 20 486 个人被纳入分析。QFT 阳性的患病率为 20.79%(4 259/20 486),有 50 名参与者(0.24%)的结果不确定。研究发现,QFT 阳性与吸烟强度呈正相关关系。与非饮酒者相比,饮酒量中等(<10g/d)且调整后的优势比(OR)为 0.82(95%CI 0.71~0.94)的参与者中,MTB 感染的风险较低。此外,具有结核病或硅肺病史的男性性别和乙型 / 丙型肝炎病毒感染与 MTB 感染的风险增加有关。不确定的 QFT 结果与体重过轻有关(调整后 OR=3.18,95%CI 1.09~9.26)。作者认为,该农村地区老年人的 MTB 感染负担很高。吸烟者,既往有结核病或硅肺病史的人,以及患有乙型 / 丙型肝炎病毒感染的人,应优先控制 MTB 感染,以减少新感染导致疾病发展的风险。

我国香港是一个高收入城市,其结核病负担主要是由内源性激活引起的。很大一部分

远期潜伏感染者,尤其是老年人,降低了当前以被动发现病例为主策略的有效性。Chong 等[13]开发了一个数学模型,以评估除当前已有的结核病控制策略外,治疗老年人潜伏结核感染的影响。该模型使用 1965—2013 年间我国香港按年龄分层的年度结核病通报进行校准。结果表明,目前每年大约有 75% 的新发病例来自重新激活。根据目前的治疗完成率,即使仅筛查并接受低度至中等比例(20%~40%)的老年人进行 LTBI 治疗,总体结核病发病率也可以降低近 50%,以达到 2025 年的全球最终结核病策略目标。然而,由于老年人肝毒性的高风险,需重视其受益风险比。因此,应该仔细制定干预计划,包括优先考虑对高风险老年人群进行 LTBI 治疗,并密切监测其不良反应。

2. 潜伏结核感染治疗   潜伏结核感染(latent tuberculosis infection,LTBI)管理现在是"终结结核病策略"的关键组成部分。高磊等[14]在一项随机对照试验(ChiCTR-IOR-15007202)中,最初设计了两种短期用利福喷丁加异烟肼的治疗方案,即 3 个月每周一次的方案和 2 个月每周两次的方案,评估其在 50~70 岁中国农村 LTBI 居民的效果。但由于不良反应的迅速增长,每周一次的治疗方案在 8 周后终止研究,每周两次的治疗方案在 6 周后终止研究。在对完成剂量的改良意向治疗分析中,未经治疗的对照组在 2 年随访中活动性疾病的累计发生率为 1.21%(14/1 155),在 8 周组中为 0.78%(10/1 284),在 6 周组中为 0.46%(6/1 299)。调整后的危险比分别为 0.63(95%CI 0.27~1.43)和 0.41(95%CI 0.15~1.09),降低了活动性疾病的风险。肝毒性发生率无显著差异,分别为 1.02%(13/1 279)和 1.17%(15/1 279)(P=0.704)。由于不良反应发生率很高,在老年人中必须谨慎使用短期试验方案,有必要做进一步的工作来测试 LTBI 年轻人的超短疗程。

针对上述研究,Chan 等[15]报道,在 2016 年 4 月至 2018 年 6 月之间我国台湾共有 14 676 名患者接受了 LTBI 的治疗,其中 7 974 名(54%)年龄在 50 岁以上。在 7 974 例中,有 5 087 例(63.8%)选择使用 3HP,而 2 887 例选择使用 9H。在接受 3HP 治疗的患者中,因不良事件而提前终止治疗的个体比例低于接受 9H 治疗的患者[8.0%(409/5 087) *vs.* 9.4%(272/2 887),P= 0.03]。两种方案中,导致永久停用的最常见的不良事件有所不同。在提前终止 3HP 的患者中,有 30% 因发热而中止治疗;在提前终止 9H 的患者中,有 53% 因药物性肝炎而停药。3HP 中有 85 名患者(0.84%)出现严重不良事件并永久停用 3HP,主要是由于流感样疾病(53%)、超敏反应(24%)和肝毒性(18%)。没有观察到与 3HP 相关的死亡或长期后遗症。作者还分析了 2016 年 4 月至 2017 年 7 月期间开始接受 LTBI 治疗的 4 172 名 50 岁及以上个人的 LTBI 治疗完成情况。与接受 9H 的患者相比,接受 3HP 的患者的治疗完成率更高(83.9% *vs.* 78.8%,P<0.001)。高磊等报道,接受 3HP 的患者中有 1% 具有药物诱导的肝毒性,导致 8 周后永久终止治疗。而在作者的研究队列中发现该数字为 0.8%,未发现暴发性肝衰竭。最后,作者认为:①不良事件可能与所使用的药物质量有关;②如果提供适当的支持和医疗服务,即使在老年人中,也可以实现较高的 3HP 完成率。

总之,由于老年人生理功能不断下降,各器官的储备功能也随之逐年下降;而且老年人往往合并高血压、糖尿病、冠心病、COPD 等多种慢性疾病,抗结核治疗可能需要联合多种其他药物长期使用,使药物不良反应在老年人中表现得更为突出。因此,老年结核病的用药及治疗方案的制定应纳入高危人群进行管理。

(付亮 韩俊峰 梅早仙 吴琦 唐神结)

参考文献

［1］ZHANG C Y, ZHAO F, XIA Y Y, et al. Prevalence And Risk Factors Of Active Pulmonary Tuberculosis Among Elderly People In China: a Population Based Cross-Sectional Study［J］. Infect Dis Poverty, 2019, 8 (1): 7.

［2］梁爽, 毛宁, 尚彦萍, 等. 辽宁省 2013—2017 年老年肺结核病流行特征[J]. 中国热带医学, 2019, 19 (6): 552-555.

［3］CHEN Q, PENG L, XIONG G, et al. Recurrence Is a Noticeable Cause Of Rifampicin-Resistant Mycobacterium Tuberculosis In The Elderly Population In Jiangxi, China［J］. Front Public Health, 2019, 7: 182.

［4］时正雨, 陈蕾, 李秀, 等. 老年结核病人结核分枝杆菌耐药状况分析[J]. 临床肺科杂志, 2019, 24 (2): 217-221.

［5］郑梓坤, 谢舒颖, 陈为铠, 等. 利福平不同给药方式对老年复治肺结核患者治疗依从性和疗效的影响[J]. 北方药学, 2019, 16 (8): 64-65.

［6］张丽娟. 不同治疗方案在老年初治涂阳肺结核强化期治疗的疗效对比[J]. 临床医药文献杂志, 2018, 5 (25): 69-70.

［7］LI Z, LEI F, XIU P, et al. Surgical Management For Middle Or Lower Thoracic Spinal Tuberculosis (T5-T12) InElderly Patients: Posterior Versus Anterior Approach［J］. J Orthop Sci, 2019, 24 (1): 68-74.

［8］赵涛, 高腾飞, 方海林, 等. 腹膜后一期前路单节段病灶清除植骨内固定术治疗老年 $L_{4\sim5}$ 椎体结核临床疗效研究[J]. 陕西医学杂志, 2019, 48 (1): 86-88.

［9］樊姝慧. 抗结核病药物治疗老年肺结核患者的不良反应影响因素[J]. 临床医药文献杂志, 2019, 6 (14): 162-164.

［10］何静, 张义红. 腺苷蛋氨酸治疗老年药物性肝损伤临床疗效分析[J]. 肝脏, 2019, 24 (3): 328-330.

［11］王飞, 李海芹, 李春红. 老年矽肺病合并肺结核患者抑郁的危险因素及针对性干预对策[J]. 河北医药, 2019, 41 (6): 929-932.

［12］XIN H, ZHANG H, LIU J, et al. Mycobacterium Tuberculosis Infection Among The Elderly In 20 486 Rural Residents Aged 50-70 Years In Zhongmu County, China［J］. Clin Microbiol Infect, 2019, 25 (9): 1120-1126.

［13］CHONG K C, LEUNGC C, YEW W W, et al. Mathematical Modelling Of The Impact Of Treating Latent Tuberculosis Infection In The Elderly In a City With Intermediate Tuberculosis Burden［J］. Sci Rep, 2019, 9 (1): 4869.

［14］GAO L, ZHANG H, XIN H, et al. Short-Course Regimens Of Rifapentine Plus Isoniazid To Treat Latent Tuberculosis Infection In Older Chinese Patients: a Randomised Controlled Study［J］. Eur Respir J, 2018, 52 (6): 1801470.

［15］CHAN P, LEE P, LU M, et al. Tolerability Of Rifapentine-Based Regimens In Latent Tuberculosis Infection Treatment In The Elderly［J］. Eur Respir J, 2019, 53 (3): 1802396.

第三节　儿童结核病的治疗

【摘要】儿童结核病是一个主要的全球健康问题, 但一直被结核病科研和临床工作所忽视。相较于发达国家与地区对儿童结核病的重视程度, 我国对儿童结核病和潜伏结核感染的发现和治疗是不足的。2019 年我国在儿童结核病治疗方面的研究不多, 主要包括先天性结核病、支气管结核、结核性胸膜炎、结核性脑膜炎以及胸腰椎结核等治疗方面取得一定的进展。

【关键词】儿童结核病;治疗;先天性结核病;支气管结核;结核性胸膜炎;结核性脑膜炎;胸腰椎结核

根据 WHO 估计,2017 年全球新发儿童(15 岁以下)结核病 100 万例,死亡 23 万例。值得注意的是,儿童结核病的大部分死亡是发生在从未被诊断或治疗的儿童中[1]。然而,作为我国结核病的一个巨大负担,2019 年儿童结核病方面的治疗方面研究进展较为缓慢,现总结如下。

一、儿童结核病的发病情况

刘海燕等[2]对藏族儿童结核患者进行临床分析,意在提高其早期诊断和治疗水平。回顾性分析 2016 年 1 月至 2017 年 12 月成都市公共卫生临床中心收治的 132 例初治藏族儿童结核病患者的临床资料、实验室与影像学检查、诊断及治疗转归情况。结果显示:①藏族结核病患儿营养状况差、病情重、肺部病变广泛,原发性肺结核明显高于成人的患病率(8%~10%);②容易合并肺外结核:最常见的肺外结核依次为淋巴结结核、结核性脑膜炎、支气管结核;③卡介苗接种率明显低于结核病高发国家的接种率(高达 80%),导致血行播散性肺结核及结核性脑膜炎等重症结核的患病率明显升高;④治愈率低、丢失率高。研究表明:①使用强有力化疗方案基础上加强营养支持治疗、保证全程治疗有助于改善预后;②提高卡介苗接种率,有助于预防重症结核,采用多种先进的检测技术可早期发现并治疗患者;③应关注藏族结核病患儿并加强管理,提高治愈率,降低患者的丢失率。

杨丽燕等[3]分析了某医院儿童肺结核的临床流行病学特征,回顾分析 2010—2015 年收治的 920 例肺结核患儿临床资料,并根据病情严重程度分为重症组及非重症组,分析引起重症结核的危险因素。结果显示,920 例患儿的中位发病年龄为 7.66 岁(9 天 ~17 岁 7 个月)。单纯肺结核 470 例(51.1%),肺结核合并肺外结核 450 例(48.9%),其中以合并结核性脑膜炎最为多见(52.4%,236/450)。最常见症状为发热(80.4%)和咳嗽(71.3%)。T-SPOT.TB 试验阳性率为 81.5%。胸部 CT 阳性率优于胸部 X 线检查。其中重症结核 355 例,非重症 565 例。与非重症相比,重症患儿中男性比例较低,农村患儿、PPD 阴性以及年龄 0~3 岁的比例较高,差异均有统计学意义($P<0.05$)。多因素 Logistic 回归分析显示,女孩(OR=1.58,95%CI 1.03~2.42)、年龄 0~3 岁(0~1 岁,OR=6.78,95%CI 3.66~12.56;1~3 岁,OR=4.90,95%CI 2.68~8.98)、农村患儿(OR=2.49,95%CI 1.54~4.04)是重症结核的独立危险因素,PPD 阳性为保护因素(OR=0.31,95%CI 0.19~0.49)。研究表明,儿童肺结核临床表现不典型,病原学阳性率低,需重视接触史、卡介苗接种情况,并强调综合分析,提高对重症结核危险因素的认识。

Tao 等[4]描述了 2005—2017 年中国山东省 7 个城市的流行病学趋势、临床特征和治疗结果,数据收集自"中国疾病预防控制信息系统"。结果显示,在 6 283 例(占所有儿童 PTB 的 2.4%)18 岁以下的 PTB 病例中,56.5% 为男性,39.3% 为涂片阳性,98.6% 为新发病例。在 2005—2017 年期间,儿童结核病总发病率下降(从 7.62/10 万下降至 3.74/10 万),2010 年之后的年百分比变化不显著。在 2005—2017 年期间,涂片阳性 PTB 的发病率显著下降(从

6.09/10万下降至0.38/10万),而涂片阴性PTB的发病率显著上升(从1.52/10万上升至3.36/10万)。94.2%的儿童PTB患者获得了总体治疗成功。10名儿童(0.2%)死亡。作者认为,随着疾病负担从涂片阳性转移到涂片阴性,儿童期PTB的总发病率显著下降。需要紧急处理结核病发病率和儿童死亡率的通报与估计之间的差异。

二、儿童结核病的治疗

1. 先天性结核病　先天性结核病是胎儿在宫内或分娩时感染结核分枝杆菌而发生的一类少见结核病。近年全球结核病发病率有明显回升趋势,妊娠期妇女是结核病高发人群,其发病率是普通人群5倍,且借助辅助生育技术,一些原本不孕的生殖器结核妇女成功妊娠,先天性结核病发病率也随之升高。先天性结核病临床表现无特异性,早期易误诊为新生儿呼吸窘迫综合征、新生儿肺炎、败血症、颅内感染等。母亲孕期结核病史是诊断的重要线索,但产前60%~70%的结核病母亲通常无症状,产前诊断率低,因此先天性结核病早期诊断困难,但早期诊治可改善预后。目前,全世界报道先天性结核病400余例,我国首例于1955年报道,1999年至今国内报道60余例,大多为个案报道。吴小英等[5]探讨了先天性结核病的临床特点,回顾分析20例先天性结核病患儿的临床资料。结果显示,在20例患儿中19例(95.0%)母亲明确有孕期结核病史,产前诊断5例(25%);患儿发病日龄中位数为26天(1~90天)。20例患儿中,咳嗽15例,发热14例,呼吸困难12例,肝脏伴脾脏肿大9例,腹胀7例。抗酸杆菌涂片或结核培养阳性10例,12例行T-SPOT检查9例阳性。20例患儿的胸部影像学检查均异常,表现为广泛结节和斑片影12例,弥漫粟粒结节影6例,右肺散在斑片影2例。16例行腹部超声和/或CT检查,发现肝脏和脾脏内多发结节影7例,腹腔淋巴结肿大6例,腹腔积液6例。结核感染部位主要为肺部(20例均有),肝脏7例,脾脏7例,腹膜腔8例,颅内7例。3例患儿因病情危重家属要求放弃抗结核药物治疗,余17例使用抗结核药物,10例病情好转出院,7例病情恶化放弃治疗。研究表明,先天性结核病常呈全身播散性感染,综合母孕期结核病史、反复查找病原学证据、影像学、T-SPOT等辅助检查,可提高早期诊断率,早期、正规抗结核治疗有望降低病死率。

2. 支气管结核　栾峰[6]选择2015年9月至2018年9月就诊的儿童支气管结核病共34例,均给予全身抗结核治疗与支气管镜检查治疗,观察患儿的详细治疗效果,分析支气管镜在儿童支气管结核病诊断和治疗中的应用价值。结果显示,全部患儿取得了理想的治疗效果,总有效率为88.20%,不良反应主要有呼吸困难与烦躁不安,经对症处理后自行缓解。作者认为,在治疗儿童支气管结核病时,支气管镜在其中扮演着至关重要的角色,能够增强治疗效果,安全、可靠,不良反应少,值得临床推广与应用。

3. 结核性胸膜炎　李翠萍等[7]对2014年1月至2017年12月收治的66例诊断为结核性胸膜炎(tuberculous pleuritis,TP)住院患儿的临床资料进行回顾性分析,探讨小儿TP的临床特点及早期诊治方法。结果显示,66例患儿中,病程1~2周12例(18.1%),2周~1个月30例(45.5%),1个月~1年24例(36.4%)。发病年龄以学龄期儿童多见(62.1%),有明确接触史17例(25.8%),主要临床表现为发热(84.8%,56/66)和咳嗽(51.5%,34/66)、胸痛(18.1%,12/66)、气促(16.7%,11/66);60例行胸腔穿刺抽液术,胸腔积液性质均为渗出液,细胞数最高为$10\ 751 \times 10^6$个/L,平均为$(3\ 020 \pm 266.05) \times 10^6$个/L,57例(95.0%)以单核细胞为主,ADA为(50.5 ± 18.9)U/L,胸腔积液培养阳性5例(8.3%)。66例行全血TSPOT

检查,25 例行胸腔积液 TSPOT 检查,均阳性。全部病例给予全程抗结核治疗,同时合理使用激素及对症治疗,61 例 6 个月后复查痊愈,后期需手术治疗 5 例。作者认为,小儿结核性胸膜炎以学龄期儿童多见,临床表现常缺乏特异性,与成人结核性胸膜炎比较,更易出现误诊及漏诊,需详细询问病史、结核病接触史、PPD、血/胸腔积液 TSPOT 检查、胸膜活检对早期诊断有重要价值。诊断确定后,应尽早联合抗结核治疗,合理使用糖皮质激素减少并发症。

4. 结核性脑膜炎 陈宇等[8]回顾性分析 2013 年 1 月至 2018 年 1 月沈阳市胸科医院结核性脑膜炎科收住入院的 41 例儿童结核性脑膜炎(tuberculous meningitis,TBM)患者的临床资料,其中农村患儿 29 例(70.7%),城镇患儿 12 例(29.3%);8 例患儿(19.5%)有肺结核患者密切接触史;11 例(26.8%)患儿的脑脊液经结核分枝杆菌 MGIT 960 培养或改良罗氏培养确诊,30 例(73.2%)为临床综合诊断。分析儿童 TBM 的临床特征及治疗转归,为儿童 TBM 的诊断与治疗提供参考。结果显示,41 例患儿主要临床表现为发热(95.1%,39/41)、头痛(82.9%,34/41)、呕吐(65.9%,27/41)、消瘦(56.1%,23/41)、意识障碍(41.5%,17/41)、抽搐(19.5%,8/41);主要临床体征为颈项强直(95.1%,39/41)、Kernig 征阳性(51.2%,21/41)、瞳孔对光反射迟钝或消失(43.9%,18/41);37 例行结核菌素皮肤试验,阳性 22 例(59.5%);27 例行血结核感染 T 细胞斑点试验(T-SPOT.TB),阳性 17 例(63.0%);37 例行血红细胞沉降率(erythrocyte sedimentation rate,ESR)检查,≥20mm/h 21 例(56.8%);33 例行 CRP 检测,异常 18 例(54.5%);19 例行脑脊液利福平耐药实时荧光定量核酸扩增技术(GeneXpert MTB/RIF)检测,阳性 8 例(42.1%);30 例行脑脊液 BACTEC MGIT 960 培养,阳性 11 例(36.7%);29 例行头颅增强 MR 检查,发现异常 18 例(62.1%),其中 9 例见结核结节及结核瘤,5 例(17.2%)见结核性脑炎征象;16 例(39.0%)并发颅外结核,其中以继发性肺结核、结核性胸膜炎最为常见。抗结核药物治疗后出现肝功能异常者 22 例(53.7%)、高尿酸血症 23 例(56.1%)。41 例患者中,39 例完成 18 个月抗结核药物治疗,其中 35 例(85.4%)好转,4 例(9.8%)无好转;另外 2 例(4.9%)患者在治疗 1 周内因放弃治疗而失访。作者认为,儿童 TBM 患者神经系统临床表现较典型,可并发颅外结核。脑脊液实验室检查较典型,GeneXpert MTB/RIF 检测的阳性率高于脑脊液培养;结核菌素皮肤试验、T-SPOT.TB、ESR、CRP 检测有助于诊断;头颅影像学检查无特异性;应用抗结核药物治疗后出现肝功能异常、高尿酸血症者多见,但一般预后较好。

5. 胸腰椎结核 潘伟等[9]纳入 2008 年 1 月至 2014 年 12 月 17 例在南京鼓楼医院接受一期后路矫形二期前路病灶清除补充融合的胸椎结核伴胸椎侧后凸畸形患儿,其中男性 8 例,女性 9 例,年龄为(8±4)岁(5~14 岁)。探讨一期后路矫形内固定二期前路病灶清除补充融合治疗儿童胸椎结核伴胸椎侧后凸畸形的手术疗效。所有患儿先行后路内固定植骨融合矫形术,二期行前路病灶彻底清除术。采用 Frankel 分级记录功能改善情况。记录手术时间、术中出血量、固定节段和植入螺钉数。测量术前、术后即刻及末次随访时的影像学指标——冠状面侧凸 Cobb 角、矢状面局部后凸角,整体矢状位平衡。记录术中及随访中并发症发生情况,以视觉模拟评分(visual analogue scale,VAS)评估患者疼痛改善情况。结果显示,结核病灶均位于胸椎,结核脓肿范围在 2~4 个椎体。手术时间为(4.1±0.8)小时,术中出血为(526±275)ml,平均固定节段为(7.6±2.3)个,共植入椎弓根螺钉 173 枚。术前冠状位侧凸角平均为 12.6°±6.2°,术后即刻侧凸角平均为 4.2°±1.9°;后凸角平均为 67.2°±19.4°,术后矫正至 15.7°±8.2°；术前整体矢状位平衡为(8.1±5.0)mm，术后改善至(3.0±1.7)mm。所有患者平均随访(38±11)个月，末次随访时，矢状位整体平衡减小至(2.4±2.0)mm，余影像学参数维持稳定。13 例患者获得神经功能改善 1 级以上。所有患者术前 VAS 评分为(4.7±2.8)分，术后改善为(2.2±0.5)分，末次随访时改善至(0.5±0.5)分。所有患者末次随访时均未见原脊柱结核病灶复发。作者认为，一期后路矫形二期前路病灶清除补充融合术是治疗儿童胸椎结核伴胸椎侧后凸畸形的有效术式，畸形矫正显著且神经功能恢复较好，中远期随访可获得牢固融合和良好的矫形维持。

张毅等[10]回顾性分析 2008 年 1 月至 2013 年 1 月共 19 例采用一期后路椎弓根螺钉内固定融合联合前路病灶清除、同种异体骨支撑重建的术式治疗胸、腰椎结核感染导致至少连续两个椎体破坏的患儿资料，年龄为 3~10 岁，平均为(6.3±2.1)岁，随访时间为 5~11 年，平均为(7.5±2.0)年，受累椎体为 2~4 个。所有患儿分别于术后 1 周、3 个月、6 个月、12 个月行 X 线检查，随后每年行 X 线检查一次，测量后凸 Cobb 角，同时观察有无植骨块移位、松动、塌陷以及有无后凸畸形发生，记录患儿术前、术后 1 周及每次复查时的 Frankel 分级、后凸角、ESR、CRP，对于随访超过 5 年的患儿(19 例)行高分辨率三维 CT 扫描，通过 Bridwell 分级评估植骨块融合情况。探讨应用一期后路椎弓根螺钉内固定融合联合前路病灶清除、同种异体骨重建术治疗儿童活动性脊柱结核的中、长期效果。结果显示，随访期间均未发现结核复发，未发现钉棒松动、断裂，术后 6 个月 ESR、CRP 与术前相比均有明显统计学差异(P<0.05)。Frankel 神经功能分级：术前 B 级 2 例，C 级 5 例，D 级 9 例，E 级 3 例；术后 1 周时 B 级 1 例，C 级 3 例，D 级 1 例，E 级 14 例；末次随访时 D 级 1 例(术前 B 级)，E 级 18 例；术后 1 周及末次随访与术前相比，差异有统计学意义(P<0.05)。术前后凸角平均为 41.32°±13.19°，术后即刻后凸角度平均为 9.74°±5.80°。即刻矫正率为 76.4%，末次随访后凸角平均为 12.32°±6.40°。平均丢失 2.58°±0.60°。末次随访时矫正度数为 29.0°±8.9°，矫正率为 70.1%，术后即刻后凸角与术前相比，差异有统计学意义(P<0.05)；末次随访后凸角与术后即刻相比，差异无统计学意义。19 例患儿植入的同种异体骨的上、下两端及后方的附件均与周围骨形成骨性连接，Bridwell 分级 1 级融合；2 例发生骨块下端轻度塌陷但形成骨痂且有骨小梁通过植骨接触面，并且无明显植骨块松动及移位，1 例出现局部轻度后凸畸形，但无神经损害及局部疼痛。作者认为，一期后路椎弓根螺钉内固定融合联合前路病灶清除、同种异体骨重建的方法治疗儿童胸腰椎结核导致的椎体破坏是一种安全、可行的术式，中、远期随访观察获得了满意的临床结果。

Zhang 等[11]在 2007 年 1 月至 2013 年 6 月期间，收集 51 例连续的儿童腰椎结核，平均年龄为(7.3±3.93)岁，采用前后联合入路(PA，22 例)或单纯后入路(PO，29 例)治疗，比较单纯后路手术与不同植骨方法联合治疗儿童腰椎结核的手术中期疗效。采用两种类型的椎间植骨，即新鲜冷冻的同种异体三皮质髂骨(AG，21 例)和异型钛网箱(TM，30 例)。所有的医疗记录和 X 线检查都进行了回顾性分析，应用日本骨科协会(JOA)评估神经功能，用平均视觉模拟评分(visual analogue scale，VAS)和功能障碍指数(Oswestry dability index，ODI)评估生活质量，平均随访(6.7±1.9)年。结果显示，平均手术时间、平均失血量、并发症发生率、住院时间均低于 PA。术后 1 天 PA 的 VAS 明显高于 PO。最终随访时 ODI、VAS、JOA 评分较术前明显改善。PA 与 PO、AG 与 TM 在末次随访时 ODI、VAS、JOA 评分相似。PO 组与 PA 组融合时间相比，差异无统计学意义。PO 组与 PA 组最终随访后凸矫正率及最终随访时矫正丢失相比,差异无统计学意义。但 AG 组最终随访改良率低于 TM 组。AG 组的校正损失高于 TM 组。作者认为,在手术决策中经验丰富的后路手术治疗儿童腰椎结核效果满意,与前路、后路联合手术相比,微创、安全、有效。

Liang 等[12]回顾性研究探讨椎间手术治疗儿童腰椎结核的临床效果。选取 2003 年 6 月至 2013 年 6 月,采用前后路联合手术治疗 18 例儿童腰椎结核。手术治疗包括患椎后路椎弓根螺钉内固定、后外侧植骨、前路清创、压迫、支撑植骨。在儿童腰椎结核的手术治疗中,常采用长节段或短节段固定融合的方法,对正常运动单元的功能产生不利影响。统计分析术前与术后的 ESR、CRP 水平、神经功能、VAS、后凸角、并发症、病灶愈合、植骨愈合、复发等指标。平均随访时间为 86.5 个月 (62~120 个月)。术后 3 个月,所有患者 ESR、CRP 水平均降至正常,美国脊髓损伤协会神经功能评分、VAS 评分均有改善。植骨成功愈合,术后 6 个月病灶完全愈合,无复发。术前 Kyphotic 值为 24.00° ± 13.15° (−10°~39°),术后为 −4.61° ± 7.31° (−19°~10°);平均畸形矫正角为 28.61° ± 8.43° (9°~43°)。术后即刻后凸角测量值 (−4.61° ± 7.31°) 与 5 年随访后凸角测量值 (−3.11° ± 7.56°) 无显著差异。校正的平均损失为 1.50° ± 0.90°。作者认为,采用前后路联合手术治疗儿童腰椎结核是一种安全、有效的方法,可最大限度地保留正常运动段的功能。

综上所述,2019 年儿童结核病治疗方面取得了一定的进展,尤其在胸腰椎结核的手术方式、术前与术后的抗结核治疗等方面进行了探讨,取得了较为满意的临床疗效。

(于佳佳 付亮 吴琦 唐神结)

参考文献

[1] World Health Organization. World Tuberculosis Report 2019 [R]. Geneva: WHO, 2019.
[2] 刘海燕,李曦,邓彬,等. 132 例藏族儿童结核病临床分析[J].四川医学,2019, 40 (3):227-230.
[3] 杨丽燕,黄延风,余雅,等. 920 例儿童肺结核临床流行病学特征分析[J].临床儿科杂志,2019, 37 (6):413-417.
[4] TAO N N, LI Y F, LIU Y X, et al. Epidemiological characteristics of pulmonary tuberculosis among children in Shandong, China, 2005-2017 [J]. BMC Infect Dis, 2019, 19 (1):408.
[5] 吴小英,许红梅,赵瑞秋. 先天性结核病 20 例临床分析[J].临床儿科杂志,2019, 37 (3):196-199.
[6] 栾峰. 支气管镜在儿童支气管结核病诊断和治疗[J].临床医药文献电子杂志,2019, 6 (54):129.
[7] 李翠萍,李祥,邱薇,等. 66 例小儿结核性胸膜炎临床分析[J].中国热带医学,2019, 19 (8):801-803.
[8] 陈宇,李巧思,樊丽超,等. 41 例儿童结核性脑膜炎的临床特征与治疗转归分析[J].结核病与肺部健康杂志,2019, 8 (3):197-202.
[9] 潘伟,李劼,朱卫国,等. 分期后路内固定前路病灶清除补充融合治疗儿童胸椎结核伴侧后凸畸形 [J].中华医学杂志,2019, 99 (41):3249-3254.
[10] 张毅,王孝宾,吕国华,等. 一期前后路联合手术治疗儿童活动性胸腰椎结核的中长期临床疗效 [J].中国脊柱脊髓杂志,2019, 29 (8):676-683.
[11] ZHANG H, GUO Q, LIU S, et al. Comparison of mid-term outcomes of posterior or postero-anterior approach using different bone grafting in children with lumbar tuberculosis[J]. Medicine (Baltimore), 2019, 98 (10): e14760.
[12] LIANG Q, PU Y, WANG Q, et al. The outcome of intervertebral surgery in the treatment of lumbar tuberculosis in children: A case series and long-term follow-up [J]. Medicine (Baltimore), 2019, 98 (10): e14815.

第四节　妊娠合并结核病的治疗

【摘要】近年来,妊娠期结核病的发病率有所增加。妊娠期结核病与母婴风险增加有关。怀孕期间发生的生理和免疫学变化可能会对疾病进程产生负面影响,并可能使诊断更加困难。目前没有用于诊断妊娠期潜伏结核感染的国际标准化建议。如果妊娠期存在相应的症状且 γ- 干扰素释放试验呈阳性,则应进一步明确结核病的诊断。如果确认患有结核病,不能因为妊娠而延迟抗结核治疗的开始,因为治疗的早期开始对母亲和孩子都有更好的获益。常见的一线治疗药物也可在怀孕期间使用,并被认为是安全的。妊娠期潜伏结核感染的治疗存在一定争议,2019 年国内在这一领域的研究不多,主要集中于对妊娠期结核病的综述和个案报道。

【关键词】妊娠;结核病;生殖器结核病;辅助生殖技术;终止妊娠

妊娠合并结核病是指妇女在妊娠期间发生结核病或育龄妇女在结核病未愈时出现妊娠,以及产后 3 个月内确诊为结核病。当结核病作为妊娠的合并症,对孕产妇及胎儿的临床及预后均有极大影响。

一、妊娠合并结核病的发病情况

据统计,我国妊娠并发肺结核患者占妊娠妇女的 2%~7%[1]。Li 等[2]对首都医科大学附属北京胸科医院的 28 例结核病住院患者进行了回顾性研究。为描述妊娠相关结核的临床特征并确定诊断中的困难,结果以年龄的四分位数范围、分类变量的中位数和百分比表示。1 例患者(3.6%)立即得到诊断;27 例患者(96.4%)从症状开始到诊断的中位时间间隔为 5 周。8 例(28.6%)患者经微生物学证实。22 例(78.6%)为肺结核(pulmonary tuberculosis,PTB),6 例(21.4%)为肺外结核(extrapulmonary tuberculosis,EPTB)。此外,8 例(28.6%)为粟粒性结核,6 例(21.4%)为脑结核。27 例(96.4%)治愈,1 例(3.6%)死亡。确定了 15 名新生儿,其中 9 名健康。其中 2 例胎龄偏小,1 例死产。其中 3 例患有新生儿结核病,其中 1 例死亡。9 例是合法堕胎,4 例是自然堕胎。作者认为,孕妇在诊断结核病方面存在很大的延误,而且粟粒性和脑性结核病的发病率都很高,治疗及时,预后良好。

二、妊娠合并结核病的治疗

1. 一般治疗原则　妊娠中晚期合并结核病的患者接受抗结核治疗未增加母体孕期并发症和新生儿先天异常的发生,抗结核治疗可有效延长孕周,从而降低早产的发生率。妊娠合并结核病并非剖宫产指征。妊娠合并结核病患者终止妊娠并未增加母体的结核病治愈率[1]。

多数研究认为,尽早、规范的抗结核治疗是改善母婴预后的关键。具体治疗方案可根据孕龄、结核病是否活动及病情进展等综合决定。

妊娠期前 3 个月:当患者处于静止期结核,不排菌,结核中毒症状不明显并能坚持在妊娠 3 个月后开始抗结核治疗者,向患者及家属详细交代可能出现的情况,在患者充分休息和密切观察下等待妊娠 3 个月以后进行治疗。若患者病情严重,如血行播散性肺结核、结核性脑膜炎伴胸腔积液或肺内病变严重等,必须在妊娠3个月立即化疗者,最好劝其终止妊娠,但一定要在充分抗结核治疗的基础上,至少结核中毒症状改善或缓解后,择期行人工流产,尽可能避免因人工流产造成结核病的播散,且必须建立在患者知情同意的基础上[1]。

妊娠3个月后:妊娠3个月后胎儿所有器官的原基已经形成,一般用药则无明显影响。一旦诊断确立,立即行抗结核化疗药物为主的治疗[1]。

2. 妊娠合并生殖器结核病　Yue 等[3]进行了一项回顾性研究,旨在证明抗结核治疗(anti-tubercular therapy,ATT)对接受腹腔镜和/或宫腔镜检查的生殖器结核(genital tuberculosis,GTB)患者的妊娠结局和预后的影响。本研究纳入了78例不孕症患者,并于2005年11月至2015年10月期间通过腹腔镜和/或宫腔镜检查确诊为GTB。根据ATT持续时间,将招募的患者分为ATT组和非ATT组。随访确定患者的GTB复发率、月经模式和妊娠结局。在78例患者中,46例接受ATT治疗,32例未接受ATT治疗。ATT组患者的月经量相对于非ATT组患者的月经量显著减少。无论治疗如何,GTB都没有在所有患者中复发。ATT组11例妊娠(36.7%),非ATT组19例妊娠(63.3%),两组的妊娠率差异显著(P=0.002)。通过ATT可以降低经腹腔镜检查和/或宫腔镜检查诊断为GTB的患者的月经量和怀孕率。此外,ATT并未改善慢性GTB患者的预后。

3. 辅助生殖技术与妊娠期结核病　朱海英等[4]报道一例辅助生殖技术(assisted reproductive technology,ART)助孕后的宫颈妊娠合并复发结核病患者,通过病例报道和相关文献复习,提出宫颈妊娠合并结核发生率极低,一旦发生不良结果,对患者影响巨大,早期诊断和及时治疗尤为重要。建议在ART过程中对可疑结核复发患者要及时诊断、及早处理。

漆沄等[5]回顾性分析陕西省西安市胸科医院2012年12月1日至2019年4月1日收治的65例妊娠合并结核病患者的临床资料,按照受孕方式分为体外受精-胚胎移植(in-vitro fertilization and embryo transfer,IVF-ET)受孕合并结核病患者(IVF-ET组)12例,自然受孕合并结核病患者(自然受孕组)53例,对两组患者临床症状、结核病类型、影像学特点、实验室检查、药物性肝损伤情况及治疗结局进行对比分析。探讨IVF-ET受孕与自然受孕患者合并结核病的临床特点及预后。结果显示,IVF-ET组CD4[+] T淋巴细胞数低于自然受孕组,发热程度以及血行播散性肺结核、药物性肝损伤、胎儿不良结局方面均高于自然受孕组,差异有统计学意义(P<0.05)。作者认为,IVF-ET受孕合并结核病患者较自然受孕合并结核病患者,肺部病灶范围更广,全身中毒症状更突出,重症结核占比大,细胞免疫水平更低,更易发生抗结核药物性肝损伤,胎儿(胚胎)结局不良。

俞珊等[6]回顾性分析2009年1月至2018年10月中国人民解放军第八医学中心结核科收治的7例体外受精胚胎移植术(in vitro fertilization and embryo transfer,IVF-ET)后中枢神经系统结核(central nervous system tuberculosis,CNS-TB)的患者资料,探讨IVF-ET后出现CNS-TB病例特点并相关文献复习。结果显示,7例患者均为IVF-ET后出现CNS-TB,有4例接受1次IVF-ET,2例接受2次IVF-ET,1例接受3次IVF-ET。其中1例移植失败,2例早期流产,3例中期引产,1例早产胎儿死亡。1例既往患结核性胸膜炎曾予足疗程抗结核治疗,1例患输卵管结核因药物不良反应未完成治疗,2例有肺结核患者接触史,其余3例无明确结核病史及接触史。6例患者诊断为血行播散性肺结核,1例为双肺结核(痰菌阳性)。6例结核性脑膜脑炎伴结核瘤形成,4例合并结核性脊膜炎(1例合并子宫内膜结核,1例合并结核性多浆膜腔炎),1例同时合并盆腔结核。4例颅压升高,3例颅压正常。5例患

者 γ- 干扰素释放试验阳性(1 例未查),6 例结核抗体 38kD 阳性,4 例 PPD 试验阳性,6 例 CA125 升高。作者认为,IVF-ET 可明显增加 CNS-TB 的发生,一旦发生,妊娠预后较差,可造成胎儿死亡及母体功能障碍。

Ye 等[7]回顾性分析 2010 年 10 月至 2015 年 7 月期间 6 例经 IVF-ET 治疗的粟粒性结核病孕妇,分析妊娠合并粟粒性肺结核的临床特点。结果显示,患者年龄在 29~39 岁。发热、咳嗽和呼吸困难是主要症状,并开始在怀孕的前 3 个月和后 3 个月。血沉增加,C 反应蛋白升高。白细胞计数正常或略有升高。结核菌素纯化蛋白衍生物及抗酸涂片痰液试验均阴性。两例患者行 T-SPOT.TB 检查,结果均为阳性。胸部电脑断层显示典型粟粒性结节。1 例结核性脑膜炎。虽然所有患者均治愈,但胎儿死亡。作者认为,IVF-ET 后孕妇粟粒性结核病的主要症状是发热和呼吸困难。医生应考虑粟粒性结核病的发生,特别是在长期发热、呼吸道症状和对抗生素治疗无反应的情况下。

4. 妊娠期结核病终止妊娠时机　多数学者认为,肺结核并非终止妊娠的指征,但有以下情况时应建议终止妊娠:

(1)严重肺结核伴有肺功能减低,不能耐受继续妊娠及分娩者。

(2)活动性肺结核需要及时进行抗结核治疗,考虑药物对胎儿不良影响难以避免者。

(3)合并其他系统疾病不能继续妊娠者。

(4)艾滋病患者妊娠合并结核病。

(5)有产科终止妊娠的指征者:胎儿畸形的发生多在妊娠 12 周之前,妊娠合并结核早期治疗的焦点就在于此。胚胎受损最敏感的时期为器官高度分化、发育、形成阶段,如果在妊娠前 3 个月发现肺结核,要对患者病情进行全面评估,权衡利弊后再决定治疗方案[1]。

尽管妊娠期结核病影响巨大,但在若干情况下仍是一个被忽视的问题,尤其在我国。鉴于妊娠期和产褥期结核病的诊断延迟和治疗缺失会带来严重后果,产前保健人员需要更多地认识这一临床和公共卫生问题。产科医生和妇科医生通常是女性在妊娠期间接触的唯一卫生健康专业人员,因此这些医师在迅速识别可疑示警和随后的诊断调查中发挥着关键作用。一些简单的预防措施,例如主动寻找常见临床表现(例如不明原因的慢性咳嗽、轻度发热、食欲不振、疲劳或呼吸短促)可能改善结核病检出率。与一般人群相似,妊娠期结核病也会累及肺外部位,导致临床表现变化多样,使诊断检查变得特别复杂。较之于其他受结核病影响的患者,母亲和孩子在治疗期间的密切监测和持续支持对于其成功结果更加不可或缺。

(付亮　于佳佳　邓国防　唐神结)

参考文献

[1] 黄凌佳,杨舒奇,韩杰霞,等 . 妊娠合并结核的相关研究进展[J]. 中国生育健康杂志 , 2019, 30 (1) : 91-93.

[2] LI Q, SONG Y, CHEN H, et al. Retrospective Analysis of 28 Cases of Tuberculosis in Pregnant Women in China [J]. Sci Rep, 2019, 9 (1) : 15347.

[3] YUE J, ZHANG B, WANG M, et al. Effect of antitubercular treatment on the pregnancy outcomes and prognoses of patients with genital tuberculosis [J]. Front Med, 2019, 13 (1) : 121-125.

[4] 朱海英 , 骆晓荣 , 蔡文元 , 等 . 辅助生殖技术助孕宫颈妊娠合并结核复发一例[J]. 国际生殖健康 / 计划生育杂志 , 2019, 38 (1) : 83-86.

［5］漆沄，刘亮，王晋，等 . 体外受精 - 胚胎移植受孕与自然受孕患者合并结核病的临床特点分析［J］. 中国医刊，2019，54（10）：1079-1083.

［6］俞珊，许春霞，何珂，等 . 体外受精 - 胚胎移植后发生中枢神经系统结核 7 例并文献分析［J］. 河北医学，2019，25（10）：1695-1700.

［7］YE R, WANG C, ZHAO L, et al. Characteristics of miliary tuberculosis in pregnant women after in vitro fertilisation and embryo transfer［J］. Int J Tuberc Lung Dis, 2019, 23 (2)：136-139.

第五节　肝肾功能异常患者结核病的治疗

【摘要】抗结核药物引起的肝功能损伤（anti-tuberculosis drug-induced liver injury，ATB-DILI）是我国药物性肝损伤（drug-induced liver injury，DILI）的最常见原因之一，也是抗结核药物最常见的药物不良反应。高龄、肝病、酗酒、营养不良是 ATB-DILI 的危险因素。ATB-DILI 的分子机制仍然是研究的热点。预防性抗病毒治疗可降低结核病和乙型肝炎病毒（hepatitis B virus，HBV）共感染患者肝损伤及肝衰竭的发生率。N- 乙酰半胱氨酸和异甘草酸镁是治疗 ATB-DILI 的有效药物。终末期肾病（end-stage renal disease，ESRD）患者治疗并发症和调节机体状态可能会降低结核病发生风险。

【关键词】结核病；肝功能异常；肾功能异常；治疗

在结核病患者的治疗过程中，肝肾功能损伤是最常见的药物不良反应；此外，一部分患者在治疗之前亦存在肝脏和肾脏的基础疾病，这些患者结核病的诊断方法、治疗策略及预后均与一般患者有着较大的不同，下面就今年国内的研究成果进行简要阐述。

一、抗结核药物所致肝肾功能损伤的概况及高危因素

ATB-DILI 是我国药物性肝损伤的最常见原因之一，也是抗结核药物最常见的药物不良反应。药物性肝损伤的发生和多种因素相关，其中常见的危险因素是高龄、女性、肝炎病毒感染或合并其他急慢性肝病、慢性酗酒、获得性免疫缺陷病毒（human immunodeficiency virus，HIV）感染、营养不良、遗传易感性因素等[1,2]。

为了探讨 ATB-DILI 的危险因素，杨学敏等[3]回顾性分析了 2004 年 1 月至 2014 年 12 月保定市第二中心医院住院治疗的结核病患者，160 例出现 ATB-DILI 的患者为观察组，1 394 例未发生药物性肝损伤的患者设为对照组。多因素 Logisitc 回归分析提示，女性（OR=0.661，95%CI 0.464~0.943，P=0.022）、合并心血管疾病（OR=2.017，95%CI 1.109~3.666，P=0.021）、异烟肼（OR=1.544，95%CI 1.235~1.929，P=0.000）、利福平（OR=1.391，95%CI 1.110~1.743，P=0.004）、对氨基水杨酸异烟肼（OR=2.461，95%CI 1.517~3.993，P=0.000）和左氧氟沙星（OR=1.695，95%CI 1.155~2.487，P=0.007）为 ATB-DILI 高危因素。ATB-DILI 发生率随着结核药剂量增大而增加。研究表明，女性、心血管疾病、服用异烟肼、利福平、对氨基水杨酸异烟肼或左氧氟沙星为 ATB-DILI 的危险因素。李新刚[4]回顾性分析了佳木斯市结核病防治院 2013 年 1 月至 2017 年 1 月收治的 1 033 例抗结核治疗患者的临床资料，其中 158 例患者发生 ATB-DILI，采用 Logistics 多因素回归分析法研究患者发生 ATB-DILI 的危险因素及治疗转归。结果发现，ATB-DILI 的发生率为 15.30%。年龄 >60 岁（β=2.086，95%CI 1.222~1.293，P=0.000）、肝病（β=1.837，95%CI 1.172~1.467，P=0.000）、酗酒（β=1.802，95%CI

1.188~1.992,P=0.000)、营养不良(β=1.565,95%CI 1.032~1.735,P=0.007)、痰菌阳性(β=1.133,95%CI 1.089~1.858,P=0.008)是发生 ATB-DILI 的危险因素。ATB-DILI 患者的治疗成功率为 94.94%(150/158),治疗失败率为 5.06%(8/158)。研究表明,高龄、肝病、酗酒、营养不良、痰菌阳性是 ATB-DILI 的危险因素,ATB-DILI 的预后较好。

有研究提出,患者的依从性不佳是 ATB-DILI 患者的重要特征。为了分析 ATB-DILI 患者的遵医行为及其影响因素,樊宏等[5]选取 2013 年 1 月至 2015 年 6 月在江苏省某三级传染病专科医院发生 ATB-DILI 的肺结核患者 350 例,采用问卷调查表收集其性别、年龄、婚姻状况、文化程度、医疗费用支付方式、耐多药情况及有无合并症等;通过查询患者取药记录,计算药物空白时间比例(CMG 值),判断患者遵医行为;ATB-DILI 患者遵医行为的影响因素分析采用非条件多因素 Logistic 回归法分析。发放调查表 350 份,有效回收调查表 318 份,回收率为 90.8%。结果发现,ATB-DILI 患者中男性占 72.6%(231/318),年龄为 30~59 岁者占58.5%(186/318),已婚者占 72.3%(230/318),文化程度高中以上者占 45.0%,耐多药者占 5.0%(16/318),无合并症者占 55.3%(176/318),遵医行为较差者占 58.5%(186/318)。非条件多因素 Logistic 回归分析提示,单身(OR=6.328,95%CI 3.598~13.374)、合并症(OR=44.801,95%CI 15.850~126.636)是肺结核伴药物性肝损伤患者遵医行为的影响因素(P<0.05)。研究表明,ATB-DILI 患者遵医行为较差,单身、合并症是影响 ATB-DILI 患者遵医行为的重要因素,需要加强对这部分患者的社会支持。

近年来终末期肾病(end-stage renal disease,ESRD)的患病率呈持续增长,我国 ESRD 以52.9% 的年增长率持续增加,透析人口年增长率现已超过 10%。ESRD 人群发生结核病风险为一般人群的 10.0~30.4 倍,结核病亦增加了 ESRD 患者的死亡率,ESRD 合并结核病患者的死亡率可高达 17%~75%。ESRD 患者发生活动性肺结核的危险因素有吸烟、高龄、非裔美国人和亚裔美国人、糖尿病、低体重指数、低白蛋白血症、贫血等,ESRD 患者治疗并发症和调节机体状态可能会降低结核病发生风险,必要时可给予预防性抗结核治疗[6]。

二、抗结核药物所致 DILI 的分子机制

从 DILI 的发病机制可知,药物代谢酶、药物转运体、抗氧化反应和免疫反应在 DILI 发生、发展过程中均起着重要作用,体内炎症 - 抗炎反应的失衡方向,决定肝细胞是发生损伤反应还是修复反应,参与这些代谢过程的相关基因的多态性与 DILI 易感性密切相关[1,7]。我国今年的研究见下:

李标等[8]研究了白细胞介素 10(interleukin 10,IL-10)启动子区的 –592 A/C(rs1800872)和 –819 C/T(rs1800871)位点基因多态性与 ATB-DILI 易感性关系。采用病例对照研究,对180 例 ATB-DILI 患者(病例组)及 180 例未发生 DILI 的患者(对照组),按性别进行频数匹配。对研究对象进行流行病学调查,留取外周血以聚合酶链式反应 - 限制性片段长度多态性技术鉴定两位点基因型。结果发现,研究对象两位点的基因型分布在 ATB-DILI 间差异均无统计学意义(P>0.05)。–592 A/C 位点的 C 等位基因在病例组的频率高于对照组,显性模型(CC+AC)出现 ATB-DILI 的危险是 AA 型的 1.62 倍,分布差异均有统计学意义(P<0.05)。–819 C/T 位点等位基因在两组中的分布差异无统计学意义(P=0.190),但 –592 A/C和 –819 C/T 两位点间存在连锁不平衡,单倍型 –819 C/–512 C(OR=1.37,95%CI 1.02~1.85)和 –819 C/–512 A(OR=0.49,95%CI 0.34~0.70)在病例组和对照组中的分布均有统计学差异

（$P<0.05$）。研究表明，IL-10 启动子区 −592 A/C 和 −819 C/T 位点的基因多态性可能与 ATB-DILI 易感性有关。

孟慧杰等[9]的研究探讨了肺结核患者在抗结核治疗过程中炎症细胞因子对 ATB-DILI 的预测作用。将初治肺结核患者随机分为护肝药干预组和空白对照组，用液相芯片技术检测抗结核治疗前、治疗 2 周后或发生 DILI 时的血清中炎症细胞因子 IL-4、IL-6、IL-8、IL-10、IL-1α、IL-1β、IFN-γ 及肿瘤坏死因子 -α（tumor necrosis factor-α，TNF-α）的变化。结果发现，护肝药干预组及空白对照组的 ATB-DILI 发生率分别为 14.77% 和 15.56%，且两组发生 DILI 时各种炎症细胞因子血清浓度差异无统计学意义（$P>0.05$）。在 DILI 组和非 DILI 组中，抗结核治疗后 IFN-γ 和 IL-6 的血清浓度均较治疗前明显下降，而 IL-10 较治疗前则明显升高，差异有统计学意义（$P<0.05$）；IL-4 仅在发生 DILI 时血清浓度下降并伴 TNF-α 的血清浓度升高，差异有统计学意义（$P<0.05$）；IL-8、IL-1α 和 IL-1β 在 DILI 组和非 DILI 组中治疗前后血清浓度均无明显变化（$P>0.05$）。研究表明，血清炎症细胞因子 IL-4 的降低伴 TNF-α 的升高对于 ATB-DILI 的发生具有预测意义。

为了探讨 ATB-DILI 患者血浆微小 RNA（micro RNA，miRNA）-4284 水平变化及其临床意义。吴秀欣等[10]在 200 例接受 6 个月短程化学方案抗结核治疗的初治肺结核患者中，采用高通量实时荧光定量 PCR 技术检测血浆 miRNA-4284 水平，绘制血浆 miRNA-4284 水平诊断 ATB-DILI 的 ROC 曲线，评估其诊断 ATB-DILI 的效能。结果发现，经过 6 个月抗结核治疗，70 例（35.0%）患者发生 ATB-DILI，其中肝细胞型 24 例，胆汁淤积型 20 例，混合型 26 例；ATB-DILI 组血浆 miRNA-4284 水平为（1.9 ± 1.6），显著高于非 ATB-DILI 组（0.9 ± 0.6），$P<0.05$；以血浆 miRNA-4284 水平 =1.15 为诊断 ATB-DILI 的最佳截断点，其曲线下面积为 0.71（95%CI 0.43~1.45），诊断 ATB-DILI 的敏感度为 70.0%，特异度为 69.9%，阳性预测值为 77.8%，阴性预测值为 67.4%，正确性为 68.0%；保肝治疗 3 个月后，70 例 ATB-DILI 患者血清肝功能指标恢复至正常水平，血浆 miRNA-4284 水平也降至（0.8 ± 0.5）。研究表明，ATB-DILI 患者血浆 miRNA-4284 水平显著升高，对 ATB-DILI 诊断和预后具有一定的临床指导意义。

为了分析 OATP1B1 和 CYP3A5*3 基因多态性与 ATB-DILI 的关系。廖彦等[11]采用病例对照研究设计，随机选取 160 例 ATB-DILI 患者为病例组，145 例无肝损伤的结核患者为对照组，采用聚合酶链反应限制性片段长度多态性（polymerase chain reaction-restriction fragment length polymorphism，PCR-RFLP）检测 OATP1B1-388A>G 位点及 CYP3A5*3-6986A>G 位点多态性；利用 SPSS 21.0 软件对基因型分布进行 χ^2 检验，并进行多因素 Logistics 回归分析。结果发现，两组性别、吸烟者比例差异无统计学意义（$P>0.05$）；饮酒者比例两组间比较差异有统计学意义（OATP1B1-388A>G，$\chi^2=6.900$，$P<0.01$；CYP3A5*3-6986A>G，$\chi^2=8.322$，$P<0.01$），与 DILI 有相关性；OATP1B1-388A>G 位点及 CYP3A5*3-6986A>G 位点的各基因型在两组中的分布差异均有统计学意义（$P<0.01$），其突变频率分别为 70.82% 和 70.16%。多因素 Logistics 回归分析调整饮酒因素后，OATP1B1-388A>G 位点及 CYP3A5*3-6986A>G 位点的突变型（AG、GG）仍为 ATB-DILI 的危险因素，但两者在 ATB-DILI 的过程中无交互作用。研究表明，OATP1B1-388A>G 位点及 CYP3A5*3-6986A>G 位点的多态性与 ATB-DILI 的发生具有相关性，其突变型可使 ATB-DILI 发生风险增加。

为了探讨 DNA 甲基化与 ATB-DILI 发病机制的关系,李玉红等[12]选取 2016 年 1 月至 2017 年 7 月间唐山市第四医院的肺结核初治患者 137 例,分为 ATB-DILI 组(n=65)、非 ATB-DILI 组(n=72)。提取其中 14 例(7 例 ATB-DILI,7 例非 ATB-DILI)患者全血标本的 DNA,利用 Illumina 850K 芯片技术检测病例组和对照组 DNA 的差异甲基化情况,筛选出差异较大的甲基化基因 DUSP22、HLA-C,在剩余的 65 例病例组和 58 例对照组中采用甲基化特异 PCR 方法验证甲基化水平,并采用荧光定量 PCR 检测 DUSP22、HLA-C 基因的 mRNA 水平。结果发现,检测的 853 307 个 CpG 位点中,病例组和对照组差异显著的位点共 1 012 个,其中高甲基化位点 254 个,低甲基化位点 758 个,主要位于基因体区。聚类分析结果显示,在细胞黏附、金属离子结合等过程中存在大量甲基化差异基因。病例组与对照组人类双特异性磷酸酶 DUSP22 基因、人类白细胞抗原 HLA-C 基因的甲基化率差异均有统计学意义(65.6% vs. 36.9%,37.9% vs. 58.5%,P<0.05),对照组中 DUSP22 mRNA 表达水平高于病例组,HLA-C mRNA 表达水平低于病例组。研究表明,外周血中 DUSP22、HLA-C 基因 DNA 甲基化与 ATB-DILI 的发生相关。

刘向等[13]探讨了汉族、维吾尔族 ATB-DILI 患者 IL-10 分泌量,比较两个民族之间存在的差异。选取新疆维吾尔自治区胸科医院、石河子大学医学院第一附属医院确诊的 ATB-DILI 患者,其中汉族组患者 100 例,维吾尔族组患者 135 例;采用双抗体夹心 ELISA 测定患者 IL-10 的分泌量,比较两个民族以及两个民族不同性别、不同肝损伤程度的患者血清 IL-10 的表达量。结果发现,维吾尔族组 ATB-DILI 患者 IL-10 分泌量[(56.30 ± 17.24) pg/ml]高于汉族组[(45.81 ± 11.04) pg/ml],差异有统计学意义(P<0.000 1)。汉族轻度、中度及重度肝损伤组患者血清 IL-10 水平分别为(44.73 ± 9.10) pg/ml、(47.39 ± 10.58) pg/ml、(49.52 ± 13.21) pg/ml;维吾尔族轻度、中度及重度肝损伤组患者血清 IL-10 水平分别为(52.30 ± 15.24) pg/ml、(56.84 ± 13.71) pg/ml、(58.62 ± 14.38) pg/ml。组间比较显示,在 IL-10 的分泌量方面,汉族、维吾尔族中重度肝损伤组患者均高于轻度肝损伤组患者(P 均 <0.05)。研究表明,ATB-DILI 患者 IL-10 分泌量随肝损伤程度的加重而升高,维吾尔族 ATB-DILI 患者 IL-10 分泌量高于汉族。张义军等[14]分析了新疆维吾尔自治区汉族、维吾尔族抗结核药物相关肝损伤患者临床特征与免疫特征,并比较了两个民族间的差异。研究纳入 ATB-DILI 患者 176 例,其中汉族 79 例、维吾尔族 97 例,记录临床资料,采集空腹肘静脉血,流式细胞术检测 CD3+、CD4+、CD8+T 细胞频率,ELISA 检测血清 TNF-α、IL-10。结果发现,在年龄、性别构成、身高、体重、体重指数、ALT、AST、γ-GGT、ALP、LDH、TBA、DILI 出现时间、DILI 严重程度、DILI 临床分型等方面,两个民族间无差异;维吾尔族患者血清 GLB、TNF-α、IL-10 水平及 CD8+T 细胞频率均明显高于汉族患者(P=0.00;P<0.001;P<0.001;P<0.001)。研究表明,维吾尔族患者细胞免疫应答强于汉族患者。

三、结核病合并 HBV 患者的治疗

中国为结核病和乙型肝炎高发国家,为了确定 HBV 合并感染是否增加了结核病患者发生 ATB-DILI 的风险,Lian 等[15]回顾性分析了 2013—2017 年间浙江大学医学院第一附属医院,所有 HBsAg 阳性至少持续 6 个月的结核病患者共计 90 例,并对其进行队列分析。结果发现,肝损害和肝功能衰竭的发生率分别为 51.11%(n=46)和 22.22%(n=20)。多因素分析提示,初始白蛋白 <35g/L(P=0.004,OR=6.162,95%CI 1.767~21.486)是肝衰竭的独立危险因

素;预防性抗病毒治疗($P<0.001$,OR=0.033,95%CI 0.007~0.154)是肝衰竭的独立保护因素。20 例肝衰竭患者均未接受预防性抗病毒治疗,其中 6 例死于肝衰竭。研究表明,预防性抗病毒治疗可降低结核病和 HBV 共感染患者肝衰竭的发生率。

为了评估抗病毒治疗是否降低乙肝合并肺结核患者 DILI 的风险,Lui 等[16]对在 2001 年 1 月至 2016 年 12 月我国香港某医院接受治疗的所有 TB-HBV 合并感染患者进行了回顾性队列研究。在结核病诊断时接受抗病毒治疗的患者被视为"接受抗病毒治疗的患者";在结核病诊断后 1 年内开始抗病毒治疗的患者被认为是"患者在结核病诊断后开始抗病毒治疗"。使用多变量 Cox 比例风险模型确定"接受抗病毒治疗的患者"在 1 年内因 DILI 住院的调整风险比,并调整倾向得分。结果发现,3 698 例 TB-HBV 合并感染患者中,488 例(13.2%)是"接受抗病毒治疗的患者";在其余的 3 210 名患者中,有 446 名(13.9%)在诊断为 TB 后开始进行抗病毒治疗。调整倾向得分后,"接受抗病毒治疗的患者"与未接受治疗的患者相比,因 DILI 住院的风险较低(调整后的危险比为 0.44,95%CI 为 0.26~0.72)。与"结核病确诊后开始抗病毒治疗的患者"相比,"抗病毒治疗的患者"因 DILI 住院的风险较低,与肝脏相关的死亡风险也较低。研究表明,在结核病诊断时对乙肝病毒进行抗病毒治疗,可降低 TB-HBV 合并感染患者的肝损伤风险。

四、肝功能异常结核病患者的治疗

应综合评估患者的结核病病情、肝损伤程度、相关危险因素及全身状况,在密切监测下,选择对肝脏损伤较小的抗结核治疗药物,积极保肝治疗[1,17,18]。

刘成林等[19]评价了异甘草酸镁治疗 ATB-DILI 的疗效和安全性。通过检索 PubMed、EMbase、Cochrane 图书馆、Medline、中国学术期刊全文数据库(CNKI)、中国生物医学文献数据库(CBM)、万方数据库和维普数据库,收集国内外关于异甘草酸镁治疗 ATB-DILI 的临床随机对照试验(randomized controlled trials,RCTs),评价纳入研究的质量并提取数据,使用 RevMan 5.3 软件进行 Meta 分析。共纳入 14 篇 RCTs,包括 1 202 名 ATB-DILI 患者。Meta 分析结果显示,异甘草酸镁在治疗 ATB-DILI 总有效率(RR=1.38,95%CI 1.24~1.54,$P<0.000\ 01$)、降低 ALT(MD=−25.98,95%CI −34.68~−17.29,$P<0.000\ 01$)、AST(MD=−20.21,95%CI −24.49~−15.93,$P<0.000\ 01$)、TB(MD=−9.92,95%CI −16.41~−3.43,$P=0.003$)、ALP(MD=−13.91,95%CI −26.03~−1.79,$P=0.02$)方面均优于对照组,差异有统计学意义;不良反应发生率低于对照组(RR=0.51,95%CI 0.27~0.96,$P=0.04$)。研究表明,异甘草酸镁治疗 ATB-DILI 临床疗效较好,可显著降低患者血清 ALT、AST、TB 和 ALP 水平,安全性较高。

覃红娟等[20]探讨 N-乙酰半胱氨酸(n-acetyl cysteine,NAC)预防 ATB-DILI 作用。该研究纳入肺结核患者 196 例,其中 2HRZE/4HR+NAC(A 组)及 2HRZE/4HR+双环醇(B 组)为观察组,2HRZE/4HR 为对照组(C 组),观察 8 周内肝损伤情况。结果发现,A 组肝损伤率为 17.19%,停药率为 45.5%,低于 C 组的 22.73%、53.3%($P=0.691$;$P=0.430$);B 组肝损伤率为 19.7%,低于 C 组的 22.73%($P=0.670$),B 组停药率为 76.9%,高于 C 组的 53.3%($P=0.778$);A 组患者肝损伤率及停药率低于 B 组($P=0.712$;$P=0.245$)。发生肝损伤时间:A 组多见于 4~8 周;B 组多见于 2 周内;C 组 3 个时间段内相同。各组转氨酶高值时间:A 组(27.67 ± 23.047)天,较 B 组(19.75 ± 16.080)天及 C 组(19.93 ± 14.969)天延迟。肝功能恢复时间:A 组(16.83 ± 9.998)天及 C 组(16.14 ± 6.982)天,较 B 组(22.10 ± 19.319)天短($P=0.469$;$P=0.478$)。研究表明,

NAC 预防性护肝作用与双环醇相似,可减少治疗中断率并延迟 DILI 发生时间,缩短肝功能恢复时间。

抗结核药物导致的肝肾功能损害是抗结核治疗过程中最常见的不良反应,应该引起临床医师的重视,正确且及时、有效地处理相关并发症,对结核病患者的预后发挥着至关重要的作用。

(顾瑾 唐神结)

参考文献

[1] 中华医学会结核病学分会 . 抗结核药物性肝损伤诊治指南 (2019 年版) [J]. 中华结核和呼吸杂志 , 2019, 42 (5) : 343-356.

[2] 张锦欣,陈娟娟,彭劼 . 抗结核药物性肝损伤研究进展[J]. 新发传染病电子杂志 , 2019 (3) : 173-175.

[3] 杨学敏,沈宝荣,刘鹏园,等 . 抗结核药致药物性肝损伤危险因素的 Logistic 回归分析[J]. 中国医院药学杂志 , 2019, 39 (1) : 72-76.

[4] 李新刚 . 抗结核药物治疗所致肝损伤患者的危险因素及其治疗转归观察[J]. 医学信息 , 2019, 32 (3) : 163-165.

[5] 樊宏,王桂华,李佳聪,等 . 肺结核伴药物性肝损伤患者遵医行为及其影响因素研究[J]. 实用心脑肺血管病杂志 , 2019, 27 (3) : 57-60.

[6] 谭祥兰,梅同华 . 终末期肾病合并结核病的流行现状及其危险因素研究进展[J]. 中国血液净化 , 2019, 18 (1) : 52-55.

[7] 杨松,郭建琼,严晓峰 . 抗结核药物性肝损伤发生机制的研究进展[J]. 中华结核和呼吸杂志 , 2019, 42 (5) : 378-381.

[8] 李标,孔化文,李玉红,等 . IL-10 启动子区基因多态性与抗结核药物性肝损伤关系[J]. 中华疾病控制杂志 , 2019, 23 (1) : 56-59.

[9] 孟慧杰,杨雪迎,覃红娟,等 . 炎症细胞因子对抗结核性药物肝损伤的预测作用[J]. 实用医学杂志 , 2019, 35 (2) : 80-83.

[10] 吴秀欣,张惠勇,张凯 . 抗结核药物所致肝损伤患者血浆 miRNA-4284 水平及其临床意义探讨[J]. 实用肝脏病杂志 , 2019 (2) : 212-215.

[11] 廖彦,林翀,林明冠,等 . OATP1B1 和 CYP3A5*3 基因多态性与抗结核药物性肝损伤的相关性分析[J]. 中国病原生物学杂志 , 2019, 14 (1) : 112-115.

[12] 李玉红,焦连丽,郝明媛,等 . 抗结核药物性肝损伤患者外周血基因组 DNA 甲基化差异的筛查和验证[J]. 第三军医大学学报 , 2019, 41 (4) : 85-91.

[13] 刘向,杨丽,郑甜,等 . 新疆维吾尔族、汉族抗结核药物性肝损伤患者 IL-10 分泌水平的研究[J]. 中国感染控制杂志 , 2019, 18 (1) : 43-47.

[14] 张义军,朱庆峰,宁静,等 . 汉族、维吾尔族抗结核药物相关肝损伤患者临床及免疫特征分析[J]. 中国医院药学杂志 , 2019, 39 (6) : 66-70.

[15] LIAN J, HU P, LU Y, et al. Prophylactic antiviral treatment reduces the incidence of liver failure among patients coinfected with Mycobacterium tuberculosis and hepatitis B virus [J]. Virus Res, 2019, 270: 197664.

[16] LUI GRACE C Y, WONG NGAI-SZE, WONG RITY Y K, et al. Antiviral therapy for hepatitis B prevents liver injury in patients with tuberculosis and hepatitis B co-infection [J]. Clin Infect Dis, 2020, 70 (4) : 660-666.

[17] 谭守勇 . 应重视抗结核药物性肝损伤的防治[J]. 中华结核和呼吸杂志 , 2019, 42 (5) : 326-329.

[18] 唐神结,李亮 . 加强我国抗结核药物性肝损伤的研究刻不容缓[J]. 中华结核和呼吸杂

志, 2019, 42 (5) : 323-325.

[19] 刘成林, 万远太. 异甘草酸镁治疗抗结核药致肝损害疗效和安全性的 Meta- 分析[J]. 药物评价研究, 2019, 42 (3) : 190-195.

[20] 覃红娟, 谭守勇, 邝浩斌, 等. 抗氧化剂预防抗结核药物致肝损伤的随机开放研究[J]. 实用医学杂志, 2019, 35 (12) : 1867-1870.

第六节　结核病合并糖尿病的治疗

【摘要】近年来,糖尿病患者的不断增长对全球结核病的控制造成了威胁,糖尿病患者代谢紊乱、营养不良、免疫功能损害是易并发肺结核的主要原因,合并糖尿病的肺结核患者症状严重,病情进展迅速,治疗效果欠佳,因而有必要在糖尿病和肺结核患者之间进行双向筛选,重视合并糖尿病肺结核患者的早期发现、早期诊断和规范治疗将有助于降低肺结核的发病率,对全球结核病的控制做出重要贡献。

【关键词】肺结核;糖尿病;筛查;治疗

Lin 等[1]报告探讨了肺结核高发区的糖尿病患者潜在结核病感染风险的影响,来自结核病高发地区的 DM 患者,LTBI 风险增加了 1.59 倍。这一发现表明,重视合并糖尿病肺结核患者的早期发现、早期诊断和规范治疗迫在眉睫。国内 2019 年肺结核合并糖尿病相关研究较多,在肺结核合并糖尿病的诊断以及治疗方面取得了一定的进展。

一、结核病合并糖尿病的筛查

PTB 合并 DM 相对于单纯 PTB,病情进展更为迅速,且病变范围广泛,干酪样病灶较多,临床治疗起来更为困难,患者预后也更差,复发率与病死率均明显高于单纯 PTB 患者。由于我国 DM 患者逐年增多,且结核病疫情仍旧居高不下,因此加强对此类合并症的筛查、早期给予有效的治疗措施有助于改善患者预后。但因这类合并症并无典型规律可循,多数首发 DM 的患者并无典型的 PTB 症状表现,病情隐匿,因而易导致 PTB 漏诊,造成治疗时机贻误,从而不利于患者预后。国内专家在 2019 年对 PTB 合并 DM 的早诊做出了巨大的贡献,探索了结核感染 T 细胞斑点试验、影像学诊断以及细胞因子对 TB 合并 DM 的早诊意义。

1. 结核感染 T 细胞斑点试验　宋韬等[2]研究了 T 细胞斑点试验(T-SPOT.TB)在肺结核(pulmonary tuberculosis,PTB)合并糖尿病(diabetes mellitus,DM)患者中的诊断价值。选取 2017 年 2 月至 2018 年 12 月河北省胸科医院结核内科收治的 106 例 DM 并发可疑 PTB 患者,其中确诊为 PTB 合并 DM 患者 62 例,设为观察组;单纯 DM 患者 44 例,设为对照组。对所有受试者进行 T-SPOT.TB、PPD 试验及痰抗酸杆菌(acid-fast bacillus,AFB)涂片检测,同时对比不同血糖控制情况下 T-SPOT.TB 检测诊断 PTB 合并 DM 的结果。结果显示,痰涂片 AFB 诊断 PTB 合并 DM 的灵敏度、特异度、阳性预测值、阴性预测值及诊断准确度分别为 27.42%(17/62)、95.45%(42/44)、89.47%(17/19)、48.28%(42/87)、55.66%(59/106),而 PPD 试验的诊断结果依次为 56.45%(35/62)、84.09%(37/44)、83.33%(35/42)、57.81%(37/64)、67.92%(72/106),T-SPOT.TB 诊断结果则分别为 95.16%(59/62)、93.18%(41/44)、95.16%(59/62)、93.18%(41/44)、94.34%(100/106)。其中 T-SPOT.TB 诊断的灵敏度、阴性预测值及准确度均显著高于痰涂片 AFB 和 PPD 试验($P<0.05$)。血糖控制良好与控制不良者 T-SPOT.TB

检测诊断的灵敏度、特异度、阳性预测值、阴性预测值和准确度相比,差异均无统计学意义($P>0.05$)。作者认为,T-SPOT.TB 检测在 PTB 合并 DM 的临床诊断上具有更高的灵敏度和临床应用价值。

2. 影像学征象 陈丽君等[3]分析探讨了 CT 诊断糖尿病合并肺结核患者的影像学特征及血糖指标水平情况。将邵武市立医院于 2018 年 1 月至 2019 年 1 月收治的糖尿病合并肺结核患者 72 例作为研究的对象(观察组),取同期单纯肺结核患者 72 例作为研究的对照组对象,两组均采取 CT 诊断方法,进一步比较两组诊断结果。结果显示:①经 CT 诊断及血糖相关指标水平检验,观察组在空腹血糖、餐后 2 小时血糖、血清 C 肽及糖化血红蛋白 4 项血糖指标水平方面,观察组均明显高于对照组,两组数据差异有统计学意义($P<0.05$);②经 CT 诊断结果显示,观察组影像学特征严重程度明显高于对照组,两组数据差异有统计学意义($P<0.05$)。作者认为,CT 诊断糖尿病合并肺结核的患者,与单纯肺结核患者比较病情更为严重,且各项血糖指标水平普遍偏高;因此,需积极诊疗,促进患者生活质量的改善。

此外,王中林等[4]研究分析了糖尿病合并肺结核患者多层螺旋 CT(multi-slice spiral CT,MSCT)检查的图像。选取 76 例糖尿病合并肺结核患者为研究组,另选同期单纯肺结核患者 82 例为参照组。两组均行 MSCT 检查,并比较其检查诊断结果。结果显示,研究组斑片状融合大片状高密影、多发空洞、单发空洞及支气管播散灶的发生率均高于参照组($P<0.05$)。研究组病灶位于所有肺叶、双肺、淋巴结肿大的发生率均高于参照组($P<0.05$)。研究表明,应用 MSCT 检查可明确糖尿病合并肺结核患者疾病类型、肺叶病变位置与范围,为临床判断病情程度、实施对症治疗提供循证支持。

王贤胜等[5]探讨了胸部 CT 影像学检查对老年糖尿病合并肺结核患者的临床诊断价值。回顾性分析 2016 年 1 月至 2018 年 12 月在上饶市第二人民医院就诊的 60 例老年糖尿病合并肺结核患者的影像学资料,所有入选者均已接受胸部 CT 与 X 线检查,比较不同检查方法的影像学特征。结果显示,胸部 X 线检查对空洞、小结节及树芽征、大片状实变影的检出率分别为 55.00%、30.00%、71.67%,胸部 CT 检查的检出率分别为 63.33%、56.67%、83.33%,不同检查方式对空洞、大片状实变影的检出率对比,差异均无统计学意义($P>0.05$);胸部 CT 检查对小结节及树芽征的检出率明显高于胸部 X 线检查,差异有统计学意义($P<0.05$);胸部 X 线片与 CT 检查结果显示,FPG 为 7~11mmol/L 的患者空洞、小结节及树芽征、大片状实变影占比均低于 FPG>11mmol/L 者,差异均有统计学意义($P<0.05$)。作者认为,胸部 CT 影像学特征可为临床诊断老年糖尿病合并肺结核患者提供有效依据,利于临床及时采取有效治疗措施。

3. 细胞因子 张砚等[6]观察了糖尿病合并肺结核患者血清 $25(OH)D_3$ 水平与临床特点。选择 2016 年 1 月至 2017 年 12 月期间住院确诊的初治糖尿病合并肺结核患者为观察组,初治肺结核患者作为对照组,每组各 80 例,检测两组的痰结核菌涂片、血清 $25(OH)D_3$、HbA_1c、空腹血糖、空腹胰岛素水平,观察肺 CT 病灶特点。结果显示,组间比较性别构成和年龄,差异无统计学意义。观察组痰结核菌涂片阳性率、HbA_1c、病变程度均高于对照组,差异有统计学意义($P<0.05$);观察组 $25(OH)D_3$ 均低于对照组,差异有统计学意义($P<0.05$);观察组内高血糖组涂阳率高于血糖控制理想组,差异有统计学意义($P<0.05$)。Pearson 相关性分析结果显示,$25(OH)D_3$ 与病灶严重程度、HbA_1c、空腹胰岛素水平呈负相关($P<0.05$)。作者认为,低浓度维生素 D 的糖尿病患者血糖控制不理想,易患肺结核,且表现痰菌阳性率高,

肺部病变重,多易形成空洞。

赵昕等[7]探讨了非糖尿病结核病和糖尿病并发结核病患者血清骨转换标志物和维生素 D 水平的关系。连续纳入结核病患者 178 例(男性 103 例、女性 75 例),其中非糖尿病结核病患者 95 例(结核病患者),糖尿病并发结核病患者 83 例,并纳入查体正常的对照组 80 例。分别检测血清 25 羟维生素 D(25-hydroxy vitamin D,25OHD),以及骨转换标志物Ⅰ型胶原 C 端肽 β 降解产物(β-C-terminal telopeptide of typeⅠcollagen,β-CTX)、N-MID 骨钙素(N-mid osteocalcin,OCN)和总Ⅰ型前胶原氨基端肽(total N-terminal propeptide of type Ⅰ precollagen,tP1NP)的水平,并进行比较。结果显示,结核病患者和糖尿病并发结核病患者的血清 25OHD 水平与对照组比较,差异均有统计学意义(P<0.001),糖尿病并发结核患者 25OHD 最低,糖尿病并发结核病患者与结核病患者间血清 25OHD 水平差异有统计学意义(P<0.05)。将维生素 D 水平按严重缺乏、缺乏、不足和充足划分,糖尿病并发结核病组 25OHD 严重缺乏和缺乏的比例最高,为 81.9%,结核病组为 61.1%,对照组为 41.3%。结核病患者、糖尿病并发结核病患者和对照组 tP1NP 和 β-CTX 骨转换标志物比较,差异有统计学意义(P<0.001);OCN 骨转换标志物差异有统计学意义(P<0.05)。作者认为,结核病患者和糖尿病并发结核病患者维生素 D 水平均显著低于对照组,应引起临床医生的注意。结核病患者和糖尿病并发结核病患者的骨吸收标志物 β-CTX 和骨形成标志物 tP1NP、OCN 均高于对照组,可能与维生素 D 水平和代谢障碍有关。

二、结核病合并糖尿病的治疗

临床十分关注糖尿病并发肺结核问题,且肺结核患者中糖尿病所占比重越来越高。糖尿病代谢紊乱加速肺结核病情的发展,肺结核又可加重糖尿病代谢紊乱症状。糖尿病合并肺结核受到多种因素的影响,糖尿病患者自身机体抵抗力较差,若未得到及时、有效的治疗干预,不仅会相互促进病情加重,且会严重影响患者的日常生活质量,成为结核病防治研究机构的重要工作内容。我国学者就强化血糖治疗、抗结核治疗、免疫治疗、负压吸引治疗、介入治疗、个体营养化支持治疗及心理治疗方面均提出了自己独到的见解。

(一)强化血糖控制治疗

抗结核疗效与血糖水平相关,通过控制血糖能够促进患者的康复。杨华等[8]研究阿卡波糖联合胰岛素治疗肺结核合并 2 型糖尿病的临床效果,选取 2016 年 1 月至 2018 年 1 月收治的 100 例肺结核合并 2 型糖尿病患者作为研究对象,根据随机数字表法将患者分为观察组和对照组各 50 例。两组患者均采用短程化疗方案 2HRZE/4HR 进行抗结核治疗,对照组患者使用甘精胰岛素治疗,观察组患者在对照组患者治疗的基础上口服阿卡波糖片,观察并记录两组患者的痰菌检测转阴时间、空腹和餐后 2 小时血糖以及糖化血红蛋白水平,比较两组患者的治疗有效率。结果显示,观察组患者痰菌检测转阴时间、空腹血糖、餐后 2 小时血糖以及糖化血红蛋白水平明显低于对照组,差异均具有统计学意义(P<0.05);观察组治疗有效率(92.0%)明显高于对照组治疗有效率(70.0%),差异具有统计学意义(P<0.05)。作者认为,在相同抗结核化疗方案的基础上,联合应用阿卡波糖和胰岛素在治疗肺结核合并 2 型糖尿病的效果显著,有较高的临床应用价值。

另外,二甲双胍是治疗 2 型糖尿病的一线药物,其在治疗结核病方面也具有较大的潜力。Yu 等[9]报告系统评价了二甲双胍对糖尿病患者结核病风险、潜伏结核感染(latent tuberculosis infection，LTBI）风险和结核病治疗效果的影响。检索数据库至 2019 年 3 月，将观察性研究报告二甲双胍的作用对结核病风险和治疗结果的处方纳入系统性分析。结果显示，该系统回顾包括来自 12 项观察性研究的 6 980 例。荟萃分析表明，二甲双胍可降低糖尿病患者患结核病的风险（OR=0.38，95% CI 0.21~0.66）。二甲双胍与 LTBI 的低风险无关（OR=0.73，95% CI 0.30~1.79）。在抗结核治疗期间服用二甲双胍与低结核死亡率显著相关（OR=0.47，95% CI 0.27~0.83），与 2 个月时痰培养阴转率较高具有相关性（OR=2.72，95% CI 1.11~6.69），但与结核病的复发没有统计学意义（OR=0.55，95% CI 0.04~8.25）。作者认为，根据目前的观察证据，二甲双胍处方可显著降低糖尿病患者患结核病的风险。

（二）抗结核治疗

李新刚等[10]探讨了母牛分枝杆菌辅助治疗肺结核合并糖尿病疗效，以及对患者糖化血红蛋白与 T 淋巴细胞亚群的影响。收集黑龙江省佳木斯市肿瘤结核医院 2016 年 3 月至 2018 年 4 月收治的 102 例肺结核合并糖尿病患者作为观察对象，按随机数字表法分为观察组与对照组，各 51 例。对照组采取常规抗结核方案联合胰岛素治疗，观察组则增加母牛分枝杆菌辅助治疗，比较两组痰菌阴转率、病灶转归及空洞转归情况，检测两组治疗前后糖化血红蛋白与 T 淋巴细胞亚群变化。结果显示，观察组痰菌阴转率、病灶吸收率及空洞闭合率均明显高于对照组（$P<0.05$）；治疗后，观察组 HbA1c 水平明显低于对照组（$P<0.05$）；治疗后，观察组 $CD4^+$、$CD4^+/CD8^+$ 水平明显高于对照组，$CD8^+$ 水平明显低于对照组（$P<0.05$）；两组不良反应总发生率比较，差异无统计学意义（$P>0.05$）。作者认为，采用母牛分枝杆菌辅助治疗能够有效下调肺结核合并糖尿病患者血糖水平，调节 T 淋巴细胞亚群，改善机体免疫功能。

董安军等[11]探讨用早期规律抗结核疗法对老年糖尿病合并肺结核患者进行治疗的临床效果。选择 2016 年 1 月至 2017 年 10 月期间江苏省射阳县疾病预防控制中心收治的 94 例老年糖尿病合并肺结核患者作为研究对象，将这 94 例患者分为参考组和观察组。两组患者均采用常规抗结核疗法进行治疗，在此基础上，观察组患者采用早期规律抗结核疗法进行治疗。然后，比较两组患者治疗前后其血糖的水平、治疗后痰菌的转阴率、病灶的缩小率及治疗的总有效率。结果显示，治疗后，与参考组患者相比，观察组患者血糖的水平更低，其痰菌的转阴率、病灶的缩小率、治疗的总有效率均更高（$P<0.05$）。研究表明，早期规律抗结核疗法对老年糖尿病合并肺结核患者进行治疗的临床效果较好。

（三）免疫治疗

胸腺肽 α1 具有双向调节免疫系统作用，逐渐应用于肺结核合并糖尿病治疗中，且取得良好的效果。张亚平等[12]探讨了肺结核合并糖尿病采用胸腺肽 α1 联合抗结核方案治疗的疗效。选取 2016 年 3 月至 2018 年 1 月收治的肺结核合并糖尿病患者 106 例，按单盲法分为两组，各 53 例。对照组采用 3HRZE/6HRE 方案抗结核治疗，在此基础上，试验组加用胸腺肽 α1 治疗。连续治疗 2 个月后，比较两组临床疗效、痰菌转阴率、外周血 T 淋巴细胞亚群。结果显示，治疗后，试验组总有效率（94.34% *vs.* 81.13%）、痰菌转阴率（92.45% *vs.* 77.36%）较对照组高，差异具有统计学意义（χ^2=4.296、4.711，P=0.038、0.030）；治疗后，试验组 $CD4^+$〔（40.19% ± 6.84%）*vs.*（35.26% ± 7.15%）〕、$CD4^+/CD8^+$〔（1.32 ± 0.29）*vs.*（1.19 ± 0.24）〕水平高于对照组，$CD8^+$〔（24.85% ± 3.65%）*vs.*（28.65% ± 4.02%）〕水平低于对照组，差异具有统计学意义（t =3.627、2.514、5.095，P =0.000、0.012、0.000）。作者认为，肺结核合并糖尿病采用胸腺

肽 α1 联合抗结核方案治疗可提高痰菌转阴率、临床疗效,增强患者的机体免疫功能。

(四)营养支持治疗

机体免疫功能与蛋白质及能量的摄入情况具有直接关系。蛋白质、能量、糖类及脂肪摄入过少会造成机体出现营养不良,导致机体免疫功能受损,提高机体对结核病的易感性和发病率[13]。冯喜荣等[14]研究基于蛋白饮食干预对 2 型糖尿病合并肺结核患者营养状况的改善。选取 2017 年 1 月至 2017 年 6 月收治的行常规干预的 2 型糖尿病合并肺结核患者 150 例作为对照组,另选取 2017 年 7 月至 2017 年 12 月收治的同类 150 例患者作为观察组。比较两组干预前后血脂、血糖、营养状况及免疫力。结果显示,观察组干预后糖化血红蛋白(HbA1c)、餐后 2 小时血糖(2hPBG)、空腹血糖(FPG)、总胆固醇(TC)、三酰甘油(TG)及低密度脂蛋白胆固醇(LDL)水平均低于对照组,高密度脂蛋白胆固醇(HDL)水平高于对照组,差异均有统计学意义($P<0.05$);观察组干预后总蛋白(TP)、前白蛋白(PA)及白蛋白(ALB)水平均高于对照组($P<0.05$);观察组干预后 Hb 及 TLC 水平均高于对照组,差异有统计学意义($P<0.05$)。作者认为,对 2 型糖尿病合并肺结核患者行蛋白饮食干预,制定个体化营养支持治疗方案,可有效改善血脂、血糖及营养状况,提高免疫力,值得大力推广。

(五)介入治疗

结核合并糖尿病治疗时,需要采用有效的护理措施缓解患者因疾病产生的负面情绪,最大限度提高患者的积极性,便于起到良好的治疗效果。丁秀文等[15]探讨了肺结核合并糖尿病大咯血患者行支气管动脉栓塞介入治疗的临床疗效与安全性。选取 2017 年 11 月至 2018 年 11 月期间收治的 60 例肺结核合并糖尿病大咯血患者,按照随机表法分为两组,治疗组与对照组患者各 30 例。对照组采用常规治疗,治疗组采用支气管动脉栓塞介入治疗,比较两组患者临床疗效。结果显示,经治疗后,治疗组患者咯血量明显低于对照组,且不良反应低于对照组,差异具有统计学意义($P<0.05$)。作者认为,这些发现为肺结核合并糖尿病大咯血患者行支气管动脉栓塞介入治疗提供了很好的思路。

(六)心理治疗

周灿华等[16]观察研究了积极心理学对 2 型糖尿病合并肺结核患者护理的应用效果。将 2017 年 9 月至 2018 年 9 月收治的 100 例 2 型糖尿病合并肺结核患者,随机分成两组,每组各 50 例。对照组实施常规护理模式;观察组实施积极心理学护理下的心理干预模式,比较两组护理效果。结果显示,观察组焦虑自评量表(SAS)、抑郁状态量表(SDS)评分均明显低于对照组,差异有统计学意义($P<0.05$);观察组患者护理满意率高于对照组,差异有统计学意义($P<0.05$)。积极心理学对 2 型糖尿病合并肺结核患者的护理效果显著,患者负面情绪得到有效控制,推广价值高。

糖尿病对结核病的影响是全方位的,加强对此类合并症的筛查、早期给予有效的治疗措施有助于改善患者预后。国内专家在 2019 年对 PTB 合并 DM 的早诊做出了巨大的贡献,探索了结核感染 T 细胞斑点试验、影像学诊断以及细胞因子对 TB 合并 DM 的早诊意义;并就强化血糖治疗、抗结核治疗、免疫治疗、负压吸引治疗、介入治疗、个体营养化支持治疗及心理治疗方面均提出了自己独到的见解,有利于提高 TB-DM 的治疗效果。

(唐佩军 于佳佳 唐神结)

参考文献

［1］ LIN C H, KUO S C, HSIEH M C, et al. Effect of diabetes mellitus on risk of latent TB infection in a high TB incidence area: a community-based study in Taiwan［J］. BMJ Open, 2019, 9 (10): e029948.

［2］ 宋韬, 李莉娟, 付洪义, 等. 结核感染 T 细胞斑点试验在肺结核合并糖尿病患者中的诊断价值［J］. 中国热带医学, 2019, 19 (11): 1077-1080.

［3］ 陈丽君. CT 诊断糖尿病合并肺结核患者的影像学特征分析［J］. 糖尿病新世界, 2019, 22 (17): 34-35.

［4］ 王中林. 76 例糖尿病合并肺结核患者多层螺旋 CT 检查的图像分析［J］. 临床医学研究与实践, 2019, 4 (26): 13-14.

［5］ 王贤胜, 吴涛, 艾腾峰. 胸部 CT 影像学特征在老年糖尿病合并肺结核中的诊断价值［J］. 中国医学创新, 2019, 16 (30): 51-54.

［6］ 张砚, 谢松松, 朱凌云, 等. 糖尿病合并肺结核患者血清 25 (OH) D3 水平与临床特点分析［J］. 当代医学, 2019, 25 (17): 69-71.

［7］ 赵昕, 袁艳莉, 白云龙, 等. 非糖尿病结核病患者和糖尿病并发结核病患者血清骨转换标志物和维生素 D 水平比较［J］. 中华骨质疏松和骨矿盐疾病杂志, 2019, 12 (1): 44-49.

［8］ 杨华, 马燕. 阿卡波糖联合胰岛素治疗肺结核合并 2 型糖尿病的临床效果［J］. 中外女性健康研究, 2019 (19): 65-103.

［9］ YU X, LI L, XIA L, et al. Impact of metformin on the risk and treatment outcomes of tuberculosis in diabetics: a systematic review［J］. BMC Infect Dis, 2019, 19 (1): 859.

［10］ 李新刚. 母牛分枝杆菌辅助治疗肺结核合并糖尿病疗效及对患者糖化血红蛋白与 T 淋巴细胞亚群的影响［J］. 中国现代医生, 2019, 57 (6): 4-7.

［11］ 董安军. 用早期规则抗结核疗法对老年糖尿病合并肺结核患者进行治疗的效果研讨［J］. 当代医药论丛, 2018, 16 (23): 140-141.

［12］ 张亚平. 胸腺肽 α1 联合抗结核方案治疗肺结核合并糖尿病临床效果及对外周血 T 淋巴细胞亚群的影响［J］. 中国医学工程, 2019, 27 (10): 99-101.

［13］ 李聚彩. 个体化营养支持在腰椎结核合并 II 型糖尿病手术后患者的应用效果评价［D］. 石家庄: 河北医科大学, 2019.

［14］ 冯喜荣, 阿斯颜木·阿布拉, 彭巧君, 等. 蛋白饮食干预对 2 型糖尿病合并肺结核患者营养状况的改善分析［J］. 河北医药, 2019, 41 (20): 3195-3197, 3200.

［15］ 丁秀文, 黄妍, 张雅丽. 支气管动脉栓塞介入治疗肺结核合并糖尿病大咯血的疗效与安全性分析［J］. 临床医药文献电子杂志, 2019, 6 (50): 26.

［16］ 周灿华. 应用积极心理学对 2 型糖尿病合并肺结核患者护理的观察［J］. 中国社区医师, 2019, 35 (20): 156, 159.

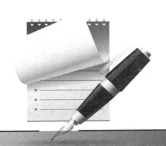

结核病

国际部分

上 篇　结核病控制

第一章　结核病的流行

【摘要】结核病是由结核分枝杆菌感染,主要经呼吸道传播引起的全身慢性传染病。结核病仍然是危害人类健康的传染病,结核病可以发生于所有国家和所有年龄组的人群。据 WHO 估计,2018 年全球新发结核病患者约 1 000 万人,发病率为 130/10 万,各国的结核病负担差异较大。2019 年,波兰学者对波兰 2017 年的结核病流行情况进行了分析汇总,有学者应用空间分析和 Joinpoint 回归分析方法对本地区的结核病空间和时间变化趋势特征进行了分析,并提出了适合于本地区的结核病控制措施。肺外结核病和儿童结核病的流行特征受到关注。多位学者应用 Meta 分析、队列研究和病例对照研究等方法,对结核病、耐药结核病、结核死亡的影响因素进行了分析研究。结核病合并相关疾病如糖尿病、艾滋病也受到多位学者的关注。

【关键词】结核;流行病学;发病率;影响因素;监测

结核病流行病学研究结核病在人群中的分布状况及影响因素,这样才能针对性地提出防控措施。以下从全球结核病流行状况、儿童结核病流行状况、结核病相关影响因素、结核病的负担、结核病合并相关疾病、结核病监测系统的评估等方面对 2019 年全球结核病流行病学研究领域的一些新进展进行介绍。

一、全球结核病流行状况

2019 年 10 月 17 日世界卫生组织(World Health Organization,WHO)发布了《2019 年全球结核病报告》[1],汇总了 2018 年全球结核病的流行状况。据估计,2018 年全球新发结核病约 1 000 万人,发病率为 130/10 万,各国的结核病负担差异较大,发病率从小于 5/10 万到大于 500/10 万不等。结核病的发生不分年龄、性别,2018 年成年男性(年龄 ≥ 15 岁)患者占所有结核病病例的 57%,女性和儿童(年龄 <15 岁)分别占 32% 和 11%。在所有结核病患者中,8.6% 为人类免疫缺陷病毒(艾滋病病毒携)带者。30 个结核病高负担国家的新发患者数占全球的 87%,其中印度(27%)、中国(9%)、印度尼西亚(8%)、菲律宾(6%)、巴基斯坦(6%)、尼日利亚(4%)、孟加拉国(4%)和南非(3%)八国的新发患者约占全球的 2/3。2018 年全球估算新发利福平耐药结核病患者约为 50 万人,印度(27%)、中国(14%)和俄罗斯(9%)是全球耐药结核病负担最大的三个国家。2018 年,HIV 阴性患者因结核病死亡例数为 120 万例,HIV

阳性患者因结核病死亡例数为 25.1 万例。

Korzeniewska[2]报告了波兰 2017 年的结核病流行状况。2017 年波兰新发 5 787 例结核病患者,发病率为 15.1/10 万,但各地区之间的差异较大,从 8.9/10 万到 21.9/10 万。2013—2017 年间结核病发病率年均下降 4.2%。5 787 例结核中 5 127 例(13.3/10 万)是从未接受治疗过的新发结核病患者,660 例是(1.7/10 万)复治结核病患者。2017 年,波兰共发生 5 531 例肺结核(14.4/10 万),肺结核占所有结核病例的 95.6%,肺外结核 256 例。2017 年波兰报告了 68 例儿童结核病,占结核病例总数的 1.2%。结核病的发病率随年龄的增长而增大,从儿童的 1.2/10 万到 45~64 岁的 25.6/10 万。65 岁及以上年龄组的发病率为 22.6/10 万。男性的发病率为 22.2/10 万,是女性发病率(8.4/10 万)的 2.4 倍。男、女两组人群中结核病发病率的最大差异发生在 45~49 岁的人群(36.1/10 万 *vs.* 8.1/10 万),以及 55~59 岁的人群(45.2/10 万 *vs.* 10.7/10 万)。城镇人群结核病发病率高于农村,分别为 15.6/10 万和 14.2/10 万。2017 年培养阳性结核病病例为 4 179 例。肺结核患者有细菌学确认结果的有 4057 例。经培养确诊的病例占所有结核病例的 72.2%;经培养确认的肺结核占所有肺结核病例的 73.4%。2017 年,痰涂片阳性肺结核病例 2 472 例(6.4/10 万),占全部肺结核病例的 44.7%,占培养确诊肺结核病例的 60.9%。2017 年波兰报告的结核病中有耐多药结核 44 例(其中 12 例为外国人);仅对异烟肼耐药的有 85 例。2017 年波兰的结核病患者中有 108 例是外籍的。2016 年波兰有 543 例结核病死亡病例(1.4/10 万);526 人死于肺结核,17 人死于肺外结核。男性结核病患者的死亡率(2.2/10 万)是女性患者死亡率(0.6/10 万)的 3.7 倍。65 岁及以上的结核病患者死亡占所有结核死亡的 37.9%,死亡率为 3.3/10 万。儿童结核病患者死亡 1 例,青少年没有结核死亡病例。2016 年,结核病死亡病例占波兰总死亡病例的 0.14%,占传染病死亡病例的 28.1%。作者得出结论,2017 年波兰结核病发病率低于 2016 年,但仍高于欧盟平均水平。老年人结核病发病率最高。男性结核病发病率是女性的 2 倍多。外来移民对波兰结核病的影响并不大。波兰儿童结核病、耐多药结核病和结核病合并 HIV 的发病率低于欧盟平均水平。

包括加纳在内的许多非洲国家,对肺外结核(extrapulmonary tuberculosis,EPTB)患者的信息了解有限。Ohene 等[3]应用回顾性分析方法,从加纳阿克拉不同类型的医疗卫生机构中收集 2010 年 6 月至 2013 年 12 月肺外结核和肺结核患者的人口统计学资料和临床信息,描述肺外结核与肺结核的流行状况,并研究肺外结核患者死亡的危险因素。结果显示,在 3 342 例 ≥ 15 岁的新发结核病患者中,728 例(21.8%)患有肺外结核,男、女患肺外结核的比例为 1.17∶1。646 名(88.7%)肺外结核患者记录了结核感染的部位,其中播散性结核占 32.8%,结核性胸膜炎占 21%,脊柱结核占 13%,中枢神经系统(central nervous system,CNS)结核占 11%。肺外结核治疗成功率为 70.1%,肺结核治疗成功率为 84.2%,治疗成功率差异有统计学意义($P<0.001$)。经 Logistic 回归分析,HIV 阳性(aOR=3.19,95% CI 2.69~3.79)、女性(aOR=1.59,95% CI 1.35~1.88)与肺外结核显著相关。年龄较大、HIV 阳性(aOR=3.15,95% CI 1.20~8.25)、中枢神经系统结核(aOR=3.88,95%CI 1.14~13.23)与肺外结核患者死亡率相关。虽然更多的肺外结核患者在三级医院确诊,但医疗卫生机构类型与肺外结核死亡率无关。作者得出结论,与肺结核患者相比,阿克拉的肺外结核患者的治疗效果更差。肺外结核患者的死亡与艾滋病病毒感染、老年和中枢神经系统结核相关。艾滋病病毒阳性和女

性与肺外结核显著相关。对这些因素的认识可能有助于早期发现病例和更好地治疗这些患者。

结核病是一个世界性的公共卫生问题,确定其随时间变化的趋势是决策者评估结核病控制规划的一个有效工具。Ben 等[4]回顾性的收集 1995—2016 年突尼斯南部结核控制中心新登记的结核病例信息,应用 Joinpoint 回归分析结核病的时间变化趋势和年度变化百分比(annual percent change,APC),并估计到 2030 年结核病流行的未来趋势。结果显示,在 1995—2016 年,突尼斯南部总共报告了 2 771 例结核病例。结核病年发病率为 13.91/10万。所有类型的结核病发病率(APC=1.63%)和肺外结核发病率(APC=2.04%)均有上升。1995—2016 年,儿童(0~14 岁)和成年女性结核病发病率增加(APC 分别为 4.48% 和 2.37%)。2004—2016 年,城市地区结核病的年度发病数量下降(APC=-2.85%)。淋巴结核病例增加(APC=4.58%),而泌尿生殖系统结核病例在 1995—2016 年间逐年减少(APC=-3.38%)。应用过去的结核病流行病学资料,预计 2017—2030 年的结核病发病率将会增加,估计 2030 年结核病和肺外结核的发病率将分别增至 18.13/10 万和 11.8/10 万。作者得出结论,所有类型的结核病以及高危人群特别是儿童、女性和淋巴结核患者的发病率在过去的 20 年以及未来的 10 年都在上升。

Bello-López 等[5]应用 2007 年 1 月至 2017 年 12 月墨西哥 10 年的结核病监测数据,研究肺结核和结核性脑膜炎的流行状况和空间分布特征。研究显示,在 10 年研究期间墨西哥共报告 184 003 例肺结核和 3 388 例结核性脑膜炎,10 年内年报告肺结核和结核病脑膜炎的发病例数中位数分别为 16 727.5 例和 308 例。男性肺结核、结核性脑膜炎的发病例数和发病率 10 年内持续上升。作者还绘制了肺结核和结核性脑膜炎发病率的空间分布地图。从结核病病例的空间分布图发现,格雷罗州、塔巴斯科州和韦拉克鲁斯州等州在这一时期的平均结核病发病例数较高。与其他州相比,墨西哥北部各州的结核病病例较多。在墨西哥,肺结核的发病存在季节性的特征,肺结核病例在春、夏季最多(3—7 月)。作者得出结论,墨西哥在 2007—2017 年期间,男性结核病患者的比例有所上升,因为结核病在早期阶段可能难以发现,而且耐药菌株的出现可能导致结核病发病率的增加,所以仍然有必要在成人男性中实施结核病发现策略。

在欧洲,肺外结核(extrapulmonary tuberculosis,EPTB)所占结核病的比例越来越高。然而,结核病预防和治疗的策略主要针对的是肺结核。Holden 等[6]纳入 2009—2014 年丹麦诊断为 EPTB 的所有患者,用以研究 EPTB 的特征、治疗结局和不良治疗结局的影响因素。作者采用以下定义,不良结局指治疗失败、失访、不能评价等;患者延迟就诊时间指从首次出现结核病相关症状到第 1 次去医疗机构就诊的时间;诊断延迟时间指患者首次就诊到开始抗结核病治疗的时间。作者共收集到 450 例 EPTB,占丹麦所有结核病例的 21.1%。外来移民占 82.9%(373/450)。淋巴结核是最常见的肺外结核(224 例,55.4%),其次是胸膜结核(62 例,13.4%)。外来移民的患者延迟就诊时间明显高于丹麦人(60 天 vs. 30 天,P<0.01),而丹麦人的诊断延迟时间更长(38.5 天 vs. 28 天,P<0.01)。2014 年丹麦 EPTB 患者治疗完成率较高,达到 90.9%。经多因素 Logistic 回归分析发现,男性(OR=5.18,95% CI 1.79~15.04)、年龄 0~24岁(OR=16.39,95% CI 2.02~132.64)与肺外结核治疗不良结局显著相关。作者得出结论,肺外结核在所有结核病病例中占相当大的比例,主要见于丹麦的年轻移民。为了保持较高的治疗完成率,男性和年轻患者需要受到关注。

二、全球儿童结核病流行状况

为了解儿童和青少年的结核病流行状况,以便有针对性地开展治疗和预防工作,Cowger 等[7]应用 2007—2017 年国家结核病监测系统中报告的 <15 岁的儿童和 15~17 岁的青少年病例,计算美国儿童和青少年结核病的发病率。在 2007—2017 年美国共发生 6 072 例儿童和青少年结核病例,5 175 例(85%)发生在美国的 50 个州和哥伦比亚地区,其中儿童 3 896 例,青少年 1 279 例;897 例(15%)发生在美国的附属岛屿。在美国各州中 3 520 例(68%)结核病患者是美国本土出生的人群,其中儿童患者 2 977 例,占各州儿童患者的 76%(2 977/3 896);青少年患者 543 例,占各州青少年患者的 42%(543/1 279)。在 2007—2017 年间,儿童和青少年结核发病密度为 1.0/10 万人年,在此期间下降了 47.8%(95%CI 44.1%~51.4%)。在所有非白人种族或族裔群体的儿童和青少年、居住在美国附属岛屿以及出生在或父母来自结核病流行国家的儿童中,结核病发病率较高。作者得出结论,总体来说,美国儿童和青少年的结核病发病率很低,而且在稳步下降,但还需要进一步努力降低结核病发病率和死亡率。

结核病通过空气飞沫传播,儿童近距离接触肺结核患者就有可能感染结核分枝杆菌,并且可能发病。Huerga 等[8]在亚美尼亚开展了一项儿童接触成人耐药结核病患者的前瞻性队列研究,研究儿童潜伏结核感染(latent tuberculosis infection,LTBI)和结核病的患病率和发病率。儿童耐药结核接触者定义为 <15 岁的儿童与耐异烟肼和 / 或利福平的成人患者共同居住或接触 7 天,每天至少 4 小时。初次就诊时,对儿童进行结核菌素皮肤试验、γ- 干扰素释放试验和 X 线检查,并在 24 个月内每 3~6 个月进行一次复查。儿童均没有接受预防性治疗。从 2012 年 6 月至 2016 年 12 月作者共纳入 150 名符合研究要求的耐药结核儿童接触者。在最初的评估中,150 名儿童中有 3 名被诊断为结核病(2.0%,95% CI 0.7%~5.7%);LTBI 的患病率为 58.7%(95% CI 48.9%~68.1%)。在初始未患结核病的 147 名儿童中,138 名(94.0%)至少参与一次随访。在随访期间又有 11 名儿童发生 LTBI,LTBI 的发病率为每年每 100 名儿童 19.9 例(95% CI 11.0~35.9),在随访的前 6 个月尤其高(每年每 100 名儿童 33.3 例)。随访期间未发现新发结核病例。经多因素 Logistic 回归分析,儿童 LTBI 的发生与耐药结核成人患者同屋睡眠(OR=5.50,95% CI 1.28~23.67)、较高的家庭人口密度(OR=4.87,95% CI 1.44~16.45)、耐药成人结核病患者的年龄(<30 岁,OR=0.07,95% CI 0.03~ 0.83 ;>50 岁,OR=0.17,95% CI 0.05~0.61)、++/+++ 涂阳患者(OR=4.85,95% CI 1.35~17.45)和肺空洞(OR=40.85,95% CI 2.02~825.02)显著相关。作者得出结论,与耐药结核病患者密切接触或与传染性较强的结核病患者接触的儿童发生 LTBI 的风险增加。虽然在 2 年的随访期间没有儿童罹患结核病,但强烈建议在耐药结核病患者的儿童接触者中,根据结核病流行情况进行结核病症状筛查,并对未受感染的接触者进行随访。

由于固有免疫和适应性免疫反应的不成熟,2 岁以下儿童罹患结核病相关并发症的风险增加。Soriano-Arandes 等[9]在加泰罗尼亚开展多中心、回顾性、横断面研究,目的是研究 2 岁以下儿童结核病的临床表现、治疗结果以及这个年龄段出现结核相关并发症的危险因素。作者从加泰罗尼亚医院病历中获得 2005—2013 年儿童结核病患者的流行病学和临床资料。结核并发症包括后遗症,定义为在结核诊断后或治疗完成后产生的任何功能性或器质性的组织损伤。应用 Stata 13.1 统计软件进行卡方检验和多变量 Logistic 回归,计算优势比(odds ratio,OR)及其95% 置信区间(confidence interval,CI)。作者共纳入134 例2 岁以下儿童结核病患者,其中男性占50.7%,中位年龄为13(IQR:8~18)个月,18.7%(25/134)出现结核病相关并发症。94.0%(126/134)为肺结核,肺结核最常见的并发症为肺叶塌陷(6/126)。结核性脑膜炎14 例,占10.4%(14/134),并发症脑积水1 例,精神损害2 例。2 例脊柱结核患者分别出现椎体破坏和截瘫。只有1 例儿童结核病患者死亡。经多变量分析,呼吸急促(OR=4.24,95% CI 1.17~15.35)、脑膜结核(OR=52.21,95% CI 10.05~271.2)和肺外结核/肺结核并发肺外结核(OR=11.3,95% CI 2.85~45.1)与结核并发症的发生相关。作者得出结论,结核并发症在2 岁以下儿童中很常见。在2 岁以下儿童中,肺外结核仍然是一个挑战,需要及时诊断和治疗。结核病诊断时出现的呼吸急促是2 岁以下儿童结核病出现并发症的独立危险因素。在2 岁以下儿童结核病患者中,应密切监测呼吸急促这个症状。

2013 年一场严重的地震和台风影响了菲律宾保和省。为评估儿童(<15 岁)结核分枝杆菌感染发生的灾后风险,Murray 等[10]在2016—2018 年进行了一项多阶段整群抽样的横断面研究。研究以7 个家庭作为一个群,一个家庭平均估计最少3 个儿童,经样本量计算需要200 个群,重灾区、轻灾区分别100 个群。这200 个群来自保和省随机选取的14 个市(7个重灾区,7 个轻灾区)的184 个村庄,用以研究儿童结核菌素皮肤试验(tuberculin skin test,TST)阳性率和结核病的患病率。作者在研究中共纳入5 476 名儿童,355 名儿童为TST 阳性(加权阳性率为6.4%,95% CI 6.3%~ 6.5%);16 名儿童患有活动性结核病。有14 个村庄(7%)的儿童TST 阳性率>20%。单因素分析发现,TST 阳性率在性别间差异无统计学意义(P=0.44);6~14 岁的儿童TST 阳性率高于0~5 岁的儿童(OR=1.8,95% CI 1.5~2.3);重灾区和轻灾区儿童TST 阳性率之间差异没有统计学意义(P=0.09);居住在>25 人安置场所的儿童相对于居住在<25 人安置场所的儿童,TST 阳性率差异无统计学意义,但是P 已经接近显著性水平了(P=0.06)。经多因素Logistic 回归分析,TST 阳性率与6~15 岁(OR=1.6,95%CI 1.2~2.0)、既往结核病治疗(OR=3.4,95% CI 1.7~6.7)、与结核病患者接触(OR=4.9,95% CI3.8~6.2)以及居住在遥远的岛屿村庄(OR=1.5,95% CI 1.1~2.1)相关。由于在基于社区<15岁儿童中发现较高的TST 阳性率,作者认为国家规划应考虑不同地区儿童的结核病易感性,并且强化活动性结核病的发现能力。

据估计,在许多发展中国家儿童结核病占所有结核病病例的15%~20%。然而,只有少数研究对儿童结核病流行状况进行过分析。Mirutse 等[11]在埃塞俄比亚Tigray 地区采用回顾性横断面研究方法,从Tigray 地区随机选择了8 家公立医院收集过去10 年间(2007—2016 年)15 岁以下所有儿童结核病患者的社会人口学和临床数据资料,然后进行单变量和多变量Logistic 回归分析,以了解儿童结核病的流行病学及与不良治疗结局相关的影响因素。结果显示,8 家医院过去10 年间共发现13 345 例结核病。15 岁以下儿童1 086 例(8.1%),67 例(6.2%)为涂片阳性。843 例儿童结核病患者进行了艾滋病病毒检测,69 例(8.3%)为结核病合并艾滋病患者。1 086 例儿童结核病患者中241 例转出,4 例治疗结果未知,841 例有治疗结局。在841 例有治疗结局的儿童结核病患者中,746 例(88.7%)治疗成功,95 例(11.3%)治疗未成功(包含35 例死亡)。女性(aOR=1.79,95% CI 1.07~3.00)、0~5 岁(aOR=3.35,95%CI 2.11~5.33)、HIV 状态未知(aOR=2.44,95% CI 1.51~3.95)和痰涂片阳性(aOR=2.56,95%CI 1.13~5.77)与治疗不成功相关。作者得出结论,在Tigray 地区15 岁以下儿童结核病例占所有结核病的8.1%,儿童结核病治疗结局与性别、年龄和艾滋病病毒感染状况相关。

三、结核病相关影响因素

耐药结核病发病率的增加是有效控制结核病的一大挑战。耐药结核病有限的治疗方法和较差的治疗结果可能增加耐药率的产生。Riccardi 等[12]回顾性比较 2000 年 1 月至 2015 年 1 月意大利两个大型结核病参比中心诊断的耐多药结核病(multi-drug resistant tuberculosis,MDR-TB)和前广泛耐药结核病(pre-extensively drug resistant tuberculosis,pre-XDR-TB)的治疗方案和治疗结果。将米兰国家参比实验室进行 DST 检测证实的年龄 ≥ 18 岁 MDR-TB 或 pre-XDR-TB 患者纳入研究。应用卡方或 Fisher 确切概率法比较治疗结果、治疗方案和耐药性之间的差异。统计软件采用 Stata 15.0。研究共入选 134 例结核病患者。入院时中位年龄为 33 岁(26~41 岁),其中 90 名患者(67.2%)为男性。124 例(92.5%)患者诊断为肺结核。MDR-TB 和 pre-XDR-TB 病例分别为 91 例(67.9%)和 43 例(32.1%)。世界卫生组织短程 MDR-TB 治疗方案在 19.1%(16/84)患者中使用。MDR-TB 和 pre-XDR-TB 两组的治疗成功率差异无统计学意义($81.3\%\,vs.\,81.4\%$,$P=0.99$)。MDR-TB 和 pre-XDR-TB 两组的死亡率分别为 4.4% 和 9.3%,差异无统计学意义($P=0.27$)。治疗时间中位数为 18 个月,共采用 110 种不同的治疗方案(至少有 1 种治疗药物不同)。含利奈唑胺($P=0.001$)、美罗培南($P<0.001$)和阿米卡星($P=0.004$)的治疗方案对两组患者均有较好的疗效。作者得出结论,制定基于 DST 结果的治疗方案可以在 pre-XDR-TB 治疗中取得成功。利奈唑胺、美罗培南、氟喹诺酮和阿米卡星的使用对这些抗结核药物敏感的患者的治疗结果有益处。然而,就疾病病情和治疗方案而言,MDR-TB 和 pre-XDR-TB 仍然是难题。要在消除结核病方面取得进展,需要有效的预防、诊断策略以及基于高质量随机试验的 MDR-TB 和 pre-XDR-TB 新治疗方案。

耐药结核病,特别是耐多药结核病,对公共卫生构成威胁。通常监测的重点是利福平和/或异烟肼耐药性,但对其他抗结核药物耐药情况知之甚少。Glasauer 等[13]利用德国 2008—2017 年基于病例的结核病监测数据,研究异烟肼(isoniazid,H)、利福平(rifampicin,R)、吡嗪酰胺(pyrazinamide,Z)、乙胺丁醇(ethambutol,E)和链霉素(streptomycin,S)的耐药和耐多药情况及其相关的影响因素,以了解德国的耐药情况,为诊断和治疗策略提供信息。研究共纳入 26 228 例 DST 结果完整的病例,其中有 3 324 例存在耐药(12.7%)。4 种耐药情况流行约占耐药结核 3/4(S:814 例,3.1%;H:768 例,2.9%;H 和 S:552 例,2.1%;Z:412 例,1.6%)。不管是在德国出生还是外国出生的人群中,特别是在东欧出生的人群中都发现了较高的 S 和 H 耐药比例;儿童中 S 和 H 耐药比例较高(H:4.3%;S:4.6%)。德国出生的病例任一药物耐药(8.3%)和耐多药结核病(0.6%)的比例低于外国出生病例中任一耐药(16.0%)和耐多药结核病(3.3%)。在 556 例耐多药结核病中,39.2% 表现出完全的 HRZES 耐药。Logistic 回归显示,既往患有结核病和在国外出生是任一耐药、耐多药结核病和完全耐 HRZES 的危险因素。作者得出结论,德国观察到的结核病耐药情况,特别是耐多药比预期的更为复杂,这表明在将 HRZES 药物用于耐多药结核病治疗之前,药敏试验结果至关重要。此外,德国相对较高的 H 耐药率为反对仅使用基于 H 的预防性治疗 LTBI 提供了强有力的证据。

生态学因素是结核病发病的重要影响因素。然而,海拔高度和气温对结核病发病的影响目前还不清楚。Gelaw 等[14]应用系统综述的方法研究了海拔高度和气温对结核病发病的影响。作者检索了 PubMed、EMBASE 和 Scopus 等电子数据库,手工检索提供了其他的文献资料,采用 Meta 分析方法对结果进行了合并。共 9 篇文献符合纳入标准,其中 5 篇研究了海拔高度与结核病发病的关系,4 篇研究了气温与结核病发病的关系。在 5 篇研究海拔高度与结核病发病关系的文章中,只有 3 篇报道了相关系数,对这 3 篇文献进行 Meta 分析,r = –0.67（95% CI –0.75~–0.55）。由于 4 篇研究气温与结核病发病关系的文献中研究方法存在异质性,没有进行效应量合并,1 篇发现气温与结核病发病存在负相关;其他 3 篇发现气温与结核病发病存在正相关。作者得出结论,这篇综述显示结核病发病主要是随温度升高而升高,随海拔高度升高而降低。这项研究结果将为决策者和项目管理人员在设计和实施结核病预防和控制策略时考虑季节性和海拔高度差异等因素提供了科学依据。

马来西亚肺外结核（extrapulmonary tuberculosis,EPTB）约占所有结核病的 14%。Khan 等[15]应用回顾性研究方法,收集了马来西亚 4 个省 2006—2008 年的肺外结核资料（包括社会人口、临床特征、组织病理学、细菌学等）,研究肺外结核的临床特征、并发症、治疗结局及影响因素。2006—2008 年间,作者共收集了 1 222 例肺外结核患者,占结核病的 13.1%,其中淋巴结核（324 例,26.5%）和结核性胸膜炎（227 例,18.6%）是数量最多的肺外结核。男性 778 例,占 63.7%。26~35 岁组占比最高,为 24.2%; ≤ 15 岁组占比最低,为 4.5%。525 例肺外结核有并发症（43%）。肺外结核治疗完成率为 67.6%（826/1 222）。多因素分析结果显示,56~65 岁［1.658（1.157~2.376）,P=0.006］、复发［7.078（1.585~31.613）,P=0.010］、EPTB-DM［1.773（1.165~2.698）,P=0.008］、未受过正规教育［2.266（1.254~4.095）,P=0.001］和中等教育水平［1.889（1.085~3.288）,P=0.025］与肺外结核治疗不成功相关。与肺结核相比,患肺外结核的相关风险因素为女性［1.524（1.311~1.746）,P<0.001］、马来人［1.251（1.056~1.482）,P=0.010］和印度人［1.450（1.142~1.842）,P=0.002］、城镇居民［1.272（1.109~1.459）,P=0.001］、未受过正规教育［1.361（1.018~1.820）,P=0.037］、合并 HIV［3.215（2.347~ 4.405）,P<0.001］、合并糖尿病 -HIV［4.361（1.657~11.474）,P=0.003］、合并 HIV- 肝炎［4.083（2.785~5.987）,P<0.001］。作者得出结论,本研究加强了马来西亚肺外结核的流行病学研究,需要加强特定高风险人群的肺外结核治疗。

四、结核病的负担

Banta 等[16]应用美国 1998—2014 年的全国住院患者信息研究了肺结核和肺外结核住院率、住院时间、住院死亡率和调整通胀后的住院费用变化趋势。作者对研究期间的调查结果进行了加权统计,估计有 258 631 例（75.5%）肺结核、76 476 例（22.3%）肺外结核,7 552 例肺结核并发肺外结核（2.2%）。白种人占肺结核患病例数的 27.6%,占肺外结核的 21.9%,占肺结核并发肺外结核的 17.6%;自付或无保险分别在肺结核、肺外结核、肺结核并发肺外结核患者支付中占 22.2%、18.4% 和 25.9%。肺外结核在黑种人中更常见（22.5%）,肺结核并发肺外结核在西班牙裔中更常见（24.8%）。平均住院日在肺结核、肺外结核、肺结核并发肺外结核分别为 11.4 天、13.2 天和 19.5 天;平均住院费用分别为 48 031 美元、62 255 美元和 89 364 美元。肺结核、肺外结核、肺结核并发肺外结核三组住院患者死亡率均为 5.7% 左右。粟粒性结核、结核性脑膜炎 / 中枢神经系统结核与结核死亡呈正相关（OR 分别为 2.44 和 2.11）,酒精滥用与结核死亡呈正相关（OR=1.21）。趋势分析显示,从 1998 年到 2014 年肺结核、肺外结核、肺结核并发肺外结核的住院率都有所下降;住院时间趋势没有变化;肺结核和肺外结核的死亡率下降;肺结核和肺外结核的住院费用增加。作者得出结论,尽管结核病住院率正在下降,但与肺结核相比,肺外结核变得更常见,治疗成本也更高。肺外结核需要改进筛查、诊断和治疗方法。

异烟肼是治疗结核病的基本药物,异烟肼耐药可能会增加结核病治疗失败的可能性。Karo 等[17]应用观察性研究方法回顾性分析了 2002—2014 年诊断并纳入欧洲监测系统(TESSy)的结核病例,研究异烟肼单耐药结核病对欧盟/欧洲经济体结核病治疗结果的影响,并探讨异烟肼单耐药结核病治疗失败的风险因素。作者共纳入来自 24 个国家的 187 370 例药物敏感和 7 578 例异烟肼单耐药结核病例。74.0% 的异烟肼单耐药病例和 77.4% 的结核病敏感病例治疗成功。异烟肼单耐药结核病的治疗成功率较低(aOR=0.7,95% CI 0.6~0.9;调整治疗成功率的绝对差异为 5.3%)。在异烟肼单耐药结核病例中,不成功的治疗结果与年龄较大(高于中位年龄 41 岁,OR=1.3,95% CI 1.2~1.5)、男性(OR=1.3,95% CI 1.1~1.4)、涂片镜检阳性(OR=1.3,95% CI 1.1~1.4)、HIV 阳性(OR=3.3,95%CI 1.6~6.5)和既往有结核病史(OR=1.8,95% CI 1.5~2.2)相关。作者得出结论,这项研究表明异烟肼单耐药结核病的治疗成功率可能降低,应重视和加强管理异烟肼单耐药结核病。

南非是全球耐药结核病高负担国家之一。Mvelase 等[18]收集南非 KwaZulu-Natal 省 2011—2014 年所有结核分枝杆菌培养的数据资料,以研究异烟肼和利福平的耐药情况。作者共收集到 88 559 例药敏试验结果,18 352 例(20.7%)耐利福平(rifampicin,RFP),19 190 例(21.7%)耐异烟肼(isoniazid,INH)。在利福平耐药病例中,异烟肼敏感的比例从 2011 年的 15.3% 上升到 2014 年的 21.4%;异烟肼耐药而利福平敏感的比例 2011—2014 年间在 13.8% 到 21.1% 之间变化。耐多药结核病(multi-drug resistant tuberculosis,MDR-TB)的比例从 18.8% 上升到 23.9%,耐多药结核病患者中广泛耐药结核病的比例保持在 10.2%~11.1%。超过 60% 的耐多药和广泛耐药患者发生在 15~44 岁,与耐多药结核病高发地区接壤的北部地区也具有较高的耐多药结核病比例。研究结果表明,利福平耐药异烟肼敏感的比例在增加,异烟肼耐药利福平敏感的患者也大量存在。这说明初始检测这两种药物耐药性的必要性,以避免在异烟肼耐药利福平敏感的患者中持续使用利福平单药治疗。此外,治疗药物中加入异烟肼也有利于利福平耐药异烟肼敏感的患者。虽然耐药结核病很普遍,但艾滋病病毒和移民也影响其分布,因此,结核控制策略也应包括针对这些方面的干预措施。

五、结核病合并相关疾病

在结核病治疗过程中,结核病患者可能会出现抑郁和焦虑状况。Walker 等[19]在尼泊尔耐多药结核病患者中开展了一项观察性研究,用以研究 MDR-TB 患者治疗过程中出现抑郁和焦虑状况的患病率和相关影响因素。作者应用霍普金斯症状筛查量表(HSCL-25)作为筛查工具,用于抑郁和焦虑的筛查,使用 Logistic 回归和多重线性回归模型研究抑郁和焦虑相关的影响因素。研究共纳入 135 例耐多药结核病患者,76% 为男性,68% 与家人生活在一起。抑郁和焦虑的患病率分别为 22.2% 和 15.6%。耐多药结核病患者报告治疗中出现不良反应的在 HSCL 上的抑郁评分比未报告出现不良反应的患者高 2.63 分(95% CI 0.77~4.48),焦虑评分比未报告出现不良反应的患者高 1.59 分(95%CI 0.45~2.73)。校正其他因素后,抑郁与治疗中心(aOR=4.3,95% CI 1.2~15.8)和治疗不良反应(aOR=34.2,95% CI 2.0~593.8)相关;焦虑与治疗不良反应(aOR=20.7,95% CI 1.2~355.7)和单身相关(aOR=0.2,95% CI 0.03~1.0)。作者得出结论,由于在耐多药结核病患者治疗中观察到较高的抑郁和焦虑状态,国家结核病治疗规划应定期对患者筛查抑郁和焦虑,并为其提供有效的治疗。

肺外结核很难通过细菌学方法诊断,通常需要特殊的诊断方法。Zürcher 等[20]收集了2012—2014 年期间撒哈拉以南非洲、亚太地区、加勒比地区、中美洲和南美洲地区等参与国际流行病学数据库评估艾滋病(IeDEA)联盟的 22 个抗反转录病毒治疗项目中艾滋病病毒阳性结核病患者(≥16 岁)的数据,用以研究低收入和中等收入国家抗反转录病毒治疗(anti-retroviral therapy,ART)项目中成人艾滋病病毒阳性肺外结核与肺结核的诊断模式和临床结果。作者将结核病分为肺结核和肺外结核(肺结核并发肺外结核归为肺外结核),使用多变量 Logistic 回归来分析与临床结局相关的影响因素。作者共纳入 2 695 例艾滋病病毒阳性结核病患者,年龄中位数 36 岁(IQR:30~43);女性 1 102 例(41%);在结核病治疗开始时 CD4$^+$ T 细胞中位数 114 个/μl(IQR:40~248);肺结核 1 930 例(72%),肺外结核 765 例(28%)。在肺外结核患者中,最常见的受累部位是淋巴结(24%)、胸膜(15%)、腹部(11%)和脑膜(6%)。58%(1 123/1 930)的肺结核和 76%(582/765)的肺外结核是通过临床诊断标准诊断的。1 557 例肺结核(80.7%)和 438 例肺外结核(573%)患者进行了细菌学检测。1 557 例肺结核患者中的 897 例(52%)和 438 例肺外结核患者中的 183 例(42%)通过细菌学方法诊断(涂片、培养、Xpert MTB/RIF 或其他核酸扩增试验)。与肺结核相比,肺外结核未显示出更高的死亡率(aOR=1.0,95%CI 0.8~1.3),结核性脑膜炎的死亡率较高(aOR=1.9,95% CI 1.0~3.1)。与细菌学检测结果为阴性的结核病患者相比,细菌学诊断可降低肺结核患者(aOR=0.7,95%CI 0.6~0.8)和肺外结核患者(aOR=0.3,95% CI 0.1~0.8)的死亡率。作者得出结论,在低收入和中等收入国家,抗反转录病毒治疗项目中对肺外结核和肺结核的诊断主要是基于临床诊断标准。提高结核病细菌学诊断方法的使用率,将改善肺外结核和肺结核的诊断和临床治疗结果。

已有报道糖尿病会增加结核病的发病风险。Golub 等[21]在韩国进行一项前瞻性队列研究,探讨糖尿病与结核病发病、复发和死亡风险的关系。作者从国家健康保险系统(NHIS)中获得 1 267 564 名韩国成人的健康数据(男性 819 051 例,女性 448 513 例),在 1997—2000年之间 NHIS 对他们进行了初步的医疗评估。所有的研究人群在当地医疗机构接受标准化的检查,内容包括问卷调查、体检、结核病医疗史、门诊和住院记录、糖尿病病史等,每两年随访一次。结果显示,2001—2011 年,共新发结核病 16 884 例,结核病复发 6 019 例,结核病死亡 399 例。在男性中随着空腹血糖(fasting blood glucose,FBG)升高,患肺结核风险呈增大趋势。在校正了年龄、饮酒、吸烟、BMI 等因素后,糖尿病(diabetes mellitus,DM)患者发生结核病(tuberculosis,TB)的风险在男性(aHR=1.81,95% CI 1.71~1.91)和女性(aHR=1.33,95% CI 1.20~1.47)均高于未患糖尿病者;糖尿病患者既往患结核病的复发风险在男性(aHR=1.69,95% CI 1.54~1.85)高于未患糖尿病者,女性未显示出有差异(aHR=1.22,95% CI 0.96~1.55);糖尿病患者结核病死亡风险在男性高于未患糖尿病者(aHR=1.50,95% CI 1.06~2.13),女性未显示出差异(aHR=1.59,95% CI 0.95~2.67)。作者得出结论,糖尿病是结核病、结核病复发和结核病死亡的危险因素。在韩国,应考虑对糖尿病患者,特别是严重糖尿病患者进行结核病筛查。

六、结核病监测系统的评估

耐多药结核病(multi-drug resistant tuberculosis,MDR-TB)是 2035 年消除结核病的一个

重大挑战。也门于 2011 年监测显示初治结核病中耐多药结核病的患病率为 1.4%,复治结核病为 14.4%。2013 年也门国家结核病控制规划项目(NTCP)建立了 4 个耐多药结核病监测哨点,用于监测耐多药结核病的流行状况。Abdulmughni 等[22]应用最新的疾病预防和控制中心指南对耐多药结核病的监测体系进行了评估。作者采用半结构式问卷对 NTCP 管理人员和耐多药结核病监测哨点的工作人员进行了访谈,使用 5 分制的李克特量表来评估监测系统的有效性和其他属性(如简易性和适应性等)并计算每个属性的平均百分比,并将其用于最终排名:差(<60%)、中等(60%~80%)和好(>80%)。结果显示,耐多药结核病监测系统在有效性(87%)、可接受性(82%)和数据质量(91%)方面表现良好;在适用性(61%)和简易性(72%)方面表现中等;在稳定性方面表现较差(55%)。总体性能得分为中等(74%)。虽然有强力的承诺、良好的监测系统和训练有素的工作人员等优势,但依赖外部资金是一大弱点,也缺乏耐多药结核病管理部门。作者得出结论,尽管耐多药结核病监测系统总体表现中等,但还需要作出更多努力来提高其稳定性,如提供持续的电力供应使实验室能够进行相关检测。建议用政府资金资助逐步取代捐助者的资金。

(康万里　舒薇　杜建　李亮　唐神结)

参考文献

[1] World Health Organization. Global tuberculosis report 2019［R］. Geneva: WHO, 2019.

[2] KORZENIEWSKA-KOSEŁA M. Tuberculosis in Poland in 2017［J］. Przegl Epidemiol, 2019, 73 (2) : 211-226.

[3] OHENE S A, BAKKER M I, OJO J, et al. Extra-pulmonary tuberculosis: A retrospective study of patients in Accra, Ghana［J］. PLoS One, 2019, 14 (1) : e0209650.

[4] BEN AYED H, KOUBAA M, GARGOURI L, et al. Epidemiology and disease burden of tuberculosis in south of Tunisia over a 22-year period: Current trends and future projections［J］. PLoS One, 2019, 14 (7) : e0212853.

[5] BELLO-LÓPEZ J M, LEÓN-GARCÍA G, ROJAS-BERNABÉ A, et al. Morbidity Trends and Risk of Tuberculosis: Mexico 2007—2017［J］. Can Respir J, 2019, 2019: 8295261.

[6] HOLDEN I K, LILLEBAEK T, ANDERSEN P H, et al. Extrapulmonary Tuberculosis in Denmark From 2009 to 2014; Characteristics and Predictors for Treatment Outcome［J］. Open Forum Infect Dis, 2019, 6 (10) : ofz388.

[7] COWGER T L, WORTHAM J M, BURTON D C. Epidemiology of tuberculosis among children and adolescents in the USA, 2007-17: an analysis of national surveillance data［J］. Lancet Public Health, 2019, 4 (10) : e506-e516.

[8] HUERGA H, SANCHEZ-PADILLA E, MELIKYAN N, et al. High prevalence of infection and low incidence of disease in child contacts of patients with drug-resistant tuberculosis: a prospective cohort study ［J］. Arch Dis Child, 2019, 104 (7) : 622-628.

[9] SORIANO-ARANDES A, BRUGUERAS S, RODRÍGUEZ CHITIVA A, et al. Clinical Presentations and Outcomes Related to Tuberculosis in Children Younger Than 2 Years of Age in Catalonia［J］. Front Pediatr, 2019, 7: 238.

[10] MURRAY K O, CASTILLO-CARANDANG N T, MANDALAKAS A M, et al. Prevalence of Tuberculosis in Children After Natural Disasters, Bohol, Philippines［J］. Emerg Infect Dis, 2019, 25 (10) : 1884-1892.

[11] MIRUTSE G, FANG M, KAHSAY A B, et al. Epidemiology of childhood tuberculosis and factors

associated with unsuccessful treatment outcomes in Tigray, Ethiopia: a ten-year retrospective cross sectional study [J]. BMC Public Health, 2019, 19 (1) : 1367.

[12] RICCARDI N, ALAGNA R, SADERI L, et al. Towards tailored regimens in the treatment of drug-resistant tuberculosis: a retrospective study in two Italian reference Centres [J]. BMC Infect Dis, 2019, 19 (1) : 564.

[13] GLASAUER S, ALTMANN D, HAUER B, et al. First-line tuberculosis drug resistance patterns and associated risk factors in Germany, 2008—2017 [J]. PLoS One, 2019, 14 (6) : e0217597.

[14] GELAW Y A, YU W, MAGALHÃES R J S, et al. Effect of Temperature and Altitude Difference on Tuberculosis Notification: A Systematic Review [J]. J Glob Infect Dis, 2019, 11 (2) : 63-68.

[15] KHAN A H, SULAIMAN S A S, LAGHARI M, et al. Treatment outcomes and risk factors of extra-pulmonary tuberculosis in patients with co-morbidities [J]. BMC Infect Dis, 2019, 19 (1) : 691.

[16] BANTA J E, ANI C, BVUTE K M, et al. Pulmonary vs. extra-pulmonary tuberculosis hospitalizations in the US 1998—2014 [J]. J Infect Public Health, 2019. pii: S1876-0341 (19) 30234-30235.

[17] KARO B, KOHLENBERG A, HOLLO V, et al. Isoniazid (INH) mono-resistance and tuberculosis (TB) treatment success: analysis of European surveillance data, 2002 to 2014 [J]. Euro Surveill, 2019, 24 (12) : 1800392.

[18] MVELASE N R, BALAKRISHNA Y, LUTCHMINARAIN K, et al. Evolving rifampicin and isoniazid mono-resistance in a high multidrug-resistant and extensively drug-resistant tuberculosis region: a retrospective data analysis [J]. BMJ Open, 2019, 9 (11) : e031663.

[19] WALKER I F, KANAL S, BARAL S C, et al. Depression and anxiety in patients with multidrug-resistant tuberculosis in Nepal: an observational study [J]. Public Health Action, 2019, 9 (1) : 42-48.

[20] ZÜRCHER K, BALLIF M, KIERTIBURANAKUL S, et al. Diagnosis and clinical outcomes of extrapulmonary tuberculosis in antiretroviral therapy programmes in low- and middle-income countries: a multicohort study [J]. J Int AIDS Soc, 2019, 22 (9) : e25392.

[21] GOLUB J E, MOK Y, HONG S, et al. Diabetes mellitus and tuberculosis in Korean adults: impact on tuberculosis incidence, recurrence and mortality [J]. Int J Tuberc Lung Dis, 2019, 23 (4) : 507-513.

[22] ABDULMUGHNI J, MAHYOUB E M, ALAGHBARI A T, et al. Performance of Multidrug-Resistant Tuberculosis Surveillance in Yemen: Interview Study [J]. JMIR Public Health Surveill, 2019, 5 (4) : e14294.

第二章 结核病预防控制策略、措施和成效

【摘要】2019 年是各国加快终止结核病进展速度的重要一年,是实现 2020 年"终止结核病策略"里程碑目标的关键一年。2019 年世界防治结核病日的主题是"终止结核时不我待",强调了各国领导人将 2018 年联合国结核病问题高级别会议上所做的承诺转化为行动的紧迫性,要确保每个有需要者都能获得结核病的治疗。近年来,随着不断改进的诊断方法和有效药物的可及性取得了重大进展,为 WHO 全球结核病规划指南提供了循证依据,WHO 于 2019 年先后发布了《耐药结核病治疗指南整合版》《WHO 结核病感染预防与控制指南(2019 年更新版)》和《耐药结核病治疗新变化的快速通告》,并将于 2020 年第一季度发布完整版《耐药结核病治疗指南整合版(2020 年)》及其配套的伙伴手册,旨在为成员和其他相关机构提供耐药结核病的治疗和关怀。同时,各国和各机构在结核病患者发现、糖尿病合并结核病管理、接触者筛查等方面做了积极努力和探索,取得了一定经验。

【关键词】结核病;预防;诊断;治疗;世界卫生组织

在全球范围内结核病发病率和死亡率呈下降趋势,目前"终止结核病"正在取得进展。全球结核病发病数和死亡人数的减少、日益扩展的结核病防治体系以及不断增加的相关经费支持,让"终止结核病"的努力朝着正确的方向发展。但结核病负担仍较重,耐药结核病仍然是一项全球公共卫生危机。各国在结核病患者发现、接触者筛查等方面做了积极的努力和创新性探索,取得了一定经验。

一、2019 年 WHO 全球结核病报告

2019 年 10 月 17 日,WHO 发布了《2019 年全球结核病报告》[1]。据 WHO 估算,全球潜伏结核感染人群约 17 亿人,占全人群的 1/4 左右。2018 年全球新发结核病患者约有 1 000 万人,这一数字在近年来保持相对稳定,结核病发病率为 130/10 万;我国结核病新发患者数为 86.6 万人,估算结核病发病率为 61/10 万。结核病仍是全球前 10 位死因之一,同时自 2017 年以来一直位居单一传染性疾病死因之首。据估计,2018 年全球因结核病死亡人数约 124 万人,死亡率为 16/10 万;我国的结核病死亡数为 3.7 万人,结核病死亡率为 2.6/10 万,结核病死亡率排在 30 个高负担国家的第 29 位。2018 年全球估算约 48.4 万例利福平耐药结核病病例(其中 78% 为耐多药结核病)。2018 年全球登记报告的新发结核病例为 700 万例,与 1 000 万例估算发病病例数量之间仍存在巨大差距,需要加大力度改进确诊结核病病例的报告工作以及改善获得规范诊断和治疗的途径;新发登记报告的 700 万例患者中,55% 是通过细菌学证据确诊的。最新治疗转归数据显示,2017 年全球结核病治疗成功率为 85%,高于 2016 年的 81%。2018 年全球共发现并报告了 MDR/RR-TB 患者 186 772 例,2017 年为 160 684 例;其中 156 071 例患者接受了治疗,高于 2017 年的 139 114 例,耐药治疗覆盖率的这一巨大差距亟待改善。耐药结核病的治疗成功率仍然很低,全球平均水平为 56%。报告还指出,全球范围内,2000—2018 年间结核病发病率的平均下降率为每年 1.6%,2017—2018

年间为 2.0%。2015—2018 年间仅累计下降了 6.3%,与终止结核病战略设定的 2015—2020 年间实现发病率下降 20% 的里程碑相去甚远。2015—2018 年间,全球因结核病死亡人数下降了 11%,还不到终止结核病战略目标的 1/3。总体来说,如果没有充足的防治和研究资金投入,以及新的诊断工具和预防结核病感染新疫苗、新药品的出现,联合国可持续发展目标和终止结核病策略的目标将难以实现。

二、WHO 结核病相关指南

(一)《耐药结核病治疗指南整合版》

2019 年 3 月 20 日,WHO 发布了《耐药结核病治疗指南整合版》[2],充分整合了既往耐药结核病治疗指南给出的所有推荐依托的证据。指南包括异烟肼耐药结核病治疗方案设计、耐多药结核病长程治疗方案组成、耐多药结核病长程治疗方案疗程、耐多药结核病标准短程治疗方案的使用、采用痰培养监测耐多药结核病患者治疗效果、采用二线抗结核治疗患者启动抗反转录病毒治疗时机、耐多药结核病的手术治疗和耐多药结核病/利福平耐药结核病患者关怀和支持 8 个章节,向各成员专业技术人员通报如何提高对 MDR/RR-TB 的治疗与关怀。

(二)《WHO 结核病感染预防与控制指南(2019 年更新版)》[3]

医疗卫生机构及其他结核分枝杆菌传播高风险场所的感染预防与控制(infection prevention and control,IPC)是实现 WHO 终止结核病策略的措施之一。实施 IPC 策略主要通过减少空气中的传染性飞沫核、减少易感人群对于传染性气溶胶的暴露降低结核分枝杆菌传播风险。最初,WHO 关于 TB IPC 的建议更多着眼于降低资源有限地区医疗卫生机构结核病传播的风险;这些建议于 2009 年得到扩展后,为医疗卫生机构、人群密集场所和居家场所提供了具体的感染防控策略。在 2009 年指南发布近 10 年后,全球对于更新该指南的期待日益增加。一方面可以重新审视建议所参考的证据,另一方面又可以通过联系已知行之有效的 IPC 案例强化早先的一些建议。该更新指南同时也强调了系统化和有的放矢地实施 IPC 的重要性,这也突出了 IPC 防控措施层次分明的特点。因此,该指南所描述的干预措施不应该被个体化实施或同其他管理控制措施、环境控制措施和个人防护措施孤立起来实施,应该在实施时整合成一个有机的 IPC 干预措施组合,方能有效地防控结核分枝杆菌的传播。

编写该指南的目的有两个方面,首先是为结核病临床和规划管理过程中结核分枝杆菌的传播提供最新的、有证据支持的公共卫生方法;其次是帮助成员强化或建立可靠及高效的 IPC 规划,最终达到"终止结核病策略"设定的相关目标。本指南将取代 2009 年版《WHO 在医疗卫生机构、人群聚集场所和居家场所结核病感染控制政策指南》(WHO policy on TB infection control in health care facilities,congregate settings and households)。

1. 管理控制措施

(1)为了减少在医护人员(包括社区卫生工作者)、造访医疗卫生机构或其他高传播风险场所的其他人员中结核分枝杆菌的传播,推荐对有结核病疑似表现和症状或已知结核病患者进行分诊(有条件推荐,证据确定性非常低)。

(2)为了减少在医护人员(包括社区卫生工作者)、造访医疗卫生机构的其他人员中结核分枝杆菌的传播,推荐对可疑或确认的传染性结核病患者进行呼吸隔绝(有条件推荐,证据确定性非常低)。

(3)为了减少在医护人员(包括社区卫生工作者)、造访医疗卫生机构或其他高传播风险场所的其他人员中结核分枝杆菌的传播,推荐在确诊结核病患者中及时开始有效的抗结核治疗(强烈推荐,证据确定性低)。

(4)为了减少在医护人员(包括社区卫生工作者)、造访医疗卫生机构或其他高传播风险场所的其他人员中结核分枝杆菌的传播,推荐对于疑似或确诊结核病患者进行包括咳嗽礼仪在内的呼吸卫生宣教(强烈推荐,证据确定性低)。

2. 环境控制措施

(1)为了减少在医护人员(包括社区卫生工作者)、造访医疗卫生机构或其他高传播风险场所的其他人员中结核分枝杆菌的传播,推荐配备、使用上层紫外线杀菌系统(upper room GUV)(有条件推荐,证据确定性中等)。

(2)为了减少在医护人员(包括社区卫生工作者)、造访医疗卫生机构或其他高传播风险场所的其他人员中结核分枝杆菌的传播,推荐配备、使用通风换气系统(包括自然通风、混合模式通风、机械通风和由高效空气颗粒过滤系统(HEPA)过滤的循环风)(有条件推荐,证据确定性非常低)。

3. 呼吸防护 为了减少在医护人员(包括社区卫生工作者)、造访医疗卫生机构或其他高传播风险场所的其他人员中结核分枝杆菌的传播,推荐使用呼吸防护计划框架指定的颗粒过滤口罩(particulate respirators)(有条件推荐,证据确定性非常低)。

(三)《耐药结核病治疗新变化的快速通告》

继 2018 年 8 月发布《MDR/RR-TB 治疗重大变化的快速通告》、2019 年 3 月正式发布《耐药结核病治疗指南整合版》后,WHO 继续通过国家结核病项目、研究人员和技术合作伙伴以及 2019 年 8 月 WHO 公开征集的数据,向 WHO 提供了 MDR/RR-TB 和 XDR-TB 治疗的新证据。WHO 于 2019 年 11 月 12—14 日召集了一个独立的指南制定小组,使用 GRADE 分级系统对这些分析的结果进行评估,对耐药结核病治疗进行了再次更新,并于 12 月发布了《耐药结核病治疗新变化的快速通告》[4]。完整版《耐药结核病治疗指南整合版(2020 年)》及其配套的伙伴手册预计于 2020 年第一季度由 WHO 发布。本次快速通告旨在向国家结核病项目和其他相关机构通报 MDR/RR-TB 和 XDR-TB 治疗的关键变更,以便在国家层面进行快速过滤和重新规划。主要更新如下:

1. 适用于 MDR/RR-TB 患者的含贝达喹啉的全口服短程化疗方案 南非结核病项目的数据可用于评估含贝达喹啉全口服短程化疗方案与使用注射剂的标准短程方案相比是否能安全地改善患者结局。该数据库排除了 XDR-TB 患者、重症肺外结核患者,且包括 71% 的 HIV 感染者。结果显示,贝达喹啉替代注射剂方案可显著改善 MDR/RR-TB 患者的治疗成功率,并显著降低 MDR/RR-TB 患者失访率,上述方案适用于既往未暴露于二线药物且已证实对氟喹诺酮类药物敏感的患者。无论患者是否合并 HIV 感染,治疗结局均是相似的。证据评估显示,在符合标准的 MDR/RR-TB 患者中,可以使用含贝达喹啉的全口服短程化疗方案代替标准的含注射剂的短程化疗方案。由于数据缺乏,仍需在实施性研究条件下对上述方案的疗效、安全性和耐受性及时评估。

2. 全新化疗方案——BPaL TB Alliance 开展的单臂、开放标签 Nix-TB 研究数据可用于评估 6~9 个月含贝达喹啉、PA-824 和利奈唑胺组成的化疗方案较其他方案是否能安全地改善 XDR-TB 患者的治疗结局。为此,将 Nix-TB 研究的 BPaL 方案数据与 IPD 数据进行匹配比较。

BPaL 方案在南非的 XDR-TB 患者中使用时显示出很高的治疗成功率。研究设计的局限性、小样本量(108 例)、不良事件(包括骨髓抑制、肝脏毒性、外周神经和视神经病变)限制了该方案在全球的推广。但是,BPaL 方案可在符合 WHO 标准的实施性研究条件下(以患者为中心关怀支持、入组适宜患者、规范的临床操作、积极开展抗结核药物安全性监测和管理、治疗监测、治疗结局评估、详尽且标准化数据采集)使用。

XDR-TB 患者药物选择受限及疾病危害对临床医生和国家结核病规划提出了多重挑战。目前,使用 BPaL 治疗 XDR-TB 患者的经验有限,基于 WHO 修订后抗结核药物分组的前瞻性全口服长程化疗方案治疗的数据尚未公布。尽管如此,对于根据现有建议无法组成有效方案的患者,尽管存在潜在危害,BPaL 方案仍可为患者带来获益且会被主流观点接受。在采用 BPaL 治疗的患者中应征得患者的知情同意,对潜在的获益和危害进行充分沟通,并积极开展抗结核药物安全性监测和管理。同时,须注意该方案在动物研究中观察到生殖毒性,而对人类男性生育力的潜在影响尚未进行充分的评估。

三、其他国家和机构结核病防治策略和措施的研究经验

(一)《糖尿病合并结核病管理 - 基本实践指南》

2019 年 1 月 21 日,由国际防痨和肺病联合会和世界糖尿病基金会共同制定的《糖尿病合并结核病管理 - 基本实践指南》[5]正式发布,为一线卫生专业人员提供糖尿病合并结核病(DM-TB)治疗管理及关怀的基本信息。

糖尿病与结核病之间的关系已被人熟知很多年,但在过去的 10~15 年的研究表明,糖尿病(包括 1 型和 2 型)会增加活动性结核病的风险,与单纯结核病的患者相比,DM-TB 患者的治疗转归更差。因此,低收入和中等收入国家迅速增长的糖尿病疫情威胁着结核病防治工作,并有可能阻碍 2030 年终止结核病这一"可持续发展目标"的实现进展。2011 年,世界卫生组织与国际防痨和肺病联合会联合发起一项关于糖尿病和结核病防治的协作框架,为共同管理这两种疾病提供了一揽子方案。然而,到目前为止尚未给负责这两种疾病诊断、管理和关怀的一线医护人员开发相应的实践指南。国际防痨和肺病联合会执行主任 José Luis Castro 指出,在全球范围内采取协调一致的做法,以综合的方式对 DM-TB 这两种疾病采取行动。

该指南共包括 11 个部分,分别为结核病知识、糖尿病知识、结核病与糖尿病的相互影响、在结核病患者中筛查糖尿病、在糖尿病中筛查结核病、在结核病治疗期间糖尿病的管理、糖尿病患者结核病的管理、登记报告及队列分析、在糖尿病门诊结核病的感染控制和预防、糖尿病和结核病的联合行动、扩展阅读等。借鉴已发表的研究成果、专家意见和实践经验,提出了如下 12 条建议:

1. 应给所有成年结核病患者提供糖尿病筛查。如果资源有限,应当采用有针对性的筛查方法(例如,筛查年龄超过 40 岁的结核病患者)。

2. 如有条件允许,空腹血糖、糖化血红蛋白是结核病患者筛查糖尿病的首选诊断检测方法。虽然口服葡萄糖耐量试验是诊断糖尿病的黄金标准,但对于繁忙的结核病门诊来说,其常规使用过于烦琐。

3. 只有在结核病负担较重的国家,即结核病现患率超过 100/10 万,才需要对糖尿病患者开展系统性的结核病筛查。

4. 对于新诊断糖尿病患者,应当积极地开展系统性的结核病筛查(即结核病筛查应当由医务人员发起)。如果结核病症状筛查提示存在结核病症状,则应当采用 Xpert MTB/RIF 做进一步的确诊。如条件允许,还可以考虑进行胸部 X 线片筛查。若胸部 X 线片筛查发现有异常,还需要采用 Xpert MTB/RIF 做进一步调查。

5. 在已确诊糖尿病患者中,应提高对结核病的警惕。如果存在提示症状和体征,医护人员应当采用较低的结核病检测门槛。

6. 对于合并糖尿病和未合并糖尿病的药物敏感和耐药结核病患者的治疗是类似的。由于治疗失败和复发在糖尿病患者中更为常见,医护人员应重视监测治疗反应。

7. 糖尿病合并传染性结核病患者应至少开始两周,最好是前 2 个月结核病门诊接受治疗,应尽量避免到糖尿病门诊就诊,以便防止结核分枝杆菌被传播给糖尿病门诊的医护人员和糖尿病患者。这可能需要从糖尿病门诊到结核病门诊的会诊,以帮助处理疑难病例。

8. 如果需要药物控制血糖水平,二甲双胍是治疗糖尿病患者的首选一线药物。如果血糖水平非常高,或血糖水平已不能通过口服降血糖药得到控制,可能要考虑使用胰岛素。

9. 既往有心血管病史的糖尿病患者应当服用低剂量的阿司匹林和他汀类药物。

10. 需要给糖尿病合并结核病患者提供有关合理生活方式管理知识(如戒烟、良好饮食习惯和身体活动)的咨询。

11. 用于双向筛查的标准化记录和报告工具需要包括筛查的人数和诊断每种疾病的人数。

12. 国家糖尿病和结核病联合协调机构的首要任务应当是制定和实施国家联合防治活动计划,该计划的内容应当包括制定国家指南和开发工具、资源动员、督导和评估、实施性研究、岗前及在职培训、宣传倡导、沟通和社会动员等。

(二) 其他国家结核病防治策略和措施的研究经验

Mathur 等[6]对于 2016 年 6 月至 2018 年 6 月期间对海德拉巴地区随机选择 6 个结核病机构于 2016—2017 年已经治愈的 187 结核病患者进行随访 1~2 年,以明确患者及其密切接触者的情况。结果发现治疗后 1 年随访 187 例患者,其中 143 例(76.47%)为健康且无结核病症状。结核病症状存在 26 例(13.90%),重新诊断为结核病 7 例(4.06%)。治疗后 2 年生存率为 92%。以上提示,对治愈的、新涂片阳性结核病例进行长期随访后,2/3 以上病例的改善健康结果和并对 92% 的指标性病例的治疗后生存率评估,加强了在 RNTCP 下抗结核治疗的有效性。建议对在 RNTCP 下治疗的所有结核病例继续进行此类随访,以获得有效的结核病防治策略。

Park 等[7]对 2016 年 8 月至 2017 年 4 月在某高校医院对入院后意外新诊断的 24 例活动性肺结核(指标患者)的接触者进行调查。共有 1 057 人因与患者接触而接受调查,其中 528 人有密切接触(157 名 HCW 中有 206 起事件,322 名患者或访客)。接触后 3 个月,在 98 例未接触结核的 HCW 中,有 9 例(9.2%)发生了潜伏结核感染(latent tuberculosis infection, LTBI)。在 65 位密切接触的患者或来访者中,没有放射学或临床证据表明有活动性肺结核。上述提示,在院内意外诊断为活动性肺结核后的患者应积极进行接触筛查,在与该指标患者接触过的未接受过结核治疗的 HCW 中,LTBI 的发生率很高。

Shewade 等[8]在 2016 年 3 月至 2017 年 2 月期间在随机选择印度 18 个地区登记的结核病患者，了解贫困地区和弱势人群中积极病例发现措施的有效性。在 629 名患者中，访谈 521 名患者，其中 11%（n=56）曾有至少 1 个月的结核病治疗史（公共或私人），13%（34/268）属于主动发现，9%（22/253）属于被动发现。上述提示，大约每 10 名登记为"新"的患者中就有 1 人曾经接受过结核病治疗；纠正措施需要落实，其次要密切监测结核病患者中复治患者的比例变化。

Dolla 等[9]于 2016 年 10 月至 2018 年 3 月在 Thiruvallur 区比较通过主动发现和被动发现诊断的结核病患者两组成本。在 336 例患者中，110 例通过主动发现确诊，226 例通过被动发现确诊。通过被动发现和主动发现诊断的患者中，分别有 29% 和 9% 患者的家庭发生了灾难性支出。结果提示，主动发现显著避免了患者因结核病而产生的灾难性成本。作为一项战略，主动发现可以确保结核病患者的财政保护并限制其贫困风险。

Sander 等[10]于 2015 年 9 月至 2016 年 4 月对喀麦隆的一家大型医院共 2 051 例门诊患者使用调查问卷及胸部 X 线片的形式进行结核病筛查，55%（1 137/2 051）的患者有 1 种以上的结核病症状，19% 的患者胸部 X 线片显示异常表现。66%（1 255）的患者为结核疑似患者，其中 31 例患者结核杆菌病原学阳性。咳嗽＞2 周的患者诊断结核病的敏感性为 61%。咳嗽＞2 周和/或胸部 X 线异常表现检测结核病的敏感性和特异性分别为 81% 和 71%。上述提示，对咳嗽超过 2 周以上、发热、夜间出汗或体重减轻的门诊患者进行结核病筛查是有效的策略，在这类人群中病原学阳性率检出率较高。即使具备 Xpert MTB/RIF 检测能力的地方，临床诊断也是极其重要的。

Hussain 等对[11]2011 年 1 月至 2012 年 12 月对巴基斯坦的一家私人医院通过激励机制提高结核病患者发现。基于激励机制为基础的主动发现项目治疗每例患者需要 223 美元，相反，位于市中心非激励机制项目的每例患者费用为 171 美元，减少了 23.4%。与被动发现相比，成本效益分析表明以激励机制为基础的主动发现更经济、有效，每个患者节省了 15.74 美元的治疗费用。结果提示，在巴基斯坦筛选策略具有成本效益的。在私人部门的激励机制的主动发现比被动发现花费更少，并降低了 DALY 率。

Gurung 等对[12]于 2018 年 6—8 月在尼泊尔巴迪亚和比尤坦（第 5 省）两个地区进行患者主动发现和被动发现方式进行评估，以评价灾难性支出和发现方式的关系。共随访 99 例患者[50 例患者为主动发现（ACF），49 例为被动发现（PCF）]。通过 ACF 发现的患者在治疗前的费用较低（直接医疗：14 美元 vs. 32 美元，P=0.001；直接非医疗：3 美元 vs. 10 美元，P=0.004；间接及时间损失：4 美元 vs. 13 美元，P<0.001）。在 ACF 患者中，直接医疗（15 美元 vs. 34 美元，P=0.002）、非医疗（30 美元 vs. 54 美元，P=0.022）的治疗前和强化阶段的费用也较低。ACF 患者的灾难性支出发生率较低。ACF 患者也记录了较低的灾难性成本强度，尽管差异没有差异。结果提示，ACF 可大大降低患者的费用，有助于实现最终结核病战略目标；当然，还需要实施其他协同政策如社会保护，以将受结核病影响的家庭的灾难性成本降至零。

在结核病接触者中，早期发现结核是在早期发现结核病例和制止传播的一项战略。Putra 等[13]在印度尼西亚巴厘巴东地区于 2017 年 7 月至 9 月诊断的 124 名结核病患者的共 498 名接触者进行结核病筛查，共发现 10 名结核病患者，其中 4 例为成人（3 例经细菌学证实和 1 例经临床证实），6 例为儿童（15 岁以下）。儿童的阳性率（46.2%）高于成人（14.3%）。

有结核症状的接触者中确诊结核阳性率为 43.8%,无症状者为 12.0%。在所有结核病患者中,在结核病接触调查中早期发现对改善结核病病例发现的贡献为 8.1%。在接触者筛查中尤其是在儿童中的早期发现产生了更多的诊断病例,因此需要进行全面的教育,包括认知和心理方面的教育,以鼓励结核病接触者在确诊之前完全参与早期检测规划。

Kigozi 等[14]对南非 40 个初级卫生保健机构于 2016 年 9—10 月对结核病患者的共 259 名家庭密切接触者进行调查。在筛查的 259 名接触者中,近半数(47.1%)接受了结核病临床调查,其中 17 例(6.6%)新诊断出结核病,患病率为 6 564/10 万。1 例新的结核病例需要筛查 15 名接触者。在 HIV 阴性 PTB 指数病例接触者中,新发结核病例所占比例最高(47.9%)。上述提示,在南非结核病高负担地区,在结核病家庭接触者中进行系统筛查是一种有效的主动发现策略。

Fuady 等[15]于 2016 年 7—9 月对在印度尼西亚的城市、郊区和农村地区的 19 个初级卫生中心接受治疗的 282 例结核病患者以及转诊到医院接受治疗的 64 例耐多药结核病患者进行调查,评估灾难性支出的发生率。家庭因结核病造成灾难性支出发生率分别为 36% 和 83%。患者希望政府给予财政支持以弥补因结核病导致的收入损失、交通和食品补充有关的费用。为这三个项目提供财政支持的最佳方案将把受结核病和耐多药结核病影响的家庭的灾难性成本分别降低到 11% 和 23%。然而,在这种情况下,遭受灾难性支出费用的结核病患者将不得不支付高额的剩余费用(中位数为 910 美元),耐多药患者为 2 613 美元。印度尼西亚目前的社会保障水平不足以减轻结核病的社会经济影响。对收入损失、交通成本和食品补充成本的财政支持将大大降低灾难性成本的发生率,但仅靠财政支持还不足以实现使面临灾难性成本的受影响家庭降至零的目标。这将需要创新的社会保护政策和更高水平的国内和国外经费支持。

Kibuule 等[16]采用间断时间序列分析比较 1996—2015 年期间以 DOTS 策略为基础及以社区为基础的结核病患者治疗成功率、治愈率、治疗完成率和病例登记率情况。未实施 DOTS 策略前平均年治疗成功率为 58.9%,实施后平均年治疗成功率为 81.3%。实施前年治疗成功率无显著性提高,实施后年治疗成功率突增 12.9%,此后继续增加 1.1%/ 年。项目结束后治疗成功率似乎稳定在 85% 左右。将基于设施的 DOTS 推广到基于社区的 DOTS 显著提高了年度治疗成功率。

Singh 等[17]对连续纳入的 98 例耐多药结核病患者进行完善后的 DOTS-Plus 策略,较好的治疗转归与不良的转归发生的比例分别为 71/98(72.4%)和 27/98(27.6%)[治疗失败 10 例(10.2%)、丢失 7 例(7.1%)和转出 10 例(10.2%)]。痰涂片和痰培养阴转率分别为 92.5%(75/81)和 87.7%(71/81),只有 17.4% 的患者有严重的不良反应。上述提示,完善后的 DOTS-Plus 策略可以成功治愈耐多药结核病,但需要患者和卫生保健工作者付出大量努力。它可以成为私营部门治疗耐多药结核病患者的另一种模式。

(张立杰　马艳　高静韬　唐神结)

参考文献

[1] WHO. Global tuberculosis report 2019 [R]. Geneva: World Health Organization, 2019.
[2] WHO. WHO consolidated guidelines on drug-resistant tuberculosis treatment [R]. Geneva: World Health

Organization, 2019.

[3] WHO. WHO Guidelines on tuberculosis infection prevention and control, 2019 update [R]. Geneva: World Health Organization, 2019.

[4] WHO. Rapid Communication: Key changes to the treatment of drug-resistant tuberculosis [R]. Geneva: World Health Organization, 2019.

[5] The Union. Management of Diabetes Mellitus-Tuberculosis: A Guide to the Essential Practice, First Edition 2019 [R]. The Union, 2019.

[6] MATHUR N, CHATLA C, SYED S, et al. Prospective 1-year follow-up study of all cured, new sputum smear positive tuberculosispatients under the Revised National Tuberculosis Control Program in Hyderabad, Telangana State, India [J]. Lung India, 2019, 36 (6) : 519-524.

[7] PARK S Y, LEE E J, KIM Y K, et al. Aggressive Contact Investigation of In-Hospital Exposure to Active Pulmonary Tuberculosis [J]. J Korean Med Sci, 2019, 34 (7) : e58.

[8] SHEWADE H D, GUPTA V, SATYANARAYANA S, et al. Are we missing 'previously treated'smear-positive pulmonarytuberculosis under programme settings in India?A cross-sectional study [J]. F1000Res, 2019, 8: 338.

[9] MUNIYANDI M, THOMAS B E, KARIKALAN N, et al. Catastrophic costs due to tuberculosis in South India: comparison between active and passive case finding [J]. Trans R Soc Trop Med Hyg, 2019, 114 (3) : 185-192.

[10] SANDER M S, LAAH S N, TITAHONG C N, et al. Systematic screening for tuberculosis among hospital outpatients in Cameroon: The role of screening and testing algorithms to improve case detection [J]. J Clin Tuberc Other Mycobact Dis, 2019, 15: 100095.

[11] HUSSAIN H, MORI A T, KHAN A J, et al. The cost-effectiveness of incentive-based active case finding for tuberculosis (TB) control in the private sector Karachi, Pakistan [J]. BMC Health Serv Res, 2019, 19 (1) : 690.

[12] GURUNG S C, DIXIT K, RAI B, et al. The role of active case finding in reducing patient incurred catastrophic costs for tuberculosis in Nepal [J]. Infect Dis Poverty, 2019, 8 (1) : 99.

[13] PUTRA I W G A E, KURNIASARI N M D, DEWI N P E P, et al. The Implementation of Early Detection in Tuberculosis Contact Investigation to Improve Case Finding [J]. J Epidemiol Glob Health, 2019, 9 (3) : 191-197.

[14] KIGOZI N G, HEUNIS J C, ENGELBRECHT M C, et al. Yield of systematic household contact investigation for tuberculosisin a high-burden metropolitan district of South Africa [J]. BMC Public Health, 2019, 19 (1) : 867.

[15] FUADY A, HOUWELING T A J, MANSYUR M, et al. Effect of financial support on reducing the incidence of catastrophic costs among tuberculosis-affected households in Indonesia: eight simulated scenarios [J]. Infect Dis Poverty, 2019, 8 (1) : 10.

[16] KIBUULE D, RENNIE T W, RUSWA N, et al. Effectiveness of community-based DOTS strategy on tuberculosis treatment success rates in Namibia [J]. Int J Tuberc Lung Dis, 2019, 23 (4) : 441-449.

[17] SINGH A, PRASAD R, KUSHWAHA R A S, et al. Treatment outcome of multidrug-resistant tuberculosis with modified DOTS-plus strategy: A 2 years'experience [J]. Lung India, 2019, 36 (5) : 384-392.

第一章　结核病分子流行病学

【摘要】基于结核分枝杆菌基因组 DNA 的分型技术是研究结核分枝杆菌分子流行病学的重要基础,在全球范围实现应用的经典基因分型方法主要有 3 种:基于限制性片段长度多态性分析的 IS6110 DNA 指纹图谱(IS6110 RFLP)、Spoligotyping、分枝杆菌交叉重复 - 单位 - 可变数串联重复(MIRU-VNTR)分型方法。不同研究会选用相应的分型方法来达到研究者的研究目的。国外这一年的研究主要集中于通过不同地区内结核病患者大队列的结核分枝杆菌的流行病学调查,来更深一步地了解结核分枝杆菌在区域流行的地理及空间分布差异状况;比较分析了各种人口学特征与结核分枝杆菌基因型流行的关系、不同基因型的集簇情况,进一步阐述了结核分枝杆菌传播的特征。

【关键词】结核分枝杆菌;分子流行病学;基因分型;传播

国际学者们为了研究结核分枝杆菌的进化过程,利用各种标记对结核分枝杆菌的多样性、系统发育和传播动态进行了研究。然而,由于这些标记在不同群体中的多样性,它们的效用受到了限制。不同的结核分枝杆菌(*Mycobacterium tuberculosis*,MTB)菌株具有不同的流行病学和临床特征。其中一些是广泛分布的,与耐药性有关,而另一些则以局部为主,分子流行病学的研究一直有利于新菌株的鉴定和传播动力学的研究,为制定结核病科学防治策略提供重要依据。本文对 2019 年国际结核病分子流行病学主要的研究进展进行总结。

一、结核分枝杆菌的分子流行病学

Weeraseker 等[1]统计了斯里兰卡地区基因型比例的分布,结果表明 EAI 基因型是该地区主要流行的基因型,在此地区内流行的 MTB 基因型比例从高到低依次为 EAI(43.23%)、Haarlem(20%)、北京基因型(8.7%)、MANU(12.7%)。此研究采用两种不同位点的 MIRU-VNTR 分型方法对 150 个 MTB 样本进行基因分型,15 个位点的 MIRU-VNTR 分型结果产生 19 个独特的谱系 / 亚谱系,高分辨率的 24 个位点的 MIRU-VNTR 产生 20 个谱系 / 亚谱系。统计分析结果显示 MIRU-VNTR 的 15 个位点具有最高的聚类率(25.33%)和低 HGDI(0.896),而 MIRU-VNTR 的 24 个位点具有低聚类率(12.66%)和高 HGDI(0.897)。15 和 24 个位点的 MIRU-VNTR 分型方法对鉴定 MTB 是没有显著性差异的,但是 24 个位点的分型方法产生了一个额外的 LAM 基因型菌株,该菌株起源于 T1。两种分型方法对比发现,使用 15 个位点的 MIRU-VNTR 分型技术对于 MTB 的第一线流行病学研究是足够的,但是 24 个位点 MIRU-VNTR 对高度同源组样本中的区分力强于 15 个位点。

Mokrousov 等[2]对 2013—2017 年间在俄罗斯鄂木斯克地区收集的 423 株 MTB 进行药敏试验、基因分型和全基因组测序,北京基因型共 280 株,40 株属于早期古代亚系,其中 29 株古老北京基因型菌株缺失 RD181 基因。DST 显示,280 株北京菌株中 202 株(72.1%)为耐药菌株:11.4% 为单或多耐药菌株,60.7% 为 MDR。所有 40 个古代菌株均为耐药菌株,39 个为 MDR。北京基因型在鄂木斯克的流行率上升,不仅与多药耐药有极强的联系,而且在其他地方也观察到了 XDR/XDR 前的情况,突出了这种基因型的流行潜力并需要卫生当局的监测和关注。

Daniel 等[3]运用 24 位点的 MIRU-VNTR 分型技术对来自厄瓜多尔的 380 株 MTB 进行基因分型与聚类的研究,结果仅发现 6 株北京基因型 MTB(1.58%),并且没有发现聚类现象,其中 4 株为耐多药菌株。虽然在邻国秘鲁和哥伦比亚报道了北京基因型的主动传播,但没有证据表明厄瓜多尔的北京基因型 MTB 比其他毒株的传播频率更高。此外,厄瓜多尔北京亚系流行率较低(1.6%)。此项研究没有发现北京基因型菌株最近传播的迹象。此研究的菌株十分多样化且属于不同的克隆复合物,在此地区北京基因型的传播不比其他毒株高,表明北京基因型是独立传播入该国的。但是北京基因型是如何被引入厄瓜多尔令研究者费解,今后还需要更全面的流行病学资料来进行进一步的流行病学分析。

Vynnycky 等[4]利用 24 个位点的 MIRU-VNTR 分型技术对英国西米德兰地区内分离的 2 159 株结核菌进行基因分型,结果显示所有菌株共包括 225 个集簇,其中 119 个集簇中包含两株菌,只有一个集簇包含的菌株较大为 102 株。其中 34% 的菌株属于近期传播。0~14 岁和 ≥ 65 岁回顾性聚类率从 50% 下降到 24%(P=0.01),移民明显低于英国出生的移民。在 15~24 岁(RCR=1.4,95%CI 1.1~1.8)、几个种族之间以及在英国出生的或长期在英国出生的移民之间(RCR=1.8,95%CI 1.1~2.4;RCR=1.6,95%CI 1.2~1.9)聚类率高于预期。一些种族群体之间的肺部病例的回顾性聚类比预期的要大两倍多,而在 15~24 岁和在英国出生的或与英国出生的长期移民之间出现了更多的聚类。在这里看到的高于预期的聚类表明,在某些年龄、族裔和移民群体之间出现优先混合,强调了接触追踪和减少诊断延迟对于减少英国结核病发病率的重要性。在最有可能与病例聚在一起的人群中优先追踪特定群体的病例,可以加快病例发现速度,并通过缩短病例传染时间,改善结核病控制。

Izumi 等[5]利用基因分型技术分析估计了结核病病例在最近的传播中所占的比例,并找出日本城市 3 年内基因型聚类和大规模集群发展的危险因素。在 1 025 例病例中,515 例位于 113 个基因型簇内,总体聚集率为 39.2%,平均簇数为 4.56 例(2~30),有 57 个基因型簇中(50.4%)仅包括 2 例肺结核患者,36 个基因型簇(31.9%)至少有 5 例结核病患者。在 <40 岁以下的患者[调整后的比值比(aOR)=1.73,95% CI 1.23~2.44]、日本本土个体(aOR=3.90,95% CI 2.27~6.72)、全职工人(aOR=1.63,95% CI 1.17~2.27)、兼职 / 日常工人(aOR=2.20,95% CI 1.35~3.58)、接受公共援助的个体(aOR=1.81,95%CI 1.15~2.84)和无家可归者(aOR=1.63,95% CI 1.02~2.62)中发现更显著的聚集率。在日本的城市环境中,外国出生的人对传播的影响仍然有限。加强公共卫生干预措施,包括积极发现病例,需要侧重于具有与结核病传播显著相关的社会经济风险因素的个人,以及在前两例之间登记间隔较短的人群。

Guthrie 等[6]按出生国结核病(tuberculosis,TB)发病率和其他人口因素对在加拿大以外出生的人进行分层,利用基因型聚类指示局部传输,将分子流行病学将人口特征(例如出生国、移民、年龄和社会/行为风险因素)与基因分型结果(24-locus MIRU-VNTR)联系起来对结核病流行病学和局部结核病传播进行分析。结果显示,在加拿大境外出生的 1 641 人中,69.8%(n=1 146)培养出一株具有独特基因型的结核分离物,提示 LTBI 重新激活。属于聚类的 MTB 分离株的个体比例在中等至低发病率国家(25.7%)和出生在高发病率国家(30.5%)的那些人之间是相当的。在加拿大出生的人聚集的 MTB 分离株的病例比例是中等至低发病率国家中最大的,其中 87.5%(14/16)属于在加拿大出生的人组成的大集群,这代表了已知的本地传输。其次,在具有现有数据的中、低发病率国家出生的 71 人中,有 9 人(12.7%)报告了包括艾滋病病毒和药物使用在内的危险因素,其中 7 人的 MTB 分离物通常与加拿大出生的人的分离物相匹配,这表明这些个体的感染与其他危险因素有关,而不是出生地这个因素。但是由外地出生组成的大集群中的个体大部分来自结核病疫情相似的地区。来自高发病率国家的移民与肺结核发病率的增加有关,但与从中等到低发病率国家移民的个人相比,在加拿大中参与当地传播集群的可能性降低。而来自高发病率国家的较新移民主要代表 LTBI 再活化,而来自低发病率地区的长期加拿大居民代表着两种群体:① LTBI 重新激活可能与老年有关,他们是在移居国外之前所获得的感染,而移居前的地区可能曾经结核病发病率较高但是目前认为结核病发病率较低的国家;②在当地感染结核病的人是由基因型聚类和危险因素造成的,这些因素类似于那些在低发病率环境中与局部传播有关的因素。此项研究结果提示对在加拿大以外出生的人进行分类,而不仅仅是"外国出生",特别是在结核病流行病学和分子数据的背景下,对于更准确地了解低发病率地区的结核病率和传播模式是十分必要的。

Guthrie 等[7]又比较加拿大的安大略省和不列颠哥伦比亚两个省份之间 MTB 的分子流行病学,以确定两个省份内和全国范围内的基因型群集。研究收集 2008—2014 年的 3 314 株(安大略省)和 1 602 株(不列颠哥伦比亚)临床 MTB 分离株,运用 24 个位点 MIRU-VNTR 基因分型技术进行研究。结核病患者的人口特征在两省之间各不相同,以加拿大以外出生的人口比例最高。集群分离株在不列颠哥伦比亚中所占比例较高。在省内和各省之间观察到非谱系 4 的菌株之间的大量聚类,而仅两个大簇(>10 例/簇)代表省内传播,且具有跨省基因型匹配。MIRU-VNTR 基因分型将安大略 MTB 分离株分组为 290 个集簇,平均簇大小为 4(2~49),产生了 31.8% 的聚类比例。在不列颠哥伦比亚省发现了 134 个簇,平均聚类大小为 5(2~68),总体聚类比例为 40.5%,显著高于安大略省(P<0.001)。可能由当地传播引起的感染人数在安大略省为 1 053 例(23.0%),在不列颠哥伦比亚为 649 例(32.1%),这表明虽然不列颠哥伦比亚的总病例数较少,但可能是当地传播导致的结核病诊断的比例较高。在这两个省份中,超过一半的集群(安大略省为 56.7%;不列颠哥伦比亚为 54.9%)仅包含两个个体,可能代表单个传输事件,因此很少有机会进行干预。在这两个省中,只有少数几个大于 10 个个体的集群出现[安大略省 n=11(3.8%);不列颠哥伦比亚 n=10(7.5%)]。两省之间的聚集比例差异很大程度上是由加拿大出生人口的造成的[安大略省 n=142(50.0%);不列颠哥伦比亚 n=312(75.7%)]。

Prakash 等[8]对来自萨哈里亚部落和非部落的 214 株临床分离株进行了 Spoligotype 分型和 12 个位点 MIRU-VNTR 分型分析。萨哈里亚部落以 EAI3_IND/SIT11 基因型为主,其次为 CAS1_Delhi/SIT26 基因型。萨哈里亚部落人患上 EAI3_IND/SIT11 基因型结核病的风险比非部落人群相比高出 3.04 倍(OR=3.045,95%CI 1.392~6.663,P=0.008 4)。EAI3_IND/SIT11 基因型在萨哈里亚部落的家族性和地理环境中的传播,表明在不久的将来某一地理位置的特定菌株的合理传输。EAI_IND/SIT11 基因型在萨哈里亚部落也发现了更多的 MDR-TB 病例以及可能的传播链。在此部落种,3 个集群(含 6 个分离株)反映了真实的传播链,而由 26 个分离株物组成的 8 个集群显示了在同一地理位置或附近房屋内可能存在的传播联系。而在非部落人群中,MDR-TB 病例中没有观察到优势基因型。另有一项研究对此地区 103 个肺结核患者的痰进行培养并进行药敏试验、基因型的检测以及药物靶点基因突变的检测,结果表明此部落中异烟肼耐药结核病的发病率较高(12.6%),而耐多药(MDR)的阳性率为 4.85%。进一步对药物靶基因进行基因分型,发现 8.7% 的耐异烟肼菌株在 katG 密码子 463 处有突变,3.8% 的分离物在密码子 katG 315 和 463 两个位点发生突变。且所有 MDR 菌株均属于 CAS 谱系,其中 3.85% 的菌株存在 katG 和 rpoB 基因的突变,分别位于密码子 463 和 526 位点,而 0.97% 的菌株携带密码子 315、463 和 531 的突变。EAI3_IND 基因型菌株为萨哈里亚部落中的优势菌株[9]。

Rutaihwa 等[10]使用 SNP 分型来研究 2012—2013 来自坦桑尼亚地区结核病患者的 2 039 份 MTB 临床分离株,在此人群中发现了 4 种谱系的菌株即谱系 1~4,这些谱系的分布和频率在整个区域内存在一定差异,但总体上谱系 4 是最常见的(n=866,42.5%),其次是谱系 3(n=681,33.4%)、谱系 1(n=336,16.5%)、谱系 2(n=92,4.5%)。研究发现,在此研究地区女性(aOR=2.14,95% CI 1.31~3.50,P=0.002)和复治状态(aOR=1.67,95% CI 0.95~2.84,P=0.065)与感染谱系 2 菌株有关,并没有发现 MTB 谱系与患者年龄或 HIV 状况之间有所关联。进一步对亚谱系分型结果表明,坦桑尼亚地区流行的基因型主要为 EAI、CAS 和 LAM 家族。

Somphavong 等[11]对在老挝 2010—2011 年间收集的株临床 MTB 进行分析,在 202 个具遗传特征的 MTB 中,EAI 基因型菌株是主要流行株(76.7%),其次是北京基因型(14.4%)和 T 基因型(5.5%)。EAI 基因型菌株来自全国各省,而北京基因型分离株主要分布在北部和中部省份。35 岁以下人群中北京基因型 MTB 的比例高于 EAI。北京基因型 MTB 耐药率(17.2%)高于 EAI(5.2%),其中两株 MDR-TB 菌株均属北京基因型。结合 MIRU-VNTR 和 Spoligotype 结果(n=202 株)估计基因型聚类率为 11%,并发现北京基因型引起的耐药结核病有小范围暴发的发生。

二、耐药结核分枝杆菌的分子流行病学

Kazemian 等[12]运用 RFLP-PGRS 的方法对从伊朗四个主要城市的结核病患者中分离到的 32 株 MDR 株和 1 株 XDR 株进行流行病学研究。MDR 和 XDR 分离物被分成 13 个集簇。最大的簇群包含 48.4%(n=16)的分离株。这个结果显示了伊朗 MDR-TB 分离株的高遗传多样性。在这里最大的集簇中包含 8 个(n=13)北京基因型 MTB。5 个剩余的北京菌株在其余 5 个独特的簇中。属于最大集簇中的 8 个北京基因型的 MDR 分离株来自马什哈德(伊朗东北部城市)、科曼莎(西南)和扎黑丹(东南),证明了 MDR 分离株在伊朗不同区域之间的传播。而单个 XDR 菌株是从来自马什哈德的患者中分离并且与阿富汗移民有关。这项研究提供的有关伊朗 MDR-TB 分子流行病学的信息尤其是 MDR 分离株(尤其是北京基因型)发病率的惊人增长引起了对伊朗结核病控制方案的关注。保证对患者进行快速诊

断的高度优先性,识别潜在感染了 MDR/XDR 菌株的人,并全面筛选与 MDR/XDR-TB 患者的紧密接触,对降低社区内潜在药物抗性 TB 和疾病传播的再活化具有重要的意义。

Acosta 等[13]对秘鲁、西班牙和意大利的多药耐药结核病进行了跨界分子流行病学分析,对属于 C8-LPMDR 集群中的 12 株 MDR 菌株(佛罗伦萨的 7 株、米兰的 2 株、秘鲁的 2 株和马德里的 1 株)进行全基因组测序。在中位连接网络分析中,这些菌株分布存在两个分支。一个分支包括所有来自佛罗伦萨的菌株。虽然缺乏准确的联系追踪数据来核实佛罗伦萨的传播细节,但能够确定所有涉及佛罗伦萨的移民都来自秘鲁。在佛罗伦萨,有一个由秘鲁人组成的大社区,它提供了相互作用的机会,例如共同居住和社交聚会。在这些菌株之间极少产生差异(0~2 单核苷酸多态性),表明这些菌株最近在佛罗伦萨的传播。来自秘鲁的一株菌与佛罗伦萨只有 3 个 SNP 差异,表明他们之间有着密切的遗传关系。该网络的第二个分支包括 2 个在欧洲发现的菌株和 1 个在秘鲁发现的分离株。由于最近的共同祖先位于两个分支之间,而来自秘鲁的两株菌株位于不同的分支,这些分支可能代表了在秘鲁流行的一个菌株的 2 个变种的两个独立的输出,该菌株经过一段长时间后发生了多样性。这些数据表明,高风险菌株正从秘鲁传播到欧洲的 2 个国家(意大利和西班牙)。这些菌株不仅是从秘鲁传播出去的,而且有一个菌株在意大利已造成了长期和持续的传播事件。此研究提示只有一体化的跨国努力才能更清楚地了解耐多药结核病的传播情况,而由于国际移徙使情况变得更加复杂。

Ei 等[14]在孟买用不同的基因分型方法检测初治和复治利福平耐药患者的 MTB 分离株的基因型和基因型特征。在 MIRU-VNTR 方法中检测到的 15 个基因型中,北京基因型是最流行的基因型,占所有菌株的 54.8%,初治患者中北京基因型占 40.5%,复治患者中占 69.4%;其次是 EAI 基因型。Spoligotype、MIRU-VNTR 分型和 IS 6110-RFLP 分型三种分型方法的聚类率分别为 0.714、0.004 和 0.085;其判别能力分别为 0.637、1.000 和 0.997。初治和复治利福平耐药患者中 MTB 均以北京基因型为主,说明缅甸结核病流行由 EAI 向北京基因型转变。

(梁晨　李传友　唐神结)

参考文献

[1] WEERASEKERA D, PATHIRANE H, MADEGEDARA D, et al. Evaluation of the 15 and 24-loci MIRU-VNTR genotyping tools with spoligotyping in the identification of Mycobacterium tuberculosis strains and their genetic diversity in molecular epidemiology studies [J]. Infect Dis (Lond) , 2019, 51 (3) : 206-215.

[2] MOKROUSOV I, VYAZOVAYA A, PASECHNIK O, et al. Early ancient sublineages of Mycobacterium tuberculosis Beijing genotype: unexpected clues from phylogenomics of the pathogen and human history[J]. Clin Microbiol Infect, 2019, 25 (8) : 1039e1-1039e6.

[3] GARZON-CHAVEZ D, ZURITA J, MORA-PINARGOTE C, et al. Prevalence, Drug Resistance, and Genotypic Diversity of the Mycobacterium tuberculosis Beijing Family in Ecuador [J]. Microb Drug Resist, 2019, 25 (6) : 931-937.

[4] VYNNYCKY E, KEEN A R, EVANS J T, et al. Mycobacterium tuberculosis transmission in an ethnically-diverse high incidence region in England, 2007-11 [J]. BMC Infect Dis, 2019, 19 (1) : 26.

[5] IZUMI K, MURASE Y, UCHIMURA K, et al. Transmission of tuberculosis and predictors of large clusters

within three years in an urban setting in Tokyo, Japan: a population-based molecular epidemiological study［J］. BMJ Open, 2019, 9 (5) : e029295.

［6］ GUTHRIE J L, RONALD L A, COOK V J, et al. The problem with defining foreign birth as a risk factor in tuberculosis epidemiology studies ［J］. PLoS One, 2019, 14 (4) : e0216271.

［7］ GUTHRIE J L, MARCHAND-AUSTIN A, CRONIN K, et al. Universal genotyping reveals province-level differences in the molecular epidemiology of tuberculosis ［J］. PLoS One, 2019, 14 (4) : e0214870.

［8］ PRAKASH R, GUPTA R, SHARMA P, et al. Genotypic diversity of Mycobacterium tuberculosis isolates from North-Central Indian population ［J］. Pathog Glob Health, 2019, 113 (1) : 39-48.

［9］ GUPTA R, AMRATHLAL R S, PRAKASH R, et al. Spoligotyping, phenotypic and genotypic characterization of katG, rpoB gene of M. tuberculosis isolates from Sahariya tribe of Madhya Pradesh India ［J］. J Infect Public Health, 2019, 12 (3) : 395-402.

［10］ RUTAIHWA L K, SASAMALO M, JALECO A, et al. Insights into the genetic diversity of Mycobacterium tuberculosis in Tanzania ［J］. PLoS One, 2019, 14 (4) : e0206334.

［11］ SOMPHAVONG S, BERLAND J L, GAUTHIER M, et al. First insights into the genetic characteristics and drug resistance of Mycobacterium tuberculosis population collected during the first national tuberculosis prevalence survey of Lao PDR (2010—2011) ［J］. BMC Infect Dis, 2019, 19 (1) : 851.

［12］ KAZEMIAN H, KARDAN-YAMCHI J, MOSAVARI N, et al. Molecular characterization of multidrug and extensive drug-resistant Mycobacterium tuberculosis isolates from Iran ［J］. Infez Med, 2019, 27 (1) : 26-31.

［13］ ACOSTA F, AGAPITO J, CABIBBE A M, et al. Exportation of MDR TB to Europe from Setting with Actively Transmitted Persistent Strains in Peru ［J］. Emerg Infect Dis, 2019, 25 (3) : 596-598.

［14］ EI P W, LEE J S, AUNG W W, et al. Genotypes and genetic characters of Mycobacterium tuberculosis from Myanmar using three typing methods ［J］. Infect Genet Evol, 2019, 75: 104005.

第二章 抗结核药物及药物靶点

【摘要】耐药结核病的出现和广泛流行,迫切需要不同作用机制的新药出现。2019 年抗结核新药 pretomanid 获 FDA 批准用于三药联合方案治疗耐药结核病。老药新用、化合物结构优化、作用新靶点的化合物大大丰富了抗结核新药管道途径。分子生物学、基因组学、化学 - 遗传学、结构生物学等的应用鉴定了大量新的潜在抗结核药物靶点及抑制剂。抗结核药物的发展新策略上也有了突破,有望加速药物研发进程。本文将从以上几个方面综述抗结核药物及新靶点在 2019 年的研究进展。

【关键词】结核分枝杆菌;新药;靶点;抑制剂

结核病(tuberculosis,TB)是传染病的头号杀手,每年造成近 160 万人死亡,约占抗生素耐药性死亡人数的 30%。尽管新生儿疫苗的广泛应用,以及针对致病菌结核分枝杆菌(*Mycobacterium tuberculosis*,MTB)的有效联合药物治疗的运用,但是全世界结核病流行高负担地区艾滋病等共同流行以及社会和经济因素破坏了控制结核病的努力。这些因素还促使了耐药结核分枝杆菌菌株的出现,进一步威胁到未来结核病控制的前景。为应对这一挑战,已投入大量资源发展结核病药物管道,最近监管部门批准了三种新的抗结核药物,推动了这一举措。然而,这三种药物都被用于耐药结核病的治疗,新的耐药性不可避免,加上缩短化疗疗程时间的需要,这就需要用新作用机制的化合物不断补充高质量的药物管道。

一、抗结核新药 pretomanid

2019 年 8 月美国 FDA 批准了抗结核新药 pretomanid 作为三药、6 个月全口服方案 BPaL(由贝达喹啉、pretomanid、利奈唑胺组成)的一部分,用于药物不耐受或无应答的广泛耐药结核病(extensively drug resistant tuberculosis,XDR-TB)或耐多药结核病(multi-drug resistant tuberculosis,MDR-TB)患者的治疗。BPaL 化疗方案的疗效在 Nix-TB 的关键性临床试验中得到了证实。参加这一试验的 109 名患者包括广泛耐药结核病患者,以及对已有疗法不耐受或无反应的耐多药结核病患者。结果表明,在接受治疗 6 个月之后,这一组合疗法的成功率达到 89%,显著高于治疗广泛耐药结核病患者的历史成功率。值得一提的是,pretomanid 是 FDA 在过去 40 多年来批准的第三款抗结核新药,同时也是首个由非营利组织开发的抗结核药物。Xu 等[1]对 pretomanid 在新型化疗方案 BPaL 和贝达喹啉 +pretomanid+莫西沙星 + 吡嗪酰胺(BPaMZ)中的作用在 BALB/c 小鼠、裸鼠、C3HeB/FeJ 小鼠等多种结核动物模型中进行了研究,发现 pretomanid 对 BPaL 和 BPaMZ 有显著贡献,包括限制贝达喹啉耐药株的选择。pretomanid 加到 BPaL 里增加了杀菌活性,阻止贝达喹啉耐药性的出现,在 BALB/c 小鼠中至少缩短 2 个月的疗程。

二、抗结核新化合物

抗结核药物贝达喹啉(bedaquiline,BDQ)通过干扰两个亚单位抑制结核分枝杆菌 F-ATP

合酶,与 c- 亚单位结合的药物阻止了 c- 环的旋转,而与 ε- 亚单位结合的药物阻止了 c- 环旋转与催化 α3∶β3- 头 ATP 合成的耦合。BDQ 用于治疗耐药结核病。然而,该药物具有高度的亲脂性,显示出较长的半衰期,并具有导致 QT 间期延长的心脏毒性。最近的药物化学改造发现了 BDQ 的 3,5- 二烯氧基吡啶类似物,它们的亲脂性较低、清除率较高,显示出较低的心脏毒性潜力。TBAJ-876 是该系列的一个新开发化合物,在小鼠结核病模型中显示出有吸引力的抗结核活性和疗效。Sarathy 等[2]研究了 TBAJ-876 和所选化合物类似物是否保留 BDQ 的作用机制。生化分析表明,TBAJ-876 是一种强有效的分枝杆菌 F-ATP 合酶抑制剂。TBAJ-876 的自发耐药突变体在 BDQ 的 c 亚基结合位点发现了错义突变,这表明 TBAJ-876 保留了 BDQ 对 c- 环的靶向性。对一株过度表达 ε- 亚单位的菌株和一株在 BDQ ε- 亚单位结合位点存在工程突变的菌株的敏感性测试表明,TBAJ-876 保留了 BDQ 在 ε- 亚单位上的活性。磁共振滴定研究证实 TBAJ-876 与 BDQ 结合位点的 ε 亚基结合。本研究提供了研发化合物的新思路,通过干扰酶的 c- 亚单位和 ε- 亚单位功能的双亚单位机制抑制分枝杆菌 F-ATP 合酶。

亚胺吩嗪类药物如氯法齐明对药物敏感和耐药结核分枝杆菌均具有临床疗效。Tanner等[3]测定了一系列结构相关的吩嗪类化合物的体外抗结核活性、吸收、分布、代谢和排泄特性以及小鼠体内药动学。其中 PhX1 具有良好的类药物特性和体外药效,值得在 MTB 感染动物模型中的进一步研究。来自山橙的 Suadimins A-C[1-3]是第一个单萜类喹啉生物碱二聚体,具有全新的碳骨架。通过广谱(extensive spectroscopic)分析、电子圆二色谱(ECD)和 X射线晶体学建立了它们的结构和绝对构型。Gao 等[4]对结核分枝杆菌 H37RV 株的体外抗菌活性 MIC90 为 6.76Mm。

Kidwai 等[5]对一个具有药理活性的化合物库进行了化学筛选,表型筛选鉴定了一些新的小分子抑制剂,包括已知的 cdk-2 抑制剂 NU-6027。NU-6027 在体外抑制牛分枝杆菌BCG 的生长,并与结核分枝杆菌蛋白激酶 D(PknD)和蛋白激酶 G(PknG)呈交叉反应。比较结构和序列分析以及对接模拟表明,PknG 和 PknD 独特的结合位点比其他结核分枝杆菌Ser/Thr 蛋白激酶更适合 NU-6027。此外,还发现 NU-6027 治疗时诱导巨噬细胞中促凋亡基因的表达,NU-6027 抑制巨噬细胞和小鼠组织中结核分枝杆菌的生长。综上所述,这些结果表明 NU-6027 可以进一步优化以开发抗结核药物。

Krátký 等[6]研究了 30 种酚类 N- 单取代氨基甲酸酯、水杨酰苯胺和 4- 氯酚的衍生物对结核分枝杆菌 $H_{37}Ra$、$H_{37}R_v$ 包括耐多药和广泛耐药菌株、鸟分枝杆菌、堪萨斯分枝杆菌、金分枝杆菌和耻垢分枝杆菌的活性,以及对 HepG2 的细胞毒性。由于水杨酰苯胺是多靶点化合物,测定了对分枝杆菌异柠檬酸裂解酶的抑制作用,这是一种参与维持持续结核感染的酶。对敏感和耐药结核分枝杆菌的最低抑菌浓度 ≤ 0.5μm,对非结核分枝杆菌的 MIC为 ≤ 0.79μm,并且和现有的药物无交叉耐药性。卤代水杨酰胺支架的存在提高了活性。研究证实,异柠檬酸裂解酶不是一个关键的靶点,氨基甲酸酯仅表现出中等的抑制活性。大部分化合物对 HepG2 细胞无细胞毒性,部分化合物无细胞抑制活性,有利于衍生物的开发。

三、抗结核药物新靶点及其抑制剂

结核分枝杆菌 SapM 是一种分泌性毒力因子,对病原体的细胞内存活至关重要。SapM在宿主巨噬细胞吞噬体成熟阻滞中的作用表明,SamP 有可能成为帮助清除结核感染的药物靶点。Fernandez-Soto 等[7]对 SapM 的催化机制、底物特异性和抑制作用提供了新的思路，并确定了催化和底物结合的关键残基。SapM 是一种非典型的单酯碱性磷酸酶，具有丝氨酸催化机制，可能与金属有关。与 SapM 功能和发病机制特别相关的是其对 $PIP_2^{[4,5]}$ 和 PI_3P 的活性，这两种磷脂酰肌醇在微生物吞噬和吞噬体形成的早期阶段起作用。这表明 SapM 可能具有多效性，对 MTB 感染的重要性比最初想象得大。确定了 SapM 的两种抑制剂，L- 抗坏血酸和 2- 磷酸 -L- 抗坏血酸，它们定义了调节这种磷酸酶催化活性的两种不同机制。至关重要的是，证明 2- 磷酸 -L- 抗坏血酸降低巨噬细胞感染中分枝杆菌的存活率，从而证实了 SapM 作为治疗药物靶点的潜力。

Zhang 等[8]最近报道了鉴定新的 coumestan 衍生物为结核分枝杆菌 Pks13- 硫酯酶（TE）结构域抑制剂，在产生的抗 coumestan 的 MTB 菌落中观察到突变（D1644G 和 N1640K）。进一步的结构 - 活性关系探索利用可用的 Pks13-TE X 射线共晶结构，导致发现极其有效的 coumestan 类似物 48 和 50。这些分子对敏感结核分枝杆菌（MIC=0.003 9μg/ml）和耐药结核分枝杆菌（MIC=0.007 8μg/ml）具有极好的抗结核活性。此外，优异的体外活性转化为体内小鼠血清抑制滴定测定，给予 100mg/kg 的香豆素 48 显示比异烟肼或 10mg/kg 或 100mg/kg 的 TAM16 高 8 倍。初步 ADME-Tox 数据是有希望的，并且与合成的实用性相结合，保证了对 coumestan 衍生物的进一步体内功效评估。

Lopez 等[9]发现新的抗结核分枝杆菌化学支架三环 4- 羟基喹啉和巴比妥酸衍生物，可以杀死复制型和非复制型结核分枝杆菌。这两个化合物家族都耗尽了结核分枝杆菌的菌内镁。对这两种化学类型的完全或部分耐药是由假定的分枝杆菌 Mg^{2+}/Co^{2+} 离子通道（CorA）突变引起的。过量的细胞外 Mg^{2+}，而不是其他二价阳离子，降低了该化合物对复制结核分枝杆菌的杀灭作用。这些发现证实了细菌内镁的耗尽是一种抗菌作用机制，并表明结核分枝杆菌镁的稳态是脆弱的。重要的是，如果抗结核药物能在不同的代谢状态下杀死结核分枝杆菌，就可以通过减少表型耐受细菌的数量来缩短治疗过程。靶向镁金属稳态代表了一种全新的抗结核杆菌作用模式，可能在巨噬细胞缺乏镁离子的内吞噬环境中削弱结核分枝杆菌。Park 等[10]描述了嘧啶三酮酰胺支架的特性，该支架通过直接与 CorA-Mg^{2+}/Co^{2+} 转运体结合而破坏病原体中的镁稳态。CorA 结构域中的突变被认为是调节 Mg^{2+} 离子介导的孔开放，从而对该支架产生了抗性。嘧啶三酮酰胺类化合物对体外病原菌在复制和非复制条件下均有杀灭作用，在巨噬细胞感染过程中有较好的杀灭作用。然而，该化合物对受感染的小鼠缺乏疗效，可能是由于暴露量有限。研究结果表明，Cora 抑制 Mg^{2+} 内稳态是结核药物研发的一个有吸引力的靶点，并有助于鉴定改良的 Cora 抑制剂。

MTB 细胞膜具有独特的（脂）多糖和糖脂，它们在 MTB 的生存和发病机制中起着关键作用，破坏 MTB 细胞膜组装的通路是抗结核药物的主要靶点。Guy 等[11]介绍一种以前未被探索的方法，即化学试剂直接作用于独特的 MTB 细胞膜内的胞外多糖，而不是细胞内生物合成机制。设计并合成了对 MTB 具有选择性致死作用的多聚硼酸，并通过靶向这些结构独特且必需的 MTB 细胞膜多糖来发挥其功能。通过调节硼酸单元的数量和它们之间的距离，可以获得对 MTB 的高选择性、对哺乳动物细胞的低细胞毒性和无明显耐药性。这种非常规的方法可能会阻止耐药性的发展，并将成为设计改良的、病原体特异性的下一代抗生素的平台。

甲基萘醌是结核分枝杆菌电子传递链 ETC 的重要组成部分，因为它的作用是使电子穿过 ETC 以产生 ATP 产生细胞所需的电化学梯度。Berube 等[12]显示 MenA 是甲基萘醌生物合成途径的一种成分，其抑制剂对结核分枝杆菌具有高度活性。在复制和非复制条件下，MenA 抑制剂对结核分枝杆菌具有杀菌作用，对营养缺乏菌的杀菌活性比对复制期菌高 10 倍。MenA 抑制剂与贝达喹啉、氯法齐明和细胞色素 bc1 氧化酶组分 QcrB 的抑制剂组合具有增强的活性。总之，MenA 作为针对结核分枝杆菌的药物治疗的可行靶标，MenA 抑制剂不仅在各种生理状态下杀死结核分枝杆菌，而且与 ETC 抑制剂组合显示出增强的活性。

由肠道微生物群产生的吲哚丙酸（IPA）在体外和体内对结核分枝杆菌具有活性。然而，其作用机制尚不清楚。IPA 是色氨酸（Trp）的脱氨产物，因此是这种必需芳香族氨基酸的紧密结构类似物。通过反馈抑制调节结核分枝杆菌中的从头 Trp 生物合成：Trp 充当邻氨基苯甲酸合成酶 TrpE 的变构抑制剂，其催化 Trp 生物合成途径中的第一个确定步骤。Negatu 等[13]假设 IPA 可以模拟 Trp 作为 TrpE 的变构抑制剂，并通过在 TrpE 催化步骤中阻断 Trp 的合成来发挥其抗微生物作用。为了验证假设，进行了代谢、化学拯救、遗传和生化分析。用 IPA 处理分枝杆菌抑制了生长并降低了 Trp 的细胞内水平，这是消除在培养基中补充 Trp 的作用。TrpE 的变构 Trp 结合位点处的错义突变消除了 Trp 抑制并引起 IPA 抗性。总之，已经证明 IPA 通过模拟该酶的生理变构抑制剂来抑制 TrpE 来阻断结核分枝杆菌中的 Trp 生物合成。上述表明这种抗生素阻断 Trp 合成———种结核分枝杆菌体内必需的生物合成途径。有趣的是，IPA 通过解耦细菌反馈调节机制起作用：它模仿 Trp 作为邻氨基苯甲酸合成酶的变构抑制剂，从而关闭 Trp 合成，无论细胞内 Trp 水平如何。IPA 靶标的鉴定为发现更有效的基于靶标的 TrpE 配体铺平了道路。

结核分枝杆菌腺苷激酶（MtbAdoK）是结核分枝杆菌的一种重要酶，是分枝杆菌嘌呤修复途径的一部分。嘌呤补救途径可能在其潜在感染阶段对结核分枝杆菌的生存和持续性起到关键作用。Crespo 等[14]采用了一种结构方法发现、结构引导设计和合成一系列腺苷类似物，这些类似物对酶的抑制常数在 5~120nM。其中两个化合物对 MTB 的半数最大有效抑制浓度为 $1.7\mu M$ 和 $4.0\mu M$。选择性和初步药代动力学研究表明这些化合物与人相比对 MtbAdoK 的特异性更高。结晶学研究显示了抑制、活性和选择性的分子基础，并揭示了 Mtbadok 同二聚体特有的潜在治疗价值。L,D-转肽酶（LDT）是治疗结核病的有希望的抗生素靶点。de Munnik M 等报告从结核分枝杆菌中筛选抗 Ldt_{Mt2} 半胱氨酸反应抑制剂。对强效抑制剂 ebselen 和 Ldt_{Mt2} 的结构研究表明，亲核半胱氨酸打开了苯并异硒唑酮环，形成了一个与底物结合环广泛疏水作用的复合物[15]。

四、抗结核药物发展新策略

结核分枝杆菌内在的代谢灵活性和在不同宿主微环境中感染细菌所需营养的不确定性，需要有精确的预测或在与人类疾病有争议的动物模型中的功效证明。即使是微生物法活菌计数，也充满了复杂性。De 等[15]的研究集中在阐明分枝杆菌代谢方面，这些方面有助于菌应对宿主免疫防御和应用抗生素，并可能驱使耐药性的出现。这项工作已经确定了一些抗生素容易靶向性的代谢途径，包括泛酸和辅酶 A 的生物合成、循环和核苷酸代谢的相互关联功能。核苷酸代谢拓展了思路，即 DNA 代谢是新结核病药物开发的一个未充分探索的领域。尽管非必需功能在抗生素开发的传统上是不受重视的，但这些功能可能代表有吸引力的靶点，因为它们可能破坏细菌在压力下生存的关键机制（例如 RelMtb 依赖的严格反应）

或在不利的、潜在致命的条件下的适应性,包括抗生素治疗。其他领域的发展表明通过与最先进的技术结合使用化学生物学方法,有可能突破感染期间分枝杆菌代谢及其对疾病结局的影响这一障碍。

Johnson 等[16]开发了一种名为 PROSPECT 的策略(对菌株进行初步筛选以优先扩展化学和靶标),筛选化合物对抗缺失必需靶标的菌株库。设计了针对 474 种必需 MTB 基因的菌株,并针对化合物文库筛选了 100~150 株菌库,探测了超过 850 万种化学 - 遗传相互作用。初步筛查确定的命中数比单独筛选野生型 MTB 多 10 倍,化学 - 遗传相互作用提供直接的靶标。作者鉴定了 40 多种靶向 DNA 回旋酶、细胞壁、色氨酸、叶酸生物合成和 RNA 聚合酶的化合物以及靶向 EfpA 的抑制剂。化学优化产生了具有强效野生型活性的 EfpA 抑制剂,因此证明了 PROSPECT 产生针对靶标的抑制剂的能力,所述靶标将避开常规药物发现。

尽管使用了多种在体外非常有效的药物,但是结核病治疗需要延长药物的使用时间,并且会被耐药菌株的出现所迷惑。为了解限制抗生素有效性的机制,Bellerose 等[17]进行了一项全面的基因研究,以确定改变药物治疗小鼠细菌清除率的结核分枝杆菌基因。几个功能上不同的细菌基因被发现可以改变细菌的清除率,其中最突出的是 glpK 基因,它编码甘油代谢所必需的甘油 -3- 激酶。甘油通常会增加结核分枝杆菌对体外抗生素的敏感性,在体内抗生素治疗期间,尤其是在暴露于含有吡嗪酰胺的方案期间,glpK 缺陷的细菌仍然存在。在临床结核分枝杆菌分离株中,发现 glpk 基因的高变均聚区的移码突变是耐多药的一个特殊标记,这些功能缺失等位基因也在广泛耐药菌中丰富。这些数据表明,经常观察到的 glpk 编码序列的变异产生了一种药物耐受表型,这种表型可以降低抗生素的疗效,并可能有助于耐药性的演变。这些研究表明,碳代谢途径中可逆的高频变异可以产生表型的耐药克隆,并在耐药发展中发挥作用。β- 内酰胺类抗生素对结核分枝杆菌的低效阻碍了该类化合物在结核病治疗中的应用。

新合成的蛋白质中去除 N- 末端甲硫氨酸的蛋氨酸氨肽酶(MetAP)在所有生命形式(真核生物和原核生物)中都是必不可少的。MetAPs 有助于蛋白质的共翻译控制,因为它们决定了蛋白质的半衰期(N 末端规则)并促进进一步的修饰,如乙酰化等。MTB 和牛分枝杆菌具有两种 MetAP 亚型——MetAP1a 和 MetAP1c,分别由 mapA 和 mapB 基因编码。Vanunu 等[18]对这两个基因中的每一个进行了靶向遗传缺失,以证实是否是必需基因。结果显示,mapA 的缺失突变体是可行的,只有弱生长缺陷,mapB 是不可或缺的。此外,构建双缺失突变体以及将点突变引入 mapB 导致具有部分活性的蛋白质在 mapB 和 mapA 之间显示出部分但不完全的冗余。推论 MetAP1c(mapB)是分枝杆菌基本上需要的,有望作为潜在靶点。

叶酸生物合成途径提供了许多尚未在结核病治疗中利用的药物靶标。Hajian 等[19]已经确定了一系列小分子,它们通过双向靶向二氢叶酸还原酶(DHFR)(叶酸途径中的关键酶)及其功能类似物 Rv2671 来中断 MTB 叶酸代谢。比较这些化合物的抗叶酸活性与对氨基水杨酸(PAS)的抗叶酸活性。PAS 的生物活性代谢物,除了先前报道的抗 DHFR 活性外,还抑制 MTB 中黄素依赖性胸苷酸合成酶,表明该药物具有多靶点作用机制。MTB 中的抗叶酸处理减少了分枝菌酸的产生,最可能是由于活化的甲基循环的扰动。MTB 中叶酸途径的多靶向与高度有效的抗结核分枝杆菌活性相关。

Xiao 等[20]提出结核分枝杆菌对 β- 内酰胺类药物的天然耐药部分是由不被认为是 β-内酰胺类药物经典靶点的非典型辅助蛋白介导的,并且这些辅助靶点的小分子抑制剂可能

使结核分枝杆菌对 β- 内酰胺类药物敏感。鉴定并证实了 3 种 N- 芳基吲哚和 1 种苯并噻吩化合物的合成致死表型。对这两类结构的结构 - 活性关系表明，类似物单独或联合美罗培南具有有效抗结核活性。转录谱分析显示，氧化还原酶、MMPL 家族蛋白和 27kDa 苯醌甲基转移酶可能是 N- 芳基吲哚增效剂的靶点。β- 内酰胺复合物的合成杀伤力可能是治疗耐药结核病的另一种途径。

　　了解药物在亚细胞中的分布是很重要的，因为巨噬细胞特别是泡沫状巨噬细胞，是结核分枝杆菌感染的主要宿主。抗生素在受感染宿主细胞中亚细胞定位意味着抗生素是否能穿透细胞内所有含有分枝杆菌的细胞。Greenwood 等[21]运用结合相关的光、电子和离子显微镜（CLEIM），以亚微米分辨率成像贝达喹啉在感染人巨噬细胞中的分布。贝达喹啉主要在宿主细胞脂质滴中蓄积，脂质滴并没有围困住抗生素，而是构成了一个可转移的贮存器，增强了抗菌效果。因此，在抗菌治疗过程中，强的脂质结合促进了药物从宿主细胞向细胞内靶点的转运。首先，要了解是否有特殊的脂质结合抗生素的特性可以直接改善或通过脂质滴从巨噬细胞转移到同一个病灶。因此，介导脂质结合作为抗生素的设计靶标是一条有前途的治疗病原体手段。

（徐建　陆宇　于佳佳　唐神结）

参考文献

［1］ XU J, LI S Y, ALMEIDA D V, et al. Contribution of Pretomanid to Novel Regimens Containing Bedaquiline with either Linezolid or Moxifloxacin and Pyrazinamide in Murine Models of Tuberculosis［J］. Antimicrob Agents Chemother, 2019, 63 (5) : e00021-19.

［2］ SARATHY J P, RAGUNATHAN P, SHIN J, et al. TBAJ-876 retains Bedaquiline's activity against subunit c and ε of Mycobacterium tuberculosis F-ATP synthase［J］. Antimicrob Agents Chemother, 2019, 63 (10) : e01191-19.

［3］ TANNER L, EVANS J C, SELDON R, et al. In vitro efficacies, ADME, and pharmacokinetic properties of phenoxazine derivatives active against Mycobacterium tuberculosis［J］. Antimicrob Agents Chemother, 2019, 63 (11) : e01010-19.

［4］ GAO X H, FAN Y Y, LIU Q F, et al. Suadimins A-C, Unprecedented Dimeric Quinoline Alkaloids with Antimycobacterial Activity from Melodinus suaveolens［J］. Org Lett, 2019.

［5］ KIDWAI S, BOUZEYEN R, CHAKRABORTI S, et al. NU-6027 Inhibits Growth of Mycobacterium tuberculosis by Targeting Protein Kinase D and Protein Kinase G［J］. Antimicrob Agents Chemother, 2019, 63 (9) : e00996-19.

［6］ KRATKY M, JANDOUREK O, BARANYAI Z, et al. Phenolic N-monosubstituted carbamates: Antitubercular and toxicity evaluation of multi-targeting compounds［J］. Eur J Med Chem, 2019, 181: 111578.

［7］ FERNANDEZ-SOTO P, BRUCE A J E, FIELDING A J, et al. Mechanism of catalysis and inhibition of Mycobacterium tuberculosis SapM, implications for the development of novel antivirulence drugs［J］. Sci Rep, 2019, 9 (1) : 10315.

［8］ ZHANG W, LUN S, LIU L L, et al. Identification of Novel Coumestan Derivatives as Polyketide Synthase 13 Inhibitors against Mycobacterium tuberculosis. Part Ⅱ［J］. J Med Chem, 2019, 62 (7) : 3575-3589.

［9］ LOPEZ QUEZADA L, SILVE S, KELINSKE M, et al. Bactericidal Disruption of Magnesium Metallostasis in Mycobacterium tuberculosis Is Counteracted by Mutations in the Metal Ion Transporter CorA［J］. mBio, 2019, 10 (4) : e01405-19.

［10］ PARK Y, AHN Y M, JONNALA S, et al. Inhibition of CorA dependent Magnesium Homeostasis is cidal in Mycobacterium tuberculosis ［J］. Antimicrob Agents Chemother, 2019, 63 (10) : e01006-19.

［11］ GUY C S, GIBSON M I, FULLAM E. Targeting extracellular glycans: tuning multimericboronic acids for pathogen-selective killing of Mycobacterium tuberculosis ［J］. Chem Sci, 2019, 10 (23) : 5935-5942.

［12］ BERUBE B J, RUSSELL D, CASTRO L, et al. Novel MenA Inhibitors Are Bactericidal against Mycobacterium tuberculosis and Synergize with Electron Transport Chain Inhibitors ［J］. Antimicrob Agents Chemother, 2019, 63 (6) : e02661-18.

［13］ NEGATU D A, YAMADA Y, XI Y, et al. Gut Microbiota Metabolite Indole Propionic Acid Targets Tryptophan Biosynthesis in Mycobacterium tuberculosis ［J］. mBio, 2019, 10 (2) : e02781-18.

［14］ CRESPO R A, DANG Q, ZHOU N E, et al. Structure-Guided Drug Design of 6-Substituted Adenosine Analogues as Potent Inhibitors of Mycobacterium tuberculosis Adenosine Kinase ［J］. J Med Chem, 2019, 62 (9) : 4483-4499.

［15］ DE MUNNIK M, LOHANS C T, LANG P A, et al. Targeting the Mycobacterium tuberculosis transpeptidase Ldt$_{Mt2}$ with cysteine-reactive inhibitors including ebselen ［J］. Chem Commun (Camb) , 2019, 55 (69) : 10214-10217.

［16］ JOHNSON E O, LAVERRIERE E, OFFICE E, et al. Large-scale chemical-genetics yields new M. tuberculosis inhibitor classes ［J］. Nature, 2019, 571 (7763) : 72-78.

［17］ BELLEROSE M M, BAEK S H, HUANG C C, et al. Common Variants in the Glycerol Kinase Gene Reduce Tuberculosis Drug Efficacy ［J］. mBio, 2019, 10 (4) : e00663-19.

［18］ VANUNU M, SCHALL P, REINGEWERTZ T H, et al. MapB Protein is the Essential Methionine Aminopeptidase in Mycobacterium tuberculosis ［J］. Cells, 2019, 8 (5) : 393.

［19］ HAJIAN B, SCOCCHERA E, SHOEN C, et al. Drugging the Folate Pathway in Mycobacterium tuberculosis: The Role of Multi-targeting Agents ［J］. Cell Chem Biol, 2019, 26 (6) : 781-791.

［20］ XIAO S, GUO H, WEINER W S, et al. Revisiting the beta-lactams for tuberculosis therapy: a compound-compound synthetic lethality approach ［J］Antimicrob Agents Chemother, 2019, 63 (11) : e01319-19.

［21］ GREENWOOD D J, DOS SANTOS M S, HUANG S, et al. Subcellular antibiotic visualization reveals a dynamic drug reservoir in infected macrophages ［J］. Science, 2019, 364 (6447) : 1279-1282.

第三章　结核病疫苗

【摘要】根据《全球结核病报告 2019》，截至目前，全球共有 14 个新型结核病疫苗临床试验正在开展。其中，处于 I 期临床阶段有 3 种，包括两个病毒载体疫苗 Ad5 Ag85A 和 ChAd0x185A/MVA85A 及亚单位疫苗 AEC/BC02；处于 IIa 期的有 4 种，包括病毒载体疫苗 TB/FLU-04L、灭活菌体疫苗 RUTI、亚单位疫苗 ID93+GLA-SE 和减毒活疫苗 MTBVAC；3 种处于 IIb 期，包括用于加强免疫的灭活疫苗 DAR-901、亚单位疫苗 H56：IC31 和 M72+AS01$_E$、BCG 疫苗再接种保护力的评估；处于 III 期的有 3 种，分别为活菌疫苗 VPM 1002、灭活疫苗微卡以及热灭活疫苗 MIP/Immyvac。其中一些临床试验已取得了阶段性进展。此外，诸多结核病疫苗的临床前研究也取得了一定成果，新型佐剂及新的结核病疫苗候选抗原蛋白的筛选等研究工作也推动了新型结核病疫苗的研发进程。

【关键词】临床试验；结核病；疫苗；佐剂；新型亚单位抗原

2019 年，多个处于临床试验阶段的疫苗研究取得一定阶段性成果，其中 M72/AS01$_E$ 在潜伏结核感染的成人（HIV 阴性）中可显著降低肺结核发病率，可诱导持续的抗结核免疫应答，疫苗的总效力可达近 50%。其他候选疫苗尚未发现理想的保护力，但多数疫苗的安全性、耐受性等在各研究中得以肯定。此外，2019 年报道的新型结核病疫苗引入了新的设计思路，如融合表达 Fcγ1 提高疫苗的免疫原性，佐剂的研究也有一定的进展。

一、临床试验阶段的候选疫苗

1. MVA85A　　MVA85A 是一种病毒载体疫苗，正在进行 I 期临床试验。Thomas 等[1] 报道了一项关于该疫苗免疫接种途径对接种后机体免疫应答强度影响的临床试验研究（ClinicalTrials.gov NCT01954563）。研究纳入了 36 名接种过 BCG 的健康成年人，随机分为 3 组，每组分别接种 2 次 MVA85A 接种，间隔期 1 个月（第 1 组，气雾剂 - 皮内注射；第 2 组，皮内注射 - 气雾剂；第 3 组，皮内注射 - 皮内注射）。接种后第 7 天，支气管镜检查及支气管肺泡灌洗，6 个月后收集不良事件及外周血。参与者年龄在 21~42 岁，其中 28 位女性。结果显示，启动免疫为气雾剂免疫时，具有良好的耐受性和较高的免疫原性。多数不良事件为注射部位轻度皮内接种后的反应。两种途径接种均出现了短暂的全身性不良反应，但常见轻度。第 1 组气雾免疫后出现的呼吸不良反应均为轻度。第 2 组，在 1 个月后接受气雾剂后可导致短暂的中 / 重度呼吸及全身不良反应。无严重不良反应及支气管相关并发症。只有皮内 - 气雾剂免疫方案（第 2 组）能适度、显著地提高细胞对 Ag85A 的免疫应答（P=0.027，95%CI 28~630 个细胞斑点 /1×10^6 外周血单个核细胞）。仅在皮内接种后可诱导产生血清抗 Ag85A 和 MVA 抗体。与皮内接种相比，雾化 MVA85A 诱导的 Ag85A 肺黏膜 CD4$^+$ 和 CD8$^+$ T 细胞因子水平显著升高。在第 2 组中，雾化吸入 MVA85A 增强了皮内接种的免疫应答。支气管灌洗液中 MVA 特异性 CD4$^+$ T 细胞应答弱于 Ag85A 的特异性反应。虽然结果显示皮内注射 - 气雾剂方案诱导了最有效的对 Ag85A 的细胞免疫应答，但由于不良事件的原因,第 2 组方案有 3 名参与者未接受气雾剂免疫。本研究的另一局限性在于,支气管镜检查旨在捕捉黏膜反应峰值的时机;但是峰值反应可能发生在这个时间范围之外。本临床试验结果发现,采用气雾剂 - 皮内注射方案时疫苗的耐受性更好,而皮内注射 - 气雾剂方案会导致短暂但显著的呼吸不良事件。气溶胶疫苗诱导了有效的细胞 Ag85A 特异性黏膜和全身免疫应答,尽管这对疫苗保护作用的意义尚不清楚,但这些发现将为结核病和其他呼吸道和黏膜病原体的雾化疫苗的开发提供参考。

Kashangura 等[2]综述了迄今为止 MVA85A 的 6 项临床试验,评估了其作为 BCG 加强免疫疫苗的安全性和保护力。该研究共纳入 3 838 例受试者,结果发现 MVA85A 具有良好的安全性,但并不能降低受试者患肺结核的风险,作为 BCG 的加强免疫疫苗,其保护力有限。

2. DAR-901　　DAR-901 是一种灭活的全细胞结核病增强疫苗,目前已进入 Ⅱ 期临床试验阶段,Masonou 等[3]针对该疫苗是否诱导 $CD4^+$ T 细胞因子表达谱,以及是否优于 BCG 进行了一项研究。该项临床研究纳入了 59 名成年人(包含 IGRA 阳性及 IGRA 阴性志愿者),随机分 3 组、分 3 次进行加强免疫(3 组分别接种 DAR-901、安慰剂和 BCG),试验过程双盲,之后各组均接种 BCG,接着分析每组的 $CD4^+$ T 细胞应答情况。结果与基线相比,接种 DAR-901 的受试者表现出抗原特异性多功能或双功能 T 细胞反应增强,第 3 次给药 7 天后,疫苗抗原特异性 $CD4^+$ T 细胞分泌的细胞因子 IFN-γ、IL-2、TNF-α 等达到高峰。Th1 应答占优势,大多数应答细胞表现出多功能效应记忆表型。卡介苗诱导的 $CD4^+$ T 细胞应答强于安慰剂,而 DAR-901 诱导的应答与安慰剂无差异。DAR-901 和 BCG 均未诱导持续性的 Th17/Th22 细胞因子表达。该研究结论为 DAR-901 诱导的免疫应答低于 BCG,因此,研究者认为诱导高水平的 $CD4^+$ 细胞因子应答可能不是候选结核病疫苗增强剂的关键或先决条件。

3. ID93/GLA-SE　　ID93/GLA-SE 疫苗是一种重组亚单位结核病候选疫苗。目前处于临床 Ⅱ 期试验阶段。Kwon 等[4]评估了 BCG-ID93/GLA-SE 初免加强免疫策略对高致病性 MTB 的免疫保护力。建立小鼠动物模型,疫苗免疫后选用高致病性北京基因型临床分离株 MTBK 进行攻毒实验。用 ID93/GLA-SE 疫苗加强免疫可显著降低小鼠攻击后 16 周的细菌负荷,而单用 BCG 对 MTBK 没有明显的保护作用。对受攻击小鼠肺的病理分析也显示,ID93/GLA-SE 对卡介苗免疫动物有显著的保护作用。攻毒后小鼠肺组织病理学结果显示,ID93/GLA-SE 对 BCG 免疫动物有明显的保护性增强作用。此外,ID93/GLA-SE 能够在攻毒 16 周内诱导较强且持续的抗原特异性多功能 $CD4^+$ T 细胞应答,同时诱导高强度的抗原特异性 IgG 应答。该研究结果表明,ID93/GLA-SE 候选疫苗作为 BCG 的加强疫苗,可对高致病性 MTBK 感染具有较好的长效保护作用。研究者认为,该疫苗在北京基因型流行地区有较好的应用前景,但这一结论有待相关临床试验数据的支持。

4. M72/AS01$_E$　　M72/AS01$_E$ 是一种重组亚单位候选结核病疫苗,在南非地区开展了为期 3 年的 Ⅱ 期临床试验(ClinicalTrials.gov number,NCT01755598.),2019 年 10 月相关结果报道于《新英格兰医学杂志》。Tait 等[5]在南非多中心纳入了 18~50 岁的感染 MTB 但未患病的志愿者,随机分为两组,间隔 1 个月分 2 次接种该疫苗或安慰剂。最终共有 3 573 名参与者接受了至少一剂 M72/AS01$_E$ 或安慰剂,其中 3 330 名接受了两剂。经过 3 年随访,M72/AS01$_E$ 组有 13 例确诊罹患肺结核(共 1 626 名受试者,发病率为 0.3/100 人年),安慰剂组中有 26 名患肺结核(1 663 名受试者,发病率为 0.6/100 人年)。第 36 个月的疫苗效力为 49.7%。在 M72/AS01$_E$组中,第一次给药后 M72 特异性抗体的浓度和 M72 特异性 CD4$^+$ T 细胞的频率显著增加,并持续至整个随访期。两组发生严重不良事件、潜在免疫介导性疾病以及死亡发生率相似。该研究结论为,对于感染 MTB 的成年人,接种 M72/AS01E 疫苗可引起免疫应答,并至少在 3 年内可预防肺结核的发展。

5. GamTBvac GamTBvac 是一种重组亚单位疫苗,包含 3 种 MTB 抗原(Ag85A、ESAT-6 和 CFP-10),佐剂为 DEAE- 葡聚糖和 CpG 寡聚核苷酸(TLR9 激动剂),目前已进入Ⅱa 期临床试验。Vasina 等[6]报告了该疫苗的临床Ⅰ期试验结果(ClinicalTrials.gov ID NCT03255278),对疫苗的耐受性及免疫原性进行了评估。研究纳入了 60 名未感染 MTB 且接种过 BCG 的志愿者,结果提示该疫苗具有较好的安全性和耐受性。该研究设置了 3 种不同的疫苗剂量,分两次进行接种评估度了其免疫原性,结果显示其诱导 IFN-γ 和 IgG 应答显著增加。其中半剂量组(含 DBD-ESAT6-CFP10,12.5μg;DBD-Ag85a,12.5μg;CpG,75μg;DEAE-Dextran 500kDa,250μg;Dextran 500kDa,5mg)对融合抗原均具有较高、较早期且稳定的免疫应答。因此,该疫苗具备具有较好的应用前景,有待更进一步的临床试验验证。

6. ChAdOx1.85A/MVA85A Wilkie 等[7]进行了一项Ⅰ期临床试验(ClinicalTrials.gov ID NCT01829490),报道了 ChAdOx1 85A 初免 -MVA85A 加强免疫接种方案的安全性和免疫原性。该研究纳入了 42 名事先接种过 BCG 的健康志愿者,分为 4 组:低剂量启动组(n=6,ChAdOx1 85A,5×10^{9}vp);高剂量 A 组(n=12,ChAdOx1 85A,2.5×10^{10}vp);B 组(n=12,D0 接种 ChAdOx1 85A,2.5×10^{10}vp,D56 接种 MVA85A 1×10^{8}pfu);C 组(n=12,D0 接种 ChAdOx1 85A,2.5×10^{10}vp,D28 接种 ChAdOx1 85A,2.5×10^{10}vp,D119 接种 MVA85A 1×10^{8}pfu)。结果发现不良事件多为轻 / 中度,无严重不良反应。ChAdOx1 85A 诱导 Ag85A 特异性 CD4$^+$ 和 CD8$^+$T 细胞表达高水平 IFN-γ,第二剂量并不增强这一现象,而 MVA85A 可使该免疫应答增强。ChAdOx1 85A 诱导多功能 CD4$^+$T 细胞(IFN-γ、TNF-α 和 IL-2)和 IFN-γ$^+$、TNF-α$^+$CD8$^+$T 细胞,MVA85A 增强这一现象。ChAdOx1 85A 诱导血清 Ag85A-IgG 应答,MVA85A 可增强相应免疫应答。该研究结论为 ChAdOx1 85A 初免 -MVA85A 增强接种在健康的英国成年人中具有良好的耐受性和免疫原性。因此,该免疫策略的抗结核保护力临床试验结果值得期待。

7. MTBVAC MTBVAC 是一种 phoP 和 fadD26 毒力基因缺失构建的减毒活疫苗,处于临床Ⅱ期试验阶段。该疫苗与 BCG 相比,在不同动物模型中具有更好的保护力。Tameris 等[8]联合报道了一项临床试验研究(ClinicalTrials.gov,number NCT02729571),评估了 MTBVAC 在结核病传播率很高的地区成人和婴儿中的安全性和免疫原性。该研究纳入了 18 名成人和 36 名婴儿,18 名成人被随机分为两组,9 名接种 BCG,9 名接种 MTBVAC。36 名婴儿随机分为 4 组,一组接种 BCG(8 名),其余三组接种不同剂量的 MTBVAC:低剂量 2.5×10^{3}CFU(9 名),中剂量 2.5×10^{4}CFU(9 名),高剂量 2.5×10^{5}CFU(10 名)。BCG 组和高剂量 MTBVAC 组仅发生轻度注射部位反应,无并发症。全身性不良事件在 BCG 和 MTBVAC 组发生频率相近,大多程度较轻。所有 MTBVAC 剂量的疫苗都可诱导婴儿持续表达 CD4$^+$ 细胞的 Th1 型细胞因子,在疫苗接种后 70 天达到高峰,在疫苗接种后 360 天仍可检测到。MTBVAC 高剂量时,这些反应在接种后 360 天内超过等量 BCG 诱导的反应。第 180 天,MTBVAC 低剂量组 38% 出现 IGRA 转阳,中剂量组 75%IGRA 转阳,高剂量组 78%IGRA 转阳,可见 IGRA

结果与剂量呈正相关。第 360 天,MTBVAC 低剂量组 100%IGRA 发生转变,中剂量组 67% 转变,高剂量组 43% 转变。该研究提示 MTBVAC 具有可接受的免疫原性,在婴儿中可诱导持久的 CD4$^+$ 细胞应答。接种后个体的 IGRA 实验结果会对判断是否感染 MTB 产生干扰,不使用 CFP-10 抗原的 IGRA 试验可避免这一干扰,因此认为该疫苗具有较好的应用前景。

此外,Díaz 等[9]从代谢组学角度分析了 MTBVAC 与野生型 MTBMT103 的差异。该研究运用非靶向液质联用代谢组学技术确定了涉及不同细菌生物合成途径的 34 个代谢物。与野生型相比,MTBVAC 菌株磷脂酰肌醇的代谢物明显增加。这项研究从代谢产物角度对 MTBVAC 疫苗有了一个更全面的认识,发现的一些差异代谢物可能被用作潜在的疫苗候选标志物。

评估结核疫苗的一个重要指标为诱导特异性 T 细胞免疫应答产生的能力。Rodo 等[10]用免疫学方法评估了目前正在进行临床试验的 6 种结核病新疫苗(MVA85A、AERAS-402、H1∶IC31、H56∶IC31、M72/AS01E 和 ID93+GLA-SE)以及 BCG 诱导抗原特异性 CD4$^+$ 和 CD8$^+$T 细胞应答情况,包括 IFN-γ、IL-2、TNF 和 / 或 IL-17 等因子的表达等。该研究纳入了 225 例样本(包括 117 例未感染结核者及 108 例感染者)。结果发现,与接种前相比,预防接种后每种疫苗在接种后均持续诱导了更多的记忆 T 细胞以及更高水平的细胞因子。所有疫苗均优先诱导表达 Th1 细胞因子的抗原特异性 CD4$^+$T 细胞应答,IL-17 表达水平较低。M72/AS01E 诱导的记忆 Th1 细胞因子表达 CD4-T 细胞反应高于其他 5 种候选疫苗。这 6 种新型候选疫苗诱导记忆性 CD4$^+$T 细胞因子共表达谱情况类似。候选疫苗引起的 T 细胞应答的主要不同在于应答程度,而功能谱缺乏一定的多样性。由于 M72/AS01E 诱导了最高的记忆性 CD4$^+$T 细胞应答,因此提了该疫苗的最佳接种量。通过对疫苗的免疫学指标分析,是发现和评价新型候选疫苗的重要途径。

8. RUTI　RUTI 是一种新型结核病治疗候选疫苗,正在进行 Ⅱa 期临床试验。Prabowo 等[11]探讨了 RUTI 疫苗在体外控制 MTB 生长的潜力,并证明了结核分枝杆菌生长抑制实验(mycobacterial growth inhibition assay,MGIA)是一种综合工具可用于体外评价疫苗的免疫效力。研究发现,在健康小鼠接种 RUTI 疫苗后,疫苗诱导的生长抑制的峰值反应与单核细胞表型的变化有一定相关性。两次接种 RUTI 后,脾脏中非典型 Ly6C$^-$ 单核细胞显著增加,Ly6C$^-$ 相关基因 mRNA(Nr4a1、Itgax、Pparg、Bcl2)在疫苗应答峰值时表达显著上调。该研究首次评估了 RUTI 对单核细胞表型的影响。非典型 Ly6C$^-$ 单核细胞被认为具有抗炎作用,RUTI 可以诱导平衡的免疫反应,促进有效的细胞介导反应,同时限制过度炎症。由于 RUTI 对非典型单核细胞表型的影响可以在一定程度反映其对天然免疫的驯化作用,这一点仍有待进一步研究。该研究初步揭示了 RUTI 疫苗通过影响天然免疫发挥抗结核感染功能,也表明了平衡的 M1/M2 细胞极化水平在控制感染中的重要性。与此同时,学者认为 MGIA 可作为筛选治疗性结核病候选疫苗的有力工具。

二、重组 BCG

BCG 可以逃避吞噬体成熟和自噬过程,降低影响 T 细胞活化的抗原提呈细胞(APCs)MHC-Ⅱ 的表达。为了弥补这些缺陷,Khan 等[12]从 MTB 的 CFP-10 蛋白中提取了可激活 TLR-2 并诱导自噬的 C5 肽,与 Ag85B 融合表达于 BCG 中,构建了重组 BCG 疫苗 BGC^{85C5}。研究结果显示,该疫苗可在体外较高效地诱导了 MHC Ⅱ 依赖性抗原呈递给 CD4$^+$T 细胞,并诱导 C57BL/6 小鼠的 APC 细胞产生了更多的 TH1 细胞因子（IL-12、IL-1β 和 TNF-α），从而增加了 p38MAPK 和 ERK 的磷酸化。BGC^{85C5} 可通过抑制 MARCH1 泛素连接酶活性增强了 MHC-Ⅱ分子在 MΦs 表面的表达。此外，BGC^{85C5} 通过促进巨噬细胞的自噬作用增强了细胞的抗原提呈能力。通过小鼠感染模型还发现，BGC^{85C5} 诱导产生了更多的效应 T 细胞和中枢记忆 T 细胞，但对 TLR-2 基因敲除小鼠的保护作用较弱。该研究证实，BGC^{85C5} 可诱导小鼠产生更强、更持久的免疫，其抗结核作用优于 BCG。该研究从影响细胞的自噬通路入手，设计了一种新型重组 BCG 疫苗可促进 APC 细胞更好的发挥抗原提呈能力，提高疫苗的保护力，其研究结论有待更严谨的临床试验来进一步验证。

Shihoko 等[13]用编码堪萨斯分枝杆菌 Ag85B 蛋白构建了 rBCG 疫苗（称为 rBCG-Mkan85B），与 BCG 相比，可诱导更强的抗原特异性 CD8$^+$T 细胞免疫应答。此外，该研究设计了一个重组 DNA 疫苗 DNA-Mkan85B。该研究建立小鼠模型，采用 rBCG-Mkan85B 初免 DNA-Mkan85B 加强免疫的策略，诱导了鉴定了两个 CD8$^+$T 细胞免疫应答。在 BALB/c（H2^d）和 CB6F1（H2$^{b/d}$）小鼠鉴定了两个 MHC-I（H2-K^d）限制性抗原表位，并通过免疫学及分子结构模型分析研究了其抗原性和结构特征。但该研究未在 C57BL/6 小鼠品系发现类似的 CD8$^+$T 细胞应答，因此尚存在一定的局限性，相关结论有待进一步动物试验进行验证。

三、新型亚单位疫苗

Darrah 等[14]评估了 BCG 初免结合不同种新型疫苗加强的免疫策略。该研究分两部分进行，第一部分采用初免 BCG，加强免疫分 4 组，第 16 周和 20 周分两次免疫 M72：AS01$_E$，其余组在 20 周加强 Ad5（EB）、Ad5（M72）。第二部分采用初免 BCG，分 3 组，其中一组第 20 周和 25 周加强免疫 H56：CAF01，第 25 周加强免疫 Ad5（空载）及 Ad5（4Ag）抗原蛋白为 ESAT-6、Rv1733、Rv2626、RpfD。腺病毒疫苗通过肌内注射（IM）和气溶胶（AE）途径同时给药，以增强血、肺局部 T 细胞免疫，提高非人类灵长类（NHP）结核感染模型的免疫保护作用；亚单位疫苗 M72：AS01$_E$ 和 H56：CAF01 以 IM 方式给药。结果发现，较 BCG 单独接种，加强免疫 Ad5（TB）疫苗后支气管肺泡灌洗中抗原特异性 CD4$^+$ 和 CD8$^+$T 细胞多功能细胞因子应答水平提高了 10%~30%，但并没有提供额外的疫苗保护力。此外，在 BCG 启动后，AE 给药 AD5（空载）对照一定程度上消减了 BCG 诱导的保护作用。通过 IM 途径接种 M72：AS01$_E$ 或 H56：CAF01 时，在血液中仅诱导了 0.1%~0.3% 抗原特异性 CD4$^+$ 细胞因子应答，支气管中仅出现 0.5%~1% 短暂的应答上调。以上疫苗接种方案均未能增强 BCG 诱导的保护作用，本研究表明在高度敏感的恒河猴结核病模型中，综合使用以上基于多种抗原与佐剂组合的亚单位疫苗或腺病毒疫苗无论以何种给药方式增强 BCG 免疫并不能提高对原发感染的保护力。

基于 H56 融合抗原的亚单位疫苗近年研究较多，其抗原肽来自 Ag85B、ESAT-6 和 Rv2660c，而 CAF01 为一种脂质体佐剂。H56：CAF01 是一种新型亚单位疫苗，Woodworth 等[15]评估了该疫苗肠胃给药初免后通过黏膜免疫加强的策略，对小鼠抗结核感染的保护力。发现其可诱导多功能 CD4$^+$T 细胞定位于肺实质并提供持久保护。该研究选用了 3 种不同品系的小鼠建立了动物感染模型，通过黏膜免疫进行预防接种后均发现该疫苗显著增加了肺驻留 T 细胞（tissue-resident memory T cells，Trm）的数量，并加强了早期 T 细胞对肺

MTB 攻击的应答。加强免疫 H56：CAF01 增强了 Trm 的应答，但保护力并未随之增加。该研究结果证实，通过疫苗使肺局部 Trm 细胞最大化这一方案应对抗结核感染存在一定的局限性。

PPE44 属于 MTBPPE 蛋白家族，被认为与细菌毒力有关；HspX 可诱导 Th1 型细胞免疫应答；Esx 为 T 细胞的靶标蛋白。Mansury 等[16]融合表达了以上 3 种抗原蛋白，并用脂质体包装，构建了亚单位疫苗 DDA/TDB/CHOL/FP。通过建立 BALB/c 小鼠模型，BCG 初免后皮下接种不同的对照疫苗，3 周后，检测小鼠脾细胞分泌 IFN-γ、IL-4、IL-17、IL-12 以及血清中 IgG 表达水平。结果发现，多组实验中，DDA/TDB/CHOL/FP 实验组 IFN-γ 和 IL-12 浓度最高。初免 BCG 提高了 DDA/TDB/CHOL/FP 亚单位疫苗的效力，同时也提高了 IgG2a/IgG1 比值，提示诱导了一定的细胞免疫应答。通过该研究发现 DDA/TDB/CHOL/FP 亚单位疫苗可诱导较强的 Th1 型细胞免疫应答，有待动物攻毒实验的开展进一步验证其保护力。

Kim 等[17]前期通过比较基因组学鉴定了一个来自北京株 MTBK 类似 ESAT-6 的蛋白 InsB，已确定了其免疫原性并且可诱导结核病患者的免疫应答。在本研究中，制备了 InsB/MPL-DDA 亚单位疫苗，并评价了其作为亚单位疫苗的潜力。与 ESAT-6 相比，评价了 InsB/MPL-DDA 保护小鼠抵抗高毒力的 MTBK 能力。免疫 InsB/MPL-DDA 的小鼠在抗原再刺激后，表现出抗原特异性 IFN-γ 应答以及抗原特异性效应 / 记忆 T 细胞在肺和脾中频率的增加。此外，MTBK 攻毒后，InsB 诱导小鼠肺脏多功能 Th1 和 CD4$^+$ T 细胞表达 TNF-α、IL-2 和 IFN-γ 显著增多。最后发现 InsB 可提供与 ESAT-6 相当的长期抗 MTBK 保护，肺和脾脏 CFU 减少程度相似，肺内炎症减轻。以上结果表明，InsB 是一种很好的疫苗抗原成分，其免疫原性及保护力均不亚于 ESAT-6，具备开发为亚单位疫苗的潜力。

Fcγ1 与抗原蛋白融合表达再与 APC 细胞表面的 FcγRI 靶向结合后，可提高抗原的免疫原性，辅助诱导细胞免疫和体液免疫，尤其有利于 Th1 型免疫应答的激活。Babaki 等[18]将 Fcγ1 与 MTB 抗原 Ag85b 融合表达，构建了亚单位疫苗 Ag85B：hFcγ1，该融合蛋白含有人 IgG1 的 Fc 片段，除具有稳定性和佐剂活性外，还可与抗原递呈细胞（APCs）表面的 FcRγI（CD64）结合，诱导交叉递呈，有利于宿主免疫应答。本研究详细介绍了 Ag85B：hFcγ1 的构建及融合蛋白分离纯化、鉴定过程，尚缺乏该疫苗的免疫原性及保护力评估的相关数据。

Kuczkowska 等[19]以植物乳酸杆菌（*Lactobacillus plantarum*，Lp）为载体构建了亚单位疫苗，两种疫苗 N 端融合了锚定脂蛋白将其锚定与菌体表面，Lp_DC 在融合抗原 Ag85B-ESAT-6（AgE6）C 端融合了 DC 细胞靶向肽；Lp_HBD 在 AgE6 抗原 C 端融合了 HBHA 的肝素结合域（heparin-binding domain，HBD），该蛋白结合域可将抗原导向非吞噬细胞。这两种疫苗可激活抗原递呈细胞，诱导特异性免疫，保护小鼠免受 MTB 感染。通过不同的免疫策略，证明两种疫苗均可在 BCG 初免后诱导的更好的特异性细胞免疫，表现为 T 细胞增殖、抗原特异性 IFN-γ 应答和多功能 T 细胞的表型。通过调整免疫途径发现，黏膜免疫的效果更好的增强的 BCG 的保护力。

Mansury 等[20]外源表达了融合蛋白（fusionprotein，FP）包括 HspX、PPE44 和 EsxV，然后将 FP 封装在不同的脂质体制剂中，组成亚单位疫苗，分析了脂质体大小、zeta 电位和包封率。分别在第 0、14、28 天接种各种亚单位疫苗，末次接种后 2 周时，检测脾细胞培养上清中 IFN-γ、IL-4、IL-17、IL-12 及血清中 IgG2a、IgG1 和 IgG2b 的抗体滴度。DOTAP/TDB/CHOL/FP 和 DOTAP/CHOL/FP 脂质体包封率分别为 69% 和 80%。用 Lip（DOTAP/CHOL/FP）刺激 BCG 初免的小鼠体内 IFN-γ 和 IL-12 水平最高。此外，除缓冲液组及 FP 组，其余组 IL-17 表达量均显著高于对照组。IgG2a/IgG1 比值在 Lip（DOTAP/TDB/CHOL/FP）、Lip（DOTAP/CHOL/FP）、Lip（DOTAP/CHOL）及 BCG 初免 Lip（DOTAP/CHOL/FP）加强组较其他组显著提高。综上，含有 DOTAP 的脂质体与融合蛋白结合可诱导较强的 Th1 型免疫应答。BCG 初免后接种 Lip（DOTAP/CHOL/FP）的小鼠产生最多的 IFN-γ 和 IL-12，表明 Th1 型应答最强。

四、新型亚单位疫苗结核抗原

结核分枝杆菌潜伏感染相关抗原是一类重要的亚单位疫苗候选抗原。Singha 等[21]运用多种免疫相关生物信息学软件（ProPred、IEDB、NETMHC、BIMAS、Vaxijen2.0）以及分子对接模建的可视化软件（CABSDOCK、HEX、Pymol、DiscoveryStudio），结合抗原表位分析，在 4 种结核分枝杆菌 DosR 调节子（Rv2626、Rv2627、Rv2628 和 Rv2032）中筛选并合成了 10 个短肽作为潜伏感染相关抗原。T 细胞分泌的 IFN-γ 是特异性免疫应答的关键细胞因子，研究者纳入了肺结核患者及健康对照各 10 例，将分离的外周血单核淋巴细胞（peripheral blood mononuclear cells，PBMCs）细胞与抗原肽一起孵育，运用流式细胞术分析 IFN-γ 的表达情况。结果提示，合成的多肽均为潜在的免疫原性表位。用单克隆抗体对所有受试者表达细胞内 IFN-γ 的抗原特异性 CD4⁺ 和 CD8⁺ T 细胞进行分析。肺结核组和健康对照对合成 DosR 肽的应答均表现为 IFN-γ⁺CD4⁺ 和 IFN-γ⁺CD8⁺ T 细胞的上调，且 PTB 患者的 T 细胞应答明显高于健康对照。此外，合成的单种多肽和多种多肽组合相关实验结果提示 IFN-γ⁺CD4⁺ 和 IFN-γ⁺CD8⁺ T 细胞的频率高于抗原 Ag85B 肽。该研究建立了新型结核病候选疫苗抗原肽的筛选及设计方法，但该研究的相关结论仍有待更大的样本量进行验证。

Horváti 等[22]为了提高 MTB 的 T 细胞表位肽免疫原性，从 3 种结核抗原蛋白 Rv1886c、Rv0341 和 Rv3873 中筛选并合成了抗原表位肽。该研究将来自 3 个来自不同抗原的蛋白的短肽通过化学合成方法与软脂酸（palmitic acid，pal）整合为一个具有特殊空间构型的亚单位疫苗 pal-A(P)I，其中 A 来自 Ag85B，P 来自 PPE68，I 来自 IniB。随后对该疫苗的化学及结构特征进行了鉴定，分析了细胞摄取及胞内定位情况。通过建立小鼠动物感染模型，分析了疫苗免疫后小鼠的细胞因子及 T 细胞增殖等免疫应答。结果显示，与游离表位相比，该结合共价表位 A(P)I 具有更高的折叠趋势，结合软脂酸的 pal-A(P)I 折叠趋势最高，且被抗原提呈细胞摄取效果更佳，pal-A(P)I 的内化率是游离表位肽的 10 倍，且 pal-A(P)I 诱导的 T 细胞增殖以及 IFN、IL-2 和 IL-10 细胞因子均显著优于游离肽。提示 pal-A(P)I 具备成为候选新型结核病疫苗的潜力。

五、佐剂

结核分枝杆菌感染会引起机体内骨髓来源的抑制细胞（myeloid-derived suppressor cells，MDSCs）的积累。弗氏不完全佐剂（incomplete Freund's adjuvant，IFA）添加热灭活的结核分枝杆菌菌体即为弗式完全佐剂（complete Freund's adjuvant，CFA），CFA 诱导免疫应答的机制尚未完全清楚。Ribechini 等[23]选择 C57BL/6 野生型及 Nos2$^{-/-}$ 基因敲除小鼠为动物模型，初免注射免疫 CFA，12 天时分别加强免疫 IFA CFA 及对照，15 天时以 LPS 或 IFN-γ 刺激之后，进而分析细胞免疫应答的情况。研究发现，CFA 通过初免加强策略可使小鼠脾脏中 CD11b$^+$ 髓样细胞显著增多，导致 T 细胞的增殖受到抑制并诱导其发生凋亡。在用 LPS 等炎性物质或 MTB 的刺激下，CFA 可以诱导 CD11b$^+$Ly6C^{hi}CD115$^+$iNOS/Nos2$^+$ 的单核 MDSCs(monocytic MDSCs，M-MDSCs)细胞的产生。在体内，这些 M-MDSCs 会战略性的定位到脾桥接通道中，然后定位于白髓区。在炎性物质刺激的 6~24 小时内，这些 M-MDSCs 可以依赖 Nos2 快速产生 NO，杀死 DC 细胞，而对 T 细胞没有直接的杀伤作用。因此，研究者推测 CFA 疫苗诱导的 M-MDSCs 在体内并不能直接抑制效应 T 细胞，而是通过杀死 DC 细胞间接抑制效应 T 细胞。基于该项研究提出了 M-MDSCs 的重要性，在开展疫苗研究的相关临床试验中，应考虑纳入针对这类细胞的评估。

脂质体是一种有应用前景的疫苗投递系统。Diogo 等[24]用脂质体包装了两个免疫原性较好的抗原 Ag85B 和 ESAT-6，组成了亚单位疫苗 Lipo-AE，发现该疫苗贮存时十分稳定，可被抗原提呈细胞较好的吸收，其抗原肽可以在细胞间传递和加工。当 Lipo-AE 与佐剂 Poly(I：C)配伍使用时，机体可对 Ag85B 产生 Th1/Th17-Th2 综合的免疫应答，而对 ESAT-6 的免疫应答较弱。在该研究的动物免疫实验中采用了初免加强的免疫策略，首先皮下免疫 BCG，10 周时皮下免疫与 Lipo-AE，13 周时再次鼻内黏膜免疫 Lipo-AE，所有的 Lipo-AE 免疫接种均包含 20μg/ 每剂量的 poly(I：C)作为佐剂，16 周时气溶胶感染 H37Rv，4 周后分析小鼠肺部等脏器的细菌载量。结果发现，加强免疫 Lipo-AE 较单独 BCG 免疫时可以显著降低小鼠肺和脾的细菌载量，且 Lipo-AE 有助于肺部积累更多的驻留记忆 T 细胞，促进了抗原特异性的 T 细胞应答反应。因此，通过该研究的相关数据提示 Lipo-AE 配伍 poly(I：C)时，有可能成为一种新型的 BCG 加强免疫制剂。

维生素 A 代谢物如视黄酸(retinoicacid，RA)，在 T 细胞和 B 细胞编程中起着至关重要的作用。Riccomi 等[25]评估了肠外接种时 RA 诱导抗结核黏膜免疫应答的能力。研究发现，与对照组小鼠相比，当 RA 存在时皮下注射 TB 亚单位疫苗(CAF01+H56)的小鼠显示出增强的黏膜 H56 特异性 IgA 反应以及更多的抗原特异性 CD4$^+$T 淋巴细胞归巢到肺。免疫 14 天后，进行攻毒实验，RA-CAF01+H56 组较其他组(无 RA 或仅接种 BCG)小鼠肺部的细菌负荷明显降低。MTB 感染 24 小时，RA-CAF01+H56 组小鼠肺部 IFN-γ 和 IL-17 促炎细胞因子表达升高。攻毒 6 周后，无论是否接种 RA，各组保护力相当，即便 RA 在感染过程中较好的控制了宿主的炎症反应。此外，在感染后期，RA-CAF01+H56 免疫小鼠肺中发现了较高比例的 MTB 特异性 CD4$^+$PD1$^+$T 淋巴细胞。该研究证实，RA 在感染早期抑制了细菌的生长，并在后期限制了肺部的炎症反应。在未来疫苗佐剂的开发过程中可考虑适当引入 RA，以更好的诱导黏膜免疫应答提高疫苗保护力。

聚乳酸羟基乙酸(poly lactic-co-glycolic acid，PLGA)具有生物相容性、靶向递送、可持续释放抗原和无毒副产物等特性，成为疫苗佐剂研究的热点。Malik 等[26]制备了包含二价 H1 抗原(Ag85B-ESAT-6)的 PLGA 纳米颗粒(nanoparticles，NPs)，并分析了其在免疫调节以及抗结核保护作用。采用经典的水 - 油 - 水溶剂蒸发法制备 H1 纳米粒子，包封率为 86.1%±3.2%。H1-NP 粒子直径约(244.4±32.6)nm，表面带负电荷[ζ- 电位(-4±0.6)mV]。在生理条件下，该颗粒降解缓慢，包裹的 H1 抗原在数周内可被持续释放，且抗原可被巨噬细胞较好的摄入。单次接种后 6 周,H1-NP 组小鼠血清总 IgG 的产生量明显高于单独接种 H1 组,且以 IgG2a 为主,IgG1 次之。此外,H1-NP 组小鼠脾细胞培养上清显示细胞因子表达偏向 Th1 型,较 H1 组其中 IFN-γ 和 TNF-α 细胞因子水平分别增加了约 6.03 倍和约 2.8 倍,IL-4 和 IL-10 细胞因子分别增加了约 2 倍和 1.6 倍。H1-NP 免疫小鼠攻毒 5 周后肺和脾脏显菌负荷显著降低;生存期(平均存活时间 177 天)较单独接种(平均存活时间 80 天)H1 组明显延长。该研究表明 PLGA 提高了疫苗的免疫原性及保护力,在未来疫苗研发中值得关注。此外,Khademi 等[27]设计的新型亚单位疫苗中同样采纳了含有 PLGA 的纳米颗粒,还含有另一种佐剂二甲基双二十八烷基溴化铵(dimethyl dioctadecylammonium bromide,DDA)。研究发现 PLGA:DDA 有效诱导了 IFN-γ 和 IgGa 的应答,提高了多阶段抗原 HspX/EsxS 以及 BCG 的免疫原性。

高分子微粒具有良好的安全性和固有的免疫原性,因此其作为疫苗佐剂的应用越来越广泛。Silvia 等[28]以淀粉微粒(starch microparticles,SMPs)作为佐剂,单独或与重组抗原联合经鼻给药接种 BCG 初免的 BALB/c 小鼠,发现 SMP 有助于其提高结核感染小鼠的存活率,并诱导其肺部细菌负荷减少。当改变接种方式采用皮下接种疫苗时,同样发现其提高了疫苗的保护力,因此该微粒具备较好的佐剂应用开发前景。

(王伟　于佳佳　黄威　卢水华　唐神结)

参考文献

[1] MANJALY THOMAS Z R, SATTI I, MARSHALL J L, et al. Alternate aerosol and systemic immunisation with a recombinant viral vector for tuberculosis, MVA85A: A phase Ⅰ randomised controlled trial[J]. PLoS Med, 2019, 16 (4) : e1002790.

[2] KASHANGURA R, JULLIEN S, GARNER P, et al. MVA85A vaccine to enhance BCG for preventing tuberculosis [J]. Cochrane Database Syst Rev, 2019, 4: CD012915.

[3] MASONOU T, HOKEY D A, LAHEY T, et al. CD4+ T cell cytokine responses to the DAR-901 booster vaccine in BCG-primed adults: A randomized, placebo-controlled trial [J]. PLoS One, 2019, 14 (5) : e0217091.

[4] KWON K W, Lee A, LARSEN S E, et al. Long-term protective efficacy with a BCG-prime ID93/GLA-SE boost regimen against the hyper-virulent Mycobacterium tuberculosis strain K in a mouse model [J]. Sci Rep, 2019, 9 (1) : 15560.

[5] TAIT D R, HATHERILL M, VAN DER MEEREN O, et al. Final Analysis of a Trial of M72/AS01E Vaccine to Prevent Tuberculosis [J]. N Engl J Med, 2019, 381 (25) : 2429-2439.

[6] VASINA D V, KLEYMENOV D A, MANUYLOV V A, et al. First-In-Human Trials of GamTBvac, a Recombinant Subunit Tuberculosis Vaccine Candidate: Safety and Immunogenicity Assessment [J]. Vaccines (Basel) , 2019, 7 (4) : 166.

[7] WILKIE M, SATTI I, MINHINNICK A, et al. A phase Ⅰ trial evaluating the safety and immunogenicity of a candidate tuberculosis vaccination regimen, ChAdOx1 85A prime-MVA85A boost in healthy UK adults [J]. Vaccine, 2020, 38 (4) : 779-789.

[8] TAMERIS M, MEARNS H, PENN-NICHOLSON A, et al. Live-attenuated Mycobacterium tuberculosis vaccine MTBVAC versus BCG in adults and neonates: a randomised controlled, double-blind dose-escalation trial [J]. Lancet Respir Med, 2019, 7 (9) : 757-770.

[9] DIAZ C, PEREZ DEL PALACIO J, VALERO-GUILLEN P L, et al. Comparative Metabolomics between

Mycobacterium tuberculosis and the MTBVAC Vaccine Candidate［J］. ACS Infect Dis, 2019, 5 (8) : 1317-1326.

［10］ RODO M J, ROZOT V, NEMES E, et al. A comparison of antigen-specific T cell responses induced by six novel tuberculosis vaccine candidates［J］. PLoS Pathog, 2019, 15 (3) : e1007643.

［11］ PRABOWO S A, PAINTER H, ZELMER A, et al. RUTI Vaccination Enhances Inhibition of Mycobacterial Growth ex vivo and Induces a Shift of Monocyte Phenotype in Mice［J］. Front Immunol, 2019, 10: 894.

［12］ KHAN A, BAKHRU P, SAIKOLAPPAN S, et al. An autophagy-inducing and TLR-2 activating BCG vaccine induces a robust protection against tuberculosis in mice［J］. NPJ Vaccines, 2019, 4: 34.

［13］ KOMINE-AIZAWA S, JIANG J, MIZUNO S, et al. MHC-restricted Ag85B-specific CD8+ T cells are enhanced by recombinant BCG prime and DNA boost immunization in mice［J］. Eur J Immunol, 2019, 49 (9) : 1399-1414.

［14］ DARRAH P A, DIFAZIO R M, MAIELLO P, et al. Boosting BCG with proteins or rAd5 does not enhance protection against tuberculosis in rhesus macaques［J］. NPJ Vaccines, 2019, 4: 21.

［15］ WOODWORTH J S, CHRISTENSEN D, CASSIDY J P, et al. Mucosal boosting of H56: CAF01 immunization promotes lung-localized T cells and an accelerated pulmonary response to Mycobacterium tuberculosis infection without enhancing vaccine protection［J］. Mucosal Immunol, 2019, 12 (3) : 816-826.

［16］ MANSYRY D, GHAZVINI K, AMEL JAMEHDAR S, et al. Enhancement of the effect of BCG vaccine against tuberculosis using DDA/TDB liposomes containing a fusion protein of HspX, PPE44, and EsxV ［J］. Artif Cells Nanomed Biotechnol, 2019, 47 (1) : 370-377.

［17］ KIM W S, KIM H, KWON K W, et al. Immunogenicity and Vaccine Potential of InsB, an ESAT-6-Like Antigen Identified in the Highly Virulent Mycobacterium tuberculosis Beijing K Strain［J］. Front Microbiol, 2019, 10: 220.

［18］ KARBALAEI ZADEH BANBAKI M, TAGHIABADI M, SOLEIMANPOUR S, et al. Mycobacterium tuberculosis Ag85b : hfcgamma1 recombinant fusion protein as a selective receptor-dependent delivery system for antigen presentation［J］. Microb Pathog, 2019, 129: 68-73.

［19］ KUCZKOWSKA K, COPLAND A, OVERLAND L, et al. Inactivated Lactobacillus plantarum Carrying a Surface-Displayed Ag85B-ESAT-6 Fusion Antigen as a Booster Vaccine Against Mycobacterium tuberculosis Infection［J］. Front Immunol, 2019, 10: 1588.

［20］ MANSURY D, GHAZVINI K, AMEIL JAMEHDAR S, et al. Increasing Cellular Immune Response in Liposomal Formulations of DOTAP Encapsulated by Fusion Protein Hspx, PPE44, And Esxv, as a Potential Tuberculosis Vaccine Candidate［J］. Rep Biochem Mol Biol, 2019, 7 (2) : 156-166.

［21］ SINGH M, BHATT P, SHARMA M, et al. Immunogenicity of late stage specific peptide antigens of Mycobacterium tuberculosis［J］. Infect Genet Evol, 2019, 74: 103930.

［22］ HORVATI K, PALYI B, HENCZKO J, et al. A Convenient Synthetic Method to Improve Immunogenicity of Mycobacterium tuberculosis Related T-Cell Epitope Peptides［J］. Vaccines (Basel) , 2019, 7 (3) : 101.

［23］ RIBECHINI E, ECKERT I, BEILBHACK A, et al. Heat-killed Mycobacterium tuberculosis prime-boost vaccination induces myeloid-derived suppressor cells with spleen dendritic cell-killing capability［J］. JCI Insight, 2019, 5 (13) : e128664.

［24］ DIOGO G R, HART P, COPLAND A, et al. Immunization With Mycobacterium tuberculosis Antigens Encapsulated in Phosphatidylserine Liposomes Improves Protection Afforded by BCG［J］. Front Immunol, 2019, 10: 1349.

［25］ RICCOMI A, PICCARO G, CHRISTENSEN D, et al. Parenteral Vaccination With a Tuberculosis Subunit Vaccine in Presence of Retinoic Acid Provides Early but Transient Protection to M. Tuberculosis Infection ［J］. Front Immunol, 2019, 10: 934.

[26] MALIK A, GUPTA M, MANI R, et al. Single-dose Ag85B-ESAT6-loaded poly (lactic-co-glycolic acid) nanoparticles confer protective immunity against tuberculosis [J]. Int J Nanomedicine, 2019, 14：3129-3143.

[27] KHADEMI F, YOUSEFI A, DERAKHSHAN M, et al. Enhancing immunogenicity of novel multistage subunit vaccine of Mycobacterium tuberculosis using PLGA：DDA hybrid nanoparticles and MPLA: Subcutaneous administration [J]. Iran J Basic Med Sci, 2019, 22 (8)：893-900.

[28] MORENO-MENDIETA S, BARRERA-ROSALES A, MATA-ESPINOSA D, et al. Raw starch microparticles as BCG adjuvant: Their efficacy depends on the virulence of the infection strains [J]. Vaccine, 2019, 37 (38)：5731-5737.

第四章　结核分枝杆菌的生理生化

【摘要】结核病是由结核分枝杆菌引起的一种传染性疾病,深入、全面地了解结核分枝杆菌的生理、生化特性,对于预防和治疗结核病有极其重要的意义。在对结核分枝杆菌细胞壁的研究中发现,L,D-转肽酶(LDTs)参与细胞壁生物合成,其缺损可能会引起结核分枝杆菌形态改变和抑制菌落生长;LytR_C结构域蛋白可能有助于LCP蛋白执行细胞包膜功能;Rv0518是与细胞壁相关的GDSL脂肪酶,有助于细菌利用甘油或脂质来促进其生长,增强细胞内的存活率等。在结核分枝杆菌生长代谢的研究中,无机多磷酸盐(PolyP)可抑制DosT和DosS感应激酶的自身磷酸化活性;参与PolyP动态平衡的酶在结核分枝杆菌的生理和毒力中起着关键作用。在结核分枝杆菌病原性和毒力的研究中发现,Rv1273c增强分枝杆菌的持留性并在感染过程中介导免疫逃逸;Rv2223c是一种羧酸酯酶有助于细菌的细胞内存活;Rv2617c和P36协同作用防止氧化应激对细菌的损害;肽聚糖生物合成的蛋白激酶B(PknB)通过调控全局转录调节蛋白Lsr2的磷酸化来控制MTB的生长等。在结核分枝杆菌的持留的研究中发现,毒素-抗毒素系统(toxin-antitoxin systems,TAS)在细菌的持留和毒性中起重要作用。在结核分枝杆菌的耐药的研究中发现,Rv2004c在SM的耐药性上具有一定的作用等。本文将对以上内容进行具体阐述。

【关键词】结核分枝杆菌;细胞壁;生长代谢;病原性;持留;耐药

结核分枝杆菌(*Mycobacterium tuberculosis*,MTB)是结核病的病原菌,自从1882年Koch发现结核分枝杆菌以来,已经有100多年的历史,但是结核病目前仍然是一个未解决的全球性公共健康问题。耐多药、广泛耐药以及全耐药结核分枝杆菌的出现,使得现有药物的治疗效果较差,这与结核分枝杆菌耐药基因的突变和代谢密切相关。因此,深入研究结核分枝杆菌的生理、生化特性,可以更好地理解结核病的发病机制,为结核病疫苗以及药物的研发提供有利的基础。

一、结核分枝杆菌的细胞壁

结核分枝杆菌的细胞壁结构极其复杂,其核心结构由分枝杆菌酸(MA)、阿拉伯糖醛酸(AG)和肽聚糖(PG)组成,其中肽聚糖通过结构重塑保护结核分枝杆菌免受外界不良环境的影响,而保持细胞包膜形态的完整。细胞壁是宿主与病原体相互作用的重要屏障,也是对抗抗生素和宿主免疫应答的屏障。此外,细胞壁内的脂质成分防止水分的丢失,增强对干燥环境的抵抗力,同时也是分枝杆菌的毒力成分之一。近几年来对细胞壁的研究着重于含有霉酚酸、阿拉伯半乳糖和肽聚糖的细胞壁核心的结构、生物合成和功能。一些研究者等[1-3]认为结核分枝杆菌L,D-转肽酶(LDTs)参与细胞壁生物合成,在非经典的3-3肽聚糖交联中发挥关键作用,使多种类型的细菌产生抗药性,是结核病治疗的新靶点,LDTs的缺损可能会引起结核分枝杆菌形态改变和抑制菌落生长。将肽聚糖合成抑制剂已经成功运用到细菌治疗中。因此,将LDTs的这一研究应用于结核病的治疗有一定的临床参考价值。

在其他细菌中,脂蛋白可以通过底物和/或蛋白质与胞质外生物合成酶的直接结合来促进外膜生物发生。Melly 等[4]研究脂蛋白(lpqN)在分枝杆菌中是否有类似的作用,他们证明了 LpqN 与转运体 MmpL3 和 MmpL11 相互作用,这些转运体负责输出含分枝菌酸的细胞膜脂质。同时,LpqN 还可以直接与海藻糖单体、MmpL3 和 Ag85A 的底物相互作用。他们还观察到 LpqN 突变体在生物膜成熟过程中的脂质分布发生了变化,指出了该蛋白可能的生理作用。结果提示,LpqN 可能作为一种膜融合蛋白,将 MmpL 转运体与周质蛋白连接起来。

结核分枝杆菌中分枝菌酸生物合成的最后一步是由 Rv2509 基因编码的分枝菌酸还原酶催化合成的。Javid 等[5]通过序列分析和同源性比对发现,Rv2509 属于短链脂肪酸脱氢酶/还原酶(SDR)家族,其 C 末端含有 α 螺旋特殊结构域,是 Rv2509 的必需结构域。与快生长的 M.smegmatis 的同源基因不同,Rv2509 是慢生长分枝杆菌的重要基因。如果敲除牛分枝杆菌 BCG 中 Rv2509 的同源基因,BCG 则不能存活,同时导致分枝菌酸的减少和中间产物的积累。以上结果显示了分枝杆菌还原酶 Rv2509 的新特性,并概述了其在分枝杆菌生长中的作用。

Rv0518 推测是结核分枝杆菌负责输出的蛋白。电子计算机分析表明该蛋白属于 GDSL 脂肪酶家族。Kaul 等[6]在大肠埃希菌中克隆并表达了 rv0518 蛋白,并进行了纯化和鉴定,发现此蛋白具有脂溶活性。在营养缺乏的情况下,结核分枝杆菌 H37Ra 中的 rv0518 基因表达上调,在膜组分中检测到该蛋白的存在。rv0518 基因在耻垢分枝杆菌中的表达引起了菌落形态和生长动力学的改变,增强了耻垢分枝杆菌在营养缺乏条件下的存活。同时,使总脂质含量和海藻糖二甲酸酯含量升高。Rv0518 的存在增强了耻垢分枝杆菌的感染能力和细胞内生存能力。因此,Rv0518 是与细胞壁相关的 GDSL 脂肪酶,有助于细菌利用甘油或脂质来促进其生长,并通过细胞壁结构的重塑适应细胞内的各种压力,增强细胞内的存活率。

结核分枝杆菌的胞膜是抗生素的关键靶标,但其组装和完整性尚不完全清楚。Ballister 等[7]发现结核分枝杆菌推测基因 Rv2700 有助于包膜完整性。具体而言,Rv2700 突变株生长速度减缓,对靶向肽聚糖交联的抗生素的敏感性增加,并且细胞包膜通透性增加。将 Rv2700 命名为"细胞包膜完整性"基因(cei)。重要的是,cei 突变体已减弱了小鼠的毒力。cei 与其他结核分枝杆菌蛋白 VirR(Rv0431)在结构预测上具有同源性,预测 cei 和 VirR 都由跨膜螺旋和胞外 LytR_C 结构域组成。LytR_C 结构域没有已知的功能,但是在蛋白质家族 LytR-Cps2A-Psr(LCP)酶中含有此结构域,此结构域在一系列细菌胞膜中具有重要功能。在分枝杆菌中,LCP 酶将阿拉伯半乳聚糖附着到肽聚糖上,而分枝杆菌的 LCP 酶突变体的表型与 VirR 和 cei 突变菌株相似。结果表明,LytR_C 结构域蛋白可能有助于 LCP 蛋白执行细胞包膜功能。蛋白质 Rv2700 对于结核分枝杆菌中的细胞包膜完整性具有重要作用,Rv2700 的缺失会减弱小鼠的毒力。

二、结核分枝杆菌的生长代谢

(一)丙酮酸激酶的代谢

结核分枝杆菌(Mycobacterium tuberculosis,MTB)在不断变化的环境中,为了适应营养和能量的需要,不断调整其代谢途径。丙酮酸激酶(pyruvate kinase,PYK)是磷酸烯醇丙酮酸-丙酮酸-草酰乙酸环节中必不可少的糖酵解酶,控制着碳代谢的关键环节。Zhong 等[8]

发现戊糖单磷酸酯抑制剂或 6- 磷酸葡萄糖活化剂（G6P）与通过竞争性结合 MTB PYK 来调节了代谢过程。同时，发现戊糖单磷酸与 G6P 具有相同的结合位点。结合生化分析和分子动力学模拟，测定了结合 5- 磷酸核糖（R5P）的 MTB PYK 的晶体结构，发现变构抑制剂戊糖单磷酸增加了 PYK 的结构动力学，与底物的结合减弱。另一方面，G6P 通过降低蛋白质的柔韧性和增强变构偶联来激活四聚体。MTB PYK 利用构象动力学的差异来调节酶的活性。分枝杆菌的代谢物谱分析显示缺氧条件下，戊糖一磷酸表达显著升高，PYK 利用四聚体作为竞争性变构剂抑制糖酵解而促进磷酸戊糖途径，使 MTB 实现氧化还原达到新的平衡。

（二）无机多磷酸盐代谢

无机多磷酸盐（PolyP）的严格调控途径在细菌应激反应和毒力中起着至关重要的作用。细胞内 PolyP 的水平受多磷酸激酶 -1（PPK1）、多磷酸激酶 -2（PPK2）和胞外多磷酸酶（PPXs）的活性的调节。结核分枝杆菌的基因组含有两个功能性 PPX，同时缺失 ppx1 和 ppx2 引起生物膜形成缺陷。Tiwari 等[9]证明了这些 PPXs 积累有助于结核分枝杆菌在营养缺乏、低氧条件下以及巨噬细胞中生存的能力。结核分枝杆菌的单株（Δppx2）和双敲除（dkppx）菌株表明，PPX 介导的 PolyP 降解对于在豚鼠中建立细菌感染至关重要。基于 RNA-Seq 的转录谱显示，相对于野生菌株，在 dkppx 突变菌株中 DosR 调节子调控的休眠基因的表达水平显著降低。同时，证明了 PolyP 可以抑制 DosT 和 DosS 感应激酶的自身磷酸化活性。以上研究的结果表明，参与 PolyP 动态平衡的酶在结核分枝杆菌的生理和毒力中起着关键作用。

（三）乳酸和丙酮酸代谢

细菌的营养物质是宿主与病原体相互作用的重要方面。对于细胞内病原体 MTB 而言，脂滴衍生的脂肪酸是主要的碳源。但是，宿主细胞内还有许多其他可溶性营养素也可以作为碳源。乳酸和丙酮酸在人体细胞和体液中含量很高。Serafini 等[10]对 MTB 乳酸和丙酮酸的代谢进行了研究，结合经典的微生物生理学和"多组学"方法[包括转座子定向插入位点测序（TraDIS）、RNA-seq 转录组学、蛋白质组学和稳定的同位素标记以及质谱的代谢组学]发现：MTB 能很好地利用乳酸和丙酮酸，其代谢需要糖异生、缬氨酸代谢、Krebs 循环、GABA 途径、乙醛酸途径和柠檬酸甲酯循环。传统意义上，乙醛酸途径和柠檬酸甲酯循环与脂肪酸代谢有关，出乎意料地发现在 MTB 中，柠檬酸甲酯循环以相反的方式进行，以使乳酸和丙酮酸的代谢达到最佳状态。以上结果揭示了柠檬酸甲酯循环的新功能，它是生物合成丙酰辅酶 A 的直接途径，丙酰辅酶 A 是奇数链脂肪酸的生物合成的重要前体。

三、结核分枝杆菌的病原性和毒力

MTB 的毒力机制是非常复杂的。毒力因子包括分泌因子、细胞表面成分、参与细胞代谢的酶和转录调节子等。分枝杆菌利用特殊的分泌系统（Ⅶ型分泌或 ESX 系统）将底物通过细胞壁进行转运。ESX 系统分泌的最多的一类蛋白质是 PE 蛋白，其 N 末端含有大约 100 个氨基酸残基是分泌蛋白所必须的结构域。Burggraaf 等[11]鉴定了一种天冬氨酸蛋白酶——PecA，它在细胞表面将 PE 蛋白的 N 末端进行切割，并且几乎所有的 PE_PGRS 蛋白都可以被 PecA 进行切割。这种蛋白酶本身也是一种分泌的 PE 蛋白，并可以进行自我切割。此外，研究发现保留 N 末端结构域不会影响脂肪酶蛋白 LipY 的脂质活性，但可能会影响其他毒力因子的功能，如：海洋分枝杆菌的 pecA 突变菌株在斑马鱼幼虫中具有一定程度的减毒作用。以上结果说明，在海洋分枝杆菌中存在一种可切割 LipY 本身以及 PE_PGRS 家族的其他成员的功能性天冬氨酸蛋白酶,当把基因 PecA 敲除后在体内生长缓慢,说明 PecA 在感染过程中发挥了重要作用。天冬氨酸蛋白酶在真核生物和反转录病毒中很常见,但在细菌中相对较少。与真核天冬氨酸蛋白酶相反,细菌中的天冬氨酸蛋白酶通常位于细胞质中。在分枝杆菌中确定的天冬氨酸蛋白酶 PecA 可自身切割和 PE_PGRS 家族的许多其他Ⅶ型分泌底物。PecA 存在于大多数致病性分枝杆菌(包括结核分枝杆菌)物种中。此外,Δ pecA 突变体降低了海洋分枝杆菌的致病性,这表明 PecA 与毒性增强有关。

分枝杆菌蛋白(特别是细胞壁相关蛋白)与宿主巨噬细胞相互作用,调节细胞的功能和细胞因子的产生。因此,鉴定这些蛋白对了解结核病的发病机制至关重要。ABC 转运体蛋白在结核分枝杆菌病理生理和毒力中的作用尚不清楚。Gupta 等[12]对 ABC 转运体蛋白——Rv1273c 进行了功能研究,在耻垢分枝杆菌中表达 Rv1273c 蛋白后引起细胞壁结构的改变和在巨噬细胞内生存能力的增强。这种菌落形态和细胞表面特性的改变可能与细菌细胞壁的重塑有关,可能有助于分枝杆菌在细胞内的存活。Rv1273c 可能通过 NF-κB 和 p38 通路激活巨噬细胞,进而影响细胞因子的表达。以上结果说明,Rv1273c 增强了分枝杆菌的持留性,并在感染过程中介导了免疫逃逸。

Maan 等[13]对 Rv2223c 在结核分枝杆菌中的作用进行了探讨,首先对重组蛋白 Rv2223c 进行纯化,在不同应激环境下,此重组蛋白在结核分枝杆菌 H37Ra 和耻垢分枝杆菌(MS_2223c)的表达情况及亚细胞定位进行了研究。其过表达对 THP-1/PBMC 细胞生长速率、感染及细胞内存活的影响进行了检测。结果显示,rRv2223c 对 pNP- 辛酸酯和水解三辛酸酯为二辛酸酯和一辛酸酯有较好酯酶活性,在酸性和营养缺乏条件下,rv2223c 的表达上调。rv2223c 主要在细胞外和细胞壁这两部分表达。重组蛋白 Rv2223c 在 msu2223c 中过表达后,在体外应激条件下以及在感染细胞后引起 MS-2223c 生长增快。以上结果说明,Rv2223c 是一种羧酸酯酶,在酸性和营养胁迫条件下表达增强,可能有助于细菌的细胞内存活。

Rv2617c 是结核分枝杆菌复合体(MTC)和麻风分枝杆菌特有的未知功能蛋白质。在体外,该蛋白与毒力因子 P36(也称为 Erp)和 KdpF(与亚硝化应激相关的蛋白)相互作用。Forrellad 等[14]对 Rv2617c 在结核分枝杆菌毒力中的作用进行了探索,敲除结核分枝杆菌 CDC1551 中的 Rv2617c 基因后,在感染小鼠模型中细菌的复制减少,并有利于分枝杆菌向吞噬溶酶体的运输。体外实验发现,Rv2617c 和 P36 对结核分枝杆菌和牛分枝杆菌具有抗过氧化氢的作用。这些发现表明,Rv2617c 和 P36 协同作用防止氧化应激对细菌的损害。

分枝杆菌有大量的调节蛋白,如生长过程中控制肽聚糖生物合成的蛋白激酶 B(PknB)。Alqaseer 等[15]研究发现,敲除基因 PknB 引起转录水平基因表达的变化,这可能是由于苏氨酸第 112 位氨基酸被 H-NS 样调节蛋白 Lsr2 的磷酸化减少引起的。PknB 磷酸化位点的活性是 MTB 适应低氧条件并在固体培养基上生长所必需的。像 H-NS 一样,Lsr2 以序列依赖性和非特异性模式结合 DNA。Lsr2 被 PknB 磷酸化降低了与 DNA 结合能力,Lsr2 在 T112A 的磷酸化与某些 DNA 位点的结合增加,调控基因在转录水平的变化。总之,PknB 通过调控全局转录调节蛋白 Lsr2 的磷酸化来控制 MTB 的生长。

结核分枝杆菌利用防御机制来保护自身免受巨噬细胞内活性氧(ROS)介导的细胞毒影响。Srivastava 等[16]发现结核分枝杆菌分泌蛋白 PPE2 可以影响 NADPH 氧化酶复合物的装配。PPE2 可以抑制来源 BALB/c 小鼠 RAW 264.7 巨噬细胞和腹膜巨噬细胞中 NADPH 氧化酶介导的 ROS 生成。PPE2 与胞质 NADPH 氧化酶亚基 p67[phox] 相互作用,并阻止把

p67[phox] 和 p47[phox] 转运到膜上,导致 NADPH 氧化酶活性降低。在感染的 RAW 264.7 巨噬细胞中,与 PPE2 敲除株相比,表达 PPE2 的结核分枝杆菌生存率更高。总之,研究表明 PPE2 通过抑制 NADPH 氧化酶介导的 ROS 的产生,有利于结核分枝杆菌在巨噬细胞中的存活。

蛋白质 - 蛋白质相互作用对所有生物过程都是至关重要的。早有报道,结核分枝杆菌核苷二磷酸激酶(MTB-Ndk)能促进巨噬细胞内分枝杆菌的存活,并对分枝杆菌的毒力有显著影响。Gupta 等[17]发现 MTB-Ndk 能与 Rv1273c 发生相互作用,并鉴定了 Rv1273c-Ndk 相互作用界面上的氨基酸残基。与 apo 蛋白相比,Rv1273c-Ndk 蛋白之间形成复合物更稳定。Rv1273c 推断是一种 ABC 转运体 ATP 结合蛋白,与药物的跨膜转运有关。以上结果有助于蛋白质 - 蛋白质相互作用的深入理解,增强对结核病感染的认识。

OAS 通过活化 RNA 的切割途径发挥抗病毒作用。OAS1、OAS2 和 OAS3 可以提高许多基因的表达,这些基因可用于区分活动性结核病和潜伏性结核感染。但 OAS 相关基因在细菌感染中的生物学作用尚未阐明。Leisching 等[18]发现这些基因的表达与分枝杆菌的致病性和毒力有关,牛分枝杆菌的 BCG 的感染不能诱导 OAS 的显著表达。此外,这些基因表达被沉默后,与对照相比,结核分枝杆菌 CFU 计数在感染后 96 小时显著增加。Luminex 检测发现,OAS 沉默显著降低了 IL-1β、TNF-α 和 MCP-1 的表达,对 IL-10 分泌没有影响。以上结果显示,OAS1、2 和 3 阻碍细胞内致病性分枝杆菌的复制并增强促炎性细胞因子的分泌。

四、结核分枝杆菌的持留

结核分枝杆菌基因组中含有大量的毒素 - 抗毒素(TA)系统,这与结核分枝杆菌在潜伏性感染期间非复制持留状态有关。结核分枝杆菌 TA 系统中有一半以上属于 VapBC(毒力相关蛋白)家族。Cintron[19]首先在体外鉴定了结核分枝杆菌 VapC-mt11(VapC11、Rv1561)毒素的 RNA 靶标,以进一步了解该毒素家族的一般功能。45 株结核分枝杆菌中有 15 株结核分枝杆菌的 tRNA 被重组 VapC-mt11 在其反密码子茎环(ASL)内的单个位点进行切割。采用 RNA-seq 方法证明,tRNA 在体内切割具有高度特异性。VapC-mt11 在结核分枝杆菌中的表达引起仅两个(tRNAGln32-CUG 和 tRNALeu3-CAG)包含 GG 共有序列的 tRNA 异构体被切割。结果显示,体外研究有助于鉴定 RNA 的切割和一致序列,这一反应过程需要核糖核酸酶毒素对底物的准确识别,而在宿主中表达毒素是 RNA 靶标识别的必要条件。VapC-mt11 在体内切割的特异性可能是病原微生物对抗环境压力所做出的生理反应。毒素 - 抗毒素系统(toxin-antitoxin systems,TAS)是双顺反子遗传模块,普遍存在于细菌中,在细菌的持留和毒性中起重要作用。

在结核分枝杆菌基因组中大约有 79 个 TA 系统。Tandon 等[20]通过软件分析和实验研究首次报道,Rv0366c-Rv0367c 是一种非典型的 PezAT 样毒素 - 抗毒素系统。RV0366C 在核苷酸序列、抗毒素结合位点和催化中心的氨基酸残基比对中发现,对已知毒素 - 抗毒素系统 PezT 同源性搜索提示,RV0366C 在核苷酸序列、抗毒素结合位点和催化中心的氨基酸残基与其具有同源性。与标准 PezA 抗毒素不同,RV0367C 的 N 末端预测为带状 - 螺旋 - 螺旋(RHH)序列负责脱氧核糖核酸(DNA)识别,同时对 PezT 和 PezA 之间相互作用的保守性氨基酸残基进行了预测。他们对 101 株分枝杆菌和 4500 个原核基因组的编码序列进行了序列比对,发现这种非典型的 PezAT 系统在放线菌其他 20 株分枝杆菌中具有保守性。基

因 *RV0366C* 过表达抑制细菌的生长,当同时表达抗毒素基因 RV0367C 后,细菌的生长不再受到抑制。在耻垢分枝杆菌中诱导表达 RV0366C 后,细菌长度变短并增强了对一线抗结核药物乙胺丁醇的耐受性。

prrAB 双组分基因是结核分枝杆菌重要的基因调控系统。Maarsingh 等[21]对 *M.smegmatis* 野生型(WT)、Δ prrAB 突变体和回补株的 RNA 序列差异进行了分析,在体外指数生长过程中,prrAB 调控 167 个基因的表达,其中 57% 的基因在野生型(WT)中也可以诱导表达。prrAB 的调控涉及离子体内平衡、氧化还原反应以及基础代谢和能量代谢有关的基因。dosR 是能促进结核分枝杆菌潜伏感染应答的调节基因,rrAB 能诱导 dosR(devR)的转录。与 WT 和回补菌株相比,Δ prrAB 突变体在氰化钾和呼吸抑制剂存在的情况下,生长极其缓慢。其基因表达谱分析显示:与 WT 株相比,Δ prrAB 突变体的 ATP 合成降低了 64%,进一步证明了 prrAB 与能力代谢的调节有关。以上结果说明,耻垢分枝杆菌中 prrAB 双组分系统参与调节呼吸和氧化磷酸化途径,以与氧无关的方式正向调节与休眠相关的 dosR 反应调节基因的表达。

五、结核分枝杆菌的耐药

结核病(tuberculosis,TB)是危害全球公共卫生的传染病,与艾滋病病毒的共同感染和结核分枝杆菌耐药菌株的出现进一步加剧了结核病的疫情。Doddam 等[22]对 Rv2004c 编码的蛋白(DosR 家族调节子)在耐药性中的作用进行了研究,发现 Rv2004c 可以与链霉素(SM)相结合,通过氨基糖苷磷酸转移酶活性介导 SM 抗性。在大肠埃希菌中表达 Rv2004c 后在液体培养基中对 100μM 的 SM 具有抗性,表明 Rv2004c 具有一定的氨基糖苷磷酸转移酶活性。这说明 Rv2004c 在 SM 的耐药性上具有一定的作用。

氨基糖苷类药物[Amikacin(AK)和 Kanamycin(KM)]是世界卫生组织推荐用于治疗耐药结核病的二线抗结核药物。氨基糖苷类药物的靶点是结核分枝杆菌蛋白质翻译机制。对氨基糖苷类药物耐药现象的研究提出了多种机制,但尚有不清之处。Sharma 等[23]对结核分枝杆菌应激蛋白(Rv2005c)在氨基糖苷类药物耐药中的作用进行了研究,克隆 *Rv2005c* 基因并与表达载体 pQE2 相连接在大肠埃希菌 BL21 中进行表达并进行药敏实验。结果显示,Rv2005c 的表达使 AK 最低抑制浓度提高了 5 倍,使 KM 的最低抑制浓度提高了 4 倍。同时利用软件 STRING-10 预测 Rv2005c 的相互作用蛋白,提示 Rv2005c 的表达可能通过与其他蛋白的相互作用引起 MIC 的改变。以上说明,Rv2005c 及其相互作用的蛋白参与了在结核分枝杆菌耐药。

结核分枝杆菌分离株中,embB 基因的突变引起乙胺丁醇(EMB)耐药早有报道。Mohammadi[24]对 2014—2015 年期间在伊朗西部地区分离的 EMB 耐药结核分枝杆菌的基因 embB 306 和 embB 406 的突变情况进行了调查,对 50 株肺结核患者结核分枝杆菌进行检测,采用比例法进行药敏试验,应用聚合酶链反应(PCR)DNA 测序技术检测 embB 306 和 406 密码子的突变。结果发现,7 株(14%)结核分枝杆菌对 EMB 耐药,6 株(85.71%)和 1 株(14.28%)耐药菌株分别存在 embB 306 和 304 密码子的突变。embB 306 突变与 EMB、MDR 耐药有影响。

(任卫聪　付亮　杨瑞芳　李传友　唐神结)

参考文献

[1] DE MUNNIK M, LOHANS C T, LANGLEY G W, et al. A Fluorescence-Based Assay for Screening beta-Lactams Targeting the Mycobacterium tuberculosis Transpeptidase Ldt$_{Mt2}$ [J]. Chembiochem, 2020, 21 (3): 368-372.

[2] BALDIN S M, SHCHERBAKOVA T A, SVEDAS V K. Isolation, Purification and Characterization of L, D-transpeptidase 2 from Mycobacterium tuberculosis [J]. Acta Naturae, 2019, 11 (1): 23-28.

[3] DE MUNNIK M, LOHANS C T, LANG P A, et al. Targeting the Mycobacterium tuberculosis transpeptidase Ldt$_{Mt2}$ with cysteine-reactive inhibitors including ebselen [J]. Chem Commun (Camb), 2019, 55 (69): 10214-10217.

[4] MELLY G C, STOKAS H, DUNAJ J L, et al. Structural and functional evidence that lipoprotein LpqN supports cell envelope biogenesis in Mycobacterium tuberculosis [J]. J Biol Chem, 2019, 294 (43): 15711-15723.

[5] JAVID A, COOPER C, SINGH A, et al. The mycolic acid reductase Rv2509 has distinct structural motifs and is essential for growth in slow growing mycobacteria [J]. Mol Microbiol, 2020, 113 (2): 521-533.

[6] KAUR J, KAUR J. Rv0518, a nutritive stress inducible GDSL lipase of Mycobacterium tuberculosis, enhanced intracellular survival of bacteria by cell wall modulation [J]. Int J Biol Macromol, 2019, 135: 180-195.

[7] BALLISTER E R, SAMANOVIC M I, DARWIN K H. Mycobacterium tuberculosis Rv2700 Contributes to Cell Envelope Integrity and Virulence [J]. J Bacteriol, 2019, 201 (19): e00228-19.

[8] ZHONG W, GUO J, CUI L, et al. Pyruvate Kinase Regulates the Pentose-Phosphate Pathway in Response to Hypoxia in Mycobacterium tuberculosis [J]. J Mol Biol, 2019, 431 (19): 3690-3705.

[9] TIWARI P, GOSAIN T P, SINGH M, et al. Inorganic polyphosphate accumulation suppresses the dormancy response and virulence in Mycobacterium tuberculosis [J]. J Biol Chem, 2019, 294 (28): 10819-10832.

[10] SERAFINI A, TAN L, HORSWELL S, et al. Mycobacterium tuberculosis requires glyoxylate shunt and reverse methylcitrate cycle for lactate and pyruvate metabolism [J]. Mol Microbiol, 2019, 112 (4): 1284-1307.

[11] BURGGRAAF M J, SPEER A, MEIJERS A S, et al. Type VII Secretion Substrates of Pathogenic Mycobacteria Are Processed by a Surface Protease [J]. mBio, 2019, 10 (5): e01951-19.

[12] GUPTA S, KUMAR A, SINGH K, et al. Rv1273c, an ABC transporter of Mycobacterium tuberculosis promotes mycobacterial intracellular survival within macrophages via modulating the host cell immune response [J]. Int J Biol Macromol, 2020, 142: 320-331.

[13] MAAN P, KAUR J. Rv2223c, an acid inducible carboxyl-esterase of Mycobacterium tuberculosis enhanced the growth and survival of Mycobacterium smegmatis [J]. Future Microbiol, 2019, 14: 1397-1415.

[14] FORRELLAD M A, VAZQUEZ C L, BLANCO F C, et al. Rv2617c and P36 are virulence factors of pathogenic mycobacteria involved in resistance to oxidative stress [J]. Virulence, 2019, 10 (1): 1026-1033.

[15] ALQASEER K, TURAPOV O, BARTHE P, et al. Protein kinase B controls Mycobacterium tuberculosis growth via phosphorylation of the transcriptional regulator Lsr2 at threonine 112 [J]. Mol Microbiol, 2019, 112 (6): 1847-1862.

[16] SRIVASTAVA S, BATTU M B, KHAN M Z, et al. Mycobacterium tuberculosis PPE2 Protein Interacts with p67 (phox) and Inhibits Reactive Oxygen Species Production [J]. J Immunol, 2019, 203 (5): 1218-1229.

[17] GUPTA S, SHUKLA H, KUMAR A, et al. Mycobacterium tuberculosis nucleoside diphosphate kinase shows interaction with putative ATP binding cassette (ABC) transporter, Rv1273c [J]. J Biomol Struct Dyn, 2020, 38 (4): 1083-1093.

[18] LEISCHING G, COLE V, ALI A T, et al. OAS1, OAS2 and OAS3 restrict intracellular M. tb replication

283

and enhance cytokine secretion [J]. Int J Infect Dis, 2019, 80S: S77-S84.

[19] CINTRON M, ZENG J M, BARTH V C, et al. Accurate target identification for Mycobacterium tuberculosis endoribonuclease toxins requires expression in their native host [J]. Sci Rep, 2019, 9 (1): 5949.

[20] TANDON H, SHARMA A, SANDYA S, et al. Mycobacterium tuberculosis Rv0366c-Rv0367c encodes a non-canonical PezAT-like toxin-antitoxin pair [J]. Sci Rep, 2019, 9 (1): 1163.

[21] MAARSINGH J D, YANG S, PARK J G, et al. Comparative transcriptomics reveals PrrAB-mediated control of metabolic, respiration, energy-generating, and dormancy pathways in Mycobacterium smegmatis [J]. BMC Genomics, 2019, 20 (1): 942.

[22] DODDAM S N, PEDDIREDDY V, YERRA P, et al. Mycobacterium tuberculosis DosR regulon gene Rv2004c contributes to streptomycin resistance and intracellular survival [J]. Int J Med Microbiol, 2019, 309 (8): 151353.

[23] SHARMA D, LATA M, FAHEEM M, et al. Role of M. tuberculosis protein Rv2005c in the aminoglycosides resistance [J]. Microb Pathog, 2019, 132: 150-155.

[24] MOHAMMADI B, MOHAJERI P, ROUHI S, et al. The relationship between embb306 and embb406 mutations and ethambutol resistant in Mycobacterium tuberculosis isolated from patiens in west of Iran [J]. Med J Islam Repub Iran, 2018, 32: 117.

第五章　结核病免疫学

【摘要】结核病(tuberculosis)是由结核分枝杆菌(*Mycobacterium tuberculosis*,MTB)引起的慢性传染性疾病。作为机体抵御 MTB 的第一道防线——固有免疫应答,其作为微生物感染的传感器可以迅速激活防御反应,并启动持久的适应性免疫。巨噬细胞可通过提呈 MTB 抗原,产生多种细胞因子以及细胞凋亡等途径在其中起着重要的作用;TLRs 的信号转导同时也为机体提供了重要的免疫保护作用。MTB 所引起的保护性免疫反应依赖于细胞介导的免疫应答。T 细胞亚群比例及相关细胞因子的作用在细胞免疫中扮演重要角色。对抗原、抗体、细胞因子、蛋白质、信号通路等一些新型免疫生物标志物的深入研究,深入理解结核感染及发病过程中的免疫学机制对于结核病的预防、诊断、治疗及其新型结核疫苗的研发都具有十分重要的理论及临床意义。

【关键词】固有免疫;适应性免疫;巨噬细胞;T 淋巴细胞;细胞因子

结核病是由 MTB 感染引起的慢性传染性疾病。结核病的免疫调节系统及其机制十分复杂,当前结核病的预防控制面临严峻形势。最重要的一点是,要从根本问题着手,深入了解结核病相关免疫学机制,才能为结核病预防控制提供强有力的理论基础。

一、固有免疫应答

1. 巨噬细胞　作为机体抵御 MTB 的第一道防线——固有免疫应答,在机体抗结核杆菌感染过程中扮演着非常重要的角色。其作为微生物感染的传感器,可以迅速激活防御反应,并启动持久的适应性免疫。MTB 感染机体后,其与固有免疫系统间相互作用,决定了结核杆菌感染的结局以及机体免疫应答发展的方向。

Rothchild 等[1]为研究肺泡巨噬细胞对结核分枝杆菌感染的最初反应,开发了一个系统来识别、分类和分析感染后 10 天内从肺部感染的 MTB。MTB 感染的肺泡巨噬细胞上调了依赖于肺环境但不依赖细菌毒力的细胞保护性抗氧化转录特征。包括通路分析和转录因子模体富集分析在内的计算方法,确定 NRF2 是反应的主要调节因子。利用敲除小鼠模型,证明 NRF2 驱动 AMs 中细胞保护信号的表达,并损害对早期细菌生长的控制。AMs 上调了 MTB 的实质性促炎反应。感染后仅 10 天,与来自同一感染动物的旁观者 AMs 的比较表明,MTB 感染的 AMs 产生的炎症反应不如周围未感染的细胞强。作者认为,巨噬细胞对 MTB 的最初反应,肺中的炎症程度远低于体外系统所描述的,可能会阻碍宿主对感染的整体反应。

Scordo 等[2]通过采用 MTB 暴露于不同的健康人肺泡液(alveolarlining fluid,ALF)可致吞噬细胞肺泡上皮细胞(ATs)中不同的细菌胞内生长的方法。对 ATs 暴露于低(L)-ALF或高(H)-ALF 分别导致 ATs 细胞内细菌增长率的降低或升高进行研究。结果发现,在 ATs内暴露的 H-ALF 与 MTB 生长、摄取、转运无关。肺结核感染诱导细胞毒性,与 LAMP-1⁺/ABCA1⁺ 细胞内的细菌复制增强有关。暴露于 H-ALF 的 ATs 感染在免疫介质产生时降低,表面黏附表达降低,巨噬细胞炎症反应下调。H-ALF 与 L-ALF 的成分分析表明,H-ALF 具有较高的蛋白酪氨酸硝化作用,而 L-ALF 在 MTB 发病机制中起重要作用。作者认为,用功能性 ALF 固有蛋白补充 H-ALF,可将 H-ALF-MTB 的生长速度逆转到 L-ALF-MTB 的水平。先天蛋白 H-ALF 表型功能障碍促进了 MTB 在 ATs 内的复制,同时限制了炎症和吞噬细胞的激活,从而增强了结核病的复制和存活。

Ma 等[3]利用在原发性巨噬细胞 MTB 感染诱导中,miR-579 表达上调,但其 mRNA 靶基因 SIRT1 和 PDK1 表达下调,并伴有巨噬细胞的显著死亡和凋亡的方法。对 microRNA-579(miR-579)在感染 MTB 的巨噬细胞死亡中的潜在作用进行研究。结果表明,miR-579 通过其反义序列的抑制,恢复了 SIRT1-PDK1 的表达,并显著减弱了 MTB 诱导的人巨噬细胞的细胞毒性和凋亡。相反,miR-579 的异位过表达进一步下调了 SIRT1-PDK1 的表达,加重了 MTB 诱导的巨噬细胞的细胞毒性。miR-579 的内源性海绵环状 RNA cPWWP2A,在 MTB 感染的巨噬细胞中下调。cPWWP2A 被重组腺相关病毒结构强迫过表达,逆转了 MTB 诱导的 miR-579 上调和巨噬细胞毒性。作者认为,miR-579 上调介导了 MTB 诱导的巨噬细胞毒性。靶向 cPWWP2A-miR-579 轴可能是一种保护巨噬细胞免受 MTB 感染的新策略。

2. Toll 样受体 Zhang 等[4]通过对 Toll 样受体(TLR)刺激的人类巨噬细胞进行全基因分析,以确定与先天免疫相关的顺式长链非编码 RNAs(lncRNAs)和蛋白编码基因对,共鉴定出 229 个基因对。重点研究 lnc-MARCKS 或 ROCKI(细胞因子和炎症的调节因子)的功能。结果显示,ROCKI 与 APEX1(apurinic/apyrimidinic endodeoxyribonuclease 1)相互作用,在 MARCKS 启动子处形成核糖核酸蛋白复合物。ROCKI-APEX1 招募组蛋白去乙酰化酶 HDAC1,从启动子中去除 H3K27ac 修饰,减少 MARCKS 的转录以及随后的 Ca^{2+} 信号和炎症基因表达。作者认为,影响 ROCKI 表达的基因变异与降低人类某些炎症和传染病的风险有关,包括炎症性肠病和结核病;强调顺式作用的 lncRNAs 在 TLR 信号、先天免疫和病理生理炎症中的重要性。

Pahari 等[5]利用 CLEC4E 与 TLR4 激动剂(C4.T4)联合的巨噬细胞信号来控制 MTB 生长的方法。研究经 C4.T4 激动剂处理的 MTB 感染小鼠和豚鼠的宿主免疫和肺部细菌负荷的关系。C4.T4 治疗的 MTB 感染小鼠和豚鼠的宿主免疫明显改善,肺内细菌负荷降低。利用异烟肼或利福平联合降低 10 倍剂量的 C4 杀灭细胞内的 MTB,比单独用药效果好。C4.T4 激活 MYD88、STAT1 和 RELA/NFKB,促进溶酶体生物发生,降低 IL-10 和 IL-4 基因表达,增强自噬。来自自噬缺陷(ATG5 敲除或 Becn1 敲除)小鼠的巨噬细胞显示出 MTB 存活率升高。CLEC4E 通过 MYD88 诱导自噬的新作用是控制 MTB 生长所必需的。作者认为,CLEC4E 联合 TLR4 通过自噬来限制 MTB 的存活为一种独特的免疫治疗方法。

纤维化蛋白结缔组织生长因子(CTGF)的表达已被证实在肺纤维化中发挥重要作用。然而,潜在的信号通路和影响结核病对人肺成纤维细胞 CTGF 表达的影响尚不清楚。Lee 等[6]证明了结核病导致人肺成纤维细胞 CTGF 表达随时间和浓度的增加而增加,MTB 通过 TLR2 而非 TLR4 诱导 CTGF 表达。启动子活性测定表明 MTB 诱导的 CTGF 主要受 2 747~2 184bp 启动子区控制,启动子区包含信号转导子和转录激活子 3 和激活子蛋白 1(AP-1)结合位点。此外,AP-1 抑制剂抑制 MTB CTGF 的表达。MTB 还诱导 c-Jun 和 c-Fos 对 CTGF 启动子的 AP-1 荧光素酶活性和 DNA 结合活性增加。小干扰 RNA 对 c-Jun 的抑制作用减弱了 MTB 诱导 CTGF 表达及 AP-1 荧光素酶活性。JNK 抑制剂（SP600125）和 JNK 显性阴性突变体抑制 MTB CTGF 的表达。Lee 等还发现 MTB 可诱导 JNK 和 c-Jun 磷酸化。此外，SP600125 抑制 MTB 诱导 c-Jun 磷酸化和 AP-1 荧光素酶活性。抗 CTGF 抗体抑制 TB 诱导的纤连蛋白表达。作者表明，MTB 通过 TLR2 激活，诱导 JNK 活化，进一步增加 c-Jun 和 c-Fos 的 DNA 结合活性，最终诱导 CTGF 表达和细胞外基质生成。

二、适应性免疫应答

MTB 为胞内寄生菌，作用于机体表现为一种持续性的免疫应答，其中细胞免疫应答发挥着重要作用。T 细胞亚群比例及相关细胞因子的作用在细胞免疫中扮演重要角色。

人类免疫缺陷病毒 1（HIV-1）和 MTB 合并感染患者在开始抗反转录病毒治疗（ART）时，通常存在免疫重建炎症综合征（IRIS）的风险。有证据表明，先天免疫在 TB-IRIS 中起着一定的作用。Pean 等[7]选取 48 例 HIV$^+$/TB$^+$ 患者（21 例 IRIS）、HIV$^-$/TB$^-$（HD，n=11）、HIV$^+$/TB$^-$（n=26）、HIV$^-$/TB$^+$（n=22）进行研究。在抗反转录病毒治疗开始（抗结核治疗第 2 周）和诊断 HIV$^+$/TB$^+$ 时采集样本；在接受抗反转录病毒治疗前，对艾滋病 / 结核病患者进行抗反转录病毒治疗第 2 周。用流式细胞术分析 γδT 细胞和不变的自然杀伤 T 细胞（iNKT）。评估 γδT 细胞和 iNKT 在结核相关 IRIS。结果发现，在 ART、IRIS、非 -IRIS 的患者表现出相似的比例 γδ^{pos}T 和 iNKT 细胞，TB-IRIS 患者和对照组 γδ^{pos}T 细胞和 δ2^{pos}γδ^{pos}T 细胞的 HLA-DR 明显高于非 IRIS 患者和对照组（$P<0.000\ 1$）。HIV$^+$/TB$^+$ 患者 γδ^{pos} T 细胞和 δ2^{pos}γδ^{pos}T 细胞亚群 NKG2D 表达低于对照组。作者认为，γδ^{pos}T 细胞和 γδ2posγδposT 细胞亚群的高活化提示 γδT 细胞可能在 TB-IRIS 的发病机制中起一定作用。

Guerra-Maupome 等[8]研究牛分枝杆菌循环 γδT 细胞可根据 CD27 的表达进行分化，CD27$^+$ γδT 细胞在牛分枝杆菌 Ag 的反应下增殖，可由此构成牛的适应性 γδT 细胞室。结果证明，牛分枝杆菌特异性 γδT 细胞表达具有中枢记忆 T 细胞（CD45R$^-$CD27$^+$CD62L^{hi}）特征的表面标记物，并且牛分枝杆菌特异性 CD4$^+$ 和 γδT 细胞在感染期间都上调了组织归巢受体 CXCR3 和 CCR5 的表达。作者认为，该研究有助于了解结核病感染期间 γδT 细胞的分化，并对牛的表型和功能亚群之间的联系提供重要的见解。准确描述分枝杆菌感染期间诱导的 γδT 细胞效应器和记忆样反应将有助于改进利用 γδT 细胞反应预防人和动物结核病的策略。

Shen 等[9]利用免疫 Vγ2Vδ2t 细胞，在恒河猴结核病模型中评估其对感染的影响。针对 4- 羟基 -3- 甲基 -2 烯基焦磷酸盐（HMBPP）磷酸抗原特异性是 Vγ2Vδ2t 细胞在灵长类动物中是独特的，它是免疫保护抗结核感染的多功能效应因子。用产生 HMBPP 的单细胞李斯特氏减毒基因（Lm-ΔactA-prfA*）对猕猴进行一次呼吸道疫苗接种，可导致 HMBPP 特异性 Vγ2Vδ2t 细胞在循环和肺室内的长时间扩张。Lm-ΔactA-prfA* 疫苗接种诱导呼吸道中 Th1 样 Vγ2Vδ2t 细胞在增加，并诱导肺部感染后结核病感染的抑制。Vγ2Vδ2t 细胞的选择性免疫降低肺癌病理和分枝杆菌的传播。疫苗效果与 Th1 样 Vγ2Vδ2t 细胞和组织驻留型 Vγ2Vδ2t 细胞的快速记忆反应一致，它们产生 IFN-γ 和穿孔素，抑制细胞内的 MTB 生长。选择性免疫 Vγ2Vδ2t 细胞可使 CD4$^+$ 和 CD8$^+$ T 细胞对肺结核的早期反应。作者认为，Vγ2Vδ2t 细胞的选择性免疫可以引起快速和持久的记忆样反应，从而放大其他 T 细胞亚群的反应，为研制更有效的结核病疫苗提供了途径。

Bull 等[10]利用黏膜卡介苗接种可促进肺组织内 T 细胞的生成，提高对 MTB 的保护作用。在小鼠模型中，黏膜鼻（In）卡介苗接种比全身皮内（ID）途径在肺中具有更好的保护作用。血管内染色可以区分肺组织中的 CD4$^+$T 细胞和肺血管中的 CD4$^+$T 细胞，表明黏膜接种比全身接种导致抗原特异性组织中的 CD4$^+$T 细胞的频率增加。黏膜卡介苗诱导的 CD4$^+$T 细胞增殖能力较肺血管和脾 CD4$^+$T 细胞增强。黏膜卡介苗诱导抗原特异性组织驻留 T 细胞表达 PD-1$^+$KLRG1 细胞表面表型。作者认为，黏膜卡介苗接种显著提高了对全身卡介苗的保护作用，这与卡介苗诱导的肺组织 CD4$^+$T 细胞群有关。

Jarvela 等[11]评估潜伏结核感染（latent tuberculosis infection，LTBI）患者和未感染结核病患者支气管肺泡灌洗（bronchoalveolar lavage，BAL）获得的呼吸道免疫细胞中 MTB 诱导的基因表达。与匹配的外周血样本相比，来自 LTBI 个体的 BAL 细胞显示出 MTB 应答 CD4$^+$T 细胞的大量富集。特别评估 CD4$^+$ 和 CD8$^+$T 细胞缺失对 MTB 诱导的 LTBI 中 BAL 细胞基因表达的影响。结果表明，确定 12 条典型途径和 47 个基因特征，CD4$^+$T 细胞对 MTB 局部回忆反应的作用既敏感又特异。相反，CD8$^+$T 细胞的耗竭并没有识别出任何符合严格标准的基因。虽然 LTBI 中 BAL-CD4$^+$T 细胞表现出多功能性，但观察到的基因特征主要反映了 IFN-γ 的产生对多种宿主免疫反应的影响。作者认为，该发现为比较卡介苗和正在研制的新型结核病疫苗对人类肺 MTB 再感染的最初反应提供了标准。

Li 等[12]为探索对抗 MTB 感染的新疫苗接种方法，使用小鼠模型来证明鼻内免疫 Rv3615c 可诱导肺实质和呼吸道中持续的 CD4$^+$T 和 B 细胞适应性反应能力。Rv3615c 皮下免疫系统地诱导了温和的 T 细胞反应，并在感染部位表现出对强毒 MTB 攻击的次优保护作用。结果显示，小鼠模型证明，用 Rv3615c 鼻内免疫诱导肺实质和呼吸道中 CD4$^+$T 和 B 细胞的适应性反应的持续能力。Rv3615c 包含小鼠 CD4$^+$T 细胞的显性表位 Rv3615c41-50，并通过效应记忆表型和多 Th1 型细胞因子共表达诱导 CD4$^+$T 细胞反应。由于停留在黏膜组织的 T 细胞在早期对感染的控制是有效的，Rv3615c 鼻内免疫促进了对 MTB 的持续区域免疫，并提示了控制 MTB 感染的有效性。作者认为，该研究保证了 Rv3615c 作为有效预防 MTB 感染的候选疫苗的进一步研究。

Asadirad 等[13]将外源性 miRNA-155 以不同电压（0.100kV、0.200kV、0.300kV）电穿孔成不同浓度的肿瘤细胞源性胞外体，然后用 miRNA-155 负载胞外体处理 DCs。采用 ELISA 法检测培养上清中 IL-12p70、IFN-γ 和 IL-10 的表达，探讨 miRNA-155 外显子对 DCs 的影响。采用流式细胞术检测 DC 表面标志物 CD11C、MHCII（I/A-I/E）、CD86、CD40、CD83 的表达谱。结果发现，外源性 miRNA-155 可以成功地插入肿瘤细胞外体。肿瘤细胞源性外显体作为 miRNA-155 进入 DCs 的载体，其负载条件得到改善。表面分子分析显示，miRNA-155 可以增加 MHC Ⅱ（I/A-I/E）、CD86、CD40 和 CD83 的表达水平。ELISA 分析表明，miRNA-155 能显著升高 IL-12p70、IFN-γ 和 IL-10 的水平。作者认为，外源 miRNA-155 可以作为 DC 成熟因子发挥作用，该方法可用于体外靶细胞的修饰研究。

Ramos-Martinez 等[14]将人单核细胞来源的树突状细胞（dendritic cells，DC）暴露于 MTB 临床株（从墨西哥的流行病学 MTB 多样性研究中分离），获得不同程度的毒力，并评价 DCs 使细菌内化、控制细胞内生长、参与细胞死亡途径的能力。表达活化和抗原提呈的标记物，并扩展以刺激自体 CD4$^+$T 细胞增殖来探讨 MTB 毒力对人单核细胞来源 DCs 的影响。在高浓度 MTB 菌株（表型 1，菌株 9005186，谱系 3）的情况下，与 H37Rv 参考菌株相比，DCs 内化并中和细菌的细胞内生长，经历低凋亡率，并且对 T 细胞扩张的贡献很小。在低毒的 MTB 菌株(表型 4,菌株 9985449,谱系 4)中,尽管 DCs 内部化并阻止细菌增殖,但 DCs 也显示出高水平的凋亡,与 H37Rv 相比,大量的凋亡阻止了它们在共培养系统中维持自身 CD4⁺T 细胞。作者认为 MTB 临床株的毒力变异影响了 DCs 对致病性挑战的反应能力,并对其产生免疫反应。

Manjaly 等[15]选取在 2013 年 12 月至 2016 年 1 月期间,对于 36 名接种了卡介苗(bacillus Calmette-Guérin vaccine)的健康英国成年人实施 I 期盲法随机对照临床试验,36 名人员被随机平分 3 组,每相隔 1 个月分别接种两种 MVA85A 疫苗[第一组,皮肤内喷雾剂;第二组,皮内气溶胶或第三组,皮内(同源免疫)]。接种后 7 天行支气管镜检查和支气管肺泡灌洗(BAL)。接种疫苗后 6 个月收集不良事件(AEs)和外周血。参与者年龄为 21~42 岁,其中 28/37 为女性。旨在评估交替使用气雾剂和皮内接种路线是否会增强细胞对 MTB 抗原 85A(Ag85A)的免疫力。结果发现,MVA85A 气雾剂作为启动疫苗接种具有可接受的 AE 谱。3 组体系具有良好的耐受性和可行性。在所有组中,最常见的 AEs 是皮内 MVA85A 接种后注射部位的轻微局部反应。与皮内免疫相比,MVA85A 气雾剂给药后可诱导更高频率的黏膜 Ag85A 特异性 T 细胞反应,并可诱导类似的系统性 Ag85A 特异性 T 细胞反应。通过盲法随机对照临床试验,得出在健康志愿者中进行气溶胶疫苗实验药物试验的可行性。该实验为随机临床试验,探索使用气溶胶和病毒 VEC 基因疫苗的系统性给药途径的异种引物促进机制。气雾剂疫苗可诱导强效细胞 AG85A 特异性黏膜和全身免疫反应,刺激机制耐受良好。作者认为,虽然诱导有效的黏膜和全身免疫保护的意义尚不清楚,但这些发现对结核和其他呼吸道和黏膜病原体气雾剂疫苗的开发具有相关性,在未来的疫苗设计中可能具有重要意义。

Rodo 等[16]分析 MVA85A、AERAS-402、H1:IC31、H56:IC31、M72/AS01E、ID93+GLA-SE 或 BCG 治疗的青少年或成人中表达 IFNγ、IL-2、TNF 和 / 或 IL-17 的抗原特异性 CD4⁺ 和 CD8⁺T 细胞的频率。分析了两个关键的反应特征,即反应量和记忆性 T 细胞反应的细胞因子共表达谱,在每次试验中,这些反应持续高于疫苗接种前的反应。所有疫苗均优先诱导抗原特异性 CD4⁺T 细胞反应,表达 Th1 细胞因子;IL-17 表达细胞水平较低或未检测到。在 MTB 未感染者和感染者中,M72/AS01E 比其他新疫苗候选株产生更高的记忆 Th1 细胞因子表达 CD4⁺T 细胞反应。不同候选疫苗诱导的记忆性 CD4⁺T 细胞的细胞因子共表达谱相似。研究表明,结核病疫苗候选者之间最有区别的 T 细胞反应特征是反应量,而功能特征则表明缺乏反应多样性。由于 M72/AS01E 诱导了最高的记忆性 CD4⁺T 细胞应答,所以它显示了最佳的疫苗接种量。作者认为,在缺乏免疫保护相关性的情况下,通过对候选者的经验测试发现保护性疫苗的可能性可以通过添加诱导不同免疫特性的候选者而增加。

Ramaiah 等[17]对印度 79 个 MTB 全基因组中 905 个经功能验证的人类 CD4⁺T 细胞表位进行了分析。筛选结果为基于单核苷酸多态性(SNP)的系统发育表明,79 株 MTB 菌株将聚集在东非印度(EAI)、中亚(CAS)和北京(BEI)系。在来自印度的 79 株 MTB 中发现的突变 t 细胞表位(mTCEs)中,89% 以前没有报道。由 6 个抗原编码的 7 个 mTCEs,位于这些菌株编码的快速分化 MTB 基因的前 10%。引起功能恢复的突变更能预测 HLA-DR 亲和力,相反,导致功能丧失的突变预测 HLA-DR 亲和力的能力较低。在一个包含 5310 个全球 MTB 菌株的 SNP 数据库中,对 mTCEs 的分析发现 82% 的 mTCEs 在从印度分离的 MTB 菌株中明显更为流行,其中 36 个 mTCEs 仅在印度菌株中发现。与印度罕见的 HLA-DR 等位基因相比,这些表位对在印度高度流行的 HLA-DR 等位基因具有更高的预测结合亲和力,这表明 HLA-DR 可能是这些突变的一个重要驱动因素。作者表明,首次发现区域特异性 TCE 突变可能被 MTB 用于逃避宿主免疫的证据,对结核疫苗设计具有重要意义。

三、细胞因子及其他免疫分子

1. 抗原 Xiao 等[18]采用 ELISA 法和 ELISpot 法对肺结核患者和健康献血者进行 IgG 和 IFN-γ 检测,评价 Rv0674 的诊断价值和抗原性。用 Rv0674 免疫 BALB/c 小鼠进行免疫原性评价。用 ELISA 试剂盒测定细胞因子释放量,用 ELISA 检测抗体来探讨新型 MTB 抗原 Rv0674 的诊断及疫苗潜力。血清 ELISA 检测结果显示肺结核患者 Rv0674 特异性免疫球蛋白 G(IgG)反应高于阴性对照组。Rv0674 在血清学检测中有较好的表现,敏感性和特异性分别为 77.1% 和 81.1%。IFN-γ 检测灵敏度和特异性分别为 26.23% 和 79.69%。在 BALB/c 小鼠中,DDA/Poly-I∶c 佐剂 Rv0674 也能诱导高水平的 IFN-γ、IL-2 和 IL-6,高、低剂量组均能诱导高 IgG 滴度,提示 Rv0674 在体液和细胞免疫中起重要作用。此外,细胞因子谱和 IgG 等型显示 Rv0674 为 Th1/Th2 混合型保护性免疫,以 Th1 细胞因子为主。作者认为,Rv0674 可作为结核病血清学诊断和新型结核病疫苗开发的候选疫苗。

Singh 等[19]评估卡介苗接种健康人和活动性肺结核患者对两种潜伏相关剂量调节蛋白 Rv2626c 和 Rv2032 的 T 细胞免疫表型。对 48 个剂量调节蛋白的生物信息学分析,这两种蛋白都能增加患者 CD4+ 和 CD8+ 记忆性 T 细胞的百分比。转录因子 T-Bet 的表达增加提示 DosR 蛋白可能使免疫应答向免疫保护性 Th1 型倾斜。细胞培养上清液中释放 Th1 和 Th2 细胞因子 IFN-γ、IL-2、TGF-β、IL-4 和 IL-10 的研究证实了这一点。在患者中观察到 CD4+/IFN-γ+ 和 CD8+/IFN-γ+ T 细胞的频率显著增加,两种蛋白都有反应。这与调节性 T 细胞群的显著下调有关。作者认为,Rv2626c 和 Rv2032 作为能够诱导 MTB 强免疫反应的抗原。

Yuan 等[20]从 MTB H37Rv 的缺失区(RD)鉴定出了几种潜在的免疫显性 T 细胞抗原,其中包括 RD14 的 Rv1768。进一步确定 Rv1768 在强 MTB 中高度保守,主要以分泌蛋白的形式分布。重组纯化 Rv1768(rRv1768)诱导骨髓源性巨噬细胞(BMDMs)凋亡,但无剂量依赖性。在巨噬细胞活化方面,rRv1768 激发的 BMDMs 中 iNOS 和促炎细胞因子(如 IL-6 和 TNF-α)水平显著升高,而精氨酸酶 1(Arg1)表达显著降低。同时,rRv1768 刺激小鼠骨髓间充质干细胞 MHC-Ⅱ 表达和抗原提呈活性增强,导致 H37Rv 感染小鼠 CD4+ T 细胞 IFN-γ 表达显著增加。Rv1768 诱导 H37Rv 感染小鼠外周血单个核细胞(PBMCs)产生 IFN-γ,Rv1768 特异性免疫球蛋白在 H37Rv 感染小鼠中有特异性表达,而 BCG 感染小鼠和正常小鼠无特异性表达。临床血样分析进一步显示,Rv1768 对结核病诊断的敏感性和特异性(91.38% 和 96.83%)高于临床 CFP10 和 ESAT6 肽(CE)酶联免疫斑点试验(ELISPOT)结果。当截止值设为 7 点时,Rv1768 的 ROC 曲线下面积为 0.961 8(95%CI 0.919~1.000)。Rv1768 特异性 IgG 和 IgM 与 CE 特异性抗体相比,对肺结核的诊断能力中等。作者认为,Rv1768 是一种能强烈激活巨噬细胞的抗原,有可能成为一种新的基于 ELISPOT 的结核病诊断试剂。

2. 抗体 Law 等[21]建立 CD1b 内 MTB-硫糖脂(Ac²SGL)的构象模型。通过对接实验预测了特异性结构域抗体(dAbк11)与 Ac²SGL∶CD1b 的取向,并用分子动力学模拟方法对配合物进行了取样,研究 dAbк11 与 Ac²SGL∶CD1b 的相互作用。dAbκ11 Tyr32OH 在与 Ac²SGL 烷基尾 HO17 的相互作用中起着决定性的作用。结果表明,Ac²SGL 与 dAbк11 之间存在较强的疏水作用。该模型还预测天然磺基糖脂（Ac^{2}SGL）比合成类似物（SGL12）更高的亲和力，ELISA 数据支持这一点。作者认为，Ac2SGL：CD1b 与 dAbκ11 相互作用的可能机制，从而为 dAbκ11 的优化策略提供了可能。

3. PD-1/PD-L1　程序性死亡 1（PD-1）/程序性死亡配体 1（PD-L1）信号通路是终止免疫应答的关键。Hu 等[22]利用建模成功的肺泡巨噬细胞模型大鼠进行评估来确定 PD-1、PD-L1、AKT、mTOR、TNF-α、NF-κB、IL-4、IL-6、IL-10、IL-17、IL-17A、IFN-γ 等的水平。对巨噬细胞（CD11c、CD16、CD86、CD163、CD206、CX3CR-1 和 CSF-1R）的表面标记物、ROS 水平、凋亡和细胞周期进行了检测，来阐明 PD-1/PD-L1 信号通路在肺泡巨噬细胞对小鼠 MTB 的调控作用。结果得出，高浓度的 PD-1、PD-L1、AKT 以及高浓度的 TNF-α、NF-κB、IL-17、IL-6、IL-17A、IFN-γ、mTOR 水平下降。在 MTB 感染的 S 期和 G2/M 期，检测到 CD11c、CD16 和 CD86 蛋白水平升高，ROS 阳性和细胞凋亡率增加，Bax 水平升高，肺泡巨噬细胞比例减少。当 PD-1/PD-L1 信号通路受到抑制时，发现与上述结果相反的趋势。作者得出，PD-1/PD-L1 信号通路的抑制增强了小鼠肺泡巨噬细胞对 MTB 的先天免疫应答。

Copland 等[23]对 BCG 上调 PD-L1 抗原提呈细胞（APCs）的分子途径进行探讨。发现卡介苗感染 APCs 可诱导 PD-L1 上调，但这并不依赖于直接感染，表明这种作用是一种可溶性介质。卡介苗诱导 IL-6 和 IL-10 表达，下游转录因子 STAT3 高磷酸化。细胞内分析显示 PD-L1 分子水平与 STAT3 磷酸化状态相关，提示两者之间存在因果关系。IL-6 或 IL-10 细胞因子受体的中和抑制了 STAT3 磷酸化和 BCG 介导的 PD-L1 对 APCs 的上调。STAT3 的药理抑制也达到了同样的效果，证实自分泌旁分泌细胞因子环是 BCG 介导 PD-L1 上调的机制。作者认为，在 PD-L1 阻断下接种卡介苗可增强抗原特异性记忆 CD4$^+$ T 细胞反应，可能导致 BCG 作为传染病疫苗和癌症免疫疗法的改进。

4. IL-10　Ring 等[24]通过探讨甲型流感病毒（IAV）共感染与细菌负荷显著增加、存活率降低以及先天性和适应性免疫防御的实质性调节有关，包括 MTB 特异性 CD4$^+$ T 细胞反应的发生和发展受损，以及肺内随着精氨酸酶 -1 生成增加而积聚的巨噬细胞。发现 IAV 的共同感染会迅速损害 C57BL/6 小鼠对 MTB 的控制。结果表明，IAV 的共同感染通过产生 IL-10 而损害宿主控制 MTB 感染的能力，而 IL-10 是在病毒感染后迅速诱导的。阻断 IL-10 受体信号转导，可将共感染小鼠的细菌负荷降低到与仅感染 MTB 的动物相当的水平。作者认为，IL-10 信号通路是增强 IAV 并发感染时 MTB 敏感性的主要途径。

5. 蛋白质　Namvarpour 等[25]利用不同给药途径，包括鼻腔给药、皮下给药和肌内给药对 MTB ESAT-6/CFP-10 重组蛋白免疫应答的影响进行探究。用 3 种途径（肌注、鼻腔内和皮下）对小鼠进行 3 次给药，分别给予或不含佐剂[MF59 或霍乱毒素 B（CTB）]的重组 ESAT-6/CFP 10 蛋白。然后，检测特异性抗体水平、淋巴细胞增殖和 IFN-γ/IL-5 细胞因子谱，评价体液和细胞反应。结果表明，首次免疫后，免疫组和免疫组特异性抗体滴度迅速升高。否则，免疫动物体内抗体的升高会延迟。免疫组 IFN-γ 水平和淋巴细胞增殖均明显升高。然而，免疫小鼠产生的 IL-5 水平较低。作者认为，ESAT-6/CFP-10 重组蛋白在 3 种免疫策略中都是一种有效的免疫刺激因子，这种抗原的鼻内给药倾向于增强细胞免疫反应。

Guo 等[26]利用 EspC 蛋白由 EspA/C/D 簇编码，该簇与 ESX-1 位点无关，但对 ESX-1、EsxA 和 EsxB 的主要毒力因子的分泌相关来研究 EspC 对巨噬细胞活化的影响。结果表明，EspC 蛋白和 EspC 的过度表达均能诱导促炎细胞因子和增强表面标志物的表达，这一机制依赖于 TLR4。与野生型小鼠相比，导致促炎细胞因子分泌和表面标志物表达减少。免疫沉淀和免疫荧光分析表明，EspC 与 TLR4 直接相互作用。EspC 还通过诱导有丝分裂原激活蛋白激酶（MAPK）磷酸化和核因子 -κB 活化，激活巨噬细胞，促进抗原提呈。当巨噬细胞被抗 TLR4 抗体阻断或被 MAPK 抑制剂预处理时，EspC 诱导的细胞因子表达、表面标记上调和 MAPK 信号激活均受到抑制。作者认为，EspC 可能是另一种 ESX-1 毒力因子，它不仅通过 TLR4 依赖的 MAPK 信号激活巨噬细胞来调节宿主固有免疫应答，而且对宿主细胞中致病性分枝杆菌的存活起重要作用。

Chen 等[27]使用小鼠气囊模型和 MTB 感染模型分析 LppZ 介导的先天免疫和适应性免疫，来探讨 LppZ 是如何触发免疫反应。结果表明，LppZ 不仅可以募集炎性细胞，而且可以诱导囊内促炎性细胞因子的产生。LppZ 在免疫后也能诱导强烈的 Th1 反应，对 MTB 强毒株 H37Rv 的攻击具有保护作用，其水平与 BCG 疫苗相似，但对肺的病理损伤较小。LppZ 特异性功能性 CD4$^+$T 细胞存在于激发小鼠的肺中，这些细胞能够分泌 2 种或 3 种细胞因子，包括 IFN-γ、IL-2 和 TNF-α。作者认为，LppZ 在人和小鼠 MTB 感染期间具有很强的免疫原性，并具有触发有效的先天和细胞免疫的能力。考虑到候选抗原在结核病疫苗研制过程中的局限性，LppZ 介导的小鼠抗 MTB 攻击的免疫保护在疫苗研制中具有潜在的应用前景。

6. 细胞因子　Gao 等[28]探讨 Rv1737c 在巨噬细胞的招募和激活中的功能。休眠存活调节因子（DosR）被认为是 MTB 持续存在的必要条件。Rv1737c 在潜伏感染中主要由 MTB 表达。结果表明，Rv1737c 通过上调吲哚胺 2,3- 双加氧酶 1（IDO1）的表达诱导巨噬细胞的耐受表型。Rv1737c 激活的巨噬细胞在体外上调 IL-4、IL-10 和 Foxp3 T 细胞的增殖。Rv1737c 与巨噬细胞的相互作用依赖于 Toll 样受体 2（TLR2）途径。增强核因子 -κB（NF-κB）磷酸化和共刺激分子表达。作者认为，MTB 通过诱导耐受性巨噬细胞扩张在宿主中生存提供了一个重要的视角。

Sevalkar 等[29]研究毒力调节因子 PhoP 影响热休克蛋白的调节作用。结果表明，新发现的蛋白质 - 蛋白质相互作用控制着 MTB 的一个重要致病性决定因子热休克蛋白的复杂表达机制。当 PhoP 的 C 端结构域与其靶启动子结合时，调节器的 N 端结构域与热休克抑制因子的 C 端相互作用。作者描绘了 1 个调控途径，涉及 3 个主要的转录因子——PhoP、HspR 和 HrcA，它们在体内控制目标基因中调节因子的募集，并通过蛋白质 - 蛋白质相互作用调节热休克蛋白的应激特异性表达。研究结果对肺 MTB PhoP 依赖性应激反应的调控机制具有一定的指导意义。作者认为，该研究揭示了除经典的 DNA- 蛋白质相互作用外，热休克反应基因的复杂调控机制是通过多种蛋白质相互作用来实现的。这些发现共同揭示了转录因子 PhoP、HspR 和 HrcA 相互作用控制热休克蛋白应激特异性表达的基本调控途径。

Yu 等[30]对 133 例肠结核患者、128 例克罗恩病患者和 500 例正常人进行分析。从石蜡包埋的标本或全血中提取 DNA。用 TaqMan 法对 IL-23/Th17 轴（IL-22 rs22273、IL-1β rs1143627、TGF-β rs480345、IL-17 rs8193036）中的 4 个 SNP 进行基因分型。用双荧光素酶报告基因检测不同基因型 rs2227473 的转录活性。采用免疫组织化学方法检测 IL-22R1 在不同肠道疾病中的表达。研究 IL-23 和 IL-17 轴相关基因的特异性单核苷酸多态性（SNPs）及其可能影响肠道结核和克罗恩病易感性的可能途径。结果显示，rs2227473 的 A 等位基因频率（P=0.030，比值比 =0.60，95%CI 0.37~0.95）显示肠结核与健康对照之间存在异常分布。A 等位基因的存在与 IL-22 转录活性升高有关（P<0.05）。此外，IL-22R1 在肠道淋巴组织中

表达,尤其是在肠结核条件下,在巨噬细胞来源的朗格汉斯巨细胞中高表达。免疫组化结果显示,克罗恩病和肠结核患者 IL-22R1 的表达明显高于肠息肉和结肠癌患者($P<0.01$)。作者认为,IL-22 高表达可能是肠结核的保护因子。IL-22R1 在朗格汉斯巨细胞中表达,提示 IL-22/IL-22R1 系统与适应性免疫和先天免疫有关。

Mizuno 等[31]利用细胞因子信号传导抑制因子 1(SOCS1)在 JAK/STAT 信号传导的负调控中起着关键作用,评估分泌 SOCS1 分子显性阴性突变体(rBCG-SOCS1DN)的重组 BCG 的免疫应答和保护作用。用含空质粒载体的 rBCG-SOCS1DN 或 BCG 疫苗株免疫 C57BL/6 小鼠。与 rBCG-pSO 组相比,rBCG-SOCS1DN 能增强骨髓来源树突状细胞的活化和 T 细胞的活化。rBCG-SOCS1DN 免疫小鼠脾细胞产生 IFN-γ、TNF-α 和 IL-6 的量大于 rBCG-pSO 免疫小鼠脾细胞产生的 IFN-γ、TNF-α 和 IL-6 的量。当免疫小鼠吸入高致病性 MTB 菌株时,rBCG-SOCS1DN 免疫小鼠的肺和脾脏 MTB CFU 数量与对照 BCG 免疫小鼠相比显著减少。作者认为,该发现为 rBCG-SOCS1DN 作为一种有效的 MTB 疫苗的可能性提供了证据,并提出了 rBCG 作为宿主细胞免疫调节工具的新概念。

Yang 等[32]通过体外实验 MTB 诱导活性氧(ROS)产生受损致使 CD157 敲除巨噬细胞的杀菌能力受损来揭示 CD157 与 TLR2 相互作用,促进 MTB 诱导巨噬细胞产生 ROS,从而增强了 MTB 的杀伤作用。在临床方面观察到有效的抗结核化疗后 CD157 的表达降低。与肺炎和肺癌患者相比,结核性胸膜炎患者的胸膜液中 CD157 明显增加。可溶性 CD157(sCD157)水平与人外周血单核细胞来源的巨噬细胞的杀菌活性有关。外援应用 sCD157 可以弥补巨噬细胞杀菌能力和恢复 ROS 的生成。作者表明,通过产生 TLR2 依赖的 ROS,发现了 CD157 在 MTB 感染期间的一种新的保护性免疫功能。在 CD157 生成不足的人群中,应用 sCD157 可能是宿主定向治疗结核病的有效策略。单核细胞向感染部位的募集对于宿主抵抗 MTB 至关重要。

Guler 等[33]阐明 IFN-γ 诱导的作用在调节 IL-17 BATF2 感染期间生产和组织损为 BATF2 调控 1 型和 2 型传染病免疫提供了依据。利用人类全血转录组学发现,BATF2 表达升高是潜伏 MTB 感染青少年结核病疾病进展的早期相关因素。研究为 BATF2 调控 1 型和 2 型传染病免疫提供了依据。使用 MTB 感染的 BATF2 缺陷小鼠与感染的野生型小鼠进行比较,进一步探讨 BATF2 在功能丧失途径中的作用。BATF2 小鼠对结核病具有高度耐药性,表现为组织炎症、肺组织病理学降低,随后在急性感染期间存活率增加。将 BATF2 识别为小鼠 MTB 感染期间炎症反应的转录诱导剂,并在一项针对青少年的前瞻性队列研究中表明,BATF2 是预测人类结核病的生物标志物。BATF2 缺陷通过减少细菌负担和相关组织炎症减轻小鼠单核细胞的感染。同时,BATF2 在小鼠血吸虫病期间对抑制不良免疫反应和小肠纤维肉芽肿性炎症具有重要作用。作者得出,BATF2 对 1 型和 2 型疾病宿主免疫反应的调节作用。

细菌的细胞分裂是由一种叫做"分裂体"的位于细胞中部的十几个蛋白质组成的复合体来调控的。真核小管蛋白同源物 FtsZ 定位于细胞中部,在那里聚合并形成一个细胞动力学 z 环。z 环作为其他蛋白质定位的对接平台。在模型生物中,大肠埃希菌和枯草芽孢杆菌,FtsZ 已知与几种蛋白质相互作用。在 MTB 中,细胞分裂及其调控研究较少。虽然大部分的分裂体蛋白在 MTB 中是保守的,但 z 环膜结合及其稳定性所需的蛋白因子同源性缺失。转运复合物组成 ATP 酶和膜结构域在 z 环稳定蛋白 ZipA 和 FtsA 之后立即定位于 z 环。Mir

等[34]研究 MtFtsX 与 MtFtsZ 之间的相互作用,采用细菌双杂交体系鉴定 MtFtsE 与 MtFtsZ 的相互作用,这种相互作用进一步被 Ni2+-NTA 琼脂糖下拉和共免疫沉淀的生化方法证实。作者得出,转运复合物 MtFtsEX 的膜域 MtFtsX 可能是 MTB z 环的膜约束和稳定因子。

7. 阳离子佐剂制剂　McEntee 等[35]利用阳离子佐剂制剂(CAF)在衣原体、疟疾和结核病(TB)的临床前模型中能诱导强大的体液和细胞免疫。证明 CAF01 与沙眼衣原体的主要外膜蛋白(MOMP)结合时,可以诱导有效的免疫应答,同时也是异源基本 / 增强机制的一部分。结果发现,含有 CAF01 佐剂的重组 MOMP 皮下注射可以在远处的黏膜部位获得抗原特异性免疫,在没有伴随佐剂刺激的情况下,经口服抗原后可被激活。作者揭示了 CAF01 通过 I 型干扰素(IFN)信号诱导对共配 MOMP 的强大抗原特异性免疫的机制。

8. 髓过氧化物酶　Andersson 等[36]研究 MTB 和 HIV 共同感染的巨噬细胞在体外系统中对凋亡中性粒细胞的影响。研究发现,凋亡中性粒细胞增强了 MTB 在单一和 HIV 共感染巨噬细胞中的控制,并且这依赖于髓过氧化物酶(MPO)和活性氧物种以自噬无关的方式。MPO 在凋亡中性粒细胞中仍然活跃,并且可以被感染的巨噬细胞利用。MPO 抑制可消除中性粒细胞凋亡对 MTB 生长的抑制作用。因此,在 MTB/ 艾滋病病毒共感染过程中,来自凋亡中性粒细胞的抗细菌成分可增加巨噬细胞的杀菌活性。作者认为,先天免疫细胞之间的这种合作可能是一种补偿同时感染 HIV 时出现的 MTB 适应性免疫受损的方法。

9. 离子通道　P2RX7 是细胞外 ATP 激活的配体门控阳离子通道,存在于感染和损伤部位,在人类、小鼠和鱼类中,P2RX7 在免疫细胞中高表达。利用 CRISPR/cas9 为基础的靶向技术,分离并杂交了两个不同的等位基因,Matty 等[37]预测它们将消除斑马鱼 P2RX7 受体的第二个跨膜结构域,P2X7 和 P2RX7 这两个等位基因都会导致第 10 外显子的分裂,并预测第二跨膜域上游的停止密码子,表明这两个等位基因都是功能因子。P2RX7 信号已被证明可以促进炎症小体的激活,可导致细胞内病原体的死亡。炎性小体的激活依赖于 PAMPs 或 DAMPs 的胞质感应。致病性分枝杆菌分泌多种效应蛋白,可以通过吞噬膜的渗透作用进入宿主细胞,细胞质通路依赖于特异性分泌系统 ESX-1。使用斑马鱼 - 海洋分枝杆菌感染模型作为一个全新动物筛选平台来识别宿主导向化合物。作者认为,通过增强嘌呤能受体 P2RX7 来改变巨噬细胞钙的瞬时变化。斑马鱼幼虫的宿主药物活性依赖于 P2RX7 的炎性小体信号。靶向激活 P2RX7 轴为加强控制分枝杆菌感染提供了一种新的策略。

10. 信号通路　LTA4H- 高状态的易感性是由于促炎细胞因子肿瘤坏死因子(TNF)的过度产生,而 TNF 在最佳水平上对宿主具有保护作用。过量的 TNF 会引发感染分枝杆菌的巨噬细胞的 RIPK1- 和 RIPK3- 依赖的程序性坏死,但同一动物内未感染的巨噬细胞则不会。TNF-RIPK1-RIPK3 相互作用增加了线粒体活性氧(ROS)的生成,而这种活性氧与线粒体基质蛋白环亲素 D 一同为坏死所必需。氧化应激可激活环亲素 D,促进线粒体通透性过渡孔复合物(mPTP)的持续开放。Roca 等[38]发现坏死也需要溶酶体成分,特别是溶酶体酸性鞘磷脂酶(ASM)产生的神经酰。TNF 介导的坏死是由单一途径引起的,即线粒体内启动的细胞器间回路,在返回线粒体执行坏死之前,它穿过溶酶体、细胞质和内质网(ER)。始于线粒体 ROS 产生的复杂回路最终导致线粒体钙超载,可能是环亲素 D 活化的触发因素。MTB 和 Mm 一样,会促发这种通路,导致 TNF 介导的巨噬细胞坏死。感染巨噬细胞的坏死通过释放分枝杆菌到生长许可的细胞外环境,构成肺结核发病的关键环节。在感染海洋分枝杆菌或 MTB 后,过量的肿瘤坏死因子通过产生线粒体活性氧(ROS)和环亲素 D(线粒体通透性过渡孔的组成部分)的参与,触发感染的巨噬细胞程序性坏死。作者得出,这种坏死途径不是线粒体固有的,而是由线粒体启动和结束的细胞器间回路引起的。线粒体 ROS 诱导溶酶体神经酰胺的产生,最终激活胞质蛋白 BAX。BAX 通过 ryanodine 受体促进钙从内质网进入线粒体,由此导致的线粒体钙超载引发环亲素 D 介导的坏死。将 ryanodine 受体和细胞膜 1 型钙通道作为药物靶点,以拦截感染斑马鱼和人类巨噬细胞线粒体钙超载和坏死。

11. CRISPR 系统 Grüschow 等[39]探讨 CRISPR 系统对原核生物中的移动遗传元素(MGE)提供适应性免疫的作用。在第三类 CRISPR 系统中,由 CRISPR-RNA 编程的效应复合物检测入侵 RNA,触发包括靶 RNA 切割、HD-DNA 核酸酶结构域的许可和环寡腺苷酸(COA)分子的合成的多层防御。COA 激活 Csx1/Csm6 效应子家族,非特异性地降解 RNA 以增强免疫力。结果表明,抗 MGE 的免疫主要通过环六腺苷酸(CA6)信号途径和核糖核酸酶 Csm6 实现,而不是通过 HD 结构域的 DNA 切割。通过替换效应蛋白可对Ⅲ型 CRISPR 系统进行重新编程,这可能与维持病毒抗 CRISPR 压力下的免疫有关。作者认为,MTB 具有一个功能完备的 CRISPR 干扰系统,可产生一系列已知和未知功能的环状和线性寡核苷酸,加强了基础和应用研究。

综上所述,深入理解结核感染及发病过程中的免疫学机制对于结核病的预防、诊断、治疗及其新型结核疫苗的研发都具有十分重要的理论及临床意义。随着对固有及适应性免疫应答中信号通路、免疫细胞及免疫因子的机制性研究,使得在保护巨噬细胞免受 MTB 感染、先天免疫和病理生理炎症的机制、诱导自噬、新型疫苗设计等各个方面都具有重要的意义。我们相信,随着对免疫学的深入探讨、更多新型免疫生物标志物的发现以及更多免疫学诊断方法学的大力发展推广及应用,会使得结核病的诊断水平得到大大的提高。

(于佳佳　李丽　唐神结)

参考文献

[1] ROTHCHILD A C, OLSON G S, NEMETH J, et al. Alveolar macrophages generate a noncanonical NRF2-driven transcriptional response to Mycobacterium tuberculosis in vivo [J]. Sci Immunol, 2019, 4 (37). pii: eaaw6693.

[2] SCORDO J M, OLMO-FONTANEZ A M, KELLEY H V, et al. The human lung mucosa drives differential Mycobacterium tuberculosis infection outcome in the alveolar epithelium [J]. Mucosal Immunol, 2019, 12 (3): 795-804.

[3] MA J, CHEN X L, SUN Q. microRNA-579 upregulation mediates death of human macrophages with mycobacterium tuberculosis infection [J]. Biochem Biophys Res Commun, 2019, 518 (2): 219-226.

[4] ZHANG Q, CHAO T C, PATIL V S, et al. The long noncoding RNA ROCKI regulates inflammatory gene expression [J]. EMBO J, 2019, 38 (8): e100041.

[5] PAHARI S, NEGI S, AQDAS M, et al. Induction of autophagy through CLEC4E in combination with TLR4: an innovative strategy to restrict the survival of Mycobacterium tuberculosis [J]. Autophagy, 2019: 1-23.

[6] LEE H S, HUA H S, WANG C H, et al. Mycobacterium tuberculosis induces connective tissue growth factor expression through the TLR2-JNK-AP-1 pathway in human lung fibroblasts [J]. FASEB J, 2019: j201900487R.

[7] PEAN P, NOUHIN J, RATANA M, et al. High Activation of γ δ T Cells and the γ δ 2[pos] T-Cell Subset Is Associated With the Onset of Tuberculosis-Associated Immune Reconstitution Inflammatory

Syndrome, ANRS 12153 CAPRI NK [J]. Front Immunol, 2019, 10: 2018.

［8］ GUERRA-MAUPOME M, PALMAR M V, WATERS W R, et al. Characterization of γδ T Cell Effector/Memory Subsets Basedon CD27 and CD45R Expression in Response to Mycobacteriumbovis Infection [J]. Immunohorizons, 2019, 3 (6): 208-218.

［9］ SHEN L, FRENCHER J, HUANG D, et al. Immunization of Vγ2Vδ2 T cells programs sustained effector memory responses that control tuberculosis in nonhuman primates [J]. Proc Natl Acad Sci U S A, 2019, 116 (13): 6371-6378.

［10］ BULL N C, STYLIANOU E, KAVEH D A, et al. Enhanced protection conferred by mucosal BCG vaccination associates with presence of antigen-specific lung tissue-resident PD-1[+] KLRG1[-]CD4[+] T cells [J]. Mucosal Immunol, 2019, 12 (2): 555-564.

［11］ JARVELA J, MOYER M, LEAHY P, et al. Mycobacterium tuberculosis-Induced Bronchoalveolar Lavage Gene Expression Signature in Latent Tuberculosis Infection Is Dominated by Pleiotropic Effects of CD4[+] T Cell-Dependent IFN-γ Production despite the Presence of Polyfunctional T Cells within the Airways [J]. J Immunol, 2019, 203 (8): 2194-2209.

［12］ LI J, ZHAO J, SHEN J, et al. Intranasal immunization with Mycobacterium tuberculosis Rv3615c induces sustained adaptive CD4[+] T-cell and antibody responses in the respiratory tract [J]. J Cell Mol Med, 2019, 23 (1): 596-609.

［13］ ASADIRAD A, HASHEMI S M, BAGHAEI K, et al. Phenotypical and Functional Evaluation of Dendritic Cells after Exosomal Delivery of miRNA-155 [J]. Life Sci, 2019, 219: 152-162.

［14］ RAMOS-MARTINEZ A G, VALTIERRA-ALVARADO M A, GARCIA-HERNANDEZ M H, et al. Variability in the virulence of specific Mycobacterium tuberculosis clinical isolates alters the capacity of human dendritic cells to signal for T cells [J]. Mem Inst Oswaldo Cruz, 2019, 114: e190102.

［15］ THOMAS Z M, SATTI I, MARSHALL J L, et al. Alternate aerosol and systemic immunisation with a recombinant viral vector for tuberculosis, MVA85A: A phase I randomised controlled trial [J]. PLoS Med, 2019, 16 (4): e1002790.

［16］ RODO M J, ROZOT V, NEMES E, et al. A comparison of antigen-specific T cell responses induced by six novel tuberculosis vaccine candidates [J]. PLoS Pathog, 2019, 15 (3): e1007643.

［17］ RAMAIAH A, NAYAK S, RAKSHIT S, et al. Evidence for Highly Variable, Region-Specific Patterns of T-Cell Epitope Mutations Accumulating in Mycobacterium tuberculosis Strains [J]. Front Immunol, 2019, 10: 195.

［18］ XIAO T Y, LIU H C, LI X Q, et al. Immunological Evaluation of a Novel Mycobacterium tuberculosis Antigen Rv0674*[J]. Biomed Environ Sci, 2019, 32 (6): 427-437.

［19］ SINGH S, SHARMA M, CHAUDHRY A, et al. Rv2626c and Rv2032 activate TH1 response and downregulate regulatory T cells in Peripheral Blood Mononuclear Cells of Tuberculosis Patients [J]. Comp Immunol Microbiol Infect Dis, 2019, 62: 46-53.

［20］ YUAN C H, ZHANG S, XIANG F, et al. Secreted Rv1768 From RD14 ofMycobacterium tuberculosisActivates Macrophages and Inducesa Strong IFN-γ-Releasing of CD4[+] TCells [J]. Front Cell Infect Microbiol, 2019, 9: 341.

［21］ LAW C T, CAMACHO F, GARCIA-ALLES L F, et al. Interactions of domain antibody (dAbκ11) with Mycobacterium tuberculosisAc2SGL in complex with CD1b [J]. Tuberculosis (Edinb), 2019, 114: 9-16.

［22］ HU J F, ZHANG W, ZUO W, et al. Inhibition of the PD-1/PD-L1 signaling pathway enhances innate immune response of alveolar macrophages to mycobacterium tuberculosis in mice [J]. Pulm Pharmacol Ther, 2019: 101842.

［23］ COPLAND A, SPQRROW A, HART P, et al. Bacillus Calmette-Guérin Induces PD-L1 Expression on Antigen-Presenting Cells via Autocrine and Paracrine Interleukin-STAT3 Circuits [J]. Sci

Rep, 2019, 9 (1): 3655.

[24] RING S, EGGERS L, BEHRENDS J, et al. Blocking IL-10 receptor signaling ameliorates Mycobacterium tuberculosis infection during influenza-induced exacerbation [J]. JCI Insight, 2019, 5 (10): e126533.

[25] NAMVARPOUR M, TEBIANIAN M, MANSOURI R, et al. Comparison of different immunization routes on the immune responsesinduced by Mycobacterium tuberculosis ESAT-6/CFP-10 recombinant protein [J]. Biologicals, 2019, 59: 6-11.

[26] GUO Q, BI J, LI M, et al. ESX Secretion-Associated Protein C From Mycobacterium tuberculosis Induces Macrophage Activation Through the Toll-Like Receptor-4/Mitogen-Activated Protein Kinase Signaling Pathway [J]. Front Cell Infect Microbiol, 2019, 9: 158.

[27] CHEN Y, XIAO J N, LI Y, et al. Mycobacterial Lipoprotein Z Triggers Efficient Innate and Adaptive Immunity for Protection Against Mycobacterium tuberculosis Infection [J]. Front Immunol, 2019, 9: 3190.

[28] GAO X, WU C, HE W, et al. DosR antigen Rv1737c induces activation of macrophages dependent on the TLR2 pathway [J]. Cell Immunol, 2019, 344: 103947.

[29] SEVALKAR R R, ARORA D, SINGH P R, et al. Functioning of Mycobacterial Heat Shock Repressors Requires the Master Virulence Regulator PhoP [J]. J Bacteriol, 2019, 201 (12): e00013-19.

[30] YU Z Q, WANG W F, DAI Y C, et al. Interleukin-22 receptor 1 is expressed in multinucleated giant cells: A study on intestinal tuberculosis and Crohn's disease [J]. World J Gastroenterol, 2019, 25 (20): 2473-2488.

[31] MIZUNO S, SOMA S, INADA H, et al. SOCS1 Antagonist-Expressing Recombinant Bacillus Calmette-Guérin Enhances Antituberculosis Protection in a Mouse Model [J]. J Immunol, 2019, 203 (1): 188-197.

[32] YANG Q, LIAO M, WANG W, et al. CD157 Confers Host Resistance to Mycobacterium tuberculosis via TLR2-CD157-PKCzeta-Induced Reactive Oxygen Species Production [J]. mBio, 2019, 10 (4): e01949-19.

[33] GULER R, MPOTJE T, OZTURK M, et al. Batf2 differentially regulates tissue immunopathology in Type 1 and Type 2 diseases [J]. Mucosal Immunol, 2019, 12 (2): 390-402.

[34] MIR M A, SRINIVASAN R, AJITKUMAR P. MtFtsX a predicted membrane domain of ABC transporter complex MtFtsEX of Mycobacterium tuberculosis interacts with the cell division protein MtFtsZ [J]. Int J Mycobacteriol, 2019, 8 (3): 281-286.

[35] MCENTEE C P, MORAN H B T, MUNOAZ-WOLF N, et al. Type I IFN signalling is required for cationic adjuvant formulation (CAF) 01-induced cellular immunity and mucosal priming [J]. Vaccine, 2020, 38 (3): 635-643.

[36] ANDERSSON A M, LARSSON M, STENDAHL O, et al. Efferocytosis of Apoptotic Neutrophils Enhances Control of Mycobacterium tuberculosis in HIV-Coinfected Macrophages in a Myeloperoxidase-Dependent Manner.[J] J Innate Immun, 2019, 27: 1-13.

[37] MATTY M A, KNUDSEN D R, WALTON E M, et al. Potentiation of P2RX7 as a host-directed strategy for control of mycobacterial infection [J]. Elife, 2019, 8: e39123.

[38] Roca F J, Whitworth L J, Redmond S, et al. TNF Induces Pathogenic Programmed Macrophage Necrosis in Tuberculosis through a Mitochondrial-Lysosomal-Endoplasmic Reticulum Circuit [J]. Cell, 2019, 178 (6): 1344-1361.

[39] GRUSCHOW S, ATHUKORALAGE J S, GRAHAM S, et al. Cyclic oligoadenylate signalling mediates Mycobacterium tuberculosis CRISPR defence [J]. Nucleic Acids Res, 2019, 47 (17): 9259-9270.

第一章　结核病细菌学诊断

【摘要】结核分枝杆菌（*Mycobacterium tuberculosis*,MTB）的病原学检查是诊断结核病的"金标准",也是判断结核病活动性、传染性及治疗效果的重要手段。其中支气管肺泡灌洗是对痰涂片及培养均为阴性的疑似肺结核有价值的诊断工具。同时,在分枝杆菌培养的影响因素、方法验证、儿童结核病和肺外结核病的培养检测、药敏试验新方法评估、临床耐药情况分析、药物间的作用、药敏试验的评价和解释等方面进行了相关的研究。随着实验技术的进步和认识的提高,非结核分枝杆菌（nontuberculosis mycobacteria,NTM）的分离率呈上升趋势。结核病耐药形势依然严峻,NTM 也不容忽视,需要对 NTM 的菌种鉴定方法和药物敏感性等方面展开深入的探讨及研究。

【关键词】结核分枝杆菌;涂片;培养;药敏试验;非结核分枝杆菌

结核病细菌学诊断作为结核病诊断的"金标准"在诊断仍占据主导地位。痰涂片检查结果是诊断肺结核的一项重要指标,多次涂片检查阴转情况是化疗效果评价的重要指标,更是反映某一国家或地区结核病疫情严重程度的指标。分枝杆菌分离培养检查法,是结核病确诊最可靠的方法,是获得纯培养物进行菌种鉴定、药物敏感性试验以及其他生物学研究的基础,主要用于传染源的发现、确定诊断、疗效评估、耐药监测以及流行病学调查。开展药物敏感性试验和耐药性监测,对了解结核分枝杆菌的耐药状况、指导临床治疗,以及研究耐药发生机制、有效控制耐药结核病的流行,具有非常重要的意义。随着技术进步和医务工作者对 NTM 认识的提高,NTM 的发现和治疗日益受到重视。

一、涂片镜检

Kim 等[1]比较了肺泡、支气管灌洗对涂片菌量极低和涂片阴性患者的诊断价值。共纳入肺泡灌洗组 43 例,支气管灌洗组 48 例,48.8% 肺泡灌洗组和 62.5% 支气管灌洗组最终确诊为肺结核,肺泡灌洗组的培养或核酸检出率明显高于支气管灌洗组（85.7% *vs.* 50.0%,*P*=0.009）。结论为肺泡灌洗比支气管灌洗更有利于涂片菌量少的肺结核患者诊断。Pandey 等[2]建立了一种将明场显微镜转换为荧光显微镜的新技术（SeeTB）。以培养为"金标准",荧光染色镜检和 SeeTB 的敏感性分别为 63.77% 和 76.06%。以 GeneXpert 为金标准,荧光染色镜检和 SeeTB 的敏感性分别为 73.91% 和 85.51%。但两种方法的特异性并无显著性差异。结论是该系统为资源有限的地区提高结核病患者发现提供了选择。通过荧光素双乙酸酯(FDA)染色显微镜检查 MTB 活力,可预测培养结果、感染性和疗效。Datta 等[3]试图优化该技术,简化痰处理过程、将生物危害性和复杂性最小化,以便在资源有限的条件下应用该技术。FDA 染色镜检组中,当实施直接检测(不经去污染离心)取 1 滴痰样本时具有较高敏感度($P<0.001$),因为 3 滴痰样本使镜检变得模糊。在 4℃或室温下保存痰、显微镜玻片或 FDA 溶液对 FDA 显微镜检查结果无影响($P>0.2$)。肺泡灌洗液对结核菌涂片阴性患者的诊断价值被多次评估,但对痰涂片培养均为阴性患者诊断价值很少报道。Ahmad 等[4]研究显示痰涂片培养均阴性的肺结核患者,支气管肺泡灌洗检测敏感度为 89.7%,特异度为 100%,阳性预测值为 100%,阴性预测值为 94.6,精确度为 96.3%。由此可见,支气管肺泡灌洗是痰涂片及培养均为阴性的疑似肺结核的有价值的诊断工具。

二、分枝杆菌培养

(一)培养的影响因素

Min 等[5]发现 XDR-TB 突然增加,怀疑分枝杆菌培养有假阳性情况。分子分型发现 5 株 MTB 具有相同的基因型,均含有相同的北京株基因型。全基因组测序法(WGS)比较了所有分离株与参考株的 SNPs,结果均一致,显示 WGS 法有效地检出了 MTB 培养假阳性。Mtafya 等[6]应用培养和新型分子细菌载量试验(MBLA)测试经 NALC-NaOH 处理后 Mtb 损失情况。与未处理的对照组相比,处理组细菌载量降低(0.66 ± 0.21)log10 eCFU/ml(处理温度 23℃)($P=0.018$)和(0.72 ± 0.08)log10 eCFU/ml(处理温度 30℃)($P=0.013$);同样,23℃和30℃处理组在固体培养基上菌落数分别降低(0.84 ± 0.02)log10 eCFU/ml($P<0.001$)和(0.85 ± 0.01)log10 eCFU/ml。23℃和30℃处理组液体培养报阳时间分别延长 1.2 天($P<0.001$)和 1.1 天($P<0.001$)。对临床样本,细菌载量下降了(0.65 ± 0.17)log10 eCFU/ml,研究提示更好的去污染方法可以更准确检测 MTB 活性和监测疗效。Dusthackeer 等[7]报告了使用复苏促进因子处理,提高了痰标本涂阳/培阴或涂阴/培阴病例的敏感性,缩短了检测时间。研究者还利用体外休眠模型报道了 MTB 菌株之间复苏促进因子反应的表型异质性。

(二)培养的方法验证

Tharmalingam 等[8]评价了薄层琼脂(TLA)与传统罗氏培养基的培养和药敏特性。68 份涂阳样本中,94.1% 在罗氏培养基上生长,在第 1、第 2、第 3、第 4、第 5 和第 6~10 周的生长数量分别为 0、18.8%、15.6%、21.9%、23.4%、20.3%。95.5% 在 TLA 培养基上生长,33.8% 第 1 周生长,66.2% 在第 2 周生长。发现 4 份(5.8%)和 3 份(4.4%)样本为 MDR 和 XDR,7 份样本为 NTM。结论认为 TLA 培养基较好,1~2 周报告阳性,药敏结果与罗氏培养基法相符,含 PNB 的 TLA 培养基有助于区分 NTM。

(三)儿童结核病和肺外结核病的培养检测

儿童结核病诊断通常很困难,Tran 等[9]研究了越南住院儿童血培养的诊断价值。纳入 554 例临床可疑者,诊断出 6 例患者,每例约增加费用 500 美元。因此并不推荐血培养应用于所有患者,但对特殊群体可以考虑。确诊涂阴肺结核和肺外结核仍是诊断难题,Orvankundil 等[10]通过培养从疑似涂阴肺结核和肺外结核病例中分离和鉴定分枝杆菌。培养总阳性率为 7%,其中 92.9% 是 MTB,7.1% 为偶然分枝杆菌。自动化仪器法检出率为 7%,

传统方法仅为 1.5%。

三、药物敏感性试验

（一）新方法的评估

Shibabaw 等[11]使用变色平板薄层琼脂培养基（TB-CX）直接测试痰样本 MTB 耐药性。阳性标本中 TB-CX 检测法检测出 DST 结果为 94%，从痰处理到 DST 的中位数天数，TB-CX 法为 12 天，LJ-MGIT 法为 35 天。以表型药敏为"金标准"，TB-CX 法检测 INH 耐药，RIF 耐药和 MDR 的敏感性为 59%、96% 和 95%；特异性为 96%、94% 和 98%，一致性分别为 85%、94% 和 98%。结论提示，TB-CX 检测法简便、快速。Amini 等[12]评价直接 DST 法检测未经培养的痰标本，以期缩短检测 MDR-TB 所需时间。结果显示，直接法所得结果与经细菌培养的间接法结果完全一致，敏感性和特异性均为 100%。直接法的样品均未超过 25 天报告结果（15~25 天，平均检测时间为 20 天）。结论提示，在固体培养基上直接 DST 比传统的表型 DST 更早得到可靠的结果。此外，它还减少了对病原菌的处理，从而减少了与传统DST 相关的生物危害。QMAC-DST 系统是最近开发的一种快速药敏试验系统，它利用图像技术跟踪 MTB 单个菌落的生长。Lee 等[13]对 QMAC-DST 系统与传统 DST 进行比对验证。以传统罗氏 DST 为"金标准"，对于敏感株、耐药株和总菌株，QMAC-DST 对所有药物的符合率分别为 97.8%、97.9% 和 97.8%。QMAC-DST 最大误差的药物为利福平，达到 6.4%，但由于假耐药菌株的生长量仅为真耐药菌株的一半，因此可以通过修正的生长阈值进行校正。QMAC-DST 快速准确的性能可进行广泛的一线和二线药物的表型耐药检测。Coban 等[14]评价了结晶紫脱色法（CVDA）检测链霉素和 EMB 的耐药性。链霉素的敏感性、特异性、阳性预测值、阴性预测值和符合率分别为 81.8%、94.6%、87.8%、91.5% 和 90.57%。EMB 的敏感性、特异性、阳性预测值、阴性预测值和一致性分别为 76%、98.23%、90.47%、94.87% 和94.2%。（11.3 ± 2.7）天（8~21 天）内可获得检测结果。CVDA 具有快速、可靠、价格低廉、易于快速检测等优点，可用于药物敏感试验。

（二）临床耐药情况分析

Lopez 等[15]通过检测 MTB 野生株（WT）对贝达喹啉和利奈唑胺 MIC 值分布，以确定其临界浓度。采用刃天青微量滴定法（REMA）测定贝达喹啉和利奈唑胺的 MIC。贝达喹啉泛敏感和耐药菌株 MIC 范围为 0.003 9~0.25mg/L。利奈唑胺 MIC 范围泛敏感株为 0.062~5mg/L，耐药株为 0.031~4mg/L。贝达喹啉和利奈唑胺的临界浓度分别为 0.125mg/L 和 0.50mg/L。由此可见，REMA 可用于中低收入国家的实验室测定贝达奎林和利奈唑胺的 MIC。两种药物的 WT-MIC 分布应作为一种监测工具。Mok 等[16]分析了 2010—2014 年韩国 7 所大学医院肺外结核（EPTB）与肺结核（PTB）的耐药率及耐药趋势。在 5 599 例患者中，EPTB 组 320例（5.7%），PTB 组 5 279 例（94.3%）。从 2010 年到 2014 年，EPTB 的比例逐渐增加（$P=0.004$）。在新患者和复治患者中，EPTB 组和 PTB 组对任何一种抗结核药物的耐药率没有显著差异。EPTB 组和 PTB 组新患者的耐药率趋势相似。两组新发患者中耐多药结核病的发生率逐渐下降（分别为 $P=0.031$ 和 $P=0.001$）。结论提示，EPTB 患者与 PTB 患者的耐药率及趋势无显著性差异。Diandé 等[17]总结了布基纳法索于 2016—2017 年开展的耐药结核病（DR-TB）患病率的调查结果。1 140 例涂阳患者中，995 例新患者和 145 例复治患者 Xpert 阳性，其中 2.0%的新病例和 14.5% 的复治病例对利福平耐药；83% 的复治病例为 MDR-TB。无一例为 pre-

XDR 或 XDR。只有既往治疗与利福平耐药显著相关（$P<0.000\ 1$）。结论提示，与全球趋势相似，复治患者对利福平的耐药率（14.5%）明显高于初治患者（2.0%）。这些百分比略低于全球平均水平，但仍表明需要继续保持警惕。Kwak 等[18]探讨了 20 年来 MDR-TB 的耐药趋势、治疗方式、疗效及不良反应。结果显示，1996—2015 年间，抗酸杆菌痰阳性（60.5%~29.7%，$P<0.001$）或胸部 X 线片空洞（86.0%~40.5%，$P<0.001$）的患者比例随时间减少。对吡嗪酰胺、氟喹诺酮、环丝氨酸和对氨基水杨酸的抗性降低。新一代氟喹诺酮类药物（77.9%~90.5%）和利奈唑胺药物（0~26.2%）的使用频率更高。治疗成功率提高（45.3%~88.1%，$P<0.001$）；神经系统不良事件，包括周围神经病变也增加（4.7%~13.1%，$P=0.027$）。结论提示，随着时间的推移，治疗结果不断改善。Mogashoa 等[19]分析了 2012—2013 年国家结核病参考实验室收到菌株的耐药性。在分析的 57 株菌株中，58% 为 MDR-TB，7% 对氟喹诺酮类药物有额外耐药性，5% 对氟喹诺酮类药物和二线可注射药物都有耐药性。最常见的氟喹诺酮耐药突变是 gyrA A90V，所有的 XDR-TB 病例在整个治疗过程中仍呈涂片或培养阳性。研究结果表明，监测耐药结核病病例可确保二线耐药快速检测的重要性

（三）药物间的作用

Chandramohan 等[20]使用 REMA 测量贝达喹啉（BDQ）、德拉马尼（DEL）和莫西沙星（MFX）对 5 株临床 MTB 耐药菌株以及 H37Rv 的 MIC。分级抑制浓度指数（FICI）显示 BDQ 与 DEL 对 INH 单耐、RIF 单耐和 XDR 的 MTB 有协同作用。此外，DEL 联合 MFX 对 INH 单耐、RIF 单耐和 XDR 菌株有协同作用。此外，BDQ 和 MFX 联合应用对 RIF 单耐和 XDR 有协同作用。$0.125\times MIC$（即 0.015μg/ml）的 DEL 与 $0.25\times MIC$（即 0.015μg/ml）的 BDQ 联用，比单独使用 $1\times MIC$（即 0.125μg/ml）的 DEL 具有更强的杀菌作用。结论提示，这两种药物组合之间的协同效应为耐药菌临床治疗提供了一种有吸引力的化疗方案。Farhat 等[21]研究了 rpoB 遗传多样性和利福平与利福布汀的交叉耐药性。结果显示，1 003 株分离株中，766 株对 RIF 耐药，210 株对 RIF 敏感；102/210 株存在 rpoB 突变 D435V。两种药物耐药不一致的菌株携带 D435V 突变是两种药物耐药菌株的 17.2 倍。与野生株相比，D435V 体外突变体的两种利福霉素的 IC_{50} 均增加；但其程度均低于 S450L 突变。结论提示，先前的小规模研究结果表明 D435V 突变的菌株尽管利福平耐药，但对利福布汀敏感。但本研究表明 rpoB-D435V 突变导致 MTB 对两种药物 IC_{50} 均升高。因此，利福布汀的推荐临界检测浓度有必要修改。

（四）药敏试验的评价和解释

Zürcher 等[22]根据受检实验室和参考实验室的药敏试验结果的一致性或不一致性，对来自高负担国家的结核病患者的死亡率进行了检查。结果显示，634 例肺结核患者纳入分析，根据参考实验室药敏试验，394 株（62%）为泛敏感株，45 株（7%）为单药耐药株，163 株（26%）为多耐药株，30 株（5%）为准广泛耐药或广泛耐药株。634 名患者中 513 名（81%）的参考实验室结果与当地实验室结果一致。总的来说，检测任何耐药性的敏感性为 90.8%，特异性为 84.3%。泛敏感肺结核患者根据 WHO 指南治疗后死亡率为 6%，治疗不充分的耐药菌株患者的死亡率为 57%。在 Logistic 回归模型中，与一致的药敏试验结果相比，对于可能导致治疗不足的结果不一致的患者，调整后的死亡率优势比为 7.33。由此可见，与参考结果相比，不准确的药敏试验导致抗药性肺结核治疗不足，死亡率增加。为了提高耐多药肺结核患者和 XDR 前或 XDR 前肺结核患者的预后，需要在诊断时对一线和二线药物进行快速的分子

药物敏感性试验。Mvelase 等[23]研究了南非夸祖鲁 - 纳塔尔不一致菌株的表型和基因型特征,以及受影响患者的临床特征和治疗结果。结果显示,1302 例 RIF 耐药病例中,不一致菌株占 4.6%。其中 62% 对 INH 敏感,98% 对利福布汀敏感。83% 的分离株的利福平 MIC 接近临界浓度 1μg/ml(0.5~2μg/ml)。最常见的 rpoB 突变是 Q513P(25.3%)、D516V(19.2%)和 D516Y(13.3%)。70% 为人类免疫缺陷病毒感染,平均 $CD4^+$ 计数为 289 个 /ml,87% 接受抗反转录病毒治疗。采用标准疗法治疗 MDR,53% 的患者获得了成功的治疗结果。结论提示,RIF 不一致性结核病并不少见,需要测序来确认结果。利福布汀和 INH 的高敏感性和目前方案的治疗结果不佳表明,利福布汀为基础的治疗具有潜在的实用价值。

四、非结核分枝杆菌的检测

(一)新鉴定方法

Ustinova 等[24]建立了一个能同时检测培养液和痰中 NTM 和结核分枝杆菌复合物(MTBC)的实时 PCR 检测系统。该方法在培养液和痰标本中检测 MTBC 的特异性和敏感性均为 100%;在培养液和痰标本中检测 NTM 的特异性均为 100%,敏感性分别为 100% 和 73.1%。培养试验阳性预测值为 100%,阴性预测值为 80.8%。H37RV 检出率为 95% 时的检出限估计为 16CFU/ml,鸟分枝杆菌为 1 200CFU/ml。

(二)药物敏感性

Omari 等[25]研究了从黎巴嫩植物中提取的半枝莲(M.barbata)、蓝桉(E.globulus)和刺柏(J.excelsa)精油对分枝杆菌的抗菌活性。结果显示,即使在高稀释度的条件下,所有被测精油对目标菌株均表现出较高的抗菌活性。无论供试菌株的稀释度为 1/250、1/100 和 1/250,半枝莲、蓝桉和刺柏精油均能完全抑制分枝杆菌的生长。Portell-Buj 等[26]评价了抗菌肽(AMPs)对 MTB 和鸟分枝杆菌临床分离株的作用。结果显示,乳酪蛋白和蜂毒肽对 MTB 的抑制作用最强,而 indolicidin 对鸟分枝杆菌的 MIC 最低。综上所述,AMPs 可作为治疗分枝杆菌感染的替代品。进一步研究 AMPs 与传统抗生素的联合作用及其在药物传递系统中的作用,将有助于 AMPs 在临床上的应用。虽然氟喹诺酮类药物被认为是治疗鸟分枝杆菌复合群(MAC)肺病的替代疗法,但在以前未治疗 MAC 感染的临床分离株中,氟喹诺酮类药物耐药性与 MAC 基因型之间的关系尚不完全清楚。Yamaba 等[27]从日本 8 家医院确诊为 MAC 感染的初治 MAC 肺病患者中分离出 154 株 M.avium 和 35 株胞内分枝杆菌。用肉汤微量稀释法测定莫西沙星的敏感性。对莫西沙星耐药株进行了 gyrA 和 gyrB 基因突变的检测。结果显示,鸟分枝杆菌对莫西沙星耐药和临界的比例为 6.5% 和 16.9%,胞内分枝杆菌为 8.6% 和 17.1%。尽管这两种菌株在结核分枝杆菌 GyrA 的 Ser 95 和 GyrB 的 Gly 520 对应的位点上分别有 Thr96 和 Thr522 的氨基酸替换,并没有产生耐药性。VNTR 分析显示,鸟分枝杆菌分离株有 3 个簇,胞内分枝杆菌分离株有 2 个簇。莫西沙星耐药性在这些人群中没有显著差异。结论提示,虽然 MAC 对莫西沙星的耐药性或临界耐药率约为 1/4,但与 gyrA 和 gyrB 基因突变或 VNTR 基因型无关。脓肿分枝杆菌性肺病目前尚无可靠的治疗方法。Dick 等[28]发现利福布汀在 NOD.CB17-Prkdcscid/NCrCrl 小鼠中与克拉霉素对脓肿分枝杆菌 K21 同样有效。上述表明,利福布汀应被视为脓肿分枝杆菌病患者的候选药物。

目前,结核病的细菌学诊断仍在全球范围内使用并占据重要的地位,国际各地结核病耐药情况依然严峻,NTM 也不容忽视,应加强新型诊断技术和耐药检测技术的研发,提高现有技术的敏感度和实效性,以便为患者服务。

（王桂荣　姜广路　唐神结）

参考文献

［1］ KIM Y W, KWON B S, LIM S Y, et al. Diagnostic value of bronchoalveolar lavage and bronchial washing in sputum-scarce or smear-negative cases with suspected pulmonary tuberculosis: A randomized study [J]. Clin Microbiol Infect, 2019: S1198-743X (19) 30612-3.

［2］ PANDEY V, SINGH P, SINGH S, et al. SeeTB: A novel alternative to sputum smear microscopy to diagnose tuberculosis in high burden countries [J]. Sci Rep, 2019, 9 (1): 16371.

［3］ DATTA S, ALVARADO K, GILMAN R H, et al. Optimising fluorescein diacetate sputum smear microscopy for assessing patients [J]. PLoS One, 2019, 14 (4): e0214131.

［4］ AHMAD M, IBRAHIM W H, SARAFANDI S A, et al. Diagnostic value of bronchoalveolar lavage in the subset of patients with negative sputum/smear and mycobacterial culture and a suspicion of pulmonary tuberculosis [J]. Int J Infect Dis, 2019, 82: 96-101.

［5］ MIN J, KIM K, CHOI H, et al. Investigation of false-positive Mycobacterium tuberculosis culture tests using whole genome sequencing [J]. Ann Thorac Med, 2019, 14 (1): 90-93.

［6］ MTAFYA B, SABIITI W, SABI I, et al. Molecular Bacterial Load Assay Concurs with Culture on NaOH-Induced Loss of Mycobacterium tuberculosis Viability [J]. J Clin Microbiol, 2019, 57 (7): e01992-18.

［7］ DUSTHAKEER A, BALASUBRAMANIAN M, SHANMUGAM G, et al. Differential Culturability of Mycobacterium tuberculosis in Culture-Negative Sputum of Patients With Pulmonary Tuberculosis and in a Simulated Model of Dormancy [J]. Front Microbiol, 2019, 10: 2381.

［8］ THARMLINGANM D, KOPULA S S, PALRAJ K K. Evaluation of thin-layered agar for Mycobacterium tuberculosis isolation and drug susceptibility testing [J]. Int J Mycobacteriol, 2019, 8 (2): 153-156.

［9］ TRAN S T, LE H T, DANG H T T, et al. Mycobacterial Blood Culture for Diagnosis of Tuberculosis in Vietnamese Children [J]. Pediatr Infect Dis J, 2019, 38 (11): e309-e312.

［10］ ORVANKUNDIL S, JOSE B P, YACOOB F L, et al. Culture positivity of smear negative pulmonary and extrapulmonary tuberculosis-A study from North Kerala, India [J]. J Family Med Prim Care, 2019, 8 (9): 2903-2907.

［11］ SHIBABAW A, GELAW B, KELLEY H V, et al. MDR/XDR-TB Colour Test for drug susceptibility testing of Mycobacterium tuberculosis, Northwest Ethiopia [J]. Int J Infect Dis, 2020, 90: 213-218.

［12］ AMINI S, HOFFNER S, ALLAHYAR TORKAMAN M R, et al. Direct drug susceptibility testing of Mycobacterium tuberculosis using the proportional method: A multicenter study [J]. J Glob Antimicrob Resist, 2019, 17: 242-244..

［13］ LEE S, CHU D, CHOI Y M, et al. Clinical Validation of the QMAC-DST System for Testing the Drug Susceptibility of Mycobacterium tuberculosis to First-and Second-Line Drugs [J]. Front Microbiol, 2019, 10: 706.

［14］ COBAN A Y, AKBAL A U, CEYHAN I, et al. A new colorimetric method for rapid detection of ethambutol and streptomycin resistance in Mycobacterium tuberculosis: crystal violet decolorization assay (CVDA) [J]. Antonie Van Leeuwenhoek, 2019, 112 (5): 679-685.

［15］ LOPEZ B, SIQUEIRA DE OLIVEIRA R, PINHATA J M W, et al. Bedaquiline and linezolid MIC distributions and epidemiological cut-off values for Mycobacterium tuberculosis in the Latin American region [J]. J Antimicrob Chemother, 2019, 74 (2): 373-379.

［16］ MOK J, KANG B H, KIM H J, et al. Drug resistance in extra-pulmonary tuberculosis in South

Korea: comparison with pulmonary tuberculosis [J]. Int J Tuberc Lung Dis, 2019, 23 (2): 151-156.

[17] DIANDE S, BADOUM G, COMBARY A, et al. Multidrug-Resistant Tuberculosis in Burkina Faso from 2006 to 2017: Results of National Surveys [J]. Eur J Microbiol Immunol (Bp), 2019, 9 (1): 23-28.

[18] KWAK N, KIM H R, YOO C G, et al. Multidrug-resistant tuberculosis over 20 years at a referral hospital in South Korea: trends and outcomes [J]. Int J Tuberc Lung Dis, 2019, 23 (2): 174-180.

[19] MOGASHOA T, MELAMU P, DERENDINGER B, et al. Detection of Second Line Drug Resistance among Drug Resistant Mycobacterium Tuberculosis Isolates in Botswana [J]. Pathogens, 2019, 8 (4): 208.

[20] CHANDRAMOHAN Y, PADMANABAN V, BETHUNAICKAN R, et al. In vitro interaction profiles of the new antitubercular drugs bedaquiline and delamanid with moxifloxacin against clinical Mycobacterium tuberculosis isolates [J]. J Glob Antimicrob Resist, 2019, 19: 348-353.

[21] FARHAT M R, SIXSMITH J, CALDERON R, et al. Rifampicin and rifabutin resistance in 1003 Mycobacterium tuberculosis clinical isolates [J]. J Antimicrob Chemother, 2019, 74 (6): 1477-1483.

[22] ZURCHER K, BALLIF M, FENNER L, et al. Drug susceptibility testing and mortality in patients treated for tuberculosis in high-burden countries: a multicentre cohort study [J]. Lancet Infect Dis, 2019, 19 (3): 298-307.

[23] MVELASE N R, PILLAY M, SIBANDA W, et al. rpoB Mutations Causing Discordant Rifampicin Susceptibility in Mycobacterium tuberculosis: Retrospective Analysis of Prevalence, Phenotypic, Genotypic, and Treatment Outcomes [J]. Open Forum Infect Dis, 2019, 6 (4): ofz065.

[24] USTINOVA V V, SMIRNOVA T G, SOCHIVKO D G, et al. New assay to diagnose and differentiate between Mycobacterium tuberculosis complex and nontuberculous mycobacteria [J]. Tuberculosis (Edinb), 2019, 114: 17-23.

[25] EL OMARI K, HAMZE M, ALWAN S, et al. In-vitro evaluation of the antibacterial activity of the essential oils of Micromeria barbata, Eucalyptus globulus and Juniperus excelsa against strains of Mycobacterium tuberculosis (including MDR), Mycobacterium kansasii and Mycobacterium gordonae [J]. J Infect Public Health, 2019, 12 (5): 615-618.

[26] PORTELL-BUJ E, VERGARA A, ALEJO I, et al. In vitro activity of 12 antimicrobial peptides against Mycobacterium tuberculosis and Mycobacterium avium clinical isolates [J]. J Med Microbiol, 2019, 68 (2): 211-215

[27] YAMABA Y, ITO Y, SUZUKI K, et al. Moxifloxacin resistance and genotyping of Mycobacterium avium and Mycobacterium intracellulare isolates in Japan [J]. J Infect Chemother, 2019, 25 (12): 995-1000.

[28] DICK T, SHIN S J, KOH W J, et al. Rifabutin is active against Mycobacterium abscessus in mice [J]. Antimicrob Agents Chemother, 2020, 64 (2): e01943-19.

第二章 结核病影像学诊断

【摘要】医学影像学已成为结核病尤其是肺结核诊断不可缺少的重要方法。病灶形态分析是结核病影像学诊断与鉴别诊断的重要方法,CT 增强扫描是病灶形态学诊断的重要补充方法,MRI 既是形态学诊断,也是分子影像诊断的重要技术,正电子发射计算机体层摄影术 - 计算机体层摄影术(PET-CT)是重要的分子影像学诊断技术,在结核病的鉴别诊断和结核病灶活动性的评价方面具有重要意义。熟练掌握不同影像学技术以及在肺结核诊断中应用的目的与意义,重视肺结核不典型影像表现和菌阴肺结核的影像诊断与鉴别,推进影像学形态分析和细菌学、病理学及免疫学等多学科联合诊断等,将是现在及未来的主要努力方向。

【关键词】结核病;肺结核;肺外结核;诊断;影像学;CT;MRI;PET-CT

近 1 年来,对于肺结核的影像诊断方面,总结了成人痰涂片阳性与痰涂片阴性 PTB 的临床特点及胸部 CT 表现;探讨了药物敏感性肺结核(DS-PTB)使用标准抗结核治疗方案在治疗结束时 FDG-PET/CT 结果对患者结核复发的影响;评估了磁共振成像(MRI)结合先进的运动矫正技术对肺结核(TB)所致肺组织改变和病变的诊断价值;提出 ^{18}F-FDG-PET/CT 作为临床工具可以用于结核病评估和治疗监测;评估了基于知识迭代模型重建(IMR)的肺结核(TB)患者超低剂量计算机断层扫描(ULDCT)的图像质量;利用从 X 线 CT 图像中提取的生物标记物来自动量化结核分枝杆菌(MTB)的负荷,用以判断结核病的病情。对于肺外结核的影像诊断方面,尤其是脊柱结核,探讨了 DCE-MRI 对化脓性脊柱炎(PS)和结核性脊柱炎(TB)的鉴别诊断价值,并分析了经皮椎弓根穿刺活检对于脊柱结核的诊断价值及组织学与临床影像学特征的相关性。此外,对于腹腔结核、颅内结核等其他肺外结核的影像诊断方面也均可见报道。在结核病影像学诊断新技术方面,国际学者探讨了 ^{125}I 标记的抗 C3d 单抗在结核分枝杆菌感染中的 SPECT/CT 表现,用以诊断结核分枝杆菌的感染和治疗监测并定位感染部位。总之,在国际影像学者的不懈努力下,结核病影像学诊断方面取得了丰硕的成果,诸多有学术意义的文献陆续发表,值得同道借鉴与学习。

一、肺结核的影像学诊断

肺结核(PTB)仍然是严重的公共卫生威胁之一,其发病率和死亡率都很高。Kim 等[1]探讨了成人痰涂片阳性与痰涂片阴性 PTB 的临床特点及胸部 CT 表现。回顾性分析了2015—2017 年支气管灌洗液或痰培养抗酸杆菌阳性的住院成人肺结核患者的临床资料。仅包括诊断为 PTB 后 14 天内进行胸部 CT 检查的患者。对 189 例患者的病历和 CT 图像进行分析。中位年龄 62 岁,男性 118 例(62.4%)。半数以上的患者有潜在的慢性疾病(55.5%)。最常见的 CT 表现为结节性病变(96.8%)。分为涂阳组(n=94,49.7%)和涂阴组(n=95,50.3%)。两组之间的基本医疗条件没有差异。但涂片阳性组多见空洞、实变、支气管扩张、上叶受累、多叶受累、淋巴结肿大。根据受试者工作特征曲线下面积为 0.724 的比较分析,建立了涂阳肺结核的预测模型。在多变量 LOGISTIC 回归分析中,合并[比值比(OR)= 2.521,95% 可信区间(CI)1.175~5.408,P=0.02],淋巴结病变(OR=1.947,95%CI 1.025~3.696, P=0.04)和多叶受累(OR=2.795,95%CI 1.084~7.205,P=0.03)与痰涂片阳性肺结核相关。因此,作者认为胸部 CT 表现有空洞、实变、支气管扩张、上叶受累、多叶受累和淋巴结肿大的肺结核患者可能是痰涂片阳性的肺结核高危人群,以此建立的预测模型可能有助于进一步的评估。

微生物培养是评估结核病治疗效果的“金标准”。完成抗结核治疗(ATT)的标准方案后,结核菌培养阴性的患者中,有些患者对治疗有完全的代谢反应,有些则具有残留的代谢活性(RMA),而两种不同反应的患者在治疗结束时(EOT)FDG-PET/CT 结果却存在差异。Lawal 等[2]探讨了药物敏感性肺结核(DS-PTB)使用标准抗结核治疗方案在治疗结束时 FDG-PET/CT 结果对患者结核复发的影响。进行了前瞻性研究,招募 DS-PTB 患者(均完成标准抗结核治疗方案并根据临床和细菌学检查的阴性结果确定为治愈)在治疗结束时进行 FDG-PET/CT,评估图像是否存在 RMA,随后对患者进行 6 个月的随访,并判断是否存在结核复发的症状,当出现新症状时,通过细菌学检查予以确认。复发患者复查 FDG-PET/CT。结果显示,纳入了 53 名患者,平均年龄为(37.81 ± 11.29)岁,62% 为男性,75% 感染 HIV。RMA 在 33 例患者中得到证实(RMA 组),而 20 例对 ATT 完全代谢反应(非 RMA 组)。RMA 组的肺空洞发生率较高(P=0.035)。两组在年龄、性别、是否存在 HIV 感染、体重指数或血红蛋白水平(P>0.05)均无统计学差异。在随访中,非 RMA 组中没有出现结核病复发。RMA 组中的 3 名患者出现了复发。所有发生结核病复发的患者均伴有双侧肺空洞。结论提示,EOT FDG-PET/CT 阴性可以预防结核病复发。ATT 后 9% 的 RMA 患者可能在完成 ATT 后 6 个月内出现结核病复发,同时双侧肺空洞病变在复发的结核病患者中普遍存在。

通过观察肺结核患者胸部 CT 以发现最常见的影像特征,确定相关性最高的影像征象,并在可能的情况下找出最能提示抗酸杆菌(AFB)阳性的影像征象。Carlesi 等[3]回顾性分析 49 例确诊肺结核患者的影像学和临床资料。结果显示,支气管扩张(89.8%)、结节(81.6%)、树芽征(TIB)和实变(各占 79.6%)是最常见的肺实质改变。淋巴结肿大(26.5%)是最常见的淋巴结改变。TIB 和空洞显示相关性最高(r=0.577),其次是 TIB 和支气管扩张(r=0.498)、TIB 和实变(r=0.497)、结节和磨玻璃结节(r=0.488)。只在 7 个最常见的肺实质病变中发现高度相关性。实变、TIB 和空洞有助于预测 AFB 染色阳性。结论提示,该研究证实了肺结核影像征象的异质性,也证明了一些特异的影像表现有助于正确的诊断。有 3 种病变可预测 AFB 阳性,但尚没有发现 AFB 阴性的预测信号,因此,应隔离所有影像学和临床发现怀疑有结核的患者。

Zeng 等[4]探讨了磁共振成像(MRI)结合先进的运动矫正技术对肺结核(TB)所致肺组织改变和病变的诊断价值。对 63 例接受了 MRI 和胸部 CT 检查的肺结核患者进行研究。所有肺结核患者均经抗酸杆菌涂片(AFB)或结核分枝杆菌培养检测确诊。采用 T_2 加权涡轮自旋回波序列(TSE)MRI 结合多平面运动校正技术对肺部进行成像。获得常规胸部 CT 图像作为参考。MRI 和 CT 图像分别由多个阅片者独立阅读。评价肺结核导致异常的表现及形态学改变的 MRI 图像,并与 CT 表现进行比较。结果显示,63 例肺结核患者的肺 MRI 发现均有异常,且图像质量满意。通过对 T_2 加权 TSE 序列进行多平面处理以降低运动校正效果,MRI 在肺结核的树芽征、磨玻璃样阴影、实变、肿块、空洞等异常影像学特征(K=0.88,

$P<0.001$）的检测上与 CT 表现非常一致。磁共振成像有利于根据实变过程中不均匀的信号分布鉴别干酪样变和液化性坏死，也有利于鉴别轻度胸腔积液。优化后的肺 MRI 在检测非钙化结节（K=0.90）方面与 CT 相当，对 <5mm、5~10mm 和 >10mm 的结节的总灵敏度分别为 50.0%、91.1% 和 100%。然而，磁共振成像在鉴别钙化病灶方面效果较差。结论提示，应用多平面运动校正技术优化 MRI 成像方案在肺结核的临床应用是可行的。无电离辐射的肺 MRI 是临床标准 CT 的一种很有前途的替代方法，尤其适用于孕妇、儿童、青少年和需要短期和反复随访观察的患者。

结核病（TB）是目前世界上导致感染性死亡的主要原因。人体对结核分枝杆菌的免疫反应复杂，临床表现多样，临床和影像学诊断具有挑战性。Yu 等[5]总结了 ^{18}F-FDG-PET/CT 作为临床工具用于结核病评估和治疗监测。^{18}F- 氟脱氧葡萄糖正电子发射断层扫描（^{18}F-FDG-PET）在有 / 无计算机断层扫描（CT）组件的情况下扫描全身，并提供感染的代谢图，使临床医生能够评估疾病程度。^{18}F-FDG-PET/CT 扫描在检测以前未知部位疾病时特别有用，并且可以选择最合适的活检部位。^{18}F-FDG-PET/CT 在评估疾病对治疗的早期反应方面也非常有价值，在无法使用常规微生物学方法的情况下以及在耐多药结核病或肺外结核病的监测治疗反应中同样发挥着重要作用。^{18}F-FDG-PET/CT 无法准确鉴别活动性结核病灶、恶性病变及可能是由于其他感染或炎性疾病导致的假阳性。^{18}F-FDG PET 也无法鉴别结核性淋巴结炎与转移性淋巴结受累。缺乏特异性是 ^{18}F-FDG-PET/CT 其在结核病管理中的局限性。

Yan 等[6]评估基于知识迭代模型重建（IMR）的肺结核（TB）患者超低剂量计算机断层扫描（ULDCT）的图像质量。这项经 IRB 批准的前瞻性研究连续招募了 59 例已知或疑似肺结核的患者［平均年龄为（43.9 ± 16.6）岁；F：M=18：41］。患者使用自动管电流调制进行低剂量 CT（LDCT），然后使用固定管电流进行 ULDCT。原始图像数据通过反滤波投影（FBP）、混合迭代重建（iDose）和 IMR 进行重建。采用重复测量方差分析对 CT 衰减、图像噪声和对比噪声比（CNR）进行评估和比较。总体图像质量和正常及病理结果的可视化程度在主观上按 5 分制评分。分别采用配对 t 检验和 Wilcoxon 符号秩和检验比较辐射输出量和主观评分。结果与 FBP 和 iDose 相比，IMR 在两种剂量水平下均能产生较低的噪声和较高的 CNR 值（$P<0.01$）。病理结果的主观评分，包括小叶中心结节、实变、树芽征和空洞 ULDCT-IMR 图像明显优于 LDCT iDose 图像（$P<0.01$），但观察到边缘模糊。采用 IMR，与 LDCT［（0.69 ± 0.15）mSv］相比，ULDCT［（0.28 ± 0.02）mSv］的平均有效剂量减少了 59%，而不会降低图像质量（$P<0.001$）。结论提示，对于以 0.28mSv 的有效剂量接受胸部 ULDCT 的肺结核患者，IMR 可以显著降低噪声并改善图像质量。

计算机断层扫描（CT）图像能够捕捉结核病（TB）的特殊表现，而这些表现在普通诊断检查中是无法检测到的。Gordaliza 等[7]利用从 X 线 CT 图像中提取的生物标记物来自动量化结核分枝杆菌（MTB）的负荷。对 9 只猕猴进行了 MTB 气溶胶感染和多种抗生素鸡尾酒疗法。在特定时间对所有动物行胸部 CT 扫描。首先，从胸部 CT 容积中对健康肺进行全自动分割，并提取出类空气结构。其次，根据分割图像强度的概率分布，将 CT 生物标志物分为 3 种组织类型（包括肺实质组织损伤和肺结核病变对应的未分割区域）：①健康组织，无感染实质；②软的病变组织；③硬性病变组织。由于组织强度的概率分布遵循高斯混合模型，使用期望最大化算法可自动计算识别每个区域的阈值。结果显示，结核病感染的纵向估计过程表明,采用相同抗生素治疗的受试者与基线水平相比表现出相似的反应(患病体积的相对变化)。更有趣的是,由专家手工描绘的病变体积(软组织 + 硬组织)与用所提出的方法自动提取的体积之间有非常强的相关性($r2 \approx 0.8$)。作者提出了一种适合于从 CT 图像中自动提取结核病疾病负荷的放射性生物标记物的方法,该方法可用于描述 MTB 感染在新药设计临床试验中的纵向演变。

关于肺结核(PTB)合并特发性肺纤维化(IPF)患者的影像学和临床特征的资料十分有限,因此,Lee 等[8]探讨了 PTB 合并 IPF 患者的临床影像学特征。回顾性比较 PTB 合并 IPF 组(TB-IPF 组)和无 IPF 的 PTB 组(TB 对照组)的临床影像学变量,并比较 TB-IPF 组和无 PTB 的 IPF 组(NTM-IPF 组)患者的 CT 表现。609 例 IPF 患者中,28 例(4.6%)诊断为 PTB。在 TB-IPF 组中,偶然的放射学发现是最常见的表现,治疗成功率明显低于 TB 对照组。CT 扫描显示,TB-IPF 组结核再活动的典型部位明显少于 TB 对照组。TB-IPF 组小叶中心结节的发生率明显低于 TB 对照组,以实变为主的病灶发生率也高于 TB 对照组。TB-IPF 组的 CT 表现与 NTM-IPF 组相似。偶然的影像学表现是 TB-IPF 组患者最常见的表现,这些患者在 CT 扫描上更容易出现非典型的 PTB 表现,并且治疗效果较差。

计算机断层扫描(CT)是用于肺部疾病微小变化检测的工具,在结核病接触者,特别是在耐多药(MDR)结核病患者的接触者中,与生物标记物联合用于诊断结核病。另一种观点认为,通过 CT 扫描发现的异常往往是最小的,是潜伏结核感染的治疗目标,而不是活动性疾病。日本结核病学会防治委员会建议只有当胸部 X 线片正常的接触者在调查时发现具有发展为活动性肺结核的高风险时,才应用胸部 CT 扫描来评估,但胸部 CT 在肺结核接触者随访中应用价值的研究仍十分有限。Yoshiyama 等[9]发现肺结核接触者的胸部 CT 异常与正常 X 线片联合有助于早期发现肺结核。然而,早期的异常发现对预防活动性肺结核的益处仍需要评估。对在日本医院行 X 线片的结核病接触者的胸部 CT 进行了回顾性比较,但没有发现活动性肺结核。在 243 例未行胸部 CT 的接触者中,5 例在随访中发展为肺结核。在 229 名行胸部 CT 的接触者中,有 24 人确定需耐多药结核的治疗,因为其胸部 CT 表现提示为活动性结核病。经 CT 检查,205 例接触者中为潜伏结核感染者,随访中发现 3 例发展成肺结核。平片未见异常但 CT 扫描发现异常的接触者,有一些发展为结核病。基于真实世界治疗、过度治疗和辐射危害的考虑,CT 扫描对于肺结核接触者随访中的应用价值仍需进一步评估。

Kunihiro 等[10]比较了肺部高分辨率计算机断层扫描(HRCT)的表现对免疫功能低下的肺部感染患者的鉴别诊断价值。该研究共纳入 345 例免疫功能低下的肺部感染患者。其中细菌性肺炎 123 例,肺孢子虫性肺炎(PCP)105 例,真菌性肺炎 80 例,肺结核 15 例,巨细胞病毒性肺炎 11 例,脓毒性栓塞 11 例。两位胸部放射科医生回顾性评估了 CT 图像,包括毛玻璃衰减、实变、结节、支气管壁和小叶间隔增厚等 22 个表现。CT 图像与感染的相关性采用 χ^2 检验;多因素 Logistic 回归分析确定每种感染的显著性指标。计算各模型曲线下面积(AUC)。结果显示,支气管壁增厚是细菌性肺炎的一个重要指标($P=0.002$,OR=2.341,95%CI 1.378~3.978)。马赛克征和结节的消失的存在是 PCP 的显著指标(分别为 $P<0.001$,OR=9.808,95%CI 4.883~13.699;$P<0.001$,OR=6.834,95%CI 3.438~13.587)。结节的存在是真菌感染的重要指标($P=0.005$,OR=2.531,95%CI 1.326~4.828)。PCP 的 AUC 最高(0.904)。HRCT 对免疫功能低下的不同病因的肺部感染患者具有潜在的鉴别诊断价值。

二、肺外结核的影像学诊断

(一) 脊柱结核

脊柱结核(TB)的传统诊断是基于临床特征、实验室检查和影像学检查综合分析,因为这些单独的诊断方法都不能确诊该病。尽管 MRI 对脊柱感染的诊断具有很高的敏感性,但其对脊柱结核的诊断效能却较少被重视,而且还没有通过组织学研究得到证实。Kanna 等[11]回顾并分析了有病历记录的脊柱感染患者的脊柱 MRI、组织病理学、结核分枝杆菌培养和结核菌 PCR 结果。MRI 表现包括病灶位置、邻近/非邻近跳跃性病变、骨旁/骨内脓肿、间隙下扩散、椎体塌陷、脓肿大小/壁、椎间盘受累、终板糜烂和硬膜外脓肿。根据结果,将患者分为两组,即培养/组织病理学阳性的结核组和非结核组。比较两组 MRI 对脊柱结核的诊断价值。结果显示,150 例患者中,结核分枝杆菌培养/组织病理学阳性 79 例,阴性 71 例。3 个 MRI 参数有显著性差异($P<0.001$),分别为间隙下扩散(67/79,84.8%)、椎体塌陷(55/79,69.6%)、壁薄大脓肿(72/79,91.1%)。结合 MRI 表现有较高的预测价值。97.5% 的结核分枝杆菌培养/组织病理学阳性患者至少有其中 1 种 MRI 表现,89.8% 的患者有任何 2 种表现,58.2% 的患者有所有 3 种表现。该研究通过组织学证实了脊柱感染时不同的 MRI 表现,当出现薄壁大脓肿、脓肿间隙下扩散和椎体塌陷 3 种组织学的 MRI 表现时高度提示脊柱结核。

动态增强磁共振成像(DCE-MRI)是一种用于检查恶性肿瘤影像学特征的影像学检查方法,可以在一定时间内获得更多的有关病灶扩散的信息。Miyamoto 等[12]探讨了 DCE-MRI 对化脓性脊柱炎(PS)和结核性脊柱炎(TB)的鉴别诊断价值。45 例 PS 患者[(68.6 ± 11.1)岁,男性 30 例,女性 15 例]和 14 例 TB 患者[(73.9 ± 9.1)岁,男性 6 例,女性 8 例]。DCE-MRI 由连续 6 个矢状面图像组成,这些图像在静脉注射钆后每隔 20 秒拍摄一次。比较 PS 与 TB 的强化程度、硬膜外脓肿、椎体坏死、椎间盘病变强化程度、融合方式及最大对比指数。结果显示,PS 和 TB 的强化程度、硬膜外脓肿率和椎体坏死率分别为(2.1 ± 0.5)HU 和(1.8 ± 0.8)HU、60.7% 和 100%、50.0% 和 66.7%,无统计学差异。PS、TB 最大对比指数分别为(108.1 ± 22.3)s、(78.2 ± 35.6)s、89.3% 和 0、53.6% 和 0,差异有统计学意义。研究表明,最大对比指数越长,椎间盘二次融合的可能性越高,增强型椎间盘对 PS 的特异性高于 TB,这种微创成像技术有助于更准确地诊断 PS 和 TB。

经皮椎弓根穿刺活检在脊柱结核诊断中的作用及其与临床影像学特征的关系。在印度,结核病一直是脊柱破坏性病变的重要原因。然而,随着非典型表现和非结核性病例报告的增加,这种情况正在发生迅速改变,成为诊断难题。Sahoo 等[13]探讨经皮椎弓根穿刺活检对于脊柱结核的诊断价值及组织学与临床影像学特征的相关性。对 41 例经 MRI 诊断为脊柱结核患者的临床表现、影像学及 MRI 表现进行回顾性分析,并透视引导下经椎弓根穿刺活检。研究了结节性病变与非结节性病变的影像学/MRI 表现。结果显示,92.7% 的患者获得了良好的样本。其中 28 例结核,3 例非特异性炎性病变,7 例有其他非结核性病变(3 例化脓,3 例转移,1 例多发性骨髓瘤)。结核组与非结核组在椎体受累程度及 MRI 表现方面差异无统计学意义。然而,脊柱结核患者出现脊髓压迫、脊髓改变和神经缺损的风险更高。脊柱结核性病变与非结核性病变在临床和 MRI 上大多难以鉴别。在没有任何神经损伤的早期病例中,则更为困难。因此,组织病理学确诊是进一步治疗的必要条件,考虑到手术的简单性和微创性,经皮穿刺活检是最佳选择。

脊柱结核的现代外科治疗目标包括病变椎体清创、脊髓减压、畸形矫正和脊柱稳定。但是,减压的范围以前没有定义。减压过少会导致神经功能恢复受损,而大范围减压与手术发病率增加和重建节段较长有关。Srivastava 等[14]回顾性观察研究附加冠状位磁共振成像在胸椎结核减压重建中的作用。探讨了根据胸椎结核(TB)的磁共振成像(MRI)冠状位、矢状位和轴位图像所评估的椎体残余部分的数量和状态,制定节段挽救或切除的指南。65 例胸椎结核患者根据 MRI 所见软骨下骨厚度和椎体终板形态,分为节段挽救/切除两组。采用 Hartshill 环长方形及浅层钢丝内固定,侧方位前后路同时入路(多功能入路)。分析患者术后融合情况,改善后凸角度,并随访并发症的发展。结果显示,除节段切除组 1 例出现移植物屈曲及后凸畸形外,采用冠状位 MRI 结合矢状位和轴位图像确定固定和节段修复水平的方法,在 65 例患者中有 64 例获得了良好的效果。结论提示,对于节段修复,残骨的三维形态有一个清晰的认识是非常重要的。可行的挽救段在不影响神经恢复和融合率的情况下,减少了手术的发病率、结构的长度和不必要的清创。因此,当磁共振成像对脊柱结核有提示作用时,必须进行额外的锥形冠状切口,因为这将有助于疗效。

^{18}F-脱氧葡萄糖正电子发射断层扫描(^{18}F-FDG-PET)对结核性脊柱炎的诊断和疗效评价具有重要的应用价值。结核性脊柱炎需要长期的抗结核药物治疗,治疗的最佳时间存在争议。目前还没有明确的方法来判断何时可以安全地停止抗结核治疗。Jeon 等[15]应用 ^{18}F-FDG PET/MRI 对 3 例结核性脊柱炎患者进行疗效评价。经过大约 12 个月的抗结核药物治疗后,临床和血液学都得到了改善,考虑停止治疗。其中一个患者停用 12 个月的抗结核药物后的一年内没有复发,该患者的最大标准化摄取值(SUVmax)为 1.83。然而,另外两名患者的 SUVmax 分别高达 4.14 和 7.02,继续进行进一步的抗结核药物治疗,考虑这两名患者在脓肿或肉芽组织中存在活动性残留病变,细菌和组织学检查证实为持续性结核。^{18}F-FDG PET/MRI 在评价结核性脊柱炎的疗效方面具有代谢和解剖学上的优势,可作为确定停止抗结核药物治疗适当时间的一种独立、可供选择的方法。

(二)腹腔结核

腹膜结核是腹部结核最常见的表现。其最难鉴别的疾病是腹膜癌。Ramanan 等[16]提出了多探测器对比增强 CT 上一种新的腹膜结核征象,称为 Omental Rim(CT-OR)征象,该征象有助于准确区分腹膜结核和腹膜癌。从 2014 年到 2018 年,对三级转诊医院接受 CT 诊治的患者进行了一项前瞻性研究。分研究组由 85 名腹膜结核患者组成,包括 52 例男性和 33 例女性;对照组 168 例腹膜癌患者,其中 96 例男性和 72 例女性。对网膜增厚和增强的图像进行了分析,包括腹膜增厚和结节、肠系膜增厚和结节、腹水量、位置和密度,结节的出现、肠和其他器官受累,称为 CT-OR 的新体征标志。CT-OR 征象可识别 85% 的腹膜结核患者,96% 的腹膜癌患者不存在该影像特征,并且可以有效排除腹癌($P<0.001$)。该体征的敏感性为 85%,特异性为 96%,阳性预测值为 92%,阴性预测值为 93%,准确度为 92%。新的 CT-OR 征象是腹膜结核敏感及特定标志,有助于排除大多数的腹膜癌。

腹部结核(ATB)类似各种感染、炎症和肿瘤疾病的表现,因此需要高怀疑指数才能准确诊断,特别是在低发病率地区。由于腹部结核的组织病理学诊断很难始终如一,所以支持性证据对于及时进行经验治疗以预防相关的发病率和死亡率的显得非常重要。Deshpande 等[17]回顾性分析 105 例腹部结核患者的临床和影像学表现,并根据腹膜、淋巴结、肠道和实体器官受累情况对其 CT 表现进行分类,同时评估肺和肺外受累情况。结果显示,最常见的症状为腹痛(78.1%),其次为发热(42.9%)。腹膜结核(77.14%)最常见的表现为腹水(49.38%)、腹膜(28.40%)和网膜受累(27.16%)。淋巴结病变(57.1%)最常见的表现为肠系膜、胰周、门静脉周围和主动脉旁上部的坏死结节(81.67%)。肠受累的最常见部位(累及62.85%)为回盲部,最常见的受累方式为肠周壁增厚、无肠分层、伴管腔轻度狭窄。肝脏(13.33%)和脾脏(16.2%)主要表现为多发性微血管炎。肾上腺和胰腺受累分别占4.7%和1.9%。38.1%的患者肺结核和肺外结核并存。结论提示,腹部结核具有多种影像学特征,但腹膜受累表现为轻度腹水、腹膜平滑增厚、大网膜脏污、多灶性肠受累、坏死性结节和多脏器微血管炎,提示在适当的临床条件下可诊断为腹部结核。

对于腹部肿块和腹水的妇女,临床上首先要考虑的诊断是卵巢癌。然而,临床医生也应考虑其他的疾病,如腹膜结核,尤其是存在呼吸系统症状和肺外结核患病率不断上升的情况下。腹膜结核可类似卵巢癌的临床表现,影像学上可显示腹膜癌与结节相似的特征。即使没有恶性肿瘤的情况下,肿瘤标记物也会升高。Kattan等[18]报告了一个病例,患者44岁女性,以腹胀、腹水为主要表现,CT、MRI和PET扫描均未明确显示腹膜结节,腹水细胞学检查阴性,腹腔镜检查显示有Koch杆菌,然后肺部取样显示结核分枝杆菌,确诊腹膜结核,患者接受了四联抗结核治疗后症状缓解。

结核性腹膜炎和腹膜癌腹部CT表现为网膜饼状和CA125水平升高,两者的鉴别诊断非常困难。Aslan等[19]报道了一例结核性腹膜炎的病例,患者21岁女性,腹胀、腹泻、恶心、发热、体重减轻和盗汗。血清CA125水平为563U/L(正常范围<35U/L),其他肿瘤标志物均在正常范围内。放射学检查显示大量腹水,平滑轻微增厚,腹膜增强,网膜结节,肝大,右胸腔积液。临床和放射学检查均未发现可能导致这种情况的潜在恶性肿瘤。超声引导下大网膜活检,排除腹膜癌。病理组织学检查显示中小型肉芽肿伴干酪样坏死。活检标本的分子微生物学试验证实了结核病的诊断。本病例提示,结核性腹膜炎应与有腹水、网膜结节和血清CA125水平升高患者进行鉴别诊断。

(三)颅内结核

磁共振成像(MRI)主要用于诊断中枢神经系统结核病(CNSTB),但目前尚没有HIV阳性和HIV阴性CNSTB患者的MRI对比研究。Napoli等[20]探讨了HIV阳性和HIV阴性CNSTB患者之间的MRI差异,并寻找可能引起这种疾病的早期特征。纳入了2011—2018年在意大利罗马国立传染病研究所所有确诊为CNSTB的患者,并在第一周进行了磁共振检查。排除既往有脑病理或免疫缺陷但与HIV无关的患者,比较了HIV阳性和HIV阴性CNSTB患者的磁共振特征。结果显示,纳入69名患者(19名HIV阳性,50名HIV阴性)。HIV阳性组:肺结核6例,脑积水5例,脑膜强化4例,脑卒中6例,脑出血2例,结核球10例。HIV阴性组:肺结核22例,脑积水15例,脑膜强化21例,脑卒中5例,脑出血4例,结核球20例。两组之间唯一有统计学意义的差异是脑卒中的发生率,HIV阳性组发生率更高(P=0.028),均累及基底核。作者认为,累及基底核的脑卒中是HIV阳性CNSTB与HIV阴性CNSTB患者的最佳区别。这一发现与脑膜强化无关,提示小动脉受累可能先于脑膜强化。因此,作者认为新发脑卒中的HIV阳性患者应评估CNSTB,因为脑膜强化可能出现在疾病的后期。

中枢神经系统结核病是发展中国家发病率和死亡率的主要原因,颅内结核球十分罕见,但却是最严重的结核病之一。Zahrou等[21]报道了2例病例:①病例一:女性,7岁,淋巴结结核病,抗结核治疗5个月,表现为全身强直阵挛性发作伴进行性颅内高压综合征。颅脑MRI显示左半球有坏死结节。手术全切除后经病理证实为结核球。②病例二:女性,6岁,无特殊病史,表现为进行性和耐受治疗的颈枕头痛伴行走困难3个月。颅脑MRI提示左小脑肿瘤为髓母细胞瘤,手术中病灶外观为结节性病变,病理检查证实了该诊断。颅内结核球是一种罕见的中枢神经系统结核病,在摩洛哥仍是一个热点问题。其预后取决于及时诊断、手术切除质量和抗结核治疗的疗效,组织病理学是诊断的"金标准"。

中枢神经系统结核病的神经影像学相关的文献很少,其中大部分涉及儿童中枢神经系统结核病。Azeemuddin等[22]探讨了559例结核病患者的神经影像学表现,确定不同类型中枢神经系统结核的发生率及其相关并发症,并利用计算机断层扫描(CT)和磁共振成像(MRI)研究纵向病程。回顾性分析巴基斯坦超过10年某三级医院中枢神经系统结核患者的影像学表现。一位专门从事神经影像学研究的专业放射科医生回顾了452例首次脑磁共振成像和209例CT扫描。随后,分别对53例和7例患者进行了第一次和第二次MRI随访,并对52例和14例患者进行了第一次和第二次CT随访。结果显示,本研究共纳入559例患者,其中男性296例,女性263例。在最初的CT扫描中,结核球25例(12%),梗死54例(25%),基底膜强化29例(14%),脑积水84例(40%)。在最初的MRI检查中,发现了182个结核球(40%),120个梗死(27%),184个基底膜强化(41%),脑积水116例(26%)。复查随访CT,13例(25%)出现新的或恶化的脑积水,8例(15%)出现新的梗死,1例出现新的结核球,5例出现恶化的脑水肿。在随访的MRI扫描中,3例(6%)出现新的或恶化的脑积水,3例(6%)出现新的梗死,10例(19%)出现新的结核球,7例(13%)出现恶化的脑水肿,4例(8%)出现结核性脊髓炎。结核球、脑积水、脑梗死是中枢神经系统结核最突出的表现。本研究显示,在随后的神经影像学检查中出现新的病变,表明某些个体的疾病过程是动态的和进行性的。

动脉自旋标记灌注与弥散张量成像联合分析脑结核与转移瘤的对比研究。Soni等[23]应用动脉自旋标记(ASL)和弥散张量成像(DTI)技术,根据病变和周围水肿的灌注和扩散指数的定量差异,区分轴内结核瘤(TB)和转移瘤。进行了前瞻性研究,纳入新诊断未经治疗的肺结核患者12例和转移瘤患者13例均接受常规磁共振成像(包括DTI和ASL序列)。进行ROI分析,计算病灶(L)、周围水肿(PE)和正常对侧白质(CWM)的脑血流(CBF)值。为了描述患者的个体变化,CBF值被标准化(N)为CWM,以获得nCBFL和nCBFPE比率。同样,处理DTI数据以获得病变和PE的分数各向异性(FA)、平均扩散率(MD)、径向扩散率(RD)和轴向扩散率值(AD)。结果显示,转移性病灶的nCBFL中位数比TB高(P=0.001),而nCBFPE中位数的差异无统计学意义(P=0.174)。TB的中位FAL值高于转移瘤(P=0.031),而其他扩散参数(如平均扩散率、径向扩散率和轴向扩散率)的平均值无统计学差异。通过受试者工作特性曲线法分析,nCBFL的临界值>2.865[灵敏度=0.85,特异度=0.84,阳性预测值(PPV)=0.85,阴性预测值(NPV)=0.83],FAL的临界值<0.073(灵敏度=0.77,特异性=0.58,PPV=0.67,NPV=0.70)。非创伤性ASL灌注与DTI技术联合分析有助于结核瘤与转移瘤的鉴别诊断。

（四）淋巴结核

确定颈部淋巴结病的病因是具有挑战性的,CT在颈部坏死性淋巴结病的初步诊断中起着重要的作用,淋巴结坏死的形态反映了疾病的病理特征。You等[24]基于CT表现和临床信息建立了诊断树分析模型,以对颈部坏死性淋巴结病的鉴别诊断提供帮助,尤其是在结核性淋巴结炎和菊地氏病常见的地区该诊断模型更为有用。共 290 例患者[男性 147 例,女性 143 例,平均年龄为(46.2±19.5)岁,范围在 3~91 岁]。经病理证实转移瘤(n=110)、结核性淋巴结炎(n=73)、菊地氏病(n=71)和淋巴瘤(n=36),所有患者均接受了颈部增强 CT。将患者随机分为训练组(86%,248/290)和验证组(14%,42/290),评价 DTA 模型的诊断性能。采用分类回归树算法,在 CT 表现的基础上,结合临床表现,建立了两种 DTA 模型。在仅基于 CT 表现的 DTA 模型中,局部浸润、坏死灶数目、坏死淋巴结百分比(LN)、坏死程度、坏死部分的边缘和形状、坏死淋巴结的形状和增强率(截止值,1.93)是鉴别诊断颈部坏死性淋巴结病变的重要指标。训练组和验证组数据集的总准确率分别为 80.6% 和 73.8%。在基于影像学和临床表现的模型中,压痛、潜在恶性肿瘤史、坏死淋巴结的百分比、坏死程度和坏死灶数量是重要的预测因素。训练组和外部验证组数据集的总准确率分别为 87.1% 和 88.1%。基于 CT 影像和临床表现的 DTA 模型有助于颈部坏死性淋巴结病变的诊断。

(五)肠结核

Goyal 等[25]对影像学在肠结核与克罗恩病鉴别诊断中的过去、现在与未来进行了综述。肠结核(ITB)与克罗恩病(CD)临床表现相似,但治疗方法不同。尽管在各种内镜、影像学、微生物学和组织学技术方面取得了进展,但是这两个疾病的鉴别诊断通常是困难的。更新的放射和图像采集模式现在已成为评价这两种疾病不可或缺的工具。本综述总结了目前关于各种放射检查的文献,以区分 ITB 和 CD,同时列举了图像采集技术中较新的模式及其在鉴别这两种疾病中的潜在作用。目前腹部计算机断层扫描(CT)是 ITB 和 CD 鉴别诊断的一线辅助检查手段。磁共振成像(MRI)是儿科及其随访患者的首选检查手段。腹部超声造影、灌注 CT、先进 MRI 和正电子发射断层扫描(PET)等新的检查方法的作用在不断发展,需要进一步的探索。在进一步的研究可用之前,ITB 与 CD 的鉴别诊断需要联合临床表现、内镜检查、血清学、组织学和放射学参数综合判断,而不是依靠单一的检查项目。

(六)眼结核

在资源有限的结核病流行区,Burger 等[26]探讨了 18氟-脱氧葡萄糖正电子发射断层显像(FDG PET/CT)对于疑似眼内结节病(OS)或眼内结核病的诊断价值。对疑似 OS 或 IOTB 患者的 FDG PET/CTs、CT 扫描和胸部 X 线片(CXRs)以及不确定诊断的常规检查进行独立评估。回顾了 29 例 PET/CTs 和 CXRs,其中 38% 的 PET/CTs 和 CTs 显示有眼内结核或眼内结节病的证据,而 CXRs 为 21%。PET/CT 和 CT 的敏感性、特异性、阳性预测值和阴性预测值相似,OS 分别为 85.7%、95.5%、85.7% 和 95.5%,IOTB 分别为 33.3%、100%、100% 和 68%;OS 的 CXR 分别为 57.1%、100%、100% 和 88%,IOTB 分别为 16.7%、100%、100% 和 63%。相对于胸部 CT,PET/CT 对疑似 OS 或 IOTB 的患者并没有明显的优势。

(七)关节结核

Basnayake 等[27]报告了 1 例以孤立性手腕肿胀为表现的肺结核并文献复习。肺结核是东南亚国家的一种常见病,给全球带来了巨大负担,骨外表现如单关节结核是常见的,但单独累及手腕是罕见的。例如,患者男性,53 岁,斯里兰卡人,有糖尿病史,孤立性手肿胀 7 个月。初次影像学和 MRI 显示腕骨多处破坏性病变,周围有局灶性积液,术中发现有干酪样物质。组织学和微生物学检测结核呈阳性,其他部位没有合并结核的证据。当患者非典型临床表现和初次检查结果与单关节病理改变有关时,应考虑结核病的不同表现形式。

三、影像学检查在结核病中的应用价值

结核病暴露后对早期事件的评估受到传统检测手段的限制,传统检查依赖于对感染的免疫反应的检测(延迟),或对早期疾病的敏感性低的影像学检查。Molton 等[28]对暴露于重度结核病接触者进行了 PET/MRI 检查,以发现肺部异常的证据。使用 ^{18}-F-FDG 对 20 位确诊结核病患者的 30 位家庭接触者进行了临床评估、IGRA 检验、胸部 X 线检查和 PET/MRI 扫描。放射线/核医学双重资格医师使用标准化报告表格完善 MRI 图像,而另一放射线/核医学双重资格医师使用类似的表格完善 PET/MRI 图像。对每个异常病变定量标准化摄取值(SUV)。结果显示,IGRA 阳性率为 40%。PET/MRI 扫描异常为 30%,主要是肺门或纵隔淋巴结和肺尖的 FDG 摄取。研究没有发现 PET/MRI 发现与暴露程度或 IGRA 状态之间有任何关系。基于 PET 的影像学可能会提供对结核病暴露后自然史的重要信息,而传统的结核病免疫反应或影像学检查可能无法给出这样的信息。这些异常的临床意义尚不明确,值得在纵向研究中进一步探讨。

四、结核病影像学诊断新技术的开发

慢性细菌感染的诊断和治疗监测需要检测方法和精确定位感染部位。Foss 等[29]探讨了 ^{125}I 抗 C3d 单抗在结核分枝杆菌感染中的 SPECT/CT 表现。补体 C3 激活片段在免疫应答过程中产生,与细菌病原体选择性地共价结合并且可以作为持续细菌感染的生物标志物。目前已经开发了几个探测器用于检测组织结合的 C3 沉积,包括一种单克隆抗体(mAb 3d29),其识别组织结合的末端处理片段 iC3b 和 C3d,但不识别自然循环的 C3 或组织结合的 C3b。确定单克隆抗体 3D29 是否可用于检测非侵袭性慢性结核分枝杆菌感染,雾化感染雌性 C3HeB/FeJ 小鼠,这些小鼠用 ^{125}I 3d29 单抗或用单光子发射计算机断层成像放射性示踪剂注射后 24 小时和 48 小时(SPECT)/X 线计算机断层扫描(CT)成像或进行生物分布分析。结果显示,SPECT/CT 扫描发现感染小鼠的肺、脾组织中存在离散性病变,与计算机断层扫描的感染动物肉芽肿的位置一致。未感染小鼠脾脏可见低水平信号,健康小鼠的肺未见信号。免疫荧光显微镜显示 3d29 在感染小鼠的肺与巨噬细胞聚集物共定位(用抗 CD68 抗体检测)。在巨噬细胞的细胞质中检测到 3d29,与结核分枝杆菌胞内位置一致。3d29 也存在于肺泡上皮细胞内,表明检测到结核分枝杆菌被其他 CD68 阳性细胞吞噬。健康对照组显示荧光或放射标记抗体在组织中几乎没有保留。放射性标记的 3D29 与放射标记的同型对照相比,感染肺的摄取率增加了 3.5 倍,表明 3d29 具有特异性摄取。作者认为,3d29 可在放射性示踪剂注射后 24 小时内无创检测和定位结核分枝杆菌感染区域,并具有较高的对比度。

(常蕴青 于佳佳 刘一典 唐神结)

参考文献

[1] KIM J H, KIM M J, HAM S Y. Clinical characteristics and chest computed tomography findings of smear-positive and smear-negative pulmonary tuberculosis in hospitalized adult patients [J]. Medicine, 2019, 98 (34): e16921.

［2］ LAWAL I, FOURIE B, MATHEBULA M, et al. FDG-PET/CT as a non-invasive biomarker for assessing adequacy of treatment and predicting relapse in patients treated for pulmonary tuberculosis [J]. J Nucl Med, 2020, 61 (3): 412-417.

［3］ CARLESI E, ORLANDI M, MENCARINI J, et al. How radiology can help pulmonary tuberculosis diagnosis: analysis of 49 patients [J]. Radiol Med, 2019, 124 (9): 838-845.

［4］ ZENG J, LIU Z, SHEN G, et al. MRI evaluation of pulmonary lesions and lung tissue changes induced by tuberculosis [J]. Int J Infec Dis, 2019, 82: 138-146.

［5］ YU W Y, LU P X, ASSADI M, et al. Updates on ^{18}F-FDG-PET/CT as a clinical tool for tuberculosis evaluation and therapeutic monitoring [J]. Quant Imaging Med Surg, 2019, 9 (6): 1132-1146.

［6］ YAN C, LIANG C, XU J, et al. Ultralow-dose CT with knowledge-based iterative model reconstruction (IMR) in evaluation of pulmonary tuberculosis: comparison of radiation dose and image quality [J]. Eur Radiol, 2019, 29 (10): 5358-5366.

［7］ GORDALIZA P M, MUÑOZ-BARRUTIA A, VIA L E, et al. Computed Tomography-Based Biomarker for Longitudinal Assessment of Disease Burden in Pulmonary Tuberculosis [J]. Mol Imaging Biol, 2019, 21 (1): 19-24.

［8］ LEE Y H, CHA S I, LIM J K, et al. Clinical and radiological features of pulmonary tuberculosis in patients with idiopathic pulmonary fibrosis [J]. Respir Investig, 2019, 57 (6): 544-551.

［9］ YOSHIYAMA T, KUROSAKI A, OGATA H, et al. Limited benefit of CT scans in tuberculosis contact tracing [J]. J Infect Chemother, 2019, 25 (10): 764-768.

［10］ KUNIHIRO Y, TANAKA N, KAWANO R, et al. Differential diagnosis of pulmonary infections in immunocompromised patients using high-resolution computed tomography [J]. Eur Radiol, 2019, 29 (11): 6089-6099.

［11］ KANNA R M, BABU N, KANNAN M, et al. Diagnostic accuracy of whole spine magnetic resonance imaging in spinal tuberculosis validated through tissue studies [J]. Eur Spine J, 2019, 28 (12): 3003-3010.

［12］ MIYAMOTO H, AKAGI M. Usefulness of dynamic contrast-enhanced magnetic resonance images for distinguishing between pyogenic spondylitis and tuberculous spondylitis [J]. Eur Spine J, 2019, 28 (12): 3011-3017.

［13］ SAHOO M M, MAHAPATRA S K, SETHI G C, et al. Role of percutaneous transpedicular biopsy in diagnosis of spinal tuberculosis and its correlation with the clinico-radiological features [J]. Indian J Tuberc, 2019, 66 (3): 388-393.

［14］ SRIVASTAVA S, MARATHE N, BHOSALE S, et al. Role of Additional Coronal Magnetic Resonance Imaging in Decompression and Reconstruction with or without Segment Salvage in Thoracic Spine Tuberculosis [J]. Asian Spine J, 2019, 13 (6): 992-1000.

［15］ Jeon I, Kong E, Kim S W. Simultaneous ^{18}F-FDG PET/MRI in tuberculous spondylitis: an independentmethod for assessing therapeutic response-case series [J]. BMC Infect Dis, 2019, 19 (1): 845.

［16］ RAMANAN R V, VENU V. Differentiation of peritoneal tuberculosis from peritoneal carcinomatosis by the Omental Rim sign. A new sign on contrast enhanced multidetector computed tomography [J]. Eur J Radiol, 2019, 113: 124-134.

［17］ DESHPANDE S S, JOSHI A R, DESHPANDE S S, et al. Computed tomographic features of abdominal tuberculosis: unmask the impersonator！ [J]. Abdom Radiol (NY), 2019, 44 (1): 11-21.

［18］ KATTAN J, HADDAD F G, MENASSA-MOUSSA L, et al. Peritoneal Tuberculosis: A Forsaken Yet Misleading Diagnosis [J]. Case Rep Oncol Med, 2019, 2019: 5357049.

［19］ ASLAN B, TÜNEY D, ALMOABID Z A N, et al. Tuberculous peritonitis mimicking carcinomatosis peritonei: CT findings and histopathologic correlation [J]. Radiol Case Rep, 2019, 14 (12): 1491-1494.

［20］ NAPOLI A D, CRISTOFARO M, ROMANO A, et al. Central Nervous System involvement in tuberculosis: An MRI study considering differences between patients with and without Human Immunodeficiency Virus 1 infection [J]. J Neuroradiol, 2019: S0150-9861 (19) 30441-9.

[21] ZAHROU F, ELALLOUCHI Y, GHANNANE H, et al. Diagnosis and management of intracranial tuberculomas: about 2 cases and a review of the literature [J]. Pan Afr Med J, 2019, 34: 23.

[22] AZEEMUDDIN M, ALVI A, SAYANI R, et al. Neuroimaging Findings in Tuberculosis: A Single-Center Experience in 559 Cases [J]. J Neuroimaging, 2019, 29 (5): 657-668.

[23] SONI N, KUMAR S, SRINDHARAN K, et al. Comparative evaluation of brain tuberculosis and metastases using combined analysis of Arterial Spin Labeling perfusion and Diffusion Tensor Imaging [J]. Curr Probl Diagn Radiol, 2019, 48 (6): 547-553.

[24] YOU S, KIM B, YANG K, et al. Cervical necrotic lymphadenopathy: a diagnostic tree analysis model based on CT and clinical findings [J]. Eur Radiol, 2019, 29 (10): 5635-5645.

[25] GOYAL P, SHAH J, GUPTA S, et al. Imaging in discriminating Intestinal tuberculosis and Crohn's disease: Past, Present and the Future [J]. Expert Rev Gastroenterol Hepatol, 2019, 13 (10): 995-1007.

[26] BURGER C, HOLNESS J L, SMIT D P, et al. The Role of ^{18}F-FDG PET/CT in Suspected Intraocular Sarcoidosis and Tuberculosis [J]. Ocul Immunol Inflamm, 2019: 1-7.

[27] BASNAYAKE O, NIHJ A, PITAGAMPALAGE R, et al. Tuberculosis Presenting as Isolated Wrist Swelling: A Case Report and Review of Literature [J]. Case Rep Surg, 2019, 2019: 4916157.

[28] MOLTON J S, THOMAS B A, PANG Y, et al. Sub-clinical abnormalities detected by PET/MRI in household tuberculosis contacts [J]. BMC Infect Dis, 2019, 19 (1): 83.

[29] FOSS C A, KULIK L, ORDONEZ A A, et al. SPECT/CT Imaging of Mycobacterium tuberculosis Infection with [^{125}I] anti-C3d mAb [J]. Mol Imaging Biol, 2019, 21 (3): 473-481.

第三章 结核病免疫学诊断

【摘要】结核分枝杆菌为胞内寄生菌,多种免疫细胞亚群及细胞因子协同作用参与结核感染的免疫防御,在结核病发生、发展和转归过程中机体免疫具有重要的作用。基于此对结核病的细胞免疫学及体液免疫学诊断技术进行深入探讨。IFN-γ 释放试验是检测结核分枝杆菌(Mycobacterium tuberculosis,MTB)特异性抗原刺激 T 细胞产生的 IFN-γ,以判断是否存在 MTB 的感染。第二代 IGRAs 检测可能具有足够高的敏感性、低的负似然比,并且在低发病率的环境中具有相应的高的负预测值,从而有助于迅速排除结核病;IGRAs 对移植候选者 LTBI 的诊断较结核菌素皮肤试验(tuberculin skin test,TST)更为敏感和特异,可作为 TST 的补充;IGRA-TB 试验可作为潜伏结核感染的快速诊断方法。TST 广泛用于 MTB 感染、流行病学调查、结核病的辅助诊断,其对儿童结核病的诊断具有重要的参考价值,在诊断儿童肺外结核时,单用 IFN-γ 释放试验并不优于结核菌素皮肤试验,但应考虑联合应用于诊断。在体液免疫学诊断方法中抗体与抗原在诊断活动性肺结核中有一定的辅助价值,应用已确定的纯化抗原可能是筛选潜伏结核感染(latent tuberculosis infection,LTBI)的一种有前途的方法。新型生物标志物、抗原检测、蛋白质组学、代谢组学等新方法进一步深化进展,在活动性肺结核及肺外结核的诊断及鉴别诊断中发挥作用。

【关键词】免疫细胞;细胞因子;IFN-γ;诊断技术

目前,随着耐多药肺结核、AIDS、HIV 感染、糖尿病合并肺结核、老年肺结核、儿童肺结核疾病的增多,有关结核免疫功能的研究面临着越来越严峻的挑战。这使得我们需要对于结核诱导免疫应答的多方面、阶段性及异质性要进行更加清晰的认识和了解。近 1 年来,多项研究深入探讨了基于酶联免疫斑点技术(ELISPOT)的 IFN-γ 释放试验(IGRAs)在潜伏肺结核、活动性肺结核、肺外结核、免疫低下人群结核、非 MTB 中的诊断及鉴别价值,T 细胞斑点试验(T-SPOT)中 MTB 特异性抗原(TBAg)与植物血凝素(PHA)的比值对活动性结核及潜伏结核感染的区分提供了有力的帮助。

一、细胞免疫学诊断

(一)γ 干扰素释放试验

γ 干扰素释放试验(interferon-γ release assay,IGRA)是诊断潜伏肺结核感染的试验,其结果是通过检测代表 MTB 的抗原反应后释放 IFN-γ 的量来判断。目前国际上有 QFT-G(Quantiferon TB Gold)[第二代为 QuantiFERON-TB Gold In-Tube(QFT-GIT)及 QuantiFERON-TB Gold Plus(QFT-Plus)]与 T-SPOT 试剂盒。

1. 诊断肺结核 Tworth 等[1]采用前瞻性队列研究方法,对英国常规二级护理中疑似结核病的成年人进行研究。患者在基线检查时用市售[T-SPOT.TB 和 QuantiFERON-TB-Gold In Tube(QFT-GIT)]和第二代 IGRAs 来检测结核分枝杆菌感染,并随访 6~12 个月以确定确诊。测定检测的敏感性、特异性、阳性和阴性似然比以及预测值,对疑似结核病的诊断评估准确性和实用性。在参与这项研究的 1 060 名成年人中，845 名符合条件，363 名被诊断出患有结核病。T-SPOT 的敏感性为 81.4%（95%CI 76.6~85.3），高于 QFT-GIT（67.3%，95%CI 62.0~72.1）。第二代 IGRAs 对培养确认的结核的敏感性为 94.0%（95%CI 90.0~96.4）对高度可能结核的敏感性为 89.2%（95%CI 85.2~92.2），对所有结核病例的阴性似然比为 0.13（95%CI 0.10~0.19）。T-SPOT 的特异性范围为 86.2%（95%CI 82.3~89.4）。第二代 IGRAs 的结核发生率为 80.0%（95%CI 75.6~83.8）。作者认为第二代 IGRAs 检测可能具有足够高的敏感性、低的负似然比，并且在低发病率的环境中具有相应的高的负预测值，从而有助于迅速排除结核病。

Ogata 等[2]在 2010 年 4 月至 2012 年 12 月间，在日本茨城县对 129 名肺结核患者的 439 名日本接触者进行 IGRA 实验，探讨痰涂片抗酸杆菌（AFB）阳性率低的肺结核患者与痰涂片阴性的肺结核患者其风险预测。结果显示，与涂片阴性者相比，接触者 QFT 的校正比值比为 0.68（95%CI 0.17~2.8），AFB 1+ 为 1.12（95%CI 0.45~2.8），AFB 2+ 为 1.20（95%CI 0.48~3.0），AFB 3+ 为 4.96（95%CI 1.9~12.9）。作者认为，低阳性和阴性涂片肺结核患者密切接触者 IGRA 阳性率差异不显著。

Debulpaep 等[3]对 5 岁以下肺结核感染高危儿童进行前瞻性调查，比较 TST 和 QFT 的结果。根据基线诊断对儿童进行治疗，并随访 12 个月来评估在这个人群中使用 IGRA 筛查结核病的准确性。结果显示，共纳入 60 名儿童，97 份血样可供分析。TST 与 QFT 符合率为 90.72%（Kappa 检验 0.59，中度符合）。以 TST 为参考，QFT 阳性预测值为 0.72，阴性预测值为 0.93。6%TST+/QFT 配对试验结果不一致。将 TST 和 QFT 的比较局限于未接种卡介苗的儿童时，一致性程度更大（95%，Kappa 检验 0.75），阴性预测值为 0.99。观察到 3% 的 TST–/QFT+ 结果不一致。所有活动性肺结核患儿 QFT 结果一致，QFT 值均在 4.00IU/ml 以上。作者认为，在结核病低流行国家，QFT 的系列检测与 TST 结果有中度一致性。假阳性的 QFT 结果可以通过使用更高的界限来消除，而不会误诊为肺结核患儿。在连续测试中一些假阴性的 QFT 结果可以用假阳性的 TST 结果来解释。目前，最谨慎的做法是将不一致的 QFT–/TST+ 结果视为假阴性 QFT 结果，同时还需考虑到人口年轻化和发展为活动性结核病的潜在风险。

2. 诊断肺外结核　Kaba 等[4]回顾性分析儿科传染病科 2008—2017 年收治的 70 例 0~18 岁肺外结核患者的临床资料，利用临床、实验室、放射学的发现和治疗结果来评估临床随访诊断为肺外结核的儿童患者。结果显示，患者的中位年龄为 8,8（范围：0,4~17）岁，47.1% 为女性（n=33）。27 名患者（38.6%）年龄在 0~4 岁，15 名患者（21.4%）年龄在 5~9 岁，28 名患者（40%）年龄在 10~18 岁。44 例（62.9%）诊断为肺外结核，26 例（37.1%）诊断为肺 + 肺外结核。肺外结核以胸外淋巴结肿大最常见为 22 例（31.4%）。其他患者诊断为肌肉骨骼系统结核（n=10，14.3%）、胃肠系统结核（n=9，12.9%）、粟粒结核（n=8，11.4%）、胸内淋巴结病（n=7，10%）、肾结核（n=6，8.6%）、中枢神经系统结核（n=5，7.1%）和胸膜结核（n=3，4.3%）。在 58 例同时进行结核菌素皮试和 γ 干扰素释放试验的患者中，结核菌素皮试阳性率（n=37，63.8%）高于 γ 干扰素释放试验阳性率（n=32，55.2%），但差异无统计学意义（P=0.35）。中位治疗期为 12 个月（6~24 个月）。在终止治疗的患者中，52 例（74.2%）好转，6 例（8.5%）出现后遗症。2 例被诊断为中枢神经系统结核（2.8%）患者死亡。作者认为，在诊断儿童肺外结核时，应结合临床、实验室和放射学资料进行综合评价。单用 γ 干扰素释放试验并不优于结核菌素皮肤试验，但应考虑联合应用于诊断。

3. 诊断潜伏结核感染 Nasiri 等[5]选择 28 项研究进行全面回顾,16 项纳入最终分析。使用 RevMan5 软件(通过 GUADAS2 检查表)评估纳入研究的质量。利用 IGRAs 和 TST 检测的准确性(敏感性、特异性等)与随机效应模型相结合。用 STATA 和 Meta-DiSc 分析。对于 QFT-G 敏感度、特异性、PPV、NPV、PLR、NLR 和 DOR 分别为 58%(95%CI 41%~73%)、89%(95%CI 77%~95%)、72.7%(95%CI 68~76)、80.6%(95%CI 78~82)、5.3(95%CI 2.0~14.0)、0.47(95%CI 0.30~0.75) 和 11(95%CI 3~46)。对 T-SPOT.TB 敏感性、特异性、PPV、NPV、PLR、NLR 和 DOR 分别为 55%(95%CI 40%~70%)、92%(95%CI 87%~95%)、60.4%(95%CI 47~72)、90.2%(95%CI 86~92)、6.7(95%CI 4.0~11.1)、0.52(95%CI 0.31~0.85)和 16(95%CI 7~37)。作者认为,IGRAs 对移植候选者 LTBI 的诊断较 TST 更为敏感和特异;它们具有附加值,可以作为 TST 的补充。

Kweon 等[6]比较一种新的基于酶联免疫吸附试验(ELISA)的 IGRA 标准 E-TB-Feron-ELISA(TBF)和 QFT-GIT 在 425 名医护人员中的性能。所有 HCW 均按照制造商的方案通过两种检测进行筛选,并以交叉方式进行筛选,其中一种检测中的试管组与替代的 ELISA 一起使用。对结果进行了定性和定量比较。结果显示,TBF 和 QFT-GIT 分别鉴定阳性标本 11.3%(48/425)和 12.9%(55/425)。TBF 与 QFT-GIT 的阳性率为 81.6%,阴性率为 97.4%,Cohen 的 Kappa 值为 0.78(强一致性)。20 名受试者(4.3%)检测到不一致结果:13 名受试者(65.0%)TBF 阴性,QFT-GIT 阳性;6 名受试者(30.0%)TBF 阳性,QFT-GIT 阴性;1 名受试者 TBF 和 QFT-GIT 不确定 / 阴性。在相同条件下,TBF 的 ELISA 试剂盒对结核抗原阳性管和阴性对照管的检出率均高于 QFT-GIT 的 ELISA 试剂盒,但当从结核抗原管中减去阴性对照管的值时,这些差异消失。作者认为,与 QFT-GIT 相比,TBF 在检测 LTBI 方面显示出可比且可接受的临床性能;TBF 作为一种基于 ELISA 的 IGRA 是一种有用的替代工具,特别是在 HCWs 中大规模筛选 LTBI。

Colgan 等[7]回顾性分析 2014 年和 2015 年在三级儿童医院难民诊所就诊的难民儿童和寻求庇护儿童的结核病筛查数据。在 5% 显著性水平上确定了 LTBI 与儿童特征之间的关联。确定在儿童难民诊所就诊的儿童中潜伏性肺结核感染(LTBI)的患病率和与 LTBI 相关的特征;以及确定当前新南威尔士州(NSW)的健康筛查做法是否会漏掉 LTBI 病例。结果显示,358 例患儿中,235 例(66%)接受 IGRA,28 例(11.9%)阳性。在 28 名 IGRAs 阳性者中,有 12 人(42.9%)未通过新南威尔士州健康筛查指南:2 人因年龄小于 2 岁,1 人在澳大利亚出生,10 人未出生在结核病高发国家。IGRA 结果与所检查的任何儿童特征均无显著相关性,包括年龄、性别、过境国旅行、乘船与乘机抵达澳大利亚、儿童是否曾在拘留中心或结核病发病率。作者根据新南威尔士州卫生部门目前的筛查方法,确定了 12 名 LTBI 儿童可能会被漏掉。这些儿童有进展为活动性疾病的危险,特别是 2 岁以下的 2 岁儿童,建议普遍筛查。

Stevens 等[8]对接受结核病筛查的儿童 IBD 患者进行单中心回顾性队列研究。对 2011—2017 年的 IGRA 检测进行分析,以确定结果率、特征和结果。分析 IGRA 应用抗肿瘤坏死因子(anti-tumor necrosis factor, anti-TNF)药物治疗炎症性肠病(IBD)患儿,作为潜在结核感染(LTBI)的筛查工具。描述儿童 IBD 人群中的结核病病例、结核病治疗过程、结果及其对 IBD 管理的影响。结果显示,859 例患者共进行 1 754 项检查,阴性 1 634 例,阳性 9 例,不确定 111 例。在接受 IBD 治疗期间,9 项阳性试验中有 8 项在每年的重复筛查中产生。

5 例接受 LTBI 治疗,4 例为假阳性。3 例患者中断 IBD 治疗,无不良远期结局。报告了一例因抗肿瘤坏死因子治疗而发展为播散性肺结核患者的假阴性。IBD 诊断的不确定检测率高于治疗期间(10.3%*vs.*5.3%,*P*<0.001)。不确定结果随访试验全部阴性,14 例失访。不确定测试的患者没有患上肺结核。作者认为,无论是在抗肿瘤坏死因子治疗之前还是治疗期间,IGRA 都是筛选 LTBI 的有用工具;阳性和不确定的结果应及时重复,以便及时诊断结核病,并尽量减少 IBD 治疗的中断。

Bartels 等[9]选择无家可归者(n=150)于 2017 年 10 月至 2018 年 7 月在德国穆恩斯特的三个收容所进行横断面研究。所有受试者均采用 IGRA 进行筛选。这些受试者被 IGRA 检测为阳性/边缘型,提供了三个 sputa 用于微生物分析(线探针分析、显微镜检查、培养),并接受了胸部 X 线检查以筛查活动性肺结核。采用标准化问卷对结核/潜伏性结核感染的危险因素进行分析,评估德国无家可归者中结核病/潜在结核病感染的流行率和危险因素。结果显示,142 例可评价 IGRA 中,阳性 21 例(15%),边缘 2 例(1%)。根据胸部 X 线片和微生物学的评估,IGRA 阳性/边缘的受试者没有活动性肺结核。阴性 IGRA 与过去 5 年中结核病低发病国家(根据 WHO,*P*=0.01)、出生低发病国家(*P*<0.001)或主要居住在低发病国家(*P*=0.002)的公民身份有关。作者认为,潜伏性肺结核感染(IGRA 阳性/边缘诊断)患病率为 16%,未发现活动性肺结核;潜在肺结核感染的最高风险来自高发病率国家的患者;有危险的人群应该需要治疗潜在的结核病感染或监测,以便及早发现进展为活动性疾病。

对需要生物制剂的免疫介导炎症性疾病(IMID)患者必须进行潜伏性结核感染(LTBI)诊断筛查。Chiacchio 等[10]利用 167 名受试者(61 名 IMID-LTBI 和 106 名非 IMID-LTBI)来比较 IMID-LTBI 患者对 QFT-P 的反应,该患者可能接受新的生物治疗,而 LTBI 患者没有 IMID。结果显示,所有受试者均为丝裂原应答者。与非 IMID-LTBI 受试者相比,IMID-LTBI 受试者 IFN-γ 的产生显著降低。6.5% 的 IMID LTBI 患者和 8% 的非 IMID LTBI 患者的 TB1 和 TB2 结果不一致。应用 Logistic 回归分析发现与非 IMID-LTBI 受试者相比,IMID-LTBI 受试者 IFN-γ 结果 ≤ 0.7IU/ml 的概率更高(TB1 刺激或 3.32;TB2 刺激或 4.33)。IMID 治疗不影响 IFN-γ 值的分布。作者认为,IMID-LTBI 患者对 QFT-P 有较低的 IFN-γ 反应,高比例的结果位于灰色区,IFN-γ 值的分布与 IMID 治疗无关,对 IMID 患者 LTBI 筛查的管理具有重要意义。

Hur 等[11]选择 60 例健康体检者,用 QFT-GIT 采血管采集血样。采血管在 37℃下孵育,18~24 小时后取培养上清。IFN-γ 反应用 IGRA-TB 试剂盒和 QFT-GIT-IFN-γ 酶联免疫吸附法测定。招募 3 名活动期结核病患者作为结核分枝杆菌感染的阳性对照。来评价一种新的检测 IFN-γ 释放的监护平台 IGRA-TB,并与 QFT-GIT 进行比较。结果表明,IGRA-TB 试验受试者操作特征曲线下面积为 0.9706(*P*<0.001)。在 3 名 QFT-GIT 呈弱阳性 IFN-γ 反应(<1.0IU/ml)的受试者中,两项试验的阳性率不一致。然而,两个试验有很好的一致性(95.2%,k=0.91,*P*<0.001),并且两个试验的 IFN-γ 值之间有很强的正相关(r=0.91,*P*<0.001)。作者认为,IGRA-TB 试验可作为潜伏结核感染的快速诊断方法;在资源有限、需要成本效益高的实验室诊断的地方,这可能特别有益。

Adams 等[12]采用 TST、QFT-GIT 和 T-SPOT.TB 对 505 例 HCWs 进行 LTBI 筛查。利用测试特性的先验信息,提出了一种潜在类模型来估计测试性能。结果显示,LTBI 患病率为 81%(95%CI 71%~88%)。TST(10mm 切点)的敏感性最高(93%,95%CI 90%~96%),

特异性最低(57%,95%CI 43%~71%)。QFT-GIT 敏感性为 80%(95%CI 74%~91%),特异性为 96%(95%CI 94%~98%),TSPOT.TB 分别为 74%(95%CI 67%~84%)和 96%(95%CI 89%~99%)。IGRAs 和 TST 阳性预测值分别为 90% 和 99%。所有测试均显示低阴性预测值(范围在 47%~66%)。同时使用 TST 和 QFT-GIT 的复合规则可以将负预测值提高到 90%(范围在 80%~97%)。作者认为,在地方性疾病中,TST 或 IGRA 阳性对 LTBI 有较高的预测价值,而 TST 和 IGRA 联合检测有较高的排除价值。这些数据为肺结核和艾滋病病毒流行环境中 LTBI 相关免疫诊断试验的实用性提供了信息。

(二)结核菌素皮肤试验

结核菌素皮肤试验(tuberculin skin test,TST)为传统的结核病细胞免疫诊断方法,其广泛应用于结核分枝杆菌感染、流行病学调查、结核病的辅助诊断、检测卡介苗接种是否成功等,对儿童结核病的人诊断具有重要的参考价值。

Galindo 等[13]对诊断试验的一致性进行了横断面研究,计算各试验之间的患病率和一致性。进行 Logistic 回归以评估不一致的预测因素。通过接收工作特性(ROC)曲线评价 TST 预测 QFT 结果的准确性。旨在确定 TST 和 QFT 之间的一致性,以便诊断癌症患者潜在的结核感染。纳入 149 名无活动性肺结核的成人癌症患者。潜在肺结核感染的患病率为 21.5%(n=32),两者均为阳性。试验一致性对潜在结核感染的诊断是中等的(k=0.43,90%CI 0.26~0.6)。使用 8mm(k=0.5,90%CI 0.35~0.66)的临界点,在中等发病率的情况下,在癌症患者的测试中发现了中等程度的一致性。作者认为,对测试结果的截止点进行修改,使得 TST 和 QFT 之间的一致性略有提高。

Pourakbari 等[14]在横断面研究中纳入 81 名患者和 102 名家长 / 监护人来评估伊朗转诊医院儿童医疗中心住院儿童及其父母 / 监护人作为一般人群的 LTBI。共有 57 名患者(70.4%)进行了 TST,其中 32 例(56%)在 10mm 硬结时检测结果为阳性。在儿童中,IGRA 阳性结果少于 TST 阳性结果(33%vs.56%)。父母 / 监护人中 TST 和 IGRA 阳性率分别为 41% 和 40%。IGRA 试验与 TST 的一致性为 0.7,而儿童的一致性稍低(0.63)。结果表明,IGRA 试验比 TST 具有更高的特异性,尤其是在儿童中,而两种试验在成人中的阳性率相似。作者认为,考虑到 TST 报告的假阳性结果,建议儿童用 TST 代替 IGRA 试验。

Loureiro 等[15]让 10 000 名初级卫生保健工作者使用 QFT-GIT 与传统结核菌素皮肤试验,从公共卫生系统的角度进行成本 - 效果分析,比较巴西初级卫生保健工作者诊断 LTBI 的五种策略。模拟巴西初级卫生保健工作者(HCW)LTBI 的五种诊断策略:使用 ≥ 5mm 硬结的结核菌素皮肤试验;使用 ≥ 10mm 硬结的结核菌素皮肤试验;使用 QFT-GIT;如果 TST 阳性,使用 QFT-GIT 确认的 ≥ 5mm 硬结进行结核菌素皮肤试验;如果 TST 阳性,使用 QFT-GIT 确认的 ≥ 10mm 硬结进行结核菌素皮肤试验。结果显示,最具成本效益的策略是 ≥ 10mm 硬结的结核菌素皮肤试验,单独使用 QFT-GIT 显示为一种低效率的策略。作者认为,在巴西基层卫生保健工作中,使用直径为 ≥ 10mm 的结核菌素皮肤试验是诊断潜在结核病感染最经济、有效的方法。

Aygun 等[16]回顾性分析 2007 年 12 月至 2017 年 12 月收治的肺结核(PTB)和肺外结核(EPTB)患者的病历资料,旨在评估和比较儿童肺结核和肺外结核的临床、实验室和放射学表现。结果显示,163 例肺结核患者中,女性 94 例(57.7%),男性 69 例(42.3%)。73 例(44.8%)有 PTB,71 例(43.6%)有 EPTB,19 例(11.7%)同时有 PTB 和 EPTB,称为播散性肺结核。

TST 阳性 96 例(58.9%),IGRA 阳性 64 例(39.3%)。在 34 例(20.9%)体液标本中观察到耐酸菌,在 33 例(20.2%)标本中观察到培养阳性。PTB、EPTB 和播散性肺结核的比较显示,低社会经济地位、结核病接触和低体重在播散性肺结核中更为常见,TST 阳性在 PTB 中更为常见。作者认为,营养不良、低社会经济地位和结核病接触是研究的重要诊断变量,这三个参数在播散性结核病中更常见。在结核病发病率高、社会经济地位低的人群中,有不同症状和体征的患者应考虑肺结核。

Haddad 等[17]在 1971—1972 年、1999—2000 年、2011—2012 年进行结核菌素皮肤试验。检验基于为期 2 年的全国健康和营养检查调查(NHANES)周期的美国人群皮肤试验患病率 ≥ 10mm 估计的稳健性,采用考虑非美国出生分布影响的偏差分析,并对非美国出生分布和非美国出生的皮肤试验结果、重新分类的边界阳性结果和结核菌素皮肤试验项目无反应进行了调整。结果显示,NHANES 参与者的加权非美国出生分布与美国总体人口中的分布相似;无需进一步调整。没有发现由于每个家庭对多个参与者进行抽样而产生偏移的证据。根据结核菌素皮肤试验结果的临界阳性重新分类,患病率估计值变化了 0.3%;根据项目无反应调整,患病率估计值变化了 0.2%~0.3%。作者认为,为了估计在这三个调查周期内 ≥ 10mm 结核菌素皮肤试验的全国流行率,使用公共数据集中提供的标准参与者权重和屏蔽设计参数进行的常规 NHANES 分析结果似乎是稳定的。

Gaffar 等[18]研究 TST 阳性和 TST 阴性营养不良儿童(12~18 个月)在 90 天的前瞻性营养干预中的生长差异,探索入学时 TST 阳性的决定因素。对 243 名发育不良[年龄长度 Z 评分(LAZ)<-2 标准差]或有发育不良风险[LAZ 评分在 <1 和 -2 标准差之间]的儿童进行结核病筛查,作为营养不良的次要原因之一。采用配对样本 t 检验和多变量线性回归分析,比较营养干预前后 TST 阳性(n=29)和 TST 阴性(n=214)的生长差异。采用多变量 Logistic 回归分析,利用基线社会人口学数据找出 TST 阳性的可能预测因子。在所筛查的 243 名儿童中,29 名(11.9%)TST 阳性,11 名(4.5%)临床诊断为肺结核。干预期结束时,TST 阴性受试者的 LAZ 和年龄体重 Z 评分(WAZ)有统计学意义的改善(LAZ 为 P=0.03,WAZ 为 P=0.01)。作者认为,营养干预对 TST 阴性参与者的生长参数有积极影响。

(三) 细胞因子

结核分枝杆菌抗原刺激细胞因子反应可能有助于结核病在免疫学诊断方面区分结核感染者和未感染者,并有可能区分潜伏结核感染(LTBI)和活动性结核病患者,细胞因子有望作为辅助诊断试验进行检测。

Clifford 等[19]选择 193 例成人,分为 4 个明确诊断组:经微生物学证实的活动性肺结核组、潜伏性肺结核感染(LTBI)、病对照组(非肺结核下呼吸道感染组)和健康对照组。全血检测用 Luminex 多重免疫法测定分枝杆菌抗原(CFP-10、ESAT-6、PPD)刺激的细胞因子(IL-1ra、IL-2、IL-10、IL-13、TNF-α、IFN-γ、IP-10 和 MIP-1β)反应。旨在确定候选分枝杆菌抗原刺激的细胞因子生物标记物是否能够区分未感染结核病和感染结核病的成人以及 LTBI 和活动性结核病。结果显示,结核感染者与未感染者相比,所有 8 种细胞因子的背景校正分枝杆菌抗原刺激细胞因子反应均显著增高,其中 IL-2 表现出最好的表现特征。此外,活动性肺结核患者中,IL-1ra、IL-10 和 TNF-α 对分枝杆菌抗原的刺激反应高于 LTBI 组,尽管两组之间存在一定程度的重叠,但 PPD 刺激的反应具有统计学意义。作者认为,分枝杆菌抗原刺激的细胞因子反应可能有助于今后的免疫诊断试验,以区分结核感染者和未感染者,并有可能区分 LTBI 和活动性结核。

Klepp 等[20]对 16 只尸检证实患有牛结核病(BTB)的动物和 16 只健康动物用 RT-qPCR 法检测外周血单个核细胞经 PPDB(牛结核菌素纯蛋白衍生物)刺激或不刺激后 10 种生物标志物(CXCL9、THBS1、MMP9、IL-22、CXCL10、IFN-γ、IL-17、FYVE、CD14、IL-1R)的表达水平。探究 CXCL9、THBS1、MMP9、IL-22 和 IFN-γ 的表达水平随 BTB 状态的改变而改变。同时,评估不同的候选生物标记物来推断动物的状态。通过对分类树的分析,发现最坚固的组合是 IL-22、IFN-γ 和 IL-1R。另一方面,CXCL10、IFN-γ 和 IL-22 的表达区别于对 TST 阴性的 BTB 阳性动物(TST 假阴性动物)和 BTB 阴性组。因此,这些生物标记物有望作为辅助诊断试验进行检测。作者认为,CXCL10 和 IL-22 是候选的生物标记物,可作为两种最广泛使用的诊断试验的补充。

Koeken 等[21]在体内外研究 IL-32 及其剪接变异体在 TB 中的作用,探讨 IL-32 对 MTB 的作用。血液转录分析显示,肺结核患者的总 IL-32 mRNA 水平低于潜伏性结核感染患者和健康对照组。在严重接触传染性结核病患者的印度尼西亚家庭接触者中,未感染者的 IL-32 mRNA 水平高于感染结核分枝杆菌者。在健康献血者的单核细胞中,IL-32γ 为最有效的亚型在结核分枝杆菌刺激下被下调。IL-32γ 的减少反映在另一种剪接变体 IL-32β 的增加。此外,较高的 IL-32γ/IL-32β 与 IFN-γ 产生相关,而较低的 IL-1Ra、IL-6 和 IL-17 产生相关。作者认为,IL-32 有助于预防结核分枝杆菌感染,这种作用可能取决于不同 IL-32 亚型的相对丰度。

Coad 等[22]评估 CXCL10 作为诊断牛结核病(BTB)的额外生物标记物的实际应用,并将其与 IGRA 一起作为当前的检测方法。用标准结核菌素试剂和更特异的定义抗原(ESAT-6、CFP-10 和 Rv3615c)刺激不同 BTB 牛群血液培养中 IFN-γ 和 CXCL10 的读数。使用结核菌素全血试验时,在不降低检测 BTB 动物敏感性的情况下,CXCL10 不能代替 IFN-γ 作为试验中测定的分析物。当用作额外的测试读数时,CXCL10 识别出未能诱导 IFN-γ 反应的 BTB 动物。当在未感染的动物身上进行试验时,使用双重生物标记系统有可能降低总的试验特异性,但是这可以通过提高 CXCL10 试验阳性的截止值来克服。作者认为在特定的设置下,CXCL10 的测量有可能补充 IFN-γ 在血液检测中的当前使用,以最大限度地检测 BTB。

(四)其他

IGRAs 对 MTB 感染的检测灵敏度不高,不能区分结核患者和健康人(可能感染 MTB)接触者(HCs)。在一项病例对照研究中,Adankwah 等[23]测定结核病患者(n=20)和 HCs 患者(n=20)中 IGRAs 的 T 细胞表型。结果显示,结核病患者 T 细胞 CD27 的表达明显低于非结核分枝杆菌特异性的 HCs。CD27 的表达有效地区分了两个研究组,包括 IGRA 结果低或不确定的肺结核患者。作者认为,CD27 是诊断 IGRA 结果不明确的结核病患者的一个有前途的生物标志物。

Sauzullo 等[24]将 34 名疑似肺结核患者和 10 名接受治疗的 HD 患者纳入前瞻性研究,评估 IFN-γ 分泌和 T 细胞共表达 CD25 和 CD134 两种特异性免疫标记物对结核分枝杆菌特异性抗原的联合作用,根据 TB1 和 TB2 结果评估 QFT-Plus 的表现。结果显示,在肺结核患者中,TB2 中的 IFN-γ 定量值与 TB1 中的相似。流式细胞术 CD25/CD134 检测,使结核分枝杆菌感染者与未感染者之间的鉴别更为准确,具有更好的敏感性和特异性,尤其是通过评价 CD4[+] T 细胞亚群。所有 QFT-Plus 阴性的个体显示 CD25/CD134 阳性反应。总体而言，QFT+TB 抗原管和 QFT+TB1、TB2 抗原管共同表达 CD25/CD134 的 T 细胞与 IFNγ 水平呈正相关。TB1 和 TB2 均能诱导感染肺结核患者 CD4[+] T 细胞 CD25[+]CD134[+] 标记物的高表达，而 CD8[+] T 细胞的低表达程度主要由 TB2 刺激引起。作者认为,结合经典 QFT-Plus 和特异性 CD25/CD134 反应可能是诊断活动性肺结核的有效方法。

Latorre 等[25]利用 22 名成人活动性肺结核患者和 26 名潜伏性肺结核感染患者血样,分析 CD4[+] T 细胞内 CD27 和 / 或 CCR4 标记物的表达,评估几个 T 细胞亚群,以了解结核病的免疫机制。与 PPD 或 ESAT-6/CFP-10 刺激后的 LTBI 相比,活动性肺结核患者 CD27 在所有 CD4[+] T 细胞群中的百分比显著升高。基于 CD27 中位荧光强度(MFI)的比率(CD4[+] T 细胞中 CD27 的 MFI 高于 IFN-γ[+]CD4[+] T 细胞中 CD27 的 MFI),在疾病期间显著增加(PPD 或 ESAT-6/CFP-10 刺激后 $P<0.000\ 1$)。活动性肺结核(AUC ≥ 0.91)的诊断准确率最高的是:① IFN-γ[+]TNF-α[+]CD4[+] T 细胞内的 CD27 对 ESAT-6/CFP-10 的反应;② IFN-γ[+]CD4[+] T 细胞内的 CD27 和 CCR4 标记对 PPD 的反应;③ ESAT-6/CFP-10 刺激后 IFN-γ[+]TNF-α[+]CD4[+] T 细胞 CD27-MFI 比值。作者认为,单独评估 CCR4 标记物(AUC ≤ 0.77)诊断准确率最低;CD27 和 CCR4 表达检测可作为一种较好的免疫诊断方法;标记物 / 亚群的免疫学特性可能是了解该疾病生物学基础的一个有希望的工具。

二、体液免疫学诊断

结核病的体液免疫学诊断,因无需特殊仪器,具有快速、简易、实用等固有的优势,且对于菌阴肺结核、不易获取临床标本的儿童结核及肺外结核以及临床表现不典型的结核病,体液免疫学诊断均可作为一项重要的辅助诊断技术。

1. 抗体 越来越多的证据支持抗体在预防结核病中的作用。Lu 等[26]报道一组乌干达结核病患者的家庭接触者。这些个体高度暴露于 MTB,但通过 IGRA 和结核菌素皮肤试验检测为阴性,抵抗了经典 LTBI 的发展。"抵抗者"不具有天然或通用的抗病原体特异性抗体谱,这种抗体谱可以解释处理结核分枝杆菌的独特能力。他们拥有 IgM,并且还将 IgG 和 IgA 分类转换成多种 MTB 抗原,这暗示着长期接触和 T 细胞的帮助。此外,检测到 T 细胞对 MTB 抗原的反应,其特征是 CD40L/CD154 抗原特异性上调,CD40L/CD154 是促进抗原特异性 B 细胞成熟的共刺激分子。与转换 TST 和 IGRA 的配对家庭接触者相比,"抵抗者"的 MTB 特异性体液免疫表现出更强的亲和力,倾向于 IgG1 亚类的选择,并且具有明显的 IgG-Fc 糖基化特征,表明典型的 LTBI。这些数据揭示了目前临床疾病谱中未捕捉到的 MTB 暴露后的持久和独特的适应性免疫特征。结果表明,"抵抗者"对 MTB 特异性蛋白 ESAT6 和 CFP10 具有 IgM、类开关 IgG 抗体反应和非 IFN-γ T 细胞反应,这是暴露于 MTB 的免疫学证据。与传统的 LTBI 相比,"抵抗者"表现出更强的抗体亲和力和明显的 MTB 特异性 IgG-Fc 谱。作者揭示暴露于 MTB 的受试者中一个独特的适应性免疫特征,支持对暴露于 MTB 的宿主反应的扩展定义,并对公共卫生和临床试验的设计具有启示。

2. 抗原 结核病的免疫学诊断为基于检测皮肤内注射分枝杆菌抗原的免疫应答或体外模拟进行 γ 干扰素释放实验,这两种方法各自都有其局限性。近年来,更多研究倾向于使用新型结核分枝杆菌阶段特异性抗原诊断。Dewi 等[27]共采集 102 份健康对照血清(HC)。制备了 PPD 抗原和重组 CFP-10、ESAT-6 蛋白。ELISA 法检测抗体对这些蛋白的反应。用

Capilla-MAC 试剂盒对所有样本进行了病毒分枝杆菌胞内复合物(MAC)感染的可能性筛选。在 102 例患者中,有 59 例血清样本是从回顾性分析确定为活动性肺结核。结果表明,肺结核患者对 PPD 的 IgG 抗体浓度明显高于 HC。此外,受试者工作特性(ROC)曲线分析显示,PPD 可用于诊断,AUC 值为 0.835(95%CI 0.770~0.900,$P<0.000\ 1$)。然而,ESAT-6 和 CFP-10 的 AUCs 较低,来自两组的 32 份样本显示针对所有抗原的 IgA 抗体浓度较低。MAC 检测结果也显示 HC 组 IgA 浓度最高。作者认为,PPD 比 ESAT-6 和 CFP-10 更适合作为结核抗体检测抗原。根据 MAC 检测结果,HC 组有 53 人可能感染了快速生长的非结核分枝杆菌(NTM),但 PPD 抗体反应较低。

Kasempimolporn 等[28]以 MTB 特有的重组抗原(ESAT-6 和 Rv2653c)和 5 种 DosR 编码的潜伏蛋白(Rv1996、Rv2031c、Rv2032、DevR 和 Rv3716c)作为皮肤诊断试剂,与标准 PPD 进行比较。对 MTB 和卡介苗致敏豚鼠的迟发型超敏反应(DTH)进行皮肤试验。基于纯化蛋白衍生物(PPD)的结核菌素皮内试验对 LTBI 的特异性较差。开发一种更好的皮肤试验抗原和一种简单的皮肤贴片试验以提高和促进诊断性能。结果显示,潜伏抗原 Rv1996、Rv2031c、Rv2032 和 Rv2653c 及 ESAT-6 蛋白对 MTB 致敏豚鼠的 DTH 皮肤反应较 PPD 致敏豚鼠弱,而对 BCG 免疫豚鼠则无反应。其余两种潜伏期抗原(DevR 和 Rv3716c)引起两组动物的 DTH 反应,PPD 也一样。卡介苗免疫豚鼠的 PPD 反应性高于任何一种皮肤试验试剂。在斑贴试验中使用更高浓度的选定皮肤试验试剂,导致 DTH 反应增加,与 MTB 致敏豚鼠中 PPD 诱发的反应相当。作者认为,经皮应用已确定的纯化抗原可能是筛选 LTBI 的一种有前途的方法。

三、其他免疫学诊断方法

1. 蛋白质组学 肝素结合血凝素(heparin-binding hemagglutin,HBHA)是结核分枝杆菌的一种表面蛋白,是一种很有吸引力的抗结核保护性免疫的候选疫苗和标志物,但其保护性免疫机制尚不完全清楚。Aerts 等[29]使用 HBHA 诱导的细胞作为特异性 T 淋巴细胞活化的读数,报告了结核分枝杆菌感染的受试者中存在的 HBHA 诱导的 CD4$^+$ T 细胞脱粒,通过 CD107a 的表面捕获来测量。这表明 HBHA 诱导 CD4$^+$ T 细胞亚群具有细胞溶解功能,并且几乎一半的这些细胞也含有 IFN-γ,它们具有 Th1 和细胞毒性特征。进一步确定了 CD4$^+$ T 淋巴细胞亚群产生 IFN-γ 以及细胞毒性介质即穿孔素、颗粒酶和颗粒溶素的组合,称之为多细胞毒性 CD4$^+$ T 淋巴细胞。虽然纯化的蛋白质衍生物诱导 LTBI 患者和 ATB 患者中的这种细胞,但在肺结核患者中检测到 HBHA 特异性多细胞毒性 CD4$^+$ T 淋巴细胞,而不是肺 ATB 患者。作者由此确定了一个新的 HBHA 诱导的 CD4$^+$ T 细胞亚群可能有助于控制结核分枝杆菌感染。

2. 代谢组学 代谢组学是一个强大的工具,以确定潜在患者的疾病以及发现代谢生物液体(如血清和血浆样本)、细胞和组织。代谢组学的应用表明,人类宿主的代谢在分枝杆菌病中发生了改变。Silva 等[30]对来自艾滋病临床试验组(ACTG)A5221 研究的储存血浆进行了基于非靶向代谢组学的液相色谱 - 质谱(LC-MS)研究。确定在艾滋病病毒和结核病患者中开始抗艾滋病病毒治疗的最佳时间。验证矛盾性肺结核相关免疫重建炎症综合征(TB-IRIS)的患者(TB-IRIS 组)与未出现 TB-IRIS 症状的患者(非 IRIS 组)相比,存在代谢差异,这些差异甚至可以在 TB-IRIS 发病前检测到。随机抽取 HIV/TB[AIDS 临床试验组(ACTG)

A5221,n=26）和没有 TB-IRIS 非目标化代谢组学（n=22）患者血浆样本。采用液相 -TE 色谱质谱法进行非靶向代谢组学试验研究。利用 LASSO 回归模型阐明了 TB-IRIS 的潜在代谢特征。结果得出，TB-IRIS 组花生四烯酸和甘油磷脂代谢发生了改变。作者认为，鞘磷脂和亚油酸代谢是影响 TB-IRIS 窗期的主要途径，血浆代谢物的使用可以区分有无 TB-IRIS 的 HIV-TB 患者。

3. 其他标志物 Corrêa 等[31]采用流式细胞仪、白细胞介素 64 试剂盒，对巴西肺结核患者、潜伏结核感染（LTBI）患者和健康对照者的中性粒细胞 CD64 表达水平（PMN-CD64 指数）进行定量测定。探讨中性粒细胞 CD64 表面表达作为活动性肺结核（TB）标志物的应用价值。结果显示，肺结核患者 PMN-CD64 指数高于健康对照组和 LTBI。受试者操作特征曲线分析表明，PMN-CD64 指数可以区分肺结核患者与 LTBI 患者和健康人。治疗后 PMN CD64 指数水平恢复到基线水平。作者认为，活动性结核病患者循环中性粒细胞中 CD64 表达的阳性调控可以作为活动性结核病诊断的一个额外的生物标志物，并可用于在结核病进展前监测 LTBI 患者。

综上所述，随着对于结核病免疫诊断方法如 IGRA、TST、QuantiFERON-TB Gold 及 T-SPOT.TB 等在敏感性及特异性方面的深入探讨，新型生物标志物、抗体、抗原检测、蛋白质组学、代谢组学等方法的不断深入研究，对肺结核诊断中的初筛、辅助诊断、提高诊断阳性率及判断预后等方面有一定帮助，为结核病的免疫诊断、结核病的实验室诊断开辟了新的途径。我们相信，会使得结核病的诊断水平得到大大的提高。

（于佳佳　唐神结）

参考文献

[1] WHITWORTH H S, BADHAN A, BOAKYE A A, et al. Clinical utility of existing and second-generation interferon-gamma release assays for diagnostic evaluation of tuberculosis: an observational cohort study [J]. Lancet Infect Dis, 2019, 19 (2): 193-202.

[2] OGATA T, NAGASU N, UEHARA R, et al. Association of Low Sputum Smear Positivity among Tuberculosis Patients with Interferon-Gamma Release Assay Outcomes of Close Contacts in Japan [J]. Int J Environ Res Public Health, 2019, 16 (19): 3713.

[3] DEBULPAEP S, CORBIERE V, LEVY J, et al. Contribution of QuantiFERON-TBGold-in-Tube to the Diagnosis ofMycobacterium tuberculosisInfection in Young Children in a LowTB Prevalence Country [J]. Front Pediatr, 2019, 7: 291.

[4] KABA Ö, KARA M, ODACILAR C A, et al. Evaluation of cases of pediatric extrapulmonary tuberculosis: a single center experience [J]. Turk Pediatri Ars, 2019, 54 (2): 86-92.

[5] NASIRI M J, PORMOHAMMAD A, GOUDARZI H, et al. Latent tuberculosis infection in transplant candidates: a systematic review and meta-analysis on TST and IGRA [J]. Infection, 2019, 47 (3): 353-361.

[6] KWEON O J, LIM Y K, KIM H R, et al. Evaluation of Standard E TB-Feron Enzyme-Linked Immunosorbent Assay for Diagnosis of Latent Tuberculosis Infection in Health Care Workers [J]. J Clin Microbiol, 2019, 57 (12): e01347-19.

[7] COLGAN K, ANDERSON J, MAYCOCK A, et al. Latent tuberculosis may be missed by current screening practices: Analysis of interferon-gamma release assay results from a paediatric refugee clinic [J]. J Paediatr Child Health, 2019, 55 (7): 826-832.

［ 8 ］ STEVENS J P, BALLENGEE C R, CHANDRADEVAN R, et al. Performance of Interferon-Gamma Release Assays for Tuberculosis Screening in Pediatric Inflammatory Bowel Disease [J]. J Pediatr Gastroenterol Nutr, 2019, 69 (4): e111-e116.

［ 9 ］ VON STREIT F, BARTELS C, KUCZIUS T, et al. Prevalence of latent tuberculosis in homeless persons: A single-centre cross-sectional study, Germany [J]. PLoS One, 2019, 14 (3): e0214556.

［ 10 ］ CHIACCHIO T, PETRUCCIOLI E, VANINI V, et al. Characterization of QuantiFERON-TB-Plus results in latenttuberculosis infected patients with or without immune-mediatedinflammatory diseases [J]. J Infect, 2019, 79 (1): 15-23.

［ 11 ］ HUR Y G, HONG J Y, CHOI D H, et al. A Feasibility Study for Diagnosis of Latent Tuberculosis Infection Using an IGRA Point-of-Care Platform in South Korea [J]. Yonsei Med J, 2019, 60 (4): 375-380.

［ 12 ］ ADAMS S, EHRLICH R, BAATJIES R, et al. Evaluating Latent Tuberculosis Infection Test Performance Using Latent Class Analysis in a TB and HIV Endemic Setting [J]. Int J Environ Res Public Health, 2019, 16 (16): 2912.

［ 13 ］ GALINDO J L, GALEANO A C, SUAREZ-ZAMORA D A, et al. Comparison of the QuantiFERON-TB and tuberculin skin test for detection of latent tuberculosis infection in cancer patients in a developing country [J]. ERJ Open Res, 2019, 5 (4): 00258-2018.

［ 14 ］ POURAKARI B, YOUSEFI K, MAHMOUDI S, et al. Evaluation of the QuantiFERON®-TB Gold In-Tube Assay and Tubérculin Skin Test for the Diagnosis of Latent Tuberculosis Infection in an Iranian Referral Hospital [J]. Infect Disord Drug Targets, 2019, 19 (2): 141-144.

［ 15 ］ LOUREIRO R B, MACIEL E L N, CAETANO R, et al. Cost-effectiveness of QuantiFERON-TB Gold In-Tube versus tuberculin skin test for diagnosis and treatment of Latent Tuberculosis Infection in primary health care workers in Brazil [J]. PLoS One, 2019, 14 (11): e0225197.

［ 16 ］ AYGUN D, AKCAKAYA N, COKUGRAS H, et al. Evaluation of Clinical and Laboratory Characteristics of Children with Pulmonary and Extrapulmonary Tuberculosis [J]. Medicina (Kaunas), 2019, 55 (8): 428.

［ 17 ］ HADDAD M B, LASH T L, HILL A N, et al. Robustness of NHANES Estimates of the U. S. Prevalence of a Positive Tuberculin Skin Test [J]. Epidemiology, 2020, 31 (2): 248-258.

［ 18 ］ GAFFAR S M A, CHISTI M J, MAHFUZ M, et al. Impact of negative tuberculin skin test on growth among disadvantaged Bangladeshi children [J]. PLoS One, 2019, 14 (11): e0224752.

［ 19 ］ CLIFFORD V, TEBRUEGGE M, ZUFFEREY C, et al. Cytokine biomarkers for the diagnosis of tuberculosis infection and diseasein adults in a low prevalence setting [J]. Tuberculosis (Edinb), 2019, 114: 91-102.

［ 20 ］ KLEPP L I, EIRIN M E, GARBACCIO S, et al. Identification of bovine tuberculosis biomarkers to detect tuberculin skintest and IFNγ release assay false negative cattle [J]. Res Vet Sci, 2019, 122: 7-14.

［ 21 ］ KOEKEN V A C M, VERRALL A J, ARDIANSYAH E, et al. IL-32 and its splice variants are associated with protection against Mycobacterium tuberculosis infection and skewing of Th1/Th17 cytokines [J]. J Leukoc Biol, 2020, 107 (1): 113-118.

［ 22 ］ COAD M, DOYLE M, STEINBZCH S, et al. Simultaneous measurement of antigen-induced CXCL10 and IFN-γ enhancestest sensitivity for bovine TB detection in cattle [J]. Vet Microbiol, 2019, 230: 1-6.

［ 23 ］ ADANKWAH E, GULER A, MAYATEPEK E, et al. CD27 expression of T-cells discriminates IGRA-negative TB patients from healthy contacts in Ghana [J]. Microbes Infect, 2020, 22 (1): 65-68.

［ 24 ］ SAUZULLO I, MENGONI F, MASCIA C, et al. Diagnostic performance in active TB of QFT-Plus assay and co-expression of CD25/CD134 in response to new antigens of Mycobacterium tuberculosis [J]. Med Microbiol Immunol, 2019, 208 (2): 171-183.

［ 25 ］ LATORRE I, FERNANDEZ-SANMARTIN M A, MURIEL-MORENO B, et al. Study of CD27 and CCR4 Markers on Specific CD4$^+$ T-Cells as Immune Tools for Active and Latent Tuberculosis Management [J]. Front Immunol, 2019, 9: 3094.

[26] LU L L, SMITH M T, YU K K Q, et al. Publisher Correction: IFN-γ-independent immune markers of Mycobacterium tuberculosis exposure [J]. Nat Med, 2019, 25 (7): 1175.

[27] DEWI D N S S, MERTANIASIH N M, SOEDARSONO, et al. Characteristicprofile of antibody responses to PPD, ESAT-6, and CFP-10 of Mycobacterium tuberculosis inpulmonary tuberculosis suspected cases inSurabaya, Indonesia [J]. Braz J Infect Dis, 2019, 23 (4): 246-253.

[28] KASEMPIMOLPORN S, AREEKUL P, THAVEEKARN W, et al. Application of transdermal patches with new skin test reagents for detection of latent tuberculosis [J]. J Med Microbiol, 2019, 68 (9): 1314-1319.

[29] AERTS L, SELIS E, CORBIERE V, et al. HBHA-Induced Polycytotoxic CD4+T Lymphocytes Are Associated with the Control of Mycobacterium tuberculosis Infection in Humans [J]. J Immunol, 2019, 202 (2): 421-427.

[30] SILVA C, GRAHAM B, WEBB K, et al. A pilot metabolomics study of tuberculosis immune reconstitution inflammatory syndrome [J]. Int J Infect Dis, 2019, 84: 30-38.

[31] CORREA R D S, RODRIGUES L S, PEREIRA L H L, et al. Neutrophil CD64 expression levels in IGRA-positive individuals distinguish latent tuberculosis from active disease [J]. Mem Inst Oswaldo Cruz, 2019, 114: e180579.

第四章 结核病分子生物学诊断

【摘要】随着分子生物学技术的高速发展及结核分枝杆菌耐药机制的不断发现,基于基因检测的多种分子生物学快速诊断方法应运而生。分子生物学的高速发展为快速诊断耐药结核病开辟了一条新的途径,且在 MTB 耐药检测方面比传统的培养有明显优势。2019 年,国际在结核病分子生物学诊断方面仍以病原菌 DNA 的 Xpert MTB/RIF 检测技术为主,还包括环介导等温扩增技术、电化学适配体、基于抗体的酶联免疫吸附试验和基于适配体的适体固定化吸附试验的抗原检测方法、基于核酸序列的阳离子酶联免疫吸附试验等,同时对游离 DNA 和血液中 mRNA 的检测对结核病的诊断提供重要的依据。

【关键词】分子生物学;诊断;DNA;RNA

近 1 年来,结核病分子生物学诊断方面取得了一些进展。GeneXpert MTB/RIF、环介导等温扩增技术等仍然受到学者们广泛关注,电化学适配体、基于抗体的酶联免疫吸附试验和基于适配体的适体固定化吸附试验的抗原检测方法、基于核酸序列的阳离子酶联免疫吸附试验等为结核病的诊断提供了新的思路,同时对游离 DNA 和血液中 mRNA 的检测方法的探索对结核病的诊断提供重要的依据,并有助于开发潜在的分子靶点来检测 / 诊断潜在的和活跃的结核病。以下对 2019 年国内结核病诊断学方法研究进行总结。

一、结核分枝杆菌 DNA 检测技术

1. GeneXpert MTB/RIF 技术　巢式实时荧光定量 PCR 检测(GeneXpert MTB/RIF,"Xpert")采用 GeneXpert 系统,主要针对 rpoB 基因 81bp 利福平耐药核心区间设计引物和探针,进而用于诊断是否有结核分枝杆菌和是否对利福平耐药,通过检测结核分枝杆菌(*Mycobacterium tuberculosis*,MTB)的特定靶向基因或者基因片段,将检测周期从几周缩短到 2 小时,具有时间短、操作简单、不易污染等优点,适合推广应用。

Agizew 等[1]回顾了比较使用 Xpert 和涂片诊断的药物敏感肺结核患者的治疗结果差异。研究包括 43 594 名结核病患者和 4 825 名结核病治疗结果已知的患者,综合分析发现,与涂片相比,Xpert 诊断的不良结局为 20.2%(541/2 675)*vs.* 21.9%(470/2 150),危险度为 0.92,95%CI 为 0.82~1.02。统计异质性较低($I^2=0$,$P=0.910$)。与涂片相比,Xpert 在增加结核病诊断人数、增加细菌证实结核病、减少经验性治疗、减少诊断时间和减少治疗开始时间方面均优于涂片,可能减少结核病(TB)诊断和治疗的延迟;但与常规涂片相比,Xpert 的实施对临床治疗结果没有明显的影响。尽管结核病诊断、治疗开始和 / 或经验性治疗的时间有所改善,但经 Xpert 和涂片检查的患者治疗结局水平结果是相似的。尽管 Xpert 尚未观察到改善的临床结果,但确定加强卫生系统的干预区域是一项值得持续的练习。在更广泛的背景下,优化 Xpert 的使用,以最大限度地提高效益,如早期诊断和管理耐药结核病,以及诊断肺外结核病和儿童结核病,也是至关重要的。但 Tanna 等[2]在 5 个低收入和中等收入国家(南非、巴西、津巴布韦、赞比亚和坦桑尼亚)内收集的 387 项研究包括 7 074 名受试者中研究

发现，在 HIV 阳性患者中，与痰涂片检查组相比，Xpert 组有较低的死亡率（12.73/100 人年 *vs.*16.38/100 人年）。

Nikolayevskyy 等[3]在乌克兰结核病发病率最高的敖德萨州评估了 Xpert 检测对治疗结果的影响。Xpert 对涂阳痰和涂阴痰标本的敏感性分别为 93.7%（1 165/1 243）和 69.5%（448/645），对利福平耐药的敏感性为 93.4%（1 212/1 298）。用 Xpert 法检测结核病的中位时间为 0 天。1 周内开始治疗可提高治疗成功率（60.1% *vs.* 25.9%，RR=1.86，95%CI 1.46~2.42），但应用 Xpert 对治疗效果无明显改善（57.2% *vs.* 46.2%，RR=0.93，95%CI 0.77~1.12）。在乌克兰高 TB 和耐药性 TB 区域中常规实施的 Xpert 试验的性能特征与其他类似环境中所示的特性一致，快速分子测试的推出可能导致更好的处理结果，但前提是它与其他程序改进相结合。

Tatiane 等[4]对 2014 年 12 月至 2015 年 11 月期间巴西贝洛奥里藏特地区共 534 个样本进行了 Xpert 检测结果与标准培养结果的比较。培养阳性率为 15.2%（81/534），Xpert MTB/RIF 检测阳性率为 19.9%（106/534）。Xpert MTB/RIF 检测结核分枝杆菌的敏感性特异性分别为 100% 和 94.5%（95%CI 92.4~96.6），准确性为 95.3%（95%CI 93.5~97.1）；其对 RIF 耐药检测的敏感性和特异性分别为 98.0%（95%CI 94.2~101.8）和 90.0%（95%CI 76.0~103.1），准确性为 98.3%（95%CI 95.1~101.6）。在巴基斯坦的研究表明，Xpert MTB/RIF 法的敏感性和特异性分别为 92.4%（86/93）和 97.1%（138/142）。以培养为参考标准，培养阳性标本的敏感性为 98.4%（60/61），培养阴性标本的敏感性为 93.7%（30/32）。基因 Xpert MTB/RIF 检测可大大提高对涂阴及耐药肺结核患者的早期诊断水平[5]。虽然 Xpert MTB/RIF 试验显示了检测肺结核及其对利福平耐药性的高精度，但必须注意患者的临床状态，与试验结果以及分子试验的局限性。

Arghya 等[6]对 Xpert 法诊断儿童结核病进行了评价，用 Xpert、培养和涂片三种方法检测 171 例年龄 <15 岁儿童的疑似 TB 病例标本，其中胃抽吸物 106 例，脑脊液 51 例，诱导痰 8 例，淋巴结抽吸物 6 例。Xpert 检出结核分枝杆菌 19 例（肺 14 例，肺外 5 例），其中 7 例为利福平耐药。Xpert 的敏感性、特异性、阳性预测值和阴性预测值分别为 88.89%、98.04%、84.21% 和 98.68%。在 1~5 岁和 6~10 岁的儿童中敏感性为 100%，并且在对胃吸物样本的诊断方面敏感性为 100%。此项研究结果表明，Xpert 可作为一种有效的儿童肺结核诊断工具。

由于对年幼的儿童痰标本的获取存在一定困难，Anna 等[7]评估用尿液作为可能的样本来源，通过 Xpert 技术诊断儿童 TB。在社区卫生中心收集了 0~14 岁的儿童的现场尿样，尿 Xpert MTB/RIF 检测在 182 份样本中进行。结核病病例的平均年龄为 5.9 岁（中位数 5.4 岁，0.1~14.7 岁），男性（113 人，占 62%）高于女性。无论是否进行浓度测定，所有尿样的 Xpert 检测均为阴性。在这 182 例推定结核病病例中，55 例被诊断为结核病，其中 50 例（28%）是临床诊断，5 例（3%）是用痰或鼻咽抽吸物标本经细菌学诊断为结核病。在本基于社区的研究中，尿液 Xpert 似乎未对儿童 TB 的诊断做出贡献。

MacLean 等[8]评估了小儿粪便 Xpert 诊断准确性，采用双变量随机效应 Meta 分析方法，根据参考标准计算粪便 Xpert 的综合敏感性和特异性。从 1589 篇引文中，包括了 9 项研究（n=1 681），中位参与者年龄在 1.3~10.6 岁。粪便处理和检验的协议有很大的不同，在试剂和均匀化和过滤方法上存在差异。相对于微生物参考标准，粪便 Xpert 的敏感性和特异性分别为 67%(95%CI 52~79)和 99%(95%CI 98~99)。感染 HIV 的儿童的敏感度较高[79%(95%CI 68~87) *vs.* 60%(95%CI 44~74)],但对于 5 岁以下儿童的亚组分析不足。粪便 Xpert 可能是一种非侵入性治疗 PTB 的方法,尤其是对患有艾滋病的儿童。初步数据表明,粪便标本的 Xpert 作为测试规则可能是有用的,但缺乏标准化的粪便样本准备程序。

结核病仍然是导致 HIV 感染患者死亡的主要原因。在诊断 HIV 基础上用高灵敏度实验测定筛查结核病是降低其死亡率的机会。Lucky 等[9]用 Xpert 法和荧光显微镜对马拉维农村地区初诊的人体免疫缺陷病毒进行结核病筛查,学者在马拉维农村的 12 个初级保健诊所中,对新诊断为艾滋病病毒的成年人进行了结核病筛查的分组随机试验。1 001 人中有 24 人(2.4%)被诊断为肺结核,而随机选择发光二极管荧光显微镜(light-emitting diode fluorescence microscopy,LED-FM)的 841 人中,有 10 人(1.2%)被诊断为结核病。用 Xpert 法诊断组的 HIV 死亡率要低于 LED-FM 组(6.7 人年 *vs.* 8.6/100 人年,RR=0.78,95%CI 0.58~1.06)。在马拉维农村,使用 Xpert 对艾滋病患者中有症状的结核病的检测,可以降低晚期 HIV 患者 12 个月内的全因死亡率。

Xpert 检测是一种可行、有效和有希望的快速结核病(TB)诊断和治疗工具。然而,对于初始痰涂片阴性(NSSM)所造成的时间延迟以及连续阳性的 Xpert TB 试验(PXTBt)及其与资源受限环境下结核病死亡率的关系知之甚少。Miguelhete Lisboa 等[10]回顾性研究了结核病/HIV 患者从涂片阴性到阳性 Xpert 检测的时间延迟及相关死亡率,此研究目的是估计最初的 NSSM、连续的 PXTBt 和结核病治疗开始之间的中位时间延迟,以及它与结核病/HIV 共感染患者的结核病死亡率之间的关系。在 283 例患者中,中位年龄(IQR)为 31(17)岁,男性占 59.0%,HIV 临床第四阶段占 57.6%。诊断延迟、治疗延迟和总延迟时间的中位数(IQR)分别为 10(9)天、13(12)天和 28(20)天。初检涂片镜检阴性的 TB/HIV 共感染患者总延迟时间为 1 个月或更长时间与高死亡率有关(aOR=12.40,95%CI 5.70~22.10)。研究表明,最初的 NSSM 导致结核病诊断和治疗的延迟,但连续的 PXTBt 在贝拉市很常见,是结核病/HIV 共感染患者死亡的主要因素之一。将 Xpert 法作为 HIV 阳性疑似肺结核患者的"金标准",或用 Xpert 法代替痰涂片显微镜检查,并在 24 小时内获得结果是确保早期诊断和治疗的迫切需要,也是最大限度地发挥国家可利用的少数资源的影响的迫切需要。

肺外结核(EPTB)的诊断通常仅基于临床上的怀疑,从而导致诊断和过度诊断以及相对较差的结果。Tadesse 等[11]评价了 Xpert 在埃塞俄比亚常规收集的肺外的标本中的临床应用。这项研究从临床疑似 EPTB 的 572 名患者中采集肺外样本,通过涂片显微镜、培养和 Xpert 检测所有样本(淋巴结 279 例,胸膜 159 例,腹膜 80 例,脑脊液 45 例,心包液 9 例)。与包括临床和实验室结果在内的复合参考标准(CRS)相比,Xpert 的敏感性和特异性分别为 75%(95%CI 70~80)和 98%(95%CI 97~100),淋巴结标本(95%CI 86~94)、脑脊液(53%,95%CI 28~79)敏感性最高,胸膜(30%,95%CI 17~44)和腹腔液(32%,95%CI 12~51)敏感性最低。结果表明,Xpert 可作为诊断结核淋巴结炎的初步诊断工具,而 Xpert 对胸膜或腹膜结核的诊断价值受到其敏感性差的限制。

Xpert 聚合酶链式反应试验[在印度称为 CBNAAT(盒式核酸扩增试验)]是一个有前景的工具。Kashyap 等在印度一家三级护理医院的 DOTS 中心使用 CBNAAT 一共处理了 5 449 个样本,在测试的样本中,有 2 068 个是肺外结核,结核分枝杆菌阳性率为 21.8%,结核分枝杆菌阳性标本中利福平耐药率分别为 9.2%、8.5% 和 10.3%,其中 36.9% 的样本来自儿童,5.7% 有 HIV 感染。在儿童群体与 HIV 阳性群体中利福平耐药率分别为 8.8% 和 8.3%。快速、可靠的检测结果使 CBNAAT 成为诊断 TB 的诱人工具,它可能对含菌量少的 TB 及时诊断和适时治疗发挥关键作用,且其快速检测利福平耐药性的能力使其优于常规诊断方法[12]。

2. Xpert MTB/RIF Ultra 检测技术　超敏结核分枝杆菌和利福平耐药基因检测(Xpert MTB/RIF Ultra,简称"Xpert Ultra")是替代 Xpert 的新一代检测方法。与 Xpert 检测相比,Xpert Ultra 检测对含菌量少的标本检测敏感度更高,如肺外结核、TB 并发艾滋病、儿童结核病等,对于正确选择治疗药物、制定合理的治疗方案有重要的意义。

在大约 2 小时内从临床标本中直接检测 MTB DNA 和耐利福平的分子试验 Xpert,通过缩短结果时间,大大提高了结核病的诊断水平。Xpert 的检测低限为每毫升 116 个集落形成单位(CFU),而培养法为 1~10CFU/ml Xpert 的敏感性低于培养法。此外,Xpert 检测方法也会产生假阳性结果。为了克服这些限制,引入了 Xpert Ultra,以多拷贝序列(IS6110 和 IS1810)为靶标,其检测低限为 15.6CFU/ml。Xpert 则是以单拷贝基因 *RpoB* 为靶标,因此敏感性低。Xpert Ultra 细菌培养的 LOD 接近细菌培养检测的极限,仅对呼吸道标本有效。利福平 Xpert Ultra 耐药中的特异性也得到了提高,通过对杂散分子探针熔解曲线的解释来检测与耐药相关的 *RpoB* 活性位点的突变,从而提高了利福平耐药的特异性。相反,Xpert 依靠周期阈值(Ct)来检测突变,这可能导致假阳性结果,主要是由于 DNA 数量不足[13]。

Elisabeth 等[14]研究了 Xpert Ultra 在法国某中心涂片阴性呼吸标本肺结核诊断中的应用评价。研究回顾性分析了 46 例标本,其中痰 29 例,支气管吸痰 8 例,支气管肺泡灌洗 6 例,胃吸痰 3 例。在治疗开始前(n=33)采集的样本中,敏感性为 81.8%(95%CI 64.5~93.0),且 Xpert Ultra 测定法的定量测定与培养时间有显著相关性。在 12 份治疗开始后采集的样品中,由于样品中有残余 DNA 的存在,敏感性为 100%,其与生长检测时间无关。在资源丰富的情况下,Xpert Ultra 测试是诊断肺结核的有用工具,特别是对在含菌量少的涂阴患者的诊断。此外,定量测定 Xpert Ultra 可预测 MTB 培养阳性时间,并可作为 MTB 培养过程的质量指标。

Xpert Ultra 的分析灵敏度比 Xpert 高的 8 倍。一项研究包括 23 例可能或明确的 TBM 的 HIV 感染患者的脑脊液样本,并报告了对 Xpert Ultra、Xpert 和分枝杆菌培养的敏感性分别为 70%、43% 和 43%。需要对大量病例进行研究,以进一步确定 Xpert Ultra 检测可疑 TBM 患者脑脊液中 MTB 的性能,包括 HIV 感染者和儿童患者[15]。

结核病的诊断试验依赖于痰中结核分枝杆菌(MTB)的微生物检测。对于无法排痰的患者,如儿童和艾滋病病毒感染者,这对快速诊断和治疗的启动构成障碍。Mesman 等[16]以痰液培养为参照,选择秘鲁利马地区 33 例结核病患者和 30 例对照者,用 Xpert Ultra 检测口腔拭子中 MTB 的敏感性为 45%(95%CI 29%~62%),特异性为 100%(95%CI 89%~100%),这些结果支持未来使用口腔拭子来检测 MTB。

最新的胸膜结核治疗工具,包括 Xpert Ultra,迄今尚未得到全面的研究。Meldau 等[17]对 149 例疑似胸膜结核患者的胸腔积液进行了腺苷脱氨酶(ADA)、超敏快速免疫悬浮试验(IRISA-TB)、Xpert 和 Xpert Ultra 功能试验。IRISA-TB 是最近经过验证和标准化(1.5 小时周转时间)的低成本免疫测定法,用于检测无刺激的 IFN-γ。参考标准为培养阳性(液体、活检或痰)和 / 或胸膜活检组织学(明确 TB)。微生物检测阴性及未开始抗结核治疗的为 non-TB 组。为确定样品浓度的影响,对 65 份样品进行离心过滤,然后采用常规的 Xpert 和 Xpert

Ultra。在 149 例患者中,49 例有明确结核病,16 例可能为结核(未明确但有结核病治疗),84 例为 non-TB。Xpert Ultra 敏感性和特异性与 Xpert 相似,分别为 37.5%(95%CI 25.3~51.2)、28.6%(95%CI 15.9~41.2)和 98.8%(95%CI 96.5~100)、98.8%(95%CI 96.5~100)。离心没有明显改善 Xpert Ultra 的敏感性(分别为 29.5% 和 31.3%)。ADA 和 IRISA-TB 敏感性分别为84.4%(95%CI 73.9~95.0)和 89.8%(95%CI 81.3~98.3)。但是与 ADA 相比,IRISA-TB 有更好的特异性(96.4% *vs.* 87.5%,*P*=0.034)、阳性预测值(93.6% *vs.* 80.9,*P*=0.028)和阳性似然比(25.1 *vs.* 6.8,*P*=0.032)。Xpert Ultra 对胸膜结核的诊断敏感性较差。替代试验(ADA 和 IRISA-TB)的敏感性要高得多,在这种高结核病和艾滋病病毒流行的环境中,IRISA-TB 显示出更高的特异性和应用价值。

3. 环介导等温扩增(LAMP)技术　LAMP 是一种在等温条件下进行的核酸扩增技术。这种扩增技术的输出包括多个不同大小的 DNA 结构,这些结构是通过凝胶电泳图谱上的条带来鉴定的。虽然这是一种特殊的扩增技术,但引物设计和扩增的复杂性仍然会导致获得假阳性结果的问题,特别是当一个阳性读数仅由凝胶电泳图中是否有条带来确定时。由此,Schneider 等[18]首先进行了广泛的 LAMP 实验,并利用微芯片电泳对 DNA 结构进行了评估,然后推导出来一个数学模型可以在其凝胶电泳图上对特定的、与 DNA 大小有关的条带进行预测。每个预测都是特定于所使用的目标序列和引物,因此可通过识别真阳性和假阳性结果来减少不正确的诊断错误。该模型在室内用多个引物组进行了精确的测试,也可以翻译成不同的 DNA 和 RNA 类型。该数学模型最终可用于减少假阳性的 LAMP 诊断错误。此研究中进行的 LAMP 分析使用 m13mp18 作为模板 DNA。这是一种来自噬菌体 m13 的双链噬菌体载体,购自新的英国生物实验室。它是一个共价封闭的圆形 DNA,包含 13 个不同的限制位点。根据 Agilent 生物分析仪 2100 装置的灵敏度,使用两组 LAMP 引物对该模型进行了验证,该引物的平均 DNA 碱基对尺寸在 LAMP 预测的公认误差范围内出现 100%。该模型还使用不同的 DNA 浓度,使用循环引物,并使用先前发表的 LAMP 实验文献进行了测试,具有相似的准确性。该模型有助于填补目前 LAMP 研究中的一个空白,并为有效、准确地识别真实阳性 LAMP 反应提供了一个易于使用的工具,减少假阳性诊断。

Joon 等[19]设计了一种 LAMP 结合侧流尺(LFD)的结核病诊断方法。将针对 sdaA 基因的 LAMP 检测技术与 LFD 技术相结合,以快速的方式进行序列特异性检测。LFD 与 sdaA LAMP 检测相结合,是一种适用于缺乏精密、昂贵仪器的资源有限设置的诊断工具。它不需要复杂的仪器,并立即显示视觉效果。LAMP-LFD 法用培养证实的标本进行验证,在印度德里收集的呼吸道标本横断面研究中对该方法进行了评估,结果表明,该方法与 Xpert 方法具有很高的一致性,sdaA LAMP-LFD 法能检测到 5fg 的结核分枝杆菌 DNA,理论上相当于 MTB 基因组的 1~1.3 拷贝。sdaA LAMP-LFD 法与 Xpert 系统相比,方法简单、快速、方便、灵敏、特异,是实时核酸扩增技术的一种经济、可行的替代方法,因为该方法可以在电池驱动装置或热水浴上进行等温线检测,并能用肉眼直观地显示结果,适合在低资源环境下进行检测且具有较高的诊断准确率。侧流法和 LAMP 法的简单性为分子诊断试验的发展提供了潜力,可用于在护理点诊断结核病,其结果可用于辅助涂片显微镜在初级保健环境中的应用。

Sharma 等[20]建立一个基于 mpt 64 基因序列的 LAMP 检测方法。mpt 64(又称 mpb 64 或 Rv1980c)LAMP 在 40 分钟内成功检测到 1pg 的 DNA,可成功地排除了 NTMs 和其他细菌种类。此研究专门检测了所有 119 例确诊结核病病例和 104 例控制病例中的 100

例。LAMP法的灵敏度和特异性分别为100%（95%CI 96.79%~100%）和96.15%（95%CI 90.44%~98.94%）。

4. 其他结核分枝杆菌DNA的检测技术　人类血液中的循环游离DNA（cfDNA）最早于1948年被发现，但直到几十年后才引起人们对传染病诊断和监测的兴趣，这些核酸被认为是从即将死亡的人类细胞和微生物中提取出来的，这些微生物在分解过程中将其释放到血液中。cfDNA远小于基因组DNA，70%以上的血浆cfDNA小于300个碱基对，平均大小为170bp。据推测，小尺寸的cfDNA可以跨越肾脏屏障，出现在尿液中。健康人血液中cfDNA的浓度差异很大，从小于10ng/ml到超过1500ng/ml，相当于二倍体人类基因组1 400~200 000个DNA拷贝/ml分裂成170bp片段。在某些疾病条件（如癌症、传染病）和生理状态（如妊娠）下，不同个体之间甚至在同一个体内，尿液和血液中cfDNA的大小、分布和数量都有相当大的差异。cfDNA可用于包括质粒、椎体瘤、利什曼病、血吸虫体和HIV的感染性病原体的一些检测。5篇对结核病患者血液中的DNA检测的研究中有两篇对cfDNA进行分析，其中一篇研究结果敏感度和特异度分别为65%~93%和29%~100%；另外一项研究为43%和67%。2008年后开展的四项以尿cfDNA和cfRNA治疗结核病为重点的研究，在这些研究中，方法步骤似乎先验地适合于cfDNA/cfRNA的分离和检测。在这些研究中，扩增产物的大小很小，大多<100bp。在这些研究中实现的敏感性和特异性分别为43%~79%和89%~100%的肺和肺外结核病例。考虑到WHO优先考虑的结核病目标产品概况（TPP）为最低可接受的65%/98%，非痰生物标志物检测试验的最佳性能为80%/98%（灵敏度/特异性），血浆和尿cfDNA研究的性能结果对结核病检测具有潜在的应用前景。然而，所有这些研究都有方法上的局限性，而且由于研究之间缺乏方法上的一致性，所以几乎不可能进行比较。鉴于产生痰的难度，艾滋病病毒阳性和儿童患者将是从cfDNA分析中获益最多的群体。目前，可用于艾滋病患者结核病的cfDNA诊断的研究有限，但没有针对儿童患者的研究。总之，cfDNA作为结核生物标记物的研究还处于起步阶段；然而，它的高潜力正促使人们更多地关注这一领域。大多数关于这一课题的论文都是在过去的3年里发表的，并且预期在不久的将来会有更好的结果。一旦cfDNA被证实为一种具有足够诊断性能的结核生物标志物，就需要作出更多的努力，开发一个负担得起的平台[21]。

结核性脑膜炎（TBM）是肺结核最具破坏性的表现，大约33%的TBM患者死于非常晚的诊断。根据体征和症状、脑脊液（CSF）涂片显微镜或液体培养等常规诊断方法，敏感性差或周转时间长（可达8周）。为了解决TBM的诊断难题，将亚甲基蓝（Mb）的电化学性质与ssDNA适配体的分子识别能力相结合，研制出一种快速、灵敏的结构转换电化学适配体传感器。此电化学适配体传感器可以检测CSF背景下低至10pg的HspX，并对TBM和非TBM类别产生高度歧视性的响应（$P<0.000\ 1$），敏感性为95%，特异性为97.5%，从提供样品到得到结果的时间少于30分钟。利用H63 SL-2M6适配体的靶诱导结构转换和适配体标记Mb的电活性来检测脑脊液标本中的HspX，为TBM的诊断提供了一种新的基于适配体的电化学生物传感策略[22]。

胸膜结核（pTB）是使用综合参考标准（CRS）诊断的，因为微生物方法严重不足，准确的诊断试验仍未得到满足。Kumari等[23]评估了基于抗体的酶联免疫吸附试验（ELISA）和基于适配体的适体固定化吸附试验（ALISA）的抗原检测方法，针对MTB Hspx蛋白和基于DNA的检测，即Xpert和内部devR-qPCR。"确诊TB和可能TB"*vs.*"非TB疾病"组的联合组生成 ROC 曲线,得出了 cut-off 值,以提供 ≥ 98% 的特异性。ALISA 与 ELISA 的敏感度分别 93%、24%($P \leq 0.0001$)。devR-qPCR 与 Xpert 的敏感性为 50%、2%($P \leq 0.01$)。以适配体为基础的 ALISA 试验超出了敏感性标准,符合国际药品采购机制"目标产品谱"中的特异性要求(灵敏度 ≥ 为 80%,特异性为 98%)。其优越性能表明了它的翻译潜力,以弥补 pTB 诊断中存在的空白。次研究开发的适配体试验优于以多克隆抗体为诊断试剂的 LAM、IP-10、PPD 或 TBGL 抗原等。

二、结核分枝杆菌 RNA 检测技术

结核病的准确、早期诊断对结核病的有效管理具有重要意义。在过去的十年中,已经发展了几种结核病的分子检测方法。由于 RNA(特别是 mRNA)的半衰期通常比 DNA 短得多,它的检测可能有助于评估细菌的生存能力。一种基于核酸序列的阳离子酶联免疫吸附试验(nucleic acid sequence based amplification-enzyme linked immunosorbent assay,NASBA-ELISA)被研究用于结核分枝杆菌(分枝杆菌病)的快速检测。选择编码 tuf 基因编码活性标记 EF-Tu mRNAs 的寡核苷酸引物,通过等温 NASBA 地高辛(DIG)标记法扩增分枝杆菌 RNA,并与 DIG-UTP、反转录酶和 T7 RNA 聚合酶结合。应用 NASBA-ELISA 系统,在 4 小时内检测到结核分枝杆菌的 RNA 只有 17.5pg,在非靶 RNA 或 DNA 存在的情况下,对 MTB 的扩增和检测无干扰。临床标本的敏感性和特异性分别为 97% 和 75%。NASBA-ELISA 系统在检测 MTB 方面具有灵敏度高、快速、简便等优点。NASBA-ELISA 系统在灵敏度(97%)、快速性(仅 4 小时)和简单性(不需要热循环装置)等方面提供了检测活菌结核病的优势。然而,要使这项技术在医疗中心普及,需要更多的时间和更多的宣传,但该项目的结果为发展中国家结核病诊断提供新的方向[24]。

结核病(TB)一直是全球领先的致命传染病,全世界约 1/3 的人口存在潜伏结核感染(LTBI),这在很大程度上归因于结核病和肺结核患者在诊断和治疗方面的困难。外部小体为结核病感染过程的研究提供了一个新的视角。Lyu 等[25]进行了小 RNA 测序,以探索来自 LTBI 和 TB 患者及健康对照组(HC)的血清外显子的小 RNA 谱。结果显示,这三组的外小体有明显的 miRNA 谱。研究者筛选了 250 个差异表达的 miRNAs,其中 130 个是特异表达的 miRNAs。一些 miRNAs 在 LTBI(hsa-let-7e-5p、hsa-let-7d-5p、hsa-miR-140-5P)和 TB 样品(hsa-miR-1246、hsa-miR-2110、hsa-miR-370-3P、hsa-miR-28-3p、hsa-miR-193b-5P)中有特异性表达。此外,我们还展示了 LTBI 和 TB 组的四种表达面板,以及三组之间的 6 种表达模式。这些特异表达的 miRNAs 和差异表达的 miRNAs 在不同的面板和模式中提供了潜在的生物标记物,用于利用外源 miRNAs 检测 / 诊断潜在的和活跃的结核病。此外,还发现了大量来自基因组重复序列的小 RNA,随着 MTB 感染的进展,它们可能在宿主免疫反应中发挥作用。总之,此研究的发现为 MTB 感染过程中的 miRNAs 和重复区域衍生小 RNA 的研究提供了重要的参考和更好的理解,并有助于开发潜在的分子靶点来检测 / 诊断潜在的和活跃的结核。

来自肺结核(pTB)患者的生物气溶胶是传播的定量预测因子。目前检测的方法包括复杂的仪器和耗时的技术,以评估生物气溶胶中的 MTB。Shaikh 等[26]测试了从结核病患者口罩上残留的生物气溶胶中检测 MTB 特异性 RNA 的可行性。成年 pTB 患者(n=33)是 Xpert 确诊前从孟买私人结核病诊所招募的。口罩佩戴 1 或 3 小时或含乙酸纤维素膜的 N95 型口

罩戴 5 分钟,定量 PCR 检测 MTB RNA 的存在,并估算细菌载量。针对 rpoB、sigA、16S 和 fgd1 的定量 PCR 及 rpoB 测序证实了 MTB 特异性 RNA 在 2 例不排痰患者口罩中的存在。膜样品的 RNA 和细菌载量比痰菌 Xpert 估计的高 7 倍。结果证明,在患者口罩标本中检测和定量 MTB 特异性 RNA 的可行性。该方法简单,易于实施,在患者中具有较高的可接受性。检测患者口罩标本中的 MTB RNA 可能有助于结核病的诊断,并为从气溶胶样品中进行转录研究提供了可能,这些研究对了解患者的传染性和治疗反应有重要意义,对结核病的诊断和监测患者之间和患者内部的 MTB 变化有重要的参考价值,有助于评估传染性和治疗反应。

三、结核分枝杆菌耐药基因的检测

MTB 耐药是世界范围内的一个重大健康问题,而 MTB 药敏试验的最大问题之一是其周转时间。传统的方法,如绝对浓度或比例法通常需要几个星期。这个问题是表型方法固有的,是由 MTB 的低生长速率引起的。基因型方法克服了这个问题,周转时间为几天。最近,下一代测序(NGS)技术开始被用于检测 MTB 的抗性基因。Ko 等[27]从临床标本中分离出不同耐药谱的结核分枝杆菌,其中敏感株 36 株。从灭活培养基中提取核酸,经扩增后的 NGS 检测 8 个基因(gyrA、rpoB、pncA、katG、eis、rpsl、embB 和 inhA)的抗性变异。与基于表型的方法相比,以前使用同一面板的研究的数据被合并,获得了检测耐药的综合敏感性和特异性值,测序反应均成功。共有 24 个变异体被认为与抗性有关,其中 6 个是新的((katG L378R、Y597D;pncA S18Ter、H82Pfs;embB I419V;rpoB R552L)。异烟肼、利福平和乙胺丁醇的表型结果与基因型结果一致,链霉素、阿米卡星和卡那霉素的一致性较差。所有药物类别的阴性预测值均大于 97%,阳性预测值为 44%~100%。由于覆盖率低,有可能无法检测到常见的突变。此研究成功将 NGS 应用于 MTB 和易感菌株的耐药性遗传分析,得出一组具有临床意义的变异,即 6 个已证实耐药的变异,18 个可能耐药的变异,15 个易感的变异。这份清单可作为将来 NGS 在真菌细菌学实验室中应用的指南。但在分析 NGS 结果时,应考虑对每个基因样本的覆盖率分析,以及与耐药性无关的良性多态性。

Van 等[28]评估全基因组测序(WGS)结合数据分析的软件工具,是否可以取代常规培养法进行结核药敏测试。2014 年送到芬兰分枝杆菌参考实验室的结核杆菌培养物(n=211),用分枝杆菌生长指示管(mycobacteria growth indicator tube,MGIT)进行了表型检测,以确定其一线抗结核药物的敏感性。用 Illumina MiSeq 系统对所有分离物进行 WGS,用 5 个软件工具(PhyResSE、MykrobePrediktor、TB profiler、TGS-TB 和 KvarQ)对数据进行分析,估计了这两种方法的诊断时间和试剂费用。5 种软件工具预测菌株间耐药的敏感性基本相同,均在 74%~80%,对所有软件工具的特异性均在 95% 以上。不同的软件工具对预测药物耐药性的敏感性和特异性有很大的差异。MGIT 和 WGS 的试剂成本分别为每株 26 欧元和 143 欧元。MGIT 一线药物的周转时间为 19 天(10~50 天),WGS 的周转时间估计为 5 天(3~7 天)。经 MGIT 鉴定,WGS 可作为 DST 的预筛选方法,但软件工具的功能和易用性需要改进。

Ullah 等[29]用多重等位基因特异性聚合酶链反应(MAS-PCR)检测 213 株耐药株和 37 株易感株中 RpoB 基因最常见的突变。在 213 株临床分离株中,MAS-PCR 检测到突变 D435Y(Asp435Tyr)24 例(11.3%),H445Y(His445Tyr)突变 14 例(6.6%),S450L(Ser450Leu)124 例(58.2%),S450W(Ser450Trp)18 例(8.4%)。MAS-PCR 未检出已知突变 33 例(15.5%)。

在 12 例患者中,*RpoB* 基因检测到一个新的 434 密码子突变(Met434Ile)和 435 密码子共同变异(Asp435Tyr),表明 *RpoB* 基因存在双重突变。在 14 个菌株中,发现了一个新的密码子432(Gln432Pro)突变。在另外 4 个分离物中,已鉴定出突变位为 Met434Val 和 His 445Asn。此外,在 5 个分离株中还发现了 *RpoB*(Leu452Pro)的一个突变。以 DST 为参考,MAS-PCR的敏感性为 88.3%,特异性为 100%,可作为巴基斯坦多药耐药结核病(MDR-TB)筛选的初步指标。

Brandao 等[30]对一种商品线探针法(LPA-plus)检测多耐药结核病进行评价,LAP-plus被用于前瞻性评价 341 株分离株的耐药检测,在 303 株有效的表型结果中,对利福平耐药检测敏感性为 100%(13/13),特异性为 99.3%(288/290),但检测到的两株利福平易感分离株具有的 rpoB 突变为非耐药性突变。LAP-plus 检测异烟肼耐药敏感性为 88.5%(23/26),特异性为 100%(277/277)。在 38 例(11%)无效表型结果中,LAP-plus 鉴定出 31 株利福平和异烟肼敏感株,1 株耐异烟肼,6 株为非结核分枝杆菌。LAP-plus 符合率大于 91%,准确性不小于99%。在特定环境下实施 LAP-plus 可以加速多药耐药结核病的诊断,产生比表型药敏试验更多的有效结果,并提供更多关于耐药水平的信息。

Karunaratne 等[31]在含有样品垫、硝酸纤维素膜和吸收垫的惰性塑料衬垫层上设计横向流动带。生物素标记为 4 个捕获探针,分别与抗生物素蛋白结合并固定在硝酸纤维素上。用引物对 KatG 基因的 315 区和 MTB 特异性 IS6110 区的密码子进行扩增,制备测试样品。将与每个扩增片段的 5' 末端互补的两个检测探针与金纳米颗粒(20nm)缀合,并与上述扩增的 PCR 产物偶联在样品垫上。当样品朝向吸收垫移动时,将扩增的靶区域与相应的捕获探针杂交,阳性杂交显示红色线条。条带上的 3 个固定捕获探针(用于检测 MTB、KatG 野生型和突变)敏感性分别为 96.6%、100% 和 92.1%,特异性均为 100%。这种以快速金纳米粒子为基础的侧流试验能在 3 小时内区分特异突变和野生型,并进行 MTB 鉴定。

综上所述,以 Xpert 为主的分子生物学诊断技术得到广泛的应用,国际上出现的基于抗体的酶联免疫吸附试验和基于适配体的适体固定化吸附试验的抗原检测方法和基于核酸序列的阳离子酶联免疫吸附试验等为结核病诊断提供新的思路,但要实现 2035 年终止结核病战略的目标还要不断努力,结核病诊断技术的探索仍需据需,以实现最终目的。

(梁晨　孙照刚　唐神结)

参考文献

[1] AGIZEW T, BOYD R, AULD A F, et al. Treatment outcomes, diagnostic and therapeutic impact: Xpert vs. smear. A systematic review and meta-analysis [J]. Int J Tuberc Lung Dis, 2019, 23 (1): 82-92.

[2] DI TANNA G L, KHAKI A R, THERON G, et al. Effect of Xpert MTB/RIF on clinical outcomes in routine care settings: individual patient data meta-analysis [J]. Lancet Glob Health, 2019, 7 (2): e191-e199.

[3] NIKOLAYEVSKYY V, KONTSEVAYA I, NIKOLAEVSKAYA E, et al. Diagnostic performance and impact of routinely implemented Xpert (R) MTB/RIF assay in a setting of high incidence of drug-resistant TB in Odessa Oblast, Ukraine [J]. Clin Microbiol Infect, 2019, 25 (8): 1040 e1041-1040 e1046.

[4] SILVA T M D, SOARES V M, RAMOS M G, et al. Accuracy of a rapid molecular test for tuberculosis in sputum samples, bronchoalveolar lavage fluid, and tracheal aspirate obtained from patients with suspected pulmonary tuberculosis at a tertiary referral hospital [J]. J Bras Pneumol, 2019, 45 (2): e20170451.

［5］ AHMAD S, AFZAL S, ULLAH A, et al. Evaluation of GeneXpert MTB/RIF Assay for Detection of Pulmonary Tuberculosis on Sputum Samples [J]. J Coll Physicians Surg Pak, 2019, 29 (1): 66-69.

［6］ DAS A, ANUPURBA S, MISHRA O P, et al. Evaluation of Xpert MTB/RIF Assay for Diagnosis of Tuberculosis in Children [J]. J Trop Pediatr, 2019, 65 (1): 14-20.

［7］ LOPEZ A L, ALDABA J G, MORALES-DIZON M, et al. Urine Xpert MTB/RIF for the diagnosis of childhood tuberculosis [J]. Int J Infect Dis, 2019, 79: 44-46.

［8］ MACLEAN E, SULIS G, DENKINGER C M, et al. Diagnostic Accuracy of Stool Xpert MTB/RIF for Detection of Pulmonary Tuberculosis in Children: a Systematic Review and Meta-analysis [J]. J Clin Microbiol, 2019, 57 (6): e02057-18.

［9］ NGWIRA L G, CORBETT E L, KHUNDI M, et al. Dowdy D. W. Screening for Tuberculosis With Xpert MTB/RIF Assay Versus Fluorescent Microscopy Among Adults Newly Diagnosed With Human Immunodeficiency Virus in Rural Malawi: A Cluster Randomized Trial (Chepetsa)[J]. Clin Infect Dis, 2019, 68 (7): 1176-1183.

［10］ LISBOA M, FRONTEIRA I, COLOVE E, et al. Time delay and associated mortality from negative smear to positive Xpert MTB/RIF test among TB/HIV patients: a retrospective study [J]. BMC Infect Dis, 2019, 19 (1): 18.

［11］ TADESSE M, ABEBE G, BEKELE A, et al. Xpert MTB/RIF assay for the diagnosis of extrapulmonary tuberculosis: a diagnostic evaluation study [J]. Clin Microbiol Infect, 2019, 25 (8): 1000-1005.

［12］ KASHYAP B, GOYAL N, HYANKI P, et al. Cartridge-based nucleic acid amplification test: a novel rapid diagnostic tool to study the burden of tuberculosis from a tertiary care hospital [J]. Trop Doct, 2019, 49 (4): 274-281.

［13］ OPOTA O, MAZZA-STALDER J, GREUB G, et al. The rapid molecular test Xpert MTB/RIF ultra: towards improved tuberculosis diagnosis and rifampicin resistance detection [J]. Clin Microbiol Infect, 2019, 25 (11): 1370-1376.

［14］ HODILLE E, MAISSON A, CHARLET L, et al. Evaluation of Xpert MTB/RIF Ultra performance for pulmonary tuberculosis diagnosis on smear-negative respiratory samples in a French centre [J]. Eur J Clin Microbiol Infect Dis, 2019, 38 (3): 601-605.

［15］ CHIN J H, MUSUBIRE A K, MORGAN N, et al. Xpert MTB/RIF Ultra for Detection of Mycobacterium tuberculosis in Cerebrospinal Fluid [J]. J Clin Microbiol, 2019, 57 (6): e00249-19.

［16］ MESMAN A W, CALDERON R, SOTO M, et al. Mycobacterium tuberculosis detection from oral swabs with Xpert MTB/RIF ULTRA: a pilot study [J]. BMC Res Notes, 2019, 12 (1): 349.

［17］ MELDAU R, RANDALL P, POORAN A, et al. Same-day tools, including Xpert Ultra and IRISA-TB, for rapid diagnosis of pleural tuberculosis: a prospective observational study [J]. J Clin Microbiol, 2019, 57 (9): e00614-19.

［18］ SCHNEIDER L, BLAKELY H, TRIPATHI A. Mathematical model to reduce loop mediated isothermal amplification (LAMP) false-positive diagnosis [J]. Electrophoresis, 2019, 40 (20): 2706-2717.

［19］ JOON D, NIMESH M, GUPTA S, et al. Development and evaluation of rapid and specific sdaA LAMP-LFD assay with Xpert MTB/RIF assay for diagnosis of tuberculosis [J]. J Microbiol Methods, 2019, 159: 161-166.

［20］ SHARMA G, TEWARI R, DHATWALIA S K, et al. A loop-mediated isothermal amplification assay for the diagnosis of pulmonary tuberculosis [J]. Lett Appl Microbiol, 2019, 68 (3): 219-225.

［21］ FERNANDEZ-CARBALLO B L, BROGER T, WYSS R, et al. Toward the Development of a Circulating Free DNA-Based In Vitro Diagnostic Test for Infectious Diseases: a Review of Evidence for Tuberculosis [J]. J Clin Microbiol, 2019, 57 (4): e01234-18.

［22］ DAS R, DHIMAN A, MISHRA S K, et al. Structural switching electrochemical DNA aptasensor for the rapid diagnosis of tuberculous meningitis [J]. Int J Nanomedicine, 2019, 14: 2103-2113.

［23］ KUMARI P, LAVANIA S, TYAGI S, et al. A novel aptamer-based test for the rapid and accurate diagnosis of pleural tuberculosis [J]. Anal Biochem, 2019, 564-565: 80-87.

［24］ RAMEZANI R, FOROUZANDEHMOGHADAM M, RASAEE M J. Development of Sensitive and Rapid RNA Transcription-based Isothermal Amplification Method for Detection of Mycobacterium tuberculosis [J]. Avicenna J Med Biotechnol, 2019, 11 (2): 169-175.

［25］ LYU L, ZHANG X L, LI C D, et al. Small RNA Profiles of Serum Exosomes Derived From Individuals With Latent and Active Tuberculosis [J]. Front Microbiol, 2019, 10: 1174.

［26］ SHAIKH A, SRIRAMAN K, VASWANI S, et al. Detection of Mycobacterium tuberculosis RNA in bioaerosols from pulmonary tuberculosis patients [J]. Int J Infect Dis, 2019, 86: 5-11.

［27］ KO D H, LEE E J, LEE S K, et al. Application of next-generation sequencing to detect variants of drug-resistant Mycobacterium tuberculosis: genotype-phenotype correlation [J]. Ann Clin Microbiol Antimicrob, 2019, 18 (1): 2.

［28］ VAN BEEK J, HAANPERA M, SMIT P W, et al. Evaluation of whole genome sequencing and software tools for drug susceptibility testing of Mycobacterium tuberculosis [J]. Clin Microbiol Infect, 2019, 25 (1): 82-86.

［29］ ULLAH I, AHMAD W, SHAH A A, et al. Detection of rifampicin resistance of Mycobacterium tuberculosis using multiplex allele specific polymerase chain reaction (MAS-PCR) in Pakistan [J]. Infect Genet Evol, 2019, 71: 42-46.

［30］ BRANDAO A P, PINHATA J M W, OLIVEIRA R S, et al. Speeding up the diagnosis of multidrug-resistant tuberculosis in a high-burden region with the use of a commercial line probe assay [J]. J Bras Pneumol, 2019, 45 (2): e20180128.

［31］ KARUNARATNE R E, WIJENAYAKA L A, WIJESUNDERA S S, et al. Use of nanotechnology for infectious disease diagnostics: application in drug resistant tuberculosis [J]. BMC Infect Dis, 2019, 19 (1): 618.

第五章　结核病介入学诊断

【摘要】介入诊断学是辅助诊断结核病的重要手段之一。近1年来,随着介入技术的改善和提高,当前利用介入方法辅助诊断结核病的作用日益凸显,极大提高了疑难病例病理标本的获取率,成为结核病诊断领域不可或缺的重要手段之一。对于无痰或涂阴疑似肺结核患者,支气管肺泡灌洗(bronchoalveolar lavage,BAL)和支气管冲洗(bronchial washing,BW)是两种获取高质量呼吸道标本的重要方法。EBUS-TBNA 和 EUS-B-FNA 对未明确诊断的纵隔病变的儿童有帮助,具有较高的诊断率和极好的患者安全性。ca-TBFB 可提高结节病和淋巴瘤的诊断率,同时提供了相对更好的组织质量和细胞结构。电磁导航支气管镜检查(electromagnetic navigation bronchoscopy,ENB)是呼吸科医师和胸外科的有用医疗设备。超声引导下大网膜 FNAC 有助于诊断有或无其他异常表现的大网膜增厚的腹部结核的患者。CT 引导下经胸穿刺活检小结节和大亚实性结节对恶性肿瘤的诊断具有较高的敏感性和特异性,并发症发生率低。纵隔镜检查是一种有效的诊断技术手段,具有较高的诊断价值,也适用于低发病率和死亡率发达地区以外的地方。诊断性腹腔镜检查提示内脏壁腹膜结节变性及粘连,输尿管镜下取石,诊断性腹腔镜通过直接观察腹膜空洞和进行组织活检,腹腔镜是诊断结核性腹膜炎的首选诊断步骤。随着新技术、新方法的不断涌现,结核病介入治疗技术显现出愈发广阔的应用前景。

【关键词】结核病;EBUS-TBNA;支气管镜;经皮肺穿刺活检术

2019 年随着介入技术的改善和提高,当前利用介入方法大提高了疑难病例病理标本的获取率,结合细菌学、病理学、分子生物学等手段对气管镜标本的检测报道日益增多,为结核病诊断提供了更多依据。

一、普通支气管镜

普通支气管镜下支气管肺泡灌洗液和气管吸引物检测诊断肺结核。肺结核早期诊断有助于降低传播、发病率、死亡率和成本,但是传统诊断方法具有低敏感度和低特异度(涂片显微镜检),且获得结果时耗时(培养和药物敏感试验),分子诊断技术已报道具有更敏感、特异和快速的特点。Silva 等[1]将痰、支气管肺泡灌洗液(bronchoalveolar lavage fluid,BALF)、气管吸引物(tracheal aspirate,TA)进行 Xpert MTB/RIF 检测,与标准培养方法比较,结果显示 2014 年 12 月至 2015 年 11 月期间,共 238 份痰标本、199 份 BALF 标本和 97 份 TA 标本,疑似肺结核的所有样本中结核分枝杆菌培养阳性率为 15.2%(81/534),Xpert MTB/RIF 检测阳性率为 19.9%(106/534);81 份培养阳性标本中抗生素敏感试验(antimicrobial susceptibility testing,AST)60 份;60 份标本中通过 AST 和 Xpert MTB/RIF 检测发现 9 份标本对利福平耐药,对利福平敏感 51 份标本中,两种方法具有一致性 51 份,不一致 2 份(1 份为 AST 敏感,但 Xpert MTB/RIF 检测对利福平耐药;1 份 Xpert MTB/RIF 检测对利福平敏感,但 AST 显示对利福平耐药)。

对于无痰或涂阴疑似肺结核患者,支气管肺泡灌洗(bronchoalveolar lavage,BAL)和支气管冲洗(bronchial washing,BW)是两种获取高质量呼吸道标本的重要方法,Kim 等[2]比较了 BAL 和 BW 用于诊断结核病的价值。作者于 2013 年 10 月至 2016 年 1 月期间无痰或涂阴疑似肺结核患者进行支气管镜检查,结合 MTB 的培养和核酸扩增试验(nucleic acid amplification tests,NAATs)进行诊断。结果显示,43 例为 BAL 组,48 例为 BW 组,BAL 组中 21 例(48.8%)患者最后诊断为肺结核,BW 组中 30 例(62.5%)最后诊断为肺结核,BAL 组中 MTB 培养或 NAAT 检测阳性率显著高于 BW 组(85.7%$vs.$50.0%,P=0.009),与 BAL 和 BW 操作的相关并发症为低氧事件(BAL 组发生率为 4.7%,2/43;BW 组发生率为 10.4%,5/48)和支气管镜检查后发热(BAL 组发生率为 7.0%,3/43;BW 组发生率为 8.3%,4/48)。结论提示,只要患者能耐受,尽量采用 BAL 而不是 BW 用于获取无痰或涂阴肺结核患者呼吸道标本进行诊断。BALF 进行检测是一种经济、快速和提示患者具有传染性的标志,但是敏感度变异较大(20%~80%),不同研究者存在差异[3]。可屈式支气管镜可以直视从咽喉到第 3 级支气管树分枝处的呼吸道黏膜,Ndilanha 等[4]对 2013 年 1 月至 2017 年 11 月间来自坦桑尼亚莫西比力国立医院的患者进行了可屈式支气管镜检查,对 451 例患者进行回顾性医院为基础的横断面研究。结果显示,支气管镜检查患者数从 2013 年的 57 例增加了 3 倍,2017 年达到 180 例,39%(174/451)患者进行了肺活检,64.5%(291/451)进行了支气管肺泡灌洗、支气管冲洗或刷检细胞学检查,10.7%(6/56)经 GeneXpert MTB/RIF 检测结核分枝杆菌阳性,支气管镜检查有利于诊断肺结核。

二、内镜检测新技术

1. 超声引导下经支气管针吸活检术和超声内镜引导细针穿刺活检术　超声引导下经支气管针吸活检术(EBUS-TBNA)和超声内镜引导细针穿刺活检术(EUS-B-FNA)是评估成人纵隔病变的有效微创方法,但很少有数据在儿童中可用。Gulla 等[5]概述了 EBUS-TBNA 和 EUS-B-FNA 在病因不明的纵隔病变患儿中的实用性和安全性。通过图表回顾性分析了新德里 AIIMS 儿科胸科和结核病诊所 2015 年 5 月至 2018 年 3 月小于 18 岁病因不明的纵隔病变儿童。回顾 EBUS-TBNA 和 EUS-B-FNA 患儿的病例记录,收集人口统计资料、临床特征、实验室检查、EBUS-TBNA/EUS-B-FNA 技术、并发症和结果的数据。结果显示,30 名儿童(19 名男性)平均年龄(SD)为 9.6(±3.5)岁。体重(kg)和身高(cm)的中位数(IQR)分别为 29(19.5,35)和 134(125,150)。术前最常见的临床诊断是肺结核(73.3%),其次是淋巴瘤(13.3%)。临床表现为发热(80%),咳嗽(53.3%),肝大(13%),周围淋巴结肿大(21.7%),结核菌素皮试阳性(63.3%)。大约有 1/4 的人在没有明确的结核病依据时接受抗结核治疗。清醒镇静用于咪达唑仑和芬太尼(n=22)、丙泊酚(n=8)。经食管 20 例(66.6%),经气管 7 例(23.3%),同时经食管和气管的有 3 例(10.1%)。对 24 例患儿的淋巴结进行采样(隆嵴下 16 例,右气管旁 4 例,两者均为 4 例)。EBUS 上淋巴结平均大小为 1.93(±0.5)cm,每个淋巴结 FNAC 穿刺数的中位数(IQR)为 2(2,4)cm。经 GeneXpert/MGIT/Cytopath 和淋巴瘤确诊 11 例(36.6%,结核 10 例,淋巴瘤 1 例)。仅 3.3% 出现轻微并发症。因此,EBUS-TBNA 和 EUS-B-FNA 对未明确诊断的纵隔病变的儿童有帮助,具有较高的诊断率和极好的患者安全性。

Chhajed 等[6]探讨支气管内超声引导经支气管针吸活检术(EBUS-TBNA)在纵隔淋巴结核和耐药性纵隔淋巴结核快速诊断中的应用。通过 Xpert MTB/RIF 阳性试验或结核分枝杆菌培养确认结核病的诊断。利福平耐药结核(RR-TB)或耐多药结核(MDR-TB)通过Xpert MTB/RIF 检测利福平耐药或通过表型药敏试验(DST)检测利福平和异烟肼耐药而诊断为利福平耐药结核(RR-TB)或耐多药结核(MDR-TB)。56 例患者中,Xpert MTB/RIF 阳性43 例(77%),结核分枝杆菌培养阳性31 例(55%)。在这56 例患者中,25 例(45%) Xpert MTB/RIF 阳性而 TB 培养阴性,13 例(23%) Xpert MTB/RIF 阴性而 TB 培养阳性,18 例(32%) Xpert MTB/RIF 阳性且 TB 培养阳性。11 名(20%)耐药结核病患者中,7 名 RR/MDR-TB,1名前广泛耐药(XDR)结核,2 名 XDR-TB 和 1 名异烟肼单耐药结核。对 EBUS-TBNA 标本进行 Xpert MTB/RIF 检测能更快速地诊断结核。与单独培养相比,Xpert MTB/RIF 检测似乎具有更显著的敏感性。基于培养的 DST 除了利福平耐药性之外,还提供了额外的排他性和完整的耐药谱。

　　Ray 等[7]经支气管内超声(EBUS)针吸活检(TBNA)在评估纵隔和肺门淋巴结病变(LAD)时具有较高的诊断率。先前证明了 EBUS 引导的 cauter 辅导型经支气管引导钳活检术(ca-TBFB)的安全性,其在此报告了当用 ca-TBFB 补充基于 EBUS-TBNA 的护理标准(SOC)时,ca-TBFB 的诊断率和组织获取方面的疾病特异性改善。回顾性分析了 213 例在同一手术过程中先后接受 SOC 和 CA-TBFB 的患者。根据术前影像确定了三种有趣的临床情景,即孤立性纵隔/肺门淋巴结病(LAD)、与疑似恶性肿瘤的结节或肿块相关的 LAD,以及与提示结节病的实质表现相关的 LAD。使用有效验证的方法,对 136 例符合诊断标准的患者,评估了每个患者的诊断率和每个淋巴结的标本质量。使用 ca-TBFB 进行疾病特异性 SOC 管理产生的收益因诊断而异。在 61 例诊断为实体器官恶性肿瘤的患者中,单纯 SOC 及 SOC 与 ca-TBFB 结合的两者的诊断率分别为 91.8% 和 93.4%($P=0.50$);在 59 例诊断为结节病的患者中,相应的诊断率分别为 62.7% 和 94.9%($P<0.001$)。在诊断为淋巴瘤的 16 例患者中,相应的诊断率分别为 62.5% 和 93.8%($P=0.042$)。对于每个疾病过程,使用 ca-TBFB 获得的样本在统计学上表现出更高的质量。因此相对于 SOC,ca-TBFB 可以提高结节病和淋巴瘤的诊断率,同时提供了相对更好的组织质量和细胞结构。

　　肺部肿块病变的诊断具有挑战性,可能存在一些区别。Zaw 等[8]进行了个案报道。其报道了一位 41 岁的高加索女性,既往有吸烟史 30 年,表现为间歇性非特异性胸痛。胸部CT 扫描证实右肺下叶有阴影,怀疑为原发性肺部恶性肿瘤,PET 扫描显示病变呈中度 FDG亲和力。传统的支气管镜检查未显示支气管内病变,采用经支气管超声(EBUS)引导鞘技术,病变定位于右肺下叶后段。刷片、活检和灌洗均通过导管鞘进行,同时进行支气管冷凝术活检。在 Ashdown 琼脂培养基上对病变的支气管刷片进行培养,结果显示为假单纯性伯克霍尔德氏菌,证实为类鼻疽假单胞菌病。治疗方案为静脉注射头孢他啶 4 周,然后口服磺胺甲噁唑/甲氧苄啶 3 个月。在随访期间,患者在临床和影像学上都表现出明显的改善。

　　Zang 等[9]图像引导 EBUS 支气管镜检查的最佳路线规划。中央胸内淋巴结的分期是肺癌的主要管理部分。为了执行分期程序,医生首先使用患者的 3D X 线计算机断层扫描(CT)胸部扫描来交互式地规划通向选定目标淋巴结的呼吸道路线。接下来,医生使用集成的 EBUS 支气管镜(EBUS = 支气管内超声),通过可视支气管镜由呼吸道到达到活检结节附近,对结点进行局部定位以进行活检。不幸的是,在手术过程中,医生很难将预先计划的呼吸道转换成安全、有效的活检部位。于是提出了一种用于 EBUS 支气管镜检查的自动路线规划方法,该方法可以对安全、有效的淋巴结活检部位进行最佳定位。要运行该方法,首先从患者的胸部 CT 扫描中建立 3D 胸部模型。接下来,采用一种优化方法得出可行的呼吸道路线,可以最大限度地取样目标淋巴结,同时安全避开主要血管。在一项涉及 31 个结节(长轴范围:9.0~44.5mm)的肺癌患者研究中,有 25/31 个结节应用了该方法,其平均可取组织样本大小 = 8.4mm(范围:1.0~18.6mm)和样本充足率 = 0.42(范围:0.05~0.93)。定量结果表明,该方法可以基本上均可在选定淋巴结中成功进行活检,而其他方法的成功率则为 70%~94%。同时与标准方法的 55%~77% 的组织充足率相比,该方法还可能促进将近 100% 的选定结节进行足够的组织活检。若其余节点未在预设的安全范围内产生安全路线,即使在最宽松的安全条件下,三个节点也从未产生过路线。因此,该方法不仅有助于确定淋巴结活检的有效呼吸道路径和预期的样品质量,而且还可以指出可能不建议进行活检的情况。其还演示了在图像引导的 EBUS 支气管镜检查系统中使用的方法,该方法已成功用于实时肺癌患者研究。在现场操作过程中,该方法在增强的虚拟支气管镜查看器中提供了动态的实时样本量可视化。这样,当支气管镜在呼吸道中移动时,医生可以清楚地看到呼吸道壁上最有希望的活检部位。

2. 电磁导航支气管镜检查 随着胸部计算机断层(摄影)(computed tomography,CT)的应用,肺结节(pulmonary nodules,PNs)被检测发现的数量越来越多,而传统技术对肺结节诊断的阳性率具有局限性,电磁导航支气管镜检查(electromagnetic navigation bronchoscopy,ENB)已越来越受到业界欢迎,并用于肺小结节的诊断。Cheng 等[10]对 ENB 诊断肺结节的阳性率和并发症进行了分析报道。2015 年 4 月至 2016 年 6 月期间来自我国香港基督教联合医院 99 例 PNs 患者进行了 ENB 检测,结果显示 67 例(67.7%)为恶性 PNs,结核病 14 例(14.1%),ENB 总的准确度达 71.7%,敏感度为 67.8%,特异度为 100%,阴性预测值达 30%,其中 3 例发生并发症,1 例气胸(1.0%),1 例支气管活检后(post-transbronchial biopsy,TBBx)出血(1.0%),1 例呼吸衰竭(1.0%),未发生 ENB 并发症及死亡。结果提示,当使用传统的可弯曲式支气管镜检查(flexible bronchoscopy,FB)/圆径探头支气管内超声(radial endobronchoscopic ultrasonography,R-EBUS)技术无法得出结论时,ENB 提供了较好的诊断阳性率和低的并发症发生率,ENB 是呼吸科医师和胸外科的有用医疗设备。

三、细针穿刺术

Kumar 等[11]评价了超声引导下(USG)大网膜细针穿刺细胞学检查(FNAC)在腹部结核(TB)诊断中的作用。回顾性分析 2016 年 6 月至 2018 年 4 月期间临床疑似腹膜结核患者的资料,主要包括成像显示大网膜增厚伴或不伴腹水的患者。在影像学上评估的其他特征包括腹水、肠系膜或腹膜后淋巴结病变的存在、回盲部增厚,以及实质性腹部器官的受累。使用 22 号针在超声引导下进行网膜的 FNAC。细胞学检查为 HE 染色中的肉芽肿,Zeihl-Neelson 染色上的杆菌,以及其他病理(如果有的话)。结果显示,在研究期间进行了 35 次大网膜 FNAC。在这些患者中,8 例(22.8%)报告为恶性肿瘤。在其余 27 名患者中,有 19 名患者(70.4%)报告结核呈阳性结果。在这 19 名 FNAC 阳性的患者中,中位年龄为 33 岁(10~63 岁),其中 8 名男性(42.1%)。腹水 14 例(73.7%),腹腔淋巴结肿大 9 例(47.4%),回盲部增厚 3 例(15.8%),腹腔实质器官受累 4 例(21%)。报告肉芽肿性炎症 17 例(89.5%),抗酸杆菌 10 例(57.6%)。对两名患者进行了 GeneXpert 分析,其中一名患者的结果为阳性。因此,超声引导下大网膜 FNAC 有助于诊断有或无其他异常表现的大网膜增厚的腹部结核的患者。

  Monnin-Baresa 等[12]经皮肺活检后系统性全胸 CT 扫描诊断全身性空气栓塞的发病率和危险因素,评估经皮肺穿刺活检后全胸 CT 诊断的全身性空气栓塞(SAE)的发生率和危险因素。回顾性评估了 2014 年 4 月至 2016 年 5 月进行的 559 例 CT 引导的肺活检。SAE 的定义是在撤回针头后获得的胸部 CT 图像上看到的主动脉或左心室中存在空气。分析数据集中在患者(年龄、性别、肺功能、CT 中气肿情况、接受的治疗方法)、目标病变(位置、深度、大小和特征)和手术(患者体位、肺内进针长度、胸膜穿刺次数、活检样本数量、操作员的经验)。回归逻辑模型用于确定 SAE 的危险因素。结果显示,559 例肺活检中有 27 例观察到 SAE,影像学发病率为 4.8%(95%CI 3.3~7.0),临床发病率为 0.17%(n = 1)。对于 21/27 例患者(78%),在结节区域的目标采集将不包括心腔,这意味着可能错过 SAE。在多变量分析中,独立的危险因素是肺内进针长度(OR=1.13,95%CI 1.02~1.25,P= 0.024)、活检样本数量(OR=1.48,95%CI 1.01~2.17,P= 0.046)和俯卧位(OR=3.12,95%CI 1.11~8.31,P=0.031)或右侧卧位(OR=6.15,95%CI 1.66~22.85,P=0.005)。无症状的全身性空气栓塞可在活检后 CT 检查中的近 5% 中显示,但前提它们不仅限于目标结节区域,还应包含整个胸部。

  Perl 等[13]实质性血液修补对经皮 CT 引导下肺穿刺活检的患者气胸发生率的影响。对 2003—2018 年在该院进行的 868 例 CT 引导的肺穿刺活检进行了回顾性分析,其中 419 名(48%)接受了 IBP。结果发现,变量包括气胸和胸管放置率,以及病变大小(<3cm 与长轴直径≥ 3cm)、病变深度(≤ 2cm、> 2~4cm、> 4~5cm 和 > 距胸膜 5cm 的距离)、肺内位置(上叶、下叶、中叶)、口径(13G、15G、17G、19G)、取样数量(1~3 个、≥ 4 个)以及执行医师的经验。结果显示,未行 IBP 组气胸发生率为 15.4%,IBP 组气胸发生率为 10.7%(P<0.05)。在 IBP 组中,介入后的胸管植入次数也较少(3.1% $vs.$ 5.8%),但无统计学意义。在两组中,病变大小与气胸发生率均呈负相关,但≥ 3cm 的病灶中 IBP 组气胸发生率显著降低(P<0.05)。随着病灶深度的增加,在(P <0.01)和不使用(P<0.001)IBP 的情况下,气胸发生率增加。对于应用 IBP 的 17G 针,气胸的发生率显著降低(P<0.05),但对于其他口径则无统计学意义。对于下叶活检,IBP 可显著降低气胸发生率(P<0.001)。如果病理取样≥ 4 个,则 IBP 的气胸发生率明显降低(P<0.01)。对于有经验的操作员,与没有经验的操作员相比,总体气胸发生率要低得多(P<0001)。因此,IBP 显著降低了 CT 引导下的肺活检后气胸的发生率,尤其是对于位于肺深处的病变、采集≥ 4 个样本、经验不足的操作员采集样本以及从下叶采样时。

  Sumathipala 等[14]通过 CT 影像学表现预测肺结核活检方法,基于计算机断层扫描(CT)的肺癌死亡率筛查有望使肺结节管理成为一个日益严重的公共卫生问题。对可疑结节进行活检和病理分析对于明确诊断和适当的干预是必要的活检技术,执行活检技术的专家以及肺结节患者的转诊和分流方式各不相同。最大的二分法介于微创活检(MIB)和外科活检(SB)之间。在 SB 之前 MIB 失败的情况下,除了可能避免的医疗费用支出外,还会导致准确治疗的严重延误,甚至对预后可能产生不利影响。预测给定肺结节的最佳活检方法的自动化方法可通过简化转诊和分诊模式来节省时间和医疗费用。使用来自肺图像数据库协会图像收集(LIDC-IDRI)的数据,应用逻辑回归模型来确定有肺结核患者中,MIB 及 SB 程序是否可用来诊断肺癌。作者发现,在成功的 MIB 病例中,结节明显更大且更加尖锐。模型说明,在易于访问的语义和图像数据上使用强大的机器学习工具,可以预测 MIB 或 SB 可作为最佳活检方法。在进行进一步的验证和优化之前,临床医生可以使用我们可公开访问的模型来协助临床决策。

Marco-Doménech 等[15]CT 引导的肺穿刺活检术中水凝胶塞应用的经济学效应。使用水凝胶塞减少了气胸的数量,并减少了 CT 引导的肺活检中对胸腔置管的需求。该研究旨在分析使用水凝胶塞的经济学效应方法,分析了 171 个肺活检,分为三组:①第 1 组(n=22),无水凝胶塞的细针穿刺细胞学检查(FNAC);②第 2 组(n= 89),有水凝胶塞的 FNAC;③第 3 组(n= 60),有水凝胶塞的 FNAC 和芯针活检(CNB)。计算这三组的总成本(直接和间接),分析正确诊断的百分比、平均和升高比值,选出最具优性价比选择。结果显示,总成本:第 1 组 = 261.28+52.65=1 313.93 欧元;第 2 组 =1 201.36+67.25=1 268.61 欧元;第 3 组 =1 220.22+47.20=1 267.42 欧元。正确诊断的百分比:第 1 组 =77.3%;第 2 组 =85.4%;第 3 组 =95%(P=0.04)。平均成本效益比:第 1 组 =16.99;第 2 组 =14.85;第 3 组 =13.34。结论提示,第 3 组是最佳选择,平均成本最低。作者认为,最佳的方法是在 FNAC 和 CNB 结束时使用脱水水凝胶塞。

Kiranantawat 等[16]评估通过 CT 引导的经胸穿刺活检细针抽吸术确定亚实性肺结节恶性肿瘤的成功性。这项 IRB 批准的回顾性研究分析了 CT 引导下经皮穿刺活检的 86 个连续的亚实性结节[大小为(25+14)mm,年龄为(1+10)岁,M:F=27:59]。在 64 例中,毛玻璃不透明度 =50%(74%);尺寸 <2cm,38 例(44%)。进行细针穿刺活检 21 例(24%)。其中活检及手术病理明确 59 例(69%),长期临床和影像学随访明确 27 例(31%)。通过 Fischer 精确检验进行统计分析,以确定结节 <2cm 和 =2cm 以及毛玻璃 <50% 和 =50% 的成功率。活检的成功率为 94.7%,诊断小及大的亚实性结节中敏感性分别为 88.6% 和 95.6%($P \geq 0.05$),两组的特异性均为 100%。核心活检仅改变了诊断的 1/21(4.8%)。对于毛玻璃样混浊度为 =50% 和 <50% 的病变,活检率分别为 18% 和 11%($P \geq 0.05$)。气胸的发生率为 21%,不需要置管,轻度咯血为 8%。因此,CT 引导下经胸穿刺活检小结节和大亚实性结节对恶性肿瘤的诊断具有较高的敏感性和特异性,并发症发生率低。

四、纵隔镜、胸腹腔镜

Oguz[17]对纵隔镜检查在诊断胸部疾病中的作用进行了回顾性研究。作者对 107 例采用其他方法未取得组织病理诊断的纵隔病变进行纵隔镜检查,并评价了纵隔镜的效果、安全性和可行性。2012 年 9 月至 2018 年 11 月间的 107 例纵隔淋巴结病变患者(73 例男性,34 例女性),平均年龄为 57.4 岁,30~88 岁进行纵隔镜检查,分别对年龄、性别、疾病、组织病理学诊断、术后发病率和死亡率等参数进行评价。结果提示,经组织病理检查 32 例(30%)患者诊断为肺癌转移(N2 期),这是最常见的诊断,避免了不必要的开胸手术方法进行诊断。影像学发现在淋巴结病变患者,组织病理学结果评价了 N2 期,25 例患者(23.5%)活检结果报告为反应性淋巴结;另外,23 例(21.4%)患者为肉瘤,16 例(15%)为淋巴结结核,7 例(6.5%)为淋巴瘤,1 例(0.9%)为良性上皮囊肿,1 例为恶性上皮瘤(乳腺浸润性导管癌),1 例为慢性淋巴细胞性白血病,1 例为转移性腺癌(肾细胞癌)。结论提示,当其他非侵袭性手段无效时,纵隔镜检查是一种有效的诊断技术手段,具有较高的诊断价值,也适用于低发病率和死亡率发达地区以外的地方。

目前未见胸腔镜检查下进行胸膜冷冻活检(pleural cryobiopsy,CB)和可弯曲式活检钳活检(flexible forceps biopsy,FFB)对于胸腔积液诊断的随机对照比较研究的报道。Dhooria 等[18]采用交叉研究设计,在半硬式胸腔镜引导下胸膜冷冻活检与可弯曲式活检钳活检对于未明确诊断的渗出性胸腔积液患者诊断价值的随机对照试验研究,比较了半硬式胸腔镜下CB 和 FFB 的诊断效能。对于未明确诊断的胸腔积液患者进行半硬式胸腔镜检查,同时进行 CB 和 FFB,按照顺序进行 1∶1 随机活检,第一次结果为 CB 和 FFB 的诊断效能,第 2 次结果包括活检标本大小、深度、组织学结果的可解读能力、样本制备、根据操作员额定视觉模拟量表确定活检难度、观察活检时间确定出血严重性和操作过程的持续时间。结果显示,筛查了 201 例患者,50 例纳入研究(平均年龄为 52.4 岁,其中 18 例为女性患者),CB(78.0%)与 FFB(76.0%,P=1.00)的诊断效能并没有差异,但 CB 获取的样本大小比 FFB 更大(平均大小 7.0mm 和 4.0mm,$P < 0.001$),比 FFB 更深(可达到胸膜脂肪或更深组织,CB 与 FFB 分别为 65.2% 和 40.8%,$P= 0.02$),操作过程 CB 比 FFB 更快(平均持续时间分别为 10 分钟与 15 分钟,$P< 0.001$),两组技术的活检难度、出血严重程度、标本的组织学结果的可解读性、制备等均无显著差异。结论提示,在半硬式胸腔镜下进行胸膜 CB 的诊断阳性率与 FFB 诊断阳性率相当。

腹膜结核是一种罕见的肺外结核,在结核病低流行国家对于腹膜结核的诊断至关重要,一例具有移民背景的年轻男性患者,表现全腹痛,CT 检查提示腹腔积液,网膜和腹膜增厚,肠系膜淋巴结肿大,右侧输尿管远端有结石,诊断性腹腔镜检查提示内脏壁腹膜结节变性及粘连,输尿管镜下取石,诊断性腹腔镜通过直接观察腹膜空洞和进行组织活检,腹腔镜是诊断结核性腹膜炎的首选诊断步骤[19]。

五、食管镜

Khan 等[20]报道一例 25 岁男性食管结核患者,该患者临床表现类似食管癌,实验室检查、结核菌素皮内试验和胸部 X 线检查均正常;钡吞咽检查提示远端食管中等度扩张,黏膜不规则且有一个结节;CT 检查提示胸段和远端食管壁增厚,胃肝韧带淋巴结坏死和小网膜浸润,提示食管恶性肿瘤可能,遂进行了食管检查和增厚黏膜处的活检,组织病理和结核聚合酶链反应确诊为食管结核。抗结核治疗 6 个月,症状完全缓解。

随着介入诊断新技术的广泛开展,支气管镜检测、EUS-B-FNA、电磁导航支气管镜检查、细针穿刺术等,以及各种腔镜技术如纵隔镜、胸腹腔镜、食管镜等为结核病诊断提供了更多获取标本机会,是结核病诊断的重要辅助手段,极大改善了复杂疑难病例病理标本的获取率,进一步提高结核病的诊断率。

(杨松　唐佩军　严晓峰　唐神结)

参考文献

[1] SILVA T M D, SOARES V M, RAMOS M G, et al. Accuracy of a rapid molecular test for tuberculosis in sputum samples, bronchoalveolarlavage fluid, and tracheal aspirate obtained from patients with suspected pulmonary tuberculosis at a tertiary referral hospital [J]. J Bras Pneumol, 2019, 45 (2): e20170451.

[2] KIM Y W, KWON B S, LIM S Y, et al. Diagnostic value of bronchoalveolar lavage and bronchial washing in sputum-scarce or smear-negative cases with suspected pulmonary tuberculosis: A randomized study [J]. Clin Microbiol Infect, 2019: S1198-743X (19) 30612-3.

[3] SUÁREZ I, FÜNGER S M, KRÖGER S, et al. The diagnosis and treatment of tuberculosis [J]. DtschArztebl Int, 2019, 116 (43): 729-735.

［ 4 ］ NDILANHA D A, SHAYO G A, HASSAN R, et al. Diagnoses from lung specimen collected through flexible bronchoscopy from patients in a tertiary hospital in Dar es Salaam Tanzania: a retrospective cross-sectional study [J]. BMC Pulm Med, 2019, 19 (1): 214.

［ 5 ］ GULLA K M, GUNATHIAKA G, JAT K R, et al. Utility and safety of endobronchial ultrasound-guided transbronchial needle aspiration and endoscopic ultrasound with an echobronchoscope-guided fine needle aspiration in children with mediastinal pathology [J]. Pediatr. Pulmonol, 2019, 54: 881-885.

［ 6 ］ CHHAJED P N, VAIDYA P J, MANDOVRA N P, et al. EBUS-TBNA in the rapid microbiological diagnosis of drug-resistant mediastinal tuberculous lymphadenopathy [J]. ERJ Open Res, 2019, 5 (4): 00008-2019.

［ 7 ］ RAY A S, LI C, MURPHY T E, et al. Improved Diagnostic Yield and Specimen Quality with EBUS-Guided Forceps Biopsies: A Retrospective Analysis [J]. Ann Thorac Surg, 2020, 109 (3): 894-901.

［ 8 ］ ZAW K K, WASGEWATTA S L, KWONG K K, et al. Chronic Pulmonary Melioidosis Masquerading as lung malignancy diagnosed by EBUS guided sheath technique [J]. Respir Med Case Rep, 2019, 28: 100894.

［ 9 ］ ZANG X, GIBBS J D, CHEIRSILP R, et al. Optimal route planning for image-guided EBUS bronchoscopy [J]. Comput Biol Med, 2019, 112: 103361.

［ 10 ］ CHENG S L, CHU C M. Electromagnetic navigation bronchoscopy: the initial experience in Hong Kong [J]. J Thorac Dis, 2019, 11 (4): 1697-1704.

［ 11 ］ KUMAR S, GUPTA P, SHARMA V, et al. Role of Ultrasound-Guided Fine-Needle Aspiration Cytology of Omentum in Diagnosis of Abdominal Tuberculosis [J]. Surg Infect (Larchmt), 2019, 20: 91-94.

［ 12 ］ MONNIN-BARES V, CHASSAGNON G, VERNHET-KOVACSIK H, et al. Systemic air embolism depicted on systematic whole thoracic CT acquisition after percutaneous lung biopsy: Incidence and risk factors [J]. Eur J Radiol, 2019, 117: 26-32.

［ 13 ］ PERL R M, RISSE E, HETZEL J, et al. The effect of intraparenchymal blood patching on the rate of pneumothorax in patients undergoing percutaneous CT-guided core biopsy of the lung [J]. Eur J Radiol, 2019, 116: 14-20.

［ 14 ］ SUMATHIPALA Y, SHAFIQ M, BONGEN E, et al. Machine learning to predict lung nodule biopsy method using CT image features: A pilot study [J]. Comput Med Imaging Graph, 2019, 71: 1-8.

［ 15 ］ MARCO-DOMENECH S F, FERNANDEZ-GARACIA P, NAVARRO-BALLESTER A, et al. Cost-effectiveness of hydrogel plugs in CT-guided lung biopsies [J]. Radiologia, 2019, 61: 153-160.

［ 16 ］ KIRANANTAWAT N, MCDERMOTT S, PETRANOVIC M, et al. Determining malignancy in CT guided fine needle aspirate biopsy of subsolid lung nodules: Is core biopsy necessary？ [J]. Eur J Radiol Open, 2019, 6: 175-181.

［ 17 ］ OGUZ KAPICIBASI H. The role of mediastinoscopy in the diagnosis of thoracic disease: 107-case analysis [J]. Med Glas (Zenica), 2019, 16 (2).

［ 18 ］ DHOORIA S, BAL A, SEHGAL I S, et al. Pleural Cryobiopsy versus Flexible Forceps Biopsy in Subjects with Undiagnosed Exudative Pleural Effusions Undergoing Semirigid Thoracoscopy: A Crossover Randomized Trial (COFFEETrial)[J]. Respiration, 2019, 24: 1-9.

［ 19 ］ VAN SLAMBROUCK J, VLASSELAERS J, DEVOS B. A case report of peritoneal tuberculosis diagnosed by laparoscopy in a low prevalence setting [J]. Acta Chir Belg, 2019, 24: 1-5.

［ 20 ］ KHAN M S, MAAN M H A, SOHAIL A H, et al. Primary esophageal tuberculosis mimicking esophageal carcinoma on computed tomography: A case report [J]. World J Gastrointest Surg, 2019, 11 (9): 373-380.

第六章　结核病病理学诊断

【摘要】病理学诊断是结核病确诊的重要途径,尤其在菌阴肺结核、肺外结核病等疑难性和特殊部位结核病的诊断中起到决定性作用。越来越多的分子检测技术应用于石蜡包埋标本的结核病诊断中,对提高结核病的诊断准确性及与其他疾病的鉴别诊断有很大帮助。免疫荧光标记与特异性荧光抗体标记结合激光扫描共聚焦显微镜(LSCM)可视化相结合,可以显著提高结核分枝杆菌检测的效率。2D-TB 两阶段算法自动检测结核肉芽肿坏死的病理学图像检测技术在肉芽肿性坏死检测方面具有与病理学专家的结果显著正相关的准确性能。病理学作为连接基础与临床的桥梁学科,在揭示病因、发病机制等方面也发挥着重要作用。

【关键词】结核病;诊断;病理学;分子病理学

病理学诊断是结核病确诊的重要依据。2019 年在国际上,结核病病理学主要进展在疑难性结核病病理学诊断、肺外结核的诊断与鉴别诊断及结核病发病机制的研究等方面。

一、传统病理学诊断

结核病是由结核分枝杆菌引起的慢性肉芽肿病,以肺结核最常见,但亦可见于全身各器官。2019 年国外结核病的传统病理学诊断研究主要集中在肉芽肿性疾病的鉴别诊断以及肺外结核的诊断。

1. 肺结核　结核病与结节病均为肉芽肿性炎,二者的关系及其鉴别诊断是难点,也是研究热点。结节病是一种病因未明可累及多系统的无干酪样坏死的上皮样细胞肉芽肿性疾病,这两种疾病是具有相似形态特征的独立疾病还是代表同一疾病的不同过程,仍存在争议[1]。Maalioune 等[2]报道了一名 38 岁的女性非吸烟者,确诊结核病后三联药抗结核治疗后明显有效。2 年后肺部疾病复发,进行四联疗法,但治疗耐受性差,迅速停止治疗,通过纵隔镜进行活检,确诊为结节病。由于结节病的病因尚未明确,作者提出推测结核分枝杆菌可能是结节病病因之一的理论。Tussupbekova 等[3]对经确诊为肺结节病和弥散型肺结核的89 例患者进行肺活检分析,提出两者形态学差异,肺结节病的形态学特征是淋巴细胞增加,表明病变的免疫特性,有成纤维细胞、纤维细胞增加以及血管生成激活的迹象。结核性肉芽肿的明显特征是上皮样细胞数量的增加。确定肺结节病和肺结核的鉴别诊断的形态学标准仍然具有挑战性。

细针穿刺活检(FNAB)是一种微创活检技术,是诊断传染病的重要工具。旧金山加利福尼亚大学病理科对诊断为"肉芽肿性炎症"或"肉芽肿"的病例进行了为期 16 年的回顾性研究[4]。结果显示,共 339 例被诊断为肉芽肿性炎症的 FNAB。339 例中有 117 例坏死性肉芽肿性炎症(34.5%),222 例非坏死性肉芽肿性炎症(65.5%)。在 339 例 FNABs 中,有 100 例(29.5%)通过细胞形态学、组织特殊染色、培养或联合检测出病原菌。在 100 例病原体阳性病例中,在 100 例中有 50 例(50%)中可见坏死性肉芽肿性炎症,在 100 例中有 50 例(50%)

中发现了非坏死性肉芽肿性炎症。具有微生物培养结果的 239 例,阳性为 70 例(29%)。阳性培养结果为结核分枝杆菌复合体的 239 例中有 40 例(17%),非典型分枝杆菌 15 例(6.3%),球孢子菌性炎 6 例(3%),荚膜组织胞浆菌 2 例(<1%),马尔尼菲青霉菌 2 例(<1%)。尽管培养是传染病诊断的关键辅助手段,但只有 29% 的肉芽肿性炎症病例是阳性。当培养结果为阴性时,结核病与其他感染性肉芽肿疾病的鉴别诊断需要组织病理学诊断才能确诊,进一步结合分子病理技术,也许能够更好阐明肉芽肿性炎症的病因。

Lin 等[5]报道了支气管内超声引导经支气管针吸术(EBUS-TBNA)应用于纵隔结核性淋巴结炎的诊断情况,对 240 例未经选择的纵隔淋巴结病患者进行回顾性研究,结果显示结合组织学病理检查和传统微生物学检查,EBUS-TBNA 诊断符合率为 57.1%。如果同时应用 TB-PCR,诊断准确率将显著提高到 71.4%($P<0.001$),病理学显示坏死者的微生物学结果阳性率较高;采用结核聚合酶链反应(TB-PCR)技术,检测病理学显示坏死的标本,可提高 EBUS-TBNA 的诊断水平。

Gupta 等[6]报道了 EBUS-TBNA 在结节病和结核诊断中的作用。结节病和结核病结节病和结核病在细胞学上都表现为肉芽肿性炎症。对 179 例疑似纵隔淋巴结肉芽肿病例的前瞻性研究发现,广泛干酪样坏死、Ziehl-Neelsen 抗酸染色阳性和 / 或培养阳性对结核的诊断有较高的阳性预测价值。

2. 肺外结核　Kant 等[7]对淋巴结结核进行了横断面研究。外周浅表结核性淋巴结炎占肺外结核的 20%~40%,在资源有限的环境、实验室结果不能及时获取的情况下,细针穿刺吸取细胞学的病理检查有助于诊断。病理结果有肉芽肿、坏死、急性化脓等改变,在细针穿刺细胞学提示结核的 54 份样本中,55.6% 为 Bactec 培养阳性。在 66 份不考虑结核的标本中,18.2% 为 Bactec 培养阳性。结论认为,需要从微生物学、病理学、放射学和临床表现等多方面入手诊断淋巴结结核,细针穿刺细胞学和培养等相结合可获得较好的诊断率,有助于减轻结核病的负担。

Suresh 等[8]报道了超声引导下大网膜细针吸取细胞学检查(FNAC)对腹部结核(TB)的诊断价值,对 35 例患者超声引导行大网膜 FNAC 检查,细胞学检查结果包括肉芽肿性炎症,同时进行抗酸染色以及其他病理学检查,结果显示在 19 例结核阳性者中,腹水 14 例(73.7%),腹腔淋巴结 9 例(47.4%),回盲部增厚 3 例(15.8%),腹腔脏器受累 4 例(21%)。19 例中肉芽肿性炎症 17 例(89.5%),抗酸杆菌 10 例(57.6%)。作者认为,超声引导大网膜 FNAC 获取标本进行病理学等检测,有助于诊断大网膜增厚患者的腹部结核。

结核病一直是印度引起脊柱破坏性病变的重要原因,但存在较大的诊断困难。Mohan 等[9]评估经皮穿刺针活检的诊断功效以及组织学与临床放射学特征的相关性。41 例经磁共振成像诊断为 TB 脊柱的患者引导下进行经椎弓根的穿刺活检,结果显示 92.7% 的患者获得了良好的样本,其中 28 例为病理明确为结核病,3 例为非特异性炎症病变,7 例为其他非结核性疾病(3 例化脓性,3 例转移,1 例多发性骨髓瘤)。结论提示,穿刺活检手术具有简单性和微创性,结合进一步组织病理学确认可确疾病,是最好的选择。

二、分子病理学诊断

分子病理技术与传统病理学的结合,提高了结核病诊断的敏感度和准确性。2019 年国际上,Xpert MTB/RIF 用于新鲜组织标本、石蜡包埋(formalin-fixed paraffin-embedded,FFPE)

组织标本诊断肺外结核病是研究热点。Akhter 等[10]比较了 134 例胸膜结核患者胸腔镜活检标本 Xpert 和组织培养的诊断准确性，Xpert 检测的灵敏度为 52.2%，特异性为 100%，活检组织培养的灵敏度和特异性分别为 41% 和 100%。Dahale 等[11]首次评价 Xpert MTB/RIF 检测腹膜组织的诊断准确性。28 例腹膜结核患者腹腔镜活检，9 例（32.1%）患者在腹膜组织上显示出抗酸杆菌阳性。Xpert MTB/RIF 检测在 17 例（60.7%）患者中呈阳性，灵敏度为 60.7%，特异性为 100%，准确度为 69.4%。Bellam 等[12]评价了组织 Xpert MTB/RIF 在回肠溃疡患者中诊断肠结核的用途。40 例患者中，有 25 例患有肠结核，而 15 例患有其他诊断（克罗恩病、阿米巴病、非特异性回肠炎等）。Xpert MTB/RIF 的敏感性、特异性、阴性预测值、阳性预测值和准确性分别为 32%、100%、46.88%、100% 和 57.5%。Njau 等[13]评价了 Xpert MTB/RIF 检测 FFPE 标本诊断肺外结核的准确性。80 例具有结核病组织学特征的 FFPE 组织去石蜡和裂解后，以组织学为标准，抗酸染色的敏感性为 20.3%，Xpert MTB/RIF 敏感性为 53.2%，差异具有统计学意义（$P=0.002$）。经事先脱蜡和裂解后，FFPE 组织可通过 Xpert MTB/RIF 分析进行检测。仍需进一步研究，以确定 Xpert 对 FFPE 组织的临床效用。整体来说，组织 Xpert MTB/RIF 检测有助于诊断肺外结核，但只有中度敏感性（32%~60.7%）。

关于肛周结核的数据报道罕见。Garg[14]对 2014—2018 年间接受治疗的结核性肛瘘患者进行了前瞻性分析，通过组织形态学或来自瘘管的组织或脓液的 TB-PCR 对结核病进行检测，并完成了结核性肛瘘患者的研究的系统评价，在 410 例患者的 743 份样本中，有 57 例患者的 63 份样本呈阳性反应。181 例患者中有 2 例（1.1%）结核病组织形态学阳性，341 例患者中的 28 例（8.2%）组织 TB-PCR 阳性，115 例患者中有 19 例（16.5%）的脓液 TB-PCR 阳性。组织 TB-PCR 明显优于组织形态学（28/341 vs. 2/181，$P<0.000\ 01$），而脓液 TB-PCR 明显优于组织 TB-PCR（19/115 vs. 28/341，$P<0.000\ 9$）。在复杂的瘘管中，结核病比在简单的瘘管中更为常见（20.3% vs. 7.2%，$P=0.000\ 2$）。系统评价（n=199）强调结核性瘘在复发性和复杂性瘘及结核病的流行区域中较为常见。该研究局限性是无法确定每种检测方式的真实敏感性和特异性，因为未对所有患有结核性瘘的患者进行了每个诊断方式的检测。

在肺结核的病理诊断新技术方面，Ekhina 等[15]介绍了特异性荧光抗体标记结合激光扫描共聚焦显微镜（LSCM）在弱 Ziehl-Neelsen 染色可视化肺组织样品中的结核分枝杆菌检测的优势。LSCM 可通过光谱发射分析从标记的结核分枝杆菌的特异性荧光中区分出组织学肺样品中存在的细菌样颗粒及其聚集体的非特异性荧光。将免疫荧光标记与 LSCM 可视化相结合，可以显著提高结核分枝杆菌检测的效率。

三、病理学图像检测新方法

肉芽肿性坏死是人体患结核病后的特征性的病理表现，Pelin 等[16]报道了一种应用 2D-TB 两阶段算法自动检测结核肉芽肿坏死的病理学图像检测方法。在第 1 阶段，在消除背景后检测到肉芽肿；在第 2 阶段，2D-TB 在肉芽肿内寻找细胞坏死的区域。该学者在超易感远系繁殖（DO）小鼠的模型上，组织病理学图像来训练、验证和测试这种算法。结果显示，2D-TB 检测的灵敏度为 100.0%，阳性预测值为 91.8%。与病理学专家相比，符合率为 95.5%，2D-TB 检出面积与病理学专家的结果呈显著正相关，这些结果显示了 2D-TB 技术检测肉芽肿性坏死的准确性能。

四、结核病发病机制及治疗相关的病理学研究

肺是结核分枝杆菌感染和结核病表现的主要部位,最近的报道表明,脂肪组织是结核分枝杆菌的重要储藏部位。Ayyappan 等[17]使用转基因诱导型"无脂"模型 FAT-ATTAC(通过有针对性的激活 caspase 8 的脂肪凋亡)小鼠感染结核分枝杆菌后,研究脂肪组织和结核病进展之间的关系,即 LTBI 期间脂肪组织的急性损失可能使宿主易患活性结核病。通过选择性消融结核分枝杆菌感染期间的脂肪组织,测试脂肪细胞损失和脂肪组织生理在调节肺部病理、细菌负荷和免疫状态中的作用。结果证实气溶胶感染小鼠后脂肪组织中结核分枝杆菌的存在,并表明脂肪细胞的丢失与肺结核分枝杆菌负担和病理的增加有关。尽管肺是结核病表现的主要部位,但已证明结核分枝杆菌还存在于气溶胶感染动物的脂肪组织中,并直接或间接改变脂肪组织的生理功能,进而改变整个人体免疫代谢稳态。

在抗击结核病的斗争中迫切需要一种预防感染传播的疫苗,但疫苗临床试验的结果令人失望。美国病理学家 Hunter 等[18]提出,疫苗研究的一个根本的问题,是科学界对原发期结核(primary TB)和后原发期结核(post-primary TB)是结核病发生发展的两个阶段的认识不足。几乎所有候选疫苗都已在 primary TB 模型中设计和测试,而感染的传播是由 post-primary TB 介导的。post-primary TB 很少被研究,因为没有动物能像人类发展出这种疾病的完整症状。然而,小鼠、豚鼠和兔子在某些时候发生感染,似乎是人类 post-primary TB 的模型。免疫小鼠中缓慢进展的肺结核就是一个例子。它的特征是肺泡炎,感染的泡沫巨噬细胞具有多种人类结核病的特征。Hunter 证明了在该模型中加入免疫调节剂乳铁蛋白和卡介苗可导致肺病理成分的持续减少,但组织中的微生物数量并没有减少。由于动物死于扩大的病理成分,这证明了使用选定的动物模型来研究预防后原发期结核疫苗的可行性。

在宿主定向治疗(HDTs)方面,关于结核肉芽肿宿主免疫反应动力学和组织坏死分别有两篇报道。Amaral 等[19]发现,细胞铁死亡在结核分枝杆菌诱导的细胞死亡和组织坏死中起主要作用。结核分枝杆菌感染期间的坏死性细胞死亡被认为对宿主有害,因为它促进了分枝杆菌的传播。细胞铁死亡(ferroptosis)是一种由游离铁和毒性脂质过氧化物累积而引起的调节型坏死。Amaral 等观察到,MTB 诱导的巨噬细胞坏死与谷胱甘肽和谷胱甘肽过氧化物酶 -4(Gpx4)水平降低相关,与游离铁、线粒体超氧化物和脂质过氧化增加相关,这些是细胞铁死亡的重要特征。此外,Fertstatin-1(Fer-1,一种 ferroptosis 抑制剂)以及铁螯合抑制了MTB 感染的巨噬细胞培养物中坏死细胞的死亡。进一步的体内实验表明,急性感染小鼠的肺坏死与 Gpx4 表达减少以及脂质过氧化增加有关,而 Fer-1 治疗可抑制这种现象。重要的是,经过 Fer-1 处理的受感染动物的细菌负荷也显著下降。这些发现表明,细胞铁死亡是结核感染坏死的一个主要机制,可作为宿主定向治疗结核的一个靶点。

超过 90% 的 MTB 感染者建立了潜伏结核感染(LTBI),这将引起新的活动性结核病例[20]。了解 LTBI 肉芽肿中宿主免疫反应动力学,对于设计有效暴露后抑制结核病进展的疗法至关重要。来自癌症研究和其他方法(局部慢性炎症导致免疫病理学)产生的信息,有助于了解有关 LTBI 肉芽肿的生物学途径。使用患者标本以及 LTBI 供体来源的组织样本进行的转化研究,有助于理解肉芽肿动力学的各个组成部分、其中的免疫学情况以及如何帮助确定治疗靶标。例如,肠道和肺微生物组的变化以及如何影响建立 LTBI,进展为活动性结核病局部肉芽肿相关的免疫反应值得研究。肠 - 肺轴对增强起源于肠道的免疫反应和肺部

区域有重要影响[21]。深度测序技术可能有助于解释与活动性结核病进展相关的肺肉芽肿和LTBI 个体血液样本的遗传变化。这可能会有助于宿主定向治疗（HDTs）的发展以及作为辅助结核治疗的评估，以改善 LTBI 和肺结核的治疗结果。

病理学作为临床与基础的桥梁学科，不仅被誉为疾病诊断的"金标准"，还是研究疾病发病原因及机制的重要学科。结核病病理诊断在组织形态的基础上结合分子病理技术进一步鉴定病原菌以及检测耐药性，为临床提供了更多解决疑难病例的诊断方案。对结核病的发病机制及原因有了新的认识，为更准确地诊断及更好地治疗提供了新的理论依据。

（于佳佳　宋婧　刘一典　车南颖　唐神结）

参考文献

［1］ILRIA T, SOFIA T M, VISHALI G. Diagnostic Challenges in Granulomatous Uveitis: Tuberculosis or Sarcoidosis？ [J]. Ocul Immunol Inflamm, 2019, 7 (7): 1049-1051.

［2］MAALIOUNE S, CORHAY J L, DELVENNE P, et al. Sarcoidosis following tuberculosis. Is there a link between these granulomatous diseases？ [J]. Rev Med Liege, 2019, 4 (7-8): 394-400.

［3］TUSSUPBEKOVA M, BAKENOVA R, STABAYEVA L, et al. Clinic-Morphologic and Morphometric Criteria for Differential Diagnosis of Sarcoidosis and Pulmonary Tuberculosis [J]. Open Access Maced J Med Sci, 2019,(9): 1480-1485.

［4］NG D L, BALASSANIAN R. Granulomatous inflammation diagnosed by fine-needle aspiration biopsy [J]. J Am Soc Cytopathol, 2019, 8 (6): 317-323.

［5］LIN C K, KENG L T, LIM C K, et al. Diagnosis of mediastinal tuberculous lymphadenitis using endobronchial ultrasound-guided transbronchial needle aspiration with rinse fluid polymerase chain reaction [J]. J Formos Med Assoc, 2020, 119 (1 Pt 3): 509-515.

［6］GUPTA N, MUTHU V, AGARWAL R, et al. Role of EBUS-TBNA in the Diagnosis of Tuberculosis and Sarcoidosis [J]. J Cytol, 2019, 36 (2): 128-130.

［7］KANT K, BAVEGA C P, SARKAR J, et al. Microbiological evaluation of clinically suspected cases of tubercular lymphadenopathy by cytology, culture, and smear microscopy-A hospital-based study from Northern India [J]. J Family Med Prim Care, 2019, 8 (3): 828-833.

［8］KUMAR S, GUPTA P, SHARMA V, et al. Role of Ultrasound-Guided Fine-Needle Aspiration Cytology of Omentum in Diagnosis of Abdominal Tuberculosis [J]. Surg Infect (Larchmt), 2019, 20: 91-94.

［9］SAHOO M M, MAHAPATRA S K, SETHI G C, et al. Role of percutaneous transpedicular biopsy in diagnosis of spinal tuberculosis and its correlation with the clinico-radiological features [J]. Indian J Tuberc, 2019, 66: 388-393.

［10］AKHTER N, SUMALANI K K, CHAWLA D, et al. Comparison between the diagnostic accuracy of Xpert MTB/Rif assay and culture for pleural tuberculosis using tissue biopsy [J]. ERJ Open Res, 2019, 5 (3): 00065-2019.

［11］DAHALE A S, PURI A S, KUMAR A, et al. Tissue Xpert® MTB/RIF Assay in Peritoneal Tuberculosis: To be (Done) or Not to be (Done)[J]. Cureus, 2019, 11 (6): e5009.

［12］BELLAM B L, MANDAVDHARE H S, SHARMA K, et al. Utility of tissue Xpert-Mtb/Rif for the diagnosis of intestinal tuberculosis in patients with ileocolonic ulcers [J]. Ther Adv Infect Dis, 2019, 6: 2049936119863939.

［13］NJAU A N, GAKINYA S M, SAYED S, et al. Xpert® MTB/RIF assay on formalin-fixed paraffin-embedded tissues in the diagnosis of extrapulmonary tuberculosis [J]. Afr J Lab Med, 2019, 8 (1): 748.

[14] GARG P, GARG M, DAS B R, et al. X Perianal Tuberculosis: Lessons Learned in 57 Patients From 743 Samples of Histopathology and Polymerase Chain Reaction and a Systematic Review of Literature [J]. Dis Colon Rectum, 2019, 2 (11): 1390-1400.

[15] EKHINA M V, LEPEKHA L N, VORONEZHSKAYA E E, et al. Application of Laser Scanning Confocal Microscopy for the Visualization of M. tuberculosis in Lung Tissue Samples with Weak Ziehl-Neelsen Staining [J]. J Clin Med, 2019, 8 (8): 1185.

[16] KUS P, GURCAN M N, BEAMER G. Automatic Detection of Granuloma Necrosis in Pulmonary Tuberculosis Using a Two-Phase Algorithm: 2D-TB [J]. Microorganisms, 2019, 7 (12): 661.

[17] AYYAPPAN J P, GANAPATHI U, LIZARDO K, et al. Adipose Tissue Regulates Pulmonary Pathology during TB Infection [J]. mBio, 2019, 10 (2): e02771-18.

[18] HUNTER R, ACTOR J. The pathogenesis of post-primary tuberculosis. A game changer for vaccine development [J]. Tuberculosis (Edinb), 2019, 116S: S114-S117.

[19] AMARAL E P, COSTA D L, NAMASIVAYAM S, et al. A major role for ferroptosis in Mycobacterium tuberculosis-induced cell death and tissue necrosis [J]. J Exp Med, 2019, 216 (3): 556-570.

[20] RAO M, IPPOLITO G, MFINANGA S, et al. Latent TB Infection (LTBI)-Mycobacterium tuberculosis pathogenesis and the dynamics of the granuloma battleground [J]. Int J Infect Dis, 2019, 80S: S58-S61.

[21] BACHER P, HOHNSTEIN T, BEERBAUM E, et al. Human anti-fungal Th17 immunity and pathology rely on cross-reactivity against Candida albicans [J]. Cell, 2019, 76: 1-16.

第七章 抗结核新药与新方案

【摘要】全新药物的研究没有停步,原有的药物也被不断地深入研究中。随着 WHO 耐药指南的更新,我们对抗结核药物有了新的认识。左氧氟沙星/莫西沙星、贝达喹啉、利奈唑胺作为 A 组药物,在耐多药结核的治疗中被各国广泛研究,有更多的报道。替加环素也在体外展现出了抗结核活力。PA-824 以联合用药的方式上市,为难治性肺结核提供了选择。耐多药结核的短程方案仍是研究的热点,在 WHO 的更新版《耐药结核病治疗新变化的快速通告》中更是推出了全口服的含贝达喹啉的全口服短程耐药方案。

【关键词】抗结合新药;左氧氟沙星;莫西沙星;贝达喹啉;利奈唑胺;替加环素;PA-824;短程方案;新方案

随着 2035 年日益临近,各个国内外各个组织、政府机关、研发部门、医院疾病预防控制等组织都一起行动起来为终止结核病做出自己的贡献。新药与新方案是治疗耐药结核的新希望,也为敏感结核缩短疗程提供了可能性。

一、抗结核新药

1. 左氧氟沙星和莫西沙星 Al-Shaer 等[1]比较新一代(左氧氟沙星和莫西沙星)和老一代(环丙沙星和氧氟沙星)氟喹诺酮类药物的培养转化率,建立药物动力学模型,计算左氧氟沙星和莫西沙星的目标浓度。纳入 1984—2015 年期间 3 个美国结核病中心收治的耐药结核病患者,以及使用氟喹诺酮类药物 ≥ 28 天的患者。统计资料,痰培养和易感性,治疗方案和血清浓度收集。进行时间 - 事件分析,使用 Cox 比例风险模型比较培养转阴时间。使用来自正在进行的研究的额外数据,进行了药代动力学建模和蒙特卡罗模拟,以评估不同剂量的情况。共有 124 名患者接受了氟喹诺酮类药物治疗。中位年龄为 40 岁,中位体重为 60kg。56 名患者(45%)接受了老一代氟喹诺酮类药物治疗。新一代氟喹诺酮类药物显示出更快的培养阴转时间(中位时间:16 周 $vs.$40 周,$P=0.012$)。根据异烟肼和氯法齐明治疗调整后,新一代氟喹诺酮类药物治疗的患者更有可能发生培养阴转(调整危险比 =2.16,95%CI 1.28~3.64)。纳入 178 名患者的药代动力学模型。在当前的流行病学情况下,可能需要至少 1 500~1 750mg 左氧氟沙星和 800mg 莫西沙星才能达到最大杀伤效应。综上所述,新一代氟喹诺酮类药物表现出比老一代更快的培养阴转时间。在当前的 MIC 值下,为了达到最佳目标,可能需要更高剂量的左氧氟沙星和莫西沙星。

Perumal 等[2]用莫西沙星替代乙胺丁醇治疗复治敏感结核病,进行随机对照、开放试验,以测试含莫西沙星的治疗方案是否优于标准方案。主要和次要的结果分别是 8 周时痰培养转阴率和有良好结果的参与者比例。结果显示,招募了 196 名参与者,69.9% 为男性,70.4% 为 HIV 共感染者。8 周时两组之间痰培养转阴率没有明显差别(莫西沙星组 83.0% $vs.$ 对照组 78.5%,$P=0.463$),然而莫西沙星组痰培养转阴的中位时间明显缩短(6.0 周,IQR 4.0~8.3),对照组为 7.9 周(IQR 4.0~11.4,$P=0.018$)。据报道,莫西沙星组的 86 名患者(87.8%)和对照组的 93 名患者(94.9%)在治疗结束时获得了良好的结果,调整后的绝对风险差为 -5.5 个百分点(95%CI-13.8~2.8,P=0.193)。莫西沙星组发生 3 级或 4 级不良事件[43.9%(43/98) $vs.$ 25.5%(25/98),P=0.011]和严重不良事件[27.6%(27/98) $vs.$ 12.2%(12/98),P=0.012]的比例明显高于对照组。作者认为,用莫西沙星替代乙胺丁醇并没有显著提高 8 周后的培养转化率或治疗成功,而且与较高的不良事件发生率相关。

2. 贝达喹啉　在耐多药(MDR)结核病治疗中,贝达喹啉被用作二线注射类药物(SLI)不耐受时的替代品,但该策略的有效性和安全性尚不清楚。Zhao 等[3]做了在这项回顾性队列研究,从南非西开普省的电子结核病登记册中确定了接受替代治疗耐多药结核病治疗的成人以及未接受替代治疗的对照组。主要的结果是测量患者在治疗 12 个月时死亡、失访或未能实现持续培养阴转的比例。结果显示,共分析了 162 例接受贝达喹啉替代治疗的患者和 168 例对照组的数据,其中 70.6% 感染 HIV。贝达喹啉组 146 例患者中有 35 例(23.9%)出现不良结果,对照组 141 例患者中有 51 例(36.2%)出现不良结果(相对风险 =0.66,95%CI 0.46~0.95)。接受贝达喹啉治疗的患者发生痰培养复阳的例数较低(1 例,0.8%),而对照组为 12 例(10.3%,P=0.001)。延迟使用贝达喹啉与未能实现持续痰培养阴性独立相关。12 个月死亡率相似(每组 11 例死亡,P=0.97)。结论提示,在 MDR 结核病治疗中,与继续使用二线注射类药物的患者相比,用贝达喹啉替代二线注射类药物可在 12 个月后改善疗效,这也支持了在进行项目设置时使用贝达喹啉治疗 MDR 结核病。

3. 利奈唑胺　Lee 等[4]使用利奈唑胺代替乙胺丁醇是否会增加肺结核患者治疗 8 周时痰培养转化率。作者在首尔国立大学和国家医疗中心的三家附属医院对肺结核患者进行了Ⅱ期、多中心、随机开放的试验。入组标准为年龄 20~80 岁,痰结核菌检测阳性且对利福平敏感,治疗少于等于 7 天,按 1：1 的比例随机分为三组。对照组给予乙胺丁醇(2 个月)、异烟肼、利福平、吡嗪酰胺;第二组使用利奈唑胺(600mg/d)2 周代替乙胺丁醇;第三组使用利奈唑胺 4 周代替乙胺丁醇。作者使用最小化方法随机化,并根据机构、胸部 X 线片空洞和糖尿病分层。主要终点为治疗 8 周后痰液培养转为阴性的患者比例。本试验的结果主要分析为改良的意向治疗人群。结果显示,2014 年 2 月 19 日至 2017 年 1 月 13 日共入组 429 例患者,其中 428 例随机分为对照组 142 例、利奈唑胺 2 周组 143 例、利奈唑胺 4 周组 143 例。其中,401 例符合初步疗效分析。在改良的意向治疗分析中,观察到治疗 8 周时液体培养基中的阴性培养,其中对照组 142 例中 103 例(76.9%),利奈唑胺 2 周组 135 例中 111 例(82.2%),利奈唑胺 4 周组 132 例中 100 例(75.8%)。利奈唑胺 2 周组与对照组的差异为 5.4%(95%CI-4.3~15.0,P=0.28),利奈唑胺 4 周组与对照组的差异为 -1%(-11.3~9.1,P=0.83)。发生过至少一次不良事件的患者在两组中的数量相似[对照组 137 例中的 86 例(62.8%),利奈唑胺 2 周组中 138 例中的 79 例(57.2%),利奈唑胺 4 周组 121 例中的 75 例(62.0%)]。未在任何患者中发现对利奈唑胺的耐药。作者认为,短期使用利奈唑胺治疗 8 周时,未观察到较高的培养转阴率。然而,安全性分析和耐药性分析提示利奈唑胺在缩短耐药结核病治疗中的潜在作用。

Singh 等[5]对利奈唑胺治疗耐药结核进行了综述。截止时间是 2018 年 7 月 3 日,在检索了 Cochrane 数据库、CENTRAL、MEDLINE、Embase 和 LILACS 后,作者纳入 3 个 RCT 研究和 14 项非随机队列研究(2 项前瞻性,12 项回顾性)。其中其余两项随机对照试验招募了 104 名参与者。14 项非随机队列研究,共有 1 678 名参与者。研究中利奈唑胺的剂量和持续时间是可变的,且报道不一致。每日剂量为 300~1 200mg;一些研究计划在规定时间后减少所有参与者的剂量,另一些研究未完全报告某些参与者的剂量减少,大多数研究没有报告每次接受剂量的参与者人数。利奈唑胺治疗的平均或中位时间超过 90 天的 14 个非随机组中有 8 个报告了这一信息。一个随机对照试验报告更高的治愈率(RR=2.36,95%CI 1.13~4.90,可靠性很低)、更低的失败率(RR=0.26,95%CI 0.10~0.70,可靠性很低)和在 24 个月更高的痰培养阴转率(RR=2.10,95%CI 1.30~3.40,可靠性很低),利奈唑胺治疗组的对照组没有其他主要和次要结果的差异。本研究还发现利奈唑胺组中贫血(17/33 vs. 2/32)、恶心和呕吐、神经病变(14/33 vs. 1/32)的发生率更高。33 名接受利奈唑胺治疗的患者中,有 2 名(6.1%)在早期永久停用利奈唑胺。另一个随机研究中,4 个月后的痰培养阴转率较高(RR=2.26,95%CI 1.19~4.28),与延迟 2 个月开始使用利奈唑胺组相比,立即使用利奈唑胺组的阴转率更高。在接受利奈唑胺治疗的 39 名患者中,有 7 人(17.9%)在早期永久停用了利奈唑胺。在非随机研究中,利奈唑胺停药占 22.6%(141/624,11 项研究)。总体上,因为随访时间和经历事件的参与者数量和数据不完整,严重的和利奈唑胺相关的不良事件不能被定量比较出来。作者认为,从广泛耐药结核病患者的随机对照试验中发现了利奈唑胺对耐药肺结核有效的一些证据,但不良事件和利奈唑胺的停用是常见的。总的来说,缺乏关于疗效和安全性的比较数据。在进行和报告非随机研究时存在严重的偏倚和异质性风险,这使得现有的(主要是回顾性的)数据难以解释。建议在结核病高负担的中低收入国家开展进一步的前瞻性队列研究或随机对照试验,有助于向决策者和临床医生介绍利奈唑胺作为耐药结核病治疗方案组成部分的有效性和安全性。

4. **氯法齐明** 氯法齐明(CFZ)是治疗耐多药结核病(MDR-TB)的理想候选药物。Li 等[6]研究采用最低抑菌浓度法(MIC)和棋盘法研究 CFZ 与莫西沙星(MOX)或卷曲霉素(CAP)的潜在协同作用。收集结核分枝杆菌 30 株,其中 MDR 13 株,广泛耐药(XDR)2 株,全敏感 3 株,其他耐药 12 株。当计算最低部分抑制浓度指数(FICIs)时,发现 21 株(70.00%)结核分枝杆菌菌株对 CFZ/CAP 组合有协同作用,29 株(96.67%)对 CFZ/MOX 组合有协同作用。最大 FICIs 计算时,10/15 的 MDR/XDR 菌株和 2/15 个其他耐药或敏感菌株对 CFZ/MOX 组合显示拮抗,而 8/15 的 MDR/XDR 菌株和 1/15 个其他耐药或全菌株显示对 CFZ/MOX 组合的拮抗。综上所述,CFZ 和 MOX 联合使用比 CFZ 和 CAP 联合使用有更好的协同作用。在 CFZ/MOX 和 CFZ/CAP 联合使用中,MDR/XDR 分离株比其他耐药株或泛敏感株更有可能产生拮抗作用。作者认为,CFZ 联合 MOX 可能是治疗耐多药结核病,特别是对敏感结核分枝杆菌的一种有希望的药物治疗方案。

Duan 等[7]在中国开展了一项随机多中心研究,以调查氯法齐明是否会提高耐多药结核病患者的标准化治疗方案的疗效。2009 年 9 月至 2011 年 9 月在中国 17 家结核病专科医院管理的耐多药结核病患者在登记时被随机分配。干预组在标准方案中每天增加 100mg 氯法齐明。主要结果是患者治疗成功的比例。结果显示,在 156 名接受筛查的患者中,74 人被分配到对照组,66 人分配到氯法齐明组。氯法齐明组 66 例临床结果分析中,治愈 36 例,完成治疗 7 例,治疗成功率 65.1%。结果对照组治疗成功率为 47.3%(35/74),明显低于氯法齐明组(P=0.034,相对危险度 =0.661,95%CI 0.243~0.949)。作者认为,标准方案中添加氯法齐明改善了耐多药结核病的治疗成功率。

5. **环丝氨酸** Wang 等[8]评估环丝氨酸(CS)的使用是否会给耐多药结核病(MDR-TB)

患者带来额外的好处,并评估 CS 引起的药物不良反应(ADR)的发生率和相关风险因素。作者回顾了 2012 年 1 月至 2015 年 6 月中国使用 CS 方案治疗耐多药结核病患者的临床结果和不良反应。结果显示,共有 623 例耐多药结核病患者接受了含有 CS 的方案。在这些病例中,411 例中 374 例(66.0%)"治愈",37 例(5.9%)完成治疗。耐多药结核病患者的不良预后与老年人、长期接触抗结核药物的患者、有抗结核药物史的患者、有合并症相关(P<0.05)。在这些病例中,高尿酸血症(22.8%,142/623)是最常见的 ADR,而与 CS 治疗相关的最显著的 ADR 是精神症状,占研究人群的 4.3%(27/623)。在 27 例出现精神症状的患者中,19 例(70.4%)发生在 6 个月前,且严重不良反应比例最高,其中 29.6%(8/27)发生在停用 CS 后。作者认为,含 CS 的方案在治疗耐多药结核病方面取得了非常成功的结果,并有望在中国人群中获得耐受性;可能出现的严重精神症状突出表明,在包括 CS 在内的治疗过程中,患者需要密切监测这些情况。

6. 德拉马尼 2018 年 3 月 12 日,抗结核新药德拉马尼正式获得国家食品药品监督管理总局的上市批准。Groote-Bidlingmaier 等[9]评估使用德拉马尼治疗耐多药结核的前 6 个月的安全性和有效性。这项随机、双盲、安慰剂对照的 3 期试验在 7 个国家(爱沙尼亚、拉脱维亚、立陶宛、摩尔多瓦、秘鲁、菲律宾和南非)的 17 个地点进行。入组条件为患有耐多药肺结核病的成年人(>18 岁)。结合根据世界卫生组织和国家方针优化的背景方案,患者口服德拉马尼(100mg,每日两次)2 个月,之后 200mg 每日一次 4 个月,或者服用安慰剂(相同的方案)。患者被集中随机化(2∶1),并按风险类别分层进行分层分析痰培养转阴延迟。主要结果是 6 个月时的痰培养阴转时间和两组超过 6 个月痰培养阴转的患者的时间分布差异,测量评估都是在改良意向治疗人群中。结果显示,在 2011 年 9 月 2 日至 2013 年 11 月 27 日期间筛选了 714 例患者,其中 511 例患者被随机分配,341 例进入德拉马尼 + 优化背景方案(德拉马尼组),170 例进入安慰剂 + 优化背景方案(安慰剂组),对这些患者进行安全性分析。327 例耐多药结核病患者在基线时痰培养阳性,包括德拉马尼组 226 例和安慰剂组 101 例,对这些患者进行疗效分析。两组中位痰培养阴转时间无差异(P=0.056 2),德拉马尼组为 51 天(IQR 29~98),安慰剂组为 57 天(43~85)。危险比为 1.17(95%CI 0.91~1.51,P=0.215 7)。511 例患者中,501 例(98.0%)治疗中至少发生 1 次不良事件。511 名患者中,有 136 人(26.6%)至少有一次治疗相关的严重不良事件。2 组间严重不良事件的发生率相似,德拉马尼组 341 例患者中发生 89 例(26.1%),安慰剂组 170 例患者中有 47 例(27.6%)。治疗相关的死亡在两组间相似,德拉马尼组 15 例(4.4%),安慰剂组 6 例(3.5%)。但是,没有与德拉马尼相关的死亡。作者认为,在初步分析中,德拉马尼未表现出显著减少 6 个月时痰培养阴转的中位时间的作用;德拉马尼的耐受性好、安全性高,需要对德拉马尼进行进一步评估以确定它的作用。

7. 替加环素 Deshpande 等[10]使用替加环素单药在中空纤维系统模型下治疗结核。作者使用替加环素进行了药代动力学 / 药效学研究,在 5 个单独的实验中,使用结核分枝杆菌作为对数期生长或半休眠或胞内杆菌作为单一疗法。作者还比较了异烟肼 / 利福平 / 吡嗪酰胺联合治疗(标准治疗)的疗效。然后,作者应用消退数学、形态学和拉丁超立方体采样来确定使用替格霉素单药治疗的疗程。结果显示,30 例结核临床和实验室分离株(67%MDR/XDR)的中位替加环素 MIC 为 2mg/L。单用替加环素治疗结核分枝杆菌在对数期生长、半休眠和胞内的结核分枝杆菌均有较好的杀灭效果。一周 1 次的剂量与每日治疗相同的累积剂量具有相同的疗效。替加环素的疗效与 AUC_{0-24}/MIC 的比值有关。治疗 4 周后每日用米诺环素替代替加环素对细菌的灭毒效果良好。在模型中，在 12 个月的单一治疗期间，广泛耐药结核病患者达到细菌杀灭的比例为 64.51%。作者认为，替加环素可以治愈那些推荐治疗失败的广泛耐药结核或耐多药结核病患者。在耐多药结核病治疗方案中，每周 1 次的替加环素也可以替代二线注射剂。

8. 新药安全性评估

（1）贝达喹啉与 PA-824 : 贝达喹啉是一种新型的抗分枝杆菌药物，具有非常长的末端消除半衰期。贝达喹啉在Ⅱb 期临床研究中因改善了痰培养阴转时间和治愈率而于 2012 年被批准用于耐药性结核病；但是贝达喹啉组的死亡率较高，尽管几乎所有的死亡都发生在贝达喹啉停止后，但仍出现黑框警告。Cohen 等[11]因此对贝达喹啉治疗耐多药结核病的安全性评估进行了综述。作者回顾了来自Ⅱ期研究、病例系列和观察性队列研究的治疗耐利福平结核的贝达喹啉的安全性数据。主要观察指标为 QT 间期延长、肝毒性和死亡率。专家总结意见指出，贝达喹啉在观察研究中显著降低了死亡率并提高了治疗成功率，因此 WHO 强烈建议将贝达喹啉用于耐利福平的结核病。在Ⅱ期研究中，随机分配使用贝达喹啉的患者具有更高的肝酶升高率和适度的 QT 间隔延长。尽管频繁使用伴随药物也延长 QT 间隔，但严重的 QT 延长是贝达喹啉中断的罕见原因。作者认为，在等待Ⅲ期随机对照试验的结果时，结核病治疗计划应加强药物警戒性。

南非的西开普省已建立了药物警戒计划：一个针对性的自发报告系统，该系统可征集 HIV-1 感染和 / 或结核病患者的可疑药物不良反应（adverse drug reactions, ADRs）报告。Jones 等[12]通过对自发报告病例的评估，综述了接受含贝达喹啉方案治疗的南非患者的药物不良反应。作者回顾了 2015 年 3 月至 2016 年 6 月之间接受含贝达喹啉治疗的患者的可疑 ADR 和死亡报告。一个多学科小组评估了因果关系，并使用世界卫生组织 - 乌普萨拉监测中心系统类别对可疑 ADR 进行了分类。"确认的 ADR"包括归类为确定的、可能的或可疑的所有 ADR。使用 Schumock 和 Thornton 标准，评估可预防性。如果在死亡患者中发生了确诊的 ADR，专家组将 ADR 对患者死亡的贡献程度分类，即主要贡献者、贡献者或非贡献者。结果提示，32 例患者中报告了 35 例次疑似 ADR，其中 13 例死亡。有 30 个已确认的 ADR，其中 23 个被归为"可能"，7 个被归为"可疑"。贝达喹啉涉及 22 例患者的 22 例确定 ADR。接受贝达喹啉治疗的患者中最常见的确诊 ADR 是 QT 延长（8 例，其中 7 例严重）；怀疑有 4 起猝死（致死性心律失常），这 4 例患者均一起服用了贝达喹啉和其他延长 QT 的药物；有 8 种非贝达喹啉相关的 ADR，其中 7 种导致死亡。作者认为，接受贝达喹啉的患者确诊的 ADR 反映了贝达喹啉的已知安全性。在接受含苯达喹啉方案的患者中量化严重 QT 延长的发生率和临床后果是研究的重点，可为耐药结核病治疗计划中的患者监测提供建议，结核病治疗计划中的药物警戒系统应得到支持和鼓励，以持续监测限制治疗的药物毒性。pretomanid 是一种抗结核的新型硝基咪唑噁嗪药物，Li 等[13]评估了该药物长期单独和联合使用对结核病患者 QT 延长的影响。研究使用了浓度 -QTc 建模，研究数据来自 8 个Ⅱ期和Ⅲ期研究，除了单独使用外，还考虑了与贝达喹啉、利奈唑胺、莫西沙星和吡嗪酰胺的各种组合，特别是"贝达喹啉 -pretomanid- 利奈唑胺（BPaL）"方案，该方案已在 Nix-TB 研究中证明对广泛耐药或治疗无效 / 无反应的耐多药结核病患者有效。研究主要考虑了对 QT 的 3 种心率校正，即 Fridericia 的 QTcF、Bazett 的 QTcB 和针对特定人群的校正 QTcN。QTc 随着 pretomanid、贝达喹啉的 M2 代谢产物血浆浓度增加而增加,而莫西沙星在线性模型中的描述显示 3 个斜率系数在各个研究中均保持不变;研究中的访视和给药后的时间是恒定的,研究期间的访问次数以及访问期间的服药时间是恒定的,但截距在这些维度上略有不同;几周后,在治疗达到平稳期后,截距趋于增加,这种模式称为长期趋势。三种 QTc 校正的斜率项相似,但长期趋势不同,这表明至少某些长期趋势是由于结核病患者的心率升高而下降至治疗后的正常水平。对于单独使用 pretomanid 200μmg 每天 1 次,血浆中典型的稳态最大药物浓度导致相对于 QTcN 基线的平均变化为 9.1ms(90% 置信区间较高极限为 10.2ms);对于 BPaL 方案,由于贝达喹啉 M2 代谢产物的额外影响,相应的值为 13.6ms 和 15.0ms。也就是说,长期趋势对这些值的贡献为 4.0ms。

(2)氯法齐明的安全性:Bishnoi 等[14]报道了一例氯法齐明诱导的麻风斑块色素沉着过度。一名患有 1 型麻风的男性被开予世界卫生组织提倡的多药联合疗法处方:利福平(600mg,每个月 1 次)、氯法齐明(每个月 100mg+ 每天 1 次 50mg)、氨苯砜(每天 1 次 100mg)和泼尼松龙(40mg 每天 1 次);2 个月后因为病情几乎没得到控制,额外改成了"氯法齐明 100mg 每天 2 次"的处方。他逐渐发展为蓝黑色色素沉着,组织病理学显示基底层色素沉着增强、巨细胞和少数肉芽肿,褐色折射颗粒夹杂物仅限于巨噬细胞。这个案例说明了明显的病变色素沉着,归因于亲脂性氯氟齐明的选择性积累和脂质体中的类胡萝卜素脂性泡沫巨噬细胞病变。

(3)环丝氨酸:Mulubwa 等[15]就耐药性肺结核患者中特立齐酮代谢产生的环丙沙星的含量及其与肝功能的关系。这项前瞻性临床研究涉及 39 名接受强化治疗的耐药结核病患者。根据预先验证的联合的特立西酮和环丝氨酸药代动力学模型,计算出个体患者的环氯氰菊酯药代动力学参数,例如曲线下面积(area under the curve,AUC)、清除率(clearance,CLm/F)、峰浓度(Cmax)和谷浓度(Cmin)。使用药代动力学参数和未结合胆红素(unconjugated bilirubin,UB)、结合胆红素(conjugated bilirubin,CB)、白蛋白、天冬氨酸转氨酶(aspartate transaminase,AST)与丙氨酸氨基转移酶(alanine aminotransferase,ALT)的比率(AST/ALT)或 UB 与白蛋白的结合亲和力进行相关和回归分析。结果提示,38 位患者每日服用 750mg 特立齐酮,而 1 位患者每日服用 500mg。特立齐酮代谢产生的环丝氨酸为 51.6(0.64~374)mg。Cmax(R2=22%,P= 0.003)和 Cmin(R2=10.6%,P= 0.044)与 CB 浓度升高显著相关。Cmax 与 Kaf 升高显著相关(R2=10.1%,P=0.048),而高 CLm/F 与 AST/ALT 降低显著相关(R2=21%,P=0.003)。作者因此得出结论,因为含量低于预期,环丝氨酸与特立齐酮不可互换。因为 CLm/F 受肝功能影响,环丝氨酸可能是高胆红素血症发展的诱因。

(4)氟喹诺酮类药物:Alves 等[16]对评估与氟喹诺酮类药物相关的肌腱损伤的风险的科学证据进行系统的回顾和荟萃分析。通过文献检索以鉴定观察性研究,这些研究报告了有关跟腱断裂(achilles tendon rupture,ATR)、跟腱炎(achilles tendinitis,AT)或任何肌腱疾病(any tendon disorders,ATD)风险的结果。通过将比值比(odds ratios,OR)与 95% 置信区间(confidence intervals,CI)合并来进行荟萃分析。结果显示,荟萃分析包括 15 项研究。氟喹诺酮类药物治疗会增加 ATR 风险(OR=2.52,95%CI 1.81~3.52,P<0.001,I^2=76.7%),AT 风险(OR=3.95,95%CI 3.11~5.01,P<0.001,I^2= 0)和 ATD 风险增加(OR=1.98,95%CI 1.62~2.43,P<0.001,I^2= 84.5%)。≥ 60 岁的患者的初始风险估计值仍具有统计学意义。取决于同时使用皮质激素或研究方法学质量评估后,风险估计没有显著变化。根据氟喹诺酮类药物进行

的分析仅适用于 ATR,发现氧氟沙星和诺氟沙星会增加这种预后的风险,而环丙沙星和左氧氟沙星则不会。结论提示,这项荟萃分析的结果证实了氟喹诺酮类药物会导致肌腱损伤的风险。老年人和并用皮质激素似乎是肌腱病的其他危险因素。

二、抗结核新方案

1. 耐多药结核病短程治疗方案　2019 年 8 月 14 日美国 FDA 批准了一种新药 PA-824 (pretomanid)和贝达喹啉和利奈唑胺联合应用,用于治疗成人广泛耐药、治疗不耐受或无反应的耐多药肺结核。这个联合用药方案共 26 周:第 1 周和第 2 周,每日 1 次,每次服用 200mg 普瑞玛尼片(1 片)、400mg 贝达喹啉、1 200mg 利奈唑胺。第 3 周至第 26 周,每日 1 次,每次服用 200mg 普瑞玛尼片(1 片)、1 200mg 利奈唑胺;每周 3 次,每次 200mg 贝达喹啉,注意 2 次服用贝达喹啉的时间至少间隔 48 小时。该方案治疗 MDR-TB 患者取得了 89% 的治疗成功率[17]。FDA 已经批准了普瑞玛尼用于有限的和特定的患者群体,对普瑞玛尼的研究可能只能回答和这个方案相关的安全性和有效性的问题。

Du 等[18]在中国开展了一项前瞻性随机多中心研究,关注含氯法齐明(CFZ)的短程治疗耐多药结核病的潜力。135 例耐多药患者符合入组要求,并被随机分为对照组和实验组。对照组患者接受 18 个月的治疗方案(6CmECsLfxPtoZ/12ECsLfxPtoZ),实验组患者接受含12 个月的 CFZ 治疗方案(6 CmCfzCsLfxPtoZ/6CfzCsLfxPtoZ)。结果显示,治疗结束时,实验组与对照组之间的痰培养阴转差异不显著。值得注意的是,在 3 个月的治疗结束时,68.7%接受实验方案的患者有痰培养阴转,而接受对照方案的患者有 55.9%,差异显著,提示早期痰阴转(P=0.04)。本研究共报告 56 例患者 67 例不良事件,其中对照组 32 例,实验组 35 例,两组间总不良事件发生率无明显差异。作者认为,与采用标准方案的患者相比,采用含 CFZ 的较短方案的耐多药结核病患者有相同的治疗成功率;实验组患者痰培养阴转较快,体现了对耐多药结核菌株较强的抗菌活性。

Nunn 等[19]对氟喹诺酮类和氨基糖苷类药物敏感的 RR-TB 患者进行了Ⅲ期非劣效试验。按照 2:1 的比例,患者被随机分配接受短程(9~11 个月),包括 40 周的大剂量莫西沙星、氯法齐明、乙胺丁醇和吡嗪酰胺,加上 16 周的卡那霉素、异烟肼和丙硫异烟胺,或遵循 2011 年 WHO 指南的长程方案(20 个月)。最初的疗效结果是 132 周时的良好状态,定义为 132 周及以前的结核分枝杆菌培养阴性,中间没有阳性培养或出现不良结果。组间优势地位差异的 95% 置信上限为 10 个百分点或更少,用于非劣势分析。结果显示,424 名随机分组的参与者有良好状态,有 383 人被纳入改良的意向治疗人群。在长疗程组中 79.8%的参与者和短疗程方案组中 78.8% 的人,根据 HIV 状态调整差异为 1.0%(95%CI–7.5~9.5,P=0.02)。关于非劣效性的结果,在每个方案的 321 名符合方案者中也是一致的(调整后的差异为 –0.7 个百分点,95%CI–10.5~9.1)。长疗程组有 45.4%,短疗程组有 48.2% 发生 3 级以上不良事件。QT 间期或校正后的 QT 间期(根据 Fridericia 公式计算)延长至 500 毫秒的比例,短疗程组为 11.0%,长疗程组为 6.4%(P=0.14)。由于更有可能入短疗程组,因此对参与者进行了密切监测,并对一些人进行了药物调整。短疗程组和长疗程组有 8.5% 和 6.4% 的患者出现死亡,对氟喹诺酮类和氨基糖苷类药物的获得性耐药分别为 3.3% 和 2.3%。作者认为,在对氟喹诺酮类和氨基糖苷类药物敏感的利福平耐药结核病患者中,短疗程方案的主要疗效并不低于长疗程方案,并且在安全性方面与长疗程方案相似。

Tsang 等[20]发现使用欧洲数据,资源较丰富的地区中很少有患者符合 WHO 的标准短疗程治疗方案的要求。为此作者评估了美国耐多药结核病患者接受较短疗程治疗的资格,这些患者都有完整的药敏试验(DST)结果,并在 2011—2016 年期间向美国国家结核病监测系统报告。作者通过应用较短疗程的资格标准来估算费用,并将以前基于人群的研究中的住院/门诊费用与报告到国家结核控制系统的所有耐多药结核病患者比例进行估算。结果显示,在报告的 586 例 MDR 病例中,有 10%(59 例)符合缩短疗程的条件。在 527 例不合格患者中,386 例有完整 DST,其中 246 例耐乙胺丁醇,217 例耐吡嗪酰胺。与传统的耐多药结核病治疗相比,实施较短的治疗方案将使美国每年的社会耐多药结核病成本负担减少 4%,但符合条件的个人的成本负担将减少 37%~46%。作者认为,在充分利用 DST 的基础上,只有少数美国耐多药结核病患者有资格接受较短程方案。对社会来说成本削减不大,但对符合条件的个人来说是很大的。

Lee 等[21]公布了一项准备实施的研究方案,该研究是一项 II / III 期、多中心、随机开放、非劣效的临床试验,比较新方案与世界卫生组织认可的氟喹诺酮类敏感的耐多药结核病方案。对照组使用常规的二线药物治疗方案,包括注射剂,总疗程为 20~24 个月。试验组根据痰培养时间的不同,采用新的短程治疗方案,包括德拉马尼、利奈唑胺、左氧氟沙星和吡嗪酰胺,疗程为 9 个月或 12 个月。主要结果是治疗开始后 24 个月的治疗成功率。次要结果包括在液体和固体培养基上痰培养转阴率,治疗后 2 和 6 个月后培养基上痰培养转阴率,根据吡嗪酰胺耐药性的治疗成功率,以及发生 3 级不良事件比例。基于 $\alpha = 0.025$ 显著性水平(单侧检验),80% 的功效,当预期治疗组治疗成功率为 90%、试验与对照组之间的治疗成功率差异 <10%(80% vs. 70%)时,根据非劣性分析每组的入组人数为 48 例。另外,假设受试者中氟喹诺酮类敏感的耐多药结核者比例为 50%,失访率为 5%,计算受试者人数为 N/(0.50 × 0.95),每组 102 人(共 204 人)。这项试验将揭示由 4 种口服药物组成的新的短程方案用于治疗氟喹诺酮类敏感耐多药结核病的有效性和安全性。这项试验的结果将为采用更短、更方便的耐多药结核病治疗方案提供证据。

2. 敏感结核病的方案研究 Jo 等[22]根据 GenoType MTBDRplus 检测结果,对异烟肼利福平敏感时能否在强化治疗期结束前停止 EMB 进行了研究。这项前瞻性、多中心、非劣效性的随机试验在韩国的 12 个参比中心进行,对象是敏感的肺结核患者,他们采用标准的四联抗结核药物治疗方案。MTBDRplus 组根据 GenoType MTBDRplus 试验结果,在确认结核菌分离株对异烟肼和利福平敏感后,停用了 EMB。指南组的 EMB 停药时间点是根据基于韩国国家结核病指南的表型药敏试验结果确定的。主要结果是治疗成功。次要结果包括 1 年的复发率和不良事件。600 例随机患者中,493 例患者进入研究(MTBDRplus 组 244 例;指南组 249 例)。MTBDRplus 组治疗成功率为 93.9%(229/224),指南组为 93.6%(233/249),两组间无差异;相对风险为 1.00(95%CI 0.95~1.06)。两组之间的 1 年复发率(分别为 0.9% 和 0.5%)和药物不良反应在组间无差异。综上所述,根据 MTBDRplus 试验结果,早期停用 EMB 并不影响 PTB 的治疗结果。

Tweed 等[23]研究了贝达喹啉、普瑞玛尼、莫西沙星和吡嗪酰胺联合用药前 8 周的杀菌活性和安全性。在这项多中心、前瞻性、开放、部分随机的 IIb 期试验中,作者从南非的 7 个地点、坦桑尼亚的 2 个地点和乌干达的 1 个地点招募了对药物敏感或耐利福平的肺结核患者。18 岁以上痰涂片 1+ 以上的患者可入组,并使用分子分析(GeneXpert 或 MTBDRplus)来确认结核诊断,并区分药物敏感结核和利福平耐药结核。排除基线 $CD4^+$ 细胞计数低于 100 个 /μl 的 HIV 阳性患者。敏感的结核病患者被随机 1∶1∶1 分配,接受 56 天的标准结核病治疗(HREZ);或普瑞玛尼(200mg/d)+ 吡嗪酰胺(1 500mg/d)+ 贝达喹啉第 1~14 天 400mg/d,然后 200mg/每周 3 次)的方案($B_{load}PaZ$);或口服贝达喹啉 200mg/d 的 $B_{200}PaZ$ 方案。利福平耐药结核病患者接受 56 天 BPaZ 加莫西沙星 400mg/d 方案(BPaMZ)。所有治疗组均为开放,随机化未分层。患者、试验研究者和工作人员、药剂师或配药师、实验室工作人员(分枝杆菌实验室工作人员除外)、赞助人员和适用的合同研究组织没有使用盲法。统计学使用基于非线性混合效应回归模型,主要疗效指标是药物敏感肺结核患者在 0~56 天内液体培养基中痰培养阳性的时间(TTP)每日百分比变化。结果显示,在 2014 年 10 月 24 日至 2015 年 12 月 15 日期间,共纳入了 180 例药物敏感结核病患者(59 例随机分配到 $B_{load}PaZ$ 组,60 例分配到 $B_{200}PaZ$ 组,61 例分配到 HRZE 组)和 60 例利福平耐药结核病患者。初步分析纳入的是 $B_{load}PaZ$ 组 57 例,$B_{200}PaZ$ 组 56 例,HRZE 组 59 例患者。$B_{200}PaZ$ 组的 TTP 每日百分比变化最高(5.17%,95%CI 4.61~5.77),其次是 $B_{load}PaZ$ 组(4.87%,95%CI 4.31~5.47)和 HRZE 组(4.04%,95%CI 3.67~4.42)。$B_{200}PaZ$ 组和 $B_{load}PaZ$ 组的杀菌活性与 HRZE 组有显著差异。由于不良事件而退组的患者,$B_{load}PaZ$ 组[59 例中的 6 例(10%)]和 $B_{200}PaZ$ 组[60 例中的 5 例(8%)]比 HRZE 组[61 例中的 2 例(3%)]的患者比例更高。肝酶升高是最常见的 3 级或 4 级不良事件,导致 10 例患者停药[$B_{load}PaZ$ 组 5 例(8%),$B_{200}PaZ$ 组 3 例(5%),HRZE 组 2 例(3%)]。$B_{load}PaZ$ 组 2 例(3%)患者和 HRZE 组 1 例(2%)患者出现了严重的治疗相关不良事件。7 例(4%)药物敏感结核病患者死亡,4 例(7%)利福平耐药结核患者死亡。这些死亡都与治疗无关。作者认为,$B_{200}PaZ$ 是一种很有前途的治疗药物敏感结核病的方案。这两种方案的杀菌活性表明它们有缩短治疗时间的潜力,而 $B_{200}PaZ$ 的简化给药方案可以提高治疗的依从性。然而,这些发现必须在的Ⅲ期试验中进一步评估。

近年来,耐药结核病治疗上的进步包括重新认识了贝达喹啉的安全性和死亡率,发现 9~11 个月的注射剂为基础的孟加拉国方案和长疗程方案比较疗效不差,继而发展出耐多药的短程方案以及贝达喹啉、普瑞玛尼和利奈唑胺的 6 个月方案的推出,为耐药结核病控制起到了重要作用。

(姚岚　贝承丽　唐神结)

参考文献

［1］ AL-SHAER M H, ALGHAMDI W A, ALSULTAN A, et al. Fluoroquinolones in Drug-Resistant Tuberculosis: Culture Conversion and Pharmacokinetic/Pharmacodynamic Target Attainment To Guide Dose Selection [J]. Antimicrob Agents Chemother, 2019, 63 (7): e00279-19.

［2］ PERUMAL R, PADAYATCHI N, YENDE-ZUMA N, et al. A moxifloxacin-based regimen for the treatment of recurrent drug-sensitive pulmonary tuberculosis: An open-label randomised controlled trial [J]. Clin Infect Dis, 2020, 70 (1): 90-98.

［3］ ZHAO Y, FOX T, MANNING K, et al. Improved Treatment Outcomes With Bedaquiline When Substituted for Second-line Injectable Agents in Multidrug-resistant Tuberculosis: A Retrospective Cohort Study [J]. Clin Infect Dis, 2019, 68 (9): 1522-1529.

［4］ LEE J K, LEE J Y, KIM D K, et al. Substitution of ethambutol with linezolid during the intensive phase of treatment of pulmonary tuberculosis: a prospective, multicentre, randomised, open-label, phase 2 trial [J]. Lancet Infect Dis, 2019, 19 (1): 46-55.

[5] SINGH B, COCKER D, RYAN H, et al. Linezolid for drug-resistant pulmonary tuberculosis [J]. Cochrane Database Syst Rev, 2019, 3: Cd012836.

[6] LI G, XU Z, JIANG Y, et al. Synergistic activities of clofazimine with moxifloxacin or capreomycin against Mycobacterium tuberculosis in China [J]. Int J Antimicrob Agents, 2019, 54 (5): 642-646.

[7] DUAN H, CHEN X, LI Z, et al. Clofazimine improves clinical outcomes in multidrug-resistant tuberculosis: a randomized controlled trial [J]. Clin Microbiol Infect, 2019, 25 (2): 190-195.

[8] WANG J, PANG Y, JING W, et al. Efficacy and safety of cycloserine-containing regimens in the treatment of multidrug-resistant tuberculosis: a nationwide retrospective cohort study in China [J]. Infect Drug Resist, 2019, 12: 763-770.

[9] VON GROOTE-BIDLINGMAIER F, PATIENTIA R, SANCHEZ E, et al. Efficacy and safety of delamanid in combination with an optimised background regimen for treatment of multidrug-resistant tuberculosis: a multicentre, randomised, double-blind, placebo-controlled, parallel group phase 3 trial [J]. Lancet Respir Med, 2019, 7 (3): 249-259.

[10] DESHPANDE D, MAGOMBEDZE G, SRIVASTAVA S, et al. Once-a-week tigecycline for the treatment of drug-resistant TB [J]. J Antimicrob Chemother, 2019, 74 (6): 1607-1617.

[11] COHEN K, MAARTENS G. A safety evaluation of bedaquiline for the treatment of multi-drug resistant tuberculosis [J]. Expert Opin Drug Saf, 2019, 18 (3): 875-882.

[12] JONES J, MUDALY V, VOGET J, et al. Adverse drug reactions in South African patients receiving bedaquiline-containing tuberculosis treatment: an evaluation of spontaneously reported cases [J]. BMC Infect Dis, 2019, 19 (1): 544.

[13] LI H, SALINGER D H, EVERITT D, et al. Long-Term Effects on QT prolongation of Pretomanid, Alone and in Combinations, in Patients with Tuberculosis [J]. Antimicrob Agents Chemother, 2019, 63 (10): e00445-19.

[14] BISHONOI A, CHATTERJEE D, NARANG T, et al. Image Gallery: Clofaziminenduced hyperpigmentation of leprosy plaques [J]. Br J Dermatol, 2019, 181: e88.

[15] MULUBEA M, MUGABO P. Amount of Cycloserine Emanating from Terizidone Metabolism and Relationship with Hepatic Function in Patients with Drug-Resistant Tuberculosis [J]. Drugs R D, 2019, 19 (3): 289-296.

[16] ALVES C, MENDES D, MARQUES F B. Fluoroquinolones and the risk of tendon injury: a systematic review and meta-analysis [J]. Eur J Clin Pharmacol, 2019, 75 (10): 1431-1443.

[17] LI H B, SALINGER D H, EVERITT D, et al. Long-Term Effects On QT Prolongation of Pretomanid Alone and in Combinations in Patients with Tuberculosis [J]. Antimicrob Agents Chemother, 2019, 63 (10): e419-e445.

[18] DU Y, QIU C, CHEN X, et al. Treatment outcome of a shorter regimen containing clofazimine for multidrug-resistant tuberculosis: a randomized control trial in China [J]. Clin Infect Dis, 2019: ciz915.

[19] NUNN A J, PHILLIPS P P J, MEREDITH S K, et al. A Trial of a Shorter Regimen for Rifampin-Resistant Tuberculosis [J]. N Engl J Med, 2019, 380 (13): 1201-1213.

[20] TSANG C A, SHAH N, ARMSTRONG L R, et al. Eligibility for a Shorter Treatment Regimen for Multidrug-resistant Tuberculosis in the United States, 2011—2016 [J]. Clin Infect Dis, 2020, 70 (5): 907-916.

[21] LEE M, MOK J, KIM D K, et al. Delamanid, linezolid, levofloxacin, and pyrazinamide for the treatment of patients with fluoroquinolone-sensitive multidrug-resistant tuberculosis (Treatment Shortening of MDR-TB Using Existing and New Drugs, MDR-END): study protocol for a phase

Ⅱ / Ⅲ, multicenter, randomized, open-label clinical trial [J]. Trials, 2019, 20 (1): 57.

[22] JO K W, KIM M, KIM Y J, et al. Early discontinuation of ethambutol in pulmonary tuberculosis treatment based on results of the GenoType MTBDRplus assay: A prospective, multicenter, non-inferiority randomized trial in South Korea [J]. Antimicrob Agents Chemother, 2019, 63 (12): e00980-19.

[23] TWEED C D, DAWSON R, BURGER D A, et al. Bedaquiline, moxifloxacin, pretomanid, and pyrazinamide during the first 8 weeks of treatment of patients with drug-susceptible or drug-resistant pulmonary tuberculosis: a multicentre, open-label, partially randomised, phase 2b trial. The Lancet [J]. Respiratory medicine, 2019, 7 (12): 1048-1058.

第八章　结核病的免疫治疗及治疗性疫苗

【摘要】国际上在 2019 年开展多项研究使用纳米技术进行免疫治疗及治疗性疫苗的探索。继续深入进行 HDTs（宿主导向免疫治疗）的探索，诸如维生素及相关新型的宿主治疗靶点的研究，国际上较多研究进行 BCG 加强或重组 BCG 疫苗的研究，改变疫苗接种途径观察疫苗的接种效果，进行了一些 I 期及 II 期的疫苗临床试验，还开发了许多新型的疫苗研究思路，为今后结核病疫苗的研制提供了许多重要的实验依据。

【关键词】免疫治疗；治疗性疫苗；HDT；亚单位疫苗；BCG；重组 BCG

2019 年深入进行了 HDTs 的免疫治疗研究及使用纳米技术的研究探索，在亚单位疫苗、重组 BCG 疫苗、BCG 加强疫苗等疫苗的研究方面进行了较多项新型、有效的研究。现分别介绍如下：

一、免疫治疗

结核病的免疫治疗是结核病的重要治疗方法之一，免疫辅助治疗能有效提高结核病的化学治疗效果、加速痰菌阴转及肺内病灶的吸收，对缩短疗程也可能起着重要的作用。国际上在 2019 年发表的文献中除了 HDT 治疗策略的研究外，仍然在尝试着新型的免疫治疗方法。在治疗性疫苗方面也在进行着新的研究探索。

1. 纳米技术　纳米技术在国内外均作为新药研发种类之一，酵母来源的葡聚糖微颗粒作为一种新型的药物转运系统[1]，其可介导吞噬细胞的吞噬效应。将其包载高浓度的利福布汀形成利福布汀 - 葡聚糖纳米微颗粒，暴露在感染 MTB 的巨噬细胞中，可以观察到该制剂可诱导强烈的固有免疫效应，包括活性氧和巨噬细胞的自噬及凋亡，还可显著提高利福布汀的抗结结核疗效。Minakshi 等[2]则全面叙述了纳米载体，例如脂质体、胶束、树状聚合物、聚合物纳米颗粒、纳米悬浮液、纳米乳液等，文中指出目前几种纳米制剂的典型物理化学性质已显示具有独特的杀菌特性，随着在治疗方面的发展，作为对抗超级细菌的有效替代手段的纳米疫苗和纳米制剂正日趋流行。

2. 宿主导向治疗策略　宿主导向治疗（host directed therapies，HDTs）是结核病免疫治疗研究的未来方向之一，Dutta 等[3]从 8 种商业上市的他汀类药物中用小鼠实验进行筛选，研究发现普伐他汀对细胞株 THP-1 及 Vero 细胞的毒性最小，在小鼠结核病治疗及小鼠肺部肉芽肿模型均可表现出辅助增强一线药物异烟肼、利福平等的抗结核活性，该研究为普拉伐他汀作为结核病的 HDT 的临床评价中提供了有力的证据。

HDT 的治疗靶点的研究，mTOR 是被关注的结核病 HDT 的治疗靶点。Cerni 等[4]在宿主 mTOR 通路的研究中，涉及 mTOR 抑制剂西罗莫司以及 mTOR 和自噬途径，与之相关的药物为依维莫司，后者则是新型的与 mTOR 通路相关的潜在的 HDTs 治疗药物之一。

关于补充维生素 D 作为抗结核药物的辅助治疗，近几年来维生素 D_3 的补充作为 HDT 治疗策略之一，国内外均有研究，但结论不完全一致，Jolliffe 等综述[5]经过论证证明总体上说补充维生素 D 并不能加速肺结核患者的痰菌阴转速度,却能加速 MDR-TB 患者的痰菌阴转。Soeharto 等[6]进行了二次文献分析,纳入了 8 项 RCT 研究及 3 项系统综述,结论为肺结核患者给予补充维生素 D 并不能获得加速痰菌阴转、改善临床症状的功效。补充维生素 E 能否成为有效的免疫治疗方法之一,Hussain 等[7]纳入 80 例肺结核患者,分为治疗组(维生素 E)和对照组(抗结核病方案),结果显示补充维生素 E 的患者免疫球蛋白(IgG、IgM)和 T 细胞类型(CD4 和 CD8)水平的显著增加。结果表明,维生素 E 在增强患者对结核病的免疫力方面发挥重要作用,从而证明肺结核患者可以给予补充维生素 E。

Mir 等[8]将 MTB 谷氨酰胺合成酶(Rv2220)的 N-甲酰化肽(f-MLLLPD)在结核病小鼠模型中研究免疫治疗作用,评估其单独或与抗结核药联合使用的治疗效果。结果发现,单独使用 f-MLLLPD 并与抗结核药物联合,可使感染小鼠肺部的集落形成单位(CFU)分别降低 0.58($P<0.01$)和 2.92($P<0.001$)log10 个单位,他们的脾脏分别增加 0.46($P<0.05$)和 2.46($P<0.001$)log10 个单位,从而证明了其的辅助治疗作用。

其他 HDT 治疗的研究,宿主细胞表达的 C 型凝集素受体 CLEC4E 和 Toll 样受体 TLR4 是遇到病原体时的第一道防线。Pahari 等[9]通过 CLR4E 结合 TLR4 竞争剂(C4.T4)在巨噬细胞的信号传导来控制 MTB 的生长。研究观察到,用 C4.T4 激动剂治疗的 MTB 感染的小鼠和豚鼠的肺部宿主免疫力显著提高,细菌载量降低,与 C4.T4 联合使用的异烟肼或利福平剂量可降低 10 倍即可实现其对 MTB 的细胞内杀伤。该结果还揭示 CLEC4E 在通过 MYD88 诱导自噬中的新的作用途径,这是控制 MTB 生长所必需的。这项研究提出了一种独特的新型的免疫治疗方法。O'Connor 等[10]探索可吸入多聚(乳酸-共-羟基乙酸,PLGA)微粒包封全反式维甲酸(ATRA)作为结核病的 HDT 辅助治疗价值,ATRA 的微粒大小为(2.07 ± 0.5)μm,通过吸入在 BALB/c 小鼠中进行了动物实验的验证,发现载有 ATRA 的微粒 ATRA-MP 呼吸道吸入仅 3 次,小鼠肺部细菌负荷显著下降,肺部病理好转,可作为吸入式的 HDT 治疗方法之一。

3. 细胞因子　Mata-Espinosa 等[11]使用编码 IL-12(AdIL-12)的重组腺病毒作为免疫制剂,观察它在 BALB/c 呼吸道感染高毒力 MTB 的免疫治疗效果。在 MTB 感染前一天气管内给予一剂 AdIL-12 即可观察到小鼠体内的细菌负荷和炎症反应显著减少,TNF-α、IFN-γ 及 iNOS 表达增加,将该免疫治疗给予同窝健康小鼠使用时,后者则可有效预防 MTB 感染。研究证明了基于编码 IL-12 细胞因子的腺病毒的免疫治疗的效果,为未来的临床应用提供重要的动物实验的依据。

4. 其他新型的免疫治疗　国外仍然进行着以植物为材料作为结核病的免疫治疗方法,Kumar 等[12]基于植物化学上的岩白菜素会诱导 Th1 和 Th17 细胞的保护性免疫反应,并在 MTB 感染的小鼠中可有效抑制细菌的生长进行一项研究,研究发现岩白菜素是结核病治疗的潜在辅助剂,将抗结核化疗与卑尔根素联合使用,可显著降低细菌载量,减少异烟肼引起的免疫损伤,促进持久的抗原特异性中央性记忆 T 细胞反应,该制剂还能显著降低耐多药结核病菌株的细菌载量。

Afkhami 等[13]通过使用鼠肺结核模型,探索表达结核分枝杆菌抗原特异的 Ag85A 的新型黑猩猩腺病毒载体疫苗(AdCh68Ag85A)的单次呼吸道黏膜治疗,研究表明单剂量呼吸道黏膜免疫疗法与结核病的化疗相辅相成,可显著加速疾病控制并缩短疗程;还可激活宿主体内的抗原特异性 T 细胞(特别是 CD8+ T 细胞)的免疫活性。Kolloli 等[14]以兔子作为动物实验模型,评估了补铁对细菌生长、疾病病理和免疫反应的影响。研究发现,补充铁对于 MTB 感染的家兔红细胞压积和血红蛋白水平无明显的改变,且也未显著影响肺部的细菌及结核病理损伤,提示补充铁对于结核病患者的辅助治疗意义欠佳。

Mir 等[15]将对氨基酸序列为"f-MIGWII"的 N 末端甲酰化李斯特菌肽与抗结核药(ATDs)的联合治疗效果进行测试。结果发现,LemA 肽(f-MIGWII)引起小鼠中性粒细胞的细胞内 ROS 水平显著增加。ATD 处理可将感染小鼠的肺和脾脏中的菌落形成单位(CFU)分别降低 2.39 和 1.67 log10 个单位。因此,LemA 肽与 ATDs 联合使用可提供额外的治疗效果($P<0.01$),可作为抗结核化疗的辅助手段。

细胞外囊泡(EV)已被证明具有微生物成分,并在宿主抵抗感染中发挥作用。Cheng 等[16]证明 MTB 的 RNA 通过 MTB SecA2 依赖性途径传递到巨噬细胞衍生的 EV,并且从 MTB 感染的巨噬细胞释放的 EV 可刺激宿主细胞产生Ⅰ型干扰素。这些 EV 还可促进含 MTB 的吞噬体的成熟,增加对细菌的杀伤力。因此,使用这种细胞外囊泡可以与有效的抗生素结合,作为耐药结核免疫治疗的新方法。

水飞蓟素是一种具有抗氧化和保肝活性的天然产品,Rodríguez-Flores 等[17]表明 Sm 和水飞蓟素(Sm 的主要活性化合物)对耐多药结核分枝杆菌具有杀菌活性,可诱导巨噬细胞分泌保护性的细胞因子,且 Sm 与化疗具有协同治疗的作用,可作为免疫辅助候选药物之一。

Dwivedi 等表明[18]大蒜素不仅可以减轻 MTB 感染小鼠肺部的细菌负荷,还可以诱导强大的抗结核免疫,MDR 和 XDR 菌株对大蒜素/大蒜提取物表现出强烈的抗分枝杆菌反应,大蒜素还诱导宿主的巨噬细胞的促炎细胞因子,诱导强烈的 Th1 免疫反应,因此蒜素/大蒜提取物可能会成为结核病的免疫辅助治疗方法之一,具有一定的应用潜力。

二、治疗性疫苗

治疗性疫苗用于治疗潜伏结核感染及活动性结核病,2019 年国际上进行了治疗性疫苗的多方面的探索,包括亚单位疫苗、重组 BCG 疫苗、BCG 加强疫苗、表达新型抗原的疫苗研究,以及多种疫苗接种途径、疫苗佐剂的研究开发。

1. RUTI 疫苗　RUTI 疫苗已经成为国际研究的热点疫苗,被 WHO 列为正在开发的有希望的疫苗之一,Soundarya 等[19]研究在当今缺乏有效的 TB 疫苗效果评估方法的情况下,使用分枝杆菌生长抑制测定法(MGIA)来证明 RUTI 接种的效力。研究证明,RUTI 可诱导较为平衡的免疫反应,即促进有效的细胞免疫效应、限制过度的炎症反应。同时证明,MGIA 可作为有效的治疗性结核疫苗候选者的筛选工具之一。

2. 亚单位疫苗　亚单位疫苗比活疫苗更安全、更稳定,但其具有免疫反应差的弱点,因此针对保护性免疫应答关键要素的有效传递系统是开发亚单位疫苗的先决条件。Sawutdeechaikul 等[20]将氧化碳纳米球(OCN)用作亚单位疫苗递送系统,研究了 OCN 将重组 MTB 蛋白 Ag85B 和 HspX 递送到骨髓来源的巨噬细胞(BMDM)和树突细胞(BMDCs),并用佐剂单磷酰脂质 A(MPL)相结合。小鼠实验显示,OCNs 能有效地将 MTB 蛋白质递送到 BMDM 和 BMDCs 的胞质中,且诱导了强烈的 Th1 免疫应答,尤其是细胞毒性 CD8[+] T 细胞的活化增强。因此,该研究提供了有效的候选亚单位疫苗。该疫苗递送系统适用于提高细胞介导的免疫应答。

Wilkie 等[21]评估了英国成年人对候选结核病疫苗接种方案 ChAdOx1 85A 初免-MVA85A 增强免疫的安全性和免疫原性。ChAdOx1 85A 疫苗是表达 MtbAg85A 抗原的载体 ChAdOx1，后者表达两种病毒抗原 NP 及 M1，该研究纳入 42 名接受 BCG 疫苗的健康人，按照不同的接种剂量分成 4 组，结果示不良事件大多为轻度/中度，无严重不良事件。ChAdOx1 85A 可诱导 Ag85A 特异性 CD4$^+$ 和 CD8$^+$ T 细胞应答，ChAdOx1 85A 可诱导多功能 CD4$^+$ T 细胞（IFN-γ、TNF-α 和 IL-2）和 IFN-γ、TNF-α CD8$^+$ T 细胞的表达，并被 MVA85A 增强效果，还可诱导体液免疫反应，因此 ChAdOx1 85A-MVA85A 加强免疫耐受性良好且具有免疫原性。Vasina 等[22]发表了 GamTBvac（重组亚单位结核疫苗候选者）的首次在人体中进行的Ⅰ期临床试验，GamTBvac 是一种新型的 BCG 候选加强疫苗，含有右旋糖酐结合域修饰的 Ag85a 和 ESAT6-CFP10 MTB 抗原及 CpG ODN 作为佐剂，由右旋糖酐配制而成，临床试验发现该疫苗具有良好的安全性及耐受性，为以后的临床试验的开展奠定重要基础。

MVA85A 疫苗虽然在 2014 年非洲临床试验宣告失败，但关于该疫苗的临床研究及结果仍然较多，Kashangura 等[23]纳入 6 项包括 4 项Ⅱ期随机对照试验，共 3 838 名受试者。研究表明，加入 BCG 的 MVVAA 与单独 BCG 相比对发生微生物学证实的结核病的风险没有影响，MVA85A 对发生潜伏性结核病的风险没有影响，除 BCG 外，接种 MVA85A 的患者不会引起危及生命的严重不良反应，皮内注射 MVA85A 总体是安全的，但不能有效降低患结核病的风险。

3. 重组 BCG 或 BCG 加强疫苗　Khan 等[24]将来自 MTB 衍生的 CFP-10 蛋白的自噬诱导的 TLR-2 活化 C5 肽在 BCG 中与 Ag85B 组合过表达生成重组 BCG^{85C5}，其在体外可诱导强烈的 MHC-Ⅱ类分子抗原递呈给 CD4$^+$ T 细胞，在 C57BL/6 小鼠中诱导强烈的 Th1 型免疫反应，BCG^{85C5} 在巨噬细胞中诱导 LC3 依赖性自噬、增加抗原呈递。与体外效应一致，BCG^{85C5} 显著扩增 C57BL/6 小鼠中的效应细胞和中枢记忆 T 细胞，保护它们免受 MTB 和再感染的原发性气溶胶感染，BCG^{85C5} 诱导更强和更持久的免疫力。

Mansury 等[25]进行了对 BCG 加强疫苗的研究，先评价被包含在 DDA/TDB（二甲基双十八烷基铵/海藻糖 6-6`-二山嵛酸酯）脂质体的 MTB 融合蛋白（FP）的免疫原性，研究发现卡介苗接种后，可提高宿主对 DDA/TDB/CHOL（胆固醇）/FP 疫苗的免疫效应。BCG 接种后再给予含 FP 的 DDA/TDB/CHOL 脂质体，可诱导宿主较强烈的 Th1 反应，从而达到提高 BCG 免疫保护效应的目的。由于 ID93/GLA-SE 已经被开发为 BCG 初免的加强疫苗，Kwon 等[26]评估了 ID93/GLA-SE 作为 BCG 初免后加强接种对高毒力 MTB 菌感染的免疫保护效应，结果提示 BCG 接种后使用 ID93/GLA-SE 疫苗加强接种 16 周可显著减轻实验动物体内的细菌负荷，而单独接种 BCG 则不能发挥抵抗高毒力细菌的保护力，且 ID93/GLA-SE 能够引起强烈的和持续的 Th1 型抗原特异性多功能 CD4$^+$ T 细胞应答及体液免疫应答，研究证明 ID93/GLA-SE 候选疫苗可作为 BCG 加强疫苗具有良好的保护力。

另一种关于 BCG 研究的思路为缺失 BCG1416c 或 BCG1419c 基因的 BCG 菌株突变株可能诱导机体产生抵抗高毒力 MTB 菌株的效应，Segura-Cerda 等[27]表明使用上述菌株的混合感染可显著降低宿主 TNF-α、IL-1β、IL-6 的表达，增加 IL-4 的表达，从而降低了促炎性细胞因子的诱导。这一研究的主要发现是其可减轻严重的结核炎症损伤，可作为重症结核病减轻免疫炎症反应的治疗性候选疫苗。

使用改良的 BCG，即用石油醚去除 BCG 炎性脂质、保持 BCG 的存活，使用这种改良的 BCG 肺部疫苗接种减弱了炎症反应,阻止了肺的免疫病理损伤,并显著增加了 MTB 感染后对小鼠保护作用,Moliva 等[28]表明这种改良的 BCG 使得 MTB.感染后造成的病理损伤更小,可能是更安全、更有效的治疗性疫苗。Carvalho 等[29]证明,表达 LTAK63 佐剂的重组 BCG(rBCG-LTAK63)在小鼠中显示出比 BCG 更高的抗结核感染的保护性,该项研究评估了攻击前后的免疫反应。将 BCG 及 rBCG-LTAK63 疫苗对小鼠进行腹膜内免疫,发现两者均显示明显的固有免疫效应的增加,经 rBCG-LTAK63 免疫的小鼠表现出一氧化氮的增加及过氧化氢的产生。与 BCG 相比,rBCG-LTAK63 组的淋巴细胞数量更高。淋巴细胞的免疫分型表明,rBCG-LTAK63 免疫增加了 $CD4^+$ 和 $CD8^+$ T 细胞的比例;还能观察到 Th1/Th17 细胞因子长时间分泌增加以及分泌 TNF-α 的 $CD4^+$ T 细胞和多功能 $IL-2^+TNF-α^+CD4^+$ T 细胞的增多。研究证明,rBCG-LTAK63 疫苗可诱导宿主固有及适应性免疫应答的增加。

Mizuno 等[30]评估了分泌 SOCS1 分子显性负突变体(rBCG-SOCS1DN)的重组 BCG 的免疫应答和保护功效。用具有空质粒载体(rBCG-pSO)的 rBCG-SOCS1DN 或亲代 BCG Tokyo 疫苗株免疫 C57BL/6 小鼠。rBCG-SOCS1DN 增强了骨髓来源的树突状细胞的激活和 T 细胞的激活,且可诱导小鼠脾细胞产生大量的 IFN-γ、TNF-α 和 IL-6,肺和脾的 MTB 的 CFU 数量降低。这些证明为重组 BCG 疫苗 rBCG-SOCS1DN 成为一种有效的结核病疫苗提供了实验证据。

4. 改变疫苗的接种途径 近几年来,国际研究疫苗的策略之一即为使用黏膜给药,来提高宿主的免疫保护效应,Nagpal 等[31]使用 BCG 和 Mycobacterium indicus pranii(MIP)的藻酸盐颗粒,用液体气溶胶或干粉气雾剂(DPA)藻酸盐封装分枝杆菌颗粒免疫小鼠,研究发现干粉气雾剂海藻酸钠包裹的分枝杆菌颗粒比液体气溶胶引起宿主更强的免疫反应,能发挥更佳的免疫保护作用,表现在小鼠细菌负荷显显著降低、小鼠肺组织损伤更小。因此,吸入式海藻酸盐涂层活分枝杆菌比普通分枝杆菌气溶胶具有更高的免疫原性。在另一项通过黏膜感染的实验中,Dijkman 等[32]发现在反复多次低剂量感染的猕猴模型中可有效地抵抗 MTB 的感染,且能鉴定出多功能 Th17 细胞、IL-10 及免疫球蛋白 A 与局部发挥保护性免疫的相关性。研究证明,黏膜免疫策略及其向临床应用的转化能更有效地预防结核病的传播。

Namvarpour 等研究[33]旨在不同免疫途径比较对结核分枝杆菌 ESAT-6/CFP-10 重组蛋白诱导的免疫应答,接种途径包括鼻内(IN)、皮下(SC)和肌内(IM)。研究发现,3 种不同途径给予接种 ESAT-6/CFP-10 重组蛋白均能获得有效的免疫效应,但鼻内给药更有助于增强细胞的免疫应答。

使用天然化学连接的新型亚基疫苗的合成,将两个免疫原性表位——来自 MTB 的 ESAT61-20 和 TB10.43-11 共价偶联至 TLR2-配体 Pam2Cys,以产生自佐剂性脂肽疫苗。Ashhurst 等[34]研究发现当对小鼠进行黏膜接种时,该疫苗增强了肺的免疫原性,其肺及外周的多功能 T 淋巴细胞中诱导了强烈的 Th17 应答。黏膜接种的疫苗接种提供了针对 MTB 感染的实质性保护,该研究突出了接种途径对达到最佳疫苗接种效率的重要性。

Eickhoff 等[35]研究认为靶向结核疫苗的黏膜可能会诱导黏膜驻留的免疫细胞,从而增强抵抗肺部感染和疾病的能力。该研究对舌下给药(SL)结核疫苗进行了初步测试。将舌下、鼻内和皮下 BCG 疫苗接种后,诱导了 T 细胞反应的强度相似。舌下 BCG 疫苗的小鼠受到更有效的保护,肺和脾脏的细菌负荷更低,该研究为舌下 BCG 接种诱导的保护性免疫机制提供了有力支持。

除此以外,Riccomi 等研究[36]在视黄酸(RA)存在下用结核病亚单位疫苗进行肠外接种为可结核分枝杆菌感染提供了快速的免疫保护。在 RA 存在下,通过皮下注射 TB 亚单位疫苗(CAF01 H56)进行免疫的小鼠显示出增强的黏膜 H56 特异性 IgA 反应和归巢于肺的抗原特异性 CD4+ T 淋巴细胞的表达增强,也能降低小鼠的细菌负荷,在感染的后期,在用 CAF01 H56 和 RA 免疫的小鼠的肺中发现了更高百分比的 MTB 特异性 CD4+PD1+ T 淋巴细胞。这些数据证明,存在 RA 的肠胃外疫苗接种过程中可产生强烈的的黏膜免疫反应。该研究体现了改变疫苗途径的创新尝试。

5. 疫苗佐剂的研究　优化佐剂可有助于提高疫苗的抗原表达,Lew 等[37]旨在通过整合细胞免疫协同激活(CASAC)的联合佐剂来增强针对 16kD α 晶体(HspX)结核潜伏期表达的抗原免疫应答、佐剂化的 HspX 疫苗引发的效应记忆 T 细胞群的比值高于无佐剂的疫苗。因此,该研究表明 CASAC 佐剂具有增强 HspX 抗原的免疫原性,为未来治疗性疫苗的研发提供重要的佐剂研究证据。

Wang 等研究[38]含有铝 / 聚 -IC 的佐剂的 Ag85b/ESAT6-CFP10 的疫苗,该抗原蛋白由 Ag85b 和 ESAT6-CFP10 蛋白与铝(Al)和聚核糖核酸 - 多核糖酸(poly-IC)结合而成,是针对结核病的新型亚单位疫苗。在两种动物模型中评估了佐剂疫苗诱导的免疫原性和保护作用。通过免疫测定和多色流式细胞术测定,接种了 AEC/Al/poly-IC 的小鼠表现出显著的抗原特异性体液免疫反应和细胞介导的免疫力,并在潜伏 MTB 的豚鼠模型中证明了该疫苗的保护作用。与对照组相比,该疫苗免疫豚鼠的肺和脾脏的平均病理评分和细菌载量显著降低,可能是结核病有前途的候选疫苗。

6. 其他疫苗相关的研究　其他治疗性疫苗相关的靶点研究,国外有研究发现抑癌基因 p53 可能会成为结核病治疗性疫苗研究的靶标,Lim 等[39]发现 p53 缺陷的巨噬细胞不能有效控制胞内的结核分枝杆菌(Mycobacterium tuberculosis,MTB),表现为低水平的细胞凋亡、较高的胞内细菌的存活。激活 p53 基因可在 MTB 感染的 M1 巨噬细胞通过产生活性氧、一氧化氮和炎性细胞因子来促进巨噬细胞的凋亡。通过调控机制增加 P53 的产生可能有效抑制了宿主 MTB 在细胞内的生存,因此 p53 可能成为未来治疗结核病的新靶点。目前大多数治疗性疫苗均是以提高宿主适应性免疫效应作为主要目标,Khader 等[40]指出宿主在受到骨髓细胞和 NK 细胞等天然免疫细胞群也会发生功能适应,未来将尝试开发结合固有免疫和适应性免疫记忆诱导的新一代结核病疫苗。

Shen 等[41]针对 Vγ2Vδ2T 细胞研究表明,对(E)-4- 羟基 -3- 甲基 - 丁 -2- 烯基焦磷酸[(E)-4-hydroxy-3-methyl-but-2-enyl pyrophosphate,HMBPP]磷酸抗原特异的 Vγ2Vδ2T 细胞在灵长类动物中是独特的针对 TB 感染的免疫保护的多功能效应物。通过选择性免疫 Vγ2Vδ2T 细胞,评估其对恒河猴模型感染的影响。用产生 HMBPP 的李斯特菌(Lm Δ actAprfA*)对猕猴进行单次呼吸接种,使循环和肺隔室中 HMBPP 特异性 Vγ2Vδ2T 细胞扩增。Lm Δ actAprfA* 疫苗接种引起呼吸道中 Th1 样 Vγ2Vδ2T 细胞的增加,并在肺部攻击后诱导 TB 感染的抑制。Vγ2Vδ2T 细胞的选择性免疫减少了肺病理和分枝杆菌向肺外器官的传播。疫苗效应与 Th1 样 Vγ2Vδ2T 细胞和组织驻留 Vγ2Vδ2 效应 T 细胞的快速记忆样反应一致。此外,Vγ2Vδ2T 细胞的选择性免疫使得 CD4+ 和 CD8+ T 细胞能够对 TB 攻击产生更早的肺

Th1 应答。因此,其可作为一种方法来创建更有效的结核病治疗性疫苗。

7. 纳米技术　纳米技术同样用在结核病的治疗性疫苗方面,Khademi 等[42]使用 PLGA(多聚 - 丙交酯结合乙交脂):DDA(二甲基双十八烷酸铵)杂合纳米颗粒和 MPLA(单磷酰脂质 A)作为载体的皮下给药的新型多阶段亚单位疫苗,评估它的免疫原性。研究表明,使用 PLGA:DDA 杂交 NP 纳米颗粒及 MPLA 佐剂具有改善 MTB 抗原 HspX/EsxS 多阶段亚单位疫苗的免疫原性,且证明其作为 BCG 疫苗的加强疫苗的有效性。

Malik 等[43]制备包裹 H1 二价抗原(Ag85B 和 ESAT6 蛋白的融合物)的 PLGA 纳米颗粒(NPs),研究发现该制剂单剂量疫苗接种后 6 周,小鼠总血清 IgG 增加、培养上清液的细胞因子 Th1 升高明显、脾细菌负荷显著下降、小鼠存活期显著延长,研究结果证明了 H1-PLGA 纳米制剂在单剂量免疫的方法中能为动物小鼠中提供非常持久的保护力。

Tenland 等[44]研究利用另一种纳米研究以 ZTX 作为底物,后者证明可抑制 MDR-TB 菌株的生长,将含 ZTX 的介孔硅纳米粒子(MSP)进行动物实验,发现可增加对 ZTX 对细胞内 MTB 的抑制作用,该研究证明了这种纳米颗粒技术可能成为候选治疗性疫苗之一。Ahmad 等研究[45]显示姜黄素纳米颗粒增强可抗原呈递细胞(APC)的功能,包括自噬、共刺激活性以及炎性细胞因子和其他介质的产生。研究表明,姜黄素纳米颗粒可增强 BCG 诱导中央记忆性 Th1 和 Th17 细胞的表达,具有增强 BCG 的功效。

综上,2019 年在结核病免疫治疗方面国际上继续开展多种宿主导向治疗(host directed therapies,HDTs)的研究。同时随着在治疗方面的发展,作为对抗超级细菌的有效替代手段的纳米疫苗和纳米制剂正日趋流行。在治疗性疫苗的研究方面,进行了 RUTI 疫苗、亚单位疫苗、重组 BCG 或 BCG 加强疫苗、疫苗佐剂等方面的研究,为今后结核疫苗的研制提供了许多重要的实验依据。

(范琳　于佳佳　唐神结)

参考文献

[1] UPADHYAY T K, FATIMA N, SHARMA A, et al. Nano-Rifabutin entrapment within glucan microparticles enhances protection against intracellular Mycobacterium tuberculosis [J]. Artif Cells Nanomed Biotechnol, 2019, 47 (1): 427-435.

[2] MINAKSHI P, GHOSH M, BRAR B, et al. Nano-antimicrobials: A New Paradigm for Combating Mycobacterial Resistance [J]. Curr Pharm Des, 2019, 25 (13): 1554-1579.

[3] DUTTA N K, BRUINERS N, ZIMMERMAN M D, et al. Adjunctive host-directed therapy with statins improves tuberculosis-related outcomes in mice [J]. J Infect Dis, 2020, 221 (7): 1079-1087.

[4] CERNI S, SHAFER D, VENKETARAMAN T, et al. Investigating the Role of Everolimus in mTOR Inhibition and Autophagy Promotion as a Potential Host-Directed Therapeutic Target in Mycobacterium tuberculosis Infection [J]. J Clin Med, 2019, 8 (2): 232.

[5] JOLLIFFE D A, GANMAA D, WEJSE C, et al. Adjunctive vitamin D in tuberculosis treatment: meta-analysis of individual participant data [J]. Eur Respir J, 2019, 53 (3): 1802003.

[6] SOEHARTO D A, RIFAI D A, MARSUDIDJADJA S, et al. Vitamin D as an Adjunctive Treatment to Standard Drugs in Pulmonary Tuberculosis Patients: An Evidence-Based Case Report [J]. Adv Prev Med, 2019, 2019: 5181847.

[7] HUSSAIN M I, AHMED W, NASIR M, et al. Immune boosting role of vitamin E against pulmonary

tuberculosis [J]. Pak J Pharm Sci, 2019, 32 (1 Suppl): 269-276.

［8］ MIR S A, SHARMA S. Adjunctive Immunotherapeutic efficacy of an N-formylated internal peptide of mycobacterial glutamine synthetase in mouse model of tuberculosis [J]. Protein Pept Lett, 2020, 27 (3): 236-242.

［9］ PAHARI S, NEGI S, AQDAS M, et al. Induction of autophagy through CLEC4E in combination with TLR4: an innovative strategy to restrict the survival of Mycobacterium tuberculosis [J]. Autophagy, 2019: 1-23.

［10］ O'CONNOR G, KRISHNAN N, FAGAN-MURPHY A, et al. Inhalable poly (lactic-co-glycolic acid) (PLGA) microparticles encapsulating all-trans-Retinoic acid (ATRA) as a host-directed, adjunctive treatment for Mycobacterium tuberculosis infection [J]. Eur J Pharm Biopharm, 2019, 134: 153-165.

［11］ MATA-ESPINOSA D A, FRANCISCO-CRUZ A, MARQUINA-CASTILLO B, et al. Immunotherapeutic effects of recombinant adenovirus encoding interleukin 12 in experimental pulmonary tuberculosis [J]. Scand J Immunol, 2019, 89 (3): e12743.

［12］ KUMAR S, SHARMA C, KAUSHIK S R, et al. The phytochemical bergenin as an adjunct immunotherapy for tuberculosis in mice [J]. J Biol Chem, 2019, 294 (21): 8555-8563.

［13］ AFKHAMI S, LAI R, D'AGOSTINO M R, et al. Single-Dose Mucosal Immunotherapy With Chimpanzee Adenovirus-Based Vaccine Accelerates Tuberculosis Disease Control and Limits Its Rebound After Antibiotic Cessation [J]. J Infect Dis, 2019, 220 (8): 1355-1366.

［14］ KOLLOLI A, SINGH P, RODRIGUEZ G M, et al. Effect of Iron Supplementation on the Outcome of Non-Progressive Pulmonary Mycobacterium tuberculosis Infection [J]. J Clin Med, 2019, 8 (8): 1155.

［15］ MIR S A, SHARMA S. Immunotherapeutic potential of an N-formylated peptide of Listeria monocytogenes in experimental tuberculosis [J]. Immunopharmacol Immunotoxicol, 2019, 41 (2): 292-298.

［16］ CHENG Y, SCHOREY J S. Extracellular vesicles deliver Mycobacterium RNA to promote host immunity and bacterial killing [J]. EMBO Rep, 2019, 20 (3): e46613.

［17］ RODRIGUEZ-FLORES E M, MATA-ESPINOSA D, BARRIOS-PAYAN J, et al. A significant therapeutic effect of silymarin administered alone, or in combination with chemotherapy, in experimental pulmonary tuberculosis caused by drug-sensitive or drug-resistant strains: In vitro and in vivo studies [J]. PLoS One, 2019, 14 (5): e0217457.

［18］ DWIVEWDI V P, BHATTACHARYA D, SINGH M, et al. Allicin enhances antimicrobial activity of macrophages during Mycobacterium tuberculosis infection [J]. J Ethnopharmacol, 2019, 243: 111634.

［19］ SOUNDARYA J S V, RANGANATHAN U D, TRIPATHY S P. Current trends in tuberculosis vaccine [J]. Med J Armed Forces India, 2019, 75 (1): 18-24.

［20］ SAWUTDEECHAIKUL P, CIA F, BANCROFT G, et al. Oxidized Carbon Nanosphere-Based Subunit Vaccine Delivery System Elicited Robust Th1 and Cytotoxic T Cell Responses [J]. J Microbiol Biotechnol, 2019, 29 (3): 489-499.

［21］ WILKIE M, SATTI I, MINHINNICK A, et al. A phase I trial evaluating the safety and immunogenicity of a candidate tuberculosis vaccination regimen, ChAdOx1 85A prime-MVA85A boost in healthy UK adults [J]. Vaccine, 2020, 38 (4): 779-789.

［22］ VASINA D V, KLEYMENOV D A, MANUYLOV V A, et al. First-In-Human Trials of GamTBvac, a Recombinant Subunit Tuberculosis Vaccine Candidate: Safety and Immunogenicity Assessment [J]. Vaccines (Basel), 2019, 7 (4): 166.

［23］ KASHANGURA R, JULLIEN S, GARNER P, et al. MVA85A vaccine to enhance BCG for preventing tuberculosis.[J] Cochrane Database Syst Rev, 2019, 4: CD012915.

［24］ KHAN A, BAKHRU P, SAIKOLAPPAN S, et al. An autophagy-inducing and TLR-2 activating BCG vaccine induces a robust protection against tuberculosis in mice [J]. NPJ Vaccines, 2019, 4: 34.

［25］ MANSURY D, GHAZVINI K, AMEL JAMEHDAR S, et al. Enhancement of the effect of BCG vaccine against tuberculosis using DDA/TDB liposomes containing a fusion protein of HspX, PPE44, and EsxV [J]. Artif Cells Nanomed Biotechnol, 2019, 47 (1): 370-377.

[26] KWON K W, LEE A, LARSEN S E, et al. Long-term protective efficacy with a BCG-prime ID93/GLA-SE boost regimen against the hyper-virulent Mycobacterium tuberculosis strain K in a mouse model [J]. Sci Rep, 2019, 9 (1): 15560.

[27] SEGUR-CERDA C A A ACEVES-SANCHEZ M J, PEREZ-KOLDENKOVA V, et al. Macrophage infection with combinations of BCG mutants reduces induction of TNF-α, IL-6, IL-1β and increases IL-4 [J]. Tuberculosis (Edinb), 2019, 115: 42-48.

[28] MOLIVA J I, HOSSFELD A P, SIDIKI S, et al. Selective delipidation of Mycobacterium bovis BCG enables direct pulmonary vaccination and enhances protection against Mycobacterium tuberculosis [J]. Mucosal Immunol, 2019, 12 (3): 805-815.

[29] CARVALHO DOS SANTOS C, RODRIGUEZ D, KANNO ISSAMU A, et al. Recombinant BCG expressing the LTAK63 adjuvant induces increased early and long-term immune responses against Mycobacteria [J]. Hum Vaccin Immunother, 2020, 16 (3): 673-683.

[30] MIZUNO S, SOMA S, INADA H, et al. SOCS1 Antagonist-Expressing Recombinant Bacillus Calmette-Guérin Enhances Antituberculosis Protection in a Mouse Model [J]. J Immunol, 2019, 203 (1): 188-197.

[31] NAGPAL P S, KESARWANI A, SAHU P, et al. Aerosol immunization by alginate coated mycobacterium (BCG/MIP) particles provide enhanced immune response and protective efficacy than aerosol of plain mycobacterium against M. tb. H37Rv infection in mice [J]. BMC Infect Dis, 2019, 19 (1): 568.

[32] DIJKMAN K, SOMBROEK C C, VERENNE R A W, et al. Prevention of tuberculosis infection and disease by local BCG in repeatedly exposed rhesus macaques [J]. Nat Med, 2019, 25 (2): 255-262.

[33] NAMVARPOUR M, TEBIANIAN M, MANSOURI R, et al. Comparison of different immunization routes on the immune responses induced by Mycobacterium tuberculosis ESAT-6/CFP-10 recombinant protein [J]. Biologicals, 2019, 59: 6-11.

[34] ASHHRST A S, MCDONALD D M, HANNA C C, et al. Mucosal Vaccination with a Self-Adjuvanted Lipopeptide Is Immunogenic and Protective against Mycobacterium tuberculosis [J]. J Med Chem, 2019, 62 (17): 8080-8089.

[35] EICKHOFF C S, BLAZEVIC A, KILLORAN E A, et al. Induction of mycobacterial protective immunity by sublingual BCG vaccination [J]. Vaccine, 2019, 37 (36): 5364-5370.

[36] RICCOMI A, PICCARO G, CHRISTENSEN D, et al. Parenteral Vaccination With a Tuberculosis Subunit Vaccine in Presence of Retinoic Acid Provides Early but Transient Protection to M. Tuberculosis Infection [J]. Front Immunol, 2019, 10: 934.

[37] LEW M H, NORAZMI M N, TYE G J. Enhancement of immune response against Mycobacterium tuberculosis HspX antigen by incorporation of combined molecular adjuvant (CASAC)[J]. Mol Immunol, 2019, 117: 54-64.

[38] WANG C, LU J, DU W, et al. Ag85b/ESAT6-CFP10 adjuvanted with aluminum/poly-IC effectively protects guinea pigs from latent mycobacterium tuberculosis infection [J]. Vaccine, 2019, 37 (32): 4477-4484.

[39] LIM Y J, LEE J, CHOI J A, et al. M1 macrophage dependent-p53 regulates the intracellular survival of mycobacteria [J]. Apoptosis, 2020, 25 (1-2): 42-55.

[40] KHADER S A, DIVANGAHI M, HANEKOM W, et al. Targeting innate immunity for tuberculosis vaccination [J] J Clin Invest, 2019, 129 (9): 3482-3491.

[41] SHEN L, FRENCHER J, HUANG D, et al. Immunization of Vγ2Vδ2 T cells programs sustained effector memory responses that control tuberculosis in nonhuman primates [J]. Proc Natl Acad Sci U S A, 2019, 116 (13): 6371-6378.

［42］KHADEMI F, YOUSEFI A, DERAKHSHAN M, et al. Enhancing immunogenicity of novel multistage subunit vaccine of Mycobacterium tuberculosis using PLGA：DDA hybrid nanoparticles and MPLA: Subcutaneous administration [J]. Iran J Basic Med Sci, 2019, 22 (8): 893-900.

［43］MALIK A, GUPTA M, MANI R, et al. Single-dose Ag85B-ESAT6-loaded poly (lactic-co-glycolic acid) nanoparticles confer protective immunity against tuberculosis [J]. Int J Nanomedicine, 2019, 14: 3129-3143.

［44］TENLAND E, POCHERT A, KRISHNAN N, et al. Effective delivery of the anti-mycobacterial peptide NZX in mesoporous silica nanoparticles [J]. PLoS One, 2019, 14 (2): e0212858.

［45］AHMAD S, BHATTACHARYA D, KAR S, et al. Curcumin Nanoparticles Enhance Mycobacterium bovis BCG Vaccine Efficacy by Modulating Host Immune Responses [J]. Infect Immun, 2019, 87 (11): e00291-19.

第九章 结核病的介入治疗

【摘要】随着临床医师对呼吸内镜在呼吸系统疾病介入治疗中作用的认识不断提高,气管支气管结核、肺结核及结核性胸膜病变的介入治疗近年来得到一定的发展。在全身抗结核化学治疗基础上,针对气管支气管结核的不同类型采用不同的介入治疗措施,如支气管镜下消融术、支架术、球囊扩张术、机械清除、局部给药等及综合介入治疗已取得良好的疗效,在很大程度上已经取代了外科手术肺切除和支气管重建术。针对耐药空洞肺结核、肺结核合并大咯血等,采用了经支气管镜给药术、支气管动脉栓塞术、视频辅助胸腔镜手术等介入治疗方式。另外,胸腔镜及支气管镜下的介入治疗也在结核性包裹性胸膜炎、结核性脓胸等胸膜病变、顽固性支气管胸膜瘘等疾病治疗中发挥着重要的作用。近年来国外学者不断尝试开展一些介入新技术、新方法,极大地推进了结核病介入治疗的发展。

【关键词】支气管结核;肺结核;胸膜;支气管镜;胸腔镜;介入治疗

气管支气管结核、肺结核、结核性胸膜疾病的介入治疗在近几年有所发展。气管支气管结核作为肺结核的特殊类型,以中、青年肺结核患者更为常见。气管支气管结核根据支气管镜下的所见,如支气管黏膜充血、水肿、肥厚、糜烂、溃疡、坏死、肉芽肿、瘢痕、管腔狭窄、管壁软化及支气管淋巴结瘘等表现,共分为6种类型:Ⅰ型炎症浸润型,Ⅱ型溃疡坏死型,Ⅲ型肉芽增殖型,Ⅳ型瘢痕狭窄型,Ⅴ型管壁软化型,Ⅵ型淋巴结瘘型。在全身抗结核化学治疗基础上,针对气管支气管结核的不同类型可采用不同介入治疗措施,其进展包括消融术、支架术、球囊扩张术、机械清除、局部给药等应用,重点在于中心呼吸道狭窄的综合介入治疗。肺结核的介入治疗进展包括支气管动脉栓塞术、经支气管镜给药术、视频辅助胸腔镜手术等。结核性胸膜病变的介入治疗进展包括胸腔镜及支气管镜下的介入治疗手段。随着新技术、新方法的不断涌现,胸部结核病介入治疗技术显示出愈发光做的应用前景。

一、气管支气管结核的介入治疗

气管支气管结核(tracheal bronchial tuberculosis,TBTB)是指气管支气管的结核菌感染,占成人肺结核患者的18%,大部分患者年龄小于35岁,以女性多见,大约90%气管支气管结核患者会出现不同程度的气管支气管狭窄[1]。因此,一旦确诊为气管支气管结核,应尽快在全身抗结核化学治疗的基础之上,针对不同类型的气管支气管结核,采用不同的介入治疗措施,防止呼吸道狭窄甚至闭塞。气管支气管结核介入治疗原则如下:针对活动期气管支气管结核主要是"清除消融、局部给药";针对非活动期气管支气管结核引起的中心呼吸道狭窄,主要是"扩张狭窄呼吸道、开放闭塞呼吸道,维持呼吸道开放、防止呼吸道回缩"。2019年,关于气管支气管结核介入治疗的国外文献报道如下。

1. 消融术 经支气管镜冷热消融术,如冷冻治疗术、激光治疗、高频电凝切、氩气刀、海博刀、射频消融、微波消融等,能够安全、有效地用于气管支气管结核等各种良、恶性中心呼吸道狭窄疾病的治疗。

Chaddha 等[2]对上述不同消融技术在恶性中心呼吸道狭窄及周围型肺癌中的应用情况作了综述,重点介绍了各种内镜下消融技术的原理、适应证及并发症,强调临床医生应根据患者内镜下情况特点,合理地选择适合的介入治疗方式,从而使患者最大程度上受益,同时避免术中、术后并发症的发生。

Chen 等[3]报道了一例经支气管镜冷冻治疗术治疗食管鳞癌导致恶性中心呼吸道狭窄的病例。该患者为一名接受食管部分切除术(早期分期为 $pT_2N_0M_0$)的食管鳞癌患者,患者出现胸痛、呼吸困难等症状,血气分析提示 I 型呼吸衰竭(pH 7.445;PaO_2 69.4mmHg;$PaCO_2$ 40.6mmHg),其他实验室检查未见异常,胸部 X 线片提示左肺不张,PET 提示呼吸道转移,胸部 CT 提示肿瘤阻塞左主支气管并引起左肺不张。支气管镜检查术前给予地塞米松及肾上腺素雾化吸入,镜下发现巨大肿瘤阻塞左主支气管管腔。经支气管镜下冷冻治疗后左主支气管管腔通畅,后期顺利完成化疗。2 个月后复查胸部 X 线片提示呼吸道管腔通畅,患者病情稳定。结论提示,恶性中心呼吸道狭窄较为少见,但严重威胁患者的安全,经支气管镜下介入治疗为患者症状的缓解带来可能,而冷冻治疗就是其中一种安全、有效的介入治疗方式。

Chung 等[4]做了一项关于冷冻治疗恶性呼吸道狭窄的生存因素分析的队列研究,选取该院 2007—2012 年经冷冻治疗的恶性呼吸道狭窄患者,应用多元回归分析探讨影响这部分患者生存时间的因素。研究共选取 67 位患者(其中男性 47 人,女性 20 人),中位年龄为 63 岁。其中肺鳞癌 25 人,肺腺癌 14 人,结肠癌肺转移 7 人,肺肉瘤 4 人,非小细胞肺癌 4 人,小细胞肺癌 4 人,大细胞肺癌 3 人,淋巴瘤 2 人,黏液表皮样癌 1 人,食管鳞癌 1 人,肾癌肺转移 1 名。所有患者支气管镜下所见肿瘤引起呼吸道狭窄的部位情况如下:位于气管 15 人,左主支气管 14 人,右主支气管 12 人,右上支气管 12 人,右中间干支气管 5 人,右下叶支气管 3 人,左上支气管 3 人,左下支气管 2 人,右中叶支气管 1 人。结果显示,经支气管镜下冷冻治疗后临床症状缓解 56 人,体能状况改善 49 人,后期能够接受化疗治疗 43 人。通过控制单一变量,显示体能状况是否改善(OR=3.7,P= 0.03,95%CI 1.2~10.7)及后期能否接受化疗治疗(OR=4.3,P= 0.02,95%CI 1.4~13.7)显著影响接受冷冻治疗患者的生存时间。同时,接受支气管镜下冷冻治疗及后期化疗治疗的患者生存时间明显优于仅接受支气管镜下冷冻治疗的患者(中位生存时间:472 天 $vs.$.169 天,P=0.02,HR=0.37,95%CI 0.16~0.89)。冷冻治疗并发症包括少量出血(n=14),需要同时联合其他治疗(n=12)。结论显示,经支气管镜下冷冻治疗能够有效地治疗恶性呼吸道狭窄,冷冻治疗后期能够接受化疗的患者及冷冻治疗后体能状况改善的患者生存时间可能能够得到改善,但冷冻治疗能够改善患者生存时间的机制尚需进一步研究。

Nakajima 等[5]报道了一例应用氩气刀消融支气管内血管神经肌瘤的病例个案。该患者为一名因右侧胸痛就诊的女性,胸部 CT 提示右下叶背段一个直径为 3.3cm 的磨玻璃团块影,通过支气管镜下检查发现右肺上叶后段新生物,病理提示血管神经肌瘤,右下背段支气管镜下活检病理提示肺腺癌。针对右肺上叶后段的支气管新生物,予以支气管镜下氩气刀消融治疗,3 周后针对右下叶背段肺腺癌行右肺下叶切除术治疗。术后复查支气管镜及胸部 CT 检查提示右肺上叶后段支气管管腔通畅,未见新生物,目前随访 2 年该患者一般状态良好。

2. 支架术　呼吸道支架植入术是治疗气管支气管结核等良、恶性中心呼吸道狭窄最有效的方法之一。既往众多文献对呼吸道支架在维持中心呼吸道通畅方面作用均已做了肯定的报道,支架利用支撑作用使狭窄呼吸道增宽、软化呼吸道保持不塌陷而通畅,但相对于正常呼吸道来说为异物,支架可引起呼吸道黏膜局部肉芽增殖、阻塞痰液引流、呼吸道阻塞、窒息及支架移位等并发症。良性呼吸道狭窄支架选择依次推荐硅酮支架、覆膜支架、半覆膜支架等植入,近些年硅酮支架的应用有减少的趋势。近些年众多学者为改进支架治疗效果,减少支架植入的并发症,先后研发了生物学支架、药物洗脱支架[6]等,并尝试不断改进支架的生产工艺等[7,8],为良、恶性中心呼吸道狭窄的临床介入治疗带来新的希望。

气管支架已广泛应用于成人的呼吸道狭窄治疗中,但对于儿童只能作为呼吸道狭窄在其他治疗效果不佳时最终的治疗方式。生物可降解支架能够避免支架移位、呼吸道再狭窄等相关并发症,有可能成为儿童呼吸道狭窄维持呼吸道开放的一种良好的治疗措施。Luffy等[9]通过将可降解的镁合金支架应用于兔呼吸道狭窄模型中,6个月后呼吸道功能良好,且显示支架与呼吸道保持较好的相容性。

气管食管瘘是肺结核的少见并发症,多见于免疫功能不全患者。Tautz等[10]报道了一例来自索马里的非免疫功能不全的难民,该患者存在开放肺结核、广泛的骨结核及气管食管瘘。患者病情加重,快速进展为严重的急性呼吸窘迫综合征,接受了近2个月的体外膜肺氧合治疗(ECMO)。针对结核及气管食管瘘,在进行全身抗结核治疗基础上分别植入一枚食管支架及呼吸道支架姑息治疗,联合抗感染治疗,患者症状缓解。后期行食管部分切除术及呼吸道瘘口外科修补术。该病例显示,针对结核引起的严重而致命的并发症,需要长期重症监护、内科治疗、介入治疗、外科治疗等多种方式综合治疗。

3. 球囊扩张术 球囊扩张术是结核等良性中心呼吸道狭窄介入治疗首选措施,扩张狭窄呼吸道并维持呼吸道开放是治疗根本策略。

气管插管后所致的呼吸道狭窄亦是良性中心呼吸道狭窄的重要原因。Goussard等[11]报道了一例28周患有肺透明膜病、反复多次气管插管后的早产儿,突发严重喘息,支气管镜检查发现声门下2度狭窄,右中间干支气管几近闭塞。通过支气管镜下球囊扩张治疗使声门下气管直径扩大到5mm,但右中间干非常狭小,2.8mm直径支气管镜镜身不能通过。2周后复查支气管镜,声门下气管基本恢复至接近正常直径大小,右中间干较前无变化。胸部CT检查提示右中间干狭窄段长度较短,且呈网眼样狭窄。在气管插管下,该团队利用影像学引导下导丝导入法行右中间干行球囊扩张术,右中间干狭窄段明显增宽。2周后复查支气管镜,患儿右中间干狭窄部位明显好转,2.8mm支气管镜可顺利通过,多次复查支气管镜及影像学检查均正常。

喉气管部位狭窄可见于自身免疫疾病、感染、气管插管后、气切后及先天因素等,而气管插管机械通气是最主要的原因。该部位的狭窄将导致患者出现严重的呼吸困难、发声及吞咽困难。Nikolovski等[12]通过研究发现内镜下介入治疗能够最小程度地损伤发声的功能。经支气管镜下球囊扩张术能够改善局部狭窄情况,联合局部注射糖皮质激素等减少肉芽等形成,减轻急性期的炎症反应,成为气管插管后急性呼吸道狭窄非常有效的治疗方式。

4. 机械清除 针对阻塞呼吸道的一些良、恶性病变组织,除了可以通过冷热消融治疗等方式快速清除外,还可通过硬镜下机械铲除等方式进行清除。Gafford等[13]在人尸体上利用机器人硬质气管镜取代普通硬质气管镜来处理恶性中心呼吸道狭窄的试验,通过该硬质支气管镜内部的复杂精细的工具系统能够快速、有效地切除掉呼吸道内的肿瘤组织,证明较普通硬质气管镜,机器人硬质气管镜系统在恶性中心呼吸道狭窄的清除上更加安全、有效,有望在临床上推广与应用。

5. 局部给药术　呼吸道内给药种类主要包括抗结核药物、糖皮质激素及其他抑制支气管结核所致呼吸道瘢痕狭窄的药物如丝裂霉素等。其中,糖皮质激素是近几年来因呼吸道回缩性再狭窄及抑制呼吸道瘢痕狭窄等方面的应用而成为关注的焦点,也是历年来争议最多的话题。

Nikolovski 等[12]针对不同病因的良性喉气管狭窄患者,在球囊扩张术治疗的同时病灶局部给予糖皮质激素及丝裂霉素 C。结果显示,糖皮质激素针对韦格纳肉芽肿、结节病以及纤维炎性喉气管狭窄是有效的,而应用丝裂霉素 C 能够阻止胶原合成及瘢痕形成,从而抑制瘢痕纤维狭窄。

Fiorelli 等[14]报道了一例恶性中心呼吸道狭窄植入自膨式金属支架的病例。该病例显示恶性肿瘤组织位于左主支气管,经过全面评估后顺利植入一枚自膨式金属支架,但复查支气管镜显示该支架近端并没有很好地贴附在呼吸道壁上,经过支架内球囊扩张治疗效果欠佳。该团队通过经支气管镜下将纤维蛋白胶注射于支架近端与呼吸道壁缝隙内,从而使支架很好地贴附在呼吸道管壁上。该患者呼吸困难症状随之消失,复查影像学检查支架位置良好,左下肺完全复张。

6. 综合介入治疗　在全身抗结核化学治疗基础之上,针对不同类型气管支气管结核,球囊扩张术、冷热消融治疗术、局部给药术及支架植入术等经支气管镜多种介入治疗手段的综合运用仍是目前国内外学者针对气管支气管结核等良性呼吸道病变常用的介入治疗手段。

球囊扩张治疗目前广泛应用于良性呼吸道病变,但是多见于主支气管狭窄的治疗,而气管结核引起的气管狭窄应用球囊扩张治疗的病例报道较少。Hanaoka 等[15]报道了一例气管支气管结核引起的气管狭窄的病例。该患者是一名呼吸困难伴喘息 6 个月的老年男性,目前诊断为气管支气管结核致呼吸道狭窄。胸部 CT 提示气管管壁增厚,气管及左主支气管多处管腔狭窄,给予两个周期的球囊扩张术联合激光消融术治疗后,气管及左主支气管狭窄处明显增宽,后期随访患者未出现呼吸困难及喘息等症状。该病例提示球囊扩张联合激光消融术可能是治疗气管支气管结核所致气管支气管狭窄有效的治疗手段。

炎性肌纤维母细胞肿瘤是一种极为罕见的呼吸道肿瘤,其发生率占所有呼吸道肿瘤的 0.04%~1.2%。手术切除是其治疗的主要方式,但较为容易复发,复发后的主要治疗措施是外科手术及糖皮质激素治疗。Waghchoure 等[16]报道了一例应用硬质支气管镜联合激光及冷冻治疗成功消融呼吸道炎性肌纤维母细胞肿瘤的病例。该患者为一名以慢性咳嗽、发热、寒战、体重下降及咯血为主要表现的女性,胸部 CT 提示左主支气管管腔阻塞,支气管镜检查提示新生物阻塞左主支气管,活检病理提示炎性肌纤维母细胞肿瘤,遂行外科支气管切开术完整切除肿瘤。术后 6 个月胸部 CT 检查未见肿瘤复发,术后 18 个月复查胸部 CT 提示左主支气管可见直径 0.6cm 新生物。患者先后接受硬质支气管镜联合激光及冷冻治疗成功消融掉呼吸道肿瘤,病理提示肿瘤复发。8 个月后复查支气管镜检查,局部未见肿瘤复发。

二、肺结核的介入治疗

2019 年国外单独针对肺结核的介入治疗手段方面的文献报道不多。Giller 等[17]报道一例利用视频辅助胸腔镜行胸廓成形术手术治疗原发性肺结核的病例。患者胸部影像学及细菌学提示为广泛纤维空洞型肺结核(耐多药肺结核,MDR-TB),双肺均行视频辅助胸腔镜行胸廓成形术手术治疗。术后随访,患者一般状态良好,术后早期症状如术后疼痛症状较标准切口术后的疼痛症状明显减轻,双上肢活动没有明显受限,胸廓没有明显变形。CT 提示肺内空洞闭合,肺部结核菌感染消除。

气管食管瘘是肺结核的少见并发症,而纵隔结核导致纵隔内支气管动脉瘤更为少见。Alharbi[18]报道了一例结核引起气管食管瘘合并纵隔内支气管动脉瘤破裂出血导致急性上消化道出血的病例。通过联合消化内镜、支气管镜及胸部 CT 共同确定了该诊断,最后通过液体复苏、输注血制品及弹簧圈栓塞血管治疗后止血成功。

肺结核及其相关并发症是大咯血的最常见病因。当患者一般状态不适合外科手术治疗或支气管动脉栓塞保守治疗时,通过支气管镜内局部注射 NBCA 胶(氰基丙烯酸异丁酯)有可能成为治疗咯血的一种治疗方法。Chawla 等[19]选取了 202 例咯血的患者(其中因肺结核引起咯血 127 例),所有患者均通过支气管镜下将 NBCA 胶通过导管注射致病变部位。结果显示,183 例(90.59%)患者咯血立即停止,另 19 例(9.41%)患者咯血停止后复发,其中 14 例(6.9%)第二次内镜下注入 NBCA 胶后未再出现咯血,另 5 例(2.47%)在第二次内镜下注入 NBCA 胶后仍有咯血。该治疗方法常见并发症为 NBCA 胶移位至气管,发生率为 0.49%,无死亡病例。结论提示,应用支气管镜内注入 NBCA 胶治疗稳定的咯血是一种经济、有效的治疗手段。

耐多药肺结核、广泛耐药肺结核及肺结核合并 HIV 的治疗面临诸多挑战,包括患者治疗的依从性及治疗的疗效等。Krasnov 等[20]发现全身抗结核治疗基础之上,通过支气管镜下病灶部位支气管内放置支气管活瓣联合局部微创骨成形胸廓成形术能够明显提高结核治疗疗效,使原发肺结核特别是耐药肺结核、肺结核合并 HIV 等病灶部位肺组织萎陷,导致结核菌转阴、空洞闭合,最终使疾病得以治愈。

三、结核性胸膜病变的介入治疗

内科胸腔镜的应用对结核性胸膜病变的诊断具有重要的意义,大大提高了结核性胸膜炎等的诊断率[24],然而结核性包裹性胸膜炎、结核性脓胸、结核性支气管胸膜瘘等结核性胸膜病变的治疗仍是临床工作者面临的难题,不同新的介入治疗手段的出现为上述疾病的治疗带来了希望。

Antonangelo 等[21]对结核性胸膜炎从诊断到治疗做了一个完整的综述。针对结核性胸膜炎的治疗,全身抗结核化学治疗是基础,糖皮质激素是否应用仍存在一定的争议,结核性胸膜炎很少需要外科手术治疗,但外科电视胸腔镜手术及内科胸腔镜是较为常用的治疗手段,特别是患有耐多药结核病时。此外,一些学者积极提倡应用内科胸腔镜治疗结核性胸膜炎,能够有助于减少胸膜的粘连,防止积液包裹,促进积液引流及肺复张。

Shaw 等[22]从发病机制、临床表现、并发症、影像学表现、诊断及治疗等多方面对结核性胸膜炎进行了阐述,与 Antonangelo 等观点类似,全身抗结核化学治疗是基础,糖皮质激素是否应用仍存在一定的争议,某些情况下胸腔积液需进行引流。当出现结核性脓胸及胸膜纤维粘连时,全身抗结核治疗仍是首选,胸膜腔内注入纤溶剂可以应用于结核性脓胸的局部治疗,视频辅助胸腔镜外科手术治疗可以控制感染,并防止胸膜纤维粘连,改善预后。

Mohajerzadeh 等[23]为了比较视频辅助胸腔镜手术及开胸手术治疗儿童脓胸的预后，选取该院 2015—2018 年 80 名脓胸的患者，分为视频辅助胸腔镜手术组及开胸手术组（入组患者均为 40 名），两组患者年龄及性别没有统计学差异，所有患者共随访 90 天。结果显示，开胸手术组患者平均住院时间[(16.28 ± 7.83) 天 *vs.* (15.83 ± 9.44) 天，$P=0.04$]及缓解疼痛的治疗时间均长于视频辅助胸腔镜手术组。开胸手术组术后感染率为 27.3%，而视频辅助胸腔镜手术组患者未出现感染的病例（$P=0.04$）。结论提示，视频辅助胸腔镜手术与开胸手术相比较，手术创伤小，而且能够减少住院时间及术后并发症。

由于结核病、外科术后以及经皮胸部微创介入治疗等所致的支气管胸膜瘘具有较高的发生率和死亡率，并发症较多。国内外学者针对支气管胸膜瘘的治疗进行了诸多的尝试。如根据病变瘘口的大小选择经支气管镜下生物胶堵瘘[24]、定制覆膜支架封堵瘘口[25-27]等，均取得一定的效果，但仍有一些问题有待解决。

针对不同类型气管支气管结核，如何有效地选择合适的介入治疗方法，目前尚缺乏公认的相对统一的操作规范。肺结核特别是耐药肺结核、空洞型肺结核、结核合并咯血等是临床上治疗的难点，介入治疗已成为全身抗结核治疗的有力补充。结核性包裹性胸膜炎、结核性脓胸、结核性支气管胸膜瘘等结核性胸膜病变的治疗仍是临床工作者面临的难题，不同新的介入治疗手段的出现为上述疾病的治疗带来了希望。结核病的介入治疗是一个涉及多学科的过程，包括结核科、呼吸科、胸外科、耳鼻咽喉科、介入科、麻醉科、护理等。对于结核病的介入治疗，要做到既要保证近期的疗效，更应注意远期的影响。亟待国内外各位同道对此继续开展前瞻性多中心随机对照研究，一起早日形成合理、安全、有效、公认的诊疗规范，造福更多的结核病患者。

（秦林　蔡青山　丁卫民　唐神结）

参考文献

［1］DEY A, SHAH I. Infantile endobronchial tuberculosis [J]. J Family Med Prim Care, 2019, 8 (1): 299-301.

［2］CHADDHA U, HOGARTH D K, MURGU S. Bronchoscopic ablative therapies for malignant central airway obstruction and peripheral lung tumors [J]. Ann Am Thorac Soc, 2019, 16 (10): 1220-1229.

［3］CHEN T Y, GOAN Y G, TANG E K, et al. Bronchoscopic cryosurgery for metastatic tumor causing central airway obstruction: A case report [J]. Medicine (Baltimore), 2019, 98 (9): e14635.

［4］CHUNG F T, CHOU C L, LO Y L, et al. Factors affecting survival in patients with endobronchial malignant mass after flexible Bronchoscopic cryotherapy: a cohort study [J]. BMC Pulm Med, 2019, 19 (1): 101.

［5］NAKAJIMA E, TAKASHI H, TAIRA O, et al. Glomus Tumor in a Segmental Bronchus: A Case Report [J]. Ann Thorac Cardiovasc Surg, 2019.

［6］DUVVURI M, MOTZ K, MURPHY M, et al. Engineering an immunomodulatory drug-eluting stent to treat laryngotracheal stenosis [J]. Biomater Sci, 2019, 7 (5): 1863-1874.

［7］THIEBES A L, MCGRATH D J, KELLY N, et al. Comparison of Covered Laser-cut and Braided Respiratory Stents: From Bench to Pre-Clinical Testing [J]. Ann Biomed Eng, 2019, 47 (8): 1738-1747.

［8］GUIBERT N, DIDIER A, MORENO B, et al. Treatment of complex airway stenoses using patient-specific 3D-engineered stents: a proof-of-concept study [J]. Thorax, 2019, 74 (8): 810-813.

［9］LUFFY S A, WU J, KUMTA P N, et al. Evaluation of magnesium alloys for use as an intraluminal tracheal for pediatric applications in a rat tracheal bypass model [J]. J Biomed Mater Res B Appl

Biomater, 2019, 107 (6): 1844-1853.

［10］TAUTZ E, WAGNER D, WIESEMANN S, et al. Treatment of a broncho-esophageal fistula complicated by severe ARDS [J]. Infection, 2019, 47 (3): 483-487.

［11］GOUSSARD P, MORRISON J, BEKKER A, et al. Acquired neonatal bronchial stenosis after selective intubation: Successful managed with balloon dilatation [J]. Clin Case Rep, 2019, 7 (5): 917-919.

［12］NIKOLOVSKI N, KOPACHEVA-BARSOVA G, PEJKOVSKA A. Laryngotracheal Stenosis: A Retrospective Analysis of Their Aetiology, Diagnose and Treatment [J]. Open Access Maced J Med Sci, 2019, 7 (10): 1649-1656.

［13］GAFFORD J B, WEBSTER S, DILLON N, et al. A Concentric Tube Robot System for Rigid Bronchoscopy: A Feasibility Study on Central Airway Obstruction Removal [J]. Ann Biomed Eng, 2020, 48 (1): 181-191.

［14］FIORELLI A, MESSINA G, SANTORIELLO C, et al. Fibrin glue to fix metallic airway stent [J]. J Thorac Dis, 2019, 11 (1): E4-E7.

［15］HANAOKA J, OHUCHI M, KAKU R, et al. Bronchoscopic balloon dilatation combined with laser cauterization of high and long segmental tracheal stenosis secondary to endobronchial tuberculosis: A case report [J]. Respir Med Case Rep, 2019, 28: 100917.

［16］WAGHCHOURE S, BRADLEY R, SORRELL M, et al. Successful rigid bronchoscopic resection of recurrent pulmonary inflammatory myofibroblastic tumor after complete surgical resection [J]. Proc (Bayl Univ Med Cent), 2019, 32 (3): 408-410.

［17］GILLER D B, GILLER G V, GILLER B D, et al. Case of Video-Assisted Thoracoplasty Application in Pulmonary Tuberculosis Treatment [J]. Ann Thorac Surg, 2020, 109 (2): e95-e98.

［18］ALHARBI S R. Tuberculous esophagomediastinal fistula with concomitant mediastinal bronchial artery aneurysm-acute upper gastrointestinal bleeding: A case report [J]. World J Gastroenterol, 2019, 25 (17): 2144-2148.

［19］CHAWLA R K, MADAN A, CHAWLA A. Endo-bronchial application of glue in the management of hemoptysis [J]. Indian J Tuberc, 2019, 66 (3): 370-374.

［20］KRASNOV D V, SKLUEV S V, PETROVA Y K, et al. Modern Collapse Therapy for Pulmonary Tuberculosis [J]. Thorac Surg Clin, 2019, 29 (1): 47-58.

［21］ANTONANGELO L, FARIA C S, SALES R K. Tuberculous pleural effusion: diagnosis & management [J]. Expert Rev Respir Med, 2019, 13 (8): 747-759.

［22］SHAW J A, DIACON A H, KOEGELENBERG C. Tuberculous pleural effusion [J]. Respirology, 2019, 24 (10): 962-971.

［23］MOHAJERZADEH L, LOTFOLLAHZADEH S, VOSOUGHI A, et al. Thoracotomy versus Video-Assisted Thoracoscopy in Pediatric Empyema [J]. Korean J Thorac Cardiovasc Surg, 2019, 52 (3): 125-130.

［24］CHAN G, KWAN J, SAMOL J, et al. Remote Right Main Pulmonary Bronchus Bronchopleural Fistula Formation after Microwave Ablation of Lung Tumor [J]. J Vasc Interv Radiol, 2019, 30 (10): 1656-1658.

［25］FRUCHTER O. Innovating customized stents for the treatment of bronchopleural fistula [J]. J Thorac Dis, 2019, 11 (4): 1097-1099.

［26］OKI M, SEKI Y. A customized, covered metallic stent to repair a postoperative bronchopleural fistula: a promising endobronchial approach [J]. J Thorac Dis, 2019, 11 (4): 1088-1090.

［27］HARRIS K. Customized airway stenting for bronchopleural fistula after pulmonary resection by interventional technique: single-center study of 148 consecutive patients [J]. J Thorac Dis, 2019, 11 (Suppl 9): S1274-S1276.

第十章　结核病的外科治疗

【摘要】外科手术在结核病治疗中发挥着重要地位作用,手术切除是治疗复杂肺结核的一种安全、有效的方法,特别是近年来耐多药、广泛耐药结核的流行,使肺结核的手术治疗更引起重视。外科手术治疗的效果直接取决于手术的质量和围术期充分的化疗。目前,外科手术越来越趋于微创方向发展,微创技术在手术中的应用前景广阔,可用于治疗复杂性肺结核,包括耐多药结核、合并人类免疫缺陷病毒感染患者等。同时,外科手术对骨结核、泌尿生殖系结核、肠结核及心脏结核等的治疗,也有着不容忽视的重要地位。

【关键词】肺结核;肺外结核病;外科治疗;胸腔镜

手术切除是治疗复杂肺结核的一种安全、有效的方法,外科手术治疗的效果直接取决于手术的质量和围术期充分的化疗,最好采用微创方法进行手术;而脊柱结核的外科手术治疗仍然应用广泛。近 1 年来,结核病的外科治疗方面取得一定的进展,现总结如下。

一、肺结核的外科治疗

手术切除是治疗复杂肺结核的一种安全、有效的方法,特别是近年来耐多药、广泛耐药结核的流行,使肺结核的手术治疗更加引起了大家的重视。Yablonskii 等[1]对肺结核的手术治疗进行了综述,指出肺结核的手术指征包括急诊(大咯血及张力性自发性气胸)、不可逆的结核病快速进展和内科介入等治疗无效的反复咯血;局限性病灶伴持续排菌患者,包括耐多药/广泛耐药结核病的抗结核化疗失败;结核的并发症和后遗症(如支气管扩张、毁损肺等)。菌阴患者手术时间不宜早于化疗 4 个月内,排菌患者则不早于 6 个月。术前应充分评估病情及选择合适的手术方式,包括单侧及部分双侧局限性病变行肺叶切除术、肺段切除及少量患者需行全肺切除术。手术治疗的效果直接取决于手术的质量和围术期的充分性化疗。术后早期康复和早期化疗是非常必要的。最好采用微创手术方法,包括电视胸腔镜手术、机器人手术等。支气管内瓣膜的安装可加快耐多药结核病患者的结核菌阴转及空洞闭合,提高患者的治疗效果。Denis 等[2]介绍了一种新型的微创手术方法,即以支气管内活瓣辅助的微创入路行胸廓成形术,治疗复杂性肺结核,包括耐多药结核、合并感染人类免疫缺陷病毒患者,应用此手术方法可以有效性提高复杂性肺结核治疗效果。

俄罗斯是全球范围内仍然把萎陷疗法作为重要治疗手段用于治疗肺结核的国家。Krasnov 等[3]介绍了 2 种用于治疗肺结核的萎陷疗法。第一种方法是通过纤维支气管镜把支气管活瓣植入靶支气管,以达到靶支气管所属的肺部萎陷目的。新西伯利亚结核病研究所进行了一项随机临床试验,时间从 2008 年 11 月至 2014 年 12 月。共纳入 102 名受试者,均为 MDR-TB 患者。介入组 49 名,除了使用二线抗结核药物外,均接受支气管活瓣植入术介入治疗,对照组 53 例,仅使用二线抗结核药物治疗。考核指标为痰菌阴转情况及空洞闭合情况。结果显示,3 个月后介入组痰菌阴转 47 例,空洞闭合 27 例,观察组分别为 20 例及 2 例;1 年后介入组痰菌阴转 47 例,空洞闭合 33 例,而对照组分别示 20 例及 11 例;3 年后介入组 41 例参加随访,对照组 36 例参加随访,介入组治愈 33 例、复发 2 例、结核进展 6 例,而对照组治愈 6 例、复发 3 例、结核进展 24 例。结论提示,支气管活瓣介入治疗可以提高痰菌阴转率及空洞闭合率。作者介绍的第二种萎陷疗法为微创骨成型胸廓成形术。在新西伯利亚结核病研究所,从 2007 年 1 月至 2013 年 12 月,共计 414 例患者施行了骨成型胸廓成形术,这 414 例患者均有空洞并根据药敏结果使用个体化的化疗方案,其中 191 例施行了微创骨成型胸廓成形术,其余 223 例为常规骨成型胸廓成形术组。根据这 2 组的手术方式的不同分为微创组及对照组。考核指标为比较这 2 组的术中、术后并发症及空洞闭合情况及痰菌阴转情况。关于术中出血,微创组为 (278 ± 20) ml,对照组为 (438 ± 22) ml $(P<0.05)$;术中微创组发生损伤性气胸 10 例 $(5.1\% \pm 1.6\%)$,对照组为 28 例 $(11.8\% \pm 2.1\%, P=0.05,$ χ^2 检验)。关于术后胸膜外腔出血,微创组 1 例 $(0.5\% \pm 0.5\%)$,对照组 10 例 $(4.5\% \pm 1.4\%,$ $P=0.05, \chi^2$ 检验);关于胸膜外腔感染,微创组 3 例 $(1.6\% \pm 0.9\%)$,对照组 5 例 $(2.2\% \pm 1.0\%,$ $P=0.45,$ Fisher 检验);关于坠积性肺炎,微创组 8 例 $(4.2\% \pm 1.5\%)$,对照组 12 例 $(5.4\% \pm 1.5\%,$ $P=0.35,$ Fisher 检验);关于结核进展,微创组 6 例 $(3.1\% \pm 1.3,\%)$,对照组 22 例 $(9.9\% \pm 2.0\%,$ $P=0.05,$ Fisher 检验)。术后 18 个月效果,显效:微创组 173 例 $(90.6\% \pm 2.1\%)$,对照组 176 例 $(78.9\% \pm 2.8\%, P=0.001, \chi^2$ 检验)。术后 2~4 年微创组临床治愈 169 例 $(88.5\% \pm 2.3\%)$,对照组 177 例 $(79.8\% \pm 2.7\%, P=0.016, \chi^2$ 检验)。作者认为,微创骨成型胸廓成形术不但出血量少、并发症少、胸廓畸形程度轻,而且还可以提高痰菌阴转率及空洞闭合率。Giller 等[4]报道了使用电视胸腔镜辅助进行双侧胸廓成形术治疗 XDR-TB 的 1 例病例。该患者男性,23 岁,2011 年诊断为"渗出性肺结核",正规抗结核 7 个月后演变为 XDR-TB,连续 5 次更改化疗方案后痰菌未阴转并且出现右上肺叶及左上肺叶加下叶背段空洞。由于抗结核治疗无效于2013 年 9 月 4 日行电视胸腔镜辅助下的左侧胸廓成形术,患者取腹侧卧位,脊柱旁取 8cm 纵行外斜切口,第 1、2 肋骨切除范围从脊柱至胸骨,第 3、4 肋骨切除范围从脊柱至腋前线,第 5、6 肋骨切除范围从脊柱至腋中线。术后 2.5 个月后再用同样方法施行右侧胸廓成形术。术后除了根据药敏抗结核外,每周施行 1 次气腹手术,每次注入空气 1 200ml。该患者在第二次手术后即痰菌阴转,术后 5 个月 CT 复查双侧空洞闭合,无明显胸廓畸形及上肢功能障碍。术后 4 年随访无结核复发。

二、肺外结核的外科治疗

1. 骨结核的外科治疗　　在活动性结核病患者中,大约 10% 的患者存在骨结核感染,最多见的为脊柱结核,对于脊柱结核外科手术干预治疗国内研究较多。尽管,结核病主要存在在发展中国家,随着移民人数的增加,在发达国家中也逐渐出现了结核病的感染。Khanna 等[5]对手术治疗脊柱结核进行了综述。研究认为结核分枝杆菌的感染始于前椎体,可以出现特征性的冷脓肿,伴或者不伴有早、晚期神经功能缺损,后凸畸形。脊柱结核可以通过特征性的影像学表现和实验室检查结果诊断,但组织病理学与培养,以及病原学基因检测等仍为诊断的"金标准"。药物治疗成功的关键是多种药物联合治疗,可减少复发和耐药性的产生。外科手术可治疗脊柱结核引起的驼背。对于出现神经功能障碍的患者外科手术可缓解或治疗神经功能障碍。手术治疗的主要内容是清创、纠正脊柱畸形和稳定的融合。配合适当、及时的处理,外科手术治疗脊柱结核临床效果总体预后良好。

有些骨科手术,如经皮椎体成形术可能并发术后感染,虽然发病率低,但椎体成形术后感染是一种较为严重的并发症。引起感染的病原体通常是细菌,与此同时,结核分枝杆菌感染极为罕见。Lai 等[6]进行了一项研究,选取 2001 年 1 月至 2015 年 12 月行椎体成形术的患者 5 749 例,其中 9 例发展为结核性脊柱炎。对这 9 例患者的临床病史、实验室检查、影像学检查、治疗的结果进行研究,结果显示 1 例男性,8 例女性,平均年龄为 75.1 岁。5 例有肺部病史肺结核(TB)。术后 5~1 124 天进行再次手术。7 例患者接受了前路清创术并或者不合并融合后路内固定术,2 例接受后路减压手术。术后诊断结核菌聚合酶链反应(TB-PCR)或分枝杆菌培养证实。术后随访中位时间为 36.8 个月。在随访结束时,1 例截瘫患者已经去世,2 例需要轮椅,4 例需要辅助步行,2 例能够独立行走。作者认为,椎体成形术是一种微创手术,但仍有一定的可能并发症,包括结核病感染。有肺结核病史或任何感染参数的升高,都应仔细检查以避免感染并发症。

Kunakornsawat 等[7]通过回顾性队列研究,评估后路脊柱结核扩大加压 + 内固定 + 植骨融合手术的临床结果,包括疼痛和神经系统状况,并评估患者的影像学结果。扩大后路减压,后路固定和融合在不同节段中进行治疗。曾经脊柱结核的标准外科手术治疗是通过前路手术进行根治性清创术,这种方法可能会导致一些严重的并发症。同时,扩大后路入路的手术方式,后路手术包括去除棘突、肋骨和椎弓根的方法是可以达到治疗目的,可以减少前路入路的严重并发症。通过收集 2010 年 1 月至 2016 年 6 月收治的 50 例脊柱结核患者的病历和影像学资料,评估患者手术前后的视觉模拟量表(VAS)、弗兰克尔分级量表和后凸 Cobb 角。结果显示,各组患者的 VAS 评分均有明显改善。胸椎 / 胸腰椎、腰椎和腰骶椎组的评分改善情况分别从 $7.2 ± 1.5$ 到 $1.7 ± 1.2$($P<0.01$)、从 $8.1 ± 1.8$ 到 $1.7 ± 1.4$($P<0.01$)和 $7.9 ± 2.2$ 到 $1.7 ± 0.8$($P<0.01$)。田径评分($n=50$)从($7.8 ± 1.4$)分提高到($1.7 ± 1.3$)分($P<0.01$)。38 例患者(76%)术后得到改善。同时,对胸椎 / 胸腰椎、腰椎和腰骶椎组术前、术后早期和最终随访期进行比较发现,后凸 Cobb 角也有明显改善。腰骶椎组中校正角的损失在最后一次随访为 $7.7° ± 4.3°$,而术后早期矫正角为 $9.1° ± 5.8°$,差异无统计学意义。作者认为,扩大后路减压、后路固定和融合术是治疗涉及胸椎、胸腰椎、腰椎和腰骶椎脊柱结核病的有效方法。

Mohanty 等[8]研究评估了通过手术技术对胸椎和胸腰椎结核患者的临床和影像学结果,该技术通过单阶段后路方法进行后路器械内固定、前路清创术和整体融合治疗。T_1 和 L_1 之间的 7 例脊柱结核患者,通过单阶段后路入路进行前路清创、植骨、后路器械和融合术,且至少随访 2 年。在每次随访期间,使用改良的美国脊髓损伤协会分级评估神经系统评分预估恢复效果,通过评估椎体间融合来判断疾病的愈合,并使用改良的 Konstam 角分析驼背畸形的程度。结果显示,通过 X 线检查在 97 例患者中发现 226 处脊柱病变,其中 28.9% 的患者有多个病变。术前、术后和 2 年随访后凸角的平均分别为 $49.5 ± 18.4°$、$22.6 ± 7.1°$ 和 $24.5 ± 7.6°$,并具有显著的后凸畸形($P<0.01$)。在 82 例(84.5%)的患者中,早期融合最早出现在 3 个月,而 38.14% 的患者在 6 个月末开始出现椎间融合,并在 1 年达到顶峰。所有患者在最后的随访中均恢复了神经功能,没有明显的驼背矫正损失。结论提示,单纯后路可有效改善脊柱结核临床症状和影像学表现;同时,早期手术有助于明确诊断,并可检测耐药菌株的存在。

2. 淋巴结结核 为评估淋巴结结核在伊拉克的发病率、病变分布、临床表现、实验室检查、治疗效果以及外科手术的地位和作用,Jasim 等[9]对伊拉克巴格达市 2016 年 1 月至 2016 年 12 月 188 例淋巴结结核的临床资料进行了回顾性分析。该组患者中,女性 135 例(71.8%),

男性53例(28.2%),平均年龄为(32.1±18.8)岁,25~44岁67例(35.67%),45~64岁41例(21.80%)。在所有同期诊断为结核病患者中占12.34%,在肺外结核中的比例为31.87%。发病部位颈部为123例(65.43%),腋窝24例(12.73%),锁骨上窝17例(9.04%),腹腔8例(4.26%),全身广泛分布6例(3.19%),腹股沟5例(2.66%),纵隔5例(2.66%)。临床表现为淋巴结散在分布111例(59.04%),融合35例(18.62%),融合成团直径超过5cm 25例(13.30%),脓肿15例(7.98%),窦道2例(1.06%)。诊断依靠完整切取病理标本活检140例(74.47%),部分切取病理标本活检17例(9.04%),细针穿刺细胞学检查21例(11.17%),Tru-Cut型活检针活检4例(2.13%),仅仅依靠临床资料综合分析诊断3例(1.6%),依靠试验性抗结核治疗诊断3例(1.6%)。手术方式为淋巴结完全切除121例(73.33%),大部分切除19例(11.52%),脓液抽吸8例(4.85%)。化疗方案为171例(91%)初治患者按2HREZ/4HR方案化疗,17例(9%)复治患者按2HREZS/1HREZ/5HRE方案化疗,共184例(97.87%)完成疗程,4例(2.13%)丢失,13例(4.79%)复发,1例(0.8%)死亡(原因不明)。作者认为,淋巴结结核是肺外结核中最常见的表现形式,女性多于男性。确诊需要通过不同的组织采样技术实现,外科治疗作用明显,有利于迅速消除肿块。至于化疗在淋巴结结核的治疗中地位尚不确切。

3. 肠结核 印度昌迪加尔医学教育与研究所普通外科和消化内科Singh等[10]报道了1例手术治疗结核性肠-肠瘘的病例。患者女性,21岁,主诉进行性腹痛8个月。血常规化验血红蛋白8.7g/dl,白细胞7 800个/μl,血小板363 000个/μl,血白蛋白1.91g/dl。胸部CT显示左侧中等量胸腔积液,脾多发性占位,多处纵隔淋巴结肿大及腹腔淋巴结肿大,部分融合。结肠镜检查发现回盲瓣溃疡,活检组织镜检显示溃疡基底部为正常组织细胞排列,未发现结核。Manfoux试验阳性(20mm×20mm),HIV抗体阴性,胸腔穿刺示胸腔积液以淋巴细胞为主。ADA 24U/L,GeneXpert试验结核分枝杆菌阳性。使用标准四联抗结核药物化疗,治疗后腹痛症状减轻,发热和胸腔积液消退。2个月后结肠镜复查显示溃疡愈合。然而抗结核3个月后出现了严重的腹痛和肠梗阻症状,腹部X线片发现多个气液平面,根据扩张的空肠和狭窄的回肠判断出有远端小肠梗阻。施行了剖腹探查术,术中发现空肠粘连成团,并有多处回肠-回肠瘘。切除病变累及的肠袢并将回肠近端造口,5天后出院。术后4周随访,患者状态良好。拟在完成抗结核疗程后,再次手术恢复肠道的连续性。作者认为,肠结核患者在治疗过程中可能陆续出现各种并发症如肠管狭窄、肠道粘连或者胃肠瘘,故要严密随访肠结核患者。

4. 泌尿生殖系结核 为研究泌尿生殖系结核在年龄、性别、解剖部位的分布,症状、体征的特点以及各种诊疗手段的作用及治疗效果,印度安德拉邦安德拉医学院泌尿外科的Chandrasekhar等[11]对2014年9月至2017年2月35例患者进行了回顾性研究,35例患者根据病史、体格检查、实验室检查及影像学检查诊断为结核并确定受累部位后接受相关治疗。结果显示,33例(94.29%)为来自农村社会经济地位低下患者。本组35例中,男性10例(28.57%),女性25例(71.43%),年龄在16~64岁,平均为36岁。<20岁2例,21~30岁11例,31~40岁11例,41~50岁8例,50岁以上3例。累及器官为肾脏19例(54.28%),膀胱14例(40%),输尿管10例(28.57%),盆腔输尿管交界处4例(11.42%),腰大肌脓肿2例(5.71%),子宫1例(2.86%)。最常见的症状为刺激性排尿,共23例,其次为腹部疼痛20例,无菌性脓尿22例,血尿7例。确诊时6例(17.14%)出现肾功能衰竭。共施行肾切除术12例(34.28%),肾切除+膀胱扩大成形术+输尿管再植术6例(17.14%),回肠导管术6例

(17.14%),腰大肌悬吊输尿管再植术 3 例(8.57%),输尿管造口术 1 例(2.86%),肾盂成形术 2 例(5.71%),腹式子宫切除＋输卵管卵巢切除＋结肠膀胱瘘切除术 1 例(2.86%),双 J 管植入术 2 例(5.71%),内科保守治疗 2 例(5.71%)。作者认为,泌尿生殖系结核具有非特异性的临床特点,刺激性排尿为常见症状,最常受累的器官为肾脏,此病好发于青壮年患者,CT 扫描是泌尿生殖系结核首选成像方式,由于结核分枝杆菌分离技术困难,临床上要高度怀疑此病的存在。治疗上以抗结核为主,为避免后遗症发生,可能要施行累及器官切除及重建。

5. 心脏结核　心血管系统结核中结核性假性室壁瘤极为罕见。法国心脏畸形和心律失常中心的 Borrhomee 等[12]报道了 1 例因结核导致的左心室假性室壁瘤病例。患儿男性,13 岁,有阵发性心动过速而服用普萘洛尔 6 年病史。查体示双侧腹股沟淋巴结肿大,心电图检查正常。胸部 X 线正位片显示位于左心房区域的有一个小的圆形钙化斑块,肺野无异常。超声心电图、胸部 CT、心脏 MRI 及心导管检查显示钙化斑块上方有一个直径为 6cm 的囊性肿物,瘤体位于大血管和左心房之间,该肿物有狭窄瘘口与左心室相通,诊断为左心室假性室壁瘤。多普勒超声显示从左心室到假性室壁瘤的收缩期峰值流速为 4m/s,在心脏舒张期,假性室壁瘤内的血流通过后方的瘘口进入左心室而且还有另一个小的瘘口进入左心房。肺毛细血管楔压测定左心房压力为 5mmHg。该患者还合并有双上腔静脉及右位主动脉弓伴无名静脉缺如两种先天性血管畸形。结核菌素皮肤试验和结核免疫试验(QuantiFERON-TB Gold In-Tube)均阳性。采取胸骨正中切口,体外循环下切开假性室壁瘤,发现瘤体壁增厚、纤维化及钙化。在房室沟与左心室交界处用 Dacron 补片缝合与左心室相通的瘘口,而左心房的瘘口则直接缝合,瘘口周围的假性瘤体予全部切除。病理结果为肉芽肿性炎并坏死,微生物培养阴性。术后给予抗结核治疗,1 年后随访患者情况良好。作者认为,该患者假性室壁瘤形成的机制为结核性心肌脓肿破溃后导致心脏破裂,并在外周形成血肿后导致假腔形成。

6. 小脑结核　摩洛哥马拉喀什阿维肯军事医院神经外科的 Belfquih 等[13]报道了 1 例立体定向抽吸结核性小脑脓肿的病例。患者女性,56 岁,因心理及精神异常送医院急诊科,头颅 CT 及 MRI 成像显示小脑多部位低密度病变,内有囊状影,第四脑室受压,胸部 CT 未发现异常。该患者接受了立体定向囊壁活检加囊内液体抽吸术,共抽出 20ml 黄色黏稠脓液。囊壁病理报告为"化脓性炎",脓液需氧菌及厌氧菌培养阴性,但是 Ziehl-Neelsen 染色显示多种抗酸杆菌提示为结核分枝杆菌,Lowenstein 培养和 PCR 检测证实了结核分枝杆菌。术后给予 2HREZ/12HR 方案化疗,术后 1 年随访无神经精神症状,CT 复查无新病灶。

综上,外科手术在结核病治疗中发挥着重要地位作用,强调介入技术对于肺结核等疾病的治疗价值,同时外科手术对骨结核、泌尿生殖系结核、肠结核及心脏结核等的治疗,也有着不容忽视的重要地位。目前,外科手术越来越趋于微创方向发展,微创技术在手术中的应用前景广阔,但仍需进一步积累更多的经验。

(廖勇　郝晓晖　宋言峥　许绍发　高文　唐神结)

参考文献

[1] YABLONSKII P K, KUDRIASHOV G G, AVETISYAN A O. Surgical Resection in the Treatment of Pulmonary Tuberculosis [J]. Thorac Surg Clin, 2019, 29 (1): 37-46.

［2］KRASNOV D V, SKLUEV S V, PETROVA Y K, et al. Modern Collapse Therapy for Pulmonary Tuberculosis [J]. Thorac Surg Clin, 2019, 29 (1): 47-58.

［3］KRASNOV D V, SKLUEV S V, PETROVA Y K, et al. Modern collapse therapy for pulmonary tuberculosis [J]. Thorac Surg Clin, 2019, 29 (1): 47-58.

［4］GILLER D B, GILLER G V, GILLER B D, et al. Case of Video-assisted thoracoplasty application in pulmonary tuberculosis treatment [J]. Ann Thorac Surg, 2020, 109 (2): e95-e98.

［5］KHANNA K, SABHARWAL S. Spinal tuberculosis: a comprehensive review for the modern spine surgeon [J]. Spine J, 2019, 19 (11): 1858-1870.

［6］LAI P J, LIAO J C, CHEN L H, et al. Tuberculous spondylitis after percutaneous vertebroplasty: A case series of 9 cases [J]. Biomedical J, 2019, 42 (4): 285-292.

［7］KUNAKORNSAWAT S, PHILAWUTH N, PIYASKULKAEW C, et al. Extended Posterior Decompression and Instrumented Fusion for Spinal Tuberculosis [J]. Asian Spine J, 2019, 13 (6): 984-991.

［8］MOHANTY S P, PAI KANHANGAD M, YOGESH KUMAR B, et al. Single-stage anterior debridement, posterior instrumentation and global fusion in thoracic and thoracolumbar tubercular spondylo-discitis [J]. Musculoskelet Surg, 2019, 103 (3): 243-249.

［9］JASIM H, ABDULLAH A A, ABDULMAGEED M U. Tuberculous lymphadenitis in Baghdad city: A review of 188 cases [J]. Int J Surg Open, 2019, 16: 40-47.

［10］SINGH S, MANDAVDAVDHARE H S, SHARMA V. All that fistulises is not Crohn's disease: Multiple entero-enteric fistulae in intestinal tuberculosis [J]. Pol Przegl Chir, 2019, 91 (1): 35-37.

［11］CHANDRASEKHAR I, JOSE P A. Clinical study and management of genitourinary tuberculosis [J]. IAIM, 2019, 6 (1): 48-57.

［12］BORRHOMEE S, VERGNAT M, ROUSSIN R, et al. A rare case of left ventricular pseudoaneurysm due to tuberculosis in a 13-year-old boy [J]. World J Pediatr Congenit Heart, 2019, 10 (3): 370-372.

［13］BELFQUIH H, AKHADDAR A. Stereotactic aspiration in management of rare case of tuberculous cerebellar abscess [J]. World Neurosurg, 2019, 129: 188-189.

第十一章 耐药结核病的治疗

【摘要】近1年来,国际结核领域专家就 MDR-TB 化疗方案在全球的应用进行了广泛深入的研讨,相继发布了《耐药结核病治疗指南(2019 整合版)》《耐药结核病治疗新变化的快速通告》等。此外,国际学者也发表了诸多关于耐药结核病治疗的文献,尤其对新药贝达喹啉方案的研究较多,包括该药的有效性、安全性、耐受性、不同给药途径、联合用药的疗效及药物监测等方面均进行了总结。同时,对于其他抗结核新药的临床应用如德拉马尼等也有不少报道。最后,国际学者对于儿童耐药结核病的治疗、改良的 DOTS-PLus 策略、MDR-TB 合并 HIV 感染的疗效以及远程医疗对耐多药结核病患者的影响等方面均进行了总结和报道。

【关键词】结核病;耐药;药物疗法;短程治疗

结核病(tuberculosis,TB)是全球十大死因之一,是高于艾滋病在内的单一病原体感染的头号杀手。据 WHO 在《2019 年全球结核病报告》中指出,2018 年,全球估计有 1 000 万人罹患结核病,其中利福平耐药(rifampicin-resistant tuberculosis,RR-TB)新发病例估计约 50万例,78% 为耐多药结核病(multi-drug resistant tuberculosis,MDR-TB)患者。耐药结核负担最大的三个国家分别是印度(27%)、中国(14%)和俄罗斯联邦(9%)。因此,加强耐药结核病的管理和治疗依然是结核病防控的关键所在,现就 2019 年国际耐药结核治疗方面的进展总结如下。

一、国际耐药结核病相关指南

WHO 于 2019 年 3 月最新发表的《耐药结核病治疗指南(整合版)》[1],综合了 2018 年12 月发布的《WHO 耐多药和利福平耐药结核病治疗指南(2018 更新版)》与《异烟肼耐药结核病指南》,纳入了耐药结核治疗领域近年来不断出现的研究成果,主要内容有异烟肼耐药结核病的方案、MDR-TB 长程方案与疗程、标准化短程 MDR-TB 方案的应用、以培养结果监测治疗效果、HIV 患者开始抗反转录病毒治疗、外科手术、用护理及支持等,内容全面,以循证学为依据,指导各个国家及地区对耐药结核病的治疗。2019 年 11 月美国胸科学会(ATS)与美国疾病控制预防中心(CDC)、欧洲呼吸学会(ERS)、美国感染病学会(IDSA)在《美国呼吸与危重症杂志》联合发布了《耐药结核病治疗临床实践指南》[2],该指南对耐多药结核病治疗方案的药物组成、疗程、选药步骤等方面提出了新的推荐意见,对耐药结核接触者提出了预防治疗的意见。2019 年 12 月 WHO 再次发布了《耐药结核病治疗新变化的快速通告》[3],主要变化是推出了适用于 MDR/RR-TB 患者的含贝达喹啉的全口服短程化疗方案和以贝达喹啉、PA-824 和利奈唑胺为主的化疗全新方案的面世,详细的建议将在 2020 年WHO 整合版指南的更新中发布。这些耐药结核病指南的出台对国际结核病尤其是耐药结核病的控制起到了积极的推动和促进作用。

二、耐药结核病的化学治疗

（一）化疗方案

1. 含贝达喹啉方案　目前,在全球范围内的耐药结核病治疗效果差,治愈率低,死亡率高,治疗时间长,许多药物耐受性差。因此,迫切需要开发具有新的作用机制的新的抗结核药物。贝达喹啉是一种选择性抑制细菌三磷酸腺苷合成酶的二芳基喹啉类药物。Ⅱb期的研究显示贝达喹啉可以显著改善痰培养阴转率和治愈率,因此,于2012年被批准用于耐药结核病的治疗。Cohen等[4]回顾了贝达喹啉在利福平耐药结核病的2阶段研究、病例系列和观察队列的安全性数据,作者重点关注QT间期延长、肝毒性和死亡率。专家认为,贝达喹啉在观察性研究中显著降低了死亡率,提高了治疗成功率,因此世界卫生组织强烈推荐贝达喹啉治疗利福平耐药结核病。在第2阶段的研究中,参与者被随机分配到各组,贝达喹啉组有较高的肝酶升高率和QT间期的适度延长。严重QT间期延长导致贝达喹啉治疗中断比较罕见。因此,在等待第三阶段随机对照试验结果时,结核病治疗方案应加强药物安全性监测。

贝达喹啉最近被引入WHO推荐的耐药结核病治疗方案中,但关于其长期用药安全性的数据仍十分有限。由于该药可以延长QT间期,故其心血管安全性方面受到了关注。南非西开普敦省制定了一项药物警戒计划:是一个有针对性的自发报告系统,收集HIV-1和/或结核感染患者疑似药物不良反应(ADR)的报告。Jones等[5]通过回顾2015年3月至2016年6月期间接受含贝达喹啉方案的结核病患者的疑似不良反应和死亡报告,描述了南非西开普敦省药物警戒计划中服用含贝达喹啉方案的结核病患者的不良反应情况。一个多学科小组评估了因果关系,并使用WHO乌普萨拉监测中心系统分类对疑似ADR进行了分类。"已确认的不良反应"包括所有被归类为明确的、很可能或可能的不良反应。使用Schumock和Thornton标准评估了可预防性。如果死亡患者中发生了已确认的ADR,专家组将ADR对患者死亡的贡献程度分类如下:主要贡献者、贡献者或非贡献者。结果显示,32例患者中有35例疑似不良反应,其中13例死亡。有30例被证实药物不良反应,其中23例被归类为"可能",7例被归类"很可能"。贝达喹啉与22例患者确诊22例不良反应有关,接受贝达喹啉治疗的最常见的不良反应是QT间期延长(8例,其中7例严重)。4例猝死患者发生致命性心律失常,这4例患者全部服用贝达喹啉并联合其他延长QT间期的药物。有8例非贝达喹啉相关的不良反应,其中7人死亡。结论提示,接受贝达喹啉治疗的已确认的不良反应反映了该药的安全性。含贝达喹啉方案的患者严重QT延长发生率及临床后果的量化研究治疗方案是研究的优先事项,为耐药结核病治疗方案中的患者监测提供建议。应支持和鼓励在结核病治疗方案中实施药物警戒系统,确保药物毒性的持续监测。

目前对耐多药结核病的治疗包括口服和非口服途径多种抗结核药物的应用,持续时间为20~28个月。全身暴露高、不良反应大、治疗时间长是影响当前疗效的主要因素。目前长程治疗方案的成功率一般<50%。新的抗结核药物贝达喹啉与吡嗪酰胺、莫西沙星合用具有协同作用可加速痰培养阴转。因此,这些药物的三重组合可能会缩短治疗时间并提高治疗成功率。此外,吸入这些组合的药物可直接到达肺部,减少全身暴露,对机体可能是有利的。Rangnekar等[6]研制一种可吸入的含贝达喹啉、莫西沙星、吡嗪酰胺的三重复合粉体,并对其理化性质和安全性进行研究。用Buchi微型喷雾干燥器制备了一种可吸入(空气动力学直

径为 2.4μm)的含贝达喹啉、莫西沙星、吡嗪酰胺与 L- 亮氨酸的三重复合粉末。复合粉末由球形和多孔颗粒组成。使用下一代冲击器(NGI)测定的体外雾化(细颗粒分数,FPF)表明,与单药配方(<45.0%)相比,复合粉末(>75.0%)的 FPF 有所改善。该粉末对 A549 和 Calu-3 细胞无毒,最高可达 100μg/ml,在 30%±2%RH 和室温下贮存 1 个月稳定。这是首次报道开发出具有高雾化效率的可吸入的含贝达喹啉、莫西沙星和吡嗪酰胺三重组合粉末,改进后的雾化吸入可能有助于提供高剂量的药物来治疗耐药结核病。

贝达喹啉(Bdq)在修订后的印度国家结核病控制计划(CAP)中被批准用于治疗耐药结核病(DR-TB)。该国家结核病和呼吸系统疾病研究所也实施了此方案。Sarin 等[7]报告了含 Bdq 方案治疗 DR-TB 的早期疗效和安全性。根据 WHO 推荐的 DR-TB 患者治疗方案设计含 Bdq 的治疗方案,随访患者痰涂片、痰培养阴转情况及治疗期间的不良反应。结果显示,290 例 DR-TB 患者(中位年龄为 29.77 岁)开始接受 Bdq 治疗,在痰检结果中,在第 1 周和第 3 个月末分别有 51% 和 91% 的患者出现痰涂片阴转。同样,在第 3 个月和第 6 个月末分别有 93% 和 98% 的患者进行了痰培养阴转。109 例患者中报告 201 例不良事件(AE),其中 47 例死亡。29% 的患者 QTc 延长,但只有 4 例需要停止 Bdq,失访率约为 6%。作者认为,贝达喹啉联合优化背景方案显示,在大量难以治疗的 DR-TB 患者中,早期痰菌阴转率较高,因此,该方案在一定条件下是可行且相对安全的。

新药贝达喹啉(Bdq)和德拉马尼(Dlm)的发现给了耐药结核病患者希望,然而,这两种药物都有心脏毒性,即 QT 间期延长,而且在缺乏充分证据的情况下 WHO 不建议联合使用。但这两种药物都曾用于耐药结核病患者,且在痰涂片和痰培养阴转方面都是有效的,在 QTc 延长和耐受性方面也是安全的,不过相关的报道仍十分有限。Sarin 等[8]探讨了贝达喹啉(Bdq)和德拉马尼联合用药作为补救方案的早期疗效、安全性和耐受性。Bdq 和 Dlm 与其他药物联合组成治疗方案。随访治疗过程中患者痰涂片、痰培养阴转及不良反应。结果显示,在这项队列研究中,53 名耐多药结核病患者(中位年龄 24 岁)起始接受含有 Bdq 和 Dlm 的治疗。在治疗第 1 周末和第 3 个月末痰涂片阴转率分别为 35% 和 94%,84% 的患者在第 4 个月末实现了痰培养阴转,17 例患者中发生了 29 种不良反应,死亡 11 例,1 例 QTc 延长超过 500 毫秒。结论提示,Bdq 联合 Dlm 作为补救方案疗效好,不良事件发生率低,该组合为治疗方案有限的耐药结核病患者提供了希望,应作为挽救生命的选择之一。

Ghodousi 等[9]报告了巴基斯坦最初 6 例获得性贝达喹啉耐药的病例。采用 MIC 和相关基因突变检测方法,对 30 例含贝达喹啉方案的耐药肺结核患者的 70 株连续分离株进行了贝达喹啉耐药检测的回顾性分析。记录了一些治疗失败的病例,这些病例在 Rv0678 出现了特异性突变,同时在治疗期间 MIC 的增加与氯法齐明交叉耐药相关。这项研究强调了监测新药之间相互关联的重要性。

2012 年,美国食品和药物管理局(FDA)批准将富马酸贝达喹啉作为联合治疗耐多药结核病(MDR-TB)方案的一部分。Mase 等[10]描述了含贝达喹啉方案的治疗结果、安全性和耐受性。通过使用标准化抽样工具的四个结核病项目,回顾性收集了在 2012 年 9 月至 2016 年 8 月开始含贝达喹啉治疗 MDR-TB 患者的数据,单变量方法分析数据。使用不良事件的通用术语标准对其进行分级。结果显示,在 14 例患者中,7/14(50%)为 MDR,4/14(29%)为 Pre-XDR,3/14(21%)为 XDR。所有患者均有肺结核,5/14(36%)为肺结核和肺外结核并存,9/13(69%)为痰涂片阳性。1 例患者(7%)合并感染 HIV,5/14(36%)合并糖尿病,5 例患者

(36%)既往曾抗结核治疗。所有患者均非美国出生,其中 5 例(36%)有私人保险。所有患者均在 71 天(26~116 天)内完成痰培养阴转,其中 6/14 在开始服用贝达喹啉后出现。12 例(86%)完成治疗,1/14(7%)移居国外。一例患者(7%) QTc 延长 >500 毫秒,停服贝达喹啉 20 个月后死亡,不可归因于药物的原因。最常见的不良反应是周围神经病变(50%,通常与服用贝达喹啉无关)和 QTc 延长(43%)。作者认为,在 14 例患者中,仅 1 例患者出现了需要停用贝达喹啉的不良事件。研究表明,贝达喹啉的安全性、痰培养阴转率和治疗完成情况均支持使用该药治疗 MDR/XDR-TB。

在韩国 C209 试验中,贝达喹啉治疗耐多药结核病(MDR-TB)患者的最终治疗结果尚未报道。因此,对来自 C209 试验的韩国人群进行了亚组分析,并将结果与整个 C209 研究人群的结果进行了比较。在 C209 试验中,Kim 等[11]探讨了 MDR-TB 患者用贝达喹啉联合其他抗结核药物治疗 24 周,并在贝达喹啉治疗开始后 120 周进行随访。结果显示,除药物敏感性模式外,两组的基线临床特征相似。pre-XDR-TB/XDR-TB 的比例在韩国和整个 C209 人群中分别为 61.9% 和 35.2%。氨基糖苷类药物、更新一代氟喹诺酮类药物、环丝氨酸和利奈唑类药物是贝达喹啉最常见的联合用药。两组的痰培养阴转率在第 24 周(贝达喹啉治疗结束时:80.0% vs. 79.5%)和 120 周(75.0% vs. 72.2%)相似。此外,两组治疗期间不良事件的发生率和类型相似,1 名患者(5.0%)死于与贝达喹啉治疗无关的原因。贝达喹啉在韩国耐多药结核病患者中显示出相似的疗效和安全性,尽管他们的耐药率较高,可能是由于利奈唑胺等其他联合用药所致。

2015 年,在巴布亚新几内亚偏远地区达鲁 MDR-TB 项目中引入了贝达喹啉(Bdq),同时引入了主动药物安全监测(ADSM)的核心包。Taune 等[12]评估了该地区 2015 年 7 月 1 日至 2017 年 12 月 31 日 MDR-TB 的中期疗效和安全性,采用回顾性队列分析常规数据。结果显示,277 例耐多药结核病患者中,77 例(39%)接受了 Bdq 治疗,共发生 8 例严重不良事件,其中 5 例(6.5%)死亡,死亡者中有 1 例(1.3% QTCF 延长,3 级)可归因于 Bdq。在 200 名(61%)未接受 Bdq 治疗的患者中,有 17 名(9%)死亡。Bdq 组心电图 >5 次的监测完成率为 90%,2 次痰培养的监测完成率为 79%。在第 6 个月的中期结果指标分析中,Bdq 组和非 Bdq 组分别有 0 和 1% 失去随访,6.5% 和 8.5% 死亡,94% 和 91% 接受治疗,92% 和 96% 的痰培养阴性。达鲁地区的早期经验表明,Bdq 与 ADSM 一起实施是安全可行的,具有良好的中期效果,提示该方案可在类似的偏远环境中应用,同时可作为 2019 年 WHO 耐多药结核病治疗指南的补充。

关于贝达喹啉联合德拉马尼在耐药结核病(DR-TB)治疗方案中的数据十分有限。目前,尚无法获得包括 HIV 感染者在内的预期长期结果的数据。Olayanju 等[13]探讨了贝达喹啉联合德拉马尼的方案与含贝达喹啉的方案治疗 DR-TB 的疗效。2014—2018 年前瞻性地对 122 例南非 DR-TB 患者(52.5%HIV 感染者)及不良预后进行了随访,比较含贝达喹啉方案(n=82)与含贝达喹啉联合德拉马尼方案(n=40)的两组患者的预后和安全性,6 个月痰结核菌培养阴转率(92.5% vs. 81.8%,P=0.26)和 18 个月良好预后率(63.4% vs. 67.5%,P=0.66)无显著性差异。尽管联合治疗组有更高的耐药率(>5 种药物:3.7% vs. 22.5%,P=0.001)和更高的治疗前失败率(12.2% vs. 52.5%,P<0.001)。尽管联合治疗组 QTcF 延长的比例较高较基线延长 >60 毫秒(P=0.001),或治疗期间 >450 毫秒(P=0.001),但两组均无不良反应或停药病例。结果显示,与在 HIV 感染者中相似。在 DR-TB 患者中,无论 HIV 感染状况如何,贝达喹啉联合德拉马尼方案显示出与贝达喹啉方案相当的长期安全性,这些数据为结核病流行环境中 DR-TB 患者的方案选择提供了依据。

WHO 2019 年指南推荐口服贝达喹啉优先于注射类药物用于 MDR-TB 的治疗,促使英国对两类药物的成本进行了比较分析。Manalan 等[14]使用注射类药物作为治疗标准的历史队列,估算 MDR-TB 治疗方案中阿米卡星与贝达喹啉的成本。回顾性研究接受注射类药物治疗的英国患者队列,利用可获得的资源数据,根据贝达喹啉推荐监测标准,比较阿米卡星和贝达喹啉的使用成本。结果显示,观察到的注射组每位患者的估计治疗费用平均为 27 236 英镑,6 个月和 8 个月阿米卡星组为 30 264 英镑和 36 309 英镑,贝达喹啉组为 31 760 英镑。贝达喹啉组的费用为 30 772 英镑,减少了 10%;住院费用为 27 079 英镑,减少了 33%。作者认为,在大多数情况下,与注射疗法相比贝达喹啉成本接近中等,特别是如果预期疗效好,由于贝达喹啉有更快的痰培养阴转率,住院时间可能会有所缩短。

2. 含利奈唑胺方案　目前利奈唑胺已成为耐多药结核病治疗方案的核心药物,是世界卫生组织耐多药结核病治疗指南中 A 组"优先考虑的药物"之一,然而,剂量和相关毒性限制了其在临床的应用。Bolhuis 等[15]首次探讨了应用低于 300mg/d 的利奈唑胺治疗耐多药结核病的疗效。回顾性调查了荷兰格罗宁根大学医学中心 2015—2018 年间有利奈唑胺药代动力学(pharmacokinetic data,PK)数据的住院患者的资料。对 27 例有利奈唑胺 PK 数据的患者进行了分类。其中,18 名(66%)患者利奈唑胺最终剂量 ≥ 300mg/d,9 名(34%)患者接受了低于 300mg/d 剂量的利奈唑胺,并被纳入我们的研究,这些患者的体重中位数(范围)为 55kg(43~77kg)。入院时,患者的白细胞计数中位数(范围)为 $6.6 \times 10^9/L$ $(4.6 \times 10^9/L \sim 10.8 \times 10^9/L)$,血小板 $324 \times 10^9/L$ $(238 \times 10^9/L \sim 461 \times 10^9/L)$,血红蛋白 13.2g/dl(11.8g/dl~16.3g/dl)。其中 1 例患者孕 32 周,其正常分娩后给予耐多药结核病的治疗,4 例肺结核,2 例肺外结核,1 例粟粒性结核,1 例结核性胸膜炎,1 例合并肺外结核。DST 显示,8 名患者为耐多药结核病,1 名患者为利福平耐药结核病。结核分枝杆菌利奈唑胺的 MIC 测定,7 例为 0.25mg/L,2 例为 0.5mg/L。根据总 AUC_{0-24}/MIC 比率,4 名(15%)患者的剂量降低到 200mg/d,5 名(19%)患者的剂量降低到 150mg/d。研究表明,27 例患者中有 9 例治疗药物监测(therapeutic drug monitoring,TDM)联合 DST 可以将利奈唑胺的剂量降低到 200mg 或 150mg 每天一次,从而可能进一步限制药物不良反应的发生。总之,在一定患者中,使用低于 300mg 日剂量的利奈唑胺可以达到假定的 PK/PD 目标。

利奈唑胺显著改善了耐多药结核病的治疗效果,Lee 等[16]研究了在肺结核患者抗结核治疗 8 周时,用利奈唑胺替代乙胺丁醇是否会增加痰培养转化率。选择首尔国立大学和国立医学中心的三所附属医院的肺结核患者进行了一项 2 阶段、多中心、随机、开放标签试验,患者年龄在 20~80 岁,肺结核患者痰菌阳性,无利福平耐药,目前治疗 7 天或更少,随机分为 3 组,比例为 1:1:1。对照组给予乙胺丁醇(2 个月)、异烟肼、利福平和吡嗪酰胺。第二组用利奈唑胺(600mg/d)治疗 2 周,第三组用 4 周代替乙胺丁醇治疗 2 个月。作者使用最小化方法随机分组,并根据医疗机构、胸部 X 线片的空洞和糖尿病进行分层。主要终点是治疗 8 周后液体培养基中痰培养阴转的患者比例。本试验的结果主要在改良意向治疗人群中进行分析。结果显示,自 2014 年 2 月 19 日至 2017 年 1 月 13 日共招募 429 例患者,428 例患者随机分为对照组(142 例患者)、利奈唑胺 2 周组(143 例患者)或利奈唑胺 4 周组(143 例患者)。其中 401 例符合初步疗效分析,134 例对照组患者中,103 例(76.9%)在治疗 8 周时在痰菌转阴。利奈唑胺 2 周组为 135 例中的 111 例(82.2%),利奈唑胺 4 周组为 132 例中的 100 例(75.8%)。与对照组相比,利奈唑胺 2 周组的差异为 5.4%(95% CI –4.3~15.0,$P=0.28$),并且利奈唑胺 4 周组为 –1.1%(95% CI 11.3~9.1,$P=0.83$)。至少有一次不良事件的患者数在组间相似(对照组 137 例中 86 例(62.8%),利奈唑胺 2 周组 138 例中 79 例(57.2%),利奈唑胺 4 周组 121 例中 75 例(62.0%),任何患者均未发现对利奈唑胺的耐药性。短期使用利奈唑胺治疗 8 周后,没有观察到高的痰菌阴转率。然而,安全性和耐药性分析表明,利奈唑胺在缩短药物敏感结核病治疗过程中有很大的潜力。

广泛耐药结核病(XDR-TB)患者的治疗效果欠佳,可选择的治疗手段仍然十分有限。利奈唑胺可改善耐药结核病患者的疗效,该药的毒性也较大,但目前仍缺乏艾滋病病毒流行环境下的证据。Olayanju 等[17]进行了一项前瞻性随访研究,收集 2014—2018 年 63 名南非 XDR-TB 患者(58.7% 受 HIV 感染;中位 CD4 值为 131 个 /ml)的资料。比较利奈唑胺中断组和非中断组之间利奈唑胺相关不良事件的发生率、严重程度以及对治疗结果的影响。结果显示,22 名患者(34.9%)因考虑利奈唑类药物相关毒性而停药或减药。贫血(77.3% vs. 7.3%,$P<0.001$)、周围神经病变(63.6% vs. 14.6%,$P=0.003$)和视神经炎(18.2% vs. 9.8%,$P=0.34$)在利奈唑胺类中断组中发生的频率高于非中断组。贫血、周围神经病变和视神经炎分别在治疗开始后 5 周、18 周和 23 周出现。利奈唑胺中断与不良结局无关,但与 HIV 共感染(校正危险比 =4.831,95% CI 1.526~15.297,$P=0.007$)和细菌负荷(培养天数与阳性率:校正危险比 =0.824,95% CI 0.732~0.927,$P=0.001$)密切相关。结论提示,利奈唑胺药物中断治疗是常见的,与 HIV 共感染密切相关,系统特异性毒性在可预测的时间范围内发生,这些数据为耐药结核病患者的临床治疗提供了依据。

3. 含德拉马尼方案　MDR-TB 的治疗成功率仍不理想,长期使用二线抗结核药物不良事件频发,治疗依从性低,费用高。开发短程耐多药结核病新的有效方案,将解决这些问题并提高治疗效果。Lee 等[18]进行了一项 II / III 期、多中心、随机、开放标签、非劣效性设计的临床试验,将新方案与世界卫生组织认可的氟喹诺酮敏感型耐多药结核病常规方案进行比较。对照组采用常规治疗方案,二线药物包括 20~24 个月的注射剂。研究组根据痰培养阴转时间,采用新的短程方案,包括德拉马尼、利奈唑胺、左氧氟沙星和吡嗪酰胺,疗程为 9 或 12 个月。主要考核指标是治疗开始后 24 个月的治疗成功率。次要指标包括液体和固体培养基上的痰培养阴转时间、治疗 2 个月和 6 个月后液体培养基上的痰培养阴转比例、根据吡嗪酰胺耐药性以及根据不良事件通用术语标准评估的 3 级及以上不良事件的发生率确定治疗成功率。以 $\alpha=0.025$ 为显著性水平检验(单侧检验),当假定治疗组的预期实际成功率为 90% 时,对照组和研究组的治疗成功率相差 80% 和 10%(80% vs. 70%)。每只手臂显示试验方案非劣效所需的参与者人数计算为 48 人。此外,假设受试者中氟喹诺酮敏感的耐多药结核病比例为 50%,失访为 5%,计算受试者人数为 N/(0.50×0.95),每组 102 人(共 204 人)。这项试验将揭示一种新的短程方案的有效性和安全性,该方案包括 4 种口服药物(德拉马尼、利奈唑胺、左氧氟沙星和吡嗪酰胺),用于治疗氟喹诺酮类敏感的耐多药结核病。这项试验的结果将为采用更短和更方便的耐多药结核病治疗方案提供证据。

4. 含二线注射剂方案　肾毒性和耳毒性是与二线抗结核注射剂(氨基糖苷类和卷曲霉素)相关的具有临床意义的剂量相关的不良反应。用于耐多药结核病(MDR-TB)患者的强化治疗阶段。关于埃塞俄比亚耐多药结核病患者可注射性肾毒性和耳毒性的资料很少。

Shibeshi 等[19] 评估了以注射剂为基础方案的治疗耐多药结核病患者的患病率、肾毒性和耳毒性症状的管理以及治疗结果。进行了回顾性队列研究，收集 2010 年 1 月至 2015 年 12 月在埃塞俄比亚的亚的斯和亚贝巴两所大型结核病医院接受耐多药结核病治疗的约 900 名患者的医疗记录。用基线和每个月血肌酐筛查研究参与者的肾毒性以及临床诊断和患者报告。结果显示，473 名参与者（54.2%）均是男性，儿童 47 例（5.5%），平均年龄为（32 ± 12.6）岁，年龄在 2~75 岁。绝大多数（n=788，84.6%）的受试者有结核病病史。最常用的注射用抗结核药物是卷曲霉素（n=789，84.7%），其次是卡那霉素和阿米卡星。在强化治疗阶段，基线血肌酐值在统计学上有显著的增加（$P<0.05$），肾毒性的患病率为 10%~18%。根据临床标准，62 例（6.7%）患者检测到肾毒性，42 例（4.8%）患者检测到耳毒性症状。通过改变给药剂量和给药频率等治疗方案，可治疗其肾毒性和耳毒性症状。结论提示，肾毒性和耳毒性症状是耐多药肺结核患者随访中的重要问题。根据实验室标准（血清肌酐），在整个强化治疗阶段，肾毒性仍然是显著的不良事件，表明密切监测患者的毒性症状是成功治疗的前提。

5. 含氟喹诺酮类方案　为了探讨孟加拉国、尼日尔、喀麦隆三个国家含加替沙星（GFX）、莫西沙星（MFX）或左氧氟沙星（LVX）短程化疗方案对于 MDR-TB 患者的疗效。Van 等[20] 评估了以加替沙星（GFX）、莫西沙星（MFX）或左氧氟沙星（LVX）为基础的短程化疗方案对 MDR-TB 患者细菌学结果的影响，回顾性研究收集的数据。结果显示，1 530 例患者中，细菌学总有效率为 96.7%。以 GFX、LVX 或 MFX 为基础的分层治疗方案的疗效分别为 97.5%、95.5% 和 94.7%。与基于 GFX 的方案相比，使用 LVX 或 MFX 方案治疗的患者出现不良结果的估计汇总比值比超过 2 倍（或 2.05，95% CI 1.09~3.90）。在调整最初的耐药性后，以 LVX 为基础的方案和以 MFX 为基础的方案治疗的患者分别有 4.5 倍和 8.4 倍的细菌学不利结果的概率。在 859 例接受 GFX 治疗的高危患者中，没有一例获得氟喹诺酮耐药，而在 228 例接受 MFX 治疗的患者中，至少有 4 例获得了氟喹诺酮耐药。GFX 方案的细菌学结果优于 MFX 方案或 LVX 方案，同时 GFX 在大多数 MDR-TB 中没有应用，因此，应优先考虑其重新应用。

最小抑菌浓度测试（MIC）不同于在一个临界浓度下的常规药物敏感性测试（DST），后者可以判断耐药性。MDR-TB 患者的 MIC 与治疗结果的关系目前尚不清楚。因此，需要将一线和二线抗结核药的 MIC 与 MDR-TB 患者的痰培养阴转时间（tSCC）和治疗结果相关联。Forsmanld 等[21] 探讨了氟喹诺酮类和吡嗪酰胺敏感的 MDR-TB 患者最低抑菌浓度与临床疗效的相关性，进行了瑞典 20 年来的一项全国性队列研究。从 1992—2014 年的医疗记录中检索瑞典 MDR-TB 患者的临床和人口数据，包括 DST 结果。采用 Middlebrook 7H9 肉汤微量稀释法对保存的结核分枝杆菌（MTB）分离株进行 MIC 测定。采用拟合 Cox 比例风险模型，将 MIC、DST 结果和临床变量与 tSCC 和治疗结果相关联。83.5%（132/158）的 MDR-TB 患者治疗成功。糖尿病和年龄 >40 岁的氟喹诺酮类药物 MIC 增加与治疗失败显著相关。接受吡嗪酰胺（PZA）治疗的患者与未接受治疗的患者相比，tSCC 明显缩短（中位差异，27 天）。增加氟喹诺酮类药物的 MIC 与 MDR-TB 患者治疗失败相关。进一步的研究表明，用 MIC 测试和临床结果数据以确定临床 MTB 断点是值得的。PZA 治疗与 tSCC 缩短相关，突出了 PZA-DST 的重要性。

6. 利福平耐药结核病短程治疗方案　孟加拉国的队列研究显示，在 MDR-TB 患者中接受短程治疗方案比采用 WHO 2011 年推荐的长程方案可以更快地获得理想治愈率。Nunn

等[22]对氟喹诺酮和氨基糖苷类药物敏感的利福平耐药结核病患者进行了Ⅲ期非劣效试验。参与者以 2∶1 的比例随机分配,接受 9~11 个月短程方案(包括大剂量莫西沙星)或遵循 2011 年 WHO 指南的 20 个月长程方案。主要疗效考核指标是治疗 132 周时的良好状态,定义为 132 周及之前结核分枝杆菌培养转阴,没有复阳或出现结核活动情况。良好状态组间差值为上限 95% 置信区间的 10 个百分点或较少的用于确定非劣效性。结果显示,在 424 名接受随机分组的受试者中,383 名被纳入改良意向治疗人群。长程方案组中 79.8% 的受试者出现良好状态,而在短程方案组中 78.8% 的受试者处于良好状态。在 321 名受试者中,每个方案人群的非劣效性结果是一致的(调整后的差异:–0.7 个百分点,95% CI –10.5~9.1)。长疗程组 45.4% 的受试者和短疗程组 48.2% 的受试者出现 3 级或以上不良事件。短疗程组 11.0% 的受试者 QT 间期或校正的 QT 间期(按 Fridericia's 公式计算)延长到 500 毫秒,而长疗程组为 6.4%(P=0.14);由于短疗程组的发病率更高,其参与者受到密切监测,一些患者给予调整药物治疗。短疗程组和长疗程组分别有 8.5% 和 6.4% 的患者死亡,氟喹诺酮类或氨基糖苷类获得性耐药率分别为 3.3% 和 2.3%。对氟喹诺酮类药物和氨基糖苷类药物敏感的利福平耐药结核病患者,针对主要疗效考核指标,短程方案与长程方案相当,在安全性方面也与长程方案相似。

(二)耐药结核病患者的治疗转归

耐药结核病是摩洛哥乃至世界的重大公共卫生问题,其治疗效果较差,需要长期治疗,同时药物毒副作用明显,且抗结核药物费用昂贵。El 等[23]进行了一项多中心前瞻性研究,评估摩洛哥耐药结核病患者的治疗效果,并确定疗效差的预测因素。从 2014 年 1 月 1 日至 2016 年 1 月 1 日进行一项多中心观察性队列研究,采用问卷调查法收集确诊耐药肺结核患者的临床资料。该研究在摩洛哥拉巴特 - 萨莱尼特拉地区的所有 11 个耐药中心进行。根据 WHO 指南关于结果的定义和分类,报告治疗结果。采用单因素和多因素 Logistic 回归分析确定摩洛哥耐药结核病治疗效果差的相关因素。结果显示,101 名患者接受了耐药肺结核治疗。患者年龄在 9.5~70 岁,男性 72 例(71.3%),城市居民 80 例(79.2%),吸烟者 32 例,耐多药肺结核 74 例,利福平耐药 25 例,异烟肼耐药 2 例。治愈 45 例(44.5%),完成治疗 9 例(8.9%),治疗结束前死亡 5 例,失访 35 例(34.6%),治疗失败 7 例。在多元分析中,吸烟者是不良治疗结果的独立危险因素(P=0.015 或 P=4.355,95% CI 1.327~14.292)。治疗成功率超过半数,但低于 WHO 至少 75% 的成功率。相当多的患者在完成治疗之前放弃了治疗,这些中断治疗者对公共卫生构成严重的危害,急需解决。

MDR-TB 患者的治疗成功率低于药物敏感结核病患者。全球只有 55% 的 MDR-TB 患者获得治疗成功。监测早期治疗结果,更好地了解早期不良和未知治疗结果的具体原因,对于防止进一步出现耐药结核病至关重要。然而,埃塞俄比亚这方面的资料很少。因此,Molie 等[24]进行了一项回顾性队列研究,分析埃塞俄比亚 MDR-TB 强化期治疗效果及相关因素。对全国 14 个抽样调查进行了 6 年的回顾性队列研究。采用简单随机抽样技术,随机抽取 751 例耐多药结核病患者的记录,数据使用预测试和结构化检查表收集。多元多项式 Logistic 回归分析确定影响因素。在强化期结束时,17.3% 的 MDR-TB 患者治疗效果不佳,16.8% 的患者预后不明,其余的患者预后良好。中位持续时间强化期为 9.0 个月(IQR 8.04~10.54)。强化期治疗效果不佳在年龄较大的患者(ARRR=1.047,95% CI 1.024~1.072)和有低钾血症的患者中(ARRR=0.512,95% CI 0.280~0.939)更常见。强化期治疗效果未知的发现在接受门诊治疗的患者(ARRR=3.2,95% CI 1.6~6.2)、农村居民(ARRR=0.370,95% CI 0.199~0.66)、无治疗支持者(ARRR=0.022,95% CI 0.002~0.231)和对有限数量的药物耐药者中更常见。因此,作者认为本研究观察到预后疗效不佳和未知治疗结果的发生率较高。为了提高疗效,需重视所有的实验室检测项目,为每个患者安排治疗的支持者,通过季度队列审查以确保记录和报告的完整性,重点关注老年和农村患者。此外,应加强样本的网络存储。

(三) MDR-TB 合并 HIV 感染的治疗

在艾滋病病毒流行背景下的 MDR-TB 对公共卫生的构成重大威胁。在非洲撒哈拉以南,MDR-TB 十分严重且报告不足,但随着诊断技术的进步,预计报告病例会增加。在该地区,目前十分缺乏 MDR-TB 合并 HIV 感染的治疗效果及抗反转录病毒(ART)吸收率的相关证据。Chem 等[25]检索从 2004 年 1 月至 2018 年 5 月期间 3 个数据库(Medline、Web of Science、CINHAL science)、肺健康联合会会议记录及灰色文献。对记录的合格性和提取的数据进行评估,使用 STATA 和 Cochrane 审查进行随机效应荟萃分析。结果显示,共发现 271 份出版物,其中 9 份符合入选标准。收集的数据自南非(6 个)、莱索托(1 个)、博茨瓦纳(1 个)和埃塞俄比亚(1 个)这四个南非撒哈拉国家的 3 368 名 MDR-TB 和 HIV 共感染患者。最常见的结果是治愈(34.9%),其次是死亡(18.1%)。抗反转录病毒吸收率很高(83%)。接受抗反转录病毒治疗的患者治愈率为 28.6%~54.7%,未接受抗反转录病毒治疗的患者治愈率为 22.2%~57.7%。MDR-TB 和 HIV 共感染者较 HIV 阴性的 MDR-TB 治疗成功率低(风险比 =0.87,95% CI 0.97~0.96)。结论提示,MDR-TB 和 HIV 共感染患者的治疗结果与全球报告的结果差别不大。然而,与 HIV 阴性的 MDR-TB 患者相比,HIV 阳性的 MDR-TB 患者的治疗成功率较低。必须尽快启动抗反转录病毒治疗并采取干预措施以改善治疗依从性。

三、儿童耐药结核病的治疗

XDR-TB 在成人中的治疗效果非常差,其在儿童 XDR-TB 中的数据十分有限。Osman 等[26]报告了 11 个国家 37 例(15 岁以下)经细菌学证实的广泛耐药结核病患者的临床表现、治疗情况和预后。这些患者在 1999—2013 年期间接受治疗。37 例儿童的中位年龄为 11 岁,32 例(87%)患有肺结核,29 例有 HIV 感染记录;7 例(24%)感染 HIV。中位治疗时间强化期为 7.0 个月,巩固期为 12.2 个月。30 例(81%)患儿治疗效果良好,4 例(11%)死亡,1 例(3%)治疗失败,2 例(5%)未完成治疗。作者发现,儿童疗效好的比例很高,死亡率明显低于成人,且治疗方案和疗程差别很大。因此,需要对儿童 XDR-TB 患者的新疗法进行进一步的评估。

利奈唑胺对 MDR-TB 患者的治疗越来越重要。然而,在 MDR-TB 儿童患者中,没有利奈唑胺药物的药代动力学数据,其不良反应尚未被前瞻性描述。Garcia-Prats 等[27]描述了利奈唑胺在治疗耐多药结核病的儿童中的药代动力学、安全性和最佳剂量。在南非开普敦进行的 2 项观察性研究(2011—2015 年、2016—2018 年)中,常规治疗耐多药结核病的儿童在单剂量或多剂量利奈唑胺(稳态)后接受了强化药代动力学采样。利用非线性混合效应模型描述了利奈唑胺药物的药代动力学参数及其与相关协变量的关系。接受长期利奈唑胺作为常规治疗组成部分的儿童有定期的临床和实验室监测。不良事件的严重程度和归因于利奈唑胺。最终的人群药代动力学模型被用于得出最佳的体重带剂量,从而使儿童的暴露量接近成人每天服用一次利奈唑胺 600mg 的暴露量。包括 48 名儿童(平均年龄为 5.9 岁,范围在 0.6~15.3 岁);31 名儿童接受单剂量利奈唑胺,17 名儿童接受多剂量利奈唑胺。最终的药代动力学模型包括一个以清除率(cl)和体积(v)参数为特征的单室模型,其中包括考虑重量的异速程度;没有其他评估的协变量对该模型有贡献。与每天服用一次 600mg 利奈唑胺的成年人相比,该人群中利奈唑胺的暴露量更高。因此,模拟得出儿童每日一次最佳剂量的体重带低于目前用于大多数体重带的体重带。17 名长期随访的儿童中有 10 名出现利奈唑类药物相关不良事件,其中 5 名出现 3 级或 4 级事件,均为贫血。不良事件导致利奈唑胺剂量减少 4 例,暂时中断 5 例,永久停药 4 例。这项研究的局限性包括缺乏非常年幼的儿童(不低于 6 个月大)、感染艾滋病病毒的人数有限以及对长期安全数据作出贡献的儿童人数不多。作者认为,利奈唑类药物相关的不良反应频发,有时严重,需严密监测该药的安全性。与当前用于 MDR-TB 治疗的儿童剂量相比,较低剂量可能接近目前成人的目标暴露剂量,有可能导致更少的不良事件,因此应进行评估。

耐多药结核病正在增多,尤其是在发展中国家。Arockiaraj 等[28]探讨了儿童耐多药结核性脊柱炎的早期检测与分析,该研究旨在报告儿童耐多药(MDR)结核性脊柱炎的临床特点、早期诊断、治疗和预后,并评估 Xpert-MTB/RIF 法对利福平耐药的早期检测。对 15 岁以下儿童 MDR 结核性脊柱炎的诊断和治疗进行回顾性研究,包括确诊的耐多药结核病病例和已完成至少 18 个月二线抗结核治疗(ATT)的患者。根据药敏试验结果,对儿童进行为期 24 个月的 ATT 治疗。评估指标包括临床和放射学指标;临床指标包括疼痛、神经状况和返校时间;放射学指标包括脊柱后凸矫正和愈合情况。结果显示,共有 6 名平均年龄为 10 岁的儿童纳入本研究,平均随访 12 个月。所有患儿均有一线 ATT 治疗史,平均 13.6 个月。临床上,50%(3/6 儿童)有腰大脓肿,50% 有脊柱畸形。放射学上,50%(6 个孩子中的 3 个)有多中心受累。3 名儿童接受手术减压;2 名儿童需要后路椎弓根螺钉固定,然后进行前柱重建。Xpert-MTB/RIF 检测对 MDR-TB 的早期诊断率为 83.3%(5/6),治愈率为 83.3%。Xpert-MTB/RIF 检测可以早期发现利福平耐药,平均 10.5 天内开始使用 MDR-TB 药物,但二线抗结核药物的成本是一线药的 30 倍。

目前研究表明,短程化疗方案在成年 MDR-TB 中疗效及耐受性好,但儿童和青少年 MDR-TB 短化方案安全性和疗效的报道较少。因此,Harouna 等[29]探讨了成人、儿童和青少年 MDR-TB 患者“短程化疗方案”的疗效和不良反应。方案为 4~6 个月的强化阶段,全程使用卡那霉素、中高剂量异烟肼、丙硫异烟胺、高剂量加替沙星、氯法齐明、乙胺丁醇和吡嗪酰胺。65 名患者接受了疗程 12~14 个月的化疗方案,55 名患者采用了 9~11 个月的化疗方案。结果显示,在 120 名患者中,110 例(92%)成年人(中位年龄 31 岁),10 例(8%)儿童或青少年(中位年龄 17 岁)。在成人和儿童/青少年中,9 个月疗程的治疗成功率分别为 88% 和 83%,12 个月疗程的治疗成功率分别为 90% 和 75%。乙胺丁醇和丙硫异烟胺的原发耐药不影响治疗成功率,而对氟喹诺酮类药物的耐药可影响治疗成功率,两者在统计学上无显著性差异。呕吐是最常见的不良反应,其次是耳毒性和肝毒性。大多数患者出现不良反应的严重程度为轻度或中度,且没有中断治疗。作者认为,在适用二线药物的患者中,该研究结果证实了短程方案的有效性和良好的耐受性。

四、耐药结核病治疗管理策略

MDR-TB 是一个全球性的健康问题,其治疗难度和挑战性是众所周知的。Singh 等[30]研究用改良的 DOTS-PLus 策略对于 MDR-TB 患者的治疗效果。对 98 名连续接受标准化方案(即修改后的 DOTS-Plus 策略,是结合国家现有 DOTS-PLus 指导方针和 Chennai 共识提出的相关修改)治疗的 MDR-TB 患者进行了前瞻性分析。治疗包括每个月随访临床、影像学和细菌学评估(痰涂片建议每个月一次,直到转为每个季度一次;在 0、4、6、12、18 和 24 个月培养结核分枝杆菌),确保坚持治疗,加强健康教育,监测不良事件(AEs)。当最后 3 次痰结核菌培养至少有 2 次(所有 3 次或最后 2 次)呈阴性时,患者的治疗结果被视为治愈;当同样的培养结果呈阳性时,患者的治疗结果被视为失败。结果显示,患者的有利和不利结果分别为 71/98(72.4%)和 27/98(27.6%),失败 10 例(10.2%),失访 7 例(7.1%),疗程结束 10 例(10.2%),痰涂片和痰培养阴转率分别为 75/81(92.5%)和 71/81(87.7%),严重不良事件发生率仅为 17.4%。改良 DOTS-PLus 策略可成功治愈耐多药结核病患者,同时需要患者和医护人员付出很大努力。改良 DOTS-PLus 策略可以成为医疗部门治疗 MDR-TB 患者的可选择的模式。

五、耐多药结核病患者预后影响因素

MDR-TB 的治疗具有挑战性,患者预后差。秘鲁的 MDR-TB 负担很重。秘鲁亚马孙河流域的洛雷托地区受到的影响最严重,主要原因是由于贫困率高和医疗保健条件差。目前证据显示影响耐多药结核病患者预后因素与药物依从性有关,但对患者和医务人员(HCP)的观念、医患关系以及影响预后的其他因素的了解还十分有限。Mcnally 等[31]进行了一项定性调查,以探讨和比较耐多药结核病患者及其专职医务人员的经验和看法,为今后的 MDR-TB 患者的管理提供参考。对 15 名耐多药结核病患者和 11 名医务人员进行 26 次半结构式深入访谈。参与者均来自伊基托斯 4 个受影响最严重的地区。采用主题内容分析法,对两组的现场笔记和笔录进行分析。伦理审批来自洛雷托卫生部伦理研究委员会和伯明翰大学内部研究伦理委员会。结果显示,在每个参与者组中,影响患者结局的 4 个关键主题是患者个人因素、外部因素、临床因素与医患关系因素。个人因素包括患者和群体的知识及教育水平高,通过鼓励患者相信循证医学的证据,消除对天然药物、健康神话及迷信的依赖来促使其积极参与治疗。外部因素包括耐多药结核病医疗费用对患者及其家庭经济的负面影响。开放、信任、良好的医患关系已成为影响 MDR-TB 患者预后的重要临床因素。研究结果也对动态人际关系及如何培养良好医患关系提供了有价值的见解。作者认为,这项研究强调了对患者财政支持、耐多药结核病患者的健康教育和医患关系的重要性。该研究不仅充实了现有证据,同时对改善护理和相关政策提供了的帮助和指导,有助于改善 MDR-TB 患者的预后。

耐多药结核病(MDR-TB)合并 HIV 的治疗成功需要更高的药物依从性,但由于药物负荷高、不良事件频繁、治疗时间长,这些均可能会影响其依从性。Stephens 等[32]探讨了南非夸祖鲁 - 纳塔尔省同时接受 MDR-TB 和 HIV 治疗的患者药物依从性。前瞻性地将 MDR-TB/HIV 合并感染者与单纯 MDR-TB 患者进行比较,以确定同时治疗对依从性和治疗结果的影响。每月使用 3 天回忆、30 天回忆、视觉模拟量表及检查每月访视依从性(0~12 个月)

以评估药物依从性,通过上述指标确定 MDR-TB 与 HIV 治疗参与者完全依从的比例(即没有漏服报告),评估了 MDR-TB 治疗成功(包括治愈或完成,18~24 个月)和 HIV 病毒抑制的药物治疗和临床访视依从性的关系。在 200 例 MDR-TB 患者中,63% 是女性,中位年龄为 33 岁,144 例(72%)感染了 HIV,81% 接受了抗反转录病毒治疗(ART)。无论 HIV 感染情况如何,药物依从性(81%~98% 在所有措施中完全坚持)和门诊访视(80% 错过 1 次访视)率都很高。在所有自述措施的治疗中,ART 的依从性明显高于 MDR-TB(3 天回忆:92% *vs.* 84%,*P*=0.003)。在多变量分析中,MDR-TB 未治疗成功的调整后危险比随着每次错过就诊而增加:未成功治疗为 1.50、2.25 和 3.37,错过就诊为 1、2 和 ≥ 3。结论提示,MDR-TB/HIV 合并感染者对 ART 的依从性高于对 MDR-TB 治疗的依从性。错过门诊可能是确定 MDR-TB 治疗失败风险患者的一个简单措施。

六、远程医疗对耐多药结核病的影响

MDR-TB 的出现和蔓延对全球结核病控制目标构成重大威胁。近年来,MDR-TB 的科学和证据基础的不断发展,导致在促进 MDR-TB 新药和治疗方案使用的国际指南方面发生了亟须的变化,然而,执行方面仍然存在重大差距。由于 MDR-TB 治疗的复杂性,病例的管理往往由一个专家多学科小组或临床专家组支持。这种服务通常是集中的,可以通过远程医疗平台提供。Huang 等[33]在巴布亚新几内亚(PNG)的资源有限的 Daru 实施了一项基于网络的"存储转发"远程医疗服务,以优化 MDR-TB 患者的护理。从 2016 年 4 月到 2019 年 2 月共讨论了 237 个使用该服务的病例,包括诊断(假定)和治疗病例,以及最近扩大到对潜伏结核感染的预防性治疗。有 75 个病例讨论或提到了贝达喹啉的使用,在最初阶段讨论的频率很高(前 12 个月有 26 个病例),随着临床医生对该药的使用越来越熟悉讨论的频率也降低了(后 12 个月有 15 个病例)。这项服务强调了高质量的临床护理,加强了临床医生和技术专家在共享学习环境中的合作。

纵观 2019 年,经过国际同道的不懈努力,在耐药结核病治疗方面成绩斐然,最显著的是 WHO 发布了《耐药结核病治疗指南(2019 整合版)》。同时,国际学者对于耐药结核病的不同化疗方案、儿童耐药结核病的治疗、改良的 DOTS-PLus 策略、MDR-TB 合并 HIV 感染的疗效以及远程医疗对耐多药结核病患者的影响等方面均进行了总结和报道,不仅值得借鉴和学习,同时也为临床实践提供了具体的依据及指导。

(常蕴青　刘一典　谭守勇　唐神结)

参考文献

[1] WHO. WHO consolidated guidelines on drug-resistant tuberculosis treatment [M]. WHO/CDS/TB, 2019.

[2] NAHID P, MASE S R, MIGLIORI G B, et al. Treatment of Drug-Resistant Tuberculosis. An Official ATS/CDC/ERS/IDSA Clinical Practice Guideline [J]. Am J Respir Crit Care Med, 2019, 200 (10): e93-e142.

[3] WHO. Rapid Communication: Key changes to the treatment of drug-resistant tuberculosis [M]. WHO/CDS/TB, 2019.

[4] COHEN K, MAARTENS G. A safety evaluation of bedaquiline for the treatment of multi-drug resistant tuberculosis [J]. Expert Opin Drug Saf, 2019, 18 (10): 875-882.

[5] JONES J, MUDALY V, VOGET J, et al. Adverse drug reactions in South African patients receiving

bedaquiline-containing tuberculosis treatment: an evaluation of spontaneously reported cases [J]. BMC Infect Dis, 2019, 19 (1): 544.

[6] RANGNEKAR B, MOMIN M A M, EEDARA B B, et al. Bedaquiline containing triple combination powder for inhalation to treat drug-resistant tuberculosis [J]. Int J Pharm, 2019, 570: 118689.

[7] SARIN R, SINGLA N, VOHRA V, et al. Initial Experience of Bedaquiline implementation under the National TB Programme at NITRD, Delhi, India [J]. Indian J Tuberc, 2019, 66 (1): 209-213.

[8] SARIN R, VOHRA V, SINGLA N, et al. Early efficacy and safety of Bedaquiline and Delamanid given together in a "Salvage Regimen" for treatment of drug-resistant tuberculosis [J]. Indian J Tuberc, 2019, 66 (1): 184-188.

[9] GHODOUSI A, RIZVI A H, BALOCH A Q, et al. Acquisition of cross-resistance to Bedaquiline and Clofazimine following treatment for Tuberculosis in Pakistan [J]. Antimicrob Agents Chemother, 2019, 63 (9): e00915-19.

[10] MASE S, CHORBA T, PARKS S, et al. Bedaquiline for the Treatment of Multidrug-Resistant Tuberculosis in the United States [J]. Clin Infect Dis, 2019: ciz914.

[11] KIM J H, KWON O J, KIM Y S, et al. Bedaquiline in multidrug-resistant tuberculosis treatment: Safety and efficacy in a Korean subpopulation [J]. Respir Investig, 2020, 58 (1): 45-51.

[12] TAUME M, USTERO P, HIASHIRI S, et al. Successful implementation of bedaquiline for multidrug-resistant TB treatment in remote Papua New Guinea [J]. Public Health Action, 2019, 9 (Suppl 1): S73-S79.

[13] OLAYANJU O, ESMAIL A, LIMBERIS J, et al. A regimen containing bedaquiline and delamanid compared to bedaquiline in patients with drug resistant tuberculosis [J]. Eur Respir J, 2020, 55 (1): 1901181.

[14] MANALAN K, GREEN N, ARNOLD A, et al. A cost comparison of amikacin therapy with bedaquiline, for drug-resistanttuberculosis in the UK [J]. J Infect, 2020, 80 (1): 38-41.

[15] BOLHUIS M S, VAN DER WERF T S, KERSTJENS H A M, et al. Treatment of MDR-TB using therapeutic drug monitoring: first experiences with sub-300mg linezolid dosages using in-house made capsules [J]. Eur Respir J, 2019, 54 (6): 1900580.

[16] LEE J, LEE J Y, KIM D K, et al. Substitution of ethambutol with linezolid during the intensive phase of treatment of pulmonary tuberculosis: a prospective, multicentre, randomised, open-label, phase 2 trial [J]. Lancet Infect Dis, 2019, 19 (1): 46-55.

[17] OLAYANJU O, ESMAIL A, LIMBERIS J, et al. Linezolid interruption in patients with fluoroquinolone-resistant tuberculosis receiving a bedaquiline-based treatment regimen [J]. Int J Infect Dis, 2019, 85: 74-79.

[18] LEE M, MOK J, KIM D K, et al. Delamanid, linezolid, levofloxacin, and pyrazinamide for the treatment of patients with fluoroquinolone-sensitive multidrug-resistant tuberculosis (Treatment Shortening of MDR-TB Using Existing and New Drugs, MDR-END): study protocol for a phase II / III, multicenter, randomized, open-label clinical trial [J]. Trials, 2019, 20 (1): 57.

[19] SHIBESHI W, SHETH A N, ADMASU A, et al. Nephrotoxicity and ototoxic symptoms of injectable second-line anti-tubercular drugs among patients treated for MDR-TB in Ethiopia: a retrospective cohort study [J]. BMC Pharmacol and Toxicol, 2019, 20 (1): 31.

[20] VAN DEUN A, DECROO T, KUABAN C, et al. Gatifloxacin is superior to levofloxacin and moxifloxacin in shorter treatmentregimens for multidrug-resistant TB [J]. Int J Tuberc Lung Dis, 2019, 23 (9): 965-971.

[21] FORSMAN L D, JONSSON J, WAGRELL C, et al. Minimum Inhibitory Concentrations of Fluoroquinolones and Pyrazinamide susceptibility correlate to clinical improvement in MDR-TB patients-a nationwide Swedish cohort study over two decades [J]. Clin Infect Dis, 2019, 69 (8): 1394-1402.

[22] NUNN A J, PHILLIPS P P J, MEREDITH S K, et al. A Trial of a Shorter Regimen for Rifampin-Resistant Tuberculosis [J]. N Engl J Med, 2019, 380 (13): 1201-1213.

[23] EI HAMDOUNI M, BOURKADI J E, BENAMOR J, et al. Treatment outcomes of drug resistant

tuberculosis patients in Morocco: multi-centric prospective study [J]. BMC Infect Dis, 2019, 19 (1): 316.

［24］ MOLIE T, TEKLEMARIAM Z, KLINKENBERG E, et al. Intensive phase treatment outcome and associated factors among patients treated for multi drug resistant tuberculosis in Ethiopia: a retrospective cohort study [J]. BMC Infect Dis, 2019, 19 (1): 818.

［25］ CHEM E D, VAN HOUT M C, HOPE V. Treatment outcomes and antiretroviral uptake in multidrug-resistant tuberculosis and HIV co-infected patients in Sub Saharan Africa: a systematic review and meta-analysis [J]. BMC Infect Dis, 2019, 19 (1): 723.

［26］ OSMAN M, HARAUSZ E P, GARCIA-PRATS A J, et al. Treatment Outcomes in Global Systematic Review and Patient Meta-Analysis of Children with Extensively Drug-Resistant Tuberculosis [J]. Emerg Infect Dis, 2019, 25 (3): 441-450.

［27］ GARCIA-PRATS A J, SCHAAF H S, DRAPER H R, et al. Pharmacokinetics, optimal dosing, and safety of linezolid in children with multidrug-resistant tuberculosis: Combined data from two prospective observational studies [J]. PLos Med, 2019, 16 (4): e1002789.

［28］ AROCKIARAJ J, ROBERT M, ROSE W, et al. Early Detection and Analysis of Children with Multidrug-Resistant Tuberculosis of the Spine [J]. Asian Spine J, 2019, 13 (1): 77-85.

［29］ HAROUNA S H, ORTUNO-GUTIERREZ N, SOULEYMANE M B, et al. Short-course treatment outcomes and adverse events in adults and children-adolescents with MDR-TB in Niger [J]. Int J Tuberc Lung Dis, 2019, 23 (5): 625-630.

［30］ SINGH A, PRASAD R, KUSHWAHA R A S, et al. Treatment outcome of multidrug-resistant tuberculosis with modified DOTS-plus strategy: A 2 years' experience [J]. Lung India, 2019, 36 (5): 384-392.

［31］ MCNALLY T W, DE WILDT G, MEZA G, et al. Improving outcomes for multi-drug-resistant tuberculosis in the Peruvian Amazon-a qualitative study exploring the experiences and perceptions of patients and healthcare professionals [J]. BMC Health Serv Res, 2019, 19 (1): 594.

［32］ STEPHENS F, GANDHI N R, BRUST J C M, et al. Treatment Adherence Among Persons Receiving Concurrent Multidrug-Resistant Tuberculosis and HIV Treatment in KwaZulu-Natal, South Africa [J]. J Acquir Immune Defic Syndr, 2019, 82 (2): 124-130.

［33］ HUANG G K L, PAWAPE G, TAUNE M, et al. Telemedicine in Resource-Limited Settings to Optimize Care for Multidrug-Resistant Tuberculosis [J]. Front Public Health, 2019, 7: 222.

第十二章　结核性脑膜炎的治疗

【摘要】结核性脑膜炎(tuberculous meningitis,TBM)是最严重的肺外结核类型,近年来随着耐药结核性脑膜炎及重症结核性脑膜炎的增多,TBM 的治疗仍是临床难点。今年,有多位国外学者关注结核性脑膜炎的治疗,本文将对结核性脑膜炎常规化学治疗、耐药结脑治疗、激素及免疫治疗、介入治疗及新药等方面的研究进行总结。

【关键词】结核性脑膜炎;治疗

结核病目前仍然是全球范围内第九大死因,排名高于艾滋病。2017 年,全球新发结核病患者约 1 000 万例,结核性脑膜炎是死亡率及致残率最高的肺外结核病,因此,尽早、有效的治疗是关键。

一、结核性脑膜炎的化学治疗

目前,对 TBM 的抗菌治疗是基于肺结核治疗指南基础上的,普遍是利福平、异烟肼、吡嗪酰胺、乙胺丁醇为期两个月的强化治疗期,继之以利福平和异烟肼组成的十多个月的巩固期[1]。国际上对于优化 TBM 的治疗方案主要研究思路是在标准治疗基础上联合氟喹诺酮类药物和 / 或增加利福平的剂量。近来,东南亚进行的一些研究探索了口服利福平剂量30mg/kg 与成人口服利福平标准剂量 10mg/kg 的疗效对比。在印尼的一项研究中,给予利福平 13mg/kg 静脉注射(相当于口服利福平 20mg/kg),结果显著改善死亡率。在越南的一个大型Ⅲ期试验中,给予 15mg/kg 的利福平(与左氧氟沙星合用)时,结果显示对于生存率无明显影响。高剂量利福平对死亡率的不一致影响可能是由于药代动力学(PK)变量造成的不可预测的剂量 - 反应关系。但综合上述各项研究,可能需要至少高于 15mg/kg 的利福平剂量才能降低死亡率[1]。Alyddad 等[2]认为,导致越南Ⅲ期试验出现生存率无变化的原因,可能由于利福平剂量不足(15mg/kg),如果考虑血脑屏障穿透性,可能至少需要 20mg/kg。Elin等[3]通过对印度尼西亚的Ⅲ期临床试验的数据进行了荟萃分析,比较口服利福平 450mg(10mg/kg),与强化方案 750~1 350mg 口服或 600mg 静脉输液的疗效,结果显示当口服利福平剂量从 10mg/kg 增加到 30mg/kg 时,6 个月的存活率将从 50% 增加到 70%,并且更高的剂量将进一步增加存活率,作者提示利福平剂量越高,死亡风险越低,且在其研究范围内未达到最大效应,因此该学者建议在进一步的临床试验中,利福平的剂量至少为 30mg/kg。

Stemkens 等[4]研究揭示了吡嗪酰胺(PZA)在结核性脑膜炎早期的药代动力学,该学者认为对于肺结核患者,高剂量 PZA 可能比标准剂量 25~30mg/kg 更有效,故使用更高剂量的PZA 也可能是优化 TBM 治疗的一个潜在策略。结果显示,在 TBM 治疗的前几天,PZA 在血及脑脊液中含量较高,在第 10 天左右显著降低,这可能与利福平相互作用有关。PZA 能很好地穿透脑脊液,并且观察到血浆和脑脊液中剂量和应用量之间的关系,但增大 PZA 剂量同时会增加肝功损伤等风险,故增加 PZA 剂量能否改善 TBM 预后,尚需更进一步的临床研究。

近年来,大量的研究提出了氟喹诺酮类药物在治疗结核性脑膜炎中的较好疗效,氟喹诺酮类药物具有较强的抗菌活性,其中莫西沙星的药效更强。Ammartaha 等[5]报道了一项组间对比研究,患者被分为 3 组:①组 1(G1),4 种标准抗结核治疗药物;②组 2(G2),3 种标准抗结核治疗药物 + 左氧氟沙星;③组 3(G3),4 种标准抗结核治疗药物 + 左氧氟沙星(G3a)/莫西沙星(G3b)。最终比较组间治疗效果和各组的安全性。结果显示,4 种标准的抗结核治疗药物加上莫西沙星方案在治疗效果及安全性上更胜一筹。

Ira 等[6]进行了关于颅内结核瘤的疗程问题的探讨,该学者报道了 6 例儿童颅内结核瘤的病例,治疗时间为 23~32 个月,治疗期间通过对患者进行影像学的定期观察,5 个患者肉芽肿的数量和大小均有下降,停止抗结核治疗后,肉芽肿的大小保持不变,但在其中一名患者停止抗结核治疗后发现了病灶的增加,因此,对于颅内结核瘤的治疗疗程可能需要根据患者复查情况适当延长。

二、耐药结核性脑膜炎的治疗

今年,Julie 等[7]报道了一名 23 个月的多重耐药结核性脑膜炎的个案报道,患儿患病 4 个月前曾前往巴基斯坦探访亲友,后出现间歇性发热和持续咳嗽和呕吐,患儿脑脊液的 Xpert MTB/RIF 检测呈阳性,但是利福平耐药基因不确定,后经胃吸出物的 Xpert MTB/RIF 检测显示出利福平耐药,确定为耐多药(MDR)TBM。患者治疗方案为吡嗪酰胺[35mg/(kg·d)]、莫西沙星[10mg/(kg·d)]、环丝氨酸[10mg/(kg·d)]、利奈唑胺(10mg/kg,每日 2 次)、乙硫异烟胺[20mg/(kg·d)]、高剂量异烟肼[20mg/(kg·d)]。作者认为,高剂量异烟肼(INH)具有良好的脑脊液穿透性,并能克服潜在的低水平 INH 耐药。吡嗪酰胺和乙硫异烟胺具有良好的中枢神经系统渗透力,两者都是神经系统结核感染的重要组成药物。利奈唑胺由于中枢神经系统渗透能力强,但应考虑在儿童治疗时的神经毒性,近期研究证明利奈唑胺[15mg/(kg·d)]可能对于体重不足 10kg 的儿童是必需的。氟喹诺酮类药物由于脑脊液通透性良好,被认为在耐多药结核性脑膜炎中极其重要。

德拉马尼(DLM)是一种新型耐药结核病药物,对结核分枝杆菌具有较低抑菌浓度(1~12ng/ml)。它目前已较多用于治疗耐多药肺结核病,但目前还没有 TBM 中药代动力学(PK)数据。Tucker 等[8]报道了家兔脑脊液中德拉马尼的药代动力学研究,该研究选取了 6 只接受单剂量 DLM 的家兔,测量了脑脊液中的 DLM 浓度。家兔脑 DLM 浓度较血浆高 5 倍(9 小时为 518ng/ml,24 小时为 74.0ng/ml)。所有接受 DLM 治疗的耐药 TBM 患者均有临床改善和生存。结果表明,DLM 在脑组织中达到了足够的浓度,在治疗 TBM 中发挥了重要作用。

三、结核性脑膜炎的免疫治疗

结核性脑膜炎的激素治疗,近年研究的热点为编码白三烯 -a4 酶的基因变异水解酶(LTA4H),可以预测在 HIV 阴性的结核性脑膜炎患者对地塞米松的反应。来自越南的临床研究显示,基因型 TT 型可能对地塞米松反应良好,而基因型 CC 型应用地塞米松则可能存在损害。Sean 等[1]认为,沙利度胺、TNF-α 拮抗剂和抗血管生成素等已经成为激素的候选药物,然而,由于沙利度胺不良事件和死亡病例的发生,导致临床试验中止,尽管没有后续试验进行,但观察数据表明沙利度胺可能对皮质激素治疗失败的颅内肿块有治疗作用。

Ledingham 等[9]报道,选取了 12 例结核性脑膜炎患者,其中 3 例患者抗结核过程中出现了矛盾现象,其中 2 例患者同时服用皮质激素后病情好转,一名患者应用皮质激素后病情加重,头部 MRI 表现结节瘤大小及数量增加并出现脑积水,后加入环孢素后逐步改善,最终取得良好效果。

目前,关于结核性脑膜炎的激素治疗,具体的用量及用法尚无统一的指南,Machida 等[10]报道了一例皮质激素依赖性结核性脑膜炎病例,该患者随着皮质激素减量导致病情及症状的反复,需长期辅助皮质激素治疗,该学者指出皮质激素的用量应根据患者的具体情况、MRI 表现及临床症状来确定,且需要进一步的研究确定最佳皮质激素的治疗剂量和持续时间。

四、结核性脑膜炎的介入治疗

结核性脑膜炎较易出现脑积水,脑积水分为交通性脑积水与非交通性脑积水。乙酰唑胺可减少脑脊液的产生,对于交通性脑积水的治疗可能有价值。脑积水常规治疗无效时,可以通过外科手术解决。最常用的外科手术是脑室外引流术(EVD)、第三脑室造瘘术(ETV)和侧脑室 - 腹腔(膀胱)分流术(VP)。对于不需要长期治疗的脑积水患者,EVD 可暂时缓解脑脊液压力升高。ETV 是一种内镜手术,它通过一个气孔将脑室系统中的阻塞脑脊液与桥前池连接起来。在急性结核性脑膜炎患者中,由于基底池中渗出物增多,故相比于其他原因导致的脑积水,ETV 在结核性脑膜炎早期较难开展,但在疾病进展的后期进行该手术可改善预后。ETV 和 VP 分流有很大的出血和感染风险,只有在专科中心才能进行。一项印度的研究显示,48 例结核性脑膜炎患者导致的脑积水患儿 ETV 与 VP 分流的 RCT 比较,ETV 在 24 例患者中成功 10 例(42%),VP 分流在 24 例患者中成功 13 例(54%)。另外一项儿童结核性脑膜炎合并脑积水的观察研究中,对 ETV 和 VP 分流进行了比较(<18 岁),26 例患者中,ETV 成功 17 例(65%),VP 分流成功 16 例(62%)。两种手术方法在成功率上没有显著差异[11]。但目前尚缺乏对于成人病例的研究。Ashitbhusanxess 等[12]报道一名 14 岁的免疫功能正常的女孩,在脑室 - 腹腔分流术后 3 年,被证实感染了非结核分枝杆菌,考虑原因可能与置管有关,所以,长期置管所带来的问题需要引起临床医生的注意。

综上所述,TBM 的治疗仍存在较多困难和挑战,目前仍存在高死亡率和高致残率的问题,以及耐药 TBM 及重症 TBM 的威胁。因此,想解决以上问题,首先应该基于抗结核药物的脑脊液药代动力学特点,选择较高血脑屏障穿透力的药物,同时对已有的化疗方案,尤其是新药的应用要开展多中心临床试验。

(韩利军　李欢　唐神结)

参考文献

[1] WASSERMAN S, DAVIS A, WILKINSON R J, et al. Key considerations in the pharmacotherapy of tuberculous meningitis [J]. Expert Opin Pharmacother, 2019, 20 (15): 1791-1795.

[2] MEZOCHOW A, THAKUR K T, ZENTNER I, et al. Attainment of target rifampicin concentrations in cerebrospinal fluid during treatment of tuberculous meningitis [J]. Int J Infect Dis., 2019, 84: 15-21.

[3] SVENSSON E M, DIAN S, TE BRAKE L, et al. Model-based meta-analysis of rifampicin exposure and

mortality in Indonesian tuberculosis meningitis trials [J]. Clin Infect Dis, 2019: ciz1071.

［4］ STEMKENS R, LITJENS C H C., DIAN S, et al. Pharmacokinetics of pyrazinamide during the initial phase of tuberculous meningitis treatment [J]. Int J Antimicrob Agents, 2019, 54 (3): 371-374.

［5］ ABDULAZIZ A T A, REN Y M, LI W, et al. Comparison of Standard and Intensified Regimens for HIV-Negative Adults With Tuberculous Meningitis in West China: A Retrospective Observational Study [J]. Front Neurol, 2019, 10: 626.

［6］ SHAH I, SHETTY N S. Duration of anti-tuberculous therapy in children with persistent tuberculomas [J]. SAGE Open Med Case Rep, 2019, 7: 2050313X18823092.

［7］ HUYNH J, VOSU J, MARAIS B J, et al. Multidrug-resistant tuberculous meningitis in a returned traveller [J]. J Paediatr Child Health, 2019, 55 (8): 981-984.

［8］ TUCKER E W, PIETERSE L, ZIMMERMAN M D, et al. Delamanid Central Nervous System Pharmacokinetics in Tuberculous Meningitis in Rabbits and Humans [J]. Antimicrob Agents Chemother, 2019, 63 (10): e00913-19.

［9］ LEDINGHAM D, EL-WAHSH S, SEBIRE D, et al. Adjuvant immunosuppression for paradoxical deterioration in tuberculous meningitis including one case responsive to cyclosporine. A tertiary referral hospital experience [J]. J Neurol Sci, 2019, 404: 58-62.

［10］ MACHIDA A, AMANO E, OTSU S, et al. Corticosteroid-dependent tuberculous meningitis: A case report [J]. J Neurol Sci, 2019, 396: 232-234.

［11］ DONOVAN J, FIGAJI A, IMRAN D, et al. The neurocritical care of tuberculous meningitis [J]. Lancet Neurol, 2019, 18 (8): 771-783.

［12］ XESS A B, BALA K, PANIGRAHY A, et al. Mycobacterium fortuitumas a cause of acute CNS infection in an immune-competent girl undergoing repeated VP shunt surgeries [J]. BMJ Case Rep, 2019, 12 (4): e226900.

第十三章　特殊人群结核病的治疗

第一节　结核病合并 HIV 双重感染的治疗

【摘要】结核分枝杆菌是 HIV/AIDS 患者常见的机会性感染以及致死性原因,积极的抗结核以及抗反转录病毒治疗可以提高患者的预后,2019 年国际上对 HIV 感染者预防性抗结核治疗的方案及疗程、孕妇 HIV 感染者预防性抗结核治疗的时机、结核病合并 HIV 患者的抗结核治疗时药物选择及部分结核药物的代谢动力学、抗反转录病毒治疗的时机及方案的选择、结核相关的免疫重建炎症综合征的发病机制以及应对策略、结核病合并 HIV 患者的预后等方面做了深入的研究。

【关键词】结核病;艾滋病;抗结核治疗;抗反转录病毒治疗;免疫重建炎症综合征

每年约有 100 万 HIV 患者发生结核病,TB/HIV 双重感染患者的抗结核治疗仍遵循早期、联合、规律、适量、全程的原则,其抗结核治疗方案及药物基本与普通结核病患者相同,TB/HIV 双重感染患者的治疗中,通常还涉及 ART 时机选择、抗结核药物与 ART 药物相互作用、药物耐受性以及结核免疫重建炎症综合征(TB-IRIS)的预防和治疗等,这是其与普通结核病患者治疗的不同之处。

一、HIV 感染的预防性抗结核治疗

结核分枝杆菌(MTB)感染是 HIV/AIDS 患者最常见的机会性感染,结核病(TB)是 HIV/AIDS 患者常见的死亡原因。Dye 等[1]通过对 12 个国家 2003—2016 年的 HIV 和 TB 相关数据的分析发现,得益于抗反转录病毒(ART)的实施,12 个国家 HIV/AIDS 患者的结核病发生率呈下降趋势,由于异烟肼预防性治疗(IPT)覆盖率过低(平均为 1.0%),无法对降低 HIV/AIDS 患者结核病的发病率产生较大影响。作者认为,对于 TB/HIV 双重感染发生率较高的国家,ART 仍是控制 HIV/AIDS 患者结核病发病率的重要措施。

Geremew 等[2]通过对 7 篇关于埃塞俄比亚 HIV 患者中 IPT 效果的文章的荟萃分析发现,接受 ART 的 HIV 患者结核病发生率为 10.30%(95% CI 7.47%~13.02%),其中同时接受 IPT 的 HIV 患者结核病发生率为 3.79%(95% CI 2.03%~5.55%),未接受 IPT 的 HIV 患者结核病发生率为 16.32%(95% CI 11.57%~21.06%),同只接受 ART 的 HIV 患者相比,同时接受 ART 和 IPT 的 HIV 患者发生 TB 的概率明显下降(RR=0.26,95% CI 0.16~0.43),IPT 使 HIV 患者发生活动性结核病的概率减少 74%,且进一步分析发现,接受 6 个月 IPT 的 HIV 患者,其结核病发生率下降 63%(RR=0.37,95% CI 0.26~0.52),而接受 12 个月 IPT 的 HIV 患者,其结核病的发生率下降达 91%(RR=0.09,95% CI 0.04~0.21)。作者认为,IPT 降低了埃塞俄比亚中接受 ART 的 HIV 患者的 TB 发病率,而且接受较长疗程 IPT 的 HIV 患者有更低的 TB 发生率。

Nyathi 等[3]采用队列研究分析了津巴布韦布拉瓦约地区 HIV 患者 IPT 的实施状况,共

有 408 名 HIV 患者需要 IPT,其中有 214 名(52%)HIV 患者启动 IPT,201 名 HIV 患者(94%)完成 IPT,在启动 IPT 的 HIV 患者中没有 TB 的发生,在未接受 IPT 的 HIV 患者中有 6 名患者发生结核病,发病率为 9/1 000 人年,启动 IPT 的 HIV 患者中 ART 治疗 4 年时的生存率为 88%,显著高于未启动 IPT 患者 75% 的生存率。作者认为,鉴于 HIV 患者中接受 IPT 者有着较低的 TB 发病率以及高的生存率,应在布拉瓦约地区 HIV 患者中进一步强化 IPT 的实施。

Sabasaba 等[4]对 1 922 名 HIV 患者的相关资料进行回顾性队列分析,其中 1 919 名患者接受了 ART,374 名患者接受了 IPT,接受 IPT 的 374 名患者中有 45 名(12%)患者未完成 6 个月的 IPT。作者发现,与只接受 ART 的 HIV 患者相比,同时接受 IPT 和 ART 可使 HIV 患者发生结核病或死亡的风险降低 65%(HR=0.35,95% CI 0.16~0.77);校正混杂因素后,同时给予 HIV 患者 ART 和 IPT 可使患者发生结核病或死亡的风险降低 60%(HR=0.40,95% CI 0.18~0.87)。

Swindells 等[5]通过一项随机、非盲、非劣性的三期研究评价了 1HRft 方案(1 个月的异烟肼 + 利福喷丁)和 9H 方案(9 个月的异烟肼)对 HIV 患者 TB 的预防效果,发现 1HRft 组中结核病发生率为 0.65/100 人年,9H 组中结核病的发生率为 0.67/100 人年,1HRft 组和 9H 组患者中严重不良反应发生率分别是 7% 和 6%,在治疗方案完成率上,1HRft 组(97%)明显高于 9H 组(90%),差异有统计学意义($P<0.001$)。作者认为,1HRft 方案预防 HIV 患者 TB 发病率的效果不低于 9H 方案,且该方案有着较高的治疗完成率。

Gupta 等[6]采用多中心、双盲、安慰剂对照、非劣性方法对感染 HIV 的孕妇的 IPT 的安全性、有效性和治疗时机进行了研究,共有 956 名感染 HIV 的孕妇纳入了研究,患者被随机分为即刻组(孕期接受 IPT)和延迟组(分娩后第 12 周开始接受 IPT),共接受 28 周的 IPT。直接组 477 名患者中的 72 名(15.1%)和延迟组 479 名患者中的 73 名(15.2%)发生了重要不良事件(与治疗相关的 3 级或者 3 级以上的不良事件,以及因药物毒性停止试验方案),即刻组有 2 名患者死亡,延迟组有 4 名患者死亡,所有死亡均发生于产后期间,4 例死于肝衰竭(其中有 2 例服用了异烟肼,每组各 1 例),共有 6 名患者(每组各 3 人)发生了 TB,即刻组的 TB 发病率为 0.60/100 人年,延迟组的 TB 发病率为 0.59/100 人年(发病率差值为 0.01,95% CI –0.94~0.96),即刻组患者的不良妊娠结局事件(死产或自然流产,婴儿出生体重低,早产或婴儿先天性异常)发生率高于延迟组(发生率分别为 23.6% 和 17.0%,发生率差异为 6.7%,95% CI 0.8~11.9)。作者认为,对于感染 HIV 的孕妇而言,孕期接受 IPT 者的风险大于产后开始 IPT 者。

二、TB/HIV 双重感染的抗结核治疗

Meintjes 等[7]在其《成人 HIV 感染者活动性结核病的管理》文章中指出,TB/HIV 双重感染患者的推荐抗结核治疗(ATT)方案仍为 2HRZE/4HR,对于未接受 ART 的患者,其 ATT 可延长至 9~12 个月,所有 ATT 药物优先选用每日给药方案,虽然大剂量利福平[最高达 35mg/(kg·d)]在 HIV 患者 ATT 中的安全性和有效性还需进一步研究,但有证据表明对于 $CD4^+$ T 淋巴细胞计数 <100 个 /μl 的患者,高剂量利福平[15mg/(kg·d)]可以降低 HIV 患者的死亡率,对于患有结核性脑膜炎的 HIV 患者而言,标准剂量的利福平[10mg/(kg·d)]很难在患者脑脊液中达到有效治疗浓度,高剂量利福平[35mg/(kg·d)]是安全、有效的,且同时加

用利奈唑胺和阿司匹林可以提高患者的存活率,HIV 患者中耐药结核病的治疗方案与普通耐药结核病的方案相同,包括至少有 5 种敏感药物组成的 20~24 个月的化疗方案、以氯法齐明为基础药物的 9~12 个月的短程化疗方案,以及 2018 年世界卫生组织提出的基于对氟喹诺酮类药物敏感的疗程为 18 个月的化疗方案(该方案由贝达喹啉、利奈唑胺、莫西沙星 / 左氧氟沙星、氯法齐明、环丝氨酸等口服药物组成),同时接受 ART 可以降低耐药结核病患者的死亡率(34% *vs.* 55%)。

Musaazi 等[8]回顾性分析了乌干达坎帕拉地区 2009—2015 年间 1 318 名 TB/HIV 双重感染患者的治疗状况。2009—2013 年间,给予患者 2HRZE/6HR 方案抗结核,2014 年起给予患者 2HRZE/4HR 方案抗结核,60% 以上患者的 CD4$^+$T 淋巴细胞计数 <200 个 /μl,确诊 TB 时患者 CD4$^+$T 淋巴细胞计数的中位值在 100~146 个 /μl,多数患者是临床诊断为肺结核(62%~81%),肺外结核占有的比例较高(36%~46%),2009—2015 年间 TB 治疗成功率为 67%~76%,ATT 期间失访率由 2010 年的 7% 降至 2015 年的 3.4%,死亡率依旧保持在较高水平(>15%),ATT 强化期 CD4$^+$T 淋巴细胞计数低于 200 个 /μl 患者的死亡率(13%)高于 CD4$^+$T 淋巴细胞计数高于 200 个 /μl 的患者(6%),与 TB/HIV 患者死亡相关的危险因素有 CD4$^+$T 淋巴细胞计数 <200 个 /μl(HR=4.92,95% CI 3.07~7.88)、涂片阴性结核或肺外结核(HR=1.62,95% CI 1.04~2.54)、未行 ART(HR=5.13,95% CI 3.23~8.15)。

Sekaggya-Wiltshire 等[9]通过对 TB/HIV 双重感染患者 ATT 中结核药物的药代动力学研究发现,按照世界卫生组织(WHO)推荐 ATT 用药剂量,低体重(体重 <55kg)的 TB/HIV 双重感染患者异烟肼、利福平、乙胺丁醇、吡嗪酰胺 4 种抗结核药物的 AUC$_{0-24}$ 将低于高体重患者,对于体重在 30~39kg 和 40~54kg 的 TB/HIV 患者而言,在 WHO 推荐剂量的基础上,各增加 1 片 FDC 药片(每片含利福平 150mg、异烟肼 75mg、吡嗪酰胺 275mg 和乙胺丁醇 400mg)可使患者 AUC$_{0-24}$ 与高体重患者相近,同时还发现依法韦仑和异烟肼合用可使异烟肼的清除率增加 24.1%。

在 ATT 中,利福平是主要的杀菌药物,由于其和部分 ART 药物的相互影响,在 TB/HIV 双重感染的患者中,利福布汀有着更宽的应用范围,如若患者 ART 方案中含有蛋白酶抑制药(PIs)时,通常用利福布汀代替利福平组成抗结核方案。Ramachandran 等[10]对 45 名 ART 方案中含有阿扎那韦 / 利托纳韦的 TB/HIV 双重感染患者的利福布汀代谢状况进行了研究,45 名患者中有 36 名每周服用 3 次利福布汀,每次服药剂量为 300mg,其余 9 名患者每日服用利福布汀,每次服药剂量为 150mg,服药前以及服药后的 1、2、4、6、8、12、24 小时抽取患者血液监测药物浓度,两组患者血液中利福布汀的峰浓度(C$_{max}$)均在利福布汀的有效药物浓度范围内(0.45~0.90μg/ml),每周服用 3 次利福布汀和每日服用利福布汀组患者血液中利福布汀 C$_{max}$ 的中位数分别是 0.75μg/ml 和 0.58μg/ml,前者中有 8 名患者(22%)血药浓度低于有效治疗浓度(0.45μg/ml),后者中有 4 名(44%)患者血药浓度低于有效治疗浓度,两组患者中血药浓度高于 0.9μg/ml 的分别有 15 名(42%)和 1 名(11%),但这些差异无统计意义,利福布汀的最低抑菌浓度(MIC)为 0.06μg/ml,每周服药 3 次组中患者血药浓度低于 MIC 的有 16 名(44%),每日服药组中患者血药浓度低于 MIC 的有 2 名(22%),差异无统计学意义,45 名患者中两组各有 27 名和 7 名可以获取 ATT 结果,在可获取 ATT 结果的患者中两组各有 22 名(81%)和 5 名(71%)取得了较好的治疗效果。作者认为,两组服药方法达到了相似的治疗效果,均可以用于由阿扎那韦 / 利托纳韦组成的 ART 方案的 TB/HIV 双重感染患者。

Schmaltz 等[11]采用前瞻性队列研究方法分析了 130 名 TB/HIV 双重感染患者分别应用利福平或利福布汀的治疗效果,发现使用利福平的患者在 TB 治愈率、因药物不良反应导致治疗中断、免疫重建炎症综合征以及死亡率上同使用利福布汀的患者相似,而在 ATT 结束时,使用利福平患者的 CD4+T 淋巴细胞中位数高于使用利福布汀者,且其 HIV 病毒载量低于使用利福布汀者。作者认为,与使用利福平的患者相比,使用利福布汀的 TB/HIV 患者,在免疫恢复和 HIV 病毒控制上有着较差的表现。

乙胺丁醇也是 TB/HIV 双重感染患者 ATT 中的关键性药物,Mehta 等[12]通过分析 40 名 TB/HIV 双重感染患者体内乙胺丁醇的药物代谢状况,发现患者体内乙胺丁醇的药物分布符合二室模型,药物清除符合一级消除动力学,当患者开始 ART 治疗,乙胺丁醇的生物利用度将明显增加,经蒙特卡洛模拟,在开始 ART 治疗前和 ART 治疗后,追加服用乙胺丁醇 400mg/d,可使患者肺组织中的药物浓度升高 2 倍以上。作者认为,鉴于 TB/HIV 双重感染患者血液中乙胺丁醇的浓度普遍较低,可以通过追加乙胺丁醇的剂量来优化 ATT 方案。

Sundell 等[13]对 63 名 TB/HIV 双重感染患者体内乙胺丁醇的药代动力学和药物遗传学特征进行了研究,63 名患者口服复合抗结核药物(每片含乙胺丁醇、利福平、异烟肼和吡嗪酰胺的剂量分别为 275mg、150mg、75mg 和 400mg)抗结核治疗,并根据患者体重调整服药剂量,以使乙胺丁醇的剂量为 15~20mg/kg,乙胺丁醇在该人群中的分布符合一室模型,一级动力学清除,CYP 的基因多态性影响该人群对乙胺丁醇代谢,与野生型 CYP1A2G2159G/G 相比,具有突变型 CYP1A2G2159G/A 的患者对乙胺丁醇的生物利用度减少 50%,模拟试验显示对于基因型分别为 G/G 和 G/A 的患者而言,当乙胺丁醇的剂量分别为 30mg/kg 和 50mg/kg 时,可以使机体对该药达到相同的暴露量。作者认为,TB/HIV 双重感染患者 ATT 时,乙胺丁醇的剂量可由 15~20mg/kg 增加至 30mg/kg,由于乙胺丁醇的毒性,对于基因型为 CYP1A2G2159G/A 的患者,不建议增加乙胺丁醇的剂量至 50mg/kg。

既往的研究表明,用于治疗肠蠕虫病的氯硝柳胺对液体培养基中的 MTB 以及非复制状态的脓肿分枝杆菌有抑菌活性,FAN 等[14]研究发现氯硝柳胺能抑制巨噬细胞内 MTB 的生长,对具有毒力的北京型 MTB 菌株也有抑菌活性。此外,该药还通过对病毒转录前的后整合效应抑制人类巨噬细胞和人类外周白血病细胞中 HIV 病毒的复制。作者认为,对该药以及其衍生物进一步研究,可以开发出同时兼有 ART 和 ATT 的药物。

三、TB/HIV 双重感染的抗反转录病毒治疗

Holmberg 等[15]回顾性分析了芬兰赫尔辛基地区 1 939 名 HIV 患者的相关资料,发现 1998—2015 年间该地区 HIV 患者结核病发病率明显下降,作者认为 ART 的广覆盖是其中一个重要原因。

Muyaya 等[16]采用回顾性队列分析的方法研究了博茨瓦纳某地区的 TB/HIV 患者 ART 的实施状况,纳入研究的 300 名患者中有 217 名(72%)是在确诊 TB 前有 ART 治疗史,83 名(28%)患者在确诊 TB 时无 ART 治疗史,83 名中有 40 名(48%)患者在 ATT 期间开始 ART,TB/HIV 双重感染患者中总体 ART 的治疗率为 84%,300 名患者中共有 45 名死亡(15%),其中同时接受 ATT 和 ART 治疗的患者有 30 例死亡(30/257,14%),而仅接受 ATT 治疗的患者有 15 例死亡(15/43,35%),两组间的差异有统计学意义($P<0.001$)。作者认为,加强 TB/HIV 双重感染患者 ART 的实施,可以提高患者的生存率。

Naidoo 等[17]通过分析 43 篇关于 TB/HIV 双重感染患者接受一体化治疗的效果,发现对于 CD4$^+$T 细胞计数 <50 个/μl 的 TB/HIV 患者,在结核病治疗开始不久后即接受抗反转录病毒治疗(ART),可以最大限度地提高患者的生存效益,而对于 CD4$^+$T 淋巴细胞计数较高的 TB/HIV 患者而言,抗结核治疗(ATT)8 周后开始接受 ART,可以减少 IRIS 的发生和其严重程度以及随后的住院率。

2011 年 WHO 基于三篇独立的文献,提出对于晚期 HIV 合并 TB 患者,应尽早开始 ART 治疗,其中一篇文献是 Havlir 及其同事发表的,而 Djimeu 等[18]通过对该篇文献的再次研究发现,依据 CD4$^+$T 淋巴细胞计数确定启动 ART 时间,对患者的治疗结果无明显影响,作者认为确定 TB/HIV 双重感染患者的 ART 时机,不能仅仅依据 CD4$^+$T 淋巴细胞计数,还要依据患者疾病的严重程度、药物的相互作用、药物间的重叠不良反应以及服药片数的负担等,尚无证据表明早期 ART 可以降低 TB/HIV 患者的死亡率。

由 3 种药物组成的 ART 方案改善了 HIV 患者的预后,有效地降低了患者的 HIV 病毒载量,促使患者 CD4$^+$T 淋巴细胞的回升,虽然近年来有多项关于由 2 种药物组成的 ART 方案用于 HIV 治疗的研究,Moreno 等[19]通过这些文献的综合分析发现,只有少数的研究提示由 2 种药物组成的 ART 方案治疗效果不低于 3 种药物组成的 ART 方案,且该类 ART 方案不适用于孕妇、TB/HIV 或者 HIV/HBV 双重感染患者。

Kwara 等[20]对 105 名儿童 HIV 患者依法韦伦的药物代谢状况进行了研究,上述患者均接受含有依法韦伦标准 ART 方案,其中合并 TB 的 43 名(41%)患者同时接受标准 ATT 方案(2HRZE/4HR),测定治疗 4 周后患者体内依法韦伦的血药浓度,同单纯 HIV 患者相比,TB/HIV 双重感染的儿童具有年龄小、年龄标准化体重低、依法韦伦体重标准化剂量偏高的特点,在 ATT 期间,两组患者依法韦伦的峰浓度几何平均值、12 小时后的血药浓度以及 0~24 小时的药物浓度曲线下面积相似。作者认为,对于 TB/HIV 双重感染的儿童患者而言,由于该类患者具有较低的年龄标准化体重,且依法韦伦的药代动力学参数相似,在其 ART 和 ATT 期间,不需要调整依法韦伦的剂量。Bwakura 等[21]对年龄在 3~36 个月的 HIV 感染儿童的依法韦伦的安全性和药代动力学进行了研究,发现可以根据患儿 CYP2B6 516 基因型指导依法韦伦用药剂量,14 名年龄小于 3 岁的 TB/HIV 双重感染患者中 11 名患者年龄在 3~24 个月,3 名患者年龄在 24~36 个月,12 名患者属于泛代谢基因型(CYP2B6 516 TT/GG),2 名属于泛代谢基因型(CYP2B6 516 TT),TB/HIV 患者依法韦伦的服用剂量增加 25%~33%,评估其安全性以及对 HIV 病毒的抑制状况,研究发现泛代谢基因型以及高年龄组儿童患者对依法韦伦的清除率下降,对于年龄大于 24 个月的 TB/HIV 患者而言,服用与单纯 HIV 患者相同的依法韦伦剂量,即可以取得足够的药物浓度。作者认为,依据 TB/HIV 患者的基因型指导年龄小于 24 个月患者的依法韦伦的剂量可以达到依法韦伦的有效治疗浓度,有效地抑制 HIV 病毒复制。

Dooley 等[22]采用随机、对照、开放标签法对多替拉韦(DTG)在 TB/HIV 双重感染患者中的治疗效果进行了研究,将 113 名 ATT 时间小于 8 周的 TB/HIV 患者以 3∶2 的比例随机分为 DTG 组和依法韦伦组,抗结核方案中均含有利福平。依法韦伦组每日服用依法韦伦 600mg,DTG 组前 2 周每日服用 DTG 2 次,每次服用 50mg,之后每日服用 DTG 1 次,每次 50mg,两组患者还同时服用 2 种 NRTIs 类药物。治疗前 DTG 组中 64% 的患者 HIV-1-RNA 大于 100 000 拷贝/ml,CD4$^+$T 淋巴细胞计数的中位数是 208 个/μl,依法韦伦组中 55% 患者

HIV-1-RNA 大于 100 000 拷贝 /ml,CD4$^+$T 淋巴细胞计数的中位数是 202 个 /μl;治疗 48 周后,DTG 组有 75%(52/69,95% CI 65%~86%)对 ART 治疗有效,依法韦仑组有 82%(36/44,95% CI 70%~93%)对 ART 治疗有效,DTG 组中对 ART 治疗无反应的患者中有 10 名是因与治疗无关的原因失访,依法韦仑组有 2 名患者因药物毒性停药,3 名 ART 治疗失败的患者中有 2 名患者服用 DTG(未发现耐药),另外 1 名患者服用依法韦仑(出现核苷和核苷类反转录酶抑制剂以及非核苷类反转录酶抑制剂耐药),TB 的治疗成功率高,TB 相关的 IRIS 不常见,无因 IRIS 停药的患者。作者认为,对于 ATT 方案中含有利福平的成人 TB/HIV 患者而言,每日服用 2 次 DTG 是安全且可耐受的。

Boulanger 等[23]采用开放标签、非随机化法研究了 TB/HIV 双重感染患者对洛匹那韦 /利托那韦(400/400mg)的药物代谢状况,以及安全性、耐受性和临床反应,纳入的 11 例患者的 ATT 方案以利福平为基础药物,其中 2 名患者因依从性较差而退出试验,在完成治疗的所有 9 名受试者血液标本中,至少有一次洛匹那韦峰浓度 >1.0μg/ml,所有患者洛匹那韦 Cmax 和 AUC$_{0~12}$ 均达标,5 例患者至少有一次利福平浓度达到峰浓度(≥ 8μg/ml),5 例利福平浓度达到最小曲线下面积(≥ 44μg·h/ml),有 1 例发生了 3 级不良事件。作者认为,洛匹那韦 / 利托那韦用于治疗 TB/HIV 双重感染患者是安全、有效的。

Meyers 等[24]对雷特格韦在 2~12 岁 TB/HIV 患者中的效果和安全性进行了研究,由于利福平诱导葡萄糖醛酸转移酶活性,加速了机体对雷特格韦的清除,纳入研究的患者均使用含有利福平的 ATT 方案,所有患者接受了可咀嚼的雷特格韦每次 12mg/kg,每天 2 次。此外,ART 方案中还有两种核苷反转录酶抑制剂。24 名患者均达到了有效治疗浓度,有 1 名患者因发生 4 级的药物相关性肝损害而停药,ART 治疗的第 8 周,有 22 名 TB/HIV 患者血液中的 HIV-RNA 的浓度低于 400 拷贝 /ml,且 19 名患者的 HIV-RNA 浓度低于 50 拷贝 /ml。作者认为,在接受利福平治疗的 TB/HIV 儿童患者中,每天 2 次,每次给予 12mg/kg 的雷特格韦是安全、有效的。

四、TB/HIV 双重感染治疗中的药物不良反应

Tweed 等[25]采用对照研究的方法比较了 TB/HIV 患者和单纯 TB 患者 ATT 治疗过程中药物不良反应的发生情况,发现 42 例 HIV 患者(CD4$^+$T 淋巴细胞计数 >250 个 /ml 且未行 ART 治疗)中的 20 例患者(47.6%)发生 3 级或者 4 级的不良反应,220 名非 HIV 患者中有 34 名(15.5%)发生 3 级或 4 级的不良反应,其中发生于肝胆的不良反应占 42 例 HIV 阳性患者中 6 例(14.3%),以及 220 例非 HIV 患者中 9 例(4.1%),HIV 患者和非 HIV 患者发生 3 级或 4 级不良反应的中位时间分别为 54 天(IQR 15.5~59.0)和 29.5 天(IQR 9.0~119.0),HIV 阳性患者发生 3 级或 4 级不良反应的风险比为 3.25(95% CI 1.87~5.66,$P<0.01$),两组患者 TB 治愈率相仿,42 名 HIV 患者中有 38 名(90.5%)以及 220 名非 HIV 患者中有 195 名(88.6%)分别治愈($P = 0.73$)。作者认为,同非 HIV 患者相比,HIV 患者接受标准 ATT 方案者有着相似的 TB 治愈率,但 ATT 期间有着较高的不良反应发生率。

Araujo-Mariz 等[26]采用前瞻性队列研究方法对 173 例接受 ATT 的 TB/HIV 双重感染患者的 N- 乙酰基转移酶基因多态性与肝功能损害之间的关系进行了研究,发现 N- 乙酰基转移酶 NAT2*13A 和 NAT2*6B 等位基因的突变与 ATT 过程中肝毒性的发生显著相关($P<0.05$),与 N- 乙酰基转移酶为野生型的患者相比,基因型为 NAT2*13A/NAT2*13A

（OR=4.4,95% CI 1.1~18.8,P=0.037）和 NAT2*13A/NAT2*6B（OR=4.4,95% CI 1.5~12.7,P=0.005）的 HIV 患者在 ATT 过程中发生肝毒性的风险明显增加。作者认为,NAT2*13A 和 NAT2*6B 等位基因突变是 TB/HIV 患者发生肝毒性的危险因素,具有 NAT2*13A/NAT2*13A 和 NAT2*13A/NAT2*6B 基因型的 TB/HIV 患者在 ATT 期间应给予患者个体化治疗,必要时调整 ATT 的药物或者药物剂量,以降低 ATT 治疗期间的肝毒性风险。

Naidoo 等[27]采用随机试验方法对 TB/HIV 患者 ATT 中启动 ART 时机与肝功能损害之间的关系进行了研究,642 名 TB/HIV 患者以 1:1:1 的比例随机分入早期组（启动 ATT 4 周内开始 ART）、晚期组（ATT 强化期结束后 4 周内开始 ART）和序贯组（ATT 疗程结束后启动 ART）,完成试验的 472 名患者中有 146 名患者（早期组 52 名,晚期组 47 名,序贯组 47 名）在 ATT 后发生肝损伤,CD4$^+$T 淋巴细胞计数 <200 个 /ml 的 TB/HIV 患者中早期组、晚期组和序贯组启动 ART 后肝损伤的每百人年发生率分别为 27.4%（95% CI 18.0~39.8）、19.0%（95% CI 10.9~30.9）和 18.4%（95% CI 8.8~33.8）,CD4$^+$T 淋巴细胞计数 >200 个 /ml 的 TB/HIV 患者中早期组、晚期组和序贯组启动 ART 后肝损伤的每百人年发生率分别为 32.1%（95% CI 20.1~48.5）、11.8%（95% CI 4.3~25.7）和 28.2%（95% CI 13.5~51.9）,早期组、晚期组和序贯组患者 ART 后分别有 2 名、7 名和 3 名发生了严重的危及生命的肝损伤,老年和乙型肝炎也是患者发生肝损伤的预测因素。作者认为,TB/HIV 患者有着较高的肝损害发生率,临床指南或者相关政策应为 TB/HIV 双重感染患者的肝功能检测频率提供指导。

五、结核相关免疫重建炎症综合征

Meintjes 等[7]在其《成人 HIV 感染者活动性结核病的管理》文章中指出 HIV 病毒主要侵犯人类 CD4$^+$T 淋巴细胞,导致患者淋巴细胞明显减少,甚至出现 CD4$^+$T 淋巴细胞耗竭,出现各种机会性感染。启动 ART 时,患者体内淋巴细胞恢复,出现新的炎症反应或者现有炎症反应加重,称为免疫重建炎症综合征（immune reconstitution inflammatory syndrome,IRIS）;而 TB/HIV 双重感染患者抗结核治疗后,在其初次启动 ART、再次启动 ART 以及更改为有效的 ART 方案的第一周后出现临床症状的加重和恶化,这就是结核相关的免疫重建炎症综合征（TB-IRIS）,其发生的中位数时间是启动 ART 后的 14 天,部分患者可以推迟到 3 个月后发生,通常表现为结核症状的再发、淋巴结的肿大和脓肿形成、肺空洞形成、肺部渗出性病灶增多、肉芽肿性肝炎,以及发热、心动过速、体重下降等全身表现。TB-IRIS 发生率为 18%（95% CI 16%~21%）,其发生的危险因素有启动 ART 时 CD4$^+$T 淋巴细胞计数过低（尤其是小于 50 个 /μl）、肺外结核、播散性结核、启动 ATT 和启动 ART 时间间隔过短,患者具有较强的结核特异性的效应 T 淋巴细胞,以及肿瘤坏死因子、IL-6、γ- 干扰素等细胞因子的过表达也是 TB-IRIS 发生的因素,发生 TB-IRIS 时,如患者无糖皮质激素使用的禁忌证,应给予患者泼尼松治疗,泼尼松的初始剂量为 1.5mg/kg,4 周内减量至停用,对于减量过程中或停用泼尼松后,出现症状反复的患者,可以延长泼尼松的使用时间。尽管抗结核 8 周后,启动 ART 可以降低 TB-IRIS 的发生率,但对于低 CD4$^+$T 淋巴细胞计数的 HIV 患者而言,延迟 ART 治疗可使其死亡率增加,尤其是对于 CD4$^+$T 淋巴细胞计数小于 50 个 /μl 的患者而言,但早期启动 ART 可使患者 TB-IRIS 发生率增加 2 倍,有研究表明对于 CD4$^+$T 淋巴细胞计数小于 100 个 /μl 的患者,在 ATT 30 天内启动 ART,预防性使用泼尼松可使 TB-IRIS 发生率减少 33%（RR=0.70,95% CI 0.51~0.96）,泼尼松的使用方法是 40mg/d,2 周后改为 20mg/d,

共 4 周,对于 CD4[+] T 淋巴细胞计数分别小于 50 个 /μl 和 100 个 /μl 的 TB/HIV 双重感染患者,在启动 ATT 2 周和 4 周后可分别启动 ART。

Cotton 等[28]采用多中心、前瞻性临床研究方法对 198 名 HIV 婴幼儿发生 IRIS 的情况进行了研究,有 38 名(18.8%)患者共发生了 45 次 IRIS,38 名患者中有 5 名患者(13.2%)各发生了 2 次 IRIS,1 名患者(2.6%)发生了 3 次 IRIS,首次发生 IRIS 的中位数时间是 21 天,16 次 IRIS 发生于启动 ART 的 14 天内,7 次 IRIS 发生于启动 ART 的 60 天后,发生 IRIS 的主要危险因素是 BCG(21 名,46.7%)、结核(10 名,22.2%)、感染性或炎症性皮肤病(9 名,26.5%),有 6 名重症 IRIS 患者接受泼尼松治疗,4 名 TB-IRIS 具有严重表现,其中 1 名患者死亡,发生 BCG-IRIS 时,一般无需药物干预可自行缓解,仅有 2 例 BCG-IRIS 患者给予阿司匹林对症治疗。

Ravimohan 等[29]采用前瞻性队列研究方法对 TB/HIV 双重感染患者启动 ART 前后肺部炎症变化情况进行了分析,发现启动 ART 4 周后 TB/HIV 双重感染患者中有半数以上患者出现了肺部炎症的加重和肺功能下降,这一过程伴随患者结核特异性 CD4[+] T 淋巴细胞的回升。作者认为,TB/HIV 患者肺部炎症加重和肺功能下降可能与结核特异性 CD4[+] T 淋巴细胞的恢复有关。

Narendran 等[30]报道了一例在多个部位多个时间节点出现 TB-IRIS 的病例,该患者为 51 岁女性,启动 ART 时,患者胸部 X 线片未见异常,也无任何结核表现,CD4[+] T 淋巴细胞计数为 51 个 /μl,HIV 的病毒载量为 5.8 $\log_{10}$ 拷贝 /ml,ART 药物有司他夫定、拉米夫定和奈韦拉平等。ART 32 天后患者出现咳嗽、午后低热、体重下降、盗汗等肺结核表现(后经痰结核菌培养证实),启动了标准 ATT(异烟肼 + 利福平 + 乙胺丁醇 + 吡嗪酰胺),依法韦仑代替奈韦拉平,此时患者 CD4[+] T 淋巴细胞计数为 146 个 /μl,HIV 的病毒载量为 2 $\log_{10}$ 拷贝 /ml;启动 ATT 48 天后患者出现瘙痒和强烈腹痛,查体发现患者出现发热、黄疸、左侧颈部淋巴结肿大,实验室检测发现总胆红素(8.3mg/dl)、ALT(59U/L)、AST(72U/L)升高,调整 ATT 方案为链霉素、氧氟沙星和乙胺丁醇,考虑 ART 导致的肝损伤,遂停用 ART,肝功能好转后再次给予患者标准 ATT 方案,11 天后再次启动 ART,此时患者的 HIV 病毒载量为 5.9 $\log_{10}$ 拷贝 /ml。再次启动 ART 1 周后,患者出现惊厥,头颅 CT 发现额顶区占位结节,伴结节周围水肿,考虑脑结核瘤,腰椎穿刺检查排除其他机会性感染,考虑患者出现神经系统 IRIS,遂停用 ART,继续 ATT,抗惊厥治疗,同时应用甘露醇和利尿剂等减轻水肿,口服泼尼松治疗 8 周,实验室检测提示 CD4[+] T 淋巴细胞计数 178 个 /μl,HIV 的病毒载量为 2.83$\log_{10}$ 拷贝 /ml,6 周后患者临床症状好转,仅出现 HIV 病毒载量反弹至 5.3 $\log_{10}$ 拷贝 /ml,5 个月后复查头颅 CT 提示病灶吸收好转和钙化,遂于 ATT 治疗 8 个月后停结核药,继续 ART 和抗惊厥治疗,停 ATT 5 个月后,患者出现左侧髂区肿块,超声检测发现肌间脓肿,穿刺液找 AFB 阴性,结核分枝杆菌、其他细菌、真菌培养均阴性,此时患者 CD4[+] T 淋巴细胞计数为 323 个 /μl,HIV 病毒载量小于 2$\log_{10}$ 拷贝 /ml。作者认为,TB-IRIS 可以多位点序贯性发生,临床中应注意 IRIS 的诊断及治疗。

Cevaal 等[31]认为 TB/HIV 患者启动 ART 后,其免疫重建在大多数情况下是有益的,使机体从免疫抑制中恢复过来,并产生对 TB 的免疫反应,而对于易患 TB-IRIS 的患者,会从有益的免疫重建平衡状态转变为病理的、过度的炎症免疫反应。作者还提出了 TB-IRIS 的发生机制模型,主要由固有免疫部分、适应免疫部分和效应部分 3 个部分组成,启动 ART 后固有免疫和适应免疫的重新耦合导致受感染的单核细胞和巨噬细胞的充分激活,从而导致炎症体激活,IL-1 和 IL-18 的产生和抗原的释放,从而通过 TLR 途径激活固有免疫系统,IL-1 和 IL-18 将激活适应性免疫系统,进而激活特异性的淋巴细胞,产生 γ- 干扰素、α- 肿瘤坏死因子和 IL-6 等细胞因子,这些细胞因子有助于淋巴细胞向炎症部位的迁移,增强免疫重建的效果。此外,作为固有免疫和获得性免疫的交联物的 NKT 和 γδT 淋巴细胞也与 TB-IRIS 的发生相关,最后免疫细胞积聚将激活炎症部位的效应细胞,如中性粒细胞等,通过基质金属蛋白酶的产生促进组织损伤,随后抗原的释放进一步激活固有免疫的信号通路,再次放大炎症反应,这三个部分协同作用,最终形成了 TB-IRIS 的病理状态。

六、TB/HIV 双重感染的外科治疗

Harrichandparsad 等[32]采用回顾性对照研究方法对脑室 - 腹腔分流术（VPS）治疗 HIV 合并结核性脑膜炎（TBM）并脑积水患者的治疗效果进行了分析,发现未行 ART 治疗的 15 名 TBM/HIV 患者中,10 名（66.7%）患者死亡,没有患者在行 VPS 后 1 个月内得到临床症状改善,而同时接受 ART 治疗的 15 名患者中,4 名（26.7%）患者死亡,11 名（73.3%）患者取得了好的治疗结果,12 名分级为 3 级的结核性脑膜炎患者中有 8 名取得了好的治疗效果,3 名分级为 1 级的结核性脑膜患者完全康复。作者认为,对于 TBM/HIV 患者伴有脑积水时,行 VPS 后积极的 ART 治疗可以提高患者的预后,对于 TBM 分级为 1 级（患者出现头痛、呕吐、发热,或伴有颈部抵抗,无神经系统功能障碍）和 2 级（患者意识正常,有神经功能障碍）的患者,应积极行 VPS 手术,对于 TBM 分级为 4 级（患者出现深昏迷,出现去大脑或去皮质强直）的患者行体外脑脊液引流,还需要进一步的研究评价 TBM 分级为 3 级（患者出现意识改变,但可被唤醒,伴有较重的神经功能损害）的患者的最佳治疗方案。

七、TB/HIV 双重感染的预后

Aung 等[33]采用回顾性随访研究方法对缅甸某艾滋病专科医院 3 598 名 15 岁以上的 TB/HIV 双重感染患者的生存率和死亡危险因素进行了分析,发现研究期间共有 494 名（13.7%）患者死亡,TB/HIV 双重感染患者 5 年和 10 年生存率分别是 82.0% 和 58.1%,导致 TB/HIV 双重感染患者死亡的高危因素有年龄 >40 岁（aHR=1.25,95% CI 1.04~1.51）、文盲（aHR=1.35,95% CI 1.05~1.74）、病卧在床（aHR=2.70,95% CI 2.13~3.42）、低 CD4+T 淋巴细胞计数（aHR=1.53,95% CI 1.25~1.87）和接受二线 ART 方案（aHR=8.12,95% CI 3.56~18.54）。作者认为,2/5 的 TB/HIV 患者在启动 ART 10 年内死亡,目前的 HIV 预防和治疗计划应该更多地关注具有上述高危死亡因素的患者。

Schutz 等[34]采用前瞻性队列研究方法对 682 名 TB/HIV 双重感染患者住院期间的死亡危险因素进行了分析,最终共有 576 名 TB/HIV 患者纳入了进一步的研究,其中有 487 名（84.5%）患者经细菌学诊断为结核病,CD4+T 淋巴细胞计数的中位数是 58 个 /μl,HIV 的病毒载量中位数是 5.1 $\log_{10}$ 拷贝 /ml,576 名患者中的 566 名患者接受 ATT,其中 478 名患者是在纳入研究后的 48 小时内开始 ATT,12 周后患者的死亡率是 21.5%（124/576）,其中有 46 名患者是死于纳入研究后的 7 天内（46/124,37.1%）,与 TB/HIV 双重感染患者死亡相关的危险因素有播散性结核病（尿液脂阿拉伯甘露聚糖阳性、尿液 XPERT MTB/RIF 阳性或者血液结核分枝杆菌培养阳性）（79.6% *vs.* 60.7%,P=0.001）、败血症（50.8% *vs.* 28.9%,P<0.001）、耐

利福平结核病(16.9% *vs.* 7.2%,*P*=0.002),许多可溶性炎症介质与 TB/HIV 患者的死亡率也有相关性,死亡患者中明显升高的炎症介质有与固有免疫和介导趋化性相关炎症介质(IL-8、MIP-1β/CCL4、IP-10/CXCL10 和 MIP-1α/CCL3)、抗炎性介质(IL-1Ra)、前炎症介质(IL-6),其中早期死亡患者血液中的 IL-1Ra 的中位数数值是生存患者的 8 倍(1 417 *vs.* 169.5),死亡患者中明显下降的炎症介质有与 T 细胞相关的炎症介质(IL-4、IL-17、RANTES/CCL5、IL-7、IL-12p70、IL-5、IFN-γ、IL-13)、生长因子(FGF、PDGF、TGF-β1)等,作者认为这些发现有助于我们开发出对该类患者进行风险分层的方法,并采取相应的干预措施,改善 TB/HIV 患者的预后。

Demitto 等[35]采用回顾性队列研究方法对 273 名 TB/HIV 双重感染患者的 ART 效果和早期死亡危险因素进行了分析,其中 154 名(56.4%)患者是初次接受 ART 者,119 名(43.6%)患者是维持 ART 治疗患者(既往已开始 ART),ATT 6 个月内,有 7 名患者死亡,4 名是初次 ART 者,3 名是维持 ART 者。多元分析表明,初次 ART 患者中,免疫重建炎症综合征(immune reconstitution inflammatory syndrome,IRIS)是其重要的死亡危险因素(HR=40.6,*P*<0.01),维持 ART 患者中未找到明显与其死亡相关的危险因素;初次 ART 患者中,既往结核病史(aOR=6.1,*P*=0.03)、酗酒(aOR=3.7,*P*=0.01)是其 ART 治疗失败的危险因素,而在维持 ART 患者中,同由依法韦仑组成的 ART 方案相比,由利托纳韦等蛋白酶抑制剂(PIs)组成的 ART 方案可使 TB/HIV 双重感染患者 ART 治疗失败率增加 2.6 倍,HIV 病毒载量高的患者有着较高的治疗失败率。作者认为,TB/HIV 患者中,初次 ART 和维持 ART 患者治疗失败的危险因素是不同的,对于维持 ART 的 TB/HIV 患者,应选用毒性较低且和利福平相容的抗病毒药物,以改善 TB/HIV 患者的预后。

2019 年,国际上有关 TB/HIV 双重感染的相关研究,使我们认识到 ART 和 IPT 在 HIV 感染患者中预防 TB 发生的重要性,孕妇 HIV 感染者产后开始 IPT 可以降低不良妊娠结局事件,一些学者还构建了 TB-IRIS 的病机模型,阐述了 TB-IRIS 定义、危险因素和应对策略,为我们今后 TB/HIV 患者的治疗提供了重要指导。

(张占军　王婷萍　王卫华　唐神结)

参考文献

[1] DYE C, WILLIAMS B G. Tuberculosis decline in populations affected by HIV: a retrospective study of 12 countries in the WHO African Region [J]. Bull World Health Organ, 2019, 97 (6): 405-414.

[2] GEREMEW D, ENDALAMAW A, Negash M, et al. The protective effect of isoniazid preventive therapy on tuberculosis incidence among HIV positive patients receiving ART in Ethiopian settings: a meta-analysis [J]. BMC Infect Dis, 2019, 19 (1): 405.

[3] NYATHI S, DLODLO R A, SATYANARAYANA S, et al. Isoniazid preventive therapy: Uptake, incidence of tuberculosis and survival among peopleliving with HIV in Bulawayo, Zimbabwe [J]. PLoS One, 2019, 14 (10): e0223076.

[4] SABASABA A, MWAMBI H, SOMI G, et al. Effect of isoniazid preventive therapy on tuberculosis incidence and associated risk factors among HIV infected adults in Tanzania: a retrospective cohort study [J]. BMC Infect Dis, 2019, 19 (1): 62.

[5] SWINDELLS S, RAMCHANDANI R, GUPTA A, et al. One Month of Rifapentine plus Isoniazid to Prevent

HIV-Related Tuberculosis [J]. N Engl J Med, 2019, 380 (11): 1001-1011.

［6］ GUPTA A, MONTEPIEDRA G, AARON L, et al. Isoniazid Preventive Therapy in HIV-Infected Pregnant and Postpartum Women [J]. N Engl J Med, 2019, 381 (14): 1333-1346.

［7］ MEINTJES G, BRUST J C M, NUTALL J, et al. Management of active tuberculosis in adults with HIV [J]. Lancet HIV, 2019, 6 (7): e463-e474.

［8］ MUSAAZI J, SEKAGGYA-WILTSHIRE C, KIRAGGA A N, et al. Sustained positive impact on tuberculosis treatment outcomes of TB-HIV integrated care in Uganda [J]. Int J Tuberc Lung Dis, 2019, 23 (4): 514-521.

［9］ SEKAGGYA-WILTSHIRE C, CHIREHWA M, MUSSAAZI J, et al. Low Antituberculosis Drug Concentrations in HIV-Tuberculosis-Coinfected Adults with Low Body Weight: Is It Time To Update Dosing Guidelines？ [J]. Antimicrob Agents Chemother, 2019, 63 (6): e02174-18.

［10］ RAMACHANDRAN G, HEMANTH KUMAR A K, KANNAN T, et al. Pharmacokinetics of rifabutin during atazanavir/ritonavir co-administration in HIV-infected TB patients [J]. Indian J Tuberc, 2019, 66 (1): 129-133.

［11］ SCHMALTZ C A S, DEMITTO F O, SANT′ ANNA F M, et al. Tuberculosis-HIV treatment with rifampicin or rifabutin: are the outcomes different？ [J]. Mem Inst Oswaldo Cruz, 2019, 114: e180420.

［12］ MEHTA K, RAVIMOHAN S, PASIPANODYA J G, et al. Optimizing ethambutol dosing among HIV/tuberculosis co-infected patients: a population pharmacokinetic modelling and simulation study [J]. J Antimicrob Chemother, 2019, 74 (10): 2994-3002.

［13］ SUNDELL J, BIENVENU E, BIRGERSSON S, et al. Population pharmacokinetics and pharmacogenetics of ethambutol in adult patients co-infected with tuberculosis and HIV [J]. Antimicrob Agents Chemother, 2020, 64 (2): e01583-19.

［14］ FAN X, XU J, FILES M, et al. Dual activity of niclosamide to suppress replication of integrated HIV-1 and Mycobacterium tuberculosis (Beijing)[J]. Tuberculosis (Edinb), 2019, 116S: S28-S33.

［15］ HOLMBERG V, SOINI H, KIVELA P, et al. Epidemiology and outcome of HIV patients in Finland co-infected with tuberculosis 1998—2015 [J]. BMC Infect Dis, 2019, 19 (1): 264.

［16］ MUYAYA L M, MUSANDA E M, TAMUZI J L. Human immunodeficiency virus-associated tuberculosis care in Botswana: evidence from a real-world setting [J]. BMC Infect Dis, 2019, 19 (1): 767.

［17］ NAIDOO K, RAMPERSAD S, KARIM S A. Improving survival with tuberculosis & HIV treatment integration: A mini-review [J]. Indian J Med Res, 2019, 150 (2): 131-138.

［18］ DJIMEU E W, HEARD A C. Treatment of HIV among tuberculosis patients: A replication study of timing of antiretroviral therapy for HIV-1-associated tuberculosis [J]. PLoS One, 2019, 14 (2): e0210327.

［19］ MORENO S, PERNO C F, MALLON P W, et al. Two-drug vs. three-drug combinations for HIV-1: Do we have enough data to make the switch？ [J]. HIV Med, 2019, Suppl 4: 2-12.

［20］ KWARA A, YANG H, ANTWI S, et al. Effect of Rifampin-Isoniazid-Containing Antituberculosis Therapy on Efavirenz Pharmacokinetics in HIV-Infected Children 3 to 14 Years Old [J]. Antimicrob Agents Chemother, 2018, 63 (1): e01657-18.

［21］ BWAKURA-DANGAREMBIZI M, SAMSON P, CAPPARELLI E V, et al. Establishing Dosing Recommendations for Efavirenz in HIV/TB-Coinfected Children Younger Than 3 Years [J]. J Acquir Immune Defic Syndr, 2019, 81 (4): 473-480.

［22］ DOOLEY K E, KAPLAN R, MWELASE N, et al. Dolutegravir-Based Antiretroviral Therapy for Patients CoInfected with Tuberculosis and Human Immunodeficiency Virus: A Multicenter, Noncomparative, Open-Label, Randomized Trial [J]. Clin Infect Dis, 2020, 70 (4): 549-556.

［23］ BOULANGER C, ROLLA V, AL-SHARE M H, et al. Evaluation of Super-Boosted Lopinavir/Ritonavir in combination with Rifampin in HIV-1-infected Patients with Tuberculosis [J]. Int J Antimicrob Agents, 2020, 55 (2): 105840.

[24] MEYERS T, SAMSON P, ACOSTA E P, et al. Pharmacokinetics and safety of a raltegravir-containing regimen in HIV-infected children aged 2-12 years on rifampicin for tuberculosis [J]. AIDS, 2019, 33 (14): 2197-2203.

[25] TWEED C D, CROOK A M, DAWSON R, et al. Toxicity related to standard TB therapy for pulmonary tuberculosis and treatment outcomes in the REMoxTB study according to HIV status [J]. BMC Pulm Med, 2019, 19 (1): 152.

[26] ARAUJO-MARIZ C, MILITÃO DE ALBUQUERQUE M F P, LOPES E P, et al. Hepatotoxicity during TB treatment in people with HIV/AIDS related to NAT2 polymorphisms in Pernambuco, Northeast Brazil [J]. Ann Hepatol, 2020, 19 (2): 153-160.

[27] NAIDOO K, HASSAN-MOOSA R, MLOTSHWA P, et al. High Rates of Drug-induced Liver Injury in People Living With HIV Coinfected With Tuberculosis (TB) Irrespective of Antiretroviral Therapy Timing During Antituberculosis Treatment: Results From the Starting Antiretroviral Therapy at Three Points in TB Trial [J]. Clin Infect Dis, 2019: ciz732.

[28] COTTON M F, RABIE H, NEMES E, et al. A prospective study of the immune reconstitution inflammatory syndrome (IRIS) in HIV-infected children from high prevalence countries [J]. PLoS One, 2019, 14 (7): e0211155.

[29] RAVIMOHAN S, AULD S C, MAENETJE P, et al. Lung injury on antiretroviral therapy in adults with HIV/TB [J]. Clin Infect Dis, 2020, 70 (9): 1845-1854.

[30] NARENDRAN G, OLIVERIRA-DE-SOUZA D, VINHAES C L, et al. Multifocal tuberculosis-associated immune reconstitution inflammatory syndrome-a case report of a complicated scenario [J]. BMC Infect Dis, 2019, 19 (1): 529.

[31] CEVAAL P M, BEKKER L G, HERMANS S. TB-IRIS pathogenesis and new strategies for intervention: Insights from related inflammatory disorders [J]. Tuberculosis (Edinb), 2019, 118: 101863.

[32] HARRICHANDPARSAD R, NADVI S S, SULEMAN MOOSA M Y, et al. Outcome of Ventriculoperitoneal Shunt Surgery in Human Immunodeficiency Virus-Positive Patients on Combination Antiretroviral Therapy with Tuberculosis Meningitis and Hydrocephalus [J]. World Neurosurg, 2019, 123: e574-e580.

[33] AUNG Z Z, SAW Y M, SAW T N, et al. Survival rate and mortality risk factors among TB-HIV co-infected patients at an HIV-specialist hospital in Myanmar: A 12-year retrospective follow-up study [J]. Int J Infect Dis, 2019, 80: 10-15.

[34] SCHUTZ C, BARR D, ANDRADE B B, et al. Clinical, microbiologic, and immunologic determinants of mortality in hospitalized patients with HIV-associated tuberculosis: A prospective cohort study [J]. PLoS Med, 2019, 16 (7): e1002840.

[35] DEMITTO F O, SCHMALTZ C A S, SANT' ANNA F M, et al. Predictors of early mortality and effectiveness of antiretroviral therapy in TB-HIV patients from Brazil [J]. PLoS One, 2019, 14 (6): e0217014.

第二节 老年结核病的治疗

【摘要】随着预期寿命的增加和老年人口的迅速扩大,老年人结核病的筛查和管理正变得越来越重要。老年人结核病对全球结核病控制来说是一个严峻挑战。老年结核病患者常因延误诊断、合并症的治疗、药物不良反应、获得性耐药、高死亡率、高复发率,而导致其治疗结局不良。2019年国际上老年人结核病方面的研究并不多,主要集中在敏感结核病的治疗与潜伏结核感染的治疗。

【关键词】老年;结核病;潜伏结核感染;治疗

随着预期寿命的增加和老年人口的迅速扩大,老年人结核病的筛查和管理正变得越来越重要[1]。老年人结核病对全球结核病控制来说,是一个严峻挑战。

一、敏感性结核病的治疗

1. 敏感结核病的现状　结核病是韩国的一种主要传染病,造成了巨大的疾病负担,尤其是在老年人中。Kim 等[2]进行研究以确定全罗南道地区进行的老年人移动结核病筛查的病例检出率,并分析活动性结核病的危险因素。筛选 2017 年 8 月至 2017 年 12 月全罗南道(≥65 岁)的老年人口,对所有参与者进行了胸部 X 线检查,要求有结核推定体征的参与者提交痰标本,进行痰涂片、培养和聚合酶链反应分析,通过级联分析、卡方检验和 Fisher 精确检验评估筛选性能。结果显示,总共筛选了 12 402 名参与者,怀疑 211 名(1.7%)患有活动性结核。181 名可疑患者(85.8%)接受了痰涂片检查,而 16 名(8.8%)患者被确认患有结核病。经细菌学证实,老年人中的结核病患病率为每 100 000 人中有 129 人,这与全国相同年龄组的结核病通报数据相似。活动性结核病例的比例随年龄增长而增加,并且根据性别和既往结核病史而有所不同。但是,与结核病相关的症状、合并症和 12 个月以内的结核病筛查史不能预测活动性结核病。结论提示,本研究确定患病率与来自同一年龄段的国家结核病通报数据相似,建议对老年人群进行定期的、社区的、系统的结核病筛查。

Lee 等[1]报道,韩国老年人的结核病在急剧增加。有证据表明,对选定省份的老年人进行结核病筛查与结核病检出率高有关。但是,必须从成本效益的角度重新评估快速增长的老年人口中的这种筛查方法,并且必须评估最终的相关治疗结果,以决定是否促进或终止老年人主动病例策略。

2. 敏感结核病的治疗　老年结核病患者预后不良相关的特征仍不清楚。Uchida 等[3]采用系统评价方法,描述老年肺结核患者预后不良的危险因素。使用关键词"结核病[标题/摘要]"和"老年人[标题/摘要]"的组合,从 PubMed 数据库中鉴定了 1919—2017 年间发表的 1 255 项研究。满足纳入标准的研究全文由两名独立研究人员进一步评估。结果显示,本系统评价包括回顾性队列研究。在我国台湾(老龄地区)和日本(老年国家),较高的年龄、合并症和营养状况可能是预后相关因素;而在低收入国家,人类免疫缺陷病毒感染和严重结核病与不良预后相关。来自我国台湾的两项研究分别调查了结核病性死亡和非结核病性死亡的预后因素,但两种死亡类型之间的因素没有显著差异。结论提示,老年患者的结核病预后因国家收入水平而异。不管何种死因,我国台湾和日本的不良预后因素主要与宿主因素相关,这可能反映了与老年性恶化体质有关。

二、潜伏结核感染的治疗

Noh 等[4]调查了老年 LTBI 患者的治疗完成率。在韩国的五所大学医院进行了一项回顾性多中心研究,研究者审查了 2016 年 1 月至 2018 年 12 月之间通过 γ- 干扰素释放阳性结果诊断为 LTBI 的 65 岁及以上患者的电子病历。治疗完成的定义为:摄入所有处方药的 80% 以上且无失访。结果显示,在研究期间,有 127 名 65 岁及以上的 LTBI 患者去门诊就诊。其中,分析了接受 LTBI 治疗的 77 例年龄在 65~78 岁[中位年龄为 69 岁(四分位间距为 66~71 岁)]的患者。老年患者进行 IGRA 检测的常见原因是医护人员(33 例,占 42.9%)和家庭接触传染性结核病患者(18 例,占 23.4%)。LTBI 治疗的总体完成率为 83.1%(n=64),

异烟肼加利福平 3 个月疗程的完成率为 88.4%。有 23 位患者有不良反应(29.9%),转氨酶水平升高是最常见的不良反应(n=11,14.3%)。有 3 例(3.9%)因不良反应而中断了治疗,有 10 例(13.0%)患者失访。结论提示,对于 65~78 岁的患者,LTBI 治疗的耐受性相对较好。在老年患者的 LTBI 治疗中,大多数治疗中断是由于随访失败而不是抗结核药物的不良反应。

(付亮 吴琦 唐神结)

参考文献

[1] LEE S H. Active Case Finding in the Elderly Tuberculosis in South Korea [J]. Tuberc Respir Dis (Seoul), 2019, 82 (3): 261-263.

[2] KIM H, KIM H J, OH K H, et al. A Pilot Project of Systematic Tuberculosis Screening in the Elderly in a South Korean Province [J]. Tuberc Respir Dis (Seoul), 2019, 82 (3): 194-200.

[3] UCHIDA S, KOMIYA K, HONJO K, et al. A mini systematic review of prognostic factors in elderly patients with tuberculosis [J]. Respir Investig, 2019, 57 (3): 207-212.

[4] NOH C S, KIM H I, CHOI H, et al. Completion rate of latent tuberculosis infection treatment in patients aged 65 years and older [J]. Respir Med, 2019, 157: 52-58.

第三节 儿童结核病的治疗

【摘要】儿童结核病是一个主要的全球健康问题,但一直被结核病科研和临床工作所忽视。儿童敏感性结核病的常规治疗通常是很成功的。尽管 MDR-TB 的儿童通常比成年人有更好的治疗效果,但儿童 MDR-TB 的全球治疗成功率仍然很低,只有近 80%。潜伏结核感染儿童发展为严重结核病的风险较高,但预防性治疗的观念并未被广泛接受。相较于发达国家与地区对儿童结核病的重视程度,我国对儿童结核病和潜伏结核感染的发现和治疗是不足的。如果有足够的重视和支持,未来十年内有可能在消除儿童结核病方面取得重大进展,其诊断、治疗和预防的方式可能会发生根本性改变。本章节内容涵盖儿童敏感结核病、儿童耐药结核病的治疗、儿童潜伏结核感染的预防性治疗等方面。

【关键词】儿童结核病;MDR-TB;潜伏结核感染;耐多药结核分枝杆菌感染;药物治疗;预防性治疗

准确估计儿童患肺结核的全球负担是困难的,原因包括儿童结核病缺乏确诊工具、幼儿肺外结核的高发频率以及相对较低的公共卫生重视程度。高流行率国家的儿童结核病可能存在严重漏报。根据 WHO 估计,2017 年全球新发儿童(15 岁以下)结核病 100 万例,死亡 23 万例[1]。值得注意的是,儿童结核病的大部分死亡是发生在从未被诊断或治疗的儿童中。儿童还容易受到耐药性结核病(drug-resistant tuberculosis,DR-TB)的侵害,据估计每年有 2.5~3.3 万名儿童患有 DR-TB,而被诊断和治疗的患儿不到 5%[2]。儿童结核病是一个主要的全球健康问题,并且在整体结核病负担中占据相当大的比例;也是世界儿童十大死因之一[2]。尽管儿童和青少年占世界人口的 26%、低收入国家的 42%,但儿童和青少年结核病一直是结核病科学和临床研究工作的一个被忽视的方面,其面临的困难包括:纳入儿童和青少年进行研究的伦理挑战,相对较少的儿童结核病患者,以及儿童和青少年可能只在传播中起次要作用的滞后观点[3]。目前的结核病研究多以成人为中心,所幸,近年来儿童结核病已越来越受到研究人员、临床医生和政策制定者的关注[3]。

一、儿童结核病的治疗现状

原则上,一旦对儿童进行了结核病诊断(无论是确诊、临床诊断或可疑诊断),都应积极考虑抗结核药物治疗。需要认识到,儿童结核病通常是没有细菌学确诊证据的,如果仅对经细菌学确诊的儿童提供治疗,那么会有严重的漏诊问题[2]。

1. **敏感结核病** Gafar 等[4]为了评估与结核病治疗结局相关的因素,采用全国监测数据库,在 1993—2018 年在荷兰接受结核病治疗的儿童和青少年(0~18 岁)的回顾性队列中进行研究。使用 Logistic 回归分析来估计相关因素的调整后比值比(aOR)死亡率和失访率(LTFU)。结果显示,在 3 253 名已知结局的合格患者中,94.4%(95.9% 的儿童和 92.8% 的青少年)治愈或完成治疗,0.7% 在治疗期间死亡,4.9% 为 LTFU。没有报道治疗失败。死亡风险因素包括 2~4 岁儿童(aOR=10.42)、中枢神经系统结核病(aOR=5.14)、粟粒性肺结核(aOR=10.25)、HIV 合并感染(aOR=8.60)、结核病病例复发(aOR=10.12))和药物性肝损伤(aOR=6.50)。积极的病例发现是死亡的保护因素(aOR=0.13)。LTFU 的危险因素是年龄在 15~18 岁的青少年(aOR=1.91)、非法移民(aOR=4.28)、城市住所(aOR=1.59)、未知的结核病接触史(aOR=1.99)、耐药结核病(aOR=2.31)、单一药物不良反应(ADR,aOR=2.12)、多次 ADR(aOR=7.84)和治疗中断 >14 天(aOR=6.93)。近年来接受过治疗(aOR=0.94)和公共卫生护士的监督(aOR=0.14)是 LTFU 的保护因素。结论提示,儿童和青少年结核病的常规治疗是非常成功的。应特别注意特定风险群体以改善治疗结局。

在低收入国家的乡村医院中,关于儿童结核病的数据很少。Romas 等[5]评估了埃塞俄比亚农村地区 0~4 岁与 5~14 岁的结核病儿童的流行病学特征和治疗结果的差异。利用回顾性横断面研究分析埃塞俄比亚一家农村医院的儿童结核病登记资料。通过二元和逻辑回归分析,比较了 1998—2015 年 5 岁以下儿童与 5~14 岁儿童的数据。结果显示,共纳入了 1 282 例结核病患者,583(45.5%)例年龄在 5 岁以下,而 699(54.5%)例年龄在 5~14 岁。总体而言,有 63.5%(n=814)的儿童成功完成了治疗(<5 岁:56.6%,330/583;5~14 岁:69.2%,489/699;P<0.001)。52(4.1%)名儿童死亡(无年龄差异)。5~14 岁的年龄与成功的治疗效果独立相关(调整后的优势比为 1.59,95% CI 1.16~1.94,P=0.002)。结论提示,观察到结核病儿童自发痰涂片的诊断率非常低。在埃塞俄比亚的这个农村地区,年幼的儿童往往出现新发的涂片阴性 PTB 病例。与大龄儿童相比,他们的 EPTB 少,但结核性脑膜炎多,并且治疗成功率较低。

2 岁以下的儿童由于先天性和适应性免疫反应的不成熟而增加了与结核病(TB)相关的并发症的风险。Soriano-Arandesden 等[6]进行研究,旨在确定该年龄段结核病的临床表现和结局以及并发症的危险因素。采用加泰罗尼亚(2005—2013 年)2 岁以下儿童结核病病例的多中心、回顾性横断面研究,流行病学和临床数据是从医院的病历中收集的。TB 并发症(包括后遗症)定义为在诊断后或完成 TB 治疗后产生功能或解剖学损害的任何组织损伤。结果显示,共纳入 134 例患者,其中男性占 50.7%,中位年龄(IQR)为 13 个月(8~18 个月),其中 18.7%(25/134)显示与结核相关的并发症。94.0%(126/134)儿童被诊断出肺结核,最常见的并发症是肺大叶塌陷(6/126)。结核性脑膜炎例数 14/134(10.4%),脑积水和精神障碍分别发生在 1 例和 2 例患者中。2 名脊柱结核患者分别发生椎体破坏和截瘫。只有 1 名患者死亡。

结论提示,结核并发症在 2 岁以下的儿童中很常见。在这个小儿年龄段,肺外结核病仍然较为多见,需要及时诊断和治疗。结核病诊断时呼吸急促的存在是婴儿结核病并发症发展的独立相关因素,此年龄组的患者应密切监测此临床体征。有必要在前瞻性设计中对该年龄组进行进一步研究,以了解是否还有其他与结核并发症相关的因素。

2. 耐药结核病　尽管耐多药结核病(multidrug-resistant tuberculosis,MDR-TB)的儿童通常比成年人有更好的治疗效果,但儿童 MDR-TB 的全球治疗成功率仍然很低,只有近 80%[7]。

针对 MDR-TB,Harausz 等[8]采用系统综述和个体患者数据荟萃分析方法,分析了来自 18 个国家/地区的 975 名儿童的数据;731 例(75%)已通过细菌学确诊,244 例(25%)已通过临床诊断为 MDR-TB。中位年龄是 7.1 岁。在 910 名(93%)有艾滋病病毒记录的儿童中,有 359 名(39%)感染了 HIV。与临床确诊的患儿相比,确诊 MDR-TB 的儿童特点是:更年长,更多的感染艾滋病病毒,更多的营养不良,以及胸部 X 线片上更为严重的结核病(所有特征均 $P<0.001$)。总体而言,975 名患者中的 764 名(78%)在治疗结束时获得了成功的治疗结果,确诊 548 名患者(75%,548/731),临床诊断的儿童为 216 名患者(89%,216/244;绝对差异为 14%,95% CI 8%~19%,$P<0.001$)。在接受 MDR-TB 治疗期间未接受任何抗反转录病毒治疗(ART)的 HIV 感染细菌学确诊的结核病儿童中,只有 56% 的治疗成功;而在 MDR-TB 期间接受抗反转录病毒治疗(ART)的艾滋病病毒感染儿童中,只有 82% 治疗(绝对差异为 26%,95% CI 5%~48%,$P=0.006$)。对于确诊为 MDR-TB 的儿童,使用二线注射剂和大剂量异烟肼[15~20mg/(kg·d)]与治疗成功相关[校正比值比(aOR)=2.9,95% CI 1.0~8.3,$P=0.041$;aOR=5.9,95% CI 1.7~20.5,$P=0.007$]。该研究的局限性在于难以估计多种药物方案中单个药物的治疗效果,仅可纳入观察性队列研究,并且治疗决策基于临床医生对疾病的认知,因此可能产生偏倚。

广泛耐药结核病(XDR-TB)在成人中的治疗效果极差,但儿童数据十分有限。Osman 等[9]采用系统综述和个体患者数据荟萃分析的方法,报告了 11 个国家 1999—2013 年期间 37 名患有经细菌学证实的 XDR-TB 的儿童(<15 岁)的临床表现、治疗和结果。37 名儿童中位年龄为 11 岁,32 名(87%)患有肺结核,29 名检测了艾滋病病毒感染状况,其中 7 名(24%)感染了艾滋病病毒。强化期的中位治疗持续时间为 7.0 个月,持续期为 12.2 个月。30 名(81%)儿童的治疗效果良好。4 例(11%)死亡,1 例(3%)治疗失败,2 例(5%)未完成治疗。研究发现,儿童的良好治疗结果比例很高,死亡率明显低于成人,治疗方案和治疗时间差别很大。因此,作者认为需要对儿童方案进行重新评估。

从全球来看,美国儿童和青少年的结核病发病率很低且稳步下降[10]。但一些结核病负担较重的国家其发病率正在上升[11]。我国的儿童结核病发病率数据仍然缺乏。

二、敏感结核病的治疗

1. 治疗方案　在过去的几年中,对药物敏感性儿童结核病的治疗推荐意见基本没有改变,在成人中使用氟喹诺酮类药物进行的缩短疗程试验的结果也是令人失望的。因此,2HRZE/4HR 仍然是儿童结核病的治疗标准方案。目前有关于成人利福平剂量优化的研究工作(研究更高剂量的利福平如何改善结核病治疗结果并有助于缩短治疗时间),但这些工作尚未涉及儿童患者。原则上,乙胺丁醇应在 HIV 高流行或异烟肼耐药性高发的地区广泛使用,尽管需要监测其视神经病变的风险。脑膜炎或心包炎的结核病儿童除接受结核病药物治疗外,还应接受糖皮质激素辅助治疗,因为服用这些药物可减少结核病相关的长期并发症,包括脑积水和限制性心包炎。根据2014年世界卫生组织的建议,患有脑膜炎和骨关节炎的儿童应治疗12个月,而患有其他形式疾病的儿童则建议6个月疗程。有新的证据表明,利奈唑胺可应用于患有结核性脑膜炎的儿童,目前正在进行相关临床试验以正式评估该策略[2]。

2. 固定剂量复合剂　治疗敏感性儿童结核病的最新进展是引入了对儿童友好的制剂,其中含有异烟肼、利福平和吡嗪酰胺类药物。含有全球适用的、正确配比的异烟肼/利福平/吡嗪酰胺和异烟肼/利福平的固定剂量复合剂(FDC)应作为治疗结核病儿童的首选药物;也可以使用乙胺丁醇分散片剂,应与FDC一起使用,以获取最佳治疗效果。这些FDC药物的普及尚需时日,较高的成本是其障碍之一,一些负担沉重的国家(包括南非)尚未使用这些对儿童友好的治疗产品[2]。

3. 血药浓度检测　过去的药代动力学研究表明,采用目前给药方案的儿童体内的抗结核药物水平可能不足。Aruldhas等[12]研究了异烟肼和利福平在儿童中的药代动力学,并优化其给药方案。收集41名年龄在2~16岁的儿童的数据,他们接受了抗结核药物治疗至少2个月,进行了6小时的浓度测量,并使用非线性混合效应模型进行了分析。结果显示,异烟肼的药代动力学由一室配置模型与转运吸收模型(固定,n=5)描述。使用混合模型来识别缓慢和快速乙酰化剂亚组。利福平由单室处置模型和转运吸收模型(固定,n=9)描述。使用异速测量功能将体重加到两种药物的清除率和分布体积中。用异烟肼模型进行的模拟显示,在固定剂量复合剂(FDC)治疗方案中,有84.9%的人群达到了治疗峰值血清浓度。用利福平模型进行的模拟显示,在FDC治疗方案中,只有约28.8%的模拟人群达到了治疗峰值血清浓度。研究发现一种新的利福平治疗方案,平均剂量为35mg/kg,可为大多数儿童提供足够的药物暴露量。结论提示,在目前的治疗方案中,异烟肼的暴露量足够。对于利福平,开发了一种新的给药方案,以确保儿童体内有足够的药物浓度。但是,需要进一步的研究来评估较高剂量的利福平的剂量效应关系。

4. 特殊情况下用药　为了改善感染艾滋病病毒的儿童的结核病诊断以降低死亡率,Marcy等[13]制定了预测分数系统,以指导感染艾滋病病毒的疑似结核病儿童的抗结核治疗决策。在布基纳法索、柬埔寨、喀麦隆和越南(ANRS 12229 PAANTHER 01研究)入组的艾滋病病毒感染的疑似结核病儿童接受临床评估、胸部X线检查、Quantiferon Gold In-Tube(QFT)、腹部超声检查,以及样本采集,用于微生物学检测包括Xpert MTB/RIF(Xpert)。他们使用逻辑回归开发了4种结核病诊断模型:①包括所有预测因子;②排除QFT;③排除超声检查;④排除QFT和超声检查。他们使用重新采样在内部验证了模型,在模型的基础上建立了一个得分。结果显示,共有438名儿童参加了该研究;251例(57.3%)患有结核病,其中55例(12.6%)患有经培养或Xpert证实的肺结核。最后4个模型包括如下指标:Xpert,发热持续>2周,过去4周内持续咳嗽,咯血和体重减轻,接触涂片阳性结核,心动过速,粟粒性结核,肺泡浑浊和胸部淋巴结的患者放射线照片,连同腹部淋巴结上的超声和QFT结果。对于模型1、2、3和4,曲线下面积分别为0.866、0.861、0.850和0.846。模型2得出的评分对结核病诊断的敏感性为88.6%,特异性为61.2%。结论提示,该分数系统具有良好的诊断性能,可用于对疑似结核病和高死亡率风险的儿童做出迅速的治疗决定,从而有显著的公共健康效应。

结核病是艾滋病病毒感染儿童死亡的主要原因,但对于需要基于蛋白酶抑制剂(PI)的抗反转录病毒治疗的患者的抗结核治疗并不理想。利福布汀是基于 PI 的 ART 成人的首选利福霉素,但目前只有一项研究评估了儿童数据,该研究中 6 名儿童中有 2 名发生了中性粒细胞减少症的不良反应。Rawizza 等[14]报道,在 2009 年以来尼日利亚的哈佛 /APIN 项目中,利福布汀已用于需要基于 PI 的抗反转录病毒治疗的 HIV/TB 合并感染儿童。作者回顾性分析了基线和利福布汀治疗期间的实验室和临床毒性,并检查了 HIV/TB 结果。结果显示,在 2009—2015 年期间,48 名儿童接受含有利福布汀的结核病治疗,其中 PI(洛匹那韦 / 利托那韦)为基础的 ART:50% 为女性,中位数基线年龄(IQR)为 1.7 岁(0.9~5.0 岁),中位数为 $CD4^+$ 细胞百分比(IQR)为 15%(9%~25%);52% 的人是 ART 经历过的。85% 完成 6 个月的利福布汀疗程,解决结核病症状,79% 在 12 个月时保留在护理中。不良事件(1~4 级)在基线(27%)比在利福布汀治疗期间(15%)更常见(P=0.006)。与基线相比,利福布汀的绝对中性粒细胞计数较低(中位数:1 762 个 /ml *vs.* 2 976 个 /ml),但在利福布汀治疗期间仅发生 1 例(2%)3 级中性粒细胞减少症。临床和实验室监测的数据表明,利福布汀是基于 PI 的 ART 儿童结核病治疗的安全选择。与儿童中这种组合的唯一其他研究相比,严重的中性粒细胞减少症是罕见的。此外,该队列研究表明利福布汀是有效的。

三、异烟肼耐药结核病的治疗

许多研究都集中在 MDR-TB 上,而对异烟肼耐药和利福平敏感的结核病(H^rR^s)很少关注。但异烟肼耐药是最常见的耐药形式,治疗不充分时,异烟肼耐药是出现临床不良结局的危险因素。对于 H^rR^s,若使用标准的初治(2HRZE+4HR)和复治方案(2SHRZE+1HRZE+5HRZ),则可能导致治疗失败、复发和获得性耐药。一项荟萃分析比较了 H^rR^s-TB 的不同治疗方法,得出的结论是添加氟喹诺酮类药物可提高治疗成功率[16]。

Morales 等[15]进行了前瞻性研究,在 2014—2016 年期间的 17 名结核病儿童中发现了 7 名(41.2%)H^rR^s 儿童(3~6 岁,未接受 BCG 接种),这些患儿多数是由于排查家庭密切接触者而发现的。所有患儿被诊断结核病后,均接受 HRZE 治疗,直到 1~2 个月后发现异烟肼耐药,而改用 RZE 7~12 个月而完成治疗,其安全性和有效性良好。服用乙胺丁醇的眼科随访是正常的,其中 4 例有轻度的副作用,这并未迫使停药。完成治疗后进行了至少 12 个月的随访,发现 6 例 X 线片正常,其中 1 例有少量残留病灶。

四、耐多药结核病的治疗

在耐多药结核病(MDR-TB)方面,儿童的处境依然危险,大多数儿童从未被诊断或治疗。鉴于数据显示 MDR-TB 患儿在接受抗结核治疗时比成人往往具有更好的结局,这一现状尤其令人遗憾。二线药物的毒性,尤其是卡那霉素、卷曲霉素和阿米卡星等注射剂,仍然是儿童结核病的重要关注点。这些药物通常会导致听力下降(据报道可多达 1/4),这会破坏儿童的未来发展和人生选择。值得注意的是,越来越多的数据证实氟喹诺酮类在 MDR-TB 儿童是安全的[2]。

2019 年 3 月,WHO 发布了《耐药结核病治疗指南整合版(2019)》[16]。该指南强调使用特定核心药物,包括贝达喹啉、利奈唑胺和第三代氟喹诺酮类药物,这些药物可改善预后并降低死亡率,并建议避免有毒性且可能无效的药物,如注射剂(尤其是卡那霉素卷曲霉素)、乙硫异烟胺和对氨基水杨酸。WHO 关于使用包含新药的全口服方案治疗 MDR-TB 的革命性建议基于主要来自成年人群的数据,但对儿童的指导意义也很大。现在,儿童 MDR-TB 的 7 种治疗原则构成了治疗管理的基石,包括[2]:①如果没有适用于儿童的 DST,则治疗方案应基于源病例的 DST;②大多数儿童应接受无注射治疗;③儿童的治疗时间应取决于疾病的程度;④在治疗期间,治疗方案应由 4~5 种药物组成;⑤方案建设应优先考虑 A 和 B 组药物和 Dlm;⑥不良事件的监测和管理至关重要;⑦应使用儿童友好型的制剂。

基本上,大多数 MDR-TB 儿童应采用全口服方案治疗,优先考虑 A、B 组药物以及 Dlm,并且治疗时间应根据儿童疾病的严重程度而定。对儿童有益的二线药物,如左氧氟沙星、莫西沙星、乙硫异烟胺和氯法齐明(以及正在研发的利奈唑胺儿科配方),应尽快研发儿童剂型以便优化治疗效果。与成人一样,治疗方案应至少包含 4 种可能敏感的药物(根据儿童或源病例的药敏结果得出),第 5 种药物可在重症患者的前几个月加用,或在利奈唑胺完成 8 周疗程而按计划停用后加用第 5 种药物。在 Bdq 使用 6 个月而停药后,继续治疗应至少包括 3 种药物。该方案应尽可能避免使用注射剂,因为多达 25% 的儿童会发生不可逆的听力损失[7]。

与“单纯”的 MDR-TB 相比,耐氟喹诺酮类药物 MDR-TB 与临床结局较差有关,治疗成功率约降低 20%。对于 > 6 岁且治疗选择有限的儿童,可考虑 Bdq 和 Dlm 药物联合治疗,当然需要配备有足够的专业知识和监控能力。为 6 岁以下的氟喹诺酮类耐药 MDR-TB 制定方案是一个特别的挑战,因为 A 组中少了两种药物的选择。然而,在可获得 Bdq 安全性和药代动力学数据之前,在该年龄组中可将 Dlm 视为 Bdq 替代品。Eto 仍然是有效的二线药物,具有良好的脑脊液渗透性(如果已证明易感性),而 PAS 则提供了另一种口服药物选择[7]。

1. 贝达喹啉和德拉马尼　新药贝达喹啉(Bdq)和德拉马尼(Dlm)是儿童 DR-TB 的重要治疗选择。Bdq 已于 2012 年获得美国食品药品监督管理局的批准,并于 2013 年被 WHO 推荐应用,现已广泛用于成人 DR-TB 的治疗,但在儿童中使用 Bdq 的经验有限,目前建议在 12 岁以上的人群中使用该药物。但是,有关药代动力学和安全性研究的数据表明,Bdq 可用于 6 岁以下的儿童。尚无 Bdq 的儿童剂型,但使用成人片剂并将其与水混合压碎的研究发现,使用这种给药方法可以达到相似的药物暴露量。Dlm 已获得欧洲药品协会的有条件批准,并于 2014 年被 WHO 推荐应用,目前已对所有年龄段的儿童进行了更广泛的评估,并获取了适用于所有年龄段的儿童剂量和安全性信息,并且已经为 3 岁以上的儿童确定了最佳剂量。尽管正在进行研究以优化幼儿的剂量,但 Dlm 似乎是治疗儿童 DR-TB 的安全、有效的药物。已经研发了 Dlm 的儿童制剂,但尚未可供临床使用。研究发现,对成人药片的压碎操作可能会导致儿童体内较低的药物暴露量[2]。建议优先使用 Bdq 治疗 6 岁以下的儿童,并优先使用 Dlm 治疗 3~5 岁的儿童[7]。

2. 利奈唑胺　利奈唑胺对 MDR-TB 治疗越来越重要。然而,在 MDR-TB 儿童中,没有利奈唑胺药代动力学数据,并且其不良反应尚未被前瞻性研究所描述。Garcia-Prats 等[17]描述了利奈唑胺在 MDR-TB 儿童中的药代动力学,安全性和最佳剂量。在南非开普敦的一个地点进行的 2 项观察性研究(2011—2015 年、2016—2018 年)中,对接受 MDR-TB 常规治疗的儿童,在单剂量或多剂量利奈唑胺后进行强化药代动力学取样(稳定状态下)。利用非线性混合效应模型描述利奈唑胺药代动力学参数及其与某些协变量的关系,接受长期利奈唑胺作为常规治疗成分的儿童定期接受临床和实验室监测,评估不良事件的严重程度和对利奈唑胺的归因度,使用最终的群体药代动力学模型得出最佳的按体重的剂量。纳入 48 名儿童(平均年龄为 5.9 岁,范围在 0.6~15.3 岁);31 例接受单剂量的利奈唑胺,17 例接受多剂量。与接受 600mg 每日一次剂量的成人的暴露量相比,该儿童群体中的利奈唑胺暴露量更高。因此,对于儿童来说,模拟的每日一次的最佳剂量低于目前大多数推荐的最佳剂量。长期随访的 17 名儿童中有 10 名发生利奈唑胺相关的不良事件,其中 5 名患有 3 级或 4 级事件,均为贫血。不良事件导致利奈唑胺剂量减少 4 次,暂时中断 5 次,4 名儿童永久停药。该研究的局限性包括缺少非常年幼的儿童(6 个月以下),感染艾滋病病毒的人数有限,以及为长期安全数据做出贡献的儿童人数不多。结论提示,利奈唑胺相关的不良反应是频繁的,偶尔也会严重,需要仔细的安全监测。与目前在 MDR-TB 治疗的许多环境中儿童使用的剂量相比,较低剂量可能接近当前成人目标暴露,可能导致较少的不良事件,因此应按需进行评估。

Prieto 等[18]回顾性分析 2001—2016 年在西班牙小儿结核病网络中接受利奈唑胺治疗的 18 岁以下患者。结果显示,纳入 15 名儿童(53% 的男性),中位年龄为 3.6 岁[四分位间距(IQR):1.6~6.2 岁]。中位随访时间为 54 个月(IQR:38~76 个月)。使用利奈唑胺的原因是 8 例(53%)耐药结核病,5 例(33%)药物引起的肝损伤和 2 例(13%)的慢性肝病。诊断为结核病时,有 4 名儿童(占 26%)正在接受免疫抑制治疗。5 名儿童(33%)被诊断出肺外结核。利奈唑胺治疗的中位时间为 13 个月(IQR:7.5~17 个月)。9 名患者患有 13 种利奈唑胺相关的不良事件。观察到 8 例患者的血液学毒性(53%)和 3 例患者的胃肠道不耐受(20%)。在 2 例患者中,利奈唑胺剂量减少;在 2 例患者中,利奈唑胺因 AE 停药。一名 2 岁女孩回到了她的出生国家,并失去了随访机会。在其他 14 名患者中没有观察到复发(93%)。结论提示,在治疗耐药结核病儿童时,或在患有慢性肝病或药物引起的肝损伤的患者中,可考虑使用利奈唑胺。但是,应密切监测不良事件。需要进一步的研究以确定儿童的利奈唑胺治疗的最佳剂量和最佳持续时间。

3. 左氧氟沙星 左氧氟沙星用于治疗和预防儿童的耐药结核病。Malik 等[19]评估了巴基斯坦卡拉奇市 24 名 2~10 岁接受左氧氟沙星结核预防治疗的儿童的左氧氟沙星血清药物浓度。只有 9 名儿童(37.5%)接触了足够的药物。使用世界卫生组织推荐剂量的 15 名儿童中有 4 名(26.7%)达到了目标血清药物浓度,使用大于推荐剂量的 5 名儿童中有 4 名(80.0%)达到了要求。左氧氟沙星的剂量推荐可能需要重新评估。Garcia-Prats 等[20]对新型的 100mg 左氧氟沙星分散片的药代动力学进行研究,用于 24 名 <5 岁的、有家庭 MDR-TB(MDR-TB)暴露的儿童。使用非线性混合效应模型,将当前数据与先前接受成人剂型左氧氟沙星片(250mg)的 MDR-TB 患儿(n=109)的数据进行汇总分析。成人片剂的生物利用度比新型分散片低 41%,即相同剂量的分散片的暴露量更高。

4. 二线注射剂 耐药性结核病(DR-TB)的发病率以及接受二线药物(SLDs)治疗的儿童人数正在增加。但是,有关此人群中 SLD 的使用的数据信息有限。为了描述使用 SLD 治疗小儿结核病的情况以及 SLD 使用的相关促进因素,Chiappini 等[21]回顾了 2007—2018 年间转诊至意大利某中心的 TB 患儿的记录。结果显示,在研究期间被诊断为活动性结核病 204 名儿童中,有 42 名接受了 SLD 治疗,其使用 SLD 的原因包括:被确诊或认为可能患有耐药性结核病(42.8%)、对一线药物的不良反应(7.1%)、中枢神经系统受累(11.9%)或未经证实的可能的耐药性（38.1%）。尚无关于 SLD 的死亡或不良反应报告。接受一线药物治疗的儿童的治疗成功率为 85.2%，接受 SLD 治疗的为 92.9%。与 SLDs 治疗相关的因素包括：2 个或更多部位的结核病（OR=11.30,P<0.001）、肺外结核病（OR=8.48,P<0.001）或对一线药物的不良反应（OR=7.48,P=0.002）。结论提示，很大一部分结核病儿童接受了 SLD 治疗。使用 SLD 的主要原因是一线药物治疗方案的失败，表明儿童可能患有 DR-TB。SLD 方案的使用与高成功率和良好的耐受性有关。

五、预防性抗结核治疗

在活动和潜伏结核双重高负担的环境中消除结核病是 21 世纪最重要的公共卫生挑战之一。结核病负担高的国家有大量经常重叠的社会和医疗弱势群体，例如艾滋病病毒感染者、小儿结核病接触者、蛋白质能量营养不良的儿童、无家可归的人、二氧化硅行业的工人和 BMI 较低的成年人。上述免疫或营养状况不佳的人，发展为活动性结核病的风险要高得多。在缺乏积极的 LTBI 治疗策略来中断疾病传播链的情况下，尚不确定能否实现全球结核病消除的目标[22]。

Hamada 等[23]对全球 2017 年结核病患者家庭接触者的 5 岁以下儿童人数和需要接受结核病预防治疗儿童人数进行了估算。他们获取了 2017 年各个国家上报的经细菌学证实的肺结核病例，2017 年 5 岁以下人口的比例和公布的家庭平均数量。通过系统评价、荟萃分析和 Poisson 回归模型，获得了每个家庭活动性肺结核病例数，以及 5 岁以下儿童结核病患者的潜伏性结核感染患病率。调查结果显示，2017 年全球需要接受结核病预防治疗的 5 岁以下儿童的估计人数为 127 万例[95% 不确定性区间（UI）1.24~1.31]，相当于全球儿童预防性治疗覆盖率的最好估计仅为 23%。按国家划分，巴哈马、冰岛、卢森堡和马耳他等地的估计数量不足 1 例，而印度估计数量为 35 万例（95%UI 320 000~380 000）。从区域来看，估计数最高的是世界卫生组织东南亚区域（510 000,95%UI 450 000~580 000）和 WHO 非洲区域（470 000,95%UI 440 000~490 000）。结论提示，2017 年全球儿童结核病预防性治疗未充分普及。应扩大治疗范围，以帮助消除结核感染，实现结核病战略目标。

Gupta 等[24]评估了 MDR-TB 患者和他们的家庭接触者（household contacts,HHCs），为干预性临床试验的开展提供信息。对 8 个高结核病负担国家的成年 MDR-TB 病例及其 HHC 进行了横断面研究。HHC 接受了症状筛查、胸部 X 线摄片（CXR）、痰细菌学、结核感染（TBI）测试（结核菌素皮肤测试和 γ 干扰素释放测定）和 HIV 测试。结果显示，从 2015 年 10 月到 2016 年 4 月共纳入了 284 例 MDR-TB 病例及 1 016 例 HHC。TBI 患病率（定义为 TST 或 IGRA 阳性）为 72%，并随年龄、使用的测试和国家/地区而异。有 1 007 个 HHC 中有 775 个（77%）被认为是高风险的：102 例（10%）<5 年;63 例（6%）5 岁并有艾滋病病毒感染;610 例（61%）5 岁,HIV 阴性/未知,TBI 阳性。只有 21 例（2%）的 HHC 接受预防性治疗。结论提示，在这些高负担国家，大多数 HHCs 患结核病和感染的风险很高，但很少接受常规的预防性治疗。迫切需要尝试新的预防性疗法，促进治疗政策和实践改变。

1. 潜伏结核感染的预防措施　结核病对儿童的生活和健康具有破坏性影响，据估计每年有数百万儿童受到结核病的影响。预防儿童感染结核病是当务之急，目前最有效的方法是对所有活动性结核病患者进行快速诊断和有效治疗。不幸的是，大多数感染控制工作是在结核病诊断后开始或加强的，那时家庭中的大多数儿童已经感染了结核菌。迄今为止，预防结核感染的干预措施很少[2]。

2. 潜伏结核感染的预防性治疗 儿童一旦受到结核感染,干预目的是预防结核病的发生。不幸的是,估计每年有 130 万 5 岁以下的儿童感染结核病,其中只有 25% 接受过预防性抗结核感染治疗(也称为"预防性治疗")[2]。事实上,在全球范围内,儿童结核病防控的最大障碍就是预防性治疗的普及,其障碍很多,包括排除活动性结核病的问题、缺乏预防性治疗的资金、人力资源短缺、缺乏对受影响家庭的咨询,以及与对看似"健康"的儿童进行治疗相关的挑战。WHO 现在已建议对涂阳结核病患者的所有家庭接触者均进行预防性治疗,而不是仅对 5 岁以下的儿童和艾滋病病毒携带者[25]。

关于儿童结核病(TB)和感染(TBI)治疗结果的报道很少。自 2010 年以来,Bennet 等[26]在临床病史外,还常规使用 γ 干扰素释放试验来排除 LTBI。纳入了 1990—2017 年的 4 707 例患者,在初步评估中,先前接受过 TB 治疗的 96 例(2.0%),患有 TB 疾病的 253 例(5.4%),LTBI 的 1 625 例(35%),2 733 例儿童被认为未感染。对患儿进行了被动随访,结果显示,在中位随访时间 8.4 年中,发现了 36 例结核病患者。在成功治疗的 TB 患者中,有 3/243 例(1.2%)真正复发。预防性治疗 LTBI 使结核病的风险降低了 85%,从 4.3%(15/349)降低到 0.6%(8/1 262)。在被认为未感染的儿童中,后来患上结核病的风险为 0.07%(2/2 733)。结论提示,结核病管理的有效性是可以接受的。

Cruz 等[27]在一项回顾性研究中,评估了 2007—2017 年暴露于结核病成人的 5 岁以下儿童在窗口期预防性抗结核治疗的安全性和结核菌素皮肤试验(TST)转换的比例。本研究中纳入的儿童,结核感染检测结果为阴性。总共有 752 名儿童(41% 与传染源患者同居)在窗口期间接受预防,通常直视督导下给予异烟肼治疗。儿童都没有发生肝毒性和活动性结核病。TST 转换发生在 37 名(4.9%)儿童中,并且与传染源患者是孩子的父母相关(比值比为 3.2,95% CI 1.2~8.2)。TST 转换与痰涂片结果、培养阳性或同居无关。鉴于药物的安全性和风险分层的困难性,建议暴露后幼儿开始窗口预防的门槛应该放低。

通常结核病的预防治疗方案疗程较长(即 6 个月或更长时间),对于看似"健康"的潜伏感染儿童可能难以实施。最近显示,在成年人和儿童中,4 个月每天使用利福平方案与 9 个月每天使用异烟肼方案一样有效,这在儿童人群中是结核病预防治疗的较短替代方案[28]。对于年龄小于 2 岁的儿童,推荐 3 个月每周用药一次的异烟肼和利福喷丁治疗方案,一旦大于 2 岁的儿童确定了利福喷丁的使用剂量,则可以考虑应用于所有年龄段的儿童[29]。对于成人艾滋病病毒患者,4 周每天用药的异烟肼和利福喷丁治疗方案的数据显示,其治疗效果与 9 个月每天用药的异烟肼一样有效,推测此项研究结论对儿童也应有效,尽管仍需要在儿童人群中确定利福喷丁的合适剂量。最后,对 DR-TB 预防性治疗的荟萃分析发现,给予这种治疗可导致活动性 TB 的发生减少 90%,并且具有成本效益[30]。基于这项研究,WHO 建议在家庭环境中对结核病接触者进行预防性治疗时,DR-TB 的治疗方案应基于源病例的药物敏感性模式。对于 DR-TB 的潜伏结核感染者,目前有数项计划中或正在进行的随机对照试验,以评估左氧氟沙星或 Dlm 的预防性治疗效果,其结果预计在未来 3~5 年内发表[2]。

3. 耐多药结核分枝杆菌感染的预防性治疗 在药物敏感性结核菌感染后的预防性治疗方面研究较多,但对于 MDR-TB 感染的最佳预防方法仍存在不确定性[7]。

基于氟喹诺酮的 MDR-TB 感染治疗方案在一项密克罗尼西亚联邦暴发期间的前瞻性观察研究中显示出希望,表明在接受预防性治疗的 104 名成人和儿童中没有 MDR-TB 疾病。

在开始治疗的 104 位患者中,有 93 位(89%)完成了 12 个月的预防性治疗。此外,在年龄小于 12 岁的 26 位接触者中,预防治疗的完成率更高,为 25 位(96%)。在拒绝采取预防性治疗的接触者中,有 3/15(20%)的人发生了 MDR-TB。南非对使用 6 个月氟喹诺酮类药物的儿童进行的研究表明,三药疗法(氧氟沙星、乙胺丁醇和高剂量 INH)的耐受性良好。在 219 位患者的观察时间内,只有少数 6/186(3%)儿童患结核病。必须对儿童进行 MDR-TB 预防性治疗的进一步证据,来自一项为期 30 个月的随访研究,该研究在结核病流行地区进行,此地区存在 MDR-TB 大量传播给儿童接触者的现象;令人震惊的是,在完成随访的患儿中,有 93/119(78%)儿童被证实为发生感染或发病[7]。

对儿童使用氟喹诺酮的安全性顾虑,很大程度上来源于历史上动物研究中观察到的关节病等不良反应。此外,欧洲药品管理局(EMA)最近发布了警告,警告说氟喹诺酮类药物可能会造成不良反应。美国食品药品监督管理局(FDA)还强调了主动脉破裂的危险性。然而,这些不良反应主要在患有基础血管疾病的成年人中报道,但在儿童中并未观察到。氟喹诺酮类药物是 MDR-TB 治疗方案中最重要的杀菌药物。现在有大量证据表明氟喹诺酮在儿童中是安全的,包括 <5 岁以下接受长期(6 个月)治疗的儿童。左氧氟沙星仅与自限性肌肉骨骼疾病有关,并无儿童 QTc 间隔延长的报道[7]。

根据当前证据(其中包括 10 项观察性研究)的专家共识,支持使用基于氟喹诺酮的药物方案用于高危 MDR-TB 儿童接触者的预防性治疗,且其疗效颇佳。WHO 最新指南建议,应根据具体情况考虑使用左氧氟沙星[15~20mg/(kg·d)]或莫西沙星(10~15mg/mg)对 MDR-TB 进行 6 个月的预防性治疗,但目前仍在等待随机对照试验的安全性和有效性数据。在越南进行的 V-QUIN 试验和在南非进行的 TB-CHAMP 试验,将在受感染的家庭 MDR-TB 接触者中进行左氧氟沙星或安慰剂的比较;国际 PHOENix 将对氟喹诺酮耐药病例使用 Dlm 或标准剂量 INH,并进行比较。预防性治疗还可以通过预防感染者将来的结核病传播而提供公共利益,并且如果结合积极的病例发现策略,可以显著减少全球结核病负担。但遗憾的是,这种主动策略很少被各国结核病规划纳入计划或实施[7]。

与成人制剂相比,一种新口味的 100mg 左氧氟沙星分散制剂比成人制剂更可口、更实用。与相同剂量的、压碎的成人 250mg 片剂相比,新药的药代动力学数据显示更好的生物利用度和明显更高的暴露量。有人建议使用 15~20mg/kg 剂量的左氧氟沙星分散片进行按体重给药,以达到成人目标暴露量。WHO 已批准使用 100mg 的莫西沙星和 100mg 的左氧氟沙星分散片。与主要通过肾脏排泄的左氧氟沙星不同,莫西沙星在肝脏中被代谢 50%,其余的则在粪便和尿液中被清除掉。因此,莫西沙星与其他药物(例如抗反转录病毒药物)之间的药物 - 药物相互作用增加了。鉴于目前的证据,并考虑到 5 岁以下儿童从感染演变为严重疾病的高风险,作者建议为 MDR-TB 儿童接触者提供氟喹诺酮类预防性治疗,同时监测整个治疗期间的不良反应,随访至暴露后至少 1 年,观察患儿依从性等。正在进行的随机对照临床试验的结果将有助于完善这些初步建议[7]。

六、结核疫苗

尽管经过多年的大量研究,疫苗与保护性儿童免疫力的相关性仍然难以捉摸。基本上不知道为什么 BCG 会保护一些孩子,而不会保护其他一些孩子。至少有 14 种新型疫苗进展至Ⅱb 期临床试验,但到目前为止,已经证明新型疫苗难以超过 BCG 的有效性,而后者已经使用了将近 100 年。此外,尽管未能预防青少年和成人结核病病例,但 BCG 诱导强烈的 γ 干扰素反应,不仅可以保护儿童免受感染、肺部疾病和播散性肺结核的侵害,还可以预防麻风病,估计疗效为 26%。因此,尽管 BCG 疫苗接种显然没有阻止结核病,但新型疫苗时仍难以取而代之[31]。

在未来 5 年中,儿童结核病领域内将发生根本性的变化,但前提是必须作出重大承诺,资助儿童研究并确保优先考虑采用儿童的诊断、治疗和预防干预措施。为了在保护儿童免受结核病方面取得进展,需要采用平行和多学科的研究方法。基于除痰以外样本的细菌学确诊断方法将会增加,并且可能还会有其他生物标记物来识别有无感染结核、发展为活动性疾病的风险以及对治疗反应不良的评估。使用对儿童友好的剂型以及关键药物的最佳剂量的全口服方案将广泛应用于药物敏感性和耐药性结核病的治疗,个体化治疗的持续时间将取决于疾病的严重程度。将为感染结核的儿童提供简单的预防治疗方案,疗程不超过 4 周。受结核病影响的家庭将获得他们治愈所需的社会和经济支持,而不必承受灾难性的支出费用[2]。贫困仍然是最重要的风险因素,因此,全民健康覆盖、社会保护以及扶贫都是解决方案的一部分。此外,已经存在一些有效的干预措施:接触者追踪;5 岁以下儿童的预防性治疗;小儿 HIV 的预防、诊断和治疗;感染控制预防措施;培训前线卫生工作者以提高诊断水平。除此之外,研究还需要集中精力解开易感人群和受保护人群的固有性、适应性免疫力的微观生物学机制,以实现合理的疫苗开发,向儿童结核病零死亡的目标迈进[31]。

另外,孕妇、15 岁以下的儿童以及感染艾滋病病毒的人约占全球结核病负担的 20%,估计每年分别有 216 000 例、1 000 000 例和 1 040 000 例,但目前这些人群基本上被排除在结核病临床试验之外,导致上述人群的治疗缺乏循证指导、疗效欠佳[32]。这些人群的特殊之处在于:特定的结核病疾病谱和严重程度,常用结核病诊断检测的较低敏感性,潜在的药物剂量和治疗反应差异,药物间相互作用以及通过临床试验获取高质量数据所面临的挑战。目前结核病试验领域普遍将儿童自动排除,为了应对这一现象,需要在试验人员、制药公司、母婴临床专家、伦理学家和监管机构之间,对风险、收益和纳入理由进行早期讨论。儿童结核病往往病情较轻、细菌阴性,对治疗的反应可能比成年人好。因此,需要对儿童进行疗程较短、强度较小的临床试验研究;药代动力学和安全性研究应更早开始,并应同时涉及各个年龄段。需要更加迅速地研发对儿童友好的药物剂型[32]。

(付亮　吴琦　唐神结)

参考文献

[1] World Health Organization. World Tuberculosis Report 2019 [R]. Geneva: WHO, 2019.

[2] FURIN J. Advances In The Diagnosis, Treatment, And Prevention Of Tuberculosis In Children [J]. Expert Rev Respir Med, 2019, 13 (3): 301-311.

[3] NEWTON S M, BRENT A J, ANDERSON S, et al. Paediatric Tuberculosis [J]. Lancet Infect Dis, 2008, 8 (8): 498-510.

[4] GAFAR F, VAN' T B N, AKKERMAN O W, et al. Nationwide Analysis Of Treatment Outcomes In Children And Adolescents Routinely Treated For Tuberculosis In The Netherlands [J]. Eur Respir J, 2019, 54 (6): 1901402.

[5] RAMOS J M, PEREZ-BUTRAGUENO M, TESFAMARIAM A, et al. Comparing Tuberculosis In Children

Aged Under 5 Versus 5 To 14 Years Old In a Rural Hospital In Southern Ethiopia: An 18-Year Retrospective Cross-Sectional Study [J]. Bmc Public Health, 2019, 19 (1): 856.

［6］SORIANO-ARANDES A, BRUGUERAS S, RODRIGUEZ C A, et al. Clinical Presentations And Outcomes Related To Tuberculosis In Children Younger Than 2 Years Of Age In Catalonia [J]. Front Pediatr, 2019, 7: 238.

［7］HUYNH J, MARAIS B J. Multidrug-Resistant Tuberculosis Infection And Disease In Children: a Review Of New And Repurposed Drugs [J]. Ther Adv Infect Dis, 2019, 6: 882084311.

［8］HARAUSZ E P, GARCIA-PRATS A J, LAW S, et al. Treatment And Outcomes In Children With Multidrug-Resistant Tuberculosis: A Systematic Review And Individual Patient Data Meta-Analysis [J]. PLoS Med, 2018, 15 (7): e1002591.

［9］OSMAN M, HARAUSZ E P, GARCIA-PRATS A J, et al. Treatment Outcomes In Global Systematic Review And Patient Meta-Analysis Of Children With Extensively Drug-Resistant Tuberculosis [J]. Emerg Infect Dis, 2019, 25 (3): 441-450.

［10］COWGER T L, WORTHAM J M, BURTON D C. Epidemiology of Tuberculosis Among Children and Adolescents in the USA, 2007-17: An Analysis of National Surveillance Data [J]. Lancet Public Health, 2019, 4 (10): e506-e516.

［11］NATAPRAWIRA H M, HANDISURYA I W A, Adrian N. Increasing Trend Of TB Among Adolescents In A High-Burden Setting [J]. Chest, 2019, 155: 239A.

［12］ARULDHAS B W, HOGLUND R M, RANIJALKAR J, et al. Optimization Of Dosing Regimens Of Isoniazid And Rifampicin In Children With Tuberculosis In India [J]. Br J Clin Pharmacol, 2019, 85 (3): 644-654.

［13］MARCY O, BORAND L, UNG V, et al A Treatment-Decision Score For HIV-Infected Children With Suspected Tuberculosis [J]. Pediatrics, 2019, 144 (3): e20182065.

［14］RAWIZZA H E, DARIN K M, OLADOKUN R, et al. Safety And Efficacy Of Rifabutin Among HIV/TB-Coinfected Children On Lopinavir/Ritonavir-Based Art [J]. J Antimicrob Chemother, 2019, 74 (9): 2707-2715.

［15］MORALES P C, GOMEZ-PASTRANA D, ARAGON F C, et al. Isoniazid-Resistant Rifampicin-Susceptible Tuberculosis In Children [J]. Arch Bronconeumol, 2019, 55 (7): 388-390.

［16］World Health Organization. WHO Consolidated Guidelines On Drug-Resistant Tuberculosis Treatment [R]. Geneva: WHO, 2019.

［17］GARCIA-PRATS A J, SCHAAF H S, DRAPER H R, et al. Pharmacokinetics, Optimal Dosing, And Safety Of Linezolid In Children With Multidrug-Resistant Tuberculosis: Combined Data From Two Prospective Observational Studies [J]. PLoS Med, 2019, 16 (4): e1002789.

［18］PRIETO L M, SANTIAGO B, DEL R T, et al. Linezolid-Containing Treatment Regimens For Tuberculosis In Children [J]. Pediatr Infect Dis J, 2019, 38 (3): 263-267.

［19］MALIK A A, BROOKS M B, SIDDIQUI S, et al. Pharmacokinetics Of Levofloxacin In Children Treated For Exposure To Drug-Resistant Tuberculosis [J]. Antimicrob Agents Chemother, 2019, 63 (5): e02569-18.

［20］GARCIA-PRATS A J, PURCHASE S E, OSMAN M, et al. Pharmacokinetics, Safety, And Dosing Of Novel Pediatric Levofloxacin Dispersible Tablets In Children With Multidrug-Resistant Tuberculosis Exposure [J]. Antimicrob Agents Chemother, 2019, 63 (4): e01865-18.

［21］CHIAPPINI E, MATUCCI T, LISI C, et al. Use Of Second-Line Medications And Treatment Outcomes In Children With Tuberculosis In a Single Center From 2007 To 2018 [J]. Pediatr Infect Dis J, 2019, 38 (10): 1027-1034.

［22］SHARMA N, BASU S, CHOPRA K K. Achieving TB Elimination In India: The Role Of Latent TB Management [J]. Indian J Tuberc, 2019, 66 (1): 30-33.

［23］HAMADA Y, GLAZIOU P, SISMANIDIS C, et al. Prevention Of Tuberculosis In Household Members:

Estimates Of Children Eligible For Treatment [J]. Bull World Health Organ, 2019, 97 (8): 534-547.

[24] GUPTA A, SWINDELLS S, KIM S, et al. Feasibility Of Identifying Household Contacts Of Rifampin-And Multidrug-Resistant Tuberculosis Cases At High Risk Of Progression To Tuberculosis Disease [J]. Clin Infect Dis, 2020, 70 (3): 425-435.

[25] World Health Organization. WHO Guidelines On Tuberculosis Infection Prevention And Control [R]. Geneva: WHO, 2019.

[26] BENNET R, JONSSON J, NEJAT S, et al. Long-Term Prognosis Of Tuberculosis Infection And Disease In Swedish Children [J]. Pediatr Infect Dis J, 2019, 38 (10): e243-e247.

[27] CRUZ A T, STARKE J R. Window Period Prophylaxis For Children Exposed To Tuberculosis, Houston, Texas, Usa, 2007—2017 [J]. Emerg Infect Dis, 2019, 25 (3): 523-528.

[28] DIALLO T, ADJOBIMEY M, RUSLAMI R, et al. Safety And Side Effects Of Rifampin Versus Isoniazid In Children [J]. N Engl J Med, 2018, 379 (5): 454-463.

[29] BORISOV A S, BAMRACH M S, NJIE G J, et al. Update Of Recommendations For Use Of Once-Weekly Isoniazid-Rifapentine Regimen To Treat Latent Mycobacterium Tuberculosis Infection [J]. MMWR Morb Mortal Wkly Rep, 2018, 67 (25): 723-726.

[30] MARKS S M, MASE S R, MORRIS S B. Systematic Review, Meta-Analysis, And Cost-Effectiveness Of Treatment Of Latent Tuberculosis To Reduce Progression To Multidrug-Resistant Tuberculosis [J]. Clin Infect Dis, 2017, 64 (12): 1670-1677.

[31] BASU R R, WHITTAKER E, SEDDON J A, et al. Tuberculosis Susceptibility And Protection In Children [J]. Lancet Infect Dis, 2019, 19 (3): e96-e108.

[32] GUPTA A, HUGHES M D, GARCIA-PRATS A J, et al. Inclusion Of Key Populations In Clinical Trials Of New Antituberculosis Treatments: Current Barriers And Recommendations For Pregnant And Lactating Women, Children, And HIV-Infected Persons [J]. PLoS Med, 2019, 16 (8): e1002882.

第四节　妊娠合并结核病的治疗

【摘要】近年来,妊娠期结核病的发病率增加了。妊娠期结核病与母婴风险增加有关。怀孕期间发生的生理和免疫学变化可能会对疾病进程产生负面影响,并可能使诊断更加困难。目前没有用于诊断妊娠期潜伏性结核感染的国际标准化建议。如果妊娠期存在相应的症状且 IGRA 测试呈阳性,则应进一步明确结核病的诊断。如果确认患有结核病,不能因为妊娠而延迟抗结核治疗的开始,因为治疗的早期开始对母亲和孩子都有更好的获益。常见的一线治疗药物也可在怀孕期间使用,并被认为是安全的。妊娠期潜伏结核感染的治疗存在一定争议。2019 年国际上关于妊娠期结核病的研究涵盖了敏感结核病、耐药结核病、潜伏结核感染的治疗等方面。

【关键词】妊娠;结核病;耐多药结核病;潜伏结核感染;预防性治疗;抗结核治疗;艾滋病病毒感染

结核病位居传染性杀手首位,每年影响约 1 000 万人并造成 170 万人死亡[1],但结核病孕妇的确切数目仍然未知,其估计数是根据特定地区育龄期妇女比例加上粗略出生率而计算得到的。对妊娠期结核病的系统评估显示,2011 年全球孕妇中有 216 500 人(95% 不确定性范围为 192 100~247 000 人)患活动性结核病。最大的负担是 WHO 非洲区域的 89 400 例和东南亚区域的 67 500 例孕妇[2]。

大多数与妊娠有关的结核病例仅在产后得到确诊,"潜伏"可长达 6 个月。这很可能是由于诊断延迟和怀孕时免疫学变化所引起的。妊娠期结核病的临床情况往往是非特异性的、隐匿性高的,特别是对不太熟悉该疾病的卫生专业人员来说。结核病引起的体重减轻可以被妊娠相关的水肿或腹围增加所掩盖;疲劳或呼吸困难可能被误解为生理现象[3]。另外,医生普遍不愿意开单进行胸部影像学检测,尽管因为有证据表明胸部影像学检测对胎儿的风险其实很小。因此,诊断延迟非常常见,从而对治疗结果产生重要的负面影响。另外,由于妊娠相关的免疫反应受损导致并发症风险增加,使得预后情况进一步恶化。怀孕期间女性身体发生的特殊生物学变化导致 Th1 炎症活动减少,与非孕妇相比,结核病风险增加至少 2 倍,并使结核病的临床表现特别微妙。产褥期的免疫重建使得机体高度脆弱,这时候的结核病往往症状强烈、进展恶化十分迅速[4]。

所幸,一般来说妊娠期对治疗的反应是很好的。根据一项荟萃分析的结果,将近 89% 的孕妇可以治疗成功(培养转阴)[5]。

一、敏感结核病的治疗

妊娠期如果检测到活动性结核病,最重要的是,要毫不犹豫地进行及时、妥善的治疗[3]。在所有被诊断患有活动性结核病的孕妇中,立即开始抗结核治疗至关重要,其理由有很多。首先,结核病能显著增加产科并发症和早产的风险,导致疾病播散并且发展为更严重的形式,后期更加难以治疗。其次,结核病是导致出生体重低和出生缺陷的原因,并且会增加围产期死亡率。尽管罕见,也可能发生结核菌的经胎盘扩散和 / 或胎儿吸入受污染的羊水,此类宫内感染的半数病例是致命的。然而,结核病不能被视为终止妊娠的指征,因为如果快速采用抗结核治疗,安全性好、疗效颇佳。第三,未经治疗的传染性结核病患者,包括孕妇在内,可以感染社区中的其他人[4]。因此,在任何情况下都不应延迟治疗。

WHO 在药物组成和剂量方面都建议采用与一般人群相同的治疗方案,现在大多数国家指南也都支持这一立场[3]。一线治疗药物被认为是安全的,并且对妊娠无副作用。在德国,标准疗法为 HRZE 四药联合治疗 2 个月,然后将 INH 和 RMP 两药联合治疗 4 个月;肺外结核的治疗持续时间需增加[例如,骨结核为(2+7)个月,脑部受累为(2+10)个月][3]。但美国疾病控制和预防中心 / 美国胸科学会 / 美国传染病学会仍然不鼓励在怀孕期间使用吡嗪酰胺。在不适用 PZA 的情况下,他们建议使用异烟肼、利福平和乙胺丁醇进行为期 2 个月的强化期,然后使用异烟肼和利福平 7 个月,并在整个治疗期间每日补充吡哆醇[6]。

确保正确治疗管理、优化患者依从性是避免发生耐药性的关键,后者与不良结局显著相关。

二、耐药结核病的治疗

一般认为,大多数二线抗结核药物除了耐受性差和有效性差之外,还具有致畸性,这将使所有孕妇的耐药结核病治疗极具挑战性[4]。但在 2014 年,一项汇总 35 项研究数据的有关妊娠结核病治疗的的荟萃分析显示,二线药物治疗对母亲或胎儿并没有不利影响[5]。

Sulis 等[4]认为,理想情况下,妊娠期耐多药结核病(multidrug-resistant tuberculosis,MDR-TB)治疗方案将包括至少 4 种可能对感染菌株有效的二线抗结核药物,加上第 5 种药物吡嗪酰胺。根据美国食品和药物管理局(FDA)数据,大多数二线抗结核药物属于妊娠 C 类。

氨基糖苷类(特别是阿米卡星和卡那霉素)是 FDA 的 D 类,应该在怀孕期间(特别是在前 20 周内)从结核病治疗方案中排除,因其耳毒性和胎儿畸形的风险。在没有替代药品可用的严重病例中,这些药物可以在密切监测下使用,但应推迟到 20 周后。卷曲霉素是一种与氨基糖苷类似活性的多肽,是一种具有毒性降低的 FDA 的 C 类药物。在 MDR-TB 的严重病例中,必须在开始时给予氨基糖苷类治疗,卷曲霉素是首选的注射剂,并且可以每周给药 3 次以减少胎儿的药物暴露。通常避免使用乙硫异烟胺,因为它会增加与怀孕相关的恶心和呕吐的风险。这些药物可在分娩后重新引入,以加强产后的治疗方案。由于缺乏安全性和有效性数据,世界卫生组织不建议在怀孕期间使用贝达喹啉和德拉马尼。德拉马尼在动物研究中已被证明具有潜在的致畸作用,现在应该避免使用,直到有更多的数据求证。贝达喹啉已被证明在动物繁殖研究中是安全的(B 类),可考虑用于女性对氨基糖苷类药物禁忌使用时或不能以其他方式构建有效方案时。关于母乳喂养,涂片阳性母亲应尽可能停止母乳喂养。在动物研究中,贝达喹啉和德拉马尼都在母乳中排泄,因此,如需停止用药,应根据临床实际而定。

最后,鉴于 MDR-TB 药物对孕妇和胎儿的毒性作用,应向所有正在接受耐药结核病治疗的育龄妇女提供个性化、长期和有效的避孕服务(例如,Depo-Provera 或子宫内避孕装置),这至关重要[4]。

三、潜伏结核感染的治疗

关于在孕妇 PLHIV 中使用国家规划性 IPT 的数据是有限的。LaCourse 等[7]回顾性评估了在肯尼亚参加艾滋病病毒婴儿预防试验的艾滋病病毒感染母亲的规划性 IPT 数据。妊娠期通常为 38 周,通过估计受孕日期评估妊娠 IPT 的使用。通过相对风险回归分析了起始和完成的相关性。结果显示,从 2016 年 8 月 15 日到 2018 年 6 月 6 日共招募 300 名感染 HIV 的、产后 6 周妇女。224 位女性(74.7%)曾经进行 IPT,其中 155 位(69.2%,155/224)曾在妊娠期间进行 IPT。45 位(29.0%)疗程从受孕前直到怀孕初期;41 位(26.5%)疗程的开始和结束均处于怀孕期内;69 位(44.5%)疗程从怀孕后直到产后早期。妊娠 IPT 开始时的中位胎龄为 15.1 周(四分位间距 8.3~28.4)。怀孕 / 产后早期 IPT 启动与新诊断妊娠 HIV 相关(调整后相对风险比为 1.9,95% CI 1.6~2.2,P=0.001)。在入组前已经完成 IPT 的妇女(91.9%,147/160),以及在孕前开始或孕期开始 IPT 的妇女,其 6 个月 IPT 的完成率都很高(调整后相对风险比为 0.93,95% CI 0.83~1.04,P=0.19)。结论提示,PLHIV 孕妇的规划性 IPT 使用率很高,多于妊娠前和早孕期启动。规划性监测可以提供有关妊娠 IPT 实施以及母婴安全结局的进一步数据。

WHO 建议对艾滋病病毒感染者(PLHIV)采取异烟肼预防治疗(IPT),以预防包括孕妇结核病在内的结核病。最近有人提出,怀孕期间 IPT 与不良妊娠结局增加可能有关。一项随机试验 IMPAACT P1078 发现,与分娩后 IPT 相比,妊娠期异烟肼预防性治疗(IPT)导致母婴不良结局的风险更高,这引发了对其使用的疑问。但根据约翰·霍普金斯大学医学院儿科助理教授 Nicole M.Salazar-Austin 博士及其同事进行的 Tshepiso 研究[8]的观察结果,在怀孕期间开始异烟肼预防性治疗结核病,与较高的母婴结局不良率无关。Tshepiso 是一项前瞻性队列研究,旨在评估患有或不患有活动性结核病的 HIV 孕妇的母婴结局。从 2011 年 1 月至 2014 年 1 月在南非索韦托,他们随访母亲和婴儿 1 年。作为观察性研究的一部分,Salazar-Austin 及其同事分析了怀孕期间启动或不启动 IPT 对 HIV 孕妇的母婴结局的影响。该分析包括 151 名妇女,其中 46% 报告称在怀孕期间开始 IPT。入组时,参与者的中位年龄为 29 岁,接受 IPT 的女性的 CD4 中位数为 373 个 /ml,而未接受 IPT 的女性为 29 岁和 364 个 /ml。Salazar-Austin 及其同事表示,接受 IPT 的女性中有 66% 的女性也接受了抗反转录病毒治疗,而没有接受 IPT 的女性中有 78% 的女性也接受了抗反转录病毒治疗。在接受 IPT 的女性中,有 5% 的患者接受依非韦伦治疗,而未接受 IPT 的女性为 83%。在怀孕期间,接受 IPT 的妇女中有 40% 的病毒载量低于 20 拷贝 /ml,而未接受 IPT 的妇女中有 56%($P=0.004$)。在怀孕期间接受 IPT 的妇女中,研究人员观察到与未接触妇女相比,不良生育结果的比例较低,分别为 16% 和 28%。Salazar-Austin 在新闻发布会上说:"即使在我们考虑了导致不良出生结局的其他原因(例如晚期 HIV 疾病、晚期产妇年龄和怀孕期间体重增加较低)后,这也是事实。"但他们指出,该研究并非旨在分析 IPT 对妊娠结局的影响,因此有必要对 IPT 对 HIV 孕妇的安全性进行更多研究[9]。Tshepiso 研究不是一项随机临床试验,但其中的 IPT 是一种更实际的应用,即这些孕妇获得 IPT 的原因是她们被认为有临床指征,而不是因为他们在临床试验中被随机分配。尽管它没有随机试验那么大,但其结果实际上显示出与前述一项随机临床试验相反的效果。Tshepiso 研究表明,在真实世界中,根据临床提供者的需要为孕妇提供 IPT,孕妇的分娩不良风险没有显著增加。

对两项治疗潜伏性结核的随机研究数据显示,接受 INH 单药或 INH+RFT 预防的孕妇,其流产和先天性异常的概率与一般人群相似[3]。不幸的是,三项关于妊娠期 INH 治疗潜伏性结核的美国研究指出,孕妇的依从性普遍较差,最大完成率仅 21%。研究者将其归因于不良反应和社会经济原因。而如果患者在产前和产后都接受同一位医生的照顾和随访,则其依从性将得到显著改善[3]。

使用终生抗反转录病毒疗法(ART)和异烟肼预防疗法(IPT)的 HIV 阳性孕妇,往往在分娩后出现依从性下降。Kim 等[10]对刚被诊断出患有艾滋病病毒的孕妇在分娩前和分娩后的母体 IPT 治疗动机进行了量化评估。在南非 Matlosana 的 14 家公共初级卫生诊所招募了最近诊断为 HIV(<6 个月)的孕妇(≥ 18 岁),并在产后随访了她们。通过文献综述和关键知情人访谈确定了与 IPT 有关的 7 种可能的益处,然后让参加者接受了 8 项选择调查。使用产前期与产后期的条件 Logistic 回归分析数据。65 名妇女在入组时和产后期完成了调查。所有妇女都已经接受抗反转录病毒治疗,而 21 名(32%)在入组时接受了 IPT。平均 CD4 计数为 436($\pm$ 246)个 /ml。在产前,预防艾滋病病毒传播给伴侣是最重要的获益[系数(β)= 0.87,95% CI 0.64~1.11],其次是保持家人健康(β= 0.75,95% CI 0.52~0.97)。这样的优先次序在产后期间显著降低($P<0.001$)。与其他激励因素相比,保持较高的 CD4 计数在产前期(β = 0.19,95% CI−0.04~0.43)最少被孕妇考虑,但是在产后期(β = 0.39,95% CI 0.21~0.57)变成了最优先考虑的事项。这些结果表明,家庭健康在产前期可能特别重要,而 CD4 计数在产后期受到较高关注。了解产妇的动机,可能有助于在分娩时向艾滋病病毒阳性妇女设计针对性的健康宣教信息。

尽管结核病影响巨大,但在若干情况下仍是一个被忽视的问题。鉴于妊娠期和产褥期结核病的诊断延迟和治疗缺失会带来严重后果,产前保健人员需要更多地认识这一临床和公共卫生问题。产科医生和妇科医生通常是女性在妊娠期间接触的唯一卫生健康专业人员,因此这些医师在迅速识别可疑示警和随后的诊断调查中发挥着关键作用。一些简单的预防措施,例如主动寻找常见临床表现(如不明原因的慢性咳嗽、轻度发热、食欲不振、疲劳或呼吸短促)可能改善结核病检出率。与一般人群相似,结核病也会累及肺外部位,导致临床表现变化多样,使诊断检查变得特别复杂。在可疑结核病筛查方面,社会边缘化妇女、土著社区的妇女以及从结核病高负担国家移民来的妇女应该得到特别关注。较之于其他受结核病影响的患者,母亲和孩子在治疗期间的密切监测和持续支持对于其成功结果更加不可或缺。

另外需要注意的是,孕妇、15 岁以下的儿童以及感染艾滋病病毒的人约占全球结核病负担的 20%,估计每年分别有 216 000 例、1 000 000 例和 1 040 000 例,但目前这些人群基本上被排除在结核病临床试验之外,导致上述人群的治疗缺乏循证指导、疗效欠佳[11]。这些人群的特殊之处在于:特定的结核病疾病谱和严重程度,常用结核病诊断检测的较低敏感性,潜在的药物剂量和治疗反应差异,药物间相互作用以及通过临床试验获取高质量数据所面临的挑战。目前结核病试验领域普遍将孕妇和哺乳期妇女自动排除,为了应对这一现象,需要在试验人员、制药公司、母婴临床专家、伦理学家和监管机构之间,对风险、收益和纳入理由进行早期讨论。在临床试验中,允许在充分知情选择下让怀孕妇女继续参与研究,是扩大当前有限证据基础的实用且有价值的方法[11]。

(付亮　邓国防　唐神结)

参考文献

[1] World Health Organization. World Tuberculosis Report 2019 [R]. Geneva: WHO, 2019.

[2] SUGARMAN J, COLVIN C, MORAN A C, et al. Tuberculosis In Pregnancy: An Estimate Of The Global Burden Of Disease [J]. Lancet Glob Health, 2014, 2 (12): e710-e716.

[3] WOLF B, KRASSELT M, DE FALLOIS J, et al. Tuberculosis In Pregnancy-a Summary [J]. Geburtshilfe Frauenheilkd, 2019, 79 (4): 358-365.

[4] SULIS G, PAI M. Tuberculosis In Pregnancy: A Treacherous Yet Neglected Issue [J]. J Obstet Gynaecol Can, 2018, 40 (8): 1003-1005.

[5] NGUYEN H T, PANDOLFINI C, CHIODINI P, et al. Tuberculosis Care For Pregnant Women: a Systematic Review [J]. BMC Infect Dis, 2014, 14: 617.

[6] NAHID P, DORMAN S E, ALIPANAH N, et al. Official American Thoracic Society/Centers For Disease Control And Prevention/Infectious Diseases Society Of America Clinical Practice Guidelines: Treatment Of Drug-Susceptible Tuberculosis [J]. Clin Infect Dis, 2016, 63 (7): e147-e195.

[7] LACOURSE S M, WAGNER A D, CRANMER L M, et al. Brief Report: High Programmatic Isoniazid Preventive Therapy (Ipt) Use In Pregnancy Among HIV-Infected Women [J]. J Acquir Immune Defic Syndr, 2019, 82 (1): 41-45.

[8] SALAZAR-AUSTIN N, HOFFMANN J, COHN S, et al. Poor Obstetric And Infant Outcomes In Human Immunodeficiency Virus-Infected Pregnant Women With Tuberculosis In South Africa: The Tshepiso Study [J]. Clin Infect Dis, 2018, 66 (6): 921-929.

[9] GHIZZONE M. Tshepiso Study: Prevention TB Therapy Not Associated With Poor Pregnancy Outcomes [J]. Infectious Disease News, 2019, 32 (4): 26.

[10] KIM H, DOWDY D W, MARTINSON N A, et al. Maternal Motivation To Take Preventive Therapy In Antepartum And Postpartum Among HIV-Positive Pregnant Women In South Africa: A Choice Experiment [J]. AIDS Behav, 2019, 23 (7): 1689-1697.

[11] GUPTA A, HUGHES M D, GARCIA-PRATS A J, et al. Inclusion Of Key Populations In Clinical Trials

Of New Antituberculosis Treatments: Current Barriers And Recommendations For Pregnant And Lactating Women, Children, And HIV-Infected Persons [J]. PLoS Med, 2019, 16 (8): e1002882.

第五节　肝肾功能异常患者结核病的治疗

【摘要】ATB-DILI 相关的危险因子众多：成人与营养不良、HBsAg 携带、HIV 感染、NAT2 慢乙酰化型、GSTM1 无效突变,GSTT1 无效突变呈正相关,儿童则与低白蛋白血症和使用肝毒性药物相关。近来的研究发现熊去氧胆酸能逆转 ATB-DILI,而水飞蓟宾无明显疗效。晚期慢性肾病患者容易感染结核病,常表现为肺外症状,并可导致结核病患者死亡率增高。根据指南调整慢性肾病患者的结核药物治疗剂量与非慢性肾病患者的治疗效果相似。

【关键词】结核病；肝功能异常；肾功能异常；治疗

国际上,肝肾功能不全的结核病患者情况与国内有所不同,更多的焦点聚集在发现高危因素积极预防,以及对其临床预后的分析,下面就今年国际的研究成果进行简要阐述。

一、抗结核药物所致肝损伤的概况及高危因素

与 ATB-DILI 相关的危险因子众多：成人与营养不良、HBsAg 携带、HIV 感染、NAT2 慢乙酰化型、GSTM1 无效突变,GSTT1 无效突变呈正相关,儿童则与低白蛋白血症和使用肝毒性药物相关。

为了评估 ATB-DILI 的临床及分子危险因素,Kar 等[1]进行了一项病例对照研究。该研究从印度北部新德里洛克 - 纳亚克医院门诊和病房纳入肺结核患者 100 例,其中出现 ATB-DILI 的 40 例患者为测试组,其余 60 名作为对照组,比较两组患者临床特征如年龄、性别、营养状况、HBsAg 携带、慢性丙型肝炎和 HIV 感染的差异；同时测定两组患者的分子因素,即 NAT2 乙酰化状态、GSTT1 和 M1 缺失突变,并进行比较。结果发现,ATB-DILI 患者的平均体重和血清白蛋白均显著低于对照组。ATB-DILI 在年龄和性别之间未发现优先关联。单因素分析提示,HBsAg 携带者（OR=6.5,P=0.03）、HIV 感染（OR=5.1,P=0.01）、慢乙酰化型（OR=3.85,P=0.02）、GSTM1 无效突变（OR=2.72,P=0.02）和 GSTT1 无效突变（OR=3.12,P=0.02）与 ATB-DILI 呈正相关。多因素分析提示,HBsAg 携带者（OR=23.18,P=0.01）、HIV 感染（OR=16.92,P=0.02）、慢乙酰化表型（OR=70.90,P=0.001）、GSTM1 无效突变（OR=37.03,P=0.002）和 GSTT1 无效突变（OR=8.19,P=0.014）为 ATB-DILI 的独立危险因素。由此得出结论,ATB-DILI 与营养不良、HBsAg 携带、HIV 感染、NAT2 慢乙酰化型、GSTM1 无效突变、GSTT1 无效突变正相关。

儿童 ATB-DILI 的研究与成人相比尚显不足。为了确定儿童在结核病治疗的前 2 个月内 ATB-DILI 的发生率和危险因素,Gafar 等[2]对 2015 年 9 月至 2016 年 4 月就诊于印度尼西亚巴东 M Djamil 医院儿科,1~15 岁的活动性肺结核或肺外结核患者,接受异烟肼、利福平和吡嗪酰胺,有 / 无乙胺丁醇抗结核治疗。共纳入 41 例接受一线抗结核药物治疗的结核病患儿,对其进行前瞻性研究,在基线和治疗 2、4、6、8 周进行肝功能检查,并随访其临床特征和指标。结果发现,11 例（27%）患者在抗结核治疗 14~42 天内发生 ATB-DILI,其中大部分（54%）发生在 2 周后。11 例 ATB-DILI 患者中,6 例立即停止了抗结核治疗,而在这些患者

中药物再引入后没有复发性肝毒性。单因素分析显示,ATB-DILI 与结核性脑膜炎(P=0.003,OR=12.37,95% CI 2.18~69.99)、低蛋白血症(P=0.029,OR=6.22,95% CI 1.33~29.01)和肝毒性药物(P=0.001,OR=20.00,95% CI 2.24~178.94)显著相关;年龄、性别、营养状况、HIV 状态和基线肝功能异常与 ATB-DILII 无关。多因素分析显示,低蛋白血症(P=0.083,OR=5.31,95% CI 0.80~35.21)和肝毒性药物(P=0.078,OR=12.74,95% CI 0.75~216.12)倾向于为独立预测因子,但未发现有统计学意义。由此得出结论,低白蛋白血症和使用肝毒性药物的儿童需密切监测肝功能,警惕 ATB-DILI 的发生。

John 等[3]讨论了氧化应激在 ATB-DILI 治疗中的重要性,对导致 ATB-DILI 的途径进行了分析,认为细胞色素 P4502E1(CYP2E1)和谷胱甘肽(glutathione,GSH)对 ATB-DILI 的发生、发展至关重要,通过抗氧化剂如甜菜碱、地塞米松、二烯丙基二硫键、金属硫蛋白、鱼油、番石榴、叶黄素、硒等,可明显抑制 CYP2E1,并增加 GSH 合成,靶向激活 Nrf2-ARE 信号通路。但仍需评估抗氧化剂在不同的临床前和临床情况中对 ATB-DILI 的保护作用,其结果可能有助于降低与抗结核药物相关的肝毒性。

二、结核病和丙型病毒性肝炎共患情况

为了确定结核病患者中丙型肝炎病毒(hepatitis C virus,HCV)的患病率,Behzadifar 等[4]搜索了 2000 年 1 月至 2018 年 3 月的 PubMed/MEDLINE、ISI/Web of Science、CINAHL、EMBASE、Cochrane Library 和 Scopus 数据库资料。使用随机效应模型(95% 置信区间)计算结核病患者 HCV 的总患病率;I 检验用于评估异质性;Egger 回归测试用于检查出版物偏倚。共纳入 21 篇文章,共计 15 542 名结核病患者进行最终分析。结果发现,TB 患者中 HCV 的总患病率为 7%(95% CI 6~9)。亚组分析显示,诊断试验(P=0.003 9)、地理背景(P=0.007 6)和性别分布(P=0.067 2)具有显著的统计学差异。男性较女性有更高的 HCV 患病风险(OR=2.02,95% CI 1.28~3.18)。由此得出结论,在结核病患者中筛查 HCV 非常重要,并有助于有效治疗。

三、肝功能异常结核病患者的治疗

保肝药物种类众多,对 ATB-DILI 的疗效亦有争议,近来的研究发现熊去氧胆酸能逆转 ATB-DILI,而水飞蓟宾无明显疗效。

Lang 等[5]的研究前瞻性评估了口服熊去氧胆酸(250~500mg,每日 3 次)对结核病或非结核分枝杆菌病患者 ATB-DILI 的治疗效果。研究人群为 2009—2017 年期间,就诊于结核病中心并接受治疗的 285 例活动性分枝杆菌病患者,其中 27 例患者(11 名女性,16 名男性,年龄在 19~90 岁,中位年龄为 44 岁;16 名白种人,10 名非洲人,1 名亚洲人;24 例为结核病,3 例为非结核分枝杆菌病)发生 ATB-DILI。给予 ATB-DILI 患者口服熊去氧胆酸保肝治疗。结果显示,27 例 ATB-DILI 患者中,21 例(77.8%)出现丙氨酸转移酶和天冬氨酸转氨酶升高、碱性磷酸酶和胆红素正常,继续结核治疗后 5 例肝酶降低(18.5%),1 例(3.7%)无变化。所有患者均未减少抗结核药物剂量;影像学和临床症状均有改善;无明显副作用。由此得出结论,ATB-DILI 患者口服熊去氧胆酸可能会逆转肝毒性。

为了评价水飞蓟素在抗结核药物所致肝损伤治疗中的潜在疗效,Marjanim 等[6]进行了一项随机双盲临床试验(ACTRN126100000643077),将 55 例 HREZ 治疗后出现 ATB-DILI

的初治结核病患者分为两组，干预组给予水飞蓟素，对照组服用安慰剂。比较两组肝损伤严重程度、肝功能正常化所需时间和住院时间。1 例患者入组 2 天后拒绝参加研究，故有 54 患者完成试验，每组 27 例。结果发现，两组患者 ATB-DILI 的持续时间和严重程度相似；两组的所有死亡事件均与结核病相关；两组的全因死亡率和住院时间无差异；两组的不良反应率在统计学上无显著差异。由此得出结论：水飞蓟素是一种安全的中草药，但对 ATB-DILI 无效。

四、慢性肾病与结核病

慢性肾病（chronic kidney disease，CKD）患者容易感染结核病，常表现为肺外症状，并可导致结核病患者死亡率增高。根据指南调整慢性肾病患者的结核药物治疗剂量与非慢性肾病患者的治疗效果相似。

为了研究 CKD 中等风险国家中，透析前 CKD 和结核病活动风险之间的关系。Park 等[7]回顾了韩国国家健康保险数据库，筛选了在 2012—2016 年期间接受过两次或多次国家健康筛查的 17 020 339 人。透析前 CKD 组与无 CKD 的对照组根据年龄、性别、低收入状况和吸烟史进行 1∶1 匹配，共纳入 408 873 例透析前 CKD 患者和相同数量的对照组进行队列研究。结果发现，透析前 CKD 组中有肺结核患者 1 704 例（发病率 =137.5/100 000 人年），对照组肺结核患者 1 518 例（发病率 =121.9/100 000 人年）。透析前 CKD 组的肺结核活动风险显著高于对照组（OR=1.21，95% CI 1.13~1.30）。在透析前 CKD 组中，肺结核活动的危险因素是老年、男性、吸烟、低收入、糖尿病、慢性阻塞性肺疾病、慢性肾病 1 期[eGFR ≥ 90ml/（min·1.73m^2），持续蛋白尿]或慢性肾病 4/5 期[eGFR< 30ml/（min·1.73m^2）]。由此得出结论，透析前 CKD 患者中结核病活动风险较高。

终末期肾病（end-stage renal disease，ESRD）患者的免疫功能低下，更容易感染结核分枝杆菌（*Mycobacterium tuberculosis*，MTB）。为了探讨 ESRD 患者中结核分枝杆菌的感染率，Iqbal 等[8]使用 GeneXpert®MTB/RIFtest 技术评估支气管肺泡灌洗（bronchoalveolar lavage，BAL）样品中是否存在 MTB。研究共分析了 2015 年 9 月至 2016 年 7 月从巴基斯坦一家三级医院收集的 350 份 BAL 临床样品。结果发现，1.7% 的慢性肾脏疾病患者 BAL 样本中检测到 MTB，所有 MTB 均对利福平敏感。由此得出结论，慢性肾脏疾病患者的 MTB 感染率为 1.7%。可通过对 BAL 样本进行 GeneXpert®MTB/RIF 检测来筛查可疑患者。

肾功能不全 / 透析的是药物敏感肺结核患者死亡的预测因子。为了评估了荷兰本国和外国出生的药物敏感结核病患者（drug-susceptible TB，DSTB）疗效不佳预测因素。Pradipta[9]等对 2005—2015 年在荷兰全国范围内登记的成人 DSTB 患者进行了回顾性队列研究，并采用多因素 Logistic 回归分析治疗不成功（违约和失败）和结核相关死亡率的预测因素。结果发现，在 5 674 例患者中，治疗失败率和死亡率的累积发生率分别为 2.6%（n/N = 146/5 674）和 2%（112/5 674）；尽管大多数患者是外国出生的（71%，4 042/5 674），但本地和外国出生的患者之间没有显著差异。治疗不成功的预测因素为：18~24 岁（OR=2.04，95% CI 1.34~3.10）、无家可归（OR=2.56，95% CI 1.16~5.63）、因犯状况（OR=5.39，95% CI 2.90~10.05）和糖尿病（OR=2.02，95% CI 1.03~3.97）。此外，死亡率高的预测因素为：年龄 74~84 岁（OR=5.58，95% CI 3.10~1 003）或超过 85 年（OR=9.35，95% CI 4.31~20.30），合并肺和肺外结核（OR=4.97，95% CI 1.42~17.41），中枢神经系统（OR=120，95% CI 34.43~418.54）或粟粒性结核（OR=10.73，

95% CI 2.50~46.02),药物成瘾(OR=3.56,95% CI 1.34~9.47)和肾功能不全 / 透析(OR=3.23,95% CI 1.17~8.96)。

Vikrant[10]回顾性研究了印度接受维持性透析(腹膜透析或血液透析)治疗的终末期肾病(ESRD)患者中,结核病相关的临床资料和预后。共纳入 32 名 ESRD 合并结核病患者,平均年龄为(50.3 ± 13.9)岁,女性占 56.2%,腹透和血透比例分别为 46.9% 和 53.1%,诊断为结核病时的平均透析时间为(15.1 ± 13.9)个月。超过 3/4 的患者有肺外受累:胸膜(40.6%)、腹膜(34.4%)和淋巴结(15.6%)是最常见的受累部位,约 6.3% 的患者有播散性结核,3.1% 有心包结核。结核的临床表现为:不明原因的发热 / 发热(28.1%)、厌食、发热、盗汗、体重下降(34.4%)、胸部 X 线片异常(37.5%)、腹水 / 腹膜炎(34.4%)、胸腔积液(25%)、淋巴结病变(18.8%)、脑膜脑炎(6.3%)、心包积液(3.1%)。微生物 / 组织学确诊患者占 50%,其余 50% 仅基于临床。9 例(29%)患者出现抗结核药物的不良反应。约 53.1% 的患者存活,46.9% 的患者死亡。由此得出结论,透析 ESRD 合并结核病患者以肺外结核为主,早期诊断困难,抗结核治疗的不良反应率高,预后差。

对于合并 CKD 的患者,建议根据肾功能调整抗结核药物的剂量。然而,这种以肾功能为基础的剂量调整的疗效和安全性结果尚未完全阐明。Nayuta 等[11]就这一问题进行了回顾性研究,纳入 2005—2014 年就诊于日本东京吉基大学戴山医院,根据国际指南,进行了以肾功能为基础的药物剂量调整的肺结核患者,将患者分为无 CKD、轻度 CKD、中度 CKD、重度 CKD 四组,评估其与结核病相关的住院死亡率、2 个月痰培养阴性转化率、至少需要暂停可疑药物以改善患者病情的不良事件发生率(frequency of adverse events,AEs)及因不良事件而改变方案的比率。结果发现,241 名结核病患者(平均年龄为 64.1 岁,男性 143 例),14 例(5.8%)在住院期间死于肺结核。2 个月痰培养阴转率为 78.0%。CKD 严重程度与非 CKD 组相比,组内肺结核相关死亡率和痰培养阴转率无显著差异($P=0.310$;$P=0.864$)。60 例(24.9%)患者共发生 70 例 AEs,两组总 AEs 频率的差异有统计学差异($P=0.051$)。在 154 例 CKD 患者中,重度 CKD(OR=5.92,95% CI 1.08~32.5,$P=0.041$)、药物性肝炎(OR=35.6,95% CI 8.70~145,$P<0.001$)及皮肤反应(OR=17.4,95% CI 3.16~95.5,$P=0.001$)是方案更改的重要危险因素。由此得出结论,根据指南调整慢性肾病患者的结核药物治疗剂量与非慢性肾病患者的治疗效果相似。同时,应注意避免由于 AEs 及严重 CKD 导致的抗结核方案改变。

抗结核药物导致的肝肾功能损害是抗结核治疗过程中最常见的不良反应,应该引起临床医师的重视,正确且及时、有效的处理相关并发症,对结核病患者的预后发挥着至关重要的作用。

(顾瑾　唐神结)

参考文献

[1] KAR P, KARNA R, RUTTALA R, et al. Clinical and Molecular Risk Factors of Anti-tubercular Therapy Induced Hepatitis [J]. J Clin Exp Hepatol, 2019, 9: 200-206.

[2] GAFAR F, ARIFIN H, JURNALIS Y D, et al. Antituberculosis Drug-induced Liver Injury in Children: Incidence and Risk Factors During the Two-month Intensive Phase of Therapy [J]. Pediatr Infect Dis J, 2019, 38: 50-53.

[3] JOHN P, KALE P P. Prominence of oxidative stress in the management of Anti-tuberculosis drugs related

hepatotoxicity [J]. Drug Metab Lett, 2019, 13 (2): 95-101.

［4］BEHZADIFAR M, HEYDARVAND S, BEHZADIFAR M, et al. Prevalence of Hepatitis C Virus in Tuberculosis Patients: A Systematic Review and Meta-Analysis [J]. Ethiop J Health Sci, 2019, 29: 945-956.

［5］LANG S M, ORTMANN J, ROSTIG S, et al. Ursodeoxycholic acid attenuates hepatotoxicity of multidrug treatment of mycobacterial infections: A prospective pilot study [J]. Int J Mycobacteriol, 2019, 8: 89-92.

［6］MARJANI M, FAHIM F, SADR M, et al. Evaluation of Silymarin for management of anti-tuberculosis drug induced liver injury: a randomized clinical trial [J]. Gastroenterol Hepatol Bed Bench, 2019, 12: 138-142.

［7］PARK S, LEE S, KIM Y, et al. Association of CKD with Incident Tuberculosis [J]. Clin J Am Soc Nephrol, 2019, 14: 1002-1010.

［8］IQBAL M, JAMIL B, MUKHTAR B M, et al. Mycobacterium tuberculosis infection and resistance to rifampicin with GeneXpertÂ®MTB/RIF: a single-center experience on bronchoalveolar lavage samples in renal failure patients [J]. J Pak Med Assoc, 2019, 69 (2): 244-245.

［9］PRADIPTA I S, VAN'T BOVENEIND-VRUBLEUSKAYA N, AKKERMAN O W, et al. Predictors for treatment outcomes among patients with drug-susceptible tuberculosis in the Netherlands: a retrospective cohort study [J]. Clin Microbiol Infect, 2019, 25: 761. e1-761. e7.

［10］VIKRANT S. Tuberculosis in dialysis: Clinical spectrum and outcome from an endemic region [J]. Hemodial Int, 2019, 23: 88-92.

［11］SAITO N, YOSHII Y, KANEKO Y, et al. Impact of renal function-based anti-tuberculosis drug dosage adjustment on efficacy and safety outcomes in pulmonary tuberculosis complicated with chronic kidney disease [J]. BMC Infect Dis, 2019, 19: 374.

第六节　结核病合并糖尿病的治疗

【摘要】结核病并发糖尿病会使受影响个体的临床控制和预后恶化,这种传染性代谢疾病的潜在代谢改变很大程度上仍然是未知的。国际上对结核病合并糖尿病的研究也越来越重视,2019 年国外的研究主要集中在 TB-DM 的双向筛查、危险因素、结核病并发糖尿病的抗结核治疗和结核病并发糖尿病的降糖治疗方面,并取得了一定的进展。

【关键词】双向筛查;糖尿病;治疗;二甲双胍

许多国家正面临着结核病（TB）和糖尿病（DM）重叠的流行病。DM 会增加患上 TB 的总体风险,并导致不良的治疗结果。主动筛查这两种疾病可以减少结核病的传播,并预防糖尿病并发症的发展。Basir 等[1]对巴基斯坦卡拉奇部分患者进行了双向 TB-DM 筛查,该国在结核病高负担国家中排名第 5 位,在 DM 国家负担中排名第 7 位。2014 年 2 月至 2014 年 11 月,基于社区的筛查人员通过在私人保健诊所进行口头筛查确定了推测的结核病和糖尿病。假定患有结核病的患者接受了胸部 X 线检查和 Xpert MTB/RIF 检查。假设性 DM 病例接受了随机血糖（RBS）测试。所有细菌学上呈阳性的结核病患者都被转诊接受糖尿病测试（RBS）。所有的前糖尿病患者和糖尿病患者都接受了胸部 X 线检查和 Xpert MTB/RIF 检查。这项研究的主要结果是结核病和糖尿病测试的摄取。结果显示共筛查了 450 385 个人,其中 18 109 例患有 DM,90 137 例患有 TB。这些人中有 14 550 人被认为患有 DM 和 TB。在这些测试中采用 DM 测试推测性糖尿病患者中 26.1% 患有结核病,而推测性结核病患者中 TB 检测的摄取率为 5.9%。尽管为促进结核病和糖尿病的双向筛查做出了努力,但糖尿病前期和糖尿病病例中结核病检测的采用率仅为 4.7%,而 MTB 阳性病例中 DM 检测的采用率为 21.8%。作者认为,虽然在糖尿病前期和糖尿病患者中结核病的高发率以及被诊断为结核病的个体中 DM 的高发率,但被记录为糖尿病前期或糖尿病的假定结核病患者中结核病检测的摄取率较低。TB 和 DM 的双向筛查包括将 TB 诊断,DM 筛查和 TB-DM 治疗整合到现有的医疗保健计划中,将需要解决在将其作为公共卫生计划中的策略实施之前发现的运营挑战。

一、结核病合并糖尿病的双向筛查

营养不良和糖尿病是活动性结核病(TB)的危险因素,是潜伏结核感染(LTBI)的危险因素,并且可能通过相互作用而改变其对这些结局的影响。迄今为止的研究还没有研究这种相互作用。Kubiak 等[2]对营养状况和糖尿病对活动性和潜伏性结核的相互作用进行了横断面分析:2014—2018 年在印度的初级卫生中心招募了 919 名新诊断的活动性 TB 患者和 1 113 个家庭接触者。在横断面分析中,使用广义估计方程来衡量体重指数(BMI)和糖尿病对活动性结核病和 LTBI 两种结局的加性和乘性相互作用。结果显示,在超重或肥胖成年人中,糖尿病患者的活动性结核病患病率是非糖尿病参与者的 12 倍,在正常体重成年人中的活动性结核病患病率是非糖尿病患者的 2.5 倍,而在体重不足成年人中则无差异(相互作用 $P < 0.000\ 1$)。糖尿病与每 100 名超重或肥胖参与者增加 50 例活动性结核病例,每 100 名正常体重参与者增加 56 例以及每 100 名体重不足参与者增加 17 例($P<0.000\ 1$)。在所有 BMI 类别中,筛查 2.3~3.8 名活动性 TB 患者可产生 1 名高血糖患者。LTBI 的患病率并没有因糖尿病而异,并且 BMI 与糖尿病之间的相互作用并不显著。作者认为,BMI 和糖尿病与新诊断的活动性结核有关,而与 LTBI 无关。这一发现凸显了营养情况在结核病筛查中的重要性。

此外,生活习惯、血糖控制以及既往是否接触过结核,对结核病并发糖尿病的亦有影响。Leal 等[3]分析了巴西埃斯维托里亚糖尿病患者与结核病相关的因素。这是一项病例对照研究,涉及在该市 30 个单位中发现的 45 例糖尿病患者,并在 SINAN 中进行了报道,在 2007—2013 年期间诊断为肺结核,并有 90 例糖尿病对照。使用了 SINAN(Vitória)的健康信息系统和中央市政实验室的数据,以及结构化访谈。用 Logistic 回归和显著性变量进行双因素和多因素分析($P<0.05$)。与对照组相比,病例组对健康有害的生活习惯发生率较高,如强迫性饮酒($P<0.001$)、吸烟($P=0.060$)、空腹血糖($P<0.001$)、糖化血红蛋白($P=0.034$)等生化指标较差。糖尿病患者经常饮酒(OR=6.612,95% CI 2.151~20.330),既往接触肺结核(OR=4.418,95% CI 1.678~11.631)和空腹血糖(OR=1.017,95% CI 1.007~1.026)与肺结核有关。研究表明,不良的生活习惯和血糖控制以及以前接触活动性肺结核增加了糖尿病患者发展为结核病的机会。

另外,Vance 等[4]为了模拟肺泡中的高血糖情况,在正常葡萄糖(5mM)和高葡萄糖(22mM)的情况下,将 hAM 细胞系与人脐静脉内皮细胞共培养 48 小时。使用流式细胞仪检测细胞表面标记 CD11c、CD14、CD16、CD86、CD163、CD169、CD206、CX3CR-1、CSF-1R 和 MMP9。免疫荧光显微镜观察 GFP 阳性细胞接种后 24 小时吞噬功能的变化。结果显示,AMs 直接接触高糖和在共培养系统中对相同的表型标记产生不同的结果。两种条件下 MMP9 的表达均增加。CD169 和 CX3CR1 在 AMs 直接暴露于高糖条件下表达降低,但在共培养条件下表达增加。免疫荧光检测结果显示,当葡萄糖水平从 2.5mM 上升到正常水平(5mM)时,AMs 的吞噬功能下降;而在共培养条件下,AMs 的吞噬作用直到浓度提高到

25mM 时才会下降。作者认为,某些受体表达的改变可能是 AMs 前哨功能缺陷的原因之一,可能是糖尿病宿主结核病易感性的原因之一。与共培养相比,细胞直接暴露于高葡萄糖下细胞表面标记表达的变化表明,内皮细胞与 AMs 之间的细胞信号传递可能在 AMs 的表型表达中起着关键作用。

糖尿病人群中的结核病更有可能因肺结核涂片阴性而导致结核病治疗失败。Sireesha 等[5]试图比较和评估不同的方法来研究 DM 患者中结核感染的频率。对华兰加尔地区 500 例新发现的糖尿病患者进行血、痰、尿标本采集。采用涂片显微镜、培养和聚合酶链反应(LPA PCR)检测结核。结果显示,根据 200 例疑似肺部感染的糖尿病患者的胸部 X 线检查,男性 113 例,女性 85 例,儿童 2 例。所有 200 例患者均接受结核感染检测,55 例经胸部 X 线检查证实。55 例患者中,AFB 镜检阳性 30 例,阴性 25 例,胸部 X 线片阳性 25 例。22 株在固体培养基上培养呈阳性,经形态学和生化方法鉴定为结核分枝杆菌。36 份样品中 LED、Fm 显微镜和 LPA 均呈阳性。在 36 份阳性标本中,2 份为 MDR-TB,34 份为 MTB。在 25 份涂阳标本中,2 份为培养阳性,经形态学、生化检测证实为 MTB。作者认为,涂菌检查阴性对糖尿病患者结核病感染的传播起着重要作用。因此,除了涂片显微镜检查,有必要依靠其他方法快速识别和诊断糖尿病患者中的结核病,以控制感染在社区和家庭接触者中的传播。

糖尿病患者对结核病易感性增加的可能介质是脂质水平。脂质水平在患有 T2D 的个体中有所改变。为了评估 TB-T2D 患者中甘油磷脂的调节,Lopez-Hernandez 等[6]通过超高效液相色谱(UPLC)结合电喷雾电离/四极杆飞行时间质谱(ESI-QToF)开发了一种非靶向脂质组学方法。另外,进行了串联质谱法以确定差异表达的代谢物的身份。作者发现,无论是否患有 T2D,结核病感染的个体都有一个共同的甘油磷脂谱,其特征在于磷脂酰胆碱的减少。在 TB 和 TB-T2D 患者中,总共有 14 种甘油磷脂被不同程度的解除管制,可能被认为是生物标志物。有必要进一步验证这些鉴定出的脂质作为生物标志物,着重于结核病发展的预期诊断。作者已经完成了先前的工作,对结核病诊断有潜在的实际意义。鉴于患有 T2D 的人比没有 T2D 的人罹患 TB 的风险更大,转录和代谢生物标志物的结合在临床实践中可能非常有用。在目前的工作中,作者获得了 14 种代谢物,可以作为进一步研究中的潜在生物标记物进行测试,这对 TB 合并 T2D 的早期诊断将具有重大意义。

TB-DM 的共同发病特点在于新诊断的糖尿病结核病患者(TB-NDM)与发病时已知的糖尿病患者(TB-KDM)临床和生化指标的异质性。然而,这种异质性背后的免疫学特征还没有被探索出来。为了鉴定 TB-NDM 和 TB-KDM 个体中的细胞因子谱,Kumar 等[7]检测了血浆细胞因子水平以及 TB 抗原刺激的促炎细胞因子水平。与 TB-NDM、单独的 TB 和单独的 DN 个体相比,TB-KDM 个体表现出明显更高的 IFN-γ、IL-2、TNF-α、IL-17A、IL-1α、IL-1β 和 IL-6 水平。与 TB-KDM 相比,TB-NDM 个体的特征是血糖和糖化血红蛋白水平显著降低,两组在抗结核治疗(ATT)的 6 个月时均显示糖化血红蛋白水平显著降低。TB-NDM 个体的特征是显著降低。TB-NDM 患者治疗前的未经抗原刺激的 IFN-γ、IL-2、TNF-α、IL-17A、IL-1α、IL-1β 和 IL-12 水平明显低于 TB-KDM 患者,TB-NDM 患者治疗 2 个月时未经抗原刺激的 IFN-γ、IL-2 和 IL-1α 水平也明显低于 TB-KDM 患者,TB-NDM 患者治疗后未经抗原刺激的的 IL-2 水平低于 TB-KDM 患者。同时,TB-NDM 患者治疗前及治疗后 2 个月时经抗原刺激的 IFN-γ、IL-2、TNF-α、IL-17A、IL-1α、IL-1β 和 IL-6 水平明显低于 TB-KDM 患者,TB-NDM 患者治疗后经抗原刺激的的 IFN-γ、IL-2、IL-1α 和 IL-1β 水平也明显低于

TB-KDM 患者。此外,TB-NDM 个体的特征是有丝分裂原显著减少,可以在治疗前刺激 IL-17F 和 IL-6 的水平,在 ATT 治疗 6 个月时可以单独刺激 IL-6 的水平。因此,作者的数据揭示了 TB-DM 合并症的免疫学基础具有相当大的异质性。作者的数据同时还表明,TB-NDM 表现出与 TB-KDM 在生化和免疫学上都不同的特征。

二、结核病合并糖尿病的抗结核治疗

Mtabho 等[8] 探讨了糖尿病对坦桑尼亚患者结核病药物浓度的影响。糖尿病(DM)与结核病治疗效果差有关。先前研究 DM 对结核病药物浓度的影响的研究得出了相互矛盾的结果。迄今为止,尚未在非洲人口中进行任何研究。作者比较了坦桑尼亚患有或不患有糖尿病的结核病患者的结核药物暴露情况。在结核病强化治疗期间,对 20 名糖尿病患者和 20 名非糖尿病坦桑尼亚患者进行了前瞻性药代动力学研究。使用对数转换数据的独立样本 t 检验比较了异烟肼、利福平、吡嗪酰胺和乙胺丁醇的血浆药代动力学参数。进行了多元线性回归分析,以评估糖尿病、性别、年龄、体重、HIV 状况和乙酰化剂状况对结核病药物暴露的影响。结果显示,糖尿病患者与非糖尿病患者的利福平总暴露量(AUC_{0-24})降低 25%（29.9mg·h/L $vs.$ 39.9mg·h/L,P=0.052）。糖尿病 TB 患者中异烟肼的 AUC_{0-24} 和峰值浓度（Cmax）也较低（5.4mg·h/L $vs.$ 10.6mg·h/L,P=0.015；1.6mg/L $vs.$ 2.8mg/L,P=0.013）。在糖尿病患者中,吡嗪酰胺 AUC_{0-24} 和 Cmax 值均无明显降低（P=0.08 和 0.09）。在多变量分析中,DM 仍然是异烟肼和利福平暴露的独立预测因子,仅次于异烟肼的乙酰化剂状态。作者认为,需要根据血浆浓度测量（治疗药物监测）对异烟肼和利福平进行个性化给药,并需要对患有 TB 和 DM 的患者使用更高剂量的这些 TB 药物进行临床试验。

三、结核病合并糖尿病的降糖治疗

二甲双胍与利福平联合应用的药代动力学和临床意义与全世界日益增多的糖尿病结核病(TB)患者相关,但尚不清楚。Te 等[9] 评估了利福平对二甲双胍药代动力学的影响,并通过测量二甲双胍治疗期间和治疗后的血浆二甲双胍和血糖来评估其降糖作用。利福平增加二甲双胍曝光:等离子 $AUC_{0-\tau}$ 和 Cmax 几何平均比率（结核病治疗期间和之后）为 1.28（90% CI 1.13~1.44）和 1.19（90% CI 1.02~1.38）（n=22）。应用二甲双胍的降糖疗效并没有改变（Δglucose-Cmax P= 0.890,n=18）。因此得出结论,在这一人群中进行额外的血糖监测是没有必要的。最后,57% 服用二甲双胍和利福平的患者,38% 单独服用二甲双胍的患者出现胃肠道不良反应。考虑到这一观察结果,作者建议患者与食物一起服用二甲双胍和利福平,最好及时分开服用。临床医生可以考虑胃-肠不良反应发生时使用甲氧氯普胺。

TB-DM 的早期诊断和早期治疗对患者的生活质量的提高具有非常重大的意义,国际上正致力于研究 TB-DM 的流行病学特征,通过对代谢组学以及临床和生化指标的研究,相信未来会有更多的干预治疗措施,来提高 TB-DM 患者的生活质量,提高治愈率。

（唐佩军　唐神结）

参考文献

[1]　BASIR M S, HABIB S S, ZAIDI S M A, et al. Operationalization of bi-directional screening for tuberculosis

and diabetes in private sector healthcare clinics in Karachi, Pakistan [J]. BMC Health Serv Res, 2019, 19 (1): 147.

[2] KUBIAK R W, SARKA S, HORSBURGH C R, et al. Interaction of nutritional status and diabetes on active and latent tuberculosis: a cross-sectional analysis [J]. BMC Infect Dis, 2019, 19 (1): 627.

[3] LEAL M L, MACIEL E L N. Factors associated with tuberculosis in a population of diabetics: A case-control study [J]. Cien Saude Colet, 2019, 24 (9): 3247-3256.

[4] VANCE J, SANTOS A, SADOFSKY L, et al. Effect of High Glucose on Human Alveolar Macrophage Phenotype and Phagocytosis of Mycobacteria [J]. Lung, 2019, 197 (1): 89-94.

[5] SIREESHA T, ASHA S. Surreptitious TB infections with recently identified DM people: A cross-sectional study [J]. Infect Disord Drug Targets, 2019, 19 (2): 185-192.

[6] LOPEZ-HERNANDEZ Y, LARA-RAMIREZ E E, Salgado-Bustamante M, et al. Glycerophospholipid Metabolism Alterations in Patients with Type 2 Diabetes Mellitus and Tuberculosis Comorbidity [J]. Arch Med Res, 2019, 50 (2): 71-78.

[7] KUMAR N P, MOIDEEN K, NANCY A, et al. Heterogeneity in the cytokine profile of tuberculosis-diabetes co-morbidity [J]. Cytokine, 2020, 125: 154824.

[8] MTABHO C M, SEMVUA H H, VANDENBOOGAARD J, et al. Effect of diabetes mellitus on TB drug concentrations in Tanzanian patients [J]. J Antimicrob Chemother, 2019, 74 (12): 3537-3545.

[9] TE BRAKE L H M, YUNIVITA V, LIVIA R, et al. Rifampicin Alters Metformin Plasma Exposure but Not Blood Glucose Levels in Diabetic Tuberculosis Patients [J]. Clin Pharmacol Ther, 2019, 105 (3): 730-737.

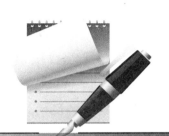

附　　录

附录一 2019 年结核病相关指南文件

一、国内部分

1. 耐多药结核病短程治疗中国专家共识(中华医学会结核病学分会、中国耐多药结核病短程治疗专家共识编写组)

为提高我国广大结核病防治工作者对耐多药结核病(multidrug resistant tuberculosis, MDR-TB)的诊治能力,更好地掌握和实施不同 MDR-TB 短程化疗方案,中华医学会结核病学分会制定了"中国 MDR-TB 短程治疗专家共识"。

(1)短程化疗方案推荐:

1)WHO 推荐的短程化疗方案:根据 WHO 相关指南及有关文献,结合我国的实际情况,推荐如下:

①化疗方案:4~6 Am(Cm)-Mfx(Lfx)-Pto-Cfz-Z-H$^{high\text{-}dose}$-E/5 Mfx(Lfx)-Cfz-Z-E。

方案注解:总疗程为 9~12 个月,强化期 4 个月(若痰抗酸杆菌涂片不能阴转,可延长至 6 个月),药物包括 Am、莫西沙星(Mfx)、Pto、Cfz、Z、H$^{high\text{-}dose}$ [16~20mg/(kg·d)]和 E;巩固期为 5 个月,药物包括 Mfx、Cfz、Z 和 E。可用卷曲霉素(Cm)替代 Am,高剂量 Lfx(750~1 000mg/d)替代 Mfx。

②适应证:未接受或接受二线抗结核药物治疗不足 1 个月的新诊断的 MDR-TB 患者,利福平耐药结核病(rifampicin resistant tuberculosis,RR-TB)患者也适合该方案。

③排除标准:a. 对 MDR-TB 短程方案中任何一种药物耐药或可疑无效(异烟肼耐药除外);b. 使用过方案中一种或多种二线药物超过 1 个月(除非已经证实对这些二线药物敏感);c. 对短程 MDR-TB 方案中的任何药物不能耐受或存在药物毒性风险(如药物间的相互作用);d. 妊娠;e. 血行播散性结核病、脑膜或中枢神经系统结核病,或合并人免疫缺陷病毒(HIV)感染的肺外结核病;f. 有器官系统功能不全等不能应用方案中的药物者。

2)基于吡嗪酰胺敏感的短程化疗方案:

①化疗方案:6Am(Cm)-Lfx(Mfx)-Pto-Z-Lzd(Cfz/Cs/Clr)/6Lfx(Mfx)-Pto-Z-Lzd(Cfz/Cs/Clr)。

方案注解:总疗程 12 个月,强化期 6 个月,药物包括 Am(Cm)、Lfx(Mfx)、Pto、Z 和利奈唑胺(Lzd)或氯法齐明(Cfz)或环丝氨酸(Cs)或 Clr。巩固期为 6 个月,药物包括 Lfx(Mfx)、Pto、Z 和 Lzd(Cfz/Cs/Clr)。

②适应证:吡嗪酰胺敏感的新诊断为 MDR-TB 的患者,吡嗪酰胺敏感的 RR-TB 患者也适合该方案。

③禁忌证:a. 吡嗪酰胺、氟喹诺酮类药物或注射剂耐药的 MDR-TB 和 RR-TB 患者;b. 广泛耐药结核病患者;c. 对方案中药物不能耐受者。

(2)MDR-TB 短程治疗的转归:以痰 MTB 培养作为判断 MDR-TB 短程化疗方案治疗转归的主要指标,结合 WHO 相关指南及有关文献,治疗转归的判断标准如下。

1)治愈:患者完成疗程且无治疗失败的证据,且在强化期结束后连续 3 次或以上痰 MTB 培养阴性,每次间隔至少 30 天。

2)完成治疗:患者完成疗程且无治疗失败的证据,在强化期结束后没有证据显示连续 3 次或以上痰 MTB 培养阴性,每次间隔至少 30 天。

3)失败:患者由于以下原因需要终止治疗或永久性更改方案(更换 2 种以上药物),包括强化期治疗结束时痰 MTB 培养不能阴转、痰 MTB 培养阴转后在巩固期又复阳、治疗过程中新发现氟喹诺酮类及注射类药物耐药的证据、临床症状或影像学表现恶化以及出现药物不良反应。

4)死亡:患者在治疗过程中由于任何原因所致的死亡。

5)丢失:患者未治疗或由于任何原因治疗中断连续 2 个月或以上。

6)不能评价:包括患者转诊到其他医疗机构或不知其治疗转归。

7)治疗成功:包括治愈和完成治疗。

(3)MDR-TB 短程治疗的相关问题:

1)儿童、老年以及合并 HIV 感染的患者是否可以应用 MDR-TB 短程化疗方案:考虑短程化疗方案的药物作为 MDR-TB 方案的部分药物已应用多年,相关的药物不良反应已被广泛研究并熟知,药物剂量也早已确立。因此,该方案可用于儿童和老年人。一些抗反转录病毒药物与注射类药物、莫西沙星和氯法齐明可能因为药物相互作用而潜在重叠的或附加的毒性反应,但研究结果还不能用于指导如何调整 MDR-TB 方案或抗反转录病毒方案。因此,HIV 抗体阳性和阴性者一样,均可采用 MDR-TB 短程化疗方案。

2)在进行短程化疗方案之前,应做哪些药物的药敏试验:MDR-TB 短程化疗方案推荐用于使用可靠的分子(如 Xpert MTB/RIF 法或线性探针法)或表型药敏试验方法确诊为 MDR-TB 或 RR-TB 患者,因此,异烟肼和利福平的药敏试验应常规检测。注射类药物和氟喹诺酮类药物的药敏试验结果较为可靠,故建议常规检测;而乙胺丁醇、吡嗪酰胺、氯法齐明、丙硫异烟胺的药敏试验结果不可靠,可以不常规开展,但如果应用基于吡嗪酰胺敏感的短程化疗方案应进行吡嗪酰胺的药敏试验。

3)什么时候应该考虑将患者从 WHO 推荐的短程 MDR-TB 方案改为其他短程或长程 MDR-TB 化疗方案? 当出现以下任何一种情况时,需考虑更改化疗方案:①后续的药敏试验结果显示对短程 MDR-TB 方案中的注射类药物或氟喹诺酮类药物产生耐药性;②强化期治疗结束时痰 MTB 培养未转阴;③强化期痰 MTB 培养阴转后在巩固期又复阳;④临床症状或影像学表现恶化(需排除其他因素,如合并肺部感染、支气管结核等);⑤出现药物不良反应的患者不能耐受此方案;⑥患者治疗超过 1 个月,中断治疗 2 个月以上又返回治疗;⑦患者治疗过程中怀孕或伴发肺外结核。

(4)MDR-TB 短程治疗的注意事项:

1)应严格掌握 MDR-TB 短程化疗方案的应用指征,合理规范地实施。

2)应注意监测抗结核药物的不良反应,积极开展结核病药物安全监测和管理(aDSM)。

3)应注意监测患者治疗效果和复发情况,并提供以患者为中心的关怀和社会支持以提高患者的依从性。

4)对于治疗无效(强化期治疗结束时痰 MTB 培养不能阴转)或不能耐受药物的患者,应调整为 MDR-TB 长程治疗方案。

5)应注意药物的相互作用,尤其是合并 HIV 感染者,如一些抗反转录病毒药物与注射类药物、莫西沙星和氯法齐明可能因为药物相互作用而潜在重叠的或附加的毒性反应。

6)原则上药物均采用全程每日用药或顿服法。为了减轻胃肠道不良反应,可将丙硫异烟胺、环丝氨酸和对氨基水杨酸分次服用。注射类药物应每天一次给药,若出现药物不良反应或患者不能耐受时,可采用每周 3 次的间歇治疗。使用环丝氨酸应的同时服用维生素 B$_6$ 以减轻不良反应。

7)药物的剂量应根据患者的体重而定。

[源自:中华医学会结核病学分会. 耐多药结核病短程治疗中国专家共识. 中华结核和呼吸杂志,2019,42(1):5-8.]

(唐神结　李亮)

2. 抗结核药物性肝损伤诊治指南(2019 年版)(中华医学会结核病学分会)

在抗结核治疗过程中可能会出现各种不同类型的药物不良反应,其中以抗结核药物性肝损伤(anti-tuberculosis drug-induced liver injury, ATB-DILI)最为多见,危害性最大,也是我国药物性肝损伤常见原因之一,轻者表现为一过性转氨酶升高,重者可致肝衰竭,甚至危及生命,部分患者因此不得不中止抗结核治疗,从而影响结核病的治疗效果。为提高广大临床医生对 ATB-DILI 的认识及其处理水平,中华医学会结核病学分会制定了"抗结核药所致药物性肝损伤诊治指南"。

(1)ATB-DILI 的定义:ATB-DILI 是指在使用抗结核药过程中,由于药物或其代谢产物引起的肝细胞毒性损伤或肝脏对药物及其代谢产物的变态反应所致的病理过程。临床上可表现为无症状丙氨酸转氨酶(alanine aminotransferase, ALT)升高,也可呈急性肝炎表现,甚至发生暴发性肝细胞坏死,少数患者可表现为慢性肝炎。血清生化检测结果显示,ALT ≥ 3 倍正常值上限(ULN)和 / 或总胆红素 ≥ 2×ULN;或天冬氨酸转氨酶(aspartate aminotransferase, AST)、碱性磷酸酶(alkaline phosphatase, ALP)和总胆红素同时升高,且至少 1 项 ≥ 2×ULN。

(2)ATB-DILI 的相关危险因素:明确危险因素可以预防和早期发现 DILI。世界不同地区 ATB-DILI 的危险因素不同,但老年人、酗酒、肝炎病毒感染或合并其他急慢性肝病、营养不良和人免疫缺陷病毒(human immunodeficiency virus, HIV)感染等是其共同的危险因素。ATB-DILI 的危险因素可分为宿主因素、药物因素和环境因素。

(3)ATB-DILI 的发生机制:ATB-DILI 的确切发生机制尚不清楚,总体来看,其机制与其他 DILI 无明显差别,主要与药物代谢异常、线粒体损伤、免疫功能损伤及遗传因素有关。

(4)ATB-DILI 的病理表现:DILI 损伤的靶细胞主要是肝细胞、胆管上皮细胞及肝窦和肝内静脉系统的血管内皮细胞,损伤模式复杂多样,与基础肝病的组织学改变也有相当多的重叠,故其病理变化几乎涵盖了肝脏病理改变的全部范畴。

(5)ATB-DILI 的临床分型:可根据患者的病程、受损靶细胞类型、发病机制对 ATB-DILI 进行不同的临床分型,对 DILI 的正确处理和预后判断有重要的意义。临床分型包括急性和慢性,肝细胞损伤型、胆汁淤积型、肝血管损伤型和混合型,固有型和特异质型。

(6)ATB-DILI 的临床表现:ATB-DILI 的临床表现各异且无特异性,可表现为无症状性肝酶增高,也可出现肝炎样表现甚至肝衰竭,多发生在用药后 1 周至 3 个月内,高峰期出现在 1~2 周或 2 个月左右,临床上几种表现常可同时存在且呈动态变化。不同的类型具有不一样的临床表现,包括肝适应性反应、急性肝炎或肝细胞损伤、急性胆汁淤积表现、超敏反应性肝损伤、急性肝功能衰竭(acute liver failure,ALF)和亚急性肝功能衰竭(subacute liver failure,SALF)、慢性肝损伤等。

(7)ATB-DILI 的诊断:

1)诊断依据:由于目前仍缺乏特异性的生物学诊断标志物,潜伏期个体差异显著,临床表现与用药的关系常不明确,所以 DILI 的确诊十分困难。ATB-DILI 的诊断主要是排除性诊断,主要思路为怀疑发生 DILI 时,排除其他引起肝脏损伤的因素,然后进行用药因果关系的评估。内容包括了解所使用的抗结核药物、既往用药肝损伤史、药物过敏史、抗结核药物相关危险因素(高龄、酗酒、营养不良)等,还需全面细致地追溯可疑药物应用史;掌握肝脏血清学指标改变的时序特征;结合辅助检查指标;必要时肝脏活检。

2)诊断标准:

①确诊病例:a. 有使用可能引起肝损伤的抗结核药物史,且发生时间与 DILI 发病规律一致,多数肝损伤发生在抗结核药物使用后 5 天至 2 个月,有特异质反应者可在 5 天内发生。b. 临床过程:停药后异常肝脏生化指标迅速恢复提示 DILI 的发生:肝细胞损伤型患者血清 ALT 峰值水平在 8 天内下降 >50% 为高度提示,在 30 天内下降 ≥ 50% 为重要提示;胆汁淤积型患者血清 ALP 或总胆红素峰值水平在 180 天内下降 ≥ 50% 为重要提示。c. 必须排除其他病因或疾病所致的肝损伤。d. 再次用药反应阳性:再次用药后出现肝功能损伤。

符合上述诊断标准中第 a、b 和 c 项,或前 3 项中有 2 项符合,加上第 d 项,均可确诊为 ATB-DILI。

②疑似病例:a. 用药与肝损伤之间存在合理的时序关系,但同时存在可能导致肝损伤的其他病因或疾病状态;b. 用药与发生肝损伤的时序关系未达到相关性评价的提示水平,但也缺少导致肝损伤的其他病因或疾病的临床证据。对于疑似病例,建议采用 1993 年修订的国际共识中的 Roussel Uclaf Causality 评分表(RUCAM)进行量化评估,如 >8 分为极可能(highly probable),6~8 分为很可能(probable),3~5 分为可能(possible),1~2 分为不太可能(unlikely),≤ 0 分为可排除(excluded)。

3)DILI 的严重程度分级:目前国际上通常将急性 DILI 的严重程度分为 1~5 级,美国 DILIN 前瞻性研究对其进一步数据化。结合我国 2015 年"药物性肝损伤诊治指南",本指南将抗结核药物所致 DILI 分级如下。

0 级(无肝损伤):患者对暴露药物可耐受,无肝毒性反应。

1 级(轻度肝损伤):血清 ALT 和 / 或 ALP 呈可恢复性升高,总胆红素 <2.5 × ULN(2.5mg/dl 或 42.75μmol/L),且 INR<1.5。多数患者可适应。可有或无乏力、虚弱、恶心、厌食、右上腹痛、黄疸、瘙痒、皮疹或体质量减轻等症状。

2 级(中度肝损伤):血清 ALT 和 / 或 ALP 升高,总胆红素 ≥ 2.5 × ULN,或虽无总胆红素升高但 INR ≥ 1.5。上述症状可有加重。

3 级(重度肝损伤):血清 ALT 和 / 或 ALP 升高,总胆红素 ≥ 5 × ULN(5mg/dl 或 85.5μmol/L),伴或不伴 INR ≥ 1.5。患者症状进一步加重,需要住院治疗,或住院时间延长。

4 级(ALF):血清 ALT 和 / 或 ALP 水平升高,总胆红素 ≥ 10 × ULN(10mg/dl 或 171μmol/L)或每日上升 ≥ 1.0mg/dl 或 17.1μmol/L,INR ≥ 2.0 或凝血酶原活动度(prothrombin activity,PTA)<40%,可同时出现腹腔积液或肝性脑病,以及与 DILI 相关的其他器官功能衰竭。

5 级(致命):因 DILI 死亡,或需接受肝移植才能存活。

4)鉴别诊断:ATB-DILI 需与各型病毒性肝炎、非酒精性脂肪性肝病、酒精性肝病、自身免疫性肝病、原发性胆汁性胆管炎、肝豆状核变性、α_1- 抗胰蛋白酶缺乏症、血色病、肝结核等各类肝胆疾病相鉴别。若并存,则需排除原有肝病的发作和加重导致的肝功能异常或肝损加重,抑或两者合并存在等。此外,还应排除感染、中毒、心功能不全、低血压或休克、血管闭塞以及肺功能不全等引起的全身组织器官缺氧性损伤等情况。

(8)ATB-DILI 的预防:ATB-DILI 是影响抗结核治疗效果的重要因素之一,有效的预防可减少 DILI 的发生。

1)抗结核治疗前应详细询问既往用药史及有无酗酒史和肝病史等,同时应进行较全面的检查,包括肝脏生化指标、肝炎病毒血清免疫标志物检查等,必要时进行肝脏、胆囊影像学检查等。

2)有高危因素的患者需谨慎选用抗结核药物,尽量少用或慎用肝损伤发生频率较高的抗结核药物。治疗结核病并发肝脏基础疾病时仍要遵循结核病基础化疗原则,但需强调在治疗前评估患者的肝脏功能,应避免选择可致肝损伤的多个药物联合应用,降低重度 DILI 的发生风险。

3)在抗结核治疗中严密监测肝脏生化指标的变化:①有高危因素:前 2 个月每 1~2 周监测肝功能 1 次,此后若肝功能正常可每个月监测 1~2 次;②无高危因素:每个月监测肝功能 1 次,出现肝损害可疑症状时应及时监测肝功能。发生 ATB-DILI 后,根据肝功能损伤程度每周监测肝功能相关指标 1~2 次。

4)应尽可能避免同时并用其他损害肝脏的药物,如唑类抗真菌药、甲氨蝶呤、抗痉挛药、氟烷或对乙酰氨基酚等。在抗结核药物使用期间应避免饮酒。MTB/HIV 双重感染患者DILI 的发生率高于单纯结核病患者,若无法耐受标准抗结核治疗方案,需要适当调整抗结核治疗方案。

5)对合并慢性乙型病毒性肝炎的患者,如具有抗病毒治疗指征,则应尽快采用核苷类药物抗病毒治疗,同时或稍后进行抗结核治疗;对合并丙型病毒性肝炎的患者,可根据其肝功能状况、HCV RNA 定量水平和结核病病情,决定抗病毒和抗结核治疗的时序。

6)推荐根据 NAT2 的基因多态性指导异烟肼剂量。慢代谢者减少剂量,中间代谢者和正常代谢者用常规剂量。

7)建议对有高危因素的患者给予预防性保肝治疗。研究结果显示,预防性保肝治疗有一定的作用,但对于无高危因素的患者常规给予预防性保肝治疗是否能减少 ATB-DILI 的发生,目前尚缺乏充足的证据。

(9)ATB-DILI 的处理:抗结核治疗过程中一旦出现肝功能损伤,正确的处理既能及时纠正肝功能异常、逆转肝功能损伤,也能及时调整抗结核方案,保证患者抗结核治疗的顺利完成,有助于提高抗结核治疗的完成率和治愈率,防止耐药结核病的发生。

1)ATB-DILI 的处理原则:首要措施是及时停用导致肝损伤的可疑药物,为保障抗结核治疗的效果,对固有型 DILI 可酌情减少药物剂量。

①治疗前应综合评估患者的结核病病情、肝损伤程度、相关危险因素及全身状况等。

② ALT<3 × ULN,无明显症状及黄疸者,可在密切观察下保肝治疗,并酌情停用肝损伤发生频率高的抗结核药物。

③ ALT ≥ 3×ULN,或总胆红素 ≥ 2×ULN,应停用肝损伤相关的抗结核药物,保肝治疗,密切观察。

④ ALT ≥ 5×ULN,或 ALT ≥ 3×ULN 伴有黄疸、恶心、呕吐、乏力等症状,或总胆红素 ≥ 3×ULN,应立即停用所有肝损伤相关的抗结核药物,监测 PTA 变化,积极保肝治疗,严重肝损伤患者应采取综合治疗措施,有肝功能衰竭表现时应积极采取抢救措施。

2)ATB-DILI 的治疗:

①一般处理:包括休息、营养支持、维持水和电解质及热量平衡等。

②保肝治疗:主要保肝药物有甘草酸制剂、还原型谷胱甘肽、双环醇、水飞蓟素制剂、硫普罗宁、必需磷脂、葡醛内酯等。

③降低胆红素:主要的利胆类药物有:腺苷蛋氨酸、熊去氧胆酸、茴三硫、茵栀黄、门冬氨酸钾镁等。

④降酶治疗:对于血清转氨酶水平较高且有因转氨酶升高而出现乏力、食欲不振、恶心和呕吐等胃肠道症状者,可在保肝治疗的基础上适当和短期使用降酶药物,代表药物有联苯双酯等。

⑤改善肝细胞能量代谢:腺苷三磷酸、辅酶 A、肌苷和维生素类等可通过改善肝细胞能量代谢,在一定程度上起到保护肝细胞的作用,也可以适当使用维生素 B 等。

⑥糖皮质激素的应用:糖皮质激素对 ATB-DILI 的疗效尚缺乏随机对照研究,应严格掌握治疗适应证。用于超敏或自身免疫征象明显,且停用肝损伤药物后生物化学指标改善不明显甚或继续恶化的患者,并应充分权衡治疗收益和可能的不良反应,以避免结核病情加重。

⑦重度肝损伤及肝衰竭的治疗:重症患者在上述治疗的基础上,可选用 N-乙酰半胱氨酸(NAC)。促肝细胞生长素可刺激正常肝细胞 DNA 合成,促进肝细胞再生,可用于亚急性重型肝炎的辅助治疗。重症 DILI 患者可用人工肝或人工肾支持疗法。对 AHF、SAHF、和失代偿性肝硬化等重症患者,可考虑肝移植治疗。

3)肝功能恢复中和恢复后的抗结核药物应用原则:肝功能恢复中和恢复后如何应用抗结核药物,国内外均无统一的规定和标准,对此国内专家组认为,应根据患者的肝损伤程度、有无肝损伤相关危险因素和结核病严重程度等进行综合判断,并提出以下几点建议。

①对于仅表现为单纯 ALT 升高的肝损伤患者,待 ALT 降至 <3×ULN 时,可加用链霉素或阿米卡星、异烟肼和乙胺丁醇,每周复查肝功能,若肝功能进一步恢复则加用利福平或利福喷丁,待肝功能恢复正常后,视其基础肝脏情况等考虑是否加用吡嗪酰胺。

②对于 ALT 升高伴有总胆红素升高或黄疸等症状的患者,待 ALT 降至 <3×ULN 及总胆红素 <2×ULN 时,可加用链霉素或阿米卡星、乙胺丁醇和氟喹诺酮类药物,若肝功能进一步恢复则加用异烟肼,待肝功能恢复正常后,视其结核病严重程度及基础肝脏情况等考虑是否加用利福喷丁或吡嗪酰胺。

③对于肝损伤合并过敏反应(同时有发热、皮疹等)的患者,待机体过敏反应全部消退后再逐个试用抗结核药物,试药原则:可先试用未曾用过的药物,此后按照药物致敏可能性由小到大逐步试药。如考虑为利福平引起的超敏反应,不建议再次试用。

[源自:中华医学会结核病学分会.抗结核药物性肝损伤诊治指南(2019年版).中华结核和呼吸杂志,2019,42(5):343-356.]

(唐神结)

3. 中国耐多药和利福平耐药结核病治疗专家共识(2019年版)(中华医学会结核病学分会)

为更好地推广和实践世界卫生组织"耐多药结核病(MDR-TB)和利福平耐药结核病(RR-TB)治疗指南(2018更新版)"和"耐药结核病治疗指南(2019整合版)",提高我国广大结核病防治工作者对MDR-TB或RR-TB的诊治水平,中华医学会结核病学分会组织结核病领域的相关专家,结合我国的实际情况,制定了"中国耐多药和利福平耐药结核病治疗专家共识(2019年版)"。

(1)定义:

1) MDR-TB:是指结核病患者感染的结核分枝杆菌体外药敏试验证实至少同时对异烟肼和利福平耐药的结核病。

2) XDR-TB:是指结核病患者感染的结核分枝杆菌体外药敏试验证实除至少同时对异烟肼和利福平耐药外,还对任何喹诺酮类药物耐药,以及3种二线注射类药物(卷曲霉素、卡那霉素和阿米卡星)中的至少1种耐药的结核病。

3) RR-TB:是指结核病患者感染的结核分枝杆菌体外药敏试验证实对利福平耐药的结核病。

以上分类与定义适合于所有的初治和复治结核病患者,包括肺结核病和肺外结核病。

(2)化学治疗:

1)化学治疗的基本原则:

①对所有诊断明确的MDR-TB或RR-TB患者应给予及时治疗,但选用何种治疗方案均应征得患者的知情同意。

②在治疗前需进行表型药敏试验(drug susceptibility testing, DST),包括一线及二线抗结核药物,有条件时应同时采用快速分子药敏检测。

③应基于患者药敏试验结果、药物的可及性以及既往用药史等选用抗结核药物制定治疗方案。

④长程治疗方案可为标准化,也可为个体化,并可全程口服用药;而短程治疗方案大部分为标准化治疗方案。

⑤对所有MDR-TB或RR-TB患者应采取全程督导下的化学治疗。

⑥需对所有纳入MDR-TB或RR-TB治疗的患者积极开展抗结核药物安全性监测和管理(active TB drug safety monitoring and management, aDSM),并及时发现并处理抗结核药物的不良反应。

⑦药物的剂量应根据患者的体重而定。

2)化疗药物:根据WHO的推荐意见以及药物的有效性、安全性和可及性,结合我国实际情况,将长程MDR-TB治疗方案中使用的抗结核药物重新划分为以下3组:① A组:首选药物,包括左氧氟沙星(levofloxacin, Lfx)或莫西沙星(moxifloxacin, Mfx)、贝达喹啉(bedaquilin, Bdq)和利奈唑胺(linezolid, Lzd);② B组:次选药物,包括氯法齐明(clofazinmine, Cfz)、环丝氨酸(cycloserine, Cs);③ C组:备选药物,依次为吡嗪酰胺(pyrazinamide, Z)、乙胺丁醇(ethambutol, E)、德拉马尼(delamanid, Dlm)、丙硫异烟胺(protionamid, Pto)、阿米卡星(amikacin, Am)或卷曲霉素(capreomycin, Cm)、对氨基水杨酸(p-aminosalicylic acid, PAS)、亚胺培南/西司他丁(imipenem/cilastatin, Ipm-Cln)或美罗培南(meropenem, Mpm)。

3）化疗方案：

①长程 MDR-TB 治疗方案：长程 MDR-TB 治疗方案是指至少由 4 种有效抗结核药物组成的 18~20 个月的治疗方案，可为标准化或个体化。

【选药原则】应根据药物的有效性和安全性、DST 方法的可靠性及结果的可信度、患者既往用药史、药物耐受性及潜在的药物间相互作用等选用药物。

【选药顺序】应首先选用所有的 A 组 3 种药物，接着选用 B 组 2 种药物，若 A 和 B 组中的药物不能使用时可以选用 C 组药物，以组成有效的治疗方案；口服药物优先于注射剂。强化期至少由 4 种有效抗结核药物组成，巩固期至少有 3 种药物继续治疗。同一类药物不能联合使用，如注射类抗结核药物（Am、Cm）、氟喹诺酮类药物（Lfx 和 Mfx）等。具完全性双向交叉耐药的抗结核药物，如氨基糖苷类中的卡那霉素和 Am、硫胺类中的乙硫异烟胺和 Pto 以及 Cs 和特立齐酮，当其中任一药物耐药时，不能再选用同组中的另一药物。利福霉素类药物之间的耐药性基本上为完全交叉，故利福平耐药时不应选用利福喷丁和利福布汀。Cm 为多肽类，和氨基糖苷类药物的耐药性为不完全交叉，耐 Cm 并不一定耐 Am，而耐 Am 也不一定耐 Cm，需要根据 DST 结果进行选药。氟喹诺酮类药物为不完全交叉耐药，建议根据氟喹诺酮类药物的 DST 结果选药。

【方案推荐】根据 WHO 相关指南及有关文献，结合我国的实际情况，推荐以下 2 套长程 MDR-TB 治疗方案供参考。由于各种原因以上方案都不能组成时，可根据耐药结核病的化疗原则以及方案的选药原则组成个体化治疗方案。

推荐方案一（全程口服方案）：6Lfx（Mfx）BdqLzdCfzCs/12 Lfx（Mfx）LzdCfzCs（数字代表时间：月）。说明：若以上方案中的某种药物因故不能使用时，可以在 C 组中选用有效的口服药物。方案注解：总疗程 18 个月，强化期 6 个月，每日使用 Lfx（或 Mfx）、Bdq、Lzd、Cfz 和 Cs；巩固期 12 个月，每日使用 Lfx（或 Mfx）、Lzd、Cfz 和 Cs。

推荐方案二（含注射剂方案）：6 Lfx（Mfx）Bdq（Lzd）Cfz（Cs）PtoZ（E）Am（Cm）/12Lfx（Mfx）Cfz（Cs）PtoZ（E）（数字代表时间：月）。说明：若以上方案中的某种药物因故不能使用时，可以在 C 组中选用有效的口服药物。方案注解：总疗程 18 个月，强化期 6 个月，每日使用 Lfx（或 Mfx）、Bdq（或 Lzd）、Cfz（或 Cs）、Pto、Z（或 E）和 Am（或 Cm），对于病变范围广泛的复治患者及强化期结束时痰菌未阴转者，强化期可延长至 8 个月，此时继续期的时间相应缩短。继续期 12 个月，每日使用 Lfx（或 Mfx）、Cfz（或 Cs）、Pto 和 Z（或 E）。

【特殊情况下的应用】儿童、老年、孕妇以及合并 HIV 感染的 MDR-TB 或 RR-TB 患者均可采用长程 MDR-TB 化疗方案，但不能选用有禁忌证的药物，如孕妇不能使用氨基糖苷类药物、Cm、Pto 等。该长程 MDR-TB 治疗方案同样适合于肺外 MDR-TB 或 RR-TB 患者，但对于结核性脑膜炎患者除根据 DST 结果选药外，还要根据药物透过血 - 脑屏障的情况制定长程 MDR-TB 治疗方案。Lfx、Mfx、Pto、Cs、Lzd、Imp-Cln、Mpm 和 Z 均可以很好地透过血 - 脑屏障；Am 在脑膜炎症时可以透过；PAS 和 E 透过血 - 脑屏障的能力较弱，不能作为治疗 MDR-TB 或 RR-TB 结核性脑膜炎的有效药物。目前，Cm、Cfz、Bdq 和 Dlm 治疗结核性脑膜炎的研究资料有限。

②短程 MDR-TB 治疗方案：短程 MDR-TB 治疗方案是指疗程为 9~12 个月的 MDR-TB 治疗方案，这种方案大部分是标准化方案，其药物组成和疗程可因背景及证据不同而异。

【适用人群】未接受或接受二线抗结核药物治疗不足 1 个月的新诊断的 MDR-TB 或 RR-TB 患者。

【不适用人群】a. 对 MDR-TB 短程方案中任何一种药物耐药或可疑无效(异烟肼耐药除外)的 MDR-TB 或 RR-TB 患者;b. 使用过方案中 1 种或多种二线药物超过 1 个月(除非已经证实对这些二线药物敏感)的 MDR-TB 或 RR-TB 患者;c. 对短程 MDR-TB 方案中的任何药物不能耐受或存在药物毒性风险(如药物间的相互作用)的 MDR-TB 或 RR-TB 患者;d. 合并妊娠 MDR-TB 或 RR-TB 患者;e. 合并血行播散性结核病、中枢神经系统结核病,或合并 HIV 感染的肺外结核病的 MDR-TB 或 RR-TB 患者。

【方案推荐】推荐方案一:4~6 Am(Cm)Mfx(Lfx)PtoCfzZHhigh-doseE/5 Mfx(Lfx)CfzZE。方案注解:总疗程为 9~12 个月,强化期 4 个月(若痰抗酸杆菌涂片不能阴转,可延长至 6 个月),药物包括 Am(或 Cm)、Mfx(或 Lfx)、Pto、Cfz、Z、$H^{high-dose}$[(10~15mg/(kg·d))]和 E;巩固期为 5 个月,可延长至 6 个月。药物包括 Mfx(或 Lfx)、Cfz、Z 和 E。在异烟肼敏感或低浓度耐药时才可使用 $H^{high-dose}$。

推荐方案二(基于 Z 敏感的方案):当感染的结核分枝杆菌对 Z 敏感时,且符合短程治疗其他条件的情况下,可采用以下方案——6Am(Cm)Lfx(Mfx)PtoZLzd(Cfz/Cs)/6Lfx(Mfx)PtoZLzd(Cfz/Cs)。方案注解:总疗程 12 个月,强化期 6 个月,药物包括 Am(或 Cm)、Lfx(或 Mfx)、Pto、Z、Lzd(Cfz 或 Cs);巩固期为 6 个月,药物包括 Lfx(或 Mfx)、Pto、Z、Lzd(Cfz或 Cs)。

【特殊情况下的应用】儿童、老年以及合并 HIV 感染的患者均可采用 MDR-TB 短程化疗方案,除非有药物禁忌证。

4)化疗方案的调整:

①化疗方案的调整时机:a. 经原 MDR-TB 化疗方案治疗失败时:治疗失败的定义为 MDR-TB 或 RR-TB 患者由于以下原因需要终止治疗或永久性更改方案(更换 2 种以上药物),包括强化期结束时痰菌不能阴转、痰菌阴转后在继续期痰菌又复阳、发现氟喹诺酮类及注射类药物耐药的证据以及出现药物不良反应等,列为治疗失败;b. 原方案与此后的多次药敏试验结果(必须明确该结果是可靠的)存在明显不一致时,且经治疗后效果不佳但未达到治疗失败的标准;c. 发生严重的药物不良反应,患者无法坚持原方案治疗者;d. 患者依从性及耐受性差,不能坚持应用方案中的某些药物。

②化疗方案如何调整:a. 完全更改(调整):在原化疗方案治疗失败时,或原方案与此后的多次药敏试验结果(必须明确该结果是可靠的)存在明显不一致或出现严重的药物不良反应时,建议对原有的抗结核治疗方案进行完全更改。按照化疗原则和选药依据对抗结核药物进行重新选用,组成新的 MDR-TB 化疗方案。b. 部分更改(调整):由于患者对某个抗结核药物过敏时,可停用该抗结核药物,化疗方案中其他药物继续应用,一般来说,无需再加用药物;出现其他药物不良反应如肾功能损害等,且仅考虑为方案中的个别药物所致者,建议停用相关药物,化疗方案中其他药物继续应用,一般来说,无需再加用药物;患者依从性差,由于药物不良反应或患者本身原因不能耐受某个药物时(如注射类药物),可以考虑间歇使用(如隔日 1 次),或肌内注射与静脉交替使用。

5)抗结核药物不良反应的处理:MDR-TB 或 RR-TB 的化疗需要多种二线抗结核药物联合使用,二线药物比一线药物可能导致更多的不良反应,若对不良反应处理不当将导致患者治疗中断、治疗失败、耐药程度加重,甚至危及生命;二线抗结核药物引起的不良反应的及时发现、监测和管理是耐药结核病防治规划的必要内容,因此,正确认识、准确判断、及时处理药物的不良反应具有重要意义。

(3)其他治疗:化疗是 MDR-TB 和 RR-TB 治疗的最主要手段,在化疗的同时可根据患者的具体情况选用以下其他治疗方法。

1)外科治疗:对于持续痰菌阳性和不可逆病变的 MDR-TB 或 RR-TB,外科干预可及时为患者提供最大治愈的可能性和最低的复发率。

①适应证:MDR-TB 或 RR-TB 经内科药物治疗痰 MTB 不能阴转且主要病变局限于单侧肺、单叶或者单肺段(包括毁损肺、空洞、干酪样病损、支气管扩张或者狭窄、肺不张等),余肺组织无结核病变或仅有轻微的稳定期病变,且患者心肺功能等可以承受手术。

②手术时机:研究结果显示,MDR-TB 患者给予抗结核治疗 2~8 个月后再行手术治疗,临床疗效比较好,而短于 2 个月抗结核治疗则手术效果差、风险大、并发症多,因此,推荐由内外科医生联合会诊,评估患者接受手术治疗的利弊,建议在手术切除病变肺之前至少给予 2 个月的规范、有效的抗结核治疗,这是保证手术成功的关键;术后应继续给予 12~18 个月 MDR-TB 或 RR-TB 方案治疗。

③手术方法:结核病的手术治疗需要具有丰富经验的外科医生以及适当的术前和术后的严密观察,经过培训的支持人员系统和专门的设施保证,包括感染控制及康复训练措施等。在适合的外科条件下,手术切除安全、有效。手术方法以选择性部分肺切除术(如肺叶切除、肺段切除或肺楔形切除术)为主,即使肺功能允许,单侧全肺切除术仍需谨慎。手术切口的选择因个人经验而异,以术后不出现严重并发症为基准,分别采用标准剖胸切口或者胸腔镜辅助下的小切口等。

2)营养支持治疗:MDR-TB 或 RR-TB 能够造成营养不良,而营养不良可导致病情恶化。二线抗结核药物也可进一步降低食欲,造成更严重的营养不良,营养不良也是影响 MDR-TB 或 RR-TB 治疗效果的重要因素之一。世界卫生组织建议,在结核病确诊时合并有营养不良,营养支持是结核病治疗需要解决的关键问题,因此,MDR-TB 或 RR-TB 患者给予营养支持治疗很有必要。

3)免疫治疗:研究结果表明,免疫制剂辅助治疗耐药结核病取得一定的临床疗效,也有一些学者认为免疫治疗的作用不明显。近年来,宿主导向治疗(host-directed therapy,HDT)在结核病和耐药结核病辅助治疗中的作用也有文献报道。考虑目前免疫治疗的疗效还不够确切,因此,临床应用要综合考虑患者的病情和经济情况。

4)介入治疗:对于 MDR-TB 或 RR-TB 患者可考虑采用经呼吸道介入治疗和经皮肺穿刺注药治疗。在介入治疗时应严格掌握适应证,熟练掌握介入技术和方法,合理安排介入治疗的次数,密切观察和随访介入治疗的效果和不良反应,并及时、正确地调整介入治疗方法。

5)中医中药治疗:中医通过辨证论治,针对每例 MDR-TB 或 RR-TB 患者进行机体调节,提高其免疫功能,改善患者的全身状况及临床症状,从而达到辅助治疗的目的。在目前的情况下,建议可考虑以中成药辅助治疗为主,如肺泰胶囊、百合固金片、芪甲利肺胶囊等;必要时可请有丰富经验的中医师用中药方剂进行调理,以滋阴为主,同时兼顾益气、温阳,并适当结合清火、祛痰、止血等进行兼症治疗。

(4)治疗转归:以痰 MTB 培养作为判断 MDR-TB 或 RR-TB 治疗转归的主要指标,其判断标准为：①治愈：患者完成疗程且无治疗失败的证据，强化期结束后连续3次或以上痰MTB培养阴性，每次间隔至少30天；②完成治疗：患者完成疗程且无治疗失败的证据，强化期结束后没有证据显示连续3次或以上痰MTB培养阴性，每次间隔至少30天；③失败：患者由于以下原因需要终止治疗或永久性更改方案(更换2种以上药物)，包括强化期治疗结束时痰MTB培养不能阴转、痰MTB培养阴转后在巩固期又复阳、治疗过程中新发现氟喹诺酮类及注射类药物耐药的证据、临床症状或影像学表现恶化以及出现药物不良反应；④死亡：患者在治疗过程中由于任何原因所致的死亡；⑤丢失：患者未治疗或由于任何原因治疗中断连续2个月或以上；⑥不能评价：包括患者转诊到其他医疗机构或不知其治疗转归；⑦治疗成功：包括治愈和完成治疗。

(5)治疗管理与监测：

1)治疗管理：MDR-TB或RR-TB的治疗药物多、疗程长、易出现不良反应，导致其治疗管理难度较大。为患者提供全程规范的治疗管理是保证MDR-TB或RR-TB患者治疗成功的关键环节。

2)治疗监测：为保证患者治疗的依从性、评价疗效和及时发现处理药物不良反应，对纳入治疗的MDR-TB或RR-TB患者均需进行治疗监测。每月查血常规、肝肾功能、血电解质、尿常规、体重等，每2个月行痰抗酸菌涂片、MTB培养和影像学检查等。使用注射剂时应每月监测听力，应用E和Lzd应每个月监测视野和色觉等，使用Pto和PAS应每月监测促甲状腺激素水平，使用Bdq、Dlm、Mfx、Cfz等时应每月进行心电图检查。出现不良反应、并发症或因不良反应引起的未按医嘱服药，立即告知患者到当地定点医疗机构就诊，并密切进行随访。

(6)治疗失败的处理：MDR-TB或RR-TB治疗失败后应如何处理，尤其是经过反复多次按MDR-TB或RR-TB方案抗结核治疗但痰菌仍不能阴转的患者，应该采用何种处理措施，我国指南和规范没有明文规定。WHO指南有一些建议，但很笼统，现结合有关文献，提出如下看法。

1)更改抗结核化疗方案：对于MDR-TB或RR-TB患者，仅接受1~2次化疗方案治疗失败时，应详细了解患者的用药史、药敏结果的可靠性等重新制定新的抗结核治疗方案。

2)外科手术治疗：对于采用MDR-TB或RR-TB化疗方案2~3个月时处于治疗失败的高度危险中的患者，若具有外科手术条件者可考虑行外科手术。对于治疗失败的MDR-TB或RR-TB患者，在更改化疗方案且预评估方案有效的情况下，建议可行外科手术。

3)停止抗结核治疗：

①停止治疗指征：经过多次MDR-TB或RR-TB化疗方案治疗失败者，且胸部影像学显示进展性的、广泛的双侧肺部病变且没有外科手术指征；经过多次MDR-TB或RR-TB化疗方案治疗失败者，并出现高度耐药通常是XDR-TB或更广泛耐药，并且不能组成有效治疗方案时；临床病情恶化，全身恶病质、多器官功能衰竭，不能耐受有效的抗结核治疗方案。

②停止治疗流程：停止治疗应经过临床诊治小组讨论决定，临床小组包括参与治疗的医生、护士及社区防控人员。一旦临床小组决定治疗应该停止时，应当制定一个清晰的支持措施，并获得患者及其家属的理解和同意。

4)停止治疗后支持措施：停止治疗并非是不管或忽视患者，应继续访视和不放弃患者是非常重要的，必须给予患者及其家庭强有力的支持、关怀和同情。支持措施包括：①控制疼痛和减轻症状:对乙酰氨基酚片、可待因可以缓解中度疼痛,可待因有助于改善咳嗽,也可以加用其他化痰止咳剂;②纠正呼吸功能不全等脏器衰竭,包括吸氧、抗菌药物应用、呼吸支持治疗等;③营养支持:最好少食多餐,补充氨基酸、蛋白质、维生素及电解质等;④中医中药治疗:中医中药有调理脾胃、增加食欲、化痰止咳、滋阴补肺等作用;⑤定期访视:治疗停止后应定期访视患者;⑥必要时可以住院或疗养院进行护理或心理干预;⑦感染控制措施:因治疗失败而停用抗结核药物的患者往往长时间处于传染状态,应该继续采用感染控制措施。

［源自:中华医学会结核病学分会.中国耐多药和利福平耐药结核病治疗专家共识(2019年版).中华结核和呼吸杂志,2019,42(10):733-749.］

(唐神结)

二、国际部分

1. 2019 全球结核病报告(WHO)

(1)全球结核病疫情负担:

1)2018 年估算结核病发病:2018 年,全球范围内估算有 1 000 万结核病新发病例,这个数字与去年持平,其中成年男性 571 万例,约占 57%,成年女性 318 万例,约占 32%,0~14 岁儿童 112 万例,约占 11%,其中男性和女性占比相当。新发结核病患者中合并 HIV 感染者占 8.6%。从地理分布而言,大多数估算新发病例来自东南亚区域(44%)、非洲区域(24%)和西太平洋区域(18%)。全球 30 个结核病高负担国家发病数占全球结核病负担的 87%。根据WHO 终止结核病策略 2020 年里程碑目标要求,即与 2015 年相比,2020 年结核病死亡数下降 35%、结核病发病率下降 20%,然而,多数 WHO 区域和结核病高负担国家难以实现。

全球结核病发病率为 132/10 万,然而各国结核病发病率却相差很大,从大多数高收入国家低于 10/10 万到多数结核病高负担国家在 150/10 万 ~400/10 万,还有少数国家如中非、朝鲜、莱索托、莫桑比克、赞比亚、菲律宾和南非均高于 500/10 万。WHO 全球报告指出在 30个结核病高负担国家中,巴西、中国和俄罗斯发病率显著下降,分别为 45/10 万、61/10 万和65/10 万,在高负担国家发病率排序的末三位。

2)2018 年结核病死亡:2018 年全球约 145.1 万人死于结核病,结核病是全球十大死因之一,自 2007 年已成为高于包括艾滋病在内的传染病中的头号杀手。其中 HIV 阳性患者因结核病死亡例数为 25.1 万例,HIV 阴性患者因结核病死亡例数为 120 万例。

3)2018 年耐药结核病负担:2018 年全球估算 3.4% 的新患者和 18% 的复治患者是耐多药结核病 / 利福平耐药结核病(multi-drug resistant tuberculosis/rifampicin resistant tuberculosis,MDR-TB/RR-TB)。全球估算新发 MDR-TB/RR-TB 患者约 48.4 万例,较 2017年下降 13%,其中 MDR-TB 患者占 78%(约 37 万例),较 2017 年下降近 20%。MDR-TB/RR-TB 发病数居前三位的国家仍是印度(27%)、中国(14%)和俄罗斯(9%),占全球发病总数的 50%。2018 年全球约有 21.4 万例患者因 MDR-TB/RR-TB 死亡,较 2017 年略有降低。

4)因结核病导致的灾难性支出:2019 年报告中首次发布了 2016—2019 年在 14 个国家开展的结核病患者及其家庭支出情况调查数据。结果表明,因结核病面临灾难性支出的患者比例为 27%~83%,其中因耐药结核病造成灾难性支出的患者比例为 67%~100%。

(2)全球结核病的发现和治疗现状:

1)全球结核病发现情况:全球结核病的发现指全球结核病患者登记报告情况。2018 年全球新报告病例 700 万例,较 2017 年的 644 万例提高了 9%,较 2009—2012 年间维持在每年 570 万~580 万例水平有大幅提高。虽然患者发现能力有较大提升,但 2018 年全球估算新发结核病患者 1 000 万例,而新报告肺结核患者仅为 700 万例,还有近 300 万例未被登记或未被诊断,占同年全球估算新发病例的 30%。2018 年,全球检出并登记 MDR-TB/RR-TB 患者约 186 772 例,约占 MDR-TB/RR-TB 患者估算发病总数(48.4 万例)的 39%,较 2017 年的 160 684 例增长了 16%,MDR-TB/RR-TB 登记报告率在中国、印度、印度尼西亚和菲律宾提升迅速。

2)全球结核病治疗覆盖情况:结核病的治疗覆盖率指在规定年份发现并进行治疗的新发及复发患者例数占同年估算的结核病发病例数的比例。2018 年全球结核病的治疗覆盖率从 2017 年的 64% 和 2010 年的 53% 增长到 69%,WHO 美洲、欧洲和西太平洋区域均超过了 75%。在 30 个结核病高负担国家中,巴西、中国、俄罗斯和津巴布韦的治疗覆盖水平较高,均超过 80%,而中非共和国和尼日利亚覆盖率不足 50%。2018 年全球约有 156 071 例 MDR-TB/RR-TB 患者纳入治疗,较 2017 年的 139 114 例显著增长,较 2009 年 WHO 首次要求增加各国上报该数据时的 30 500 例增长了 5 倍。

3)全球结核病治疗转归:2017 年(因为治疗队列是 2017 年的队列)全球新发和复发的 700 万肺结核患者的治疗成功率为 85%,较 2016 年提高 3%,主要归因于印度治疗转归中丢失率降低所致。全球共有 141 个国家报告了在 2016 年纳入 MDR-TB 治疗的患者转归情况,该报告数稳定增加,2016 年达到 126 089 例,较 2015 年增加 11 909 例。总体来说,2016 年 MDR-TB/RR-TB 治疗成功比例为 56%,死亡为 15%,丢失为 15%,治疗失败为 8%,无转归信息比例为 6%。截至 2018 年年底,在非洲和亚洲使用耐药结核病短程治疗方案的国家达 82 个,较 2017 年增加了 33%,并在适用的患者队列获得了 87%~90% 的治疗成功率。

(3)全球结核病领域研究和创新进展:诊断技术方面,虽然产品研发管线势头强劲,但 2019 年未有新诊断平台问世。第一,本年度报告中 WHO 对曾在 2015 年推荐的辅助诊断方法尿侧流脂阿拉伯甘露聚糖(LF-LAM)在系统性综述获得的证据基础上作出了更新推荐,主要改变为,2015 年 WHO 基于该方法敏感性不佳,不推荐 LF-LAM 用于常规结核筛查,仅用于 HIV 阳性重症患者结核筛查工具。目前,WHO 更新了其推荐指南进一步明确了其适用条件,推荐 LF-LAM 可用于伴有结核症状或体征的 HIV$^+$ 住院患者的筛查诊断,无论 CD4 数量高低。第二,WHO 正在对一种新的、名为 GeneXpert Omni 的诊断平台进行评估以替代 GeneXpert。同时研发出可替代该产品的 GeneXpert Edge,因其外携电池,可用于基层开展快速分子检测使用。此外,正在开展针对异烟肼、氟喹诺酮类药物和阿米卡星耐药检测的模块,预期 2020 年可获得数据以供 WHO 进行验证评估。与此同时,来自印度研发的 Truenat MTB assay 平台有望替代 GeneXpert,目前该技术由创新诊断技术基金会(Foundation for Innovative New Diagnostics,FIND)牵头在埃塞俄比亚、巴布亚新几内亚和秘鲁开展多中心验证,并于 2019 年 11 月将验证报告提交至 WHO 审阅。第三,由于传统表型药敏检测方法耗时且对实验室生物安全等级要求高,分子检测方法在耐药结核病及时诊断和治疗中日益发挥重要作用。与当前可用的分子检测方法比较,DNA 测序在耐药结核病诊断方面更具优势,可提供更为详尽的耐药信息,因此 WHO 推荐在耐药结核病诊断中逐步推广基因测序方法。

新药与抗结核治疗新方案方面,现有 23 种药物处于 I 期、II 期或 III 期临床试验阶段,其中 13 种药物为新研发的化合物,较去年增加了 2 种,其中 7 种为全新药物机制;另外 3 种新药贝达喹啉、德拉马尼和 PA824 均根据Ⅱb 期数据获得了美国 FDA 快速通道或有条件上市,其中前两药已开展Ⅲ期临床试验,德拉马尼Ⅲ期临床试验结果已于 2019 年 1 月发布;贝达喹啉的Ⅲ期临床试验即 STREAM trial 第二阶段目前已完成纳入,结果预计 2021 年发布;PA-824 于 2019 年 8 月 14 日获 FDA 批准有条件上市。还有 7 种增加适应证的药物,包括莫西沙星、左氧氟沙星、利奈唑胺、氯法齐明、利福喷丁、高剂量利福平和硝唑尼特,以行进一步评估和验证。上述新药或扩大适应证的药物为药物敏感结核病及耐药结核病的治疗方案的探索和优化提供了选择空间。全球目前共有二十大针对耐药结核病的抗结核新治疗方案处于临床Ⅱ期及Ⅲ期试验阶段,包括 ACTG5343 DELIBERATE trial、MDR-END trial、TB PRACTECAL trial、Nix-TB/ZeNix/BpaMZ trial、STREAM trial、NeXT trial、endTB trial。

疫苗研发方面,目前全球有 14 种正在进行临床试验的候选疫苗,其中 3 种处于Ⅰ期临床试验阶段,8 种进入Ⅱ期,3 种进入Ⅲ期临床试验阶段,这些疫苗包括用于预防结核感染的候选疫苗、预防潜伏结核感染进展为结核病的候选疫苗及有助于改善结核病治疗转归的疫苗。其中由葛兰素史克研发的 M72/AS01$_E$ 在 2019 年 11 月全球肺部健康大会上发布了其Ⅱb 期临床试验结果,令人兴奋,被誉为未来最有前景的疫苗。初步结果表明,M72/AS01$_E$ 疫苗可减少 54% 的潜伏结核感染者进展为活动性肺结核且具有持续地特异性免疫应答和良好的安全性[3]。因此,其Ⅲ期临床试验结果全球翘首期盼。

(源自:World Health Organization.Global tuberculosis report 2019.WHO/CDS/TB/2019.15.)

(高静韬　刘宇红　唐神结)

2. WHO 结核感染预防与控制指南 2019 更新版(WHO)

本指南是依照《WHO 指南开发手册》(WHO Handbook on Guideline Development)相关要求进行开发的。本指南推荐建议所参考证据的信度(confidence in certainty)经推荐建议评估、开发与评价分级方法(GRADE)确定。由各国专家组成的 WHO 的指南开发小组(WHO GDG)在指南发过程中为 WHO 提供技术咨询,具体来说,是为该指南所涉及的领域提出建议并协助 WHO 指导小组(WHO Steering Group)提出关键性的问题。本指南制定过程中共有 3 个背景问题和 4 个 PICO 问题(人群、干预、对照和结果问题)被提出。指南的开发还采纳了一个系统综述的证据,并最终产出了 7 个 IPC 政策性建议。

为确保这些建议得到正确的理解并在实际操作中恰当的实施,在本指南正文每个建议的相应部分都加入了补充说明。

(1)管理控制措施:

建议 1 :为了减少在医护人员(包括社区卫生工作者)、造访医疗卫生机构或其他高传播风险场所的其他人员中结核分枝杆菌的传播,推荐对有结核病疑似表现和症状或已知结核病患者进行分诊(有条件推荐,证据确定性非常低)。

建议 2 :减少在医护人员(包括社区卫生工作者)、造访医疗卫生机构的其他人员中结核分枝杆菌的传播,推荐对可疑或确认的传染性结核病患者进行呼吸隔绝(有条件推荐,证据确定性非常低)。

建议 3 :为了减少在医护人员(包括社区卫生工作者)、造访医疗卫生机构或其他高传播风险场所的其他人员中结核分枝杆菌的传播,推荐在确诊结核病患者中及时开始有效的抗结核治疗(强烈推荐,证据确定性低)。

建议 4 :为了减少在医护人员(包括社区卫生工作者)、造访医疗卫生机构或其他高传播风险场所的其他人员中结核分枝杆菌的传播,推荐对于疑似或确诊结核病患者进行包括咳嗽礼仪在内的呼吸卫生宣教(强烈推荐,证据确定性低)。

(2)环境控制措施:

建议 5:为了减少在医护人员(包括社区卫生工作者)、造访医疗卫生机构或其他高传播风险场所的其他人员中结核分枝杆菌的传播,推荐配备、使用上层紫外线杀菌系统(upper room GUV)(有条件推荐,证据确定性中等)。

建议 6:为了减少在医护人员(包括社区卫生工作者)、造访医疗卫生机构或其他高传播风险场所的其他人员中结核分枝杆菌的传播,推荐配备、使用通风换气系统[包括自然通风、混合模式通风、机械通风和由高效空气颗粒过滤系统(HEPA)过滤的循环风](有条件推荐,证据确定性非常低)。

(3)呼吸防护:

建议 7:为了减少在医护人员(包括社区卫生工作者)、造访医疗卫生机构或其他高传播风险场所的其他人员中结核分枝杆菌的传播,推荐使用呼吸防护计划框架指定的颗粒过滤口罩(particulate respirators)(有条件推荐,证据确定性非常低)。

(源自:World Health Organization.WHO guidelines on tuberculosis infection prevention and control,2019 update.WHO/CDS/TB/2019.1)

(陈梓　刘宇红　唐神结)

3. WHO 耐药结核病治疗指南整合版(WHO)

(1)异烟肼耐药结核病化疗方案:

1)对确诊为 R 敏感、H 耐药的结核病患者,给予 6REZLfx 方案治疗。

2)若因不能耐受 Lfx 或出现对 Lfx 耐药时,可给予患者 6REZ 替代方案,若病灶广泛或伴有空洞,可使用注射剂替代 Lfx,方案为 6REZAm(Sm)。

3)对于有广泛空洞性病变的患者或涂片/培养阴转缓慢的患者,可考虑延长疗程。对于后者,必须排除利福平耐药者,若可能,还需同时排除对氟喹诺酮类药物和吡嗪酰胺耐药。

4)对 HIV 阳性患者、儿童以及肺外异烟肼耐药结核病患者仍然可以使用 6REZLfx 方案。

5)老年和孕妇异烟肼结核病患者慎用 6REZLfx 方案,但也非绝对禁忌。

(2)MDR-TB 长程治疗方案的组成:

1)对 MDR/RR-TB 患者使用长程治疗方案时,方案中要包含所有 A 组药物和至少 1 种 B 组药物以确保治疗伊始至少有 4 种可能有效的药物,并且在贝达喹啉停止后至少有 3 种药物继续治疗。如果方案中仅能选用 1~2 种 A 组药物,则 B 组中所有药物均要选入方案;如果使用 A 组和 B 组中的药物仍无法组成有效方案,则需加入 C 组药物。

2)卡那霉素和卷曲霉素不再用于 MDR-/RR-TB 长程治疗方案中。

3)左氧氟沙星或莫西沙星应加至 MDR/RR-TB 患者长程治疗方案中。

4)对于 18 岁或以上 MDR-TB 患者,强烈推荐将贝达喹啉应用于长程治疗方案中(强烈建议,证据质量中等);对于 6~17 岁的青少年患者,也可将贝达喹啉应用于长程治疗方案中。

5)利奈唑胺应加至 MDR/RR-TB 患者长程治疗方案中。

6)氯法齐明和环丝氨酸或特利齐酮可加至 MDR/RR-TB 患者长程治疗方案中。

7)乙胺丁醇可加至 MDR/RR-TB 患者长程治疗方案中。

8)德拉马尼可加至 3 岁或 3 岁以上 MDR/RR-TB 患者长程治疗方案中。

9）吡嗪酰胺可加至 MDR/RR-TB 患者长程治疗方案中。

10）亚胺培南 - 西司他丁或美罗培南可加至 MDR/RR-TB 患者长程治疗方案中。

11）对于 18 岁或 18 岁以上的 MDR/RR-TB 患者，可选用阿米卡星至长程治疗方案中，前提是患者对该药敏感且确保可对患者采取治疗监测及时发现不良反应。如果阿米卡星不可用，在其他不变情况下，可采用链霉素替代。

12）乙硫异烟胺或丙硫异烟胺仅在 MDR/RR-TB 患者的长程治疗方案中不能选用贝达喹啉、利奈唑胺、氯法齐明或德拉马尼或没有更好选择组成治疗方案时才予以应用。

13）对氨基水杨酸也仅在 MDR/RR-TB 患者的长程治疗方案中不能选用贝达喹啉、利奈唑胺、氯法齐明或德拉马尼或没有更好选择组成治疗方案时才予以应用。

14）在 MDR/RR-TB 患者长程治疗方案中不选用克拉维酸。

（3）MDR-TB 长程治疗方案的疗程：

1）MDR/RR-TB 患者的长程治疗方案中包含阿米卡星或链霉素时，建议强化期疗程为 6~7 个月，可根据患者的治疗效果缩短或延长疗程。

2）对于 MDR/RR-TB 患者长程治疗方案的总疗程建议为 18~20 个月，可根据患者的治疗效果调整疗程。

3）对于 MDR/RR-TB 患者的长程治疗方案，建议在痰培养阴转后继续治疗 15~17 个月，可根据患者的治疗效果调整疗程。

（4）MDR-TB 标准短程治疗方案的使用：对于既往未使用短程治疗方案中所包含的二线抗结核药物进行治疗超过 1 个月或排除对氟喹诺酮类药物及二线注射剂耐药的 MDR/RR-TB 患者，推荐使用 9~12 个月短程治疗方案替代长程方案。指南再次强调，在考虑进行短程治疗方案前，排除对氟喹诺酮类药物和二线注射剂的耐药，此外如果可能，开展吡嗪酰胺的药敏试验和异烟肼耐药的基因型检测也很重要。以下情况不适宜采用 MDR-TB 标准短程治疗方案：①对 MDR-TB 短程方案中任何一种药物耐药或可疑无效（异烟肼耐药除外）；②使用过方案中一种或多种二线药物超过 1 个月（除非已经证实对这些二线药物敏感）；③对短程 MDR-TB 方案中的任何药物不能耐受或存在药物毒性风险（如药物间的相互作用）；④妊娠；⑤血行播散性结核病、脑膜或中枢神经系统结核病；⑥合并 HIV 的肺外结核病。

（5）采用痰培养监测患者的治疗效果：对 MDR/RR-TB 患者采用长程治疗方案时，建议在痰涂片镜检基础上增加痰培养作为治疗效果监测手段并且监测频率为每月一次。

（6）抗反转录病毒治疗：对于耐药结核病合并 HIV 患者，无论其 CD4 多少均应尽可能在抗结核治疗后 8 周内启动抗反转录病毒治疗。

（7）MDR/RR-TB 的外科治疗：对于 MDR/RR-TB 患者，在抗结核治疗的同时可采用选择性部分肺切除术（肺叶或楔形切除术）。

（源自：World Health Organization.WHO consolidated guidelines on drug-resistant tuberculosis treatment.WHO/CDS/TB/2019.153.）

（唐神结）

4. WHO 耐药结核病治疗重大变化快速通告（WHO）

近年来，随着不断改进的诊断方法和更有效药物的可及性取得了重大进展，许多国家 MDR/RR-TB 患者得到早期发现，并取得更高的治疗成功率。然而，这些成果尚未在全球范围内实现，2018 年的报告显示，MDR/RR-TB 患者的的总体治疗成功率为 56%，XDR-TB 仅为 39%。为成员和其他相关机构提供公共卫生服务的循证医学指南,是 WHO 的核心职责之一。为了支持世界各国应对结核病和耐药结核病的挑战,WHO 全球结核病规划项目定期发布循证医学指南,采用国际证据推荐分级的评估、制定与评价(Grading of Recommendations, Assessment, Development and Evaluation, GRADE)方法对科学证据进行评估。WHO 基于循证依据的耐药结核病治疗指南于 2018 年 12 月发布,并纳入 2019 年 3 月发布的整合版指南中。随后,通过国家结核病项目、研究人员和技术合作伙伴以及 2019 年 8 月 WHO 公开征集的数据,向 WHO 提供了 MDR/RR-TB 和 XDR-TB 治疗的新证据。对采用长程(>18 个月)和短程(<12 个月)MDR-TB 病治疗方案治疗的患者新数据进行核实后,一并纳入原先建立的单个病例数据库(IPD,目前包括来自 40 个国家、55 项不同研究的超过 13 000 个病例记录),以帮助制定 WHO 耐药结核病指南。遵循荟萃分析的国际标准来评估治疗方案或药物组合对患者治疗结局的相对贡献。WHO 于 2019 年 11 月 12 日至 14 日召集了一个独立的指南制定小组(GDG),使用 GRADE 分级系统对这些分析的结果进行评估。详细的建议将在 2020 年 WHO 整合版指南的更新中发布,而这一新版指南也将取代所有以前和当前的 WHO 耐药结核病治疗指南。本次快速通告旨在向国家结核病项目和其他相关机构通报 MDR/RR-TB 和 XDR-TB 治疗的关键变更,以便在国家层面进行快速过渡和重新规划。

(1)关键更新:

1)适用于 MDR/RR-TB 患者的含贝达喹啉的全口服短程化疗方案:南非结核病项目的数据可用于评估含贝达喹啉全口服短程化疗方案与使用注射剂的标准短程方案相比是否能安全改善患者结局。该数据库排除了 XDR-TB 患者、重症肺外结核患者,且包括 71% 的 HIV 感染者。结果显示,贝达喹啉替代注射剂方案可显著改善 MDR/RR-TB 患者的治疗成功率,并显著降低 MDR/RR-TB 患者失访率,上述方案适用于既往未暴露于二线药物且已证实对氟喹诺酮类药物敏感的患者。无论患者是否合并 HIV 感染,治疗结局均是相似的。证据评估显示,在符合标准的 MDR/RR-TB 患者中,可以使用含贝达喹啉的全口服短程化疗方案代替标准的含注射剂的短程化疗方案。由于数据缺乏,仍需在实施性研究条件下对上述方案的疗效、安全性和耐受性及时评估。

2)全新化疗方案——BPaL:TB Alliance 开展的单臂、开放标签 Nix-TB 研究数据可用于评估 6~9 个月含贝达喹啉、PA-824 和利奈唑胺组成的化疗方案较其他方案是否能安全地改善 XDR-TB 患者的治疗结局。为此,将 Nix-TB 研究的 BPaL 方案数据与 IPD 数据进行匹配比较。BPaL 方案在南非的 XDR-TB 患者中使用时显示出很高的治疗成功率。研究设计的局限性、小样本量(108 例)、不良事件(包括骨髓抑制、肝脏毒性、外周神经和视神经病变)限制了该方案在全球的推广。但是,BPaL 方案可在符合 WHO 标准的实施性研究条件下(以患者为中心关怀支持、入组适宜患者、规范的临床操作、积极开展抗结核药物安全性监测和管理、治疗监测、治疗结局评估、详尽且标准化数据采集)使用。XDR-TB 患者药物选择受限及疾病危害对临床医生和国家结核病规划提出了多重挑战。目前,使用 BPaL 治疗 XDR-TB 患者的经验有限,基于 WHO 修订后抗结核药物分组的前瞻性全口服长程化疗方案治疗的数据尚未公布。尽管如此,对于根据现有建议无法组成有效方案的患者,尽管存在潜在危害,BPaL 方案仍可为患者带来获益且会被主流观点接受。在采用 BPaL 治疗的患者中应征得患者的知情同意,对潜在的获益和危害进行充分沟通,并积极开展抗结核药物安全性监测和管理。同时,须注意该方案在动物研究中观察到生殖毒性,而对人类男性生育力的潜在影响尚未进行充分的评估。

（2）总结：在国家规划框架内，所有 MDR/RR-TB 患者（包括对氟喹诺酮类药物耐药患者）均可从长程或短程全口服化疗方案中获益。

1）XDR-TB、重症肺外结核、对氟喹诺酮类药物耐药或已接受二线药物治疗的 MDR/RR-TB 患者将从基于 WHO 2018 年推荐的药物分组的个体化长程治疗方案中获益。

2）对既往未接受过二线药物治疗（包括贝达喹啉）且无氟喹诺酮类药物耐药、非广泛结核病变或重症肺外结核的 MDR/RR-TB 患者，首选含贝达喹啉的全口服短程化疗方案；并建议在国家结核病防治规划中对这部分患者逐步停用含注射剂的短程化疗方案。

3）在对 MDR/RR-TB 患者进行含贝达喹啉全口服短程化疗前须进行快速药敏试验，特别注意须排除氟喹诺酮耐药患者。

4）对于治疗方案中对其他药物耐药概率较高的或确认耐药的患者，可根据二线抗结核药物的优先分组进一步调整含贝达喹啉的全口服化疗方案。但是目前修订后的化疗周期 <12 个月方案的有效性、安全性和耐受性尚不清楚，须在实施性研究条件下进行评估。

5）BPaL 方案可在实施性研究条件下用于既往未使用贝达喹啉和利奈唑胺（定义为少于 2 周）治疗的 XDR-TB 患者。在获得关于疗效和安全性的其他证据之前，该方案不会在全球范围内成为规划层面的常规化疗方案。然而，对于无法根据现有建议设计有效治疗方案的患者，BPaL 方案可视为基于主流伦理标准下的最后选择。

6）应根据患者偏好、临床判断、药敏试验结果、患者治疗史、疾病的严重程度和部位制定合适的化疗方案。

7）所有治疗应按照 WHO 推荐的标准进行，包括以患者为中心的关怀支持、必要的知情同意、规范的临床操作、积极开展抗结核药物安全性监测和管理以及定期的患者监测以评估方案有效性。

（3）下一步工作计划：

1）2020 年整合版耐药结核病治疗指南将取代所有以前和当前的 WHO 耐药结核病治疗的所有指南，将包括更新的循证基础上的、以问题为导向的指导性建议。内容包括使用贝达喹啉超过 6 个月及同时使用贝达喹啉和德拉马尼的建议。

2）2020 年整合版指南将伴随着配套手册的更新，并提供有关患者选择、方案设计、药物剂量、患者管理以及计划监测和评估的更多详细信息。

3）鼓励国家结核病项目及其利益相关者在开展改良短期方案或 BPaL 方案的实施性研究之前征求 WHO 和技术合作伙伴的建议。为了促进此类研究，热带疾病研究和培训特别计划（TDR）与 WHO 的全球结核病项目和其他技术合作伙伴密切合作，开发 ShORRT11（利福平耐药结核病的短期全口服方案），这是一项实施 / 操作研究包，用于评估耐药结核病患者使用全口服短期药物治疗的有效性、安全性、可行性、可接受性、成本和影响（包括生活质量）。

4）WHO 将于 2020 年召开一次全球会议，向成员、技术伙伴、捐助方和民间组织通报最新指南的主要变化。会议旨在支持各国更新其国家指南，为方案预算提供信息，并推动监测系统能够更好应对耐药结核病治疗方案的转变。

（源自：World Health Organization.Rapid Communication：Key changes to the treatment of drug-resistant tuberculosis.WHO/CDS/TB/2019.26）

（刘宇红　唐神结）

5. **糖尿病合并结核病管理基本实践指南(国际防痨和肺病联合会、世界糖尿病基金会)**

2019 年 1 月 21 日,由国际防痨和肺病联合会(The Union)、世界糖尿病基金会(the World Diabetes Foundation)共同制定的《糖尿病合并结核病管理 - 基本实践指南》在线发布,为一线卫生专业人员提供糖尿病合并结核病(DM-TB)治疗管理及关怀的基本信息。

(1)背景:2017 年,全球范围内估计有 4.25 亿例糖尿病患者,到 2045 年将增加到近 6.29 亿例。每年都有 1 000 万例新发糖尿病患者,同时,多达 500 万人可能死于糖尿病相关并发症。糖尿病已成为一种在全球肆虐的流行病。另一方面,结核病是世界上由单一传染病引起死亡的主要原因。尽管在防治结核病方面已经取得重大进展,结核发病率和死亡率均有所下降,但句估计每年全球范围仍有 1 000 万例左右的新发结核病病例,结核病仍是一个重大的公共卫生问题。糖尿病与结核病之间的关系已被人熟知很多年,但在过去的 10~15 年的研究表明,糖尿病(包括 1 型和 2 型)会增加活动性结核病的风险,与单纯结核病的患者相比,DM-TB 患者的治疗转归更差。因此,低收入和中等收入国家迅速增长的糖尿病疫情威胁着结核病防治工作,并有可能阻碍 2030 年终止结核病这一"可持续发展目标"的实现进展。2011 年,世界卫生组织与国际防痨和肺病联合会联合发起一项关于糖尿病和结核病防治的协作框架,为共同管理这两种疾病提供了一揽子方案。然而,到目前为止尚未给负责这两种疾病诊断、管理和关怀的一线医护人员开发相应的实践指南。在世界糖尿病日,国际防痨和肺病联合会执行主任 José Luis Castro 指出,在全球范围内采取协调一致的做法,以综合的方式对 DM-TB 这两种疾病采取行动。

(2)目的:该指南旨在为中低收入国家的规划管理人员和一线医护人员提供实用的临床和规划建议,包括结核病和糖尿病的双向筛查、糖尿病合并结核病患者的管理和治疗,以及评估联合防治活动所需的督导、记录和报告。目标是促进终结结核病战略目标和联合国可持续发展目标的实现,以结束结核病流行并降低非传染性疾病的过早死亡率。

(3)简介:该指南共包括 11 个部分,分别为结核病知识、糖尿病知识、结核病与糖尿病的相互影响、在结核病患者中筛查糖尿病、在糖尿病中筛查结核病、在结核病治疗期间糖尿病的管理、糖尿病患者结核病的管理、登记报告及队列分析、在糖尿病门诊结核病的感染控制和预防、糖尿病和结核病的联合行动、扩展阅读。

(4)主要建议:借鉴已发表的研究成果、专家意见和实践经验,提出了如下 12 条建议:

1)应给所有成年结核病患者提供糖尿病筛查。如果资源有限,应当采用有针对性的筛查方法(例如,筛查年龄超过 40 岁的结核病患者)。

2)如有条件允许,空腹血糖,糖化血红蛋白是结核病患者筛查糖尿病的首选诊断检测方法。虽然口服葡萄糖耐量试验是诊断糖尿病的黄金标准,但对于繁忙的结核病门诊来说,其常规使用过于烦琐。

3)只有在结核病负担较重的国家,即结核病现患率超过每 100 人 /10 万,才需要对糖尿病患者开展系统性的结核病筛查。

4)对于新诊断糖尿病患者,应当积极地开展系统性的结核病筛查(即结核病筛查应当由医务人员发起)。如果结核病症状筛查提示存在结核病症状,则应当采用 Xpert MTB/RIF 做进一步的确诊。如条件允许,还可以考虑进行胸部 X 线片筛查。若胸部 X 线片筛查发现有异常,还需要采用 Xpert MTB/RIF 做进一步调查。

5）在已确诊糖尿病患者中,应提高对结核病的警惕。如果存在提示症状和体征,医护人员应当采用较低的结核病检测门槛。

6）对于合并糖尿病和未合并糖尿病的药物敏感和耐药结核病患者的治疗是类似的。由于治疗失败和复发在糖尿病患者中更为常见,医护人员应重视监测治疗反应。

7）糖尿病合并传染性结核病患者应至少开始两周,最好是前 2 个月结核病门诊接受治疗,应尽量避免到糖尿病门诊就诊,以便防止结核分枝杆菌被传播给糖尿病门诊的医护人员和糖尿病患者。这可能需要从糖尿病门诊到结核病门诊的会诊,以帮助处理疑难病例。

8）如果需要药物控制血糖水平,二甲双胍是治疗糖尿病患者的首选一线药物。如果血糖水平非常高,或血糖水平已不能通过口服降血糖药得到控制,可能要考虑使用胰岛素。

9）既往有心血管病史的糖尿病患者应当服用低剂量的阿司匹林和他汀类药物。

10）需要给糖尿病合并结核病患者提供关合理生活方式管理知识(如戒烟、良好饮食习惯和身体活动)的咨询。

11）用于双向筛查的标准化记录和报告工具需要包括筛查的人数和诊断每种疾病的人数。

12）国家糖尿病和结核病联合协调机构的首要任务应当是制定和实施国家联合防治活动计划,该计划的内容应当包括制定国家指南和开发工具、资源动员、督导和评估、实施性研究、岗前及在职培训、宣传倡导、沟通和社会动员等。

（源自：The Union, World Diabetes Foundation.Management of Diabetes Mellitus-Tuberculosis：a Guide of the Essential Practice 2019 First Edition.ISBN：979-10-91287-23-4.）

（刘宇红　唐神结）

附录二　2019 年结核病防治大事记

一、国内部分

1. 2019 年 1 月,中华医学会结核病学分会发布耐多药结核病短程治疗中国专家共识,根据国内外近年在耐药结核病缩短疗程研究的进展,推荐了 2 套耐多药结核病短程治疗的方案。

2. 2019 年 3 月 24 日是第 24 个世界防治结核病日,今年我国的宣传主题是:开展终结结核行动、共建共享健康中国。世界卫生组织结核病 / 艾滋病防治亲善大使彭丽媛 3 月 20 日在中国疾病预防控制中心参观,出席 2019 年世界防治结核病日主题宣传活动,并启动遏制结核病行动。活动期间,彭丽媛教授还来到北京市昌平区百善社区卫生服务中心,参加社区防治结核病日宣传活动,看望一线医务工作者和志愿者。

3. 2019 年 3 月 22 日上午,在第 24 个"世界防治结核病日"之际,"院所联动远程诊疗平台"——北京诊疗新模式在首都医科大学附属北京胸科医院正式启动,该平台将架起首都医科大学附属北京胸科医院与北京市各结核病防治所之间的诊疗绿色通道,为北京地区的结核病患者提供更优质、高效的诊疗服务。国家卫生健康委员会医政医管局公共卫生医疗管理处、疾病预防控制局结核病预防控制处、北京市卫生健康 委员会、北京市医院管理中心、北京结核病控制研究所以及首都医科大学附属北京胸科医院等相关单位领导出席启动仪式。

4. 2019 年 4 月 11—14 日,由陕西省结核病防治院、北京结核病诊疗技术创新联盟、首都医科大学附属北京胸科医院等单位联合主办的第二届"一带一路"结核病长安论坛暨结核病诊疗规范化培训班在西安成功举办。240 余位国内外从事结核病预防、基础研究、临床、医技及管理等领域的专家、学者参加了会议。

5. 2019 年 5 月 1 日起国家卫生健康委员会调整"传染病报告信息管理系统"中肺结核分类,同时实行新版传染病报告卡。乙类传染病肺结核分类由"利福平耐药、涂阳、仅培阳、菌阴、未痰检"调整为"利福平耐药、病原学阳性、病原学阴性、无病原学结果","结核性胸膜炎"归入肺结核分类统计,不再报告到"其他法定管理以及重点监测传染病"中。

6. 2019 年 6 月 12—15 日,由中华医学会、中华医学会结核病学分会主办,江苏省医学会、苏州市第五人民医院承办,首都医科大学附属北京胸科医院、北京结核病诊疗技术创新联盟、中国疾病预防控制中心结核病防治临床中心等多家机构共同协办的 2019 年全国结核病学术大会在苏州隆重召开。本次大会的主题是"结核病诊疗:规范、精准、融合"。大会主题为"结核病诊疗:规范、精准、融合"。国家卫生健康委员会疾病预防控制局夏刚副局长、医政医管局公共卫生医疗管理处黄欣处长、中华医学会王大方副秘书长、江苏省卫生健康委员会周明浩副主任、苏州市人民政府曹后灵副市长等应邀出席了会议。开幕式由中华医学会结核病学分会候任主任委员唐神结教授主持,大会主席李亮主任委员致开幕词。本次大会是国内结核病学领域规模最大、最权威、学术质量最高的学术会议之一,投稿总数达 866 篇,参会人数超过 2 300 人。来自国内外结核病临床、防控、研究领域的专家、学者和同仁们共同交流、探讨了结核病领域的进展、经验和问题。

7. 2019 年 6 月 13 日，在中华医学会结核病学分会全国学术大会期间，中华医学会结核病学分会隆重举办了"建国 70 载结防战线优秀人物评选活动"颁奖仪式。此次活动以中华人民共和国成立 70 周年为背景，旨在向新中国结核病防治事业做出卓越贡献的前辈致敬，鼓励更多优秀专业人员投身结防事业。本次"建国 70 载结防战线优秀人物评选活动"根据公开、公平、公正的原则，总计评选出"结核病防治时代楷模"65 名、"结核病防治时代先锋"102 名、"结核病防治时代人物"79 名。

8. 2019 年 6 月 13 日，国家卫生健康委、国家发展改革委、教育部、科技部、民政部、财政部、国务院扶贫办和国家医保局联合制定并下发了《遏制结核病行动计划（2019—2022 年）》，明确提出了全民结核病防治健康促进行动、结核病诊疗服务质量提升行动、重点人群结核病防治强化行动、重点地区结核病扶贫攻坚行动、遏制耐药结核病防治行动、结核病科学研究和防治能力提升行动等六大行动计划，是未来三年中国结核病控制工作的指导性文件。

9. 2019 年 7 月 19 日，2019 年全国结核病防治工作会议在京召开。国家卫生健康委员会疾病预防控制局副局长夏刚，中国疾病预防控制中心副主任刘剑君，中国健康教育中心副主任吴敬，国家卫生健康委员会疾病预防控制局结核病预防控制处副调研员赵阳，中国疾病预防控制中心结核病预防控制中心副主任陈明亭、赵雁林，中国疾病预防控制中心结核病防治临床中心常务副主任李亮等出席会议。全国 31 个省、自治区、直辖市以及新疆生产建设兵团，全国各计划单列市卫生健康委员会疾病预防控制处相关负责同志、省（市）级疾病预防控制机构或结核病防治所（中心），以及各省（市）级结核病定点医疗机构的负责同志、特邀专家等 200 余人参会。

10. 2019 年 8 月 8 日，第三届国之名医盛典在人民日报社举办。304 名来自全国各地的优秀医生获奖，包括 32 位特别致敬奖、123 名卓越建树奖、102 位优秀风范奖、47 位青年新锐。来自天津的王撷秀教授获得特别致敬奖，江苏的吴妹英教授获卓越建树奖，四川的吴桂辉教授获优秀风范奖，她们是结核病防治战线的优秀代表。

11. 2019 年 8 月 30 日—9 月 19 日，由中华人民共和国商务部主办，国家卫健委国际交流与合作中心、北京结核病诊疗技术创新联盟、中国疾病预防控制中心结核病防治临床中心和首都医科大学附属北京胸科医院共同承办的"2019 年一带一路国家结核病防治官员研修班""2019 年蒙古国结核病防治研修班"在北京举办。两个研修班的成功举办是我国落实"一带一路倡议"及中蒙全面战略伙伴关系在结核病防治领域的积极实践，旨在加强我国与"一带一路"沿线国家及蒙古国在卫生领域的交流与合作、分享经验、研讨共同关注的结核病防治领域的热点问题、增进相互了解和友谊。研修班学员为来自瓦努阿图、朝鲜、莱索托、阿塞拜疆、墨西哥、埃塞俄比亚 6 个"一带一路"沿线国家的 15 名从事结核病防治、临床专业人员，以及来自蒙古国的 30 名从事结核病防治、临床专业人员。两个研修班历时 3 个星期，其中包括 2 个星期的学习、培训、讨论交流，以及 1 个星期赴重庆市的现场考察。

12. 2019 年 9 月 4—6 日由首都医科大学附属北京胸科医院、中国疾病预防控制中心结核病临床中心、中华医学会结核病学分会、北京结核病诊疗技术创新联盟、世界卫生组织结核病研究和培训合作中心主办，重庆市公共卫生医疗救治中心承办的第五届"国际结核病论坛"和第五届"中国耐药结核病论坛"在山城重庆召开。论坛开幕式由论坛共同主席、中华医学会结核病学分会主任委员、首都医科大学附属北京胸科医院副院长李亮主持。国家卫生健康委员会疾病预防控制局夏刚副局长、本次论坛名誉主席首都医科大学附属北京胸科医院院长许绍发教授、本次论坛主席中华医学会结核病学分会候任主任委员首都医科大学附属北京胸科医院结核病多学科诊疗中心主任唐神结教授、中国防痨协会理事长刘剑君教授、重庆市卫健委刘克佳副主任、中华结核和呼吸杂志副总编辑李文慧教授、重庆市公共卫生医疗救治中心杨钟平副主任、世界卫生组织西太区结核病协调员 Islam 教授、TB Allance 首席执行官 Daniel Everritt、"一带一路"国家行政与医疗卫生官员与专家、蒙古国行政与医疗卫生官员与专家等来自 10 多个国家 50 多名国际学者以及来自国内近 500 名结核病专家参加了开幕式。开幕式上,本次论坛名誉主席首都医科大学附属北京胸科医院院长许绍发教授致欢迎词,本次论坛主席、中华医学会结核病学分会候任主任委员、首都医科大学附属北京胸科医院结核病多学科诊疗中心主任唐神结教授致开幕词,中国防痨协会理事长、中国疾病预防与控制中心副主任刘剑君教授,重庆市卫健委刘克佳副主任,重庆市公共卫生医疗救治中心杨钟平副主任等也分别致辞,他们对大会的召开表示祝贺,同时也表示会携起手来,一同做好全世界以及中国的结核病防治工作。论坛主题是"改变,从现在做起",近 20 名国内外结核病及相关领域著名专家和学者就结核病防治、基础与临床及相关领域的多个热点问题做了大会专题报告,并与参会者进行深入的探讨和交流。

13. 2019 年 9 月 4 日,首届"畅想青春,世界无痨"英语演讲比赛总决赛在重庆"国际结核病论坛"期间举办。活动由北京结核病诊疗技术创新联盟、中国疾病预防控制中心结核病防治临床中心和中华医学会结核病学分会联合主办,旨在提高青年结防人英语学习的兴趣、扩展国际视野、提高国际交流和合作的能力。自 6 月发起英语演讲比赛活动后,各单位踊跃报名、遴选、推荐,经过严格初赛 15 位佼佼者脱颖而出,进入最后的全国总决赛。15 名选手用流利的英文表达、敏捷的临场反应以及丰富的医学知识为现场观众呈现了一场生动的视听盛宴。同时,本次决赛通过互联网向全国进行了视频直播,近 9 000 人次的观众观看了决赛直播,反响热烈,好评如潮。

14. 2019 年 9 月 11 日,由国家卫生健康委员会疾病预防控制局指导,中国疾病预防控制中心结核病防治临床中心、首都医科大学附属北京胸科医院主办的"全国结核病临床诊疗技能竞赛"总决赛在北京举行。这是继 2011 年、2016 年之后第三次全国规模的结核病临床技能竞赛,经过 5 个多月各省的培训、初赛、选拔、集训,来自全国各省、自治区、直辖市以及新疆建设兵团的 32 支代表队 160 名选手参加了全国总决赛。总决赛赛制分为基础知识、影像阅片、病例分析三大部分,竞赛内容涉及结核病基础知识、防治政策、临床诊断和治疗、影像学检查等五个方面。通过三个环节的激烈角逐,32 支代表队的 160 名选手最终争夺 63 项个人奖项以及 16 个集体奖项。湖北省代表队以优异的成绩获得团体总分冠军,来自武汉市肺科医院的杨澄清、黑龙江省传染病防治院的胡卫华、上海市公共卫生临床中心的黄威荣获个人总成绩一等奖。总决赛当日共有 2 万余人参与了网上同步竞赛,掀起了场内场外、全国上下结核病临床技能"比学赶帮超"的空前高潮。国家卫生健康委员会疾病预防控制局结核病预防控制处刘海涛处长、医政医管局公共卫生医疗管理处黄欣处长参加了总结颁奖大会。

15. 2019 年 10 月 18 日,由北京结核病诊疗技术创新联盟、中国疾病预防控制中心结核病防治临床中心、首都医科大学附属北京胸科医院等多家机构联合主办,山东省胸科医院承办,中华医学会结核病学分会提供学术支持的"第七届全国结核病医院管理与创新论坛"暨"北京结核病诊疗技术创新联盟"工作年会在山东省济南市举办。来自全国27个省、自治区、直辖市的316名结核病医院院长、管理者以及结核病防治领域的专家齐聚山东省济南市,从政策解读、技术理念创新、结核病医院管理几个方面,共同探讨结核病医疗机构发展建设、为我国终止结核病目标献计献策。国家卫生健康委员会疾病预防控制局副局长周宇辉参加了开幕式并讲话。

16. 2019年10月17日,"中国结核病防控历史资料巡展"的第一站在山东省济南市启动。本次巡展展出了千余件与结核病历史、结核病防治历程有关的"老物件",时间跨越清朝乾隆二十九年、民国时期、新中国成立到改革开放新时代;内容包括结核与中医、结核与名人、结核宣传画、结核杂志、结核历史照片、结核外文图书、山东与齐鲁医学、结核与文学、结核邮票与火花、结核机构与资料、画册与宣传、结核相关历史事件、卡介苗、结核与动物等多个主题。几天来,来自全国各地结核病防治领域的领导、专家和同道,来自山东省结核病防治机构、山东医科大学等单位的医务人员、社会人士、医学生等千余人次参观了展览。本次展览是由首都医科大学附属北京胸科医院、北京结核病诊疗机构创新联盟、中华医学会结核病学分会、山东大学齐鲁医学院、山东省胸科医院联合举办。

17. 2019年10月22日,由中国防痨协会、中国性病艾滋病防治协会、中华医学会结核病学分会联合主办,由中国疾病预防控制中心、中国健康教育中心提供技术支持的"遏制结核中国力量"结核病防治宣传暨抖音科普挑战赛启动活动在北京西苑饭店举行。国家卫生健康委员会疾病预防控制局、主办单位和支持单位有关领导、专家,各省结核病防治机构、定点医院的领导、专家,在京防痨机构代表,大学生志愿者等近300人参加了活动。资深媒体人白岩松、全国结核病防治宣传大使悦悦应邀出席活动并主持。活动旨在进一步推进实施《遏制结核病行动计划(2019—2022年)》,探索用新兴媒体以丰富多彩的展示形式传播结核病防治知识,呼吁全社会提高对结核病的认知,促进公众养成健康文明的行为习惯,提升健康素养,消除结核危害,为健康中国助力。

18. 2019年11月1日,在印度海德拉巴第50届全球健康大会上,中国结核病临床试验合作中心(CTCTC)连续第五次举办了中国专场。90分钟的会议,向与会者全面介绍了我国结核病临床研究网络的成立和发展历程以及能力现状;分享了CTCTC在NIH和FHI等合作伙伴的支持下,致力于结核病临床研究能力建设、开展本土临床研究的经验;分析了中国开展临床试验的机遇、优势和挑战,客观、全面,得到参会专家的广泛好评。众多结核病临床研究机构如美国国立卫生研究院(NIH)、英国医学研究委员会(MRC)、家庭健康国际(FHI)、荷兰皇家防痨协会(KNCV)、日本国家结核病研究所(RIT)、美国疾病预防控制中心(CDC)、国际护士会等的研究者莅临专场。

19. 2019年11月20日,中国国家卫生健康委员会与比尔及梅琳达·盖茨基金会双方在北京联合举办专题研讨会,总结中-盖结核病防治项目在中国开展十年来取得的进展与经验,并呼吁进一步推广已建立的创新型结核病综合防治模式,并加速实现2030年终止结核病流行的可持续发展目标。国家卫健委主任马晓伟与盖茨基金会联席主席比尔·盖茨共同出席本次活动并签署了《中国国家卫生健康委员会与比尔及梅琳达·盖茨基金会关于结核病防治合作的谅解备忘录》。

20. 2019年11月28日,国家医疗保障局、人力资源和社会保障部公布2019年《国家基本医疗保险、工伤保险和生育保险药品目录》，抗结核新药贝达喹啉和德拉马尼纳入医保目录乙类药品范围。

21. 2019年12月19日，由中国医学科学院主办，中国医学科学院医学信息研究所承办的"2018年度中国医院/中国医学院科技量值(STEM)发布会"在中国医学科学院礼堂举行。会议发布了《2018年度中国医院科技量值报告》，首都医科大学附属北京胸科医院结核病学科以优异成绩连续四年获得第一名。

二、国际部分

1. 2019年1月，世界卫生组织发布了《世界卫生组织结核感染预防控制指南(2019更新版)》，为结核病规划和临床管理中预防结核分枝杆菌的传播提供循证建议，帮助各国加强或建立有效的感染预防控制规划，以实现终止结核病的宏伟目标。《指南》适用于国家和省级政策制定者，一线医务人员，结核病、艾滋病和高流行地区的非传染性疾病规划管理者，医疗卫生机构感染预防控制部门管理者，聚集性场所和监管场所管理者，职业卫生行政人员，以及其他结核相关人员。

2. 2019年3月，WHO发布《耐药结核病整合版治疗指南》，基于新的临床研究和真实世界的数据，对治疗耐药结核病长程方案的药物重新进行了分组，对于治疗方案组成原则进行了修订。将喹诺酮类药物、贝达喹啉和利奈唑胺归于最优先选择A组，注射剂降为C组，建议在A、B组药物不能构成有效方案时使用。

3. 2019年3月24日是世界防治结核病日，WHO宣布今年主题为"时不我待"(It's time)，呼吁号召全球的领导者和政策制定者紧急采取行动，加速扩展结核病预防和治疗的可及性；促进公平的、以尊重人权为基础、以患者为中心的结核病防治策略；保证充足和可持续的结核病防治和研究经费；促进消除歧视；并建立问责制。

4. 2019年8月14日，由非营利组织结核联盟(TB Alliance)研发的新型抗结核药物PA-824获得美国药监局(USFDA)的上市批准，同贝达喹啉和利奈唑胺组成6~9个月三药组合全口服方案BPaL，用于治疗广泛耐药结核病(XDR-TB)或无法耐受治疗/疗效欠佳的耐多药结核病(MDR-TB)患者。PA-824仅仅是USFDA在近40多年时间里批准上市的3种抗结核新药之一，同时也是第一种由非营利组织研发和注册的抗结核新药。

5. 2019年10月17日，世界卫生组织(WHO)发布了《2019年全球结核病报告》。报告汇集了全球202个国家和地区结核病相关数据，这些国家和地区的结核病病例数量占世界人口与估算结核病例数量的99%以上。报告更新了全球以及各个高负担国家的结核病流行最新数据，介绍了全球实现"终止结核病战略"2020年里程碑所取得的进展、结核病以及耐多药结核病诊断与治疗现状、结核病预防性干预的现状、结核病防治筹资现状以及缺口、结核病防治多部门协作和社会因素，以及在结核病新药、新疫苗、新诊断技术等研究方面的进展。

6. 2019年10月29日—11月2日，由国际防痨和肺病联合会主办的"第50届全球肺部健康大会"在印度第六大城市海德拉巴市召开。每年的世界肺部健康大会是全球结核病领域最大规模、最高水平的学术交流盛会。本届大会的主题是"终止紧急状态：科学、领导力、行动"。来自全球3 500多名结核病及相关领域专家、临床医生、公共卫生工作者、政策制定者、研究人员和社区倡导者共同见证了这一盛会。大会期间各种研讨会、论坛、卫星会、壁报和电子壁报有超过 1 000 个科学报告,内容涵盖结核病、其他肺部疾病、控烟等内容。

7. 2019 年 12 月 12 日,WHO 发布了《耐药结核病治疗新变化的快速通告》,一年中第二次修订耐药结核病治疗指南。与 3 月更新的指南相比,主要的更新内容包括:推荐了适用于 MDR/RR-TB 患者的含贝达喹啉全口服短程化疗方案;推荐全新 6 个月全口服的化疗方案(BPaL)可在实施性研究条件下用于治疗 XDR-TB 患者;进一步强调优先使用全口服不含注射剂方案治疗,进一步弱化注射剂的使用。正式版本的《耐药结核病治疗整合版指南(2020年)》及其配套的伙伴手册预计于 2020 年第 1~2 季度由 WHO 发布。

(刘宇红　唐神结)

附录三 中华医学会结核病学分会 2019 年工作总结

2019 年,中华医学会结核病学分会在中华医学会总会的领导下,在李亮主委的带领下,在全体委员的共同努力下,不忘初心、牢记使命,取得了令人瞩目的成绩。现将 2019 年工作总结报告如下:

一、党建活动

1. **分会章程修订** 为落实中华医学会理事会党委决议,加强分会党建工作,充分发挥分会党工作小组作用,2019 年 6 月分会在全国年会上对《分会规章(2018 版)》进行修订,提请第七次常委会和第三次全体委员大会,并讨论通过。

2. **党小组活动** 3 月 31 日,为纪念中华人民共和国成立 70 周年、缅怀革命先烈、传承红色文化、加强支部建设和党员思想教育,中华医学会结核病学分会党小组组织全体党员赴红色革命圣地西柏坡进行参观学习,开展革命传统教育。

6 月 13 日,分会在苏州举办的全国年会期间,召开了第二次党小组会议暨中华医学会党建调研会议。会上李亮同志进行了汇报并听取大家对党建工作的意见。中华医学会苏志书记、李秀芳巡查专员、党办潘澄同志、鞠秀婷同志也应邀出席会议,苏志书记对分会党建工作提出高度评价。

6 月 13 日晚,分会评选出 200 位长期奉献在结核病防治事业一线的优秀专家,举办了"建国七十年优秀人物先进事迹学习交流活动",致敬结核病防治事业最可爱的人。

10 月 17 日,"结核病防控历史资料展"在济南拉开帷幕,这是国内首次集中展示从清朝至现代各个时期结核病相关的珍贵历史资料、照片,以及我国不同时期结核病防治公益宣传画,展出展品千余件,宣传画近百幅、照片 300 多张、书籍几百册,展示了自新中国成立以来,结核防治事业的建设和发展历程,历代防痨人的奋斗历史。

二、组织建设

1. **常委会** 2019 年分别于上海、石家庄、苏州共组织召开 3 次常委会,分别就工作总结与计划、学术大会筹备与总结、审稿、专委会建设等主题展开讨论。

2. **全体委员大会** 2019 年在苏州召开 1 次全体委员大会,分别就 2018 年 6 月—2019 年 6 月的党建活动、各省分会建设、指南规范及图书、中西部支持、人才培养、对外交流与合作、健康宣传等 9 个方面工作进行的系统的梳理与讨论。

3. **专业学组的调整与新增** 中华医学会结核病学分会本着面向未来学科发展的要求,结合中国结核病现状,向中华医学会申请建议撤销临床学组,保留预防控制学组、基础学组,新增骨结核学组、影像学组、儿童结核病学组、呼吸内镜学组、胸外科学组、临床检验学组、结核重症学组、护理学组、临床试验学组、病理学组、结脑学组、结核病营养学组、结核病感染控制学组、临床流行病与循证医学学组共 14 个学组,待总会批复。

三、中西部支持

1. **千人计划**　8月19—21日以及11月15—17日,由中华医学会继续教育部和中华医学会结核病学分会主办"中华医学会基层卫生人才培养千人计划结核病学送教下基层"在西藏日喀则、宁夏中卫市举办,进行技术帮扶。

2. **援疆援藏活动**　7—12月,开展对西藏自治区第三人民医院进行援疆援藏活动柔性引进,根据当地实际需求引进相应人才进行为期2~3个月实际指导,活动内容包括义诊、查房、培训以及柔性引进人才支援,其中重庆市公卫中心杨伏萍、唐光孝和山东省胸科医院贾守勤分别援藏3个月以上,对西藏地区提高业务水平提高发挥巨大作用。

8月22—24日,为加强阿里地区地/县、乡三级结核病防治体系建设,提升基层工作人员的业务素质,提高全地区的肺结核病人的发现率和治愈率,分会组织专家赴阿里开展"基层结核病防治能力提升培训班"进行了专业指导和培训,通过实地考察和交流讨论等方式了解传染科工作现状并提出建议。

四、图书出版

1. **结核病相关临床共识、指南**　制订了《中国耐多药结核病短程治疗专家共识》《抗结核药物性肝损伤诊治指南(2019年版)》和《中国耐多药和利福平耐药结核病治疗专家共识》,并发表于《中华结核和呼吸杂志》。

2. **《中国结核病年鉴(2018)》**　由中华医学会结核病学分会组织编纂,唐神结、李亮、高文、许绍发主编的《中国结核病年鉴(2018)》,经过近1年的酝酿筹备、资料搜集、文献整理、综合归纳、编辑审改,于2019年5月由人民卫生出版社出版发行;同时,《中国结核病年鉴(2019)》正在组稿撰写中,将于2020年学术大会前出版。

3. **《结核病名词词典》**《结核病名词词典》于2019年6月由《科学出版社》正式出版。规范、统一结核病防治领域的词汇,提高了结核病诊疗技术、促进了不同专业以及国内外交流。

4. **《医学参考报-结核病学频道》**　截至目前,"结核病学频道"已成功发行12期,向国内广大防痨工作者全面快速传递全球最新的结核病治疗、预防及诊断等内容资讯,搭建一个新的学术交流和宣传的平台和窗口。12月11日,在北京新侨饭店医学参考报举办优秀表彰颁奖大会。在这次活动中,李亮主编喜获"创新奖"。自频道创刊以来,李亮主编统筹频道的全面工作,各专委会的专家提供最新行业进展、病例讨论等精彩文章,通过中华医学会结核病学分会历年学术大会、结核帮APP、北京结核病诊疗技术创新联盟等平台提高其结核病防治知晓水平,服务于广大人民群众。

5. **图书**　《临床结核病学(第2版)》《结核病影像学》《临床医务人员结核病防治培训教材》《糖尿病合并结核病的管理指南(中文版)》等系列图书更新出版,并在2019全国结核病学术大会期间发布,受到全国广大结核病防治人员的一致好评。

五、学术活动

1. **2019年全国结核病学术大会**　2019年6月12—16日,由中华医学会、中华医学会结核病学分会主办,苏州市第五人民医院承办,首都医科大学附属北京胸科医院等多家机构共同协办的 2019 年全国结核病学术大会在江苏苏州市召开。大会主题为"结核病诊疗：规范、精准、融合"。国家卫健委疾控局夏刚副局长、中华医学会王大方副秘书长、江苏省卫健委副主任周明浩、苏州市人民政府副市长曹后灵等应邀出席了会议。开幕式由中华医学会结核病学分会候任主任委员唐神结教授主持，大会主席李亮主任委员致开幕词。本次大会是国内结核病学领域规模最大、最权威、学术质量最高的学术会议之一，投稿总数达 866 篇，参会人数超过 2 300 人。来自国内外结核病临床、防控、研究领域的专家、学者和同仁们共同交流、探讨了结核病领域的进展、经验和问题。大会设全体大会 2 场、会前培训 1 场，不同专业分会场 17 场次、各种工作交流会 24 个，共有 361 个会议报告和交流。

2. 2019 中华医学会结核病学分会呼吸内镜介入专业委员会年会 7 月 12—14 日，促进结核病内镜介入技术学术交流，提高各地区结核病内镜介入诊疗水平，"2019 中华医学会结核病学分会呼吸内镜介入专业委员会年会"在乌鲁木齐召开。来自全国各地 200 余位呼吸介入相关医护人员同聚一堂。呼吸内镜介入专业委员会主委和领军人物依次悉数登场，分享了自己在专业领域的宝贵经验与丰硕成果。3—9 月，呼吸内镜介入专委会的"携镜走天下"系列全国呼吸内镜介入基本技术巡讲及手把手培训相继在济南、遵义、鄂尔多斯、武汉召开，培训并授予合格证书者 251 人，每场培训均由具有丰富内镜操作经验的专家授课，并为学员提供了手把手指导的实操机会，力求让每位学员听懂技术、会用技术，这样新颖、实用的培训模式受到了学员们的广泛好评，每场爆满（计划四站共培训 160 位学员，最终培训人数达 251 人）。

3. 儿童耐药结核病诊断和治疗新进展论坛 7—12 月，中华医学会结核病学分会儿童结核病专业委员会相继在沈阳、成都、北京等地举办了儿童耐药结核病诊断和治疗新进展论坛或继续教育班。现场讨论热烈，学术氛围浓厚。

4. "中国结核外科论坛" 8 月 28 日—9 月 1 日，由中华医学会结核病学分会胸外科专业委员会主办，山东省胸科医院承办的 2018 年"中国结核外科论坛"在四川省雅安召开。本次论坛邀请来自全国各地结核病领域权威专家参会，分享探讨了结核外科及胸外科各种疾病的诊断、治疗方面的新技术、新进展、新理念。

5. 结核病病理学诊断研究进展培训班 9 月 20—22 日于河北省石家庄市成功举办国家级继续医学教育项目"结核及胸肺部疾病病理诊断新进展培训班"培训班邀请结核病及胸肺部疾病病理和技术、基础研究领域国内权威的知名专家进行理论授课。培训班设置病理诊断与鉴别诊断、新技术介绍推广及病例讨论专场，100 余位参会代表反映收获颇丰。

6. 全国结核病护理新进展学习班 10 月 11 日，"全国结核病护理新进展学习班"——结核病患者精细化护理高峰论坛在北京隆重召开。本次学习班邀请了结核病临床、护理、感染控制等领域的国内外知名专家进行专题报告。此次会议吸引了来自全国各地 20 多个省、直辖市、自治区的百余名护理精英共同参与。会场气氛热烈，会后学员们参观了首都医科大学附属北京胸科医院品牌人文病房综合科和参比实验室。

7. 结核病检验与临床高峰论坛 10 月 11—14 日在海南省三亚市召开了"第二届结核病临床与检验高峰论坛"，来自全国 80 多家结核病防治机构和结核病定点医疗机构临床检验工作者、高校科研院所工作者以及从事结核病防控工作 230 余名专家学者参加了会议。大会以"新策略、新技术与新成果的临床推广应用"为主题，围绕结核病实验室质控的最新进展、诊断技术的临床需求、结核病用药的指南和思考、临床试验研究的选题和设计等进行学术交流。

8. **全国重症结核病学术会议**　10月25—27日在浙江省杭州市成功举办第四届"全国重症结核病学术会议",会议包括机械通气、呼吸道管理、重症疑难诊治、院感感控多个板块,与来自全国的结核病同道深入学习交流。

9. **结核病临床试验方法与实践培训班**　11月21—23日在福州举办,来自全国结核病各医疗及防治机构约220名学员参加了此次培训。培训邀请国内外专家学者,围绕结核病临床试验方法及实践,分别从临床试验方法学、临床试验前沿进展分享、临床试验实践与思考、临床诊疗技术及病例分享等多个方面进行讲授,内容丰富、全面、实用、前沿,为今后进一步学习结核病临床试验相关理论并开展相关实践奠定基础。

六、人才和科研

1. **金牌培训基地**　金牌培训基地是由中华医学会结核病学分会、北京结核病诊疗技术创新联盟等共同发起的,8家在全国结核病诊疗领域具有领先地位的医院和科室作为结核病诊疗金牌培训基地,分别承担病理、呼吸及危重症、难治性结核病的诊疗、呼吸介入、结核病合并艾滋病、结核病合并糖尿病、耐药结核病以及检验8个学科方向的培训任务,为全国结核病防治领域培养学科骨干,为结核病临床与基础研究培养后备人才。2019年3月完成了第三期招生工作,来自全国各结核病专科医院的35名学员,在8家培训基地完成培训。

2. **雏鹰项目**　项目通过支持从事结核病防治工作的中青年医务工作者参与国内外学术交流,旨在培养医疗骨干,促进国际、国内抗结核领域医学信息交流,申请人员由全国结核病防治机构推荐,2019年共31名医务人员获得项目支持参与了2019年全国结核病学术大会和第五届结核病国际论坛。

3. **第三届青年医师临床科研培训**　2019年4月启动了第三届培训项目的学员征集和选拔。经CTCTC专家组对青年医师的面试表现及科研能力的综合评估,优选出10名青年结核科医生成为该培训项目第三批学员。7月29日—8月28日,培训项目第一阶段集中理论培训在首都医科大学附属北京胸科医院完成。本届培训内容仍延续第一届和第二届的重点,注重临床实用性,以流行病学与卫生统计学理论知识为基础,穿插科研选题、研究方案设计、文献检索、科研伦理、文章撰写与发表、实验室实习等诸多实用环节。除此之外,本届还增加了一些特色课程,一是考虑到当今不断增加的国际合作和交流的需求,为学员开设了英语演讲和英文文献阅读课程;二是开设了一周的卫生政策和管理培训课程,让学员对我国结核病防治管理政策和重点关注问题有了全面的了解和认识,为开展科研工作扩展思路。

4. **扬帆计划**　积极跟进CTCTC科研基金即扬帆基金的进展与产出,该基金主要支持探索和解决结核病临床和防治领域存在的实际问题的实用性科研项目,旨在培养和提高结核病医疗机构临床医生的科研能力。2017年首轮基金项目优选了8项科研课题予以资助,2018年7位青年研究者的原创科研课题在82个项目申请中脱颖而出,获得基金支持。

5. **青年英语演讲比赛**　为提高青年结防人英语学习兴趣、扩展国际视野、提高国际交流和合作能力,分会于今年6月发起了第一届"畅想青春,世界无痨"英语演讲比赛活动,从45名初赛选手中选出15名参加决赛。9月4日,总决赛在重庆举办,15名选手用流利的英文表达、敏捷的临场反应以及丰富的医学知识赢得评委青睐,为现场观众呈现了一场绝佳的心灵盛宴,同时场外近9 000人次的观众观看了决赛直播,反响热烈。

6. 协和 MDT 巡讲活动 该活动从临床实际出发，以 MDT 团队针对临床实际病例深度剖析＋专家点评的形式，直面结核病临床精准治疗关键问题，集众人之智，采众家之长，发人思考。活动采用现场研讨会＋线上直播的方式，让更多结核病领域及其他学科领域同行受益。2019 年，在福州、济南、昆明、南昌、沈阳、苏州、郑州等地共开展 8 场，分享疑难病例 30 多例，现场参与讨论专家学者近千名，在线观看的人数达 4 万人次。在多学科的交流碰撞下，通过一场场堪称教科书式的讨论，促进了结核病临床多学科思维、模式的形成，加强了学术交流与推广，让结核病多学科建设从有到优，提高了基层临床医生分析与处理复杂病例的能力，以更好地为广大结核病患者提供优质的医疗服务。

7. 抗结核新药引入和保护项目 在中盖三期框架下启动的"抗结核新药引入和保护机制"项目在 16 家医院中以近五十年来的第一个新药贝达喹啉为例，试点并建立了以"在具备资质和能力的医院使用新药、专家组集体决策、主动信息收集和药物警戒、全程患者支持管理"为核心的"抗结核新药引入和保护机制"。2019 年项目在中盖项目基础上扩展项目单位到 98 家医院，累计纳入符合条件的耐多药结核病患者 1 000 余例，在探索了适合中国的合理规范使用新药的工作机制基础上，获得了中国患者使用含贝达喹啉方案的有效性、安全性数据、耐药监测数据以及第一手临床经验，为今后更广泛、更合理地使用新药、改善耐药结核病患者治疗转归提供了循证依据，也为全国耐药难治性结核病患者带来了生的希望。

8. 全球多中心结核病前瞻性生物样本库（RePORT）项目 致力于结核病生物标记物前瞻性研究，RePORT 项目在全球 7 个国家应用统一的方案收集结核病患者治疗期间的临床样本和临床信息，鼓励本土研究和网络内研究者之间的科研合作。中国 10 家结核病医院于 2017 年加入 RePORT 项目，截至 2019 年 9 月，RePORT-China 已纳入符合条件的初治涂阳肺结核患者 157 例，收集指定时间点患者血、尿、痰标本 1 861 份；并于 2019 年申报 NIH 向全球发布的基于 RePORT 资源利用的科研项目，有两个研究项目中标，获资助金额 180 万美元。9 月，RePORT-China 派人员参加了在菲律宾举办的 RePORT 第五届国际会议并介绍中国研究成果。

9. 中国非结核分枝杆菌感染地域分布及风险因素的多中心研究 临床检验专委会牵头的"中国非结核分枝杆菌感染地域分布及风险因素的多中心研究"项目在全国选取代表性的医疗机构，连续纳入医院就诊结核病可疑症状者，开展结核分枝杆菌检测及菌种鉴定工作，同时收集患者人口社会学信息，以期全面了解我国 NTM 菌种地域分布特征以及流行病学风险因素。目前该项目的研究方案已落实，2020 年 1 月正式启动研究。

七、对外交流与合作

1. 第五届"国际结核病论坛" 此次论坛首都医科大学附属北京胸科医院、北京结核病诊疗技术创新联盟、中国疾病预防控制中心结核病防治临床中心、中华医学会结核病学分会、世界卫生组织结核病研究和培训合作中心、全国结核病医院联盟、中国结核病临床试验合作中心共同举办，重庆市公共卫生医疗救治中心承办的第五届"国际结核病论坛"于 2019 年 9 月 4—6 日在重庆市隆重举行。论坛开幕式由论坛共同主席、中华医学会结核病学分会主任委员、首都医科大学附属北京胸科医院副院长李亮主持。国家卫生健康委员会疾病预防控制局夏刚副局长，本次论坛名誉主席、首都医科大学附属北京胸科医院院长许绍发教授，本次论坛主席、中华医学会结核病学分会候任主任委员、首都医科大学附属北京胸科医院结核病多学科诊疗中心主任唐神结教授,中国防痨协会理事长刘剑君教授,重庆市卫健委刘克佳副主任,中华结核和呼吸杂志副总编辑李文慧教授,重庆市公共卫生医疗救治中心杨钟平副主任,世界卫生组织西太区结核病协调员 Islam 教授,TB Allance 首席执行官 Daniel Everritt,"一带一路"国家行政和医疗卫生官员与专家、蒙古国行政和医疗卫生官员与专家等来自 10 多个国家 50 多名国际学者以及来自国内近 500 名结核病专家参加了开幕式。本届"国际结核病论坛"为期 2 天,论坛主题是"改变,从现在开始",近 20 名国内外结核病及相关领域著名专家和学者就结核病防治、基础与临床及相关领域的多个热点问题做了大会专题报告,并与参会者进行深入的探讨和交流。

2. **国际培训班**　8 月 31 日—9 月 20 日,联盟承接了国家卫健委 2019 年"一带一路"国家结核病防治官员研修班及 2019 年蒙古国结核病研修班,来自阿塞拜疆、墨西哥、朝鲜等6 个"一带一路"国家的 15 名学员及 30 名蒙古国学员在北京和重庆两地完成了此次研修。期间,20 余位我国结核病预防控制、临床、科研等领域的领导和专家受邀为学员授课,内容涉及我国结核病防治政策、进展、成就、经验、最新诊疗技术、信息化和大数据在结核病防治中的应用等内容,授课内容系统、专业、前沿、丰富翔实,学员获益匪浅。

3. **第 50 届全球肺部健康大会**　10 月 29 日—11 月 2 日,由国际防痨和肺病联合会主办的"第 50 届全球肺部健康大会"在印度第六大城市海德拉巴市召开。分会作为组织方介绍中国结核病临床研究成功经验。中国学者多方面展示"中国声音",成为一道特殊的风景线。"中国临床试验合作中心(CTCTC)专场"受到极大关注。

八、健康宣教

1. **走进综合医院系列巡讲活动**　为了帮助综合医院建立鉴别、诊断、筛查的合理、有效流程,创新综合医院结核病防治模式,将结核病的诊断关口前移,有效控制结核病的传播,由中华医学会结核病学分会与联盟联合启动了以病例讨论为基础、多学科联动为主要推动形式,多学科知名专家共同参与的"结核病诊治走进综合医院"系列巡讲新模式。4 月 26 日和11 月 23 日分别在贵阳和太原成功举办两场,参会人员达 1 500 多人,结核病学专家、学者详细讲解了结核分类和诊断标准、综合医院潜伏结核感染的发现和处理、综合医疗机构结核诊断鉴别等内容,通过现场交流及提问的方式进行经验分享,取得了良好的效果。

2. **分会宣传画册**　在 2019 年"3·24"到来之际,推出一套预防、控制、诊断、治疗结核病的宣传画册,由结核病诊疗机构医务人员设计和创作。3 月 22 日发布,"3·24"期间向全国结核病防治机构发放 3 000 余套,其中 5 幅结核病防治宣传作品获"结防人自创结核病防治宣传画活动"优秀作品奖。

九、科技创新

1. **利用新媒体分享最新动态**　"结核帮"公众号自 2014 年年底第一次发文以来,共发文章 1 000 多篇,关注人数近 8 万人,累计阅读量超过 300 万次。从 2018 年 8 月 4 日起,开始开展远程医疗资讯和培训,总计开展 40 次,邀请了众多国内知名专家进行授课。2019 年8 月 17 日起,建立了"耐药专栏",持续针对发布有关耐药结核病的治疗案例及相关信息,截至 2019 年 12 月 26 日,共发布 16 篇,总阅读量为 27 078 次。结核帮持续跟踪每年重大学术会议,热点资讯第一时间发布,受益结核业内及综合医疗机构医务人员了解业内最新动态、学习结核最新知识技能,受到行业内人员高度赞许。

2. **临床试验专委会双月远程培训**　2019 年,临床试验专委会利用互联网平台围绕 WHO 最新指南、共识,结核病诊疗领域最新进展特邀相关领域的国际讲者进行远程培训。培训内容切合临床研究理论与实践、与时俱进、含金量高,培训时间相对固定(每 2 个月进行一次)、培训师资以国外讲者为主。

3. **智慧医疗**　10 月 18 日,"互联网移动智慧诊疗车"发车仪式在山东省济南市正式启动。"互联网移动智慧诊疗车"是联盟依托互联网医院诊疗平台,逐步推进分级诊疗、技术下沉、信息互通,探索"车行千里路、专家在身边"的、以患者为中心的、结核病诊疗新模式的创举。智慧诊疗车是结核病互联网诊疗功能的移动载体,打通了结核病互联网医疗的"最后一公里",将医疗服务通过移动、车载融合的形式搬到了老百姓家门口,成为老百姓身边的"互联网智能流动医院"。

2019 年,中华医学会结核病学分会第 17 届委员会在李亮主委的带领下,在各位委员的共同努力下,不辱使命、不负众望,在党建活动、组织建设、中西部支持、指南规范制定、图书出版、学术会议与培训、人才培养、科研项目、对外合作与交流、健康促进活动、健康教育、科技创新等方面开展了卓有成效的工作,取得了丰硕的成果。2020 年,我们第 17 届委员会将继续在李亮主委的领导下,再接再厉,攻坚克难,争取更大成绩。

(马娇洁　肖华　杜建　李亮　唐神结)